国家卫生和计划生育委员会“十二五”规划教材
全国中医药高职高专院校教材
全国高等医药教材建设研究会规划教材
供康复治疗技术专业用

临床医学概要

第2版

主　编　周建军　符逢春

副主编　赵　敏　周爱民　丁爱民

编　委（按姓氏笔画为序）

丁爱民（江西中医药高等专科学校）
刘　彬（湖南中医药高等专科学校）
刘亚莉（辽宁卫生职业技术学院）
杨　珊（重庆三峡医药高等专科学校）
杨　峥（保山中医药高等专科学校）
周建军（重庆三峡医药高等专科学校）
周爱民（安徽中医药高等专科学校）
赵　敏（黑龙江中医药大学佳木斯学院）
贾　真（南阳医学高等专科学校）
符逢春（湖南中医药高等专科学校）

人民卫生出版社

图书在版编目(CIP)数据

临床医学概要/周建军,符逢春主编.—2版.—北京:人民卫生出版社,2014

ISBN 978-7-117-19053-4

Ⅰ.①临… Ⅱ.①周…②符… Ⅲ.①临床医学-高等职业教育-教材 Ⅳ.①R4

中国版本图书馆 CIP 数据核字(2014)第 112982 号

临床医学概要

第2版

主　　编:周建军　符逢春
出版发行:人民卫生出版社(中继线 010-59780011)
地　　址:北京市朝阳区潘家园南里 19 号
邮　　编:100021
E - mail:pmph @ pmph.com
购书热线:010-59787592　010-59787584　010-65264830
印　　刷:三河市君旺印务有限公司
经　　销:新华书店
开　　本:787×1092　1/16　　印张:42　彩插:1
字　　数:1048 千字
版　　次:2010 年 7 月第 1 版　2014 年 7 月第 2 版
　　　　　2022 年 12月第 2 版第 14 次印刷(总第17 次印刷)
标准书号:ISBN 978-7-117-19053-4/R · 19054
定　　价:59.00 元

《临床医学概要》网络增值服务编委会名单

主　编　周建军　符逢春

副主编　赵　敏　周爱民　丁爱民

编　委　（按姓氏笔画为序）

丁爱民（江西中医药高等专科学校）

刘　彬（湖南中医药高等专科学校）

刘亚莉（辽宁卫生职业技术学院）

杨　珊（重庆三峡医药高等专科学校）

杨　峥（保山中医药高等专科学校）

周建军（重庆三峡医药高等专科学校）

周爱民（安徽中医药高等专科学校）

赵　敏（黑龙江中医药大学佳木斯学院）

贾　真（南阳医学高等专科学校）

符逢春（湖南中医药高等专科学校）

全国中医药高职高专国家卫生和计划生育委员会规划教材第三轮修订说明

全国中医药高职高专卫生部规划教材第1版（6个专业63种教材）2005年6月正式出版发行，是以安徽、湖北、山东、湖南、江西、重庆、黑龙江等7个省市的中医药高等专科学校为主体，全国20余所中医药院校专家教授共同编写。该套教材首版以来及时缓解了中医药高职高专教材缺乏的状况，适应了中医药高职高专教学需求，对中医药高职高专教育的发展起到了重要的促进作用。

为了进一步适应中医药高等职业教育的快速发展，第2版教材于2010年7月正式出版发行，新版教材整合了中医学、中药、针灸推拿、中医骨伤、护理等5个专业，其中将中医护理学专业名称改为护理；新增了医疗美容技术、康复治疗技术2个新专业的教材。全套教材共86种，其中38种教材被教育部确定为普通高等教育"十一五"国家级规划教材。第2版教材由全国30余所中医药院校专家教授共同参与编写，整个教材编写工作彰显了中医药特色，突出了职业教育的特点，为我国中医药高等职业教育的人才培养作出了重要贡献。

在国家大力推进医药卫生体制改革，发展中医药事业和高等中医药职业教育教学改革的新形势下，为了更好地贯彻落实《国家中长期教育改革和发展规划纲要（2010-2020）》和《医药卫生中长期人才发展规划（2011-2020）》，推动中医药高职高专教育的发展，2013年6月，全国高等医药教材建设研究会、人民卫生出版社在教育部、国家卫生和计划生育委员会、国家中医药管理局的领导下，全面组织和规划了全国中医药高职高专第三轮规划教材（国家卫生和计划生育委员会"十二五"规划教材）的编写和修订工作。

为做好本轮教材的出版工作，成立了第三届中医药高职高专教育教材建设指导委员会和各专业教材评审委员会，以指导和组织教材的编写和评审工作，确保教材编写质量；在充分调研的基础上，广泛听取了一线教师对前两版教材的使用意见，汲取前两版教材建设的成功经验，分析教材中存在的问题，力求在新版教材中有所创新，有所突破。新版教材仍设置中医学、中药、针灸推拿、中医骨伤、护理、医疗美容技术、康复治疗技术7个专业，并将中医药领域成熟的新理论、新知识、新技术、新成果根据需要吸收到教材中来，新增5种新教材，共91种教材。

新版教材具有以下特色：

1. 定位准确，特色鲜明 本套教材遵循各专业培养目标的要求，力求体现"专科特色、技能特点、时代特征"，既体现职业性，又体现其高等教育性，注意与本科教材、中专教材的区别，同时体现了明显的中医药特色。

2. 谨守大纲，重点突出 坚持"教材编写以教学计划为基本依据"的原则，本次教材修订的编写大纲，符合高职高专相关专业的培养目标与要求，以培养目标为导向、职业岗位能力需求为前提、综合职业能力培养为根本，注重基本理论、基本知识和基本技能的培养和全面素质的提高。体现职业教育对人才的要求，突出教学重点、知识点明确，有与之匹配的教学大纲。

3. **整体优化，有机衔接** 本套教材编写从人才培养目标着眼，各门教材是为整个专业培养目标所设定的课程服务，淡化了各自学科的独立完整性和系统性意识。基础课教材内容服务于专业课教材，以“必需，够用”为度，强调基本技能的培养；专业课教材紧密围绕专业培养目标的需要进行选材。全套教材有机衔接，使之成为完成专业培养目标服务的有机整体。

4. **淡化理论，强化实用** 本套教材的编写结合职业岗位的任职要求，编写内容对接岗位要求，以适应职业教育快速发展。严格把握教材内容的深度、广度和侧重点，突出应用型、技能型教育内容。避免理论与实际脱节，教育与实践脱节，人才培养与社会需求脱节的倾向。

5. **内容形式，服务学生** 本套教材的编写体现以学生为中心的编写理念。教材内容的增减、结构的设置、编写风格等都有助于实现和满足学生的发展需求。为了解决调研过程中教材编写形式存在的问题，本套教材设有“学习要点”、“知识链接”、“知识拓展”、“病案分析(案例分析)”、“课堂讨论”、“操作要点”、“复习思考题”等模块，以增强学生学习的目的性和主动性及教材的可读性，强化知识的应用和实践技能的培养，提高学生分析问题、解决问题的能力。

6. **针对岗位，学考结合** 本套教材编写要按照职业教育培养目标，将国家职业技能的相关标准和要求融入教材中。充分考虑学生考取相关职业资格证书、岗位证书的需要，与职业岗位证书相关的教材，其内容和实训项目的选取涵盖相关的考试内容，做到学考结合，体现了职业教育的特点。

7. **增值服务，丰富资源** 新版教材最大的亮点之一就是建设集纸质教材和网络增值服务的立体化教材服务体系。以本套教材编写指导思想和整体规划为核心，并结合网络增值服务特点进行本套教材网络增值服务内容规划。本套教材的网络增值服务内容以精品化、多媒体化、立体化为特点，实现与教学要求匹配、与岗位需求对接、与执业考试接轨，打造优质、生动、立体的网络学习内容，为向读者和作者提供优质的教育服务、紧跟教育信息化发展趋势并提升教材的核心竞争力。

新版教材的编写，得到全国40余家中医药高职高专院校、本科院校及部分西医院校的专家和教师的积极支持和参与，他们从事高职高专教育工作多年，具有丰富的教学经验，并对编写本学科教材提出很多独到的见解。新版教材的编写，在中医药高职高专教育教材建设指导委员会和各专业教材评审委员会指导下，经过调研会议、论证会议、主编人会议、各专业编写会议、审定稿会议，确保了教材的科学性、先进性和实用性。在此，谨向有关单位和个人表示衷心的感谢！

希望本套教材能够对全国中医药高职高专人才的培养和教育教学改革产生积极的推动作用，同时希望各位专家、学者及读者朋友提出宝贵意见或建议，以便不断完善和提高。

全国高等医药教材建设研究会

第三届全国中医药高职高专教育教材建设指导委员会

人民卫生出版社

2014年4月

全国中医药高职高专第三轮规划教材书目

中医学专业

1 大学语文(第3版) 孙 洁
2 中医诊断学(第3版) 马维平
3 中医基础理论(第3版)★ 吕文亮 徐宜兵
4 生理学(第3版)★ 郭争鸣
5 病理学(第3版) 赵国胜 苑光军
6 人体解剖学(第3版) 盖一峰 高晓勤
7 免疫学与病原生物学(第3版) 刘文辉 刘维庆
8 诊断学基础(第3版) 李广元
9 药理学(第3版) 侯 晞
10 中医内科学(第3版)★ 陈建章
11 中医外科学(第3版)★ 陈卫平
12 中医妇科学(第3版) 盛 红
13 中医儿科学(第3版)★ 聂绍通
14 中医伤科学(第3版) 方家选
15 中药学(第3版) 杨德全
16 方剂学(第3版)★ 王义祁
17 针灸学(第3版) 汪安宁
18 推拿学(第3版) 郭 翔
19 医学心理学(第3版) 侯再金
20 西医内科学(第3版)★ 许幼晖
21 西医外科学(第3版) 贾 奎
22 西医妇产科学(第3版) 周梅玲
23 西医儿科学(第3版) 金荣华
24 传染病学(第2版) 陈艳成
25 预防医学 吴 娟

中医骨伤专业

26 中医正骨(第3版) 莫善华
27 中医筋伤(第3版) 涂国卿
28 中医骨伤科基础(第3版)★ 冼 华 陈中定
29 中医骨病(第3版) 谢 强
30 骨科手术(第3版) 黄振元
31 创伤急救(第3版) 魏宪纯
32 骨伤科影像诊断技术 申小年
33 骨科手术入路解剖学 王春成

中 药 专 业

34 中医学基础概要(第3版) 宋传荣 何正显
35 中药药理与应用(第3版) 徐晓玉
36 中药药剂学(第3版) 胡志方 李建民
37 中药炮制技术(第3版) 刘 波 李 铭
38 中药鉴定技术(第3版) 张钦德
39 中药化学技术(第3版) 李 端 陈 斌
40 中药方剂学(第3版) 吴俊荣 马 波
41 有机化学(第3版)★ 王志江 陈东林
42 药用植物栽培技术(第2版)★ 宋丽艳
43 药用植物学(第3版)★ 郑小吉 金 虹
44 药事管理与法规(第3版) 周铁文 潘年松
45 无机化学(第3版) 冯务群

46 人体解剖生理学(第3版) 刘春波
47 分析化学(第3版) 潘国石 陈哲洪
48 中药储存与养护技术 沈力

针灸推拿专业

49 针灸治疗(第3版) 刘宝林
50 针法灸法(第3版)★ 刘茜
51 小儿推拿(第3版) 佘建华
52 推拿治疗(第3版) 梅利民
53 推拿手法(第3版) 那继文
54 经络与腧穴(第3版)★ 王德敬

医疗美容技术专业

55 医学美学(第2版) 沙涛
56 美容辨证调护技术(第2版) 陈美仁
57 美容中药方剂学(第2版)★ 黄丽萍
58 美容业经营管理学(第2版) 梁娟
59 美容心理学(第2版)★ 陈敏 汪启荣
60 美容手术概论(第2版) 李全兴
61 美容实用技术(第2版) 张丽宏
62 美容皮肤科学(第2版) 陈丽娟
63 美容礼仪(第2版) 位汶军
64 美容解剖学与组织学(第2版) 杨海旺
65 美容保健技术(第2版) 陈景华
66 化妆品与调配技术(第2版) 谷建梅

康复治疗技术专业

67 康复评定(第2版) 孙权
68 物理治疗技术(第2版) 林成杰
69 作业治疗技术(第2版) 吴淑娥
70 言语治疗技术(第2版) 田莉
71 中医养生康复技术(第2版) 王德瑜 邓沂
72 临床康复学(第2版) 邓倩
73 临床医学概要(第2版) 周建军 符逢春
74 康复医学导论(第2版) 谭工

护理专业

75 中医护理(第2版)★ 杨洪
76 内科护理(第2版) 刘杰 吕云玲
77 外科护理(第2版) 江跃华 刘伟道
78 妇产科护理(第2版) 林萍
79 儿科护理(第2版) 艾学云
80 社区护理(第2版) 张先庚
81 急救护理(第2版) 李延玲
82 老年护理(第2版) 唐凤平
83 精神科护理(第2版) 井霖源
84 健康评估(第2版) 刘惠莲
85 眼耳鼻咽喉口腔科护理(第2版) 肖跃群
86 基础护理技术(第2版) 张少羽
87 护士人文修养(第2版) 胡爱明
88 护理药理学(第2版)★ 姜国贤
89 护理学导论(第2版) 陈香娟 曾晓英
90 传染病护理(第2版) 王美芝
91 康复护理 黄学英

★为"十二五"职业教育国家规划教材。

第三届全国中医药高职高专教育教材建设指导委员会名单

第三届全国中医药高职高专院校康复治疗技术专业教材评审委员会名单

再版前言

为了更好地贯彻落实《国家中长期教育改革和发展规划纲要》和《医药卫生中长期人才发展规划(2011—2020年)》,推动中医药高职高专教育的发展,培养中医药类高级技能型人才,在总结汲取前一版教材成功经验的基础上,在全国高等医药教材建设研究会、全国中医药高职高专教材建设指导委员会的组织规划下,按照全国中医药高职高专院校各专业的培养目标,确立本课程的教学内容并编写了本教材。

本教材在保留上版教材大部分内容的基础上,打破传统的临床医学分类方法,按系统对临床各科疾病进行了分类整合,使本教材的内容更为系统和全面,能较好地满足高职高专康复专业对临床知识的需要。

为提高学生对临床各种常见病、多发病的诊断和鉴别诊断的能力,本版教材特增加了一部分内科常见疾病,包括肾病综合征、痛风、前列腺炎、血液系统疾病、肿瘤疾病和部分常见的精神、心理障碍性疾病。希望能为非临床医学,尤其是康复治疗技术专业以及在社区和基层从事康复工作的医务人员,提供一本值得学习、能够指导、可以参考、长期翻阅的教材和专业书籍。

全书汇聚了全国八所医学及中医高等专科学校共10名专家编写,第一篇绪论由周建军负责编写,第二篇诊断学基础由周建军、丁爱民、贾真、周爱民负责编写,第三篇呼吸系统疾病由杨峥负责编写,第四篇循环系统疾病由刘彬负责编写,第五篇消化系统疾病由刘亚莉负责编写,第六篇泌尿系统疾病由符逢春负责编写,第七篇血液系统疾病、第九篇运动系统疾病、第十篇神经系统疾病由赵敏负责编写,第八篇内分泌、风湿及代谢性疾病由贾真负责编写,第十一篇其他疾病由周建军、符逢春、刘亚莉、丁爱民、杨珊负责编写,衷心感谢他们在工作之余付出的辛勤劳动。由于时间仓促,水平有限,加之临床医学发展更新较快,教材在内容上难免存在不足和过时之处,恳请批评指正。

《临床医学概要》编委会

2014年5月

目 录

第一篇 绪 论

第二篇 诊断学基础

第三篇 呼吸系统疾病

第四篇　循环系统疾病

第五篇　消化系统疾病

第六篇 泌尿系统疾病

第七篇 血液系统疾病

第八篇 内分泌、风湿及代谢性疾病

第九篇 运动系统疾病

第十篇 神经系统疾病

第十一篇 其他疾病

第一篇　绪论

学习要点

临床医学的概念；健康和疾病的概念；临床诊断和治疗的基本方法；医学模式的转变；学习临床医学的目的、要求和方法；临床医学的进展、研究范围、内容和性质；树立一切为患者的观念，培养学习兴趣，不断拓宽医学视野。

第一章　概述

一、临床医学的概念、研究范围和性质

临床医学是医学中研究诊断、治疗和预防的各专业学科的总称，是直接面对疾病和患者，从整体出发研究疾病的病因、发病机制和病理过程，进而确定诊断，通过治疗和预防以减弱疾病、减轻患者痛苦、恢复患者健康的一门应用学科。

临床医学总体由诊断学基础和临床疾病概要两大部分组成。其中诊断学基础主要论述临床常见症状、问诊与病史、体格检查、实验室检查、医学影像学及器械检查的基础知识和基本技能；临床疾病概要以人体各系统为中心介绍临床各种常见病和多发病，包括呼吸系统、循环系统、消化系统、泌尿系统、血液系统、内分泌系统、运动系统、神经系统等常见疾病的病因、发病机制、临床表现、诊断、治疗、预防和预后。学习本课程对从事医学相关工作具有重要意义，是医学生必修课程之一。

临床医学与基础医学、预防医学共同组成了现代医学。临床医学是在实践中发展起来的，是传统医学的主体，也是现代医学科学的核心。医学中许多重大的问题往往首先是由临床医学提出来的，在其历史上和认识上都早于基础医学，这也是它与其他应用科学显著的区别之一。人们对疾病的临床表现的认识，也总是先于对疾病的病因、发病机制等基础医学的认识。20 世纪 70 年代对军团病（嗜肺性军团病杆菌感染）的发现和 20 世纪 80 年代对获得性免疫缺陷综合征（AIDS）的发现等，都是如此。因此，临床医生在应用已知理论治病救人的同时，应该抓住每一次科学发现的机会，不断探索和实践，因为每一次发现都是医学进步的积累。

二、健康和疾病的概念

（一）健康

健康是医学中一个重要的概念。世界卫生组织（WHO）把健康定义为“躯体健康、心理健康、社会适应良好、道德健康”四个方面。健康不仅是没有疾病或病痛，而且是一种躯体上、精神上以及社会上的良好状态，这种良好状态有赖于机体内部结构与功能的协调，有赖于多调节环境稳定的维持。一个健康的人必须具有在相应的环境中进行有效的活动和工作的能力，并且能够与环境保持协调的关系。

知识链接

亚 健 康

亚健康又称第三状态、灰色状态，是指介于健康和疾病之间的一种生理功能低下的状态。

（二）疾病

疾病是机体在内外环境中一定的致病因素的作用下，因稳态破坏而发生的内环境紊乱和生命活动的障碍。在多数情况下，疾病是机体对致病因素所引起的损害发生一系列防御性的抗损害反应。内环境的紊乱、损害和抗损害反应，表现为疾病过程中各种复杂的机能、代谢和形态结构的病理性变化，从而可以引起各种症状、体征和社会行为的异常，特别是对环境的适应能力和劳动能力的减弱甚至丧失。

某些疾病的早期可能没有明显的症状和体征，例如，动脉粥样硬化、结核病和一些癌症等，只是在仔细检查时才被发现的。如果能做到早期诊断、早期治疗，预后则较好。

此外，健康与疾病在个体生活过程中，可以相互转化而无绝对明显的界限。对于临床医生来讲，应该在一般范畴内区分健康和疾病。医生只有充分了解疾病，才能正确进行诊断和治疗。

三、临床医学的发展

（一）医学模式的转变

医学模式是指在不同历史阶段和科学发展水平条件下，人们考虑和研究医学问题时所遵循的总的原则和总的出发点，其核心就是医学观。它研究医学的属性、职能和发展规律，是哲学思想在医学中的反映。随着社会经济、文化和医学的发展，医学模式经历了一系列的转变。

1. 神灵医学模式　远古时代，由于生产力水平和科技水平很低，在原始宗教观念的影响下，把疾病看成是鬼神作祟、天谴神罚，对疾病的治疗则是有限的药物与祈祷神灵的巫术交错混杂。在这种基础上，逐渐形成了神灵医学模式。神灵医学模式是一种原始的医学观，人们把健康与疾病、生与死都归之于无所不在的神灵。它体现了早期人类的探索精神及与疾病作斗争的理念，对医学发展的重要性和积极意义是不容忽视的。

2. 自然哲学的医学模式　把健康、疾病与人类生活的自然环境与社会环境联系起来观察与思考，应用自然现象的客观存在和发展规律来认识疾病和健康问题的思维方式，是一种朴素、辩证、整体的医学观念。古代医学，无论是中医学还是古希腊医学，都深受自然哲学思想和学术传统的影响。但在社会生产力和科学技术都不甚发达、人类的认识和实践能力也比较局限的情况下，自然哲学医学模式对人体结构和功能、健康和疾病只能是笼统的、模糊的观点，其理论阐述也只能是总体的说明。尽管如此，自然哲学医学模式对于指导当时的医疗实践和医学研究还是发挥了积极的作用。

3. 机械论医学模式　15 世纪以后，欧洲文艺复兴推动了自然科学技术的进步，带来了工业革命的高潮和实验科学的发展，出现了机械论医学模式。杰出代表是英国自然科学家、哲学家培根《新工具》《论科学的价值及改进》，提出了“用实验方法研究自然”的观点，以机械唯物主义的观点，批驳了唯心主义的生命观和医学观，并把医学带入实验医学时代，对医学的发展发挥过重要的作用。但它简单地把人比作机器，忽视了生命极其复杂的一面，也忽视了人的社会属性和生物特性。

4. 生物医学模式　生物医学模式是指建立在西方医学基础之上尤其是细菌论基础之上的医学模式。

生物医学模式对现代医学的发展和人类的健康事业产生过巨大的推动作用。生物医学模式奠定了实验研究的基础，强调各种理化检测手段和高技术在医学领域的开发应用。特别是在20世纪上半叶采用预防接种、杀菌灭虫和抗生素三大措施来防治疾病，在短短几十年里明显降低了急、慢性传染病和寄生虫病的发病率和死亡率。生物医学模式倡导科学的生命观、人体观和疾病观，促进了医学知识的普及。

但生物医学模式把人看作单纯的生物，它认为任何疾病都能用生物机制的紊乱来解释，都可以在器官、组织和生物大分子上找到形态、结构和生物指标的特定变化。忽略了患者的心理、行为和社会性。

5. 生物-心理-社会医学模式　指从生物、心理和社会等方面来观察、分析和思考并处理疾病和健康问题的科学观和方法论。生物-心理-社会医学模式的出现是人类医学的伟大进步。1977年由美国罗彻斯特大学精神病和内科学教授恩格尔(Engel)首先提出。他指出：“为了理解疾病的决定因素，以及达到合理的治疗和卫生保健模式，医学模式必须考虑到患者、患者生活在其中的环境以及有社会设计来对付疾病的破坏作用的补充系统，即医生的作用和卫生保健制度。”这就是说，人们对健康和疾病的了解不仅仅包括对疾病的生理(生物医学)解释，还包括了解患者(心理因素)、患者所处的环境(自然和社会因素)和帮助治疗疾病的医疗保健体系(社会体系)。

目前，恶性肿瘤、心脑血管疾病已成为威胁人们健康和生命的主要杀手，而这些疾病发生多与心理因素、社会因素有关。临床医生在了解患者病史时，应从患者的社会背景和心理变化出发，对患者所患疾病进行全面的分析和诊断，从而制订有效的综合治疗方案，促进康复、减少残疾、提高生活质量。只有顺应这一医学模式的转变，才能进一步提高临床疾病的诊治水平。

医学模式的转变最本质的意义是能促进医学更好的发展。随着社会的发展和科技的进步，未来可能会有新的医学模式出现，并成为人们思想和行为的指导和重要引领。

(二) 临床医学的新进展

近二三十年来临床医学在不少领域取得了许多新的进展，较为突出的是：

1. 诊断技术的进展　高科技诊断技术的应用使很多疾病得以早诊断、早治疗。计算机断层摄影(CT)、磁共振(MRI)、超声、血管造影、核医学显像、内镜技术等广泛用于临床，使许多疾病的诊断以直观的图像代替了单纯根据临床表现和简单的理化检查的推理，使疾病的诊断水平有了极为显著地提高；分子生物学、细胞生物学、组织化学、基因工程等技术的发展在阐明病因、发病机制以及诊断和治疗方面显示了重要的前景。

2. 治疗方法的进展　高效、高特异性的新药如质子泵抑制剂、各种抗高血压药和抗心律失常药、吸入性平喘药和糖皮质激素、各种免疫抑制剂、生物制剂等广泛应用于各系统的常见疾病，使疗效明显提高而不良反应大大减少。用遗传工程技术生产出人胰岛素、干扰素、人体生长素、乙肝疫苗等多种生物制品,开始了生物学治疗的新方向。

各种新型治疗技术的兴起使许多疾病的治疗水平有了显著的进步。如介入治疗已成为目前冠心病的重要治疗手段之一;血透、腹透使肾脏替代治疗成为器官衰竭替代治疗中最为成功的例子;造血干细胞移植逐渐成为多种血液病治疗的重要手段;器官、组织和细胞移植使器官功能衰竭、组织严重损伤的治疗有了新的转机;激光手术刀、超声波手术刀已应用于外科手术;在放射治疗中,计算机的应用使治疗方案的设计更为合理。

3. 循证医学的发展　循证医学是现代临床医学的重要发展趋势。循证医学即是遵循证据的医学,其核心思想是:任何临床医疗决策的制订,都需要基于科学研究的依据。有意识地、明确地、审慎地利用现有最好的证据制定关于个体患者的诊治方案。实施循证医学意味着医生要参考最好的研究证据、临床经验和患者意见进行实践。其重点是在临床研究中采用前瞻性随机双盲对照及多中心研究的方法,系统地收集、整理大样本研究所获得的客观证据作为医疗决策的基础。循证医学保障了临床医疗决策基于科学实验的数据支持,避免过去仅依据医生个体经验积累来进行医疗决策时可能发生的偏见和失误。循证医学在日常医学实践中已成为一个越来越重要的核心组成部分,目前国内外对较多的常见病制订的诊疗指南,其中各种诊疗措施的推荐均标明其级别和证据水平。某一诊疗措施,如有多个大规模前瞻性双盲对照研究得出一致性的结论,则证据水平最高,常列为强烈推荐;如尚无循证医学证据,仅为逻辑推理,已被临床实践接受的则证据级别水平为最低,常列为专家共识或临床诊治参考。需要强调指出的是,循证医学研究的结论或者诊疗指南的推荐,都只能是给临床医生提供重要的参考依据,不能作为临床医疗决策的唯一依据,更不能忽视临床医生对于每一个具体患者认真的个体化分析。

4. 临床各专业学科的发展　随着现代高新科学技术在医学上的应用,研究更加深入,临床医学分科越来越精细,专业化程度越来越高。例如内科学已经形成了心血管内科、消化内科、泌尿内科、呼吸内科、血液内科、内分泌科等;外科、儿科也都有多个分支学科。到目前为止,至少已发展形成50余个学科、专业。学科的横向和纵向发展使得临床上对疾病诊断更加准确深入,治疗手段越来越多样化。例如,在近年来针对大规模流行的严重急性呼吸综合征(SARS)和人禽流感已经有了初步的防治方案;冠心病的支架植入、心律失常的消融治疗、先天性心脏病的介入治疗、靶向治疗药物治疗各种白血病等,都取得了较好的效果;随着干细胞的研究,初步形成组织器官工程学或再生医学;重组DNA技术的成熟,EPO、G-CSF、TPO及干扰素提高了临床疗效;而外科最具代表性的是微创外科技术和器官移植的发展。据预测,21世纪的医学将进入高科技时代,医学与众多学科融合发展将为疾病诊断和治疗带来更光明的前景,甚至从根本上解除危害人类最严重疾病的威胁。

第二章　临床诊断与治疗

一、临床诊断的基本形式和方法

（一）临床诊断的基本形式

包括病因诊断、病理解剖学诊断、病理生理学诊断和综合诊断四种基本形式。

1. 病因诊断　病因诊断能明确提出致病的主要原因和疾病本质，如结核性脑膜炎的病因是结核菌感染、风湿性心脏病的病因是风湿热等，病因诊断对疾病的发展、转归、预防和治疗有重要的指导价值，因而是最重要的、也是最理想的临床诊断内容。

2. 病理形态学诊断　病理形态学诊断能对病变的部位、性质、组织形态改变或细胞水平的病变提出明确的结论。严格来讲，通过组织病理学或细胞学检查才能作出病理形态学诊断。但部分也可通过临床表现和各种辅助检查间接地作出判断，如急性肾小球肾炎、肝硬化、大叶性肺炎等。

3. 病理生理学诊断　是疾病引起的机体功能变化，如心功能不全、呼吸衰竭等，它不仅是机体和脏器功能判断所必需的，而且也可由此作出预后判断和劳动力鉴定。

4. 综合诊断　综合诊断必须是概括、全面和重点突出，应该尽可能为治疗提供详尽的信息，例如酒精性肝硬化，就包含了病因、解剖及病理生理诊断，依据诊断可基本明确其治疗方案。

此外，还有临时诊断、疾病的分型与分期、并发症的诊断及伴发疾病诊断等。

知识链接

待　诊

有些疾病一时难以明确诊断，临床上常以其突出症状或体征为主题的“待诊”方式来处理，如“发热待诊”“腹痛待诊”“血尿待诊”等。对此，应根据病史资料提出一些诊断的可能性，并且按可能性大小排列，反映诊断的倾向性。

（二）临床诊断方法

临床诊断方法包括采集病史、体格检查和必要的辅助检查等。

1. 采集病史　病史主要通过问诊和阅读以往的病历获得。问诊在临床工作中的作用举足轻重，有人估计，诊断和治疗方案的线索中，60% ~80% 的信息来自问诊。也就是说，有经验的医生通过问诊，初步诊断已大致形成，接下来就是通过相应检查或治疗来验证自己的印象诊断。

2. 体格检查　体格检查是医生运用自己的感官、手法或借助于传统的辅助工具（如听诊器、叩诊锤、血压计、体温计等），对患者进行细致的观察与系统的检查，找出机体的正常或异常征象，此种方法又叫检体诊断，其主要方法有望诊、触诊、叩诊、闻诊和听诊，骨科、神经科等还有一些特殊的专科检查方法。一个训练有素的医生，在进行体格检查时动作协调、轻柔、规范,既不使患者感到不适又能迅速获得满意的结果。检体诊断的建立是以解剖学和病理学改变为基础的,检查结果的判断需要学识和经验,需要反复实践,才能获得准确的体征。

3. 必要的辅助检查 辅助检查通常包括实验室检查、影像学检查、内镜检查、病理学检查。而心电图检查、脑电图检查、肌电图检查、肺功能检查等属于器械检查。各种实验室检查的临床意义不尽相同,有些可据以直接作出疾病诊断,如乙肝表面抗原阳性即可认为患者受过乙肝病毒感染,影像学检查发现肝脏内有占位病灶而甲胎蛋白(AFP)明显升高基本可诊断为肝癌。但绝大多数的实验室检查仅具有辅助诊断价值。在临床工作中,我们不应盲目的相信和依赖检查,应该结合患者具体的临床表现做出诊断,否则可能导致误诊和漏诊。

二、临床治疗方法

(一) 根据治疗目的分类

1. 根治性治疗 又称为病因治疗,是一类以去除发病因素为目标的治疗方法。例如大叶性肺炎使用青霉素、切除长了肿瘤的胃和患有结核的肾脏,都属于根治性治疗。

2. 支持治疗 是一种从生理和心理方面支持机体战胜疾病的治疗方法。这种治疗通过适度休息、改善营养、调整环境、调节心理状态等手段,最大限度地去调动患者内在的抗御疾病的能力。

3. 对症治疗 是以缓解病痛与不适,或间接地恢复患者功能的治疗方法。与病因疗法相比,对症疗法应用得更多。当疾病没有病因疗法时,对症疗法就是唯一重要的办法。

4. 姑息治疗 疾病已不能治愈时,通过各种手段最大限度地减少患者痛苦、延长生命。这种治疗以提高患者生活质量为最高原则,如癌症晚期的治疗。

5. 预防性治疗 是对于易患某种疾病的危险人群,或患过某种疾病容易复发的患者进行的一种预防发病或复发的治疗方法,譬如对肥胖者让其减轻体重防止发生糖尿病等。

6. 康复治疗 康复治疗是综合、协调地应用各种措施,使病、伤、残者身心健康和社会功能恢复。康复治疗常与药物治疗、手术治疗等其他临床治疗综合进行。内容包括物理疗法、作业疗法、心理疗法、文体疗法、言语治疗等多种疗法。

7. 诊断性治疗 诊断未完全明确但估计某病可能最大时,针对该病的实验性治疗并观察临床效果,如果有效,该病的诊断即有可能成立。如用铁剂治疗可能为缺铁性贫血患者,通过疗效来验证诊断。

(二) 根据治疗手段分类

1. 药物疗法 是应用合成或天然的化学物质治疗疾病的一种方法。药物疗法是最常使用的治疗手段。但是,药物既能治病又能致病,作为临床医生,在应用每种药物之前,必须充分了解该药物的适应证、作用机制、副作用、禁忌证、注意事项等。药物使用过程中必须密切观察疗效及副作用,发现问题应及时停用或调整剂量。医生和患者都不能盲目迷信药物,因为不少疾病至今仍然没有确实有效的治疗药物,滥用药物有害无益。

2. 手术疗法 一般是指运用手术器械治疗疾病的方法,治疗的疾病包括外伤、感染、肿瘤、畸形、某些功能性疾病、器官移植或置换等六个方面。按手术时间可分为急症手术和择期手术,按手术范围则可分为根治性手术和姑息性手术,按手术内容可分为修补手术、切除手术、引流手术、解除梗阻手术、移植手术等。手术可以去除许多疾病的病因,但毕竟是创伤较大的治疗,可能出现手术并发症、后遗症以及麻醉风险等。

3. 介入疗法 介入疗法的途径有经血管和不经血管两种,前者是以医学影像设备(X

线、DSA、CT或超声）为导向，将特制的穿刺针连同导管经血管插入到病变部位，然后通过导管注入药物或以物理手段直接治疗局部病灶；后者通常是在影像设备的引导下用穿刺针经皮肤直接到达病灶位置进行治疗。介入疗法多用于心血管疾病、肝癌、胆道和尿路梗阻以及肝脏囊肿的穿刺引流等。该疗法创伤小、疗效高、并发症少、住院周期短，已成为临床治疗的重要手段。

4. 内镜治疗　内镜可用于消化系统、泌尿系统、呼吸系统、女性生殖系统的止血和较小肿瘤的切除。内镜治疗同样有创伤小、疗效高、并发症少、住院周期短的优点，但如果肿瘤体积较大或侵犯范围较广，内镜治疗则很局限或无能为力。

5. 冷冻疗法　是用液氮等制冷剂直接破坏病灶的一种疗法。主要用于皮肤或与体外相通部位的病变，近年来也用于肝脏等部位肿瘤的姑息治疗。

6. 加热疗法　通过超声、微波、射频等产生热能，治疗压疮、脉管炎、肿瘤等，有一定的临床效果。

7. 激光治疗　通过气化、切割、烧灼、凝固、焊接、变性和加温等治疗病变，该疗法是一种无接触并且可做到高精确度的手术，出血少或无出血，因此在眼科和皮肤科应用最为广泛。

8. 放射治疗（放疗）　是利用X射线、β射线、γ射线、中子射线和质子射线的生物学作用，抑制和破坏病变组织，达到治疗目的的一种疗法。放疗有外照射和内照射两种形式，前者是用放射机器产生放射源，通过体表到达病灶；后者是用放射性核素经血管注射或注入体腔到达病灶。放疗可用于良性疾病，但更多地用于恶性肿瘤。放疗可以看作是手术治疗的一种补充和外延。

9. 其他疗法　其他还有免疫疗法、血液净化疗法、心理治疗、干细胞移植、基因治疗与基因疗法、自然疗法和饮食疗法等。

第三章 临床医学概要的学习目的、要求和方法

一、学习目的

学习临床医学是为诊治疾病、保障健康。掌握医学的基本知识和技能，培养科学的临床思维方法，为学习后续课程和进入临床实践打下坚实的理论基础。医务人员的服务对象是患者，因此，学习临床医学的首要问题是牢固树立起“一切为患者”的思想和培养高尚的医德。仔细探索心理、社会因素和疾病对患者影响，正确而及时地做出诊断，进行合理的防病治病。

二、学习要求

在学习临床医学的过程中，既要重视基本知识的学习和基本技能的训练，还应与临床实践紧密结合，循序渐进，持之以恒，不断总结。

1. 学会诊断学的基本临床操作技能，能够采集完整、可靠的病史，完成全面、系统、规范的体格检查，借助实验室和辅助检查，对疾病作出正确的诊断。

2. 培养临床思维方法和分析解决问题的能力。学会理论联系实际，基础知识与专业知识相结合。能够利用各种临床资料，进行逻辑分析和综合评价。熟悉各科常见病、多发病的诊断和治疗原则。

3. 树立预防观念，能够采取预防措施。在了解临床常见病的病因及发病机制的基础上，能运用已掌握的医学基础知识开展健康教育，并能制订相应的有效措施，达到预防为主的目的。

4. 加强自学能力的培养。医学科学的发展日新月异，只有不断学习才能接受新理论和更新自己的知识。因此，养成良好的学习习惯，掌握有效的学习方法，才能为今后的学习和深造打下良好的基础。

5. 树立良好的医德和医风。高尚的品德素质是合格医生的灵魂。临床实践中医生必须尊重患者，以高度的责任感、同情心为患者服务。培养敬畏生命、尊重科学、逻辑严谨的行医理念。保证诊治的及时性、准确性、有效性，从而实现医学价值。

三、学习方法

1. 理论知识与临床实践相结合　教材的内容是医学生必须掌握的最基本的理论知识，可使医学生在较短时间内掌握临床医学的基本要点，为下一步进入临床实践打下初步的基础。学习过程中要善于抓住要领，总结归纳，融会贯通。实际临床工作中，首先必须认真进行病史采集和体格检查，再结合患者的临床表现，选择必要的辅助检查项目，为临床逻辑思维分析提供更有价值的素材。医生在医疗过程中必须不断接触患者、反复交流，才能作出完

整的评价和诊断。临床医学是一门实践性很强的科学，必须通过长时间反复多次的理论-实践-再理论-再实践，才能逐步提高临床工作能力。

2. 正确对待辅助检查　20世纪以来，随着现代科学技术的飞跃发展，使临床疾病的诊断技术发生了重大的变革。各种先进的诊断技术为临床医生的诊断提供了极其重要的依据。但是无论哪一种检查都不能替代医生的病史问诊、体格检查、临床逻辑思维和判断。临床上无的放矢，大撒网式的检查，不仅延误了诊断，还会造成医疗资源的浪费。因此临床医生诊断时必须重视病史询问、体格检查和临床逻辑思维，有目的地选择辅助检查项目，并结合临床表现分析和解读检查的结果，方能为临床诊断提供更有力的证据。

3. 培养"临床思维"能力　"临床思维"是指临床医生在诊治疾病的过程中，对病例进行信息获取、分析推理、判断决策、处理治疗、分析疗效的思维活动方式与过程。"临床思维"是科学与经验相结合的一种"实践性智慧"，需要在临床实践中通过不断积累得来。在临床工作中，对每个病例要反思总结，善于透过现象看本质，逐步培养"临床思维"能力。

4. 丰富人文知识，拓宽视野　医学生要努力拓宽自己的医学视野，及时地掌握本专业领域的最新知识。同时还要重视"科学与人文精神"的结合，广泛汲取天文、地理、气象、历史、哲学、艺术、信息技术等多元化知识，不断提高人文素养，从而丰富自己的临床思维，以适应现代医学发展和社会卫生保健需求增长的需要。

总之，要学好临床医学，一方面必须努力学习，既要掌握医学专业的最新知识，又要掌握一定的自然科学知识和人文社会科学知识。另一方面要勤于实践，重视临床技能的训练，提高临床逻辑思维能力，勤于思考，不断总结，方能成为一名合格的临床医生。

（周建军）

复习思考题

1. 什么是健康？什么是疾病？
2. 生物医学模式与生物-心理-社会医学模式有何不同？
3. 临床诊断疾病的方法和形式是什么？

第二篇　诊断学基础

第一章　常见症状 

学习要点

临床常见症状的概念、病因、临床表现及临床意义；各种症状的伴随症状、鉴别诊断要点；常见症状的问诊要点和方法；与患者及家属的沟通技巧，运用医学知识开展健康教育和疾病预防的宣传。

症状是指患者主观感受到的异常感觉或病态改变，例如发热、疼痛、眩晕等。症状是问诊的主要内容，是诊断疾病的重要线索和依据。

本章主要介绍临床上比较常见的部分症状。

第一节　发　热

当机体在致热源作用下或各种原因引起体温调节中枢的功能障碍时，产热增加或散热减少，使体温升高超过正常范围，称为发热。发热也俗称“发烧”。

一、病因

引起发热的病因很多，临床上可区分为感染性和非感染性两大类，以感染性发热最为多见。

（一）感染性发热

各种病原体如病毒、细菌、支原体、立克次体、真菌、螺旋体、寄生虫等引起的感染，不论是急性、亚急性或慢性，局部性或全身性，均可出现发热。

（二）非感染性发热

1. 无菌性坏死组织吸收　如肢体坏死、大面积烧伤、心肌梗死、肿瘤组织坏死、溶血等。
2. 抗原-抗体反应　如风湿热、血清病、结缔组织病、药物热等。
3. 内分泌与代谢疾病　如甲状腺功能亢进、重度脱水等。
4. 其他　如中暑、脑外伤、脑出血、夏季低热等。

二、临床特点

（一）发热的分度

正常人体温一般为36～37℃左右。临床上根据体温升高的程度将发热分为（以口测法为准):低热37.3~38℃;中等度热38.1~39℃;高热39.1~41℃;超高热:41℃以上。

(二)临床经过

急性发热临床经过包括三个阶段:体温上升期、高热期、体温下降期。

1. 体温上升期 体温上升有两种方式。

(1)骤升型:体温在几小时内达39℃或以上,可伴有寒战、头晕、头痛、肌肉酸痛。常见于大叶性肺炎、败血症、流行性感冒、急性肾盂肾炎、输液或输血反应、某些药物反应等。

(2)缓升型:体温逐渐上升在数日内达高峰,可伴倦怠、周身不适。可见于结核、布氏杆菌病、伤寒等。

2. 高热期 也叫极期,指体温达到高峰后保持不降的期间。此阶段寒战消失、感觉发热、皮肤发红,可有眼结膜充血,口干舌燥,呼吸加快变深,心率增快等。疟疾的高热期可维持数小时,伤寒维持数周,大叶性肺炎和流行性感冒维持数日。

3. 体温下降期 体温下降有两种方式。

(1)骤降型:体温在数小时内迅速下降至正常或略低于正常。可伴有大汗淋漓。常见于大叶性肺炎、急性肾盂肾炎、输液或输血反应、疟疾、中暑等的退热过程。

(2)渐降型:体温在数日内降至正常。常见于风湿热、伤寒、结核、系统性红斑狼疮等疾病的退热过程。

(三)热型

发热患者在不同时间测得的体温数值分别记录在体温单上,将各体温数值点连接起来成体温曲线,该曲线的不同形态(形状)称为热型。不同的病因所致发热的热型也常不同。临床上常见的热型有六种,对发热的病因诊断有重要参考价值。

1. 稽留热 体温恒定地维持在39~40℃以上的高水平,达数天或数周。24小时内体温波动范围不超过1℃。常见于大叶性肺炎、斑疹伤寒及伤寒高热期(图2-1-1)。

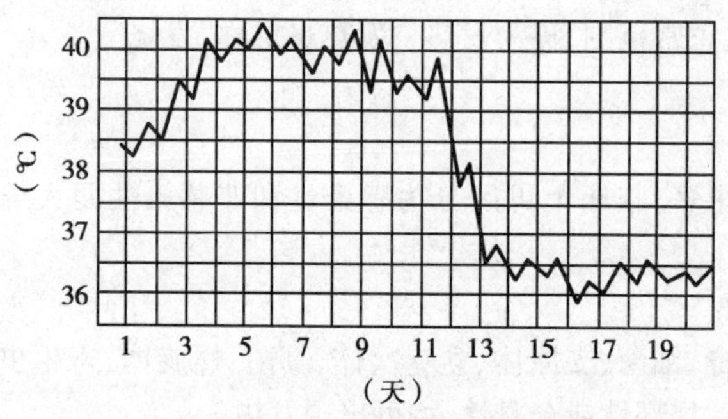

图2-1-1 稽留热

2. 弛张热 又称败血症热型。体温常在39℃以上,波动幅度大,24小时内波动范围超过2℃,但都在正常水平以上。常见于败血症、风湿热、重症肺结核及化脓性炎症等(图2-1-2)。

3. 间歇热 体温骤升达高峰后持续数小时,又迅速降至正常水平,无热期(间歇期)可持续1天至数天,如此高热期与无热期交替反复出现。见于疟疾、急性肾盂肾炎等(图2-1-3)。

4. 波状热 体温逐渐上升达39℃或以上,数天后又逐渐下降至正常水平,持续数天后又逐渐升高,如此反复多次。常见于布鲁菌病(图2-1-4)。

5. 回归热 体温急骤上升至39℃或以上,持续数天后又骤然降至正常水平。高热期与无热期各持续若干天后规律性交替一次。可见于回归热、霍奇金病、周期热等(图2-1-5)。

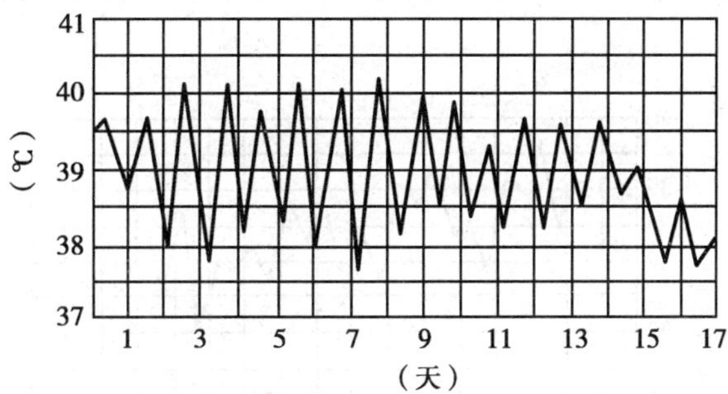

图 2-1-2 弛张热

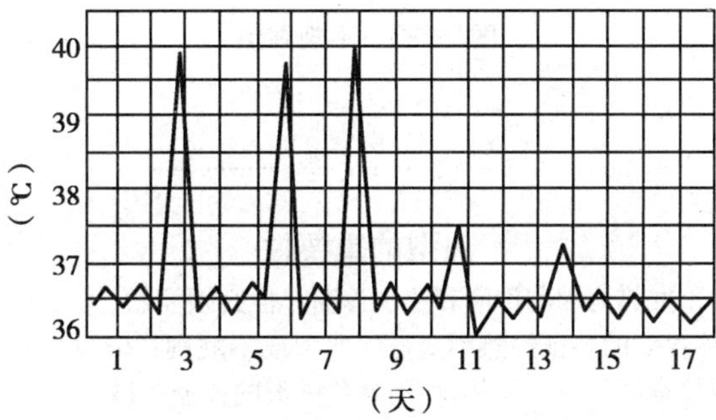

图 2-1-3 间歇热

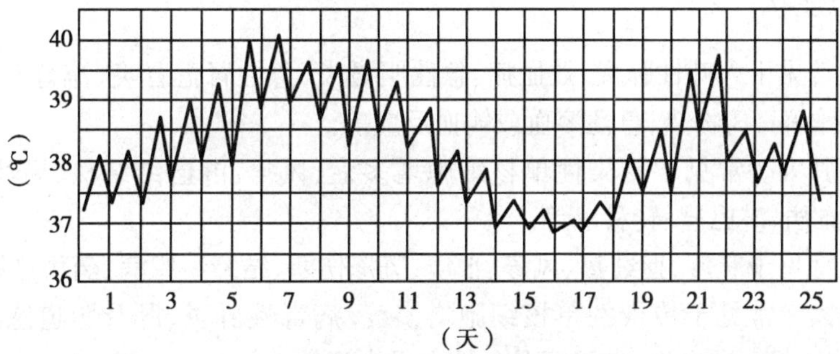

图 2-1-4 波状热

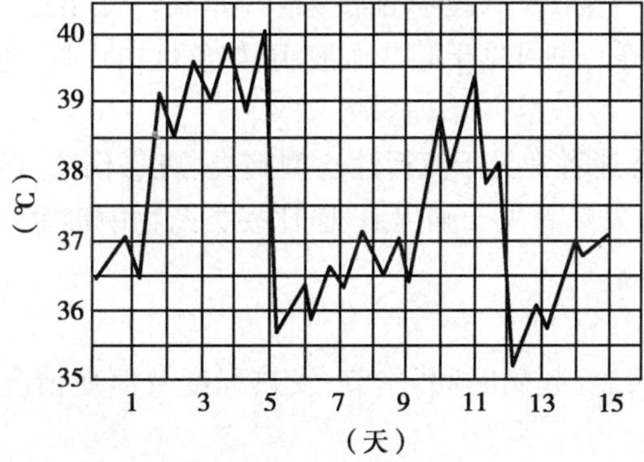

图 2-1-5 回归热

6. 不规则热 发热的体温曲线无一定规律，可见于结核病、风湿热、支气管肺炎、渗出性胸膜炎等(图 2-1-6)。

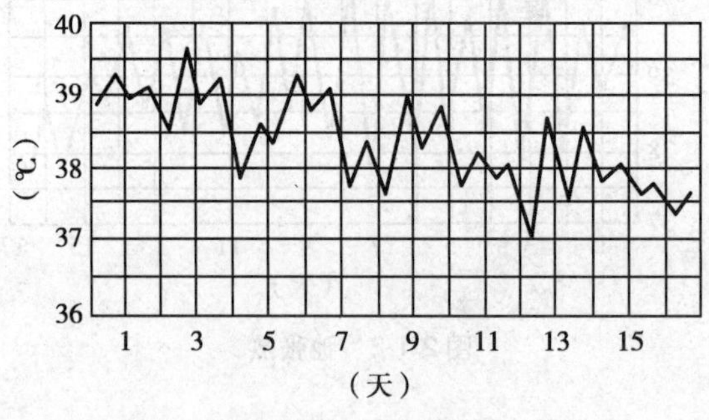

图 2-1-6 不规则热

知识链接

热型的重要性

了解热型的不同有助于发热病因的诊断和鉴别诊断。但必须注意：①由于抗生素、退热药和糖皮质激素的广泛应用，可使某些疾病的特征性热型变得不典型或不规则；②热型也与个体反应的强弱有关，如老年人休克型肺炎时可仅有低热或无发热，而不具备肺炎的典型热型。

三、伴随症状

1. 寒战 常见于大叶性肺炎、败血症、急性胆囊炎、急性肾盂肾炎、流行性脑脊髓膜炎、疟疾、钩端螺旋体病、药物热、急性溶血或输血反应等。

2. 淋巴结肿大 常见于传染性单核细胞增多症、风疹、淋巴结结核、局灶性化脓性感染、丝虫病、白血病、淋巴瘤、转移癌等。

3. 皮疹 常见于麻疹、猩红热、风疹、水痘、斑疹伤寒、结缔组织病、药物热等。

4. 肝脾肿大 常见于传染性单核细胞增多症、病毒性肝炎、肝及胆道感染、布氏杆菌病、疟疾、结缔组织病、白血病、淋巴瘤及急性血吸虫病等。

5. 关节肿痛 常见于败血症、猩红热、风湿热、结缔组织病、痛风等。

6. 出血 可见于重症感染及某些急性传染病，如流行性出血热、病毒性肝炎、斑疹伤寒、败血症钩端螺旋体病等。也可见于某些血液病，如急性白血病、重症再生障碍性贫血、恶性组织细胞病等。

7. 昏迷 先发热后昏迷者常见于流行性乙型脑炎、斑疹伤寒、流行性脑脊髓膜炎、中毒性菌痢、中暑等；先昏迷后发热者见于脑出血、巴比妥类药物中毒等。

四、问诊要点

1. 起病情况 起病缓急、起病时间、季节、发热程度及演变情况，有无畏寒、寒战、大汗和盗汗等。

2. 伴随的系统症状 是否有咳嗽、咳痰、胸痛、咯血、腹痛、腹泻、尿频、尿痛、尿急、皮疹、头痛等。

3. 一般情况　食欲、体重、睡眠、精神状态、大小便情况等。

4. 诊治经过　发病后应用过的药物种类、剂量、疗程、不良反应及其疗效。

5. 既往发热病史。

6. 传染病接触史、手术史、疫水接触史、流产或分娩史、服药史、职业特点等。

发热常常是某些严重疾病的先期表现，在原因未明的情况下，不应盲目使用激素等药物，以免影响诊断和延误治疗。

第二节　呼 吸 困 难

呼吸困难是指患者主观感到呼吸费力、呼吸紧迫和空气不足。客观上常可见到呼吸用力、鼻翼扇动，甚至张口呼吸、发绀、辅助呼吸肌参与运动，同时伴有呼吸频率、节律和幅度的异常。

一、病因

引起呼吸困难的原因繁多，以呼吸系统疾病和循环系统疾病最为多见。

1. 呼吸系统疾病　常见于①气道阻塞：如喉、气管、支气管的炎症、水肿、肿瘤或异物所致的狭窄或阻塞及支气管哮喘、慢性阻塞性肺疾病等；②肺部疾病：如肺炎、肺脓肿、肺结核、肺不张、肺淤血、肺水肿、弥漫性肺间质疾病、细支气管肺泡癌等；③胸壁、胸廓、胸膜腔疾病：如胸壁炎症、严重胸廓畸形、胸腔积液、自发性气胸、广泛胸膜粘连、结核、外伤等。

2. 循环系统疾病　常见于各种原因所致的左心和或右心衰竭、心包压塞、肺栓塞和原发性肺动脉高压等。

3. 其他　①中毒：如一氧化碳中毒、酸中毒、药物中毒或尿毒症等；②血液病：如重度贫血、休克、高铁血红蛋白血症等；③神经精神疾病：如脑出血、脑炎、脑肿瘤、脑外伤、癔症等。

二、临床特点

（一）肺源性呼吸困难

1. 吸气性呼吸困难　由各种原因引起的喉、气管、大支气管等大气道的狭窄或梗阻所致。特点为呼吸深而慢，吸气时间延长。重者吸气时呼吸肌极度用力，出现胸骨上窝、锁骨上窝、肋间隙明显凹陷，称为“三凹征”。

2. 呼气性呼吸困难　由于肺组织弹性减弱或小支气管狭窄所致。其特点是呼气费力，时间延长，常伴有呼气性哮鸣音，常见于支气管哮喘、阻塞性肺气肿等。

3. 混合性呼吸困难　由于肺部广泛病变，影响换气功能所致。特点为吸气、呼气均困难，常见于肺炎、肺结核、肺不张等。

（二）心源性呼吸困难

1. 左心衰竭　主要表现为端坐呼吸和夜间阵发性呼吸困难。夜间睡眠中突感胸闷气急，被迫坐起，惊恐不安，轻者数分钟后缓解。重者极度呼吸困难、面色发绀，咳浆液性粉红色泡沫痰，两肺底闻及较多湿啰音。常见于高血压性心脏病、冠心病、心肌炎等。

2. 右心衰竭　早期为活动后呼吸困难，重者休息时也有呼吸困难。常见于肺心病、心包积液。

（三）中毒性呼吸困难

1. 代谢性酸中毒　呼吸深大而规则，可伴有鼾声，称酸中毒性呼吸。

2. 药物中毒　呼吸浅慢，常伴有呼吸节律异常。多见于吗啡、巴比妥类药物中毒。

（四）血源性呼吸困难

表现为呼吸浅快伴心率加快。常见于重度贫血、大出血等。

（五）神经精神性呼吸困难

呼吸深慢，常伴有呼吸节律异常。常见于颅脑外伤、脑出血、脑炎等。

呼吸困难的分类、临床特点及常见疾病鉴别（表2-1-1）。

表2-1-1　呼吸困难的临床表现特点及常见疾病鉴别

分类	临床特点	常见疾病
肺源性		
吸气性	可见"三凹征"，常伴干咳及吸气性喉鸣	炎症、肿瘤、异物导致的喉部、气管、大支气管的阻塞和狭窄性疾病
呼气性	呼气费力，呼气时间延长，常有干啰音	慢性支气管炎、支气管哮喘、慢性阻塞性肺气肿
混合性	呼气、吸气均费力，呼吸浅快，常伴呼吸音异常	广泛肺实质或间质病变，以及严重胸廓、膈肌、胸膜与呼吸肌疾患
心源性		
左心衰竭	活动时出现或加重，休息时缓解或减轻，卧位加重，坐位减轻。可表现为夜间阵发性呼吸困难、"心源性哮喘"	高血压性心脏病、冠心病、风湿性心脏病、心肌炎和心肌病等
右心衰竭	早期为活动后呼吸困难，重者休息时亦有呼吸困难	肺心病、心包积液
中毒性		
酸中毒	深长呼吸，可伴鼾音	肾衰竭、糖尿病酮症酸中毒
药物、化学物	呼吸浅慢，常有呼吸节律异常	吗啡、巴比妥类、地西泮、有机磷中毒、CO中毒、氰化物中毒
神经精神性	呼吸深慢，常伴呼吸节律异常	脑外伤、脑出血、脑膜炎、脑炎、脑肿瘤
血源性	呼吸浅快	重度贫血、高铁血红蛋白血症、大出血

知识链接

呼吸困难的程度与日常生活活动的关系

1. 轻度　中、重度体力活动时出现，可完成日常生活活动，需停顿。
2. 中度　轻体力活动时出现，完成日常生活活动时需他人帮助。
3. 重度　休息时出现，完成日常生活活动时完全依赖他人帮助。

三、问诊要点

1. 呼吸困难发生的诱因　既往有无心、肺、肝、肾、代谢性疾病史，有无药物、毒物摄入史、神经精神疾病史。

2. 呼吸困难的表现特点　发生的时间、急缓、类型(吸气性、呼气性、混合性),与活动及体位的关系,缓解及加重因素。

3. 伴随症状　是否伴发热、咳嗽、咳痰、胸痛、咯血、水肿、心悸、昏迷等症状。

4. 相关病史　心脏病、呼吸系统疾病、高血压、肾脏病、代谢病、外伤、用药及化学毒物接触史等。

第三节　水　　肿

人体组织间隙有过多的液体积聚使组织肿胀为水肿。可由器质性疾病或功能性原因所致。

一、分类及病因

(一) 全身性水肿

1. 心源性水肿　见于右心衰竭。发生机制主要是有效循环血量减少。

2. 肾源性水肿　见于各型肾炎和肾病。发生机制主要是由肾排泄水、钠减少,导致钠、水潴留而引起水肿。

3. 肝源性水肿　见于失代偿期肝硬化。门静脉高压、低蛋白血症、肝淋巴液回流障碍、继发醛固酮增多等多种因素是水肿与腹水形成的主要原因。

4. 营养不良性水肿　见于慢性消耗性疾病、胃肠消化吸收不良、长期营养缺乏、重度烧伤等。长期营养缺乏、重度烧伤等所致低蛋白血症或维生素 B 缺乏,可产生水肿。

5. 其他　如黏液性水肿、经前期紧张综合征、药物性水肿、特发性水肿等。

(二) 局部性水肿

液体积聚在局部组织间隙。主要原因是局部静脉、淋巴回流受阻及毛细血管通透性增高。见于局部炎症、外伤、血管或淋巴管受压、肢体静脉血栓形成、血栓性静脉炎、丝虫病及偏瘫等。

(三) 体腔积液

体腔中液体积聚过多。如胸腔积液、心包积液、腹腔积液、关节腔积液。

二、临床表现

一般水肿部位的皮肤绷紧、发亮、皮纹变浅,甚至消失。用手指按压后,按压部位出现凹陷。但有的疾病引起的水肿为非凹陷性。可通过测量水肿肢体或腹部的周长,或测量体重来加以比较观察。不同类型的水肿表现也有所不同。

(一) 全身性水肿

1. 心源性水肿　特点为首先出现于身体下垂部位,一般从足部开始延及全身,长期卧床者以腰骶部为明显。常伴有颈静脉怒张、肝大等右心衰竭的表现。

2. 肾源性水肿　特点为从眼睑、颜面开始延及全身。肾病综合征者水肿显著,可遍及全身,并常伴有胸水、腹水。可有贫血、尿常规改变及肾功能损害的表现。

3. 肝源性水肿　主要表现为腹水明显。水肿也可先出现于踝部,逐渐向上蔓延,而头、面及上肢常无水肿。有肝功能减退及门静脉高压等表现。

4. 营养不良性水肿　水肿常从足部开始逐渐蔓延至全身。可伴有消瘦、贫血等。

5. 其他 ①黏液性水肿：为非凹陷性水肿，颜面及下肢较明显；②经前期紧张综合征：特点为月经前7~14天出现眼睑、踝部及手部轻度水肿，可伴乳房胀痛及盆腔沉重感，月经后水肿逐渐消退；③药物性水肿：糖皮质激素、雌激素、胰岛素等药物可引起，停药后可消失；④特发性水肿：多见于妇女，主要表现在身体下垂部分，原因未明。

（二）局部性水肿

1. 局部炎症 如蜂窝织炎、痈、疖等，局部出现红、肿、热、痛、功能障碍。

2. 局部静脉回流受阻 如血栓性静脉炎、静脉血栓形成等。当上腔静脉受压时，水肿出现于头颈部、两上肢及上胸部。

3. 局部淋巴回流受阻 如淋巴管炎、丝虫病等。由丝虫病所致象皮肿，指压不凹陷。

三、问诊要点

1. 了解水肿出现的时间、诱因、加重与缓解因素。
2. 水肿发生的部位（开始部位及发展顺序）、进展速度、程度、性质（凹陷性、非凹陷性）。
3. 水肿与药物、饮食、体位、月经及妊娠的关系。
4. 有无心、肾、肝、内分泌、营养不良及过敏性疾病病史及其相关症状。
5. 各种全身性及局部性水肿的表现特点、诊断线索及鉴别（表2-1-2及表2-1-3）。

表2-1-2 全身性水肿的特点及鉴别

分类	常见疾病	表现特点
心源性	各种疾病导致的右心功能不全	水肿出现缓慢，从身体下垂部位开始。水肿为对称性、凹陷性，可有心脏增大、心脏杂音、颈静脉怒张、肝大、胸腔积液、腹腔积液
肾源性	肾病和急、慢性肾炎	水肿从眼睑和颜面开始，迅速延及全身，常呈中、重度凹陷性水肿，可有高血压、蛋白尿、血尿、低蛋白血症、肾功能异常等
肝源性	肝炎、肝硬化、肝癌致肝功能失代偿	常先出现腹水，再出现下肢水肿，可伴肝、脾肿大，腹壁静脉曲张和黄疸、蜘蛛痣、肝掌、肝功能异常等
内分泌性	（1）经前期紧张综合征	（1）月经前1~2周出现眼睑、踝及手水肿，伴乳房胀痛、失眠、及下腹不适感。月经后水肿消退
	（2）甲状腺功能减退	（2）下肢胫前的非凹陷性水肿和眼睑水肿，伴反应迟钝、怕冷、皮肤粗糙、便秘
营养不良性	各种慢性消耗性疾病	水肿从足部开始延及全身，可伴消瘦、贫血、乏力、精神不振
风湿性	（1）硬皮病	（1）硬皮病的水肿期，表现颜面和双手肿胀
	（2）皮肌炎	（2）皮肌炎可出现颜面水肿
药物性	激素、钙拮抗剂、扩血管药	雌激素、雄激素、胰岛素、肾上腺糖皮质激素、各类钙拮抗剂及血管扩张剂可引起下肢、手、颜面水肿，停药可消失
其他	特发性周期性水肿、妊娠水肿	多见于妇女，身体下垂部位的周期性水肿，与月经周期有关妊娠中后期，下肢水肿、头痛

表2-1-3 局部性水肿的特点及鉴别

分类	常见原因	表现特点	诊断线索
炎症、外伤、血管或淋巴管受压引起的水肿	胸部广泛手术后的手臂水肿，静脉炎或静脉血栓等	受累肢体局部水肿	有手术或长期静脉用药病史
股静脉阻塞	产后妇女，股静脉血栓所致	左下肢肿胀多见，股静脉呈条索状	产后、股三角区压痛，下肢压痛明显、肿胀
下肢静脉瓣膜功能不全	下肢静脉曲张	下肢水肿、色素沉着、静脉曲张	静脉曲张
淋巴水肿	丝虫病、感染	患侧肢体水肿或象皮腿	淋巴管阻塞、狭窄、炎症、手术史
偏瘫	偏瘫的肢体活动障碍，易形成血栓	患侧肢体水肿	

第四节 疼　痛

一、头痛

头痛是指额、顶、颞及枕部的疼痛。可见于多种疾病，大多无特异性，但反复发作或持续的头痛，可能是某些器质性疾病的信号。

（一）病因

1. 颅脑病变

（1）感染：如脑膜炎、脑炎、脑膜脑炎、脑脓肿等。

（2）血管病变：如蛛网膜下腔出血、脑出血、脑栓塞、高血压脑病、脑血管畸形等。

（3）占位性病变：如脑肿瘤、颅内转移瘤、颅内囊虫病或包虫病等。

（4）颅脑外伤：如脑震荡、脑挫裂伤、颅内血肿、脑外伤后遗症。

（5）其他：如偏头痛、丛集性头痛、头痛型癫痫、腰椎穿刺后及腰椎麻醉后头痛。

2. 颅外病变

（1）颅骨疾病：如颅底凹入症、颅骨肿瘤。

（2）颈部疾病：颈椎病及其他颈部疾病。

（3）神经痛：如三叉神经、舌咽神经及枕神经痛。

（4）其他：如眼、耳、鼻和齿疾病所致的头痛。

3. 全身性疾病

（1）急性感染：如流感、伤寒、肺炎等发热性疾病。

（2）心血管疾病：如高血压病、心力衰竭。

（3）中毒：如铅、酒精、一氧化碳、有机磷、药物等中毒。

（4）其他：尿毒症、低血糖、贫血、肺性脑病、系统性红斑狼疮、月经及绝经期头痛、中暑等。

4. 神经症　如神经衰弱及癔症性头痛。

（二）临床表现

1. 发病情况　分为急性头痛（病程在2周内），亚急性头痛（病程在3个月内），慢性头痛（病程大于3个月）。急性起病并有发热者常为感染性疾病所致。急剧头痛伴意识障碍而无发热者，提示颅内血管性疾病。长期的反复发作头痛或搏动性头痛，多为血管性头痛（如偏头痛）或神经官能症。慢性进行性头痛并有颅内压增高者应注意颅内占位性病变。青壮年慢性头痛，而无颅内压增高，常因焦急、情绪紧张而发生，多为肌紧张性头痛。

2. 头痛部位　了解头痛部位是单侧、双侧、前额或枕部、局部或弥散、颅内或颅外对病因的诊断有重要价值。如偏头痛及丛集性头痛多在一侧。颅内病变的头痛常为深在性且较弥散，颅内深部病变的疼痛多向病灶同侧放射。高血压引起的头痛多在额部或整个头部。感染性疾病的头痛，多为全头部痛。蛛网膜下腔出血或脑脊髓膜炎除头痛外尚有颈痛。眼源性头痛为浅在性且局限于眼眶、前额或颞部。鼻源性或牙源性也多为浅表性疼痛。

3. 头痛的程度与性质　头痛的程度一般分轻度、中度、重度三种，但与病情的轻重并无平行关系。三叉神经痛、偏头痛及脑膜刺激的疼痛最为剧烈。脑肿瘤的疼痛多为中度或轻度。有时神经功能性头痛也颇剧烈。高血压性、血管性及发热性疾病的头痛，往往带搏动性。神经痛多呈电击样痛或刺痛，肌肉收缩性头痛多为重压感、紧箍感或钳夹样痛。

4. 头痛出现的时间与持续时间　颅内占位性病变往往清晨加剧，鼻窦炎的头痛也常发生于清晨或上午，丛集性头痛常在晚间发生，女性偏头痛常与月经期有关。脑肿瘤的头痛多为持续性，可有长短不等的缓解期。

5. 加重、缓解头痛的因素　咳嗽、打喷嚏、摇头、俯身可使颅内高压性头痛、血管性头痛、颅内感染性头痛及脑肿瘤性头痛加剧。丛集性头痛在直立时可缓解。直立位可使腰椎穿刺后头痛加重。颈肌急性炎症所致的头痛可因颈部运动而加剧；颈肌痉挛所致的头痛，可因活动按摩颈肌而逐渐缓解。偏头痛在应用麦角胺后可获缓解。

（三）伴随症状

1. 剧烈呕吐　为颅内压增高，头痛在呕吐后减轻者见于偏头痛。

2. 眩晕　见于小脑肿瘤、椎-基底动脉供血不足。

3. 发热　常见于感染性疾病，包括颅内或全身性感染。

4. 精神症状　慢性进行性头痛出现精神症状者应注意颅内肿瘤。

5. 意识障碍　慢性头痛突然加剧并有意识障碍者提示可能发生脑疝。

6. 视力障碍　可见于青光眼或脑肿瘤。

7. 脑膜刺激征　提示有脑膜炎或蛛网膜下腔出血。

8. 癫痫发作　可见于脑血管畸形、脑内寄生虫病或脑肿瘤。

9. 神经功能紊乱症状　可能是神经功能性头痛。

（四）问诊要点

1. 起病时间、急缓、部位与范围、性质、程度、频率（间歇性、持续性）、诱发或缓解因素。

2. 有无失眠、焦虑、剧烈呕吐（是否喷射性）、头晕、眩晕、晕厥、出汗、抽搐、视力障碍、感觉或运动异常、精神异常、意识障碍等相关症状。

3. 有无感染、高血压、动脉硬化、颅脑外伤、肿瘤、精神病、癫痫、神经症及眼、耳、鼻、齿等部位疾病史。

4. 职业特点、毒物接触史。

5. 治疗经过及效果等。

二、胸痛

胸痛为临床上常见症状，指在发生于胸廓范围内的疼痛，是胸部神经受到刺激的一种反应。其疼痛的部位和程度，并不一定与病变的部位和轻重相一致。

（一）病因

胸痛主要由胸部疾病引起，少数由其他部位，如腹部、颈部或全身疾病导致。胸痛的严重程度与个体痛阈有关，而与原发病的病情轻重可能不完全一致。

1. 胸壁疾病　包括皮肤、肌肉、肋间神经等的病变。

2. 心血管系统疾病　如心绞痛、心肌梗死、胸主动脉瘤、肺梗死等。

3. 呼吸系统疾病　如胸膜炎、胸膜肿瘤、气胸、肺癌等。

4. 纵隔及食管疾病　如纵隔炎症、肿瘤及食管炎、食管瘤等。

5. 心脏神经官能症　因精神神经因素使血管和肌肉痉挛，引起胸壁疼痛。

6. 膈和腹部疾病　膈下脓肿、肝脓肿、胆囊炎等。

（二）临床表现

1. 发病年龄　青壮年胸痛多考虑结核性胸膜炎、自发性气胸、心肌炎、心肌病、风湿性心脏病，40 岁以上则须注意心绞痛、心肌梗死和支气管肺癌。

2. 胸痛部位、程度及性质

（1）胸壁疾病：疼痛部位固定且有局部疼痛。胸壁皮肤的炎症性病变，局部可有红、肿、热、痛表现；带状疱疹所致胸痛剧烈，呈刀割样或灼热样剧痛，可有成簇的疱疹沿一侧肋间神经分布，且不超过体表中线；肋软骨炎常在第一、二肋软骨处见单个或多个隆起，局部有压痛、但无红肿表现。肋间神经痛为阵发性灼痛或刺痛。

（2）肺及胸膜病变：一般为病变侧胸痛，胸壁局部常无压痛。气胸在发病初期有撕裂样疼痛；胸膜炎常呈隐痛、钝痛和刺痛。

（3）心绞痛与心肌梗死：疼痛位于胸骨后或心前区，可向左肩、左臂内侧放射。心绞痛呈绞榨样疼痛并有重压窒息感，心肌梗死则疼痛更为剧烈并有恐惧、濒死感。心绞痛发作时间短暂（持续 1～5 分钟），而心肌梗死疼痛持续时间很长（数小时或更长）且不易缓解。

（4）食管病变：疼痛常位于胸骨后，可有吞咽困难或在吞咽时加重。食管炎常呈烧灼痛。

（5）膈或膈下病变：疼痛多在右下胸部或上腹部，并可向右肩放射。

（6）心脏神经官能症：胸痛与情绪波动密切相关，活动后或转移注意力时可缓解。

3. 疼痛持续时间　痉挛或缺血所致的疼痛为阵发性，炎症、肿瘤、栓塞或梗死所致疼痛呈持续性。如心绞痛发作时间短暂（持续 1～5 分钟），而心肌梗死疼痛持续时间很长（数小时或更长）且不易缓解。

4. 加重与缓解因素　心绞痛发作可在劳力或精神紧张时诱发，休息后或含服硝酸甘油后于 1～2 分钟内缓解，而心肌梗死所致疼痛则无效。食管疾病多在进食时发作或加剧，服用抗酸剂和促动力药物可减轻或消失。胸膜炎及心包炎的胸痛可因咳嗽或用力呼吸而加剧。

（三）问诊要点

1. 发病年龄、起病缓急、诱因及病程长短。

2. 胸痛表现特点　部位、性质、程度、持续时间及加重与缓解方式，发作与活动、进食、情绪的关系，是否有放射痛。

3. 伴随症状　是否伴随呼吸、心血管、消化系统及其他各系统症状，如发热、咳嗽、咳痰、咯血、呼吸困难、吞咽困难、胸闷、心悸等。

4. 既往有无心、肺、胸、腹部疾患史。

胸痛常见病因的鉴别要点(表2-1-4)。

表2-1-4　胸痛常见病因的鉴别

鉴别点	表现特点	常见疾病
发病年龄	青壮年	结核性胸膜炎、气胸、心肌炎、风湿性心脏病
	中老年	心绞痛、急性冠脉综合征、肺癌
胸痛部位	局限、局部有压痛	胸壁疾病
	局部红、肿、热	炎症性疾病
	沿一侧肋间成簇疱疹	带状疱疹
	肋软骨处隆起、压痛	肋软骨炎
	胸骨后或剑突下痛	心绞痛、心肌梗死、急性心包炎、食管及纵隔病变
	前和侧胸痛、右胸痛	胸膜炎、气胸、肺栓塞、膈下脓肿、肝胆疾病
胸痛性质	刀割样痛、灼痛	带状疱疹
	烧灼痛	食管炎
	绞榨性、窒息感	心绞痛
	剧痛、濒死感	急性心肌梗死
	锐痛、压榨样	急性心包炎
	锐刺痛、撕裂样	干性(纤维素性)胸膜炎
	闷痛、烧灼样	肺癌、Pancoast 癌
	突发胸背部撕裂痛	主动脉夹层动脉瘤、肺栓塞
持续时间	阵发性	平滑肌痉挛致血管狭窄、缺血
	持续性	炎症、梗死、栓塞、肿瘤
影响因素	劳累、精神紧张诱发	心绞痛
	咳嗽、深呼吸加剧	胸膜炎、心包炎、肺炎、肺栓塞

三、腹痛

腹痛是指各种原因引起的腹部不适或疼痛的感觉,多由腹部脏器疾病引起,但也可由腹腔外疾病及或全身性疾病引起。

临床上按起病缓急、病程长短将腹痛分为急性腹痛和慢性腹痛。急性腹痛多突然发病,病情严重,需迅速诊断和处理。其中需外科紧急处理的又称急腹症。慢性腹痛多发病缓慢,病程较长,疼痛多为间歇性或迁延性。

(一) 病因

1. 急性腹痛

(1) 腹腔器官急性炎症:如急性胃肠炎、急性阑尾炎、急性胰腺炎、急性出血坏死性肠炎、急性胆囊炎等。

(2) 空腔脏器阻塞或扩张:如肠梗阻、肠套叠、胆道结石、胆道蛔虫症、泌尿系统结石梗阻等。

(3) 脏器扭转或破裂:如肠扭转、肠绞窄、肠系膜或大网膜扭转、卵巢扭转、肝脾破裂,异位妊娠破裂等。

（4）腹膜炎症：多由胃肠穿孔引起，少部分为自发性腹膜炎。

（5）腹壁疾病：如腹壁挫伤、脓肿及腹壁皮肤带状疱疹。

（6）胸腔疾病所致的腹部牵涉性痛：如肺炎、心绞痛、心肌梗死、急性心包炎、胸膜炎等。

（7）全身性疾病所致的腹痛：如腹型过敏性紫癜、糖尿病酸中毒、尿毒症、铅中毒、卟啉病等。

2. 慢性腹痛

（1）腹腔脏器慢性炎症：如慢性胃炎、十二指肠炎、慢性胆囊炎、慢性胰腺炎、结核性腹膜炎、溃疡性结肠炎、克罗恩（Crohn）病等。

（2）消化道运动障碍：如功能性消化不良、肠易激综合征及胆道运动功能障碍等。

（3）胃、十二指肠溃疡。

（4）腹腔脏器扭转或梗阻：如慢性胃、肠扭转，十二指肠壅滞症，慢性肠梗阻。

（5）脏器包膜的牵张：实质性器官因病变肿胀，导致包膜张力增加而发生的腹痛，如肝淤血、肝炎、肝脓肿、肝癌等。

（6）中毒与代谢障碍：如铅中毒、尿毒症等。

（7）肿瘤压迫及浸润：以恶性肿瘤居多。

（二）临床表现

1. 腹痛部位　一般腹痛部位多为病变所在。如胃、十二指肠和胰腺疾病，疼痛多在中上腹部；胆囊炎、胆石症、肝脓肿等疼痛多在右上腹部；急性阑尾炎疼痛在右下腹 McBurney 点；小肠疾病疼痛多在脐部或脐周；结肠疾病疼痛多在下腹或左下腹部；膀胱炎、盆腔炎及异位妊娠破裂，疼痛亦在下腹部。弥漫性或部位不定的疼痛见于急性弥漫性腹膜炎、肠梗阻、急性出血坏死性肠炎、铅中毒等。

2. 腹痛性质和程度　突发的中上腹剧烈刀割样痛、烧灼样痛，多为胃、十二指肠溃疡穿孔；中上腹持续性隐痛多考虑慢性胃炎及胃、十二指肠溃疡；上腹部持续性钝痛或刀割样疼痛呈阵发性加剧多为急性胰腺炎；胆石症或泌尿系统结石常为阵发性绞痛；阵发性剑突下钻顶样疼痛是胆道蛔虫症的典型表现；持续性、广泛性剧烈腹痛伴腹壁肌紧张或板样强直，提示为急性弥漫性腹膜炎。隐痛或钝痛多为内脏性疼痛，多由胃肠张力变化或轻度炎症引起，胀痛可能为实质脏器包膜牵张所致。

3. 诱发因素　胆囊炎或胆石症发作前常有进油腻食物史，急性胰腺炎发作前则常有酗酒、暴饮暴食史，机械性肠梗阻可有腹部手术史，腹部受暴力作用引起的剧痛并有休克者，可能是肝、脾破裂所致。

4. 发作时间　周期性、节律性上腹痛见于胃、十二指肠溃疡，子宫内膜异位者腹痛与月经来潮相关，卵泡破裂者发作在月经间期。

5. 与体位的关系　胃黏膜脱垂患者左侧卧位可使疼痛减轻，十二指肠壅滞症患者膝胸或俯卧位可缓解，胰腺癌患者仰卧位时疼痛明显，而前倾位或俯卧位时减轻，反流性食管炎患者烧灼痛在躯体前屈时明显，直立位时减轻。

知识链接

牵涉痛

当某些内脏器官发生病变时，常在体表的一定区域产生过敏或痛觉，此现象称为牵涉痛。如胆囊疾病可出现右肩、背部的牵涉痛；心绞痛除心前区及胸骨后的疼痛外，还可以牵涉至左上肢至左上肢内侧甚至牙齿；肾绞痛牵涉至会阴部；阑尾炎可表现为转移性右下腹痛。

（三）伴随症状

1. 发热、寒战　提示有炎症存在，见于急性胆道感染、胆囊炎、肝脓肿、腹腔脓肿，也可见于腹腔外感染性疾病。

2. 黄疸　可能与肝胆胰疾病有关。急性溶血性贫血也可出现腹痛与黄疸。

3. 休克　同时有贫血者可能是腹腔脏器破裂（如肝、脾或异位妊娠破裂）；无贫血者则见于胃肠穿孔、绞窄性肠梗阻、肠扭转、急性出血坏死性胰腺炎等。腹腔外疾病如心肌梗死、肺炎也可有腹痛与休克，应特别警惕。

4. 呕吐、反酸、腹泻　提示食管、胃肠病变，呕吐量大提示胃肠道梗阻；伴反酸、嗳气者提示胃、十二指肠溃疡或胃炎；伴腹泻者提示消化吸收障碍或肠道炎症、溃疡或肿瘤。

5. 血尿　可能为泌尿系疾病（如泌尿系结石）所致。

（四）问诊要点

1. 腹痛与年龄、性别、职业的关系　幼儿要考虑肠扭转、肠套叠、蛔虫病等所致；青壮年以急性阑尾炎、胰腺炎、消化性溃疡等多见；中老年以胆囊炎、胆石症、恶性肿瘤、心血管疾病多见；育龄妇女要考虑卵巢囊肿扭转、宫外孕等。

2. 腹痛起病情况　有无饮食、外科手术等诱因，急性起病者要特别注意各种急腹症的鉴别。缓慢起病者涉及功能性与器质性及良性与恶性疾病的区别。

3. 腹痛的部位、性质、程度、持续时间以及缓解或加重因素。

4. 是否伴有相关症状　如发热、呕吐、腹泻、消化道出血、黄疸、休克等。

5. 既往病史　询问相关病史对于腹痛的诊断颇有帮助，如有消化性溃疡病史要考虑溃疡复发或穿孔；育龄妇女有停经史要考虑宫外孕；有酗酒史要考虑急性胰腺炎和急性胃炎。

四、关节痛

关节痛是关节疾病最常见的症状。根据不同病因及病程，关节痛可分急性和慢性。急性关节痛以关节及其周围组织的炎性反应为主，慢性关节痛则以关节囊肥厚及骨质增生为主。

（一）病因

引起关节疼痛的疾病种类繁多，病因复杂。关节痛可以是单纯的关节病变，也可能是全身疾病的局部表现。常见病因有如下几类：

1. 外伤

（1）急性损伤：因外力碰撞关节或使关节过度伸展扭曲，关节骨质、肌肉、韧带等损伤，造成关节脱位或骨折，血管破裂出血，组织液渗出，关节肿胀疼痛。

（2）慢性损伤：持续的慢性机械损伤，或急性外伤后关节面破损留下粗糙瘢痕，使关节润滑作用消失，长期摩擦关节面，产生慢性损伤；关节长期负重，使关节软骨及关节面破坏；关节活动过度，可造成关节软骨的累积性损伤；关节扭伤处理不当或骨折愈合不良，畸形愈合所致负重不平衡，造成关节慢性损伤。

2. 感染细菌直接侵入关节内　如外伤后细菌侵入关节；败血症时细菌经血液到达关节内；关节邻近骨髓炎、软组织炎症、脓肿蔓延至关节内；关节穿刺时消毒不严或将关节外细菌带入关节内。常见的病原菌有葡萄球菌、肺炎链球菌、脑膜炎球菌、结核杆菌和梅毒螺旋体等。

3. 变态反应和自身免疫　因病原微生物及其产物、药物、异种血清与血液中的抗体形

成免疫复合物，沉积在关节腔引起组织损伤和关节病变。如类风湿关节炎、细菌性痢疾、过敏性紫癜和结核菌感染后反应性关节炎。如外来抗原或理化因素使宿主组织成分改变，形成自身抗原刺激机体产生自身抗体，引起器官和非器官特异性自身免疫病。关节病变是全身性损害之一，表现为滑膜充血水肿，软骨进行性破坏，形成畸形如类风湿关节炎、系统性红斑狼疮引起的关节病变。

4. 退行性关节病　又称增生性关节炎或肥大性关节炎。分原发性和继发性两种，原发性无明显局部病因。多见于肥胖老人，女性多见，有家族史，常有多关节受累。继发性骨关节病变多有创伤、感染或先天性畸形等基础病变，并与吸烟、肥胖和体力劳动有关。病理变化为关节软骨退化变薄，软骨细胞萎缩，碎裂坏死，软骨下组织硬化，骨小梁稀疏囊性变，骨关节边缘有骨赘形成，滑膜充血水肿。

5. 代谢性骨病　维生素 D 代谢障碍所致的骨质软化性骨关节病，如阳光照射不足、消化不良、维生素 D 缺乏和磷摄入不足等；各种病因所致的骨质疏松性关节病，如老年性、失用性骨质疏松；脂质代谢障碍所致的高脂血症性关节病，骨膜和关节腔组织脂蛋白转运代谢障碍性关节炎；嘌呤代谢障碍所致的痛风；以及某些代谢内分泌疾病如糖尿病性骨病；皮质醇增多症性骨病；甲状腺或甲状旁腺疾病引起的骨关节病均可出现关节疼痛。

6. 骨关节肿瘤　良性肿瘤如骨样骨瘤、骨软骨瘤、骨巨细胞瘤和骨纤维异常增殖症。恶性骨肿瘤如骨肉瘤、软骨肉瘤、骨纤维肉瘤、滑膜肉瘤和转移性骨肿瘤。

（二）临床表现

1. 外伤性关节痛　急性外伤性关节痛常在外伤后即出现受损关节疼痛、肿胀和功能障碍。慢性外伤性关节炎有明确的外伤史，反复出现关节痛，常于过度活动和负重及气候寒冷等刺激时诱发，药物及物理治疗后缓解。

2. 化脓性关节炎　起病急，全身中毒症状明显，早期则有畏寒、寒战和高热，体温高达39℃以上。病变关节红肿热痛。位置较深的肩关节和髋关节则红肿不明显。患者常感病变关节持续疼痛，功能严重障碍，各个方向的被动活动均引起剧烈疼痛，患者常不愿活动患肢。

3. 结核性关节炎　儿童和青壮年多见。负重大、活动多、肌肉不发达的关节易于患结核。其中脊柱最常见，其次为髋关节和膝关节。早期症状和体征不明显。活动期常有疲劳低热，盗汗及食欲下降。病变关节肿胀疼痛，但疼痛程度较化脓性关节炎轻。活动后疼痛加重。晚期有关节畸形和功能障碍。如关节旁有窦道形成，常可见有干酪样物质流出。

4. 风湿性关节炎　起病急剧。常为链球菌感染后出现，以膝、踝、肩和髋关节多见。病变关节出现红肿热痛，呈游走性，肿胀时间短，常在 1～6 周内自然消肿，不留下关节僵直和畸形改变。

5. 类风湿关节炎　多由一个关节起病，以手中指指间关节首发疼痛。继则出现其他指间关节和腕关节的肿胀疼痛。也可累及踝、膝和髋关节，常为对称性。病变关节活动受到限制，有僵硬感，以早晨为重故称晨僵。可伴有全身发热。晚期病变关节附近肌肉萎缩，关节软骨增生而出现畸形。

6. 退行性关节炎　早期表现为步行、久站和天气变化时病变关节疼痛，休息后缓解。如受累关节为掌指及指间关节，除关节疼痛外，患者常感觉手指僵硬肿胀，活动不便。如病变在膝关节则常伴有关节腔积液，皮温升高，关节边缘有压痛。晚期病变关节疼痛加重，持续并向他处放射，关节有摩擦感，活动时有响声。关节周围肌肉挛缩常呈屈曲畸形，患者常有跛行。

7. 痛风　常在饮酒、劳累或高嘌呤饮食后急起关节剧痛，局部皮肤红肿灼热。患者常于夜间痛醒。以第1跖趾关节，踇趾关节多见。踝、手、膝、腕和肘关节也可受累。病变呈自限性，有时在1～2周内自行消退，但经常复发。晚期可出现关节畸形，皮肤破溃，经久不愈，常有白色乳酪状分泌物流出。

（三）伴随症状

1. 关节痛伴高热畏寒、局部红肿灼热，见于化脓性关节炎。

2. 关节痛伴低热、乏力、盗汗、消瘦、纳差，见于结核性关节炎。

3. 全身小关节对称性疼痛、伴有晨僵，见于类风湿关节炎。

4. 关节疼痛呈游走性，伴有心肌炎、舞蹈病，见于风湿热。

5. 关节痛伴有血尿酸升高，同时有局部红肿灼热，见于痛风。

6. 关节痛伴有皮肤红斑、光过敏、低热和多器官损害，见于系统性红斑狼疮。

7. 关节痛伴有皮肤紫癜、腹痛、腹泻，见于关节受累型过敏性紫癜。

（四）问诊要点

1. 关节疼痛出现的时间　反复发作的慢性关节疼痛，疼痛不剧烈，而以其他器官受累症状为主，如系统性红斑狼疮、代谢性骨病等常难以陈述确切的起病时间。外伤性，化脓性关节炎常可问出起病的具体时间。

2. 关节疼痛的诱因　风湿性关节炎常因气候变冷、潮湿而发病；痛风常在饮酒或高嘌呤饮食后诱发；增生性关节炎常在关节过度负重、活动过多时诱发疼痛。

3. 疼痛部位　化脓性关节炎多为大关节和单关节发病；结核性关节炎多见于髋关节和脊椎；指趾关节痛多见于类风湿关节炎；增生性关节炎常以膝关节多见；踇趾和第一跖趾关节红肿热痛多为痛风。

4. 疼痛出现的缓急程度及性质　急性外伤、化脓性关节炎及痛风起病急剧，疼痛剧烈，呈烧灼切割样疼痛或跳痛；骨折和韧带拉挫伤则呈锐痛；骨关节肿瘤呈钝痛；系统性红斑狼疮、类风湿关节炎、增生性骨关节病等起病缓慢，疼痛程度较轻，呈酸胀痛。

5. 加重与缓解因素　化脓性关节炎局部冷敷可缓解疼痛；痛风多因饮酒而加重，解热镇痛药效果不佳而秋水仙碱效果显著；关节肌肉劳损休息时疼痛减轻，活动则疼痛加重；增生性关节炎夜间卧床休息时，静脉回流不畅骨内压力增高，疼痛加重，起床活动后静脉回流改善，疼痛缓解，但活动过多疼痛又会加重。

6. 伴随症状　包括局部症状如红肿灼热、功能障碍和肌肉萎缩，并询问有何全身症状，以便明确关节痛是否因全身疾病引起。

7. 职业及居住环境　长期负重的职业易患关节病，如搬运工、翻砂工、体操、举重、摔跤运动员等。工作和居住在潮湿寒冷环境中的人员，关节病的患病率明显升高。

8. 慢性病史及用药史　注意询问有无慢性病，特别是引起关节痛的疾病，并了解用药情况，如是否长期服用镇痛药和糖皮质激素等。

第五节　咳嗽、咳痰与咯血

咳嗽是一种反射性防御动作，通过咳嗽可以清除呼吸道分泌物及异物。

咳痰是借助咳嗽将呼吸道内的分泌物或渗出液排出体外的一种病态现象。

咯血是指喉和喉以下呼吸道出血，通过咳嗽经口腔排出。

一、病因

（一）咳嗽与咳痰的病因

1. 呼吸道疾病 当鼻咽部至小支气管整个呼吸道黏膜受到刺激时，均可引起咳嗽。咽喉炎、气管-支气管炎、支气管扩张、支气管哮喘、支气管内膜结核、肺部感染、肺部肿瘤均可引起咳嗽和咳痰。其中呼吸道感染是最常见的原因。

2. 胸膜疾病 胸膜炎、气胸、血胸、胸膜间皮瘤等可引发咳嗽。

3. 心血管疾病 各种原因所致的左心衰竭引起肺淤血或肺水肿时，或右心及体循环静脉栓子脱落造成肺栓塞，可引发咳嗽。

4. 中枢神经因素 脑炎、脑膜炎、鼻咽部黏膜受刺激或主观意识控制时，可出现咳嗽。

5. 消化道疾病 胃食管反流时，反流物刺激可引起咳嗽。

6. 其他因素 药物所致咳嗽，如血管紧张素转换酶抑制剂（ACEI）类降压药物。还有习惯性和心理性咳嗽等。

（二）咯血的病因

1. 支气管疾病 支气管扩张症、支气管肺癌、支气管炎、支气管内膜结核等。

2. 肺部疾病 肺结核、肺炎、肺脓肿、肺栓塞、肺淤血、恶性肿瘤肺转移等。

3. 心血管疾病 常见于二尖瓣狭窄、肺淤血。

4. 全身疾病肺部表现 风湿性疾病（系统性红斑狼疮、结节性多动脉炎、显微镜下多血管炎、Wegener肉芽肿等）、肺出血-肾炎综合征、传染病（流行性出血热等）、血液病（血小板减少性紫癜、血友病、再生障碍性贫血等）。

以上各种引起咯血的病因中，以肺结核最为常见。

二、临床表现

（一）咳嗽与咳痰的临床表现特点及常见疾病的鉴别（表2-1-5）。

表2-1-5 咳嗽与咳痰的临床表现特点及常见疾病的鉴别

咳嗽、咳痰的特点	临床表现	常见疾病
咳嗽的性质	干性咳嗽：无痰或痰极少	急性支气管炎初期、急性咽喉炎、肺癌、胸膜炎、二尖瓣狭窄等
	湿性咳嗽：咳嗽伴有咳痰	支气管扩张症、肺脓肿、空洞型肺结核、肺炎、慢性支气管炎等
咳嗽的规律	突发性咳嗽	急性咽喉炎、气管或支气管异物
	发作性咳嗽	百日咳、支气管内膜结核、支气管哮喘
	长期反复咳嗽、咳痰	慢性支气管炎、支气管扩张、肺结核、支气管哮喘
	清晨咳嗽、咳痰加重	慢性支气管炎、支气管扩张、肺脓肿
	夜间咳嗽加重	左心衰竭、肺结核
	餐后咳嗽	误吸、胃食管反流病
咳嗽的音色	咳嗽声音嘶哑	声带炎、喉炎、喉癌、喉返神经麻痹等
	金属音咳嗽	支气管肺癌、纵隔肿瘤压迫气管
	鸡鸣样咳嗽	百日咳、喉部疾病、气管受压等

续表

咳嗽、咳痰的特点	临床表现	常见疾病
痰的性状和量	黏液性痰	急、慢性支气管炎、支气管哮喘等
	浆液性痰	肺水肿
	脓性痰	化脓性细菌性下呼吸道感染
	血性痰	呼吸道黏膜受损
	大量脓性痰且痰液分层	支气管扩张症、肺脓肿
	铁锈色痰	肺炎球菌肺炎
	脓血痰或粉红色乳状痰	葡萄球菌肺炎
	砖红色胶冻样痰	肺炎克雷白杆菌肺炎
	恶臭痰	厌氧菌感染
	黄绿色痰	铜绿假单胞菌肺炎
	黏稠白痰	真菌感染

（二）咯血的临床表现特点及鉴别

1. 发病年龄　青壮年咯血多见于肺结核、支气管扩张症、风湿性心脏病（二尖瓣狭窄）；中老年咯血应注意支气管肺癌。

2. 咯血量　大咯血（每日咯血 500ml 以上，或一次咯血大于 100ml）多见于空洞型肺结核、支气管扩张症、慢性肺脓肿；中等量咯血（每日咯血 100～500ml）及小量咯血（每日 100ml 以下）多见于肺癌、支气管炎、肺炎、肺栓塞等。

3. 咯血性状和颜色　新鲜血多为肺结核、支气管扩张症、肺脓肿、出血性疾病、肺癌等；铁锈色血痰见于肺炎球菌肺炎；砖红色胶冻样痰见于克雷白杆菌肺炎；粉红色泡沫样血痰见于急性左心衰竭肺水肿；黏稠暗红色血痰见于肺梗死。

在临床上，患者口腔排出血液时，需鉴别是咯血，还是口腔、鼻腔、上消化道出血。先检查口腔、鼻咽部、鼻腔后部有无出血灶，还要与消化道呕血相鉴别（表 2-1-6）。

表 2-1-6　呕血与咯血的鉴别

鉴别点	咯　血	呕　血
病因	肺炎、肺结核、肺脓肿、支气管扩张症、肺癌、心脏病等	消化性溃疡、急性糜烂性胃炎、胃癌、肝硬化、胆道出血等
出血前症状	喉部有痒感、胸闷、咳嗽等	上腹部不适、恶心、呕吐等
出血方式	随咳嗽咯出	呕出、可为喷射状
血的颜色	鲜红色	暗红色、咖啡色或鲜红色
血中混有物	痰、泡沫	食物残渣、胃液
吐出物的酸碱性	碱性	酸性
黑便	一般无，除非咽下较多血液	有，可为柏油样便，呕血停止仍持续数日
出血后痰的性状	常有血痰数日	无痰

三、伴随症状

（一）咳嗽与咳痰的伴随症状

1. 发热　多见于急性上、下呼吸道感染、肺结核、胸膜等。

2. 胸痛　常见于肺炎、胸膜炎、支气管肺癌、肺栓塞和自发性气胸等。

3. 呼吸困难　见于喉水肿、气管或支气管异物、支气管哮喘、慢性阻塞性肺疾病、重症肺炎、肺结核、大量胸腔积液、气胸、肺淤血及肺水肿。

4. 咯血　常见于支气管扩张、肺结核、肺脓肿、支气管肺癌、二尖瓣狭窄、支气管结石、肺含铁血黄素沉着症等。

5. 大量脓痰　常见于支气管扩张、肺脓肿、肺囊肿合并感染和支气管胸膜瘘。

6. 有哮鸣音　多见于支气管哮喘、喘息性支气管炎、心源性哮喘、气管与支气管异物等。

7. 有杵状指(趾)　常见于支气管扩张、慢性肺脓肿、支气管肺癌和脓胸等。

（二）咯血的伴随症状

1. 发热　多见于肺结核、肺炎、肺脓肿、流行性出血热、肺出血型钩端螺旋体病、支气管肺癌等。

2. 呛咳　多见于支气管肺癌、支原体肺炎等。

3. 胸痛　多见于肺炎球菌肺炎、肺结核、肺栓塞(梗死)、支气管肺癌等。

4. 脓痰　多见于支气管扩张、肺脓肿、空洞性肺结核继发细菌感染等。

5. 皮肤黏膜出血　可见于血液病、风湿病及肺出血型钩端螺旋体病和流行性出血热等。

6. 杵状指　多见于支气管扩张、肺脓肿、支气管肺癌等。

7. 黄疸　须注意钩端螺旋体病、肺炎球菌肺炎、肺栓塞等。

四、问诊要点

（一）咳嗽与咳痰的问诊要点

1. 性别与年龄　如儿童呛咳要考虑异物吸入；青壮年长期咳嗽要注意肺结核、支气管扩张；中年以上吸烟的男性咳嗽须考虑慢性支气管炎、肺气肿、肺癌；青年女性患者则要注意支气管内膜结核和支气管腺瘤等。

2. 咳嗽的表现特点　咳嗽程度轻重，是单声、连续性咳或者发作性剧咳。咳嗽的音调音色，是否鸡鸣样咳嗽、金属音咳嗽，有无声音嘶哑等。还要询问咳嗽是突发还是慢性，与气候季节是否有关，与吸入特殊气味是否有关，昼夜咳嗽有无差异。如伴有咳痰，应注意痰的性状、颜色、量、气味，是否带血，痰液静置后是否分层。

3. 咳嗽伴随症状　是否伴有发热、胸痛、呼吸困难、咯血等症状。

（二）咯血的问诊要点

1. 区分是咯血还是呕血　参照表 2-1-6 中的鉴别点，询问并鉴别是咯血还是呕血。

2. 注意发病年龄、咯血量、血的颜色和性状、起病情况及病程、是否咳痰，痰的性状、气味及咳痰量等。

3. 咯血的伴随症状　有无发热、胸痛、呼吸困难、皮肤黏膜出血、黄疸、杵状指等。

第六节　呕血与便血

一、呕血

呕血是指上消化道疾病(指屈氏韧带以上器官,包括食管、胃、十二指肠、肝、胆、胰)或全身性疾病所致出血,血液经口腔呕出。常伴有黑便,严重时可有周围循环衰竭的表现。

(一) 病因

1. 消化系统疾病

(1) 食管疾病:如炎症、外伤、肿瘤、异物及黏膜糜烂等。

(2) 胃及十二指肠疾病:如消化性溃疡、急性胃黏膜病变、胃癌等。

(3) 肝、胆、胰疾病:如肝硬化门静脉高压引起食管和胃底静脉曲张破裂出血;肝癌、胆囊或胆道结石、胆囊癌及胰腺炎合并脓肿破裂出血等。

2. 全身性疾病

(1) 血液疾病:如血小板减少性紫癜、白血病、血友病等。

(2) 感染性疾病:流行性出血热、钩端螺旋体病、登革热、败血症等。

(3) 结缔组织病:系统性红斑狼疮(SLE)、皮肌炎、结节性多动脉炎累及上消化道。

呕血的原因很多,其中以消化性溃疡最为常见,其次为食管胃底静脉曲张破裂,再次为急性糜烂性出血性胃炎和胃癌,因此考虑呕血的病因时,应首先考虑上述四种疾病。

(二) 临床表现

1. 呕血与黑便　呕血前多有上腹部不适及恶心等症状,随之呕出血性胃内容物。出血方式与出血的部位和出血量有关。出血量多、在胃内停留时间短、出血位于食管则血色鲜红或混有凝血块,或为暗红色;当出血量较少或在胃内停留时间长,因血红蛋白与胃酸作用形成酸化正铁血红蛋白,呕吐物可呈咖啡渣样,为棕褐色。呕血的同时因部分血液随肠道排出体外,可形成黑便。

2. 失血性周围循环衰竭　出血量占循环血容量 10% 以下时,患者一般无明显临床表现;出血量占循环血容量 10% ~20% 时,可有头晕、无力等症状,一般没有血压、脉搏的改变;出血量达循环血容量的 20% 以上时,则有出冷汗、四肢厥冷、心慌、脉搏增快等急性失血症状;若出血量在循环血容量的 30% 以上,则出现神志不清、面色苍白、心率加快、脉搏细弱、血压下降、呼吸急促等周围循环衰竭表现。

(三) 伴随症状

1. 上腹痛　中青年人,慢性反复发作的上腹痛,具有一定的周期性与节律性,多为消化性溃疡;中老年人,无明显规律性的慢性上腹疼痛,并伴有厌食、消瘦或贫血者,应警惕胃癌。

2. 肝脾肿大　脾肿大,有蜘蛛痣、肝掌、腹壁静脉曲张或有腹水,提示肝硬化门静脉高压;肝区疼痛、肝大、质地坚硬、表面凹凸不平或有结节,血清甲胎蛋白(AFP)阳性者多为肝癌。

3. 黄疸　右上腹绞痛、寒战高热、黄疸而呕血者,可能由胆道疾病所引起;黄疸、发热及全身皮肤黏膜有出血倾向者,见于败血症及钩端螺旋体病等。

4. 皮肤黏膜出血　常与血液疾病及凝血功能障碍性疾病有关。

5. 其他　近期有服用非甾体消炎药史、酗酒史、大面积烧伤、颅脑手术、脑血管疾病和严重外伤伴呕血者,应考虑急性胃黏膜病变。在剧烈呕吐后继而呕血,应注意食管贲门黏膜撕裂。

（四）问诊要点

1. 确定是否为呕血　应注意排除口腔、鼻咽部出血和咯血。

2. 呕血的诱因　饮食、饮酒及服药情况。是否有消化系统疾病史，如胃炎、消化性溃疡或肝病病史，以及是否有其他全身性疾病史。

3. 呕血与黑便的次数、量、颜色和性状及其变化。

4. 是否有头晕、黑蒙、口渴、出冷汗等血容量不足的表现。

二、便血

便血指消化道出血，血液由肛门排出。便血颜色可呈鲜红、暗红或黑色。少量出血不造成粪便颜色改变，须经隐血试验才能检测出来，称为隐血。

（一）病因

1. 下消化道疾病

（1）小肠疾病　如肠结核、肠伤寒、急性出血性坏死性肠炎、Crohn 病、小肠肿瘤等。

（2）结肠疾病　如急性细菌性痢疾、阿米巴痢疾、溃疡性结肠炎等。

（3）直肠肛管疾病　如直肠肛管损伤、直肠炎、直肠息肉、直肠癌、痔、肛裂等。

2. 上消化道疾病　各种引起呕血的原因，也可伴有便血或黑便。

3. 全身性疾病　如血小板减少性紫癜、白血病、血友病、肝脏疾病、流行性出血热、败血症、维生素 C 缺乏症和尿毒症等。

（二）临床表现

便血多为下消化道出血，可表现为急性大出血、慢性少量出血及间歇性出血。如出血量多、速度快则呈鲜红色；若出血量小、速度慢，血液在肠道内停留时间较长，则可为暗红色。粪便可全为血液或混合有粪便，也可仅黏附于粪便表面或于排便后肛门滴血。消化道出血每日在 5ml 以下者，无肉眼可见的粪便颜色改变，称为隐血便，隐血便须用隐血试验才能确定。

（三）伴随症状

1. 腹痛　慢性反复上腹痛，且呈周期性与节律性，见于消化性溃疡；上腹绞痛或有黄疸伴便血者，应考虑胆道出血；腹痛时排血便或脓血便，便后腹痛减轻，见于细菌性痢疾、阿米巴痢疾或溃疡性结肠炎等。

2. 里急后重　即肛门坠胀感。感觉排便未净，排便频繁，但每次排便量甚少，且排便后未感轻松，提示为肛门、直肠疾病，见于痢疾、直肠炎及直肠癌。

3. 发热　常见于传染性疾病，如败血症、流行性出血热、钩端螺旋体病或部分恶性肿瘤。

4. 出血倾向　急性传染性疾病及血液疾病，如重症肝炎、流行性出血热、白血病、过敏性紫癜、血友病等。

5. 皮肤改变　有蜘蛛痣及肝掌者，便血可能与肝硬化门静脉高压有关。有毛细血管扩张，提示便血可能由遗传性毛细血管扩张症所致。

6. 腹部肿块　考虑肠道恶性淋巴瘤、结肠癌、肠结核、肠套叠等。

（四）问诊要点

1. 便血的病因和诱因　是否有饮食不节、进食生冷、辛辣刺激等食物史。有无服药史。

2. 便血的量、颜色及其与大便的关系　推测可能的出血部位、速度及病因。

3. 患者一般情况　是否伴有头晕、眼花、心慌、出汗等，可帮助判断血容量丢失情况。

4. 过去是否有腹泻、腹痛、痔、肛裂等消化道疾病病史，是否使用抗凝药物，是否有胃肠手术史等。

第七节　黄　　疸

由于血清中胆红素浓度升高致皮肤、黏膜和巩膜发黄的症状和体征。按病因可分四类：溶血性黄疸、肝细胞性黄疸、胆汁淤积性黄疸、先天性非溶血性黄疸，以前三种多见。

一、胆红素的正常代谢

1. 胆红素的来源　衰老红细胞所释放的血红蛋白为胆红素的主要来源。正常人每日由红细胞破坏生成的胆红素约占总胆红素的80%～85%。另小部分则来自非红细胞生成系统，如肌红蛋白、细胞色素氧化酶、过氧化氢酶、过氧化物酶以及由骨髓少量原位溶血的幼红细胞分解而来，这些胆红素称为旁路胆红素，约占总胆红素的15%～20%。

2. 胆红素的运输　上述胆红素是游离胆红素，又称非结合胆红素（UCB）或间接胆红素，为脂溶性，不能从肾小球滤出。游离胆红素于血循环中附着于清蛋白上，形成胆红素-清蛋白复合物，运载到肝。

3. 胆红素的摄取　在肝窦内，胆红素被肝细胞微突所摄取，并将清蛋白与胆红素分离，胆红素进入肝细胞后，由胞浆内载体蛋白Y和Z所携带，并转运到光面内质网内的微粒体部分。

4. 胆红素的结合　游离胆红素在微粒体受葡萄糖醛酸转移酶的作用，与葡萄糖醛酸基相结合，绝大部分转变为结合胆红素（CB），呈 van den Bergh 直接反应，也称直接胆红素，为水溶性，可通过肾小球而排出。

5. 胆红素的排泄　可能经高尔基器运输到毛细胆管微突、细胆管、胆管而排入肠道。结合胆红素进入肠腔后，由肠道细菌脱氢的作用还原为尿胆原，大部分随粪便排出，称为粪胆原；小部分尿胆原在回肠下段或结肠重吸收，通过门静脉血回到肝，其中大部分再转变为结合胆红素，又随胆汁排入肠内，形成所谓"胆红素的肠肝循环"。被吸收回肝的小部分尿胆原经体循环由肾排出体外，每日不超过6.8μmol（4mg）。

胆红素正常代谢见图2-1-7。

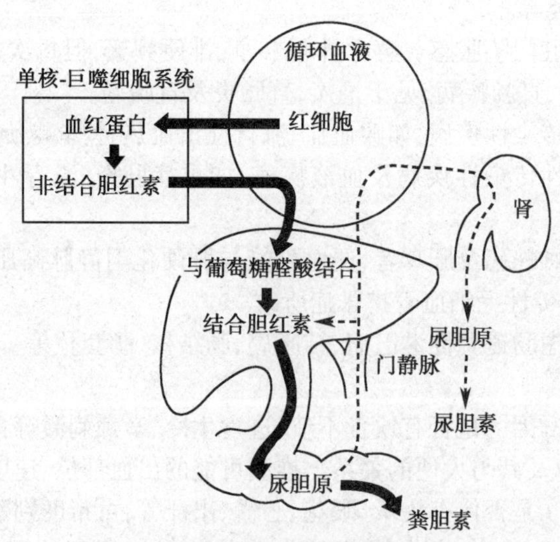

图2-1-7　胆红素正常代谢示意图

正常情况下,胆红素进入与离开血循环保持动态的平衡,故血中胆红素的浓度保持相对恒定,总胆红素(TB)1.7～17.1μmol/L(0.1～1.0mg/dl),其中结合胆红素(CB)0～3.42μmol/L(0～0.2mg/dl),非结合胆红素(UCB)1.7～13.68μmol/L(0.1～0.8mg/dl)。

二、分类和病因

(一)按病因分类

1. 溶血性黄疸　是由于红细胞破坏过多过快,使非结合胆红素产生过多,超过了肝脏的处理能力,导致血中非结合胆红素水平增高,引起黄疸。凡能引起溶血的疾病都可产生溶血性黄疸。如海洋性贫血、自身免疫性溶血性贫血、新生儿溶血、输血后溶血以及蚕豆病等引起的溶血。

2. 肝细胞性黄疸　是由于肝细胞的广泛损伤,对胆红素的处理能力下降,导致血中非结合胆红素增高;另一方面已结合的胆红素经坏死的肝细胞区反流入血,使血中结合胆红素亦升高,引起黄疸。可见于病毒性肝炎、肝硬化、中毒性肝炎、败血症、钩端螺旋体病等。

3. 胆汁淤积性黄疸　是由于胆道阻塞,胆管扩张,导致小胆管和毛细胆管破裂,胆汁中的结合胆红素反流入血,引起黄疸。可见于肝内阻塞性胆汁淤积和肝内胆汁淤积,如肝内泥沙样结石、寄生虫病、癌栓等属于前者,原发性胆汁性肝硬化、药物性胆汁淤积、毛细胆管型病毒性肝炎等属于后者。另外,还可见于肝外性胆汁淤积,如胆总管结石、肿瘤、蛔虫等阻塞,或胆总管狭窄、炎性水肿等造成的胆汁排泄不畅。

4. 先天性非溶血性黄疸　是由于肝细胞对胆红素的摄取、结合和排泄有缺陷导致的黄疸。临床上较少见。例如,使结合胆红素在肝细胞内转运和排泄障碍的疾病,Dubin-Johnson 综合征;使肝细胞对胆红素摄取和排泄障碍的疾病,Rotor 综合征;使胆红素结合发生障碍的疾病,Crigler-Najjar 综合征;使肝细胞摄取和结合胆红素均发生障碍的疾病,Gilbelt 综合征等。

(二)按胆红素性质分类

1. 以非结合胆红素升高为主的黄疸。

2. 以结合胆红素升高为主的黄疸。

临床上一般按病因学分类。

三、临床表现

1. 溶血性黄疸　黄疸多为轻度,不伴皮肤瘙痒,主要为原发病的表现。急性溶血时可有发热、寒战、头痛、呕吐、腰痛,并有不同程度的贫血和血红蛋白尿(尿呈酱油色或茶色),严重者可有急性肾衰竭;慢性溶血多为先天性,除伴贫血外尚有脾肿大。

2. 肝细胞性黄疸　皮肤、黏膜浅黄至深黄色,可伴有轻度皮肤瘙痒,其他为肝脏原发病的表现,如疲乏、食欲减退,出血倾向、腹水、昏迷等。

3. 胆汁淤积性黄疸　皮肤呈暗黄色或者黄绿色,并有皮肤瘙痒及心动过速,尿色深,粪便颜色变浅或呈白陶土色。

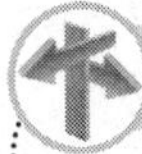

知识链接

隐性黄疸

当血清总胆红素超过34.2μmol/L(2mg/dl)时出现肉眼可见的黄疸。

胆红素在17.1～34.2μmol/L(1～2mg/dl),临床不易察觉,称为隐性黄疸。

四、伴随症状

1. 黄疸伴发热 见于急性胆管炎、肝脓肿、钩端螺旋体病、败血症、大叶性肺炎。病毒性肝炎或急性溶血可先有发热而后出现黄疸。

2. 黄疸伴上腹剧烈疼痛 可见于胆道结石、肝脓肿或胆道蛔虫病;右上腹剧痛、寒战高热和黄疸为 Charcot 三联征,提示急性化脓性胆管炎。持续性右上腹钝痛或胀痛可见于病毒性肝炎、肝脓肿或原发性肝癌。

3. 黄疸伴肝大 轻度至中度肿大,质软或质中等,且表面光滑,见于病毒性肝炎、急性胆道感染或胆道阻塞;明显肿大,质地坚硬,表面凹凸不平有结节者见于原发或继发性肝癌。肝大不明显,而质地较硬边缘不整,表面有小结节者见于肝硬化。

4. 伴胆囊肿大 见于胰头癌、壶腹癌、胆总管癌、胆总管结石等。

5. 伴脾肿大 见于病毒性肝炎、钩端螺旋体病、败血症、疟疾、肝硬化等。

6. 伴腹水者 见于重症肝炎、肝硬化失代偿期、肝癌等。

五、问诊要点

1. 确定是否黄疸 注意与胡萝卜素血症和球结膜下脂肪沉积相区别,注意尿色变化,以利鉴别。

2. 起病情况 起病缓急、发病年龄、病程长短及诱发因素,是否为群体发病。

3. 黄疸出现时间与波动情况 有利于区别梗阻性与肝细胞性黄疸。

4. 黄疸的伴随症状 是否有发热、上腹剧痛、肝大、胆囊肿大、消化道出血及腹水等表现。

5. 相关病史 既往病史、传染病接触史、药物使用史、肝胆胰疾病史、寄生虫感染史等。

常见黄疸的临床特点和鉴别诊断见表 2-1-7。

表 2-1-7 常见黄疸的临床特点和鉴别

分类	临床特点	实验室检查
溶血性黄疸	黄疸呈浅柠檬色,无皮肤瘙痒,有各种溶血性原发病的表现	血清非结合胆红素增高、尿中尿胆原阳性、尿胆红素阴性、粪色加深、贫血、网织红细胞增多、外周血见有核红细胞、骨髓象红系增生
肝细胞性黄疸	黄疸为浅黄至深黄色,皮肤轻度瘙痒,有肝脏病的表现	血中结合胆红素增高的幅度高于非结合胆红素,尿中结合胆红素和尿胆原均为阳性,血生化显示肝功能损害
胆汁淤积性黄疸	黄疸为暗黄色至黄绿色,有皮肤瘙痒,可出现心动过缓、尿色加深、粪便颜色变浅或呈白陶土色	血中结合胆红素增高,尿胆红素阳性,尿胆原减少或缺如,血清碱性磷酸酶和总胆固醇增高

第八节 意识障碍

意识障碍是指人对周围环境及自身状态的识别和觉察能力出现障碍。多由于高级神经中枢功能活动(意识、感觉和运动)受损所引起,可表现为嗜睡、意识模糊和昏睡,严重的意识障碍为昏迷。

一、病因

(一) 感染性因素

1. 颅内感染　脑炎、脑膜炎、脑型疟疾等。

2. 全身严重感染　中毒性菌痢、肺炎、败血症、伤寒、斑疹伤寒等。

(二) 非感染性因素

1. 颅脑非感染性疾病　如①脑血管疾病:脑缺血、脑出血、蛛网膜下腔出血、脑栓塞、脑血栓形成、高血压脑病等;②脑占位性疾病:如脑肿瘤、脑脓肿;③颅脑损伤:脑震荡、脑挫裂伤、外伤性颅内血肿、颅骨骨折等;④癫痫。

2. 内分泌与代谢障碍　如尿毒症、肝性脑病、肺性脑病、甲状腺危象、甲状腺功能减退、糖尿病性昏迷、低血糖、妊娠中毒症等。

3. 心血管疾病　重度休克、严重心律失常引起的阿-斯综合征。

4. 水、电解质平衡紊乱　如低钠血症、低氯性碱中毒、高氯性酸中毒等。

5. 外源性中毒　如安眠药、有机磷杀虫药、氰化物、一氧化碳、酒精和吗啡等中毒。

6. 物理性及缺氧性损害　如高温中暑、日射病、触电、高山病等。

二、发生机制

意识有两个组成部分,即意识内容及其“开关”系统。意识内容即大脑皮质功能活动,包括记忆、思维、定向力和情感,还有通过视、听、语言和复杂运动等与外界保持紧密联系的能力。意识的“开关”系统包括经典的感觉传导径路(特异性上行投射系统)及脑干网状结构(非特异性上行投射系统)。意识“开关”系统可激活大脑皮质并使之维持一定水平的兴奋性,使机体处于觉醒状态,从而在此基础上产生意识内容。

由于脑缺血、缺氧、葡萄糖供给不足、酶代谢异常等因素可引起脑细胞代谢紊乱,从而导致网状结构功能损害和脑活动功能减退,可产生意识障碍。意识状态的正常取决于大脑半球功能的完整性。急性广泛性大脑半球损害或半球向下移位压迫丘脑或中脑时,则可引起不同程度的意识障碍。“开关”系统不同部位与不同程度的损害,也可发生不同程度的意识障碍。

三、临床表现

意识障碍可有下列不同程度的表现。

1. 嗜睡　是最轻的意识障碍,是一种病理性倦睡,患者陷入持续的睡眠状态,可被唤醒,并能正确回答和做出各种反应,但当刺激去除后很快又再入睡。

2. 意识模糊　是意识水平轻度下降,较嗜睡为深的一种意识障碍。患者能保持简单的精神活动,但对时间、地点、人物的定向能力发生障碍。

3. 昏睡　是接近于人事不省的意识状态。患者处于熟睡状态,不易唤醒。虽在强烈刺激下(如压迫眶上神经,摇动患者身体等)可被唤醒,但很快又再入睡。醒时答话含糊或答非所问。

4. 昏迷　是严重的意识障碍,表现为意识持续的中断或完全丧失。按其程度可分为三阶段。

（1）轻度昏迷：意识大部分丧失，无自主运动，对声、光刺激无反应，对疼痛刺激尚可出现痛苦的表情或肢体退缩等防御反应。角膜反射、瞳孔对光反射、眼球运动、吞咽反射等可存在。

（2）中度昏迷：对周围事物及各种刺激均无反应，对于剧烈刺激可出现防御反射。角膜反射减弱，瞳孔对光反射迟钝，眼球无转动。

（3）深度昏迷：全身肌肉松弛，对各种刺激全无反应。深、浅反射均消失。

此外，还有一种以兴奋性增高为主的高级神经中枢急性活动失调状态，称为谵妄。临床上表现为意识模糊、定向力丧失、感觉错乱（幻觉、错觉）、躁动不安、言语杂乱。谵妄可发生于急性感染的发热期间，也可见于某些药物中毒（如颠茄类药物中毒、急性酒精中毒）、代谢障碍（如肝性脑病）、循环障碍或中枢神经疾患等。由于病因不同，有些患者可以康复，有些患者可发展为昏迷状态。

四、伴随症状

1. 发热　先发热然后出现意识障碍可见于重症感染性疾病；先有意识障碍然后有发热，见于脑出血、蛛网膜下腔出血、巴比妥类药物中毒等。

2. 呼吸缓慢　是呼吸中枢受抑制的表现，可见于吗啡、巴比妥类、有机磷杀虫药等中毒、银环蛇咬伤等。

3. 瞳孔散大　见于颠茄类、酒精、氰化物等中毒以及癫痫、低血糖状态等。

4. 瞳孔缩小　可见于吗啡类、巴比妥类、有机磷杀虫药等中毒。

5. 心动过缓　可见于颅内高压症、房室传导阻滞以及吗啡类、毒蕈等中毒。

6. 高血压　可见于高血压脑病、脑血管意外、肾炎、尿毒症等。

7. 低血压　可见于各种原因的休克。

8. 皮肤黏膜改变　出血点、淤斑和紫癜等可见于严重感染和出血性疾病；口唇呈樱红色提示一氧化碳中毒。

9. 脑膜刺激征　见于脑膜炎、蛛网膜下腔出血等。

五、问诊要点

1. 起病时间、发病前后情况、诱因、病程、程度。

2. 有无发热、头痛、呕吐、腹泻、皮肤黏膜出血及感觉与运动障碍等相关伴随症状。

3. 有无急性感染休克、高血压、动脉硬化、糖尿病、肝肾疾病、肺源性心脏病、癫痫、颅脑外伤、肿瘤等病史。

4. 有无服毒及毒物接触史。

第九节　瘫　痪

瘫痪是随意运动功能的减低或丧失，是神经系统较常见的症状。瘫痪是上、下神经元、周围神经和骨骼肌病变所致。判断瘫痪时首先应排除某些疾病导致的运动受限，如帕金森病及其他疾病引起的肌肉强直或运动弛缓，因肢体疼痛不敢活动等情况。

（一）病因

肌肉源性瘫痪是由肌肉本身的病变引起；神经肌肉接头性瘫痪是由神经肌肉接头部位病变引起；从发出随意运动冲动的大脑皮质运动区直到骨骼肌的整个运动神经传导通路上，

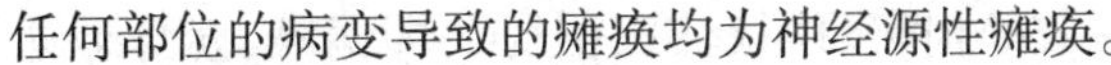

任何部位的病变导致的瘫痪均为神经源性瘫痪。

（二）临床分类及表现

1. 按照瘫痪的程度分类　可分为完全性和不完全性瘫痪。完全性瘫痪者，肌力完全丧失，肢体处于完全不能随意运动的状态。不完全性瘫痪者，肢体的肌力呈某种程度的减低，因此多少还有一些随意运动，通常又叫轻瘫。

为了判断瘫痪的程度，临床上使用0～5级的六级肌力评定标准：

0级：完全瘫痪；

1级：可见或仅在触摸中感到肌肉轻微收缩，不能牵动关节产生肢体运动；

2级：肢体能在床上移动，但不能抬起；

3级：肢体能克服地心引力，可以抬离地面，做主动运动；

4级：肢体能做抵抗阻力的运动；

5级：正常肌力。

2. 按照瘫痪时的肌张力高低分类　可分为痉挛性瘫痪和弛缓性瘫痪。痉挛性瘫痪时，肌张力显著增高，肢体被动运动时阻抗力大、僵硬感，并有腱反射亢进。弛缓性瘫痪时，肌张力明显低下，肢体被动运动时阻抗力小，腱反射减低或消失。

3. 按照瘫痪的部位分类　可分为偏瘫（包括交叉性偏瘫）、截瘫、四肢瘫和单瘫。

（1）偏瘫：一侧上下肢体瘫痪，如果包括同侧面肌在内的一侧上下肢体瘫痪，叫做脑性瘫痪；如果没有脑神经的麻痹，而仅仅表现一侧上下肢体瘫痪，叫做脊髓性瘫痪。

（2）截瘫：一般指双下肢瘫痪，多由于两侧锥体束损害引起，在双侧腰髓前角以下的下运动神经元损害也可造成截瘫。两上肢瘫叫做上肢性截瘫，上肢性截瘫可以没有锥体束损害，是颈膨大的两侧前角细胞或前根的病变造成。

（3）四肢瘫：即两侧上下肢体瘫痪，或叫双侧偏瘫。

（4）单瘫：一个肢体瘫痪或肢体的某一部分瘫痪，可由大脑运动区局限性病变或相应的脊髓、脊神经根、脊髓神经丛的病变造成，前者属于上运动神经元病变，后两者属于下运动神经元病变。但单瘫也可以是偏瘫或截瘫的病程中某一个阶段的表现。

4. 按照运动传导通路上不同病变部位　可分为上、下运动神经元性瘫痪。

（1）上运动神经元瘫：又称中枢性瘫痪。是由于上运动神经元，即中央前回运动区大锥体细胞及下行锥体束（皮质脊髓束、皮质延髓束）病变所致。

上运动神经元瘫痪特点：患肢肌张力增高、腱反射亢进、浅反射减弱或消失，出现病理反射，无肌萎缩和肌束震颤，但长期瘫痪后可见废用性肌萎缩。肌电图显示神经传导速度正常，无失神经电位。

急性严重病变如急性脑卒中、急性脊髓炎，由于锥体束突然中断出现脊髓休克期，肌肉牵张反射受抑制呈现软瘫，腱反射减低或消失。持续数日或数周后牵张反射恢复，转为肌张力增高、腱反射亢进。休克期长短取决于病损程度及是否合并感染等并发症。由于肌梭对牵张反射敏感性较病前更灵敏，尤其上肢屈肌和下肢伸肌的肌张力更高，表现起始阻力大，以后阻力迅速下降，呈折刀现象。

定位诊断：

1）皮质：皮质运动区局限破坏性病损可引起对侧单肢瘫和偏瘫。

2）皮质下白质（放射冠区）：也可引起类似于皮质病损的对侧单肢瘫；病损部位较深或较大范围时可导致对侧偏瘫。

3）内囊：造成对侧较均等性偏瘫，内囊后肢处损害可引起“三偏征”，即偏瘫、偏身感觉障碍和偏盲。

4）脑干：一侧脑干病损产生交叉性瘫痪，表现为病灶水平同侧脑神经下运动神经元性瘫及对侧肢体上运动神经元性瘫。

5）脊髓：脊髓半切损害表现为病变同侧损伤水平以下上运动神经元性瘫及深感觉障碍、病变对侧损伤水平以下痛温觉障碍，脊髓横贯性损害表现为病损水平以下上运动神经元性瘫、完全性感觉障碍及括约肌障碍。病变位于颈膨大产生双上肢下运动神经元瘫与双下肢上运动神经元性瘫。

（2）下运动神经元瘫：又称周围性瘫痪。是由于下运动神经元，即脊髓前角细胞或脑干神经运动核及其发出的神经纤维病变所致。它是接受锥体束、锥体外系和小脑系统各冲动的最后共同通路，经前根、周围神经传递到骨骼肌的运动终板。

下运动神经元瘫痪特点：瘫痪肌肉的肌张力降低，腱反射减弱或消失，肌萎缩早期出现，可见肌束震颤，无病理反射。肌电图显示神经传导速度减低和失神经电位。

下运动神经元病变多由一个或数个相邻脊神经根、周围神经或神经丛病变所致，常仅侵犯某一肌群，引起部分肌肉瘫痪和单肢瘫；多发性神经根或神经病变也可引起四肢瘫如吉兰-巴雷综合征。

知识链接

吉兰-巴雷综合征

由细胞免疫和体液免疫介导的炎性脱髓鞘周围神经病。其病因和发病机制尚未十分明确。

定位诊断：

1）周围神经：瘫痪分布与周围神经的支配一致，并伴有相应区域感觉障碍。

2）神经丛：常引起一个肢体的多数周围神经瘫痪、感觉及自主神经功能障碍。

3）前根：呈节段性分布的弛缓性瘫痪，多有后根同时受侵犯的感觉障碍症状。

4）脊髓前角细胞：瘫痪呈节段性分布，无感觉障碍；慢性者多出现肉眼或肌电图可见的肌束颤动。上、下运动神经元瘫痪的鉴别诊断见表2-1-8。

表2-1-8 上运动神经元与下运动神经元瘫痪的鉴别

临床特点	上运动神经元瘫痪	下运动神经元瘫痪
瘫痪分布范围	较广，偏瘫、单瘫、截瘫和四肢瘫	多局限（肌群为主），或为四肢瘫（如吉兰-巴雷综合征）
肌张力	增高，呈痉挛性瘫痪	减低，呈弛缓性瘫痪
反射	腱反射亢进，浅反射消失	腱反射减弱或消失，浅反射消失
病理反射	（+）	（-）
肌萎缩	无，可见轻度失用性萎缩	显著，早期出现
肌束震颤	无	可有
皮肤营养障碍	多数无	常有
肌电图	神经传导速度正常，无失神经电位	神经传导速度减低，有失神经电位
肌肉活检	正常，后期呈失用性萎缩	失神经性改变

第十节 不自主运动

不自主运动是患者意识清醒时出现不能控制的骨骼肌不正常运动，表现形式多样，一般在情绪激动时加重，睡眠时停止，为锥体外系病变所致。锥体外系涉及所有锥体系以外与运动调节有关的结构及下行通路，包括基底节、小脑及脑干中诸多核团。锥体外系症状通常指基底节病变导致的姿势、运动异常。本节着重叙述与基底节病变有关的不自主运动。

（一）病因

基底节损害主要表现为肌紧张异常和动作过分增减，临床上主要表现为两类疾病：

1. 肌紧张过强而运动过少疾病　如帕金森病（震颤麻痹），其病因是双侧黑质多巴胺神经元变性受损，引起新纹状体胆碱能和γ-氨基丁酸（GABA）功能系统活动相对增强。

2. 肌紧张不全而运动过多疾病　如亨廷顿病（舞蹈症），其病因是纹状体内GABA能神经元变性，引起黑质多巴胺神经系统活动相对加强。

（二）临床表现

1. 静止性震颤　是主动肌与拮抗肌交替收缩引起的节律性震颤，常表现为手指搓丸样动作，频率4～6次/秒，静止时出现，紧张时加重，随意运动时减轻，睡眠时消失；也可见于下颌、唇和四肢等部位，是帕金森病的特征性体征。这与小脑病变出现的意向性震颤不同，后者为动作性震颤。

2. 舞蹈症　为一种不能控制的、无目的、无规律、快速多变的、运动幅度大小不等的不自主运动。如挤眉弄眼、努嘴、伸舌、转颈耸肩、屈伸手指（挤牛奶样抓握）等舞蹈样动作，伴有肢体肌张力减低，安静时症状减轻，入睡后消失。常见于尾状核和壳核的病变，如小舞蹈病等。

3. 手足徐动症　是肢体远端游走性肌张力增高与减低动作，出现缓慢的如蚯蚓爬行的扭转样蠕动，伴肢体远端过度伸展，如腕过屈、手指过伸等，手指缓慢地逐个相继屈曲；随意运动严重扭曲，表现奇怪姿势和动作，可伴怪相（异常舌动）、发音不清等。可见于亨廷顿病、肝豆状核变性、哈勒沃登-施帕茨病、肝性脑病、吩噻嗪类及氟哌啶醇慢性中毒等。偏侧手足徐动症多见于脑卒中。

4. 偏身投掷运动　是一侧肢体近端粗大的无规律投掷样运动。为对侧丘脑底核及与其联系的苍白球外侧部急性病变所致，如脑梗死或小量出血等。

5. 扭转痉挛　表现以躯干为长轴，身体向一个方向缓慢而强力扭转的一种不自主运动。常伴四肢的不自主痉挛。其动作无规律且多变，安静时症状减轻，入睡后消失。病变在基底节，见于遗传性疾病、吩噻嗪类中毒等。

6. 抽动秽语综合征　又称为日勒德拉图雷特综合征。是多部位突发的快速无目的重复性肌肉抽动，常累及面肌，可伴不自主发声或秽语，抽动频繁者一日可达数十次至数百次。症状在数周或数月内可有波动，多见于儿童。

第十一节 共济失调

共济失调是小脑、本体感觉及前庭功能障碍导致运动笨拙和不协调，累及四肢、躯干及咽喉肌，可引起姿势、步态和语言障碍。

（一）病因

小脑、脊髓、前庭和锥体外系共同参与完成精确、协调运动。小脑病变（脑卒中、炎症、肿瘤），遗传性共济失调，脊髓亚急性联合变性，前庭、迷路病变等为引起共济失调的常见病因。

（二）临床分类及表现

1. 小脑性共济失调　表现为随意运动的速度、节律、幅度和力量的不规则，即协调运动障碍，还可伴有肌张力减低、眼球运动障碍及言语障碍等。

（1）姿势和步态改变：小脑蚓部病变引起躯干共济失调，站立不稳，步态蹒跚，行走时两脚远离分开，摇晃不定，严重者甚至难以坐稳；上蚓部受损向前倾倒，下蚓部受损向后倾倒；上肢共济失调不明显。小脑半球病变行走时向患侧偏斜或倾倒。

（2）随意运动协调障碍：小脑半球损害导致同侧肢体的共济失调。表现为辨距不良和意向性震颤，上肢较重，动作愈接近目标时震颤愈明显。眼球向病灶侧注视可见粗大的眼震。上肢和手共济失调最重，不能完成协调精细动作，表现为协同不能，快速轮替运动异常。字迹愈写愈大（大写症）。

（3）言语障碍：由于发音器官唇、舌、喉等发音肌共济失调，使说话缓慢，含糊不清，声音呈断续、顿挫或爆发式，表现吟诗样或爆发样语言。

（4）眼运动障碍：眼球运动肌共济失调出现粗大的共济失调性眼球震颤，尤其与前庭联合受累时出现双眼来回摆动，偶可见下跳性眼球震颤、反弹性眼球震颤等。

（5）肌张力减低：可见钟摆样腱反射，见于急性小脑病变。患者前臂抵抗阻力收缩时，如突然撤去外力不能立即停止收缩，可能打击自己的胸前（回弹现象）。

2. 大脑性共济失调　额桥束和颞枕桥束是大脑额、颞、枕叶与小脑半球的联系纤维，病损可引起共济失调，症状轻，较少伴发眼球震颤。表现类似小脑性共济失调，如体位平衡障碍、步态不稳、向后或向一侧倾倒。伴额叶或顶叶症状。

3. 感觉性共济失调　为脊髓后索损害所致。患者不能辨别肢体位置和运动方向，出现感觉性共济失调如站立不稳，迈步不知远近，落脚不知深浅，踩棉花感，常目视地面行走，闭眼时共济失调明显，在黑暗处难以行走。检查有振动觉、关节位置觉缺失和闭目难立征阳性。

4. 前庭性共济失调　由前庭、迷路病变引起，因身体失去空间定向功能而产生，主要以平衡障碍为主，表现站立不稳，行走时向病侧倾倒，不能沿直线行走，改变头位症状加重，四肢共济运动正常；常伴严重眩晕、呕吐和眼球震颤等。前庭功能检查内耳变温（冷热水）试验或旋转试验反应减退或消失。病变愈接近内耳迷路，共济失调愈明显。

第十二节　失语症、失用症和失认症

一、失语症

失语症是脑损害导致的语言交流功能障碍，包括各种语言符号（口语、文字、手语等）表达或理解能力受损或丧失。患者意识清楚、无精神障碍及严重认知障碍，无视觉、听觉缺损和口、咽喉、舌等发音器官肌肉瘫痪及共济失调，却听不懂别人和自己讲的话，也不能表达，不理解或写不出病前会读、会写的字句等。

语言交流的基本形式是口语理解及表达（听、说），文字理解及表达（读、写），口语表达包括复述和命名。脑病变导致的失语症可表现为自发谈话、听理解、复述、命名、阅读、书写等六种基本障碍。

（一）病因

大脑优势半球 Broca 区（额下回后部），以及相应皮质下及脑室周围白质受损可引起 Broca 失语，优势半球 Wernicke 区（颞上回后部）受损可引起 Wernicke 失语，优势半球缘上回皮质受损可引起传导性失语。分水岭区受损可引起经皮质性失语。优势半球大脑中动脉分布区大面积病灶可引起完全性失语。优势半球颞中回后部或颞枕交界区受损可引起命名性失语。其共同的最常见病因为脑血管病，脑炎、肿瘤等累及语言中枢。

（二）临床分类及表现

1. 外侧裂周围区失语　病灶都在外侧裂周围区，共同特点是均有复述障碍。包括：

（1）Broca 失语：口语表达障碍最突出，呈非流利型口语。表现语量少（每分钟讲话字数少于 50 个），讲话费力、发音和语调障碍及找词困难等，因语量少仅限于实质词且缺乏语法结构而呈电报式语言，口语理解相对好，对语法词和秩序词句子理解困难，复述、命名、阅读和书写均不同程度受损。

（2）Wernicke 失语：口语理解严重障碍突出，呈流利型口语。表现患者对别人和自己讲的话均不理解或仅理解个别词或短语；表现语量多、讲话不费力、发音清晰、语调正常和有适当的语法结构，患者滔滔不绝地说，但有较多的错语；同时可有与理解障碍大体一致的复述和听写障碍，以及不同程度的命名、阅读障碍。

（3）传导性失语：突出特点是复述不成比例受损，听理解障碍不严重，能自发讲出语义完整的句子，但却不能复述自发讲话时轻易说出的词或句，或以错语复述；自发谈话常因找词困难有较多的语音错语，出现犹豫、中断，命名和朗读中出现明显的语音错语等表现，伴不同程度的书写障碍。

2. 经皮质性失语　病灶位于分水岭区，又称分水岭区失语综合征，共同特点是复述相对保留。

3. 完全性失语　又称为混合性失语。特点是所有语言功能均障碍，口语表达障碍可表现哑和刻板性语言（只能发出无意义的“吗”“吧”“哒”等声音），预后差。患者可逐渐学会结合语境，并通过非口语方式（如表情、手势、姿势、语调变化等）进行交流。

4. 命名性失语　以命名不能为突出特点，常以描述物品功能代替说不出的词。言语理解及复述正常或近于正常。

5. 皮质下失语综合征　包括：①丘脑性失语；②基底节性失语。

（三）鉴别诊断

临床上失语症须注意与构音障碍区别，二者有本质的不同。构音障碍是纯口语语音障碍，患者具有语言交流必备的语言形成及接受能力，听理解、阅读和书写正常，只是由于发音器官神经肌肉病变导致运动不能或不协调，使言语形成障碍，表现为发音困难，语音不清、音调及语速异常等。见于上、下运动神经元病变所致的延髓麻痹，小脑病变、帕金森病以及肌肉疾病如肌营养不良症、重症肌无力等。

二、失用症

失用症是脑部疾病患者既无瘫痪、共济失调、肌张力障碍和感觉障碍，也无意识和认知障碍，当企图做有目的或精细动作时不能准确执行所了解的随意动作，或不能在全身动作配合下正确运用部分肢体完成本已形成的习惯动作，如不能完成伸舌、吞咽、洗脸、刷牙、划火柴和开锁等简单动作，但患者在不经意情况下却能自发地做这些动作。根据病损部位不同可表现为肢体运动性失用症、观念性失用症、结构性失用症和穿衣失用症。其中以肢体运动性失用症最常见，由双侧或对侧运动区（4、6区）及核区发出纤维或胼胝体前部病变及缘上回后部病变所致。患者不能完成有目的复杂的动作，执行指令、模仿及自发动作均受影响，多见于上肢。如前臂的伸屈、握拳、划火柴或做手势等动作。

三、失认症

失认症是脑损害患者无视觉、听觉、躯体感觉、意识及认知障碍，但不能通过某一种感觉辨认以往熟悉的物体，却能通过其他感觉识别。根据病损部位不同可表现为视觉失认、听觉失认、触觉失认、体象障碍和格斯特曼综合征。其中以视觉失认最常见，患者无视觉障碍，看到原来熟悉的物品却不能正确识别、描述和命名，包括物品、颜色和面孔失认以及纯失读等。病变位于枕叶、纹状体周围和角回。

第十三节　延髓麻痹

延髓在解剖形态上好似一球形状，所以称球，损伤后称延髓麻痹，也称为球麻痹，是常见的咽喉肌和舌肌麻痹综合征。

（一）病因

舌咽、迷走和舌下神经都发自延髓，无论在解剖上或临床上都有着密切的关系。延髓麻痹由舌咽、迷走和舌下神经及核的下运动神经元病变，以及双侧皮质延髓束损害所致。凡是病变直接损害了延髓或相关脑神经者，称为真性球麻痹，常见的急性病因有椎-基底动脉疾病、吉兰-巴雷综合征、多发性硬化和肉毒中毒等，慢性病因包括进行性延髓麻痹、延髓空洞症和颅底肿瘤等。凡病变在脑桥或以上部位，造成延髓内运动神经核失去上部之神经支配而出现的延髓麻痹称为假性球麻痹，常见的病因有脑血管疾病以及炎症、脱髓鞘病和变性病等。

（二）临床分类及表现

延髓麻痹表现为声音嘶哑、饮水反呛、吞咽困难和构音障碍等一组症状。

1. 真性球麻痹　伴咽部感觉缺失、咽反射消失、舌肌萎缩及震颤等。为延髓运动神经核如疑核、舌下神经核，舌咽、迷走和舌下神经等下运动神经元损害所致。

2. 假性球麻痹　咽部感觉及咽反射存在，无舌肌萎缩和震颤，常有下颌反射（+），掌颌反射亢进和强哭、强笑等；为双侧大脑皮质上运动神经元或皮质延髓束损害所致。真性球麻痹与假性球麻痹的鉴别要点见表2-1-9。

3. 肌源性球麻痹　因延髓神经支配的肌肉病变所致。为双侧性，无感觉障碍。常见于重症肌无力、多发性肌炎和皮肌炎等。

表2-1-9　真性球麻痹与假性球麻痹的鉴别要点

鉴别点	真性球麻痹	假性球麻痹
神经元损害	下运动神经元	上运动神经元
病变部位	疑核、舌下神经核及Ⅸ、Ⅹ、Ⅻ脑神经，多为一侧性损害	双侧皮质或皮质延髓束
病史	多为首次发病	两次或多次脑卒中
强笑强哭	(-)	(+)
舌肌震颤及萎缩	(+)	(-)舌肌挛缩，不能快速从一侧伸到另一侧
咽、吮吸、掌颌反射	(-)	(+)
下颌反射	无变化	亢进
四肢锥体束征	多无	多有
排尿障碍	无	多有
脑电图	无异常	可有弥漫性异常

第十四节　视觉障碍

视觉感受器至枕叶视中枢传导路径中任何一处损害均可引起视觉障碍，包括视力障碍和视野缺损。在视觉传导通路走行过程中，引起视力障碍的主要是视网膜及脑神经的病变或损害。视交叉病变主要引起视野变化。视觉系统的血液供应来源于眼动脉、大脑中动脉和大脑后动脉，这些血管任一支供血区的缺血或梗死均可导致视野缺损。

病因及临床表现

1. 视力障碍　分为单眼视力障碍和双眼视力障碍。

（1）单眼视力障碍

1）突发性短暂性单眼盲：也称为一过性黑蒙，视力下降或丧失发生在数秒内，高峰期持续1～5分钟，经10～20分钟消退。主要有：①眼动脉或视网膜中央动脉闭塞：栓子来源于颈动脉或心脏，导致视神经或视网膜缺血，引起单眼一过性失明，视力丧失历时很短，一般为5～15秒，黑影自行消失，可伴有患眼局部疼痛；②颈内动脉系统短暂性缺血发作或典型偏头痛先兆：发病时脑血管痉挛引起视网膜供血不足，导致一过性失明。痉挛解除后，视力即恢复，前者可伴脑卒中高度风险；③短暂性视力模糊：慢性视乳头水肿患者，肿胀的视神经又受到短暂的低灌注影响，可以发生数秒的视力模糊。

2）进行性视力障碍：数小时或数日达到高峰，均为不可逆性综合征。主要有：①视力障碍在数小时或数日达高峰，常见于球后视神经炎、视乳头炎、视神经脊髓炎。亚急性单侧视力丧失，可部分缓解，90%伴眼球触痛或疼痛；②特发性缺血性视神经病、巨细胞性（颞）动脉炎：突发视力丧失，很少可逆；③视神经压迫性病变：先有视野缺损，逐渐出现视力障碍和失明；④福-肯综合征：额叶底部肿瘤引起同侧原发性视神经萎缩及对侧视乳头水肿，可伴同侧嗅觉丧失。

（2）双眼视力障碍

1）一过性视力障碍：常见于双侧枕叶视中枢短暂性脑缺血发作。双侧视中枢病变导致视力障碍又称皮质盲，不伴瞳孔扩大，光反射存在。常见原因有偏头痛、脑低灌注状态等。

2）进行性视力障碍：主要有①原发性视神经萎缩：视乳头苍白、边界鲜明、筛板清楚。见于球后视神经炎后遗症、多发性硬化、视神经直接受压；②慢性视乳头水肿：视乳头充血，边界模糊，重时可见视乳头及视网膜出血，早期可有周边视野缺损和生理盲点扩大，晚期可见继发性视神经萎缩，视力下降，视乳头苍白，边界不清，不能窥见筛板。因颅内压增高致视网膜中央静脉和淋巴回流受阻，可继发神经萎缩；③中毒或营养缺乏性视神经病：如异烟肼、乙醇、甲醇和重金属中毒，维生素 B_{12} 缺乏等。

2. 视野缺损　视野是指眼睛保持固定正视前方所能看到的范围。视野缺损是指视神经病变引起单眼全盲，视交叉及其后视觉传导路径病变导致偏盲或象限盲等。

（1）双颞侧偏盲：视交叉中部病变（如垂体瘤、颅咽管瘤）使来自双侧鼻侧视网膜纤维受损。

（2）对侧同向性偏盲：是视束、外侧膝状体、视辐射或视中枢病变导致病变对侧视野同向性偏盲。视中枢病变中心视野常保留，视力可大致正常，称为黄斑回避，可能与黄斑区纤维投射至双侧枕叶视皮质有关。

（3）对侧视野同向性象限盲：对侧同向性上象限盲：为颞叶后部病变使视辐射下部受损所致；对侧同向性下象限盲：为顶叶病变使视辐射上部受损所致。

第十五节　听觉障碍

听觉的产生要经过声音的感受、听觉冲动的神经传导以及听觉皮质的分析综合等一系列复杂的生理过程。听觉障碍表现为耳聋、耳鸣和听觉过敏。

病因及临床表现

1. 耳聋　耳聋是指听力的减低或丧失，是听觉障碍最常见症状，依据病变部位分为传音性、感音性及混合性耳聋。功能性耳聋检查无听力丧失或检查结果与主诉耳聋程度不符，见于癔症。

（1）传音（传导）性耳聋：由于外耳和中耳病变，声音不能有效地传入内耳导致。对低音调的听力明显减低或丧失，高音调听力正常或轻微减低，即对低沉的声音听不到，高尖的声音可听到。音叉检查时，骨导大于气导，无前庭功能障碍。常见于外耳道异物或耵聍、中耳炎或骨膜穿孔等。

（2）感音（神经）性耳聋：由于内耳、听神经、蜗神经核及核上听觉通路病变所致，其共同的特点是：听力减退以高音频率为主，而对低调声波的感受影响轻微，即尖锐的声音听不到，低沉粗浊的声音可听到。音叉检查时，骨导小于气导，外耳检查常属正常，前庭功能可有损害。可分为：①耳蜗性聋：由内耳病变所致，特点是高音调的听力最先受损，如梅尼埃病、迷路炎和中毒等；②神经性聋：由听神经病变所致，病变早期先有听力缩短，高音调先受损，以后累及中、低音调。常合并前庭功能低下，语言辨别能力下降。如听神经瘤、颅底蛛网膜炎等；③中枢性聋：由蜗神经核和核上听觉通路病变所致，如脑干血管病、肿瘤、炎症、多发性硬化等，常为双侧。

耳蜗性聋与神经性聋可通过重振试验（复聪现象）区别，声音强度增高时，前者患耳听力提高近于正常（为阳性），后者无反应。

（3）混合性耳聋：传导性与神经性耳聋并存，气导及骨导阈值均提高，但骨导阈值低于气导，气导与骨导阈值间的差异叫气-骨导间距，代表传导性听力减退的数值。见于老年性耳聋、慢性化脓性中耳炎。

2. 耳鸣　指听感受器未受到外界声音刺激而患者仍能听到持续性声音，是由于听感受器和其传导径路受到病理性刺激所致的主观性耳鸣。造成耳鸣的病因很多，发病机制尚不清楚，多属主观症状，客观检查较为困难。高音调耳鸣（如口哨声、蝉鸣）属于感音器病变，常见于多发性硬化病变早期。低音调耳鸣（如“嗡嗡”声），见于传音径路上病变，与神经系统疾患关系不大，多由于外耳道、中耳等病变引起。多数耳鸣患者伴有听力减退。耳鸣常见原因有：多发性硬化、耳部疾患、药物过敏或中毒等。

3. 听觉过敏　指听觉的病理性增强，即患者感觉到的声音较真正的声音强，很小的声音而感到声音很大。听觉过敏的产生是由于鼓膜-听骨链系统的平衡被打破所致。常见于面神经麻痹引起镫骨肌瘫痪，微弱的声波使鼓膜振动增强，导致内淋巴强烈震荡所致。

（周建军　丁爱民）

复习思考题

1. 发热的分度有哪几种？
2. 以咳嗽与咳痰为主诉的患者，问诊时应包括哪些主要内容？
3. 腹痛的部位、性质对诊断有何临床意义？
4. 如何鉴别咯血与呕血？
5. 临床上肌力如何进行分级？
6. 关节痛的伴随症状有何临床意义？
7. 上、下运动神经元瘫痪各有何特点？

第二章　问诊与病史

学习要点

问诊的概念、重要性和问诊的内容；问诊的技巧与方法；独立、系统、全面而有针对性的问诊；病史采集和记录完整病历。

第一节　问诊的重要性

问诊是医师通过询问患者或有关人员借以了解疾病的发生，发展，诊治经过，既往健康状况和既往病史的情况，作出临床判断的一种诊断方法。将了解到的情况去粗取精，去伪存真，综合分析，系统整理后，按一定格式记录下来即是病史。

问诊的重要性在于：问诊，是医生诊治患者的第一步，也是认识疾病的开始；某些疾病，或是在疾病的早期，机体只是处于功能或病理生理改变的阶段，还缺乏器质性或组织、器官形态学方面的改变，问诊所得的资料却能更早地作为诊断的依据；在临床工作中一个具有深厚医学知识和丰富临床经验的医生，常常通过问诊就可能对某些患者做出准确的诊断；如感冒、支气管炎、心绞痛、癫痫、疟疾等；其重要性还在于它是医患沟通、建立良好医患关系的最重要时机，正确的方法和良好的问诊技巧，使患者感到医生的亲切和可信，有信心与医生合作，这对诊治疾病也十分重要；医生应具有良好的交流与沟通技能，教育患者的技能也在此体现；通过问诊采集到的病史可作为司法鉴定的依据。

因此问诊是每个临床医生必须掌握的基本技能。完成对患者诊断的大多数线索和依据即来源于病史采集所获取的资料。相反，忽视问诊，必然使病史资料残缺不全，病情了解不够详细准确，往往造成临床工作中的漏诊或误诊。特别在对病情复杂而又缺乏典型症状和体征的病例，深入、细致的问诊就更为重要。

根据问诊时的临床情景和目的的不同，大致可分为全面系统的问诊和重点问诊。前者即对住院患者所要求的全面系统的问诊。重点问诊则主要应用于急诊和门诊。前者的学习和掌握是后者的基础，初学者自然是从学习全面系统问诊开始。

第二节　问诊的内容

一、一般项目

包括：姓名、性别、年龄、民族、婚姻、职业、籍贯、现住址、电话号码、工作单位、入院日期、记录日期、病史陈述者及可靠程度等。若病史陈述者不是本人，则应注明与患者的关系。记录年龄时应填写具体年龄，不能用“儿”或“成”代替，因年龄本身也具有诊断参考意义。职

业如工人、农民、军人、商人、教师、医生，必要时可精确为小学或大学教师，采矿工人等。为避免问诊初始过于生硬，可将某些一般项目的内容如职业、婚姻等放在个人史、婚姻史中穿插询问。

二、主诉

为患者感受最主要的痛苦或最明显的症状或（和）体征及持续时间。也就是本次就诊最主要的原因。主诉应用一两句话加以概括，例如："咽痛、高热2天""畏寒、发热、咳嗽3天，加重伴右胸痛2天""活动后心慌气短2年，加重伴双下肢水肿2周"。记录主诉要简明，应尽可能用患者自己描述的症状，如"多饮、多食、多尿、消瘦1年"或"心悸、气短2年"等，而不是医生对患者的诊断用语，如"患糖尿病1年"或"心脏病2年"。然而，病程较长、病情比较复杂的病例，由于症状、体征较多，或由于患者诉说太多，不容易简单地将患者所述的主要不适作为主诉，而应该结合整个病史，综合分析以归纳出更能反映其患病特征的主诉。对当前无症状，诊断资料和入院目的又十分明确的患者，也可以用以下方式记录主诉。如"患白血病3年，经检验复发10天""2周前超声检查发现胆囊结石"。确切的主诉可初步反映病情轻重与缓急，并提供对某系统疾患的诊断线索。

三、现病史

现病史是病史中的中心内容，应围绕主诉展开询问，有以下内容：

1. 起病情况　详细询问起病的情况对诊断疾病具有重要的鉴别作用。应包括：起病时间、原因和诱因、急缓、发病的环境等。有的疾病起病急骤，如脑栓塞、心绞痛、动脉瘤破裂和急性胃肠穿孔等；有的疾病则起病缓慢，如肺结核、肿瘤、风湿性心脏病等。疾病的起病常与某些因素有关，如脑血栓形成常发生于睡眠时；患病时间是指从起病到就诊或入院的时间。如先后出现几个症状则需追溯到首发症状的时间，并按时间顺序询问整个病史后分别记录，如"心悸3个月""反复夜间呼吸困难2周""双下肢水肿4天"。时间长短可按数年、数月、数日计算，发病急骤者可按小时、分钟为计时单位。还应尽可能了解与本次发病有关的病因（如外伤、中毒、感染等）和诱因（如气候变化、环境改变、情绪、起居饮食失调等），有助于明确诊断。

2. 主要症状的特点　包括主要症状出现的部位、性质、持续时间和程度，缓解或加剧的因素，以腹痛为例：如上腹部痛多为胃、十二指肠或胰腺的疾病；右下腹急性腹痛则多为阑尾炎症，若为妇女还应考虑到卵巢或输卵管疾病；全腹痛则提示病变广泛或腹膜受累。根据症状学所学的相关知识，抓住各种症状的临床特点进行问诊。

3. 病情的发展与演变　包括患病过程中主要症状的变化或新症状的出现。如肺结核合并肺气肿的患者，在衰弱、乏力、轻度呼吸困难的基础上，突然感到剧烈的胸痛和严重的呼吸困难，应考虑自发性气胸的可能；如有心绞痛史的患者本次发作疼痛加重而且持续时间较长时，则应考虑到急性心肌梗死的可能；如肝硬化患者出现表情、情绪和行为异常等新症状，可能是早期肝性脑病的表现。

4. 伴随症状　在主要症状的基础上又同时出现一系列的其他症状。这些伴随症状常常是鉴别诊断的依据。如腹泻伴呕吐，则可能为饮食不洁或误食毒物引起的急性胃肠炎；腹泻伴里急后重，结合季节和进餐情况更容易考虑到痢疾。腹痛伴有恶心、呕吐、发热，特别是又出现了黄疸和休克，就应该考虑到急性胰腺炎或急性胆道感染的可能。反之，按一般规律在某一疾病应该出现的伴随症状而实际上没有出现时，称为阴性伴随症状，有排除诊断的作用，如头痛不伴喷射样呕吐则排除颅内高压的可能。

5. 诊治经过　患者于本次就诊前已经接受过其他医疗单位诊治时，则应询问已经接受过什么诊断措施及其结果；若已进行治疗则应问明使用过的药物名称、剂量、时间和疗效，为本次诊治疾病提供参考。但不可以用既往的诊断代替自己的诊断。

6. 病程中的一般情况　在现病史的最后应记述患者患病后的精神、体力状态，食欲及食量的改变，睡眠与大小便的情况等。这部分内容对全面评估患者病情的轻重和预后有参考意义。

四、既往史

既往史包括过去的健康状态和曾有过的疾病，外伤、手术、过敏和预防接种等。特别要注意与现病的发生有关但不属现病的疾病，如现病是脑血管意外时，应询问既往有无高血压。既往史的采集除靠患者的主动叙述外，医生还要按身体各个系统的主要症状逐一进行询问，此即系统回顾。其顺序是一般状态、皮肤、淋巴结、头、颈、乳房、呼吸系统、心血管系统、消化系统、泌尿生殖系统、血液和内分泌系统、神经精神系统和骨骼肌肉系统等。进行系统回顾既可对各个系统作一全面的了解和评估，也可避免患者遗漏与现病有关的或有意义的线索。通过既往史可估计患者的体质和健康状态，也可了解过去的疾病对现病有无影响，还可发现潜在的疾病或慢性病。

五、个人史

个人史是反映患者生活经历的资料。内容包括出生地、居住地和居留时间、教育程度、家庭条件、经济状况和业余爱好等，职业、工种、工作环境也要询问，还要了解就诊者的卫生习惯、饮食规律、营养、精神状态、烟酒嗜好、异嗜癖、药瘾吸毒、同性恋和冶游史等。个人史是诊断地方病、职业病和性病的重要资料。还可借此发现与现病发生有关的因素，如贫血与偏食，肺癌与吸烟等。

六、婚姻史

未婚或已婚，结婚年龄，配偶健康状况、夫妻关系等。

七、月经史与生育史

月经初潮的年龄、月经周期和经期天数、末次月经日期、闭经日期或绝经年龄、月经量和颜色、有无痛经、白带情况。月经记录格式如下：

$$\text{初潮年龄}\frac{\text{行经经期(天)}}{\text{月经周期(天)}}\text{末次月经时间或绝经年龄}$$

例如某 20 岁女性患者月经情况记录为：$12\,\frac{3\sim5\text{天}}{28\sim30\text{天}}$2008 年 8 月 1 日

生育史：对已婚妇女，询问妊娠与生育次数，人工或自然流产的次数，有无死产、手术产、产后大出血、围产期感染、计划生育情况等。

八、家族史

询问双亲与兄弟、姐妹及子女的健康与疾病情况，特别应询问是否有与患者同样的疾

病，有无与遗传有关的疾病，如血友病、白化病、遗传性球形红细胞增多症、糖尿病、精神病等。对已死亡的直系亲属要问清死因与年龄。若在几个成员或几代人中皆有同样疾病发生，可绘出家系图显示详细情况。

病史一般包括以上八项，临床各专科如儿科、神经科、妇产科、精神科等还常根据专科的需要增减有关项目。

第三节 问诊的技巧

问诊的方法技巧与获取病史资料的数量和质量有密切的关系，涉及一般交流技能、收集资料、医患关系、医学知识、仪表礼节以及提供咨询和教育患者等多个方面。在不同的临床情景，也要根据情况采用相应的方法和某些技巧。

1. 态度和蔼，关系融洽 问诊可先做自我介绍，告知并关爱患者，使用恰当的言语表示愿意为患者解除痛苦开始，态度和蔼，语言通俗，克服紧张情绪，关心体贴患者，建立良好的医患关系。

2. 过渡性交谈 问诊一般从主诉开始，先易后难，循序渐进，做到有目的，有层次，有顺序的问诊，如“你哪儿不舒服了？”“有多长时间了？”。

3. 询问本人，语言得当 尽可能询问患者本人，让患者充分地陈述和强调他认为重要的情况和感受，除非患者为小儿或意识障碍，要问知情人。当患者的陈述离病情太远时，巧妙引导把话题转回，切不可生硬地打断患者的叙述，甚至用医生自己主观的推测去取代患者的亲身感受。只有患者的亲身感受和病情变化的实际过程才能为诊断提供客观的依据。

4. 避免医学术语 在选择问诊的用语和判断患者的叙述时应注意，不同文化背景的患者对各种医学词汇的理解有较大的差异。与患者交谈，必须用常人易懂的词语代替难懂的医学术语。询问者应对难懂的术语作适当的解释后再使用，如：“你是否有过血尿？”，换句话说“有没有尿色变红的情况？”。

5. 避免逼问和诱问 当患者陈述的病情与自己设想不一致时，不要主观认为是患者忽略了或不理解自己设想的症状，而强行按自己的设想提问。例如：当医生设想胸痛可能是心绞痛时，就反复询问是否向左肩及上臂放射；设想血尿是肾结石引起时，就追问患者是否腰痛并向会阴部放射等。这会引起误导，如有的患者为了满足医生的期望，事实本非如此，却顺口称是，以致造成病史失真。

6. 辨伪存真、去冗补漏 在问诊中有时会发现症状的出现和变化不符合疾病发生并发展的规律，有时还会发现症状间的联系不合逻辑或互有矛盾。这时应耐心引导患者对主诉的症状和伴随症状作进一步地描述和补充。

7. 全面、系统、有重点 医生要边问诊、边思考、边鉴别，这是问诊的精髓。应该认识到问诊是诊断的第一步，即问诊要有诊断思维参与。问诊应不断地分辨主次、核实病情、症状出现的时序以及症状间的联系，在此基础上，根据症状联系相关疾病及其鉴别。病情初期要每天查房问诊，随时有病情变化，随时问诊，危重患者询问从简，重在抢救生命，等病情稳定下来可再补充问诊。

8. 问诊结束时，应谢谢患者的合作、告知患者医患合作的重要性，说明下一步对患者的要求、接下来做什么、下次就诊时间或随访计划等。

必须指出，只有理论学习结合实际反复训练，才能较好地掌握问诊的方法与技巧。初学者有时思维紊乱、语涩词穷，难以提出恰当的问题，问诊进展不够顺利，应不断总结经验，提高问诊水平。

（贯 真）

复习思考题

1. 问诊的内容有哪些？
2. 什么是主诉？
3. 何为现病史？临床上如何采集？

第三章　体格检查

学习要点

视诊、触诊、叩诊、听诊的检查内容及方法；一般状态检查的判断标准及名词术语；头颈部、胸腹部、脊柱四肢及关节和神经反射检查的主要内容及方法；皮肤及淋巴结的检查内容及方法，血管检查的内容和方法；利用视、触、叩、听四种基本方法在心及肺的应用，通过相互检查，能获得较为准确的检查结果。

体格检查是医师运用自己的感官和借助简单工具，如体温表、血压计、叩诊锤、听诊器等，来客观了解和评估患者身体状况的一系列最基本的检查方法。

体格检查的方法有五种：视诊、触诊、叩诊、听诊和嗅诊。体格检查一般于病史采集之后进行，其目的是为疾病的诊断提供线索和依据。医师通过体格检查，结合病史及实验室检查，可以对多数疾病作出临床诊断。另外体格检查也是医患交流沟通，建立良好医患关系的过程。

体格检查时应注意：

1. 以患者为中心，关心和体贴患者，要有高度的责任感和良好的医德修养。
2. 医师仪表端庄，态度和蔼。
3. 检查过程中，注意避免交叉感染。
4. 医师应站于患者的右侧。检查前，应先做自我介绍，说明体格检查的原因、目的和要求，以更好地取得患者的配合。检查结束后，应对患者的配合表示感谢。
5. 检查时光线适当，室内温暖，环境安静；检查手法规范轻柔；被检查部位应充分暴露。
6. 全身体格检查时应全面、重点、有序、规范和正确。
7. 体格检查应按照一定的顺序进行，避免重复和遗漏，避免反复翻动患者，力求建立规范的检查顺序。通常首先进行生命体征和一般检查，然后按头、颈、胸、腹、脊柱、四肢和神经系统的顺序进行检查，必要时进行生殖器、肛门和直肠检查。根据病情轻重，可调整检查顺序，有利于抢救和处理患者。
8. 在体格检查过程中，应注意左、右及相邻部位等的对照检查。
9. 应根据病情变化及时进行复查，这样才有助于病情观察，补充和修正诊断。

第一节　基本检查方法

体格检查的基本方法有五种：视诊、触诊、叩诊、听诊和嗅诊。检查时要求动作轻柔、准确规范、全面系统、重点突出。

一、视诊

视诊是医师用眼睛观察患者全身或局部表现的一种检查方法。通过视诊可以了解患者的一般状态、全身性体征的变化，如年龄、发育、营养、意识状态、面容、表情、体位、姿势与步态等。局部视诊可了解患者机体各部分的变化，如皮肤、黏膜、五官、头颈、胸廓、腹形、肌肉、骨骼、关节等。视诊最好在自然光线下进行。特殊部位的视诊需要借助于某些仪器如鼻镜、耳镜、检眼镜及内镜进行检查。

不同部位的视诊内容与方法不同。医师接触患者时即是视诊的开始，有时仅用视诊就可以明确一些疾病的诊断。临床上应反复实践，深入细致地观察，将视诊与其他检查方法紧密结合，将局部征象与全身征象结合起来，才能发现确定有重要意义的临床征象。

二、触诊

触诊是医师通过手接触被检查部位及某一器官时的感觉来进行判断的一种检查方法。触诊可进一步检查视诊发现的异常征象，也可以发现视诊所不能明确的一些体征，如体温、震动、波动、压痛以及包块的位置、大小、轮廓、表面性质、硬度、移动度等。触诊适用方法很广，尤其以腹部检查更为重要。由于手指指腹对触觉较敏感，掌指关节部掌面皮肤对震动较敏感，手背皮肤对温度较敏感，因此多用这些部位进行触诊。

（一）浅部触诊法

适用于体表浅在部位（关节、软组织、浅部动脉、静脉、神经、阴囊、精索等）的检查和评估。腹部浅部触诊可触及的深度约为1cm。

触诊时，将手轻轻放在被检查的部位上，用掌指关节和腕关节的协同动作，柔和地进行滑动或轻压触摸。浅部触诊一般不引起患者的痛苦，也不引起腹肌紧张，有利于检查腹部有无抵抗、压痛、搏动或浅部包块、肿大的脏器等。浅部触诊法常在深部触诊前进行。

（二）深部触诊法

常用于腹部检查，主要检查腹腔病变和脏器情况。检查时用单手或双手重叠由浅入深，逐渐加压以达深部。腹部深部触诊法触及的深度多在2cm以上，有时可达4～5cm。深部触诊法可更加详细地确定病变的部位和性质。根据检查的目的和手法不同可分为以下几种：

1. 深部滑行触诊法　嘱患者张口平静呼吸，或与患者谈话以转移其注意力，使腹肌尽量放松。医师用右手并拢的二、三、四指指端平放于腹壁上，以手指末端逐渐触向腹腔的脏器或包块，并在其上作上下左右滑动触摸。常用于腹腔深部包块和胃肠病变的检查。

2. 双手触诊法　将右手置于被检查部位，左手置于被检查脏器或包块的后部并将其推向右手方向，使被检查的脏器或包块位于两手之间，接近体表，有利于右手触诊检查。常用于肝、脾、肾和腹腔肿块的检查。

3. 深压触诊法　用一个或两个并拢的手指逐渐深压腹壁被检查部位，以探查腹腔深部病变的位置及确定有无压痛点，如阑尾压痛点、胆囊压痛点、输尿管压痛点等。检查反跳痛时，在手指深压的基础上迅速将手抬起，观察患者面部是否出现痛苦表情，询问是否感觉疼痛加剧。

4. 冲击触诊法　检查时，用右手并拢的食指、中指、无名指弯曲成70°～90°角，置于腹壁上被检查的部位，做数次急速而有力的冲击动作，在冲击腹壁时指端会有腹腔脏器或包块浮沉的感觉。一般只用于大量腹水时肝、脾及腹腔包块难以触及者。此方法会使患者感到不适，操作时应避免用力过猛（图2-3-1）。

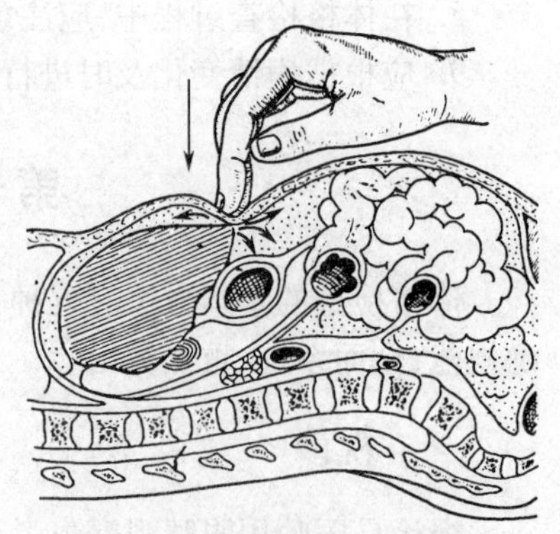

图2-3-1　冲击触诊法示意图

（三）触诊的注意事项

1. 检查前要向患者讲清触诊的目的，消除患者的紧张情绪并取得患者的配合。

2. 根据检查部位和目的不同，患者应采取合适的体位予以配合。

3. 在检查前应保持手温暖，站于患者的右侧，面对患者，随时观察患者的面部表情或反射动作。

4. 触诊下腹部前应嘱患者排尿，以免将充盈的膀胱误认为腹部包块。

5. 医师检查时动作就轻柔，由浅入深，由轻而重，由健侧逐渐向患侧进行触诊。

三、叩诊

叩诊是用手指叩击身体表面某一部位，使之震动而产生音响，根据震动和音响的特点来判断被检查部位的脏器状态有无异常的一种检查方法。

叩诊多用于确定心、肺、肝、脾等脏器的边界，胸腔中液体多少或气体有无，肺部病变大小与性质，腹水的有无与多少，以及子宫、卵巢、膀胱有无胀大等情况。另外直接用手叩击被检查部位，检查有无疼痛反应也属叩诊。

（一）叩诊方法

1. 直接叩诊法　医师右手中间三指并拢，用其掌面直接拍击被检查部位，借助于拍击的反响和指下的震动来判断病变的情况。适用于胸腹部范围较广泛的病变，如胸膜粘连或增厚、大量胸水或腹水以及气胸等。

2. 间接叩诊法　为应用最多的叩诊方法。医师以左手中指第二指节作为板指平贴于被叩诊部位，其他手指稍微抬起，勿与体表接触；右手指自然弯曲，用中指指端垂直叩击左中指末端指关节处或第二节指骨的远端。叩诊时就以腕关节与掌指关节的活动为主，避免肘关节与肩关节参与运动（图 2-3-2）。叩击动作要灵活、富有弹性。叩击后右手中指要立即抬起，以免影响音响的传导。一个部位每次只需连续叩击 2～3 下，若未获得明确印象，可再连续叩击 2～3 下。叩击力量要均匀一致才能正确判断叩诊音的变化（图 2-3-3）。

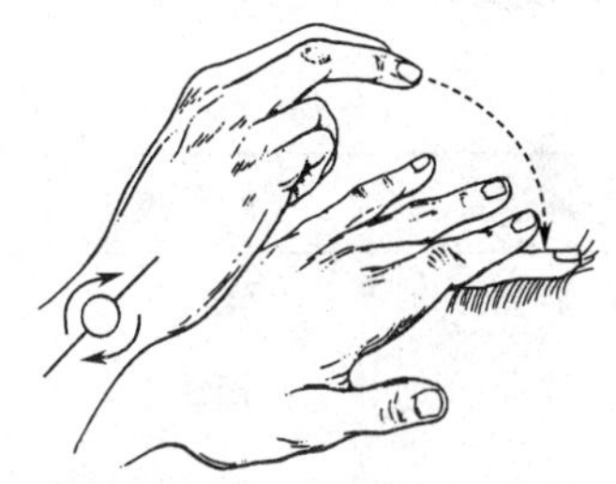

图 2-3-2　间接叩诊示意图

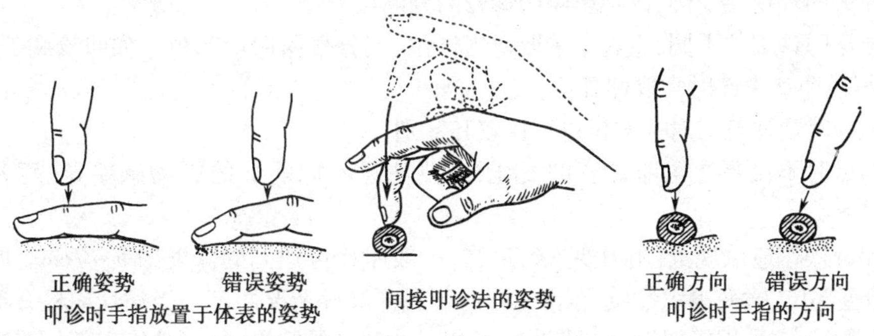

图 2-3-3　间接叩诊法正误图

检查患者肝区或肾区有无叩击痛时，医师将左手掌平置于被检查部位，右手握成拳状，并用其尺侧叩击左手手背，观察询问患者有无疼痛感。

（二）叩诊音

叩诊时被叩击部位产生的反响称叩诊音，其性质取决于被叩击部位组织或器官的致密度、弹性、含气量及与体表的间距。根据音响的频率、振幅和是否乐音的不同，在临床上分为清音、浊音、鼓音、实音、过清音五种。

1. 清音　清音是正常肺部的叩诊音。它是一种音调低、音响较强、振动持续时间较长的非乐性叩诊音。提示肺组织的弹性、含气量、致密度正常。

2. 鼓音　鼓音如同击鼓声，是一种和谐的乐音，音响比清音更强，振动持续时间也较长，在叩击含大量气体的空腔脏器时出现。正常情况下见于左侧前下胸部的胃泡区及腹部，病理情况下可见于肺空洞、气胸和气腹等。

3. 过清音　介于清音和鼓音之间，是属于鼓音范畴的一种变音，音调较清音低，音响较清音强。常见于肺组织含气量增多、弹性减弱时，如肺气肿。正常儿童可叩出相对过清音。

4. 浊音　浊音是一种音调较高、音响较弱，振动持续时间较短的非乐性叩诊音。当叩击被少量含气组织覆盖的实质脏器时产生，如叩击心或肝被肺段边缘所覆盖的部分，或在病理状态下如肺炎、肺水肿、肺不张以及胸膜肥厚等。

5. 实音　实音是一种音调较浊音更高、音响更弱、振动持续时间更短的非乐性音。如叩击无肺组织覆盖的心肝产生的音响。病理情况下见于大量胸腔积液或肺实变等。几种叩诊音及其特点见表2-3-1。

表2-3-1　叩诊音及其特点

叩诊音	音响强度	音调	持续时间	正常可出现的部位
清音	强	低	长	正常肺
浊音	较强	较高	较短	心、肝被肺缘覆盖的部分
鼓音	强	高	较长	胃泡区和腹部
实音	弱	高	短	实质脏器部分
过清音	更强	更低	更长	正常人不出现，可见于肺气肿时

（三）叩诊注意事项

1. 叩诊的环境要安静，以免影响叩诊音的判断。

2. 根据叩诊部位不同，患者应采取适当体位，充分暴露叩诊部位。如叩诊胸部时，可取坐位或卧位；叩诊腹部时常取仰卧位。

3. 叩诊时要注意与对称部位进行比较和鉴别。

4. 叩诊时不仅要注意叩诊音的变化，还要注意不同病灶的震动感差异，两者应相互配合。

5. 叩诊操作应该规范，用力要均匀适当，一般叩诊可达到的深度约5～7cm。叩诊力量应根据检查部位、病变组织性质、范围大小与位置深浅等情况而定。当病灶或检查部位范围小或位置浅时，宜采用轻叩诊，如叩诊心、肝相对浊音界及脾界时；当被检查部位范围较大或位置较深时，则需用中等力量叩诊，如叩诊心、肝绝对浊音界时；当病灶位置距体表约达7cm时则需用重叩诊。

四、听诊

听诊是医师通过耳朵或借助于听诊器来辨别患者身体各部位发出的声音是否正常的一种诊断方法。临床上是诊断心、肺和腹部疾病的基本方法,常用来听取正常与病理呼吸音、各种心音、心脏杂音及心律失常等。

(一) 听诊方法

1. 直接听诊法　医师将耳直接贴在被检查者的体壁上进行听诊。这种方法听取的声音很弱,只有在某些特殊或紧急情况下才会采用。

2. 间接听诊法　是用听诊器进行听诊的一种检查方法。听诊器能对器官活动的声音有一定的放大作用,听诊效果好,方法简便,可在任何体位下使用。此法应用范围广泛,除用于心、肺、腹的听诊外,还可听到血管音、皮下气肿音、肌束颤动音、关节活动音等。

(二) 听诊器的选择和使用

1. 管形听诊器　是最古老的听诊器,目前主要用来听取胎心音。

2. 双筒听诊器　由耳件、体件和软管三部分组成(图 2-3-4)。

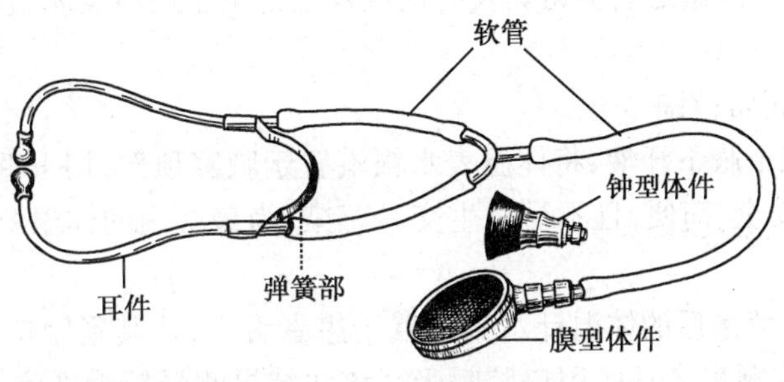

图 2-3-4　听诊器模式图

(1) 耳件:耳件弯曲的方向和大小要适合医师自己的外耳道,要使弯曲的凹面向前。

(2) 体件:常用的体件有:钟型:适用于听取低音调的声音,如二尖瓣狭窄时隆隆样舒张期杂音,使用时应轻触体表被检查部位,注意避免与体表摩擦而产生的附加音。膜型:适用于听取高音调的声音,如主动脉瓣关闭不全时叹气样舒张早期杂音等,听诊时应紧触体表被检查部位。

(3) 软管:内径约为 3～4mm,管壁厚约 3mm。软管应长短适宜,一般长度相当于检查者手臂的长度。听诊时应注意管腔是否通畅。

(三) 听诊的注意事项

1. 听诊环境要安静、温暖、避风。寒冷可引起肌束颤动而出现附加音。

2. 根据病情和听诊的需要,采取适当的体位。

3. 被检查部位应充分暴露,避免听诊器与衣服摩擦产生的干扰,切忌隔着衣服听诊。

4. 听诊时注意力要集中,听肺部时要排除心音的干扰,听心音要排除呼吸音的干扰,必要时让患者控制呼吸配合听诊。

五、嗅诊

嗅诊是通过嗅觉来判断患者发出的异常气味与疾病之间关系的一种方法。来自患者皮肤、黏膜、呼吸道、胃肠道、呕吐物、排泄物、分泌物等的气味,根据疾病的不同,其特点和性质也不一样。痰液呈恶臭味，见于支气管扩张症或肺脓肿；呕吐物出现粪便味可见于肠梗阻患者；腥臭味粪便见于细菌性痢疾；肝腥味粪便见于阿米巴性疾病。呼吸呈刺激性蒜味见于有机磷杀虫药中毒；呼出气体呈烂苹果味可见于糖尿病酮症酸中毒；氨味见于尿毒症；肝腥味见于肝性脑病者。临床工作中，嗅诊可迅速提供有重要意义的诊断线索，但必须要结合其他检查才能做出正确的诊断。

第二节　一般检查

一般检查是对患者全身状态的概括性观察，是系统检查过程中的第一步，以视诊为主，配合触诊、听诊和嗅诊进行检查。一般检查的内容包括：年龄、性别、体温、呼吸、脉搏、血压、发育与营养、意识状态、面容与表情、体位、步态、皮肤黏膜以及淋巴结等。

一、生命体征

生命体征是评价生命活动存在与否及其质量的指标，为体格检查必检项目之一，包括体温、脉搏、呼吸、血压。测量之后应将其及时而准确地记录于病历及体温单上。

（一）体温

1. 体温测量及正常范围

（1）腋测法：擦干腋下汗液，将体温表水银端置于腋窝顶部，用上臂夹紧，过 10 分钟后取出读数。该方法安全、简便，且不易发生交叉感染，为最常用的体温测量方法。正常值为 36～37℃。

（2）口测法：将消毒后的体温计水银端置于患者舌下，让其紧闭口唇，5 分钟后取出读数。使用此方法时应嘱患者不能用口腔呼吸。该法结果测量较为准确，但不能用于婴幼儿及神志不清者。正常值为 36.3～37.2℃。

（3）肛测法：让患者取侧卧位，将肛门体温计头端涂以润滑剂后，徐徐插入肛门达体温计长度的一半为止，5 分钟后取出读数。该法测值稳定，多用于婴幼儿及神志不清患者。正常值为 36.5～37.7℃。

知识链接

红外体温检测计

一种在线监测式高科技检测技术，通过接收人体发出的红外线，将其热像显示在荧光屏上，从而判断出人体表面的温度，具有准确、实时、快速等优点。广泛用于学校、医院、海关、机场、车站等人口密集场所。

2. 体温的记录方法　将体温测定的结果按时记录在体温单上，描绘出体温曲线。临床上多数发热性疾病，其体温曲线的变化有一定的规律性，称热型。详见第一章第一节内容。

3. 体温测量误差的常见原因

（1）测量前未将体温表的水银柱甩到 35℃以下，使测量结果高于实际体温。

（2）采用腋测法时，消瘦、病情严重或神志异常患者未能将体温表夹紧，使测量结果低于实际体温。

（3）检测局部存在冷热物品或刺激，如使用温水漱口，局部放置冰袋或热水袋等。

（二）脉搏

脉搏检查通常以触诊浅表动脉搏动情况，一般选桡动脉，也可触诊股动脉和足背动脉。正常人脉率为60～100次/分钟，平均72次/分钟，老年人偏慢，女性和儿童较快；夜间睡眠时较慢，餐后活动和情绪激动等情况下脉率增快。

（三）呼吸

通过观察胸壁及腹壁的起伏运动来观察呼吸频率、节律和深度的变化。

1. 呼吸频率　正常成人平静状态下呼吸频率为16～18次/分钟，呼吸与脉搏之比为1∶4。呼吸频率超过20次/分钟为呼吸过速，多见于发热及心功能不全等；呼吸频率低于12次/分钟为呼吸过缓，见于麻醉剂或镇静剂过量、颅内压升高等。体温每上升1℃，呼吸大约增加4次/分钟。

2. 呼吸深度　正常人呼吸深浅适度。呼吸变浅常见于呼吸肌麻痹、肺气肿等；呼吸加深多见于重度代谢性酸中毒，如尿毒症、糖尿病酮症酸中毒时，呼吸深长，称库斯莫尔呼吸。

3. 呼吸节律　正常人平静状态下呼吸节律均匀而整齐。病理状态下可出现以下呼吸节律的变化。

（1）潮式呼吸：又称陈-施呼吸，是一种由浅慢逐渐变为深快，然后再由深快变浅慢，随之出现一段呼吸暂停后，又再次开始如上变化的周期性呼吸。

（2）间停呼吸：又称比奥呼吸，是有规律呼吸几次后，突然停止一段时间，又开始呼吸，即周而复始的间停呼吸。

以上两种呼吸节律变化均表现呼吸中枢兴奋性降低，见于中枢神经系统疾病，如脑炎、脑膜炎、颅内压增高及某些中毒等。间停呼吸比潮式呼吸更为严重，预后多不良，常发生在临终前。

（3）抑制性呼吸：吸气时因胸部发生剧烈疼痛而突然中断，呼吸运动短暂地突然受到抑制，患者表情痛苦，呼吸较正常浅而快。见于急性胸膜炎、胸膜恶性肿瘤、肋骨骨折及胸部外伤等。

（4）叹气样呼吸：在正常呼吸节律中插入一次深大呼吸，并常伴有叹息声。多为功能性改变，见于神经衰弱、精神紧张或抑郁症等。

（四）血压

血压通常指动脉血压和体循环血压，是重要的生命体征之一。

1. 测量方法

（1）直接测压法：测量时经皮穿刺将导管由周围动脉送至主动脉，导管末端接监护测压系统。该法虽精确、实时且不受外周动脉收缩的影响，但是一种有创的方式，仅适用于危重疑难病例。

（2）间接测压法：即袖带加压法，以血压计测量。血压计有汞柱式、弹簧式和电子血压计。间接测量法的优点是简便易行，但易受周围动脉舒缩变化的影响。汞式血压计的操作规程如下：

被检者在安静环境下休息至少5～10分钟，取坐位或仰卧位测血压，上肢（一般测右上肢）裸露伸直并轻度外展，肘部置于心脏同一水平，将大小合适的气袖均匀紧贴皮肤缠于上臂，使其下缘在肘窝以上约2～3cm，气袖的中央位于肱动脉表面。检查者触及肱动脉搏动后，将听诊器体件置于搏动部位准备听诊。向袖带内充气，边充气边听诊，待肱动脉搏动声消失，再升高20～30mmHg后，缓慢放气，双眼随汞柱下降，平视汞柱表面，根据听诊结果读出血压值。当听到第一次声响时，血压计上的计数即为收缩压。继续放气，声音逐渐增强，然后突然减弱变为低沉，最终消失，声音消失时的计数为舒张压。血压至少应测量2次，间隔1~2分钟；如收缩压或舒张压2次读数相差5mmHg以上，应再次测量，以3次读数平均值作为测量结果。收缩压与舒张压之差为脉压。

2. 血压标准 正常成人血压标准主要根据大规模流行病学分析获得。根据中国高血压防治指南（2005年修订版）的标准，规定见表2-3-2。

表2-3-2 血压水平的分类与标准

类 别	收缩压（mmHg）	舒张压（mmHg）
正常血压	<120	<80
正常高值	120~139	80~89
高血压：		
1级高血压（轻度）	140~159	90~99
2级高血压（中度）	160~179	100~109
3级高血压（重度）	≥180	≥110
单纯收缩期高血压	≥140	<90

3. 血压变动的临床意义

（1）高血压：血压测量受多种因素的影响，若在安静清醒条件下采用标准测量方法，至少3次非同日测量收缩压≥140mmHg和（或）舒张压≥90mmHg，即可认为有高血压。临床上高血压大多数为原发性高血压，少数为继发性高血压。后者可见于肾脏疾病、肾动脉狭窄、肾上腺皮质或髓质肿瘤等。高血压是动脉粥样硬化和冠心病的重要危险因素，也是心力衰竭的重要原因。

（2）低血压：血压低于90/60mmHg时称低血压。持续的低血压多见于严重疾病，如休克、心肌梗死、心力衰竭、急性心包填塞等。低血压也可有体质原因，患者自诉一贯血压偏低，一般无明显症状。如患者平卧5分钟以上后站立1分钟，其收缩压下降20mmHg以上，并伴有头晕和晕厥，为直立性低血压。

（3）双侧上肢血压差别显著：正常双侧上肢血压差别达5~10mmHg，若超过此范围则属异常，可见于先天性动脉畸形或多发性大动脉炎等。

（4）上下肢血压差异常：正常下肢血压高于上肢血压20~40mmHg，如下肢血压低于上肢血压应考虑主动脉缩窄或胸腹主动脉大动脉炎等。

（5）脉压变化：脉压大于40mmHg为脉压增大，常见于甲状腺功能亢进、主动脉瓣关闭不全和动脉硬化等；脉压小于30mmHg为脉压减小，常见于主动脉瓣狭窄、休克、心包积液及严重衰竭患者。

二、发育与体型

（一）发育

发育应通过患者年龄、智力、身高、体重及第二性征之间的关系进行综合评价。发育正常者，其年龄、智力与体格的成长状态处于均衡一致。成年以前，随年龄的增长，体格不断成长;在青春期,可出现一段生长速度加快的青春期急速成长期。

成人发育正常的指标包括:①头部的长度为身高的1/7～1/8;②胸围为身高的1/2;③双上肢展开后,左右指端的距离与身高基本一致;④坐高等于下肢的长度。正常人各年龄组的身高与体重之间存在一定的对应关系。

机体的发育受到遗传、内分泌、营养代谢、生活条件及体育锻炼等多种因素的影响。临床上病态发育与内分泌的改变关系密切。在发育成熟前,如发生腺垂体功能亢进,可导致体格异常高大称巨人症;如出现垂体功能减退,可导致体格异常矮小称垂体性侏儒症。甲状腺对体格发育具有促进作用,在发育成熟前,如发生甲状腺功能减退,可导致体格矮小和智力低下,称为呆小病;如出现甲状腺功能亢进时,可因代谢增强、食欲亢进,导致体格发育有所改变。性激素决定了第二性征的发育,当性激素分泌受损,可导致第二性征的改变。男性患者出现上、下肢过长,骨盆宽大,无胡须,毛发稀少,皮下脂肪丰满,外生殖器发育不良,发音女声;女性患者出现乳房发育不良,闭经,体格男性化,多毛,皮下脂肪减少,发音男声。性激素对体格发育亦有一定的影响,性早熟儿患病初期体格发育较快,但常因骨骺过早闭合限制其后期的体格发育。营养不良可影响婴幼儿的发育,如维生素D缺乏时可致佝偻病。

(二)体型

体型是身体各部分发育的外观表现,包括骨骼、肌肉的发育与脂肪分布的状态等。成年人的体型可分为以下3种:

1. 正力型　身体各部分结构匀称适中,腹上角90°左右,见于多数正常成人。
2. 无力型　体高肌瘦、颈细长、肩窄下垂、胸廓扁平,腹上角小于90°。
3. 超力型　体格粗壮、颈粗短、面红、肩宽平、胸围大,腹上角大于90°。

三、营养状态

营养状态与食物的摄入、消化、吸收和代谢等因素密切相关,可作为鉴别健康和疾病程度的标准之一。尽管营养状态与多种因素有关,但对营养状态异常通常采用肥胖和消瘦来进行描述。

营养状态一般较易评价,通常根据机体皮肤、毛发、皮下脂肪、肌肉的发育情况进行综合评价。最简便而迅速的方法是观察皮下脂肪充实的程度,最适宜的部位是前臂屈侧或上臂背侧下1/3处。另外,在一定时间内监测体重的变化亦可反应机体的营养状态。

(一)临床上通常用良好、中等、不良三个等级对营养状态进行描述。

1. 良好　黏膜红润,皮肤光泽而富有弹性,皮下脂肪丰满而有弹性,肌肉结实,指甲、毛发润泽。
2. 不良　皮肤黏膜干燥、弹性差,皮下脂肪菲薄,肌肉松弛无力,指甲粗糙无光泽,毛发稀疏易脱落。
3. 中等　介于上述两者之间。

(二)临床上常见营养状态包括以下两个方面。

1. 营养不良　常见于长期和严重的疾病。当体重减轻至低于正常(标准体重)的10%时称为消瘦,极度消瘦者称为恶病质。引起营养不良的常见原因有:摄食障碍:多见于食管、胃肠道病变,神经系统及内脏疾病引起的严重呕吐。消化障碍:见于胃、肠、胰腺、肝脏及胆道疾病引起消化液或酶的合成分泌减少,影响消化与吸收。消耗增多:如肺结核、恶性肿瘤、代谢性疾病、内分泌疾病,出现糖、脂肪和蛋白质的消耗增多。

2. 营养过度　营养过度是体内中性脂肪积聚过多，主要表现为体重增加。当超过标准体重的20%以上者称为肥胖。也可计算体重质量指数[体重(kg)/身高的平方(m^2)]，男性大于27，女性大于25即为肥胖。肥胖的常见原因为热量摄入过多，超过消耗量，与内分泌、遗传、生活方式、运动和精神因素有关。按其病因分为外源性肥胖和内源性肥胖两种。外源性肥胖：为摄入热量过多所致，表现为全身脂肪分布均匀，身体各部位无异常改变，有一定的遗传倾向。内源性肥胖：主要为某些内分泌疾病所致。如肥胖性生殖无能综合征、肾上腺皮质功能亢进、甲状腺功能低下等可引起具有一定特征的肥胖和性功能障碍。

四、意识状态

详见第一章第八节有关内容。

五、面容与表情

健康人表情自然，神情安怡。患病后因疾病困扰，可出现痛苦、忧虑或疲惫的面容和表情。当疾病发展到一定程度时，可出现特征性的面容与表情，对疾病的诊断提供重要线索。临床常见的面容改变有：

1. 急性病容　面色潮红，兴奋不安，呼吸急促，鼻翼扇动，表情痛苦。多见于急性感染性疾病。

2. 慢性病容　面容憔悴，面色晦暗或苍白，目光暗淡。见于慢性消耗性疾病。

3. 贫血面容　面色苍白，唇舌色淡，表情疲惫。见于各种原因所致的贫血。

4. 肝病面容　面色晦暗，额部、鼻背和双颊有褐色色素沉着。见于慢性肝脏疾病。

5. 肾病面容　面色苍白，眼睑及颜面水肿，舌色淡、舌缘有齿痕。见于慢性肾脏疾病。

6. 甲状腺功能亢进面容　表情惊愕，眼裂增宽，眼球凸出，目光炯炯有神，兴奋不安，烦躁易怒。常见于甲状腺功能亢进症(图2-3-5)。

7. 黏液性水肿面容　面色苍黄，颜面水肿，睑厚面宽，反应迟钝，目光呆滞，眉毛、头发稀疏，舌色淡、肥大。常见于甲状腺功能减退症(图2-3-6)。

8. 肢端肥大症面容　头大脸长，下颌增大向前突出，眉弓及两颧部隆起，耳鼻增大，常见于肢端肥大症(图2-3-7)。

9. 满月面容　面圆如满月，皮肤发红，常有痤疮和胡须生长。常见于库欣综合征及长期应用糖皮质激素者(图2-3-8)。

10. 二尖瓣面容　面色晦暗，双颊紫红，口唇轻度发绀。常见于风湿性心脏病二尖瓣狭窄。

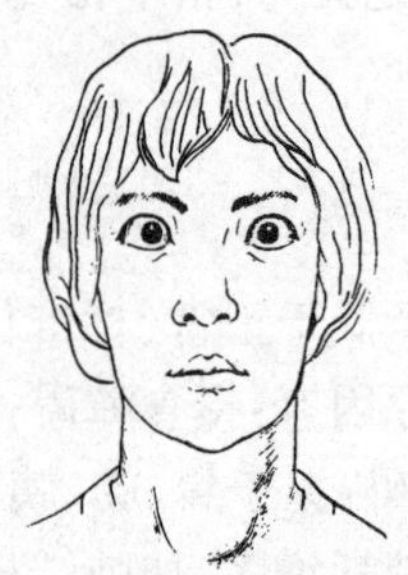

图2-3-5　甲状腺功能亢进面容

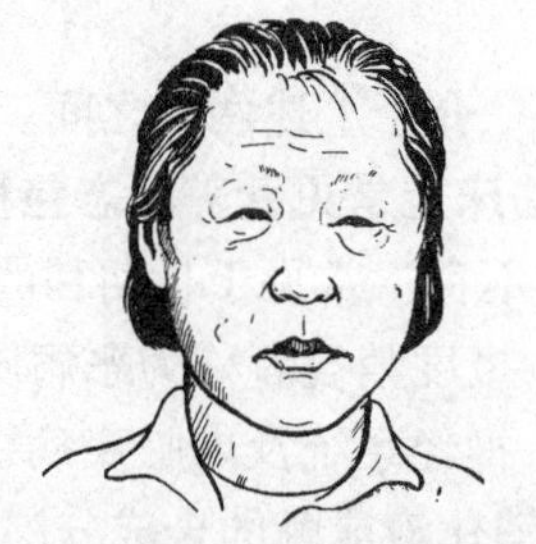

图2-3-6　黏液性水肿面容

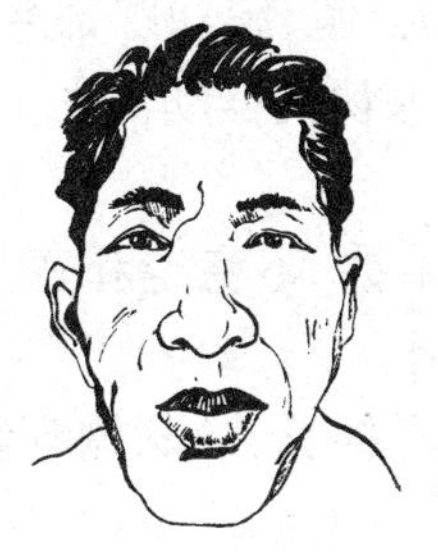

图2-3-7 肢端肥大症面容

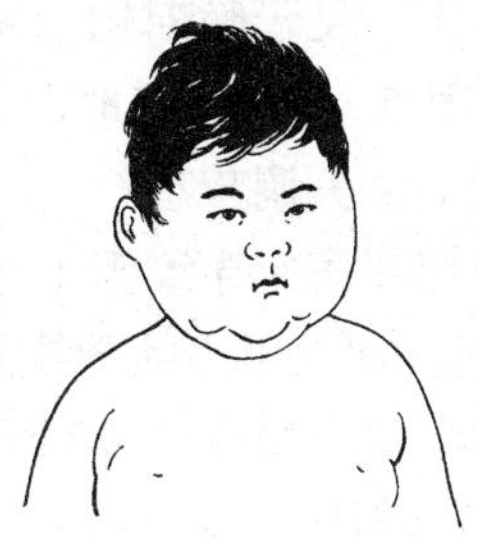

图2-3-8 满月面容

六、体位

体位是指患者身体所处的状态。体位的改变是协助诊断的线索。常见的体位有：

1. 自主体位　身体活动自如，不受限制。见于正常人，疾病早期患者或轻症者。

2. 被动体位　患者不能自己改变或调整身体的位置。见于极度衰竭或意识丧失者。

3. 强迫体位　患者为了减轻疾病的痛苦，被迫采取某种特殊的体位。临床上常见的强迫体位有：

（1）强迫仰卧位：患者仰卧，双腿蜷曲，以减轻腹肌的紧张程度。常见于急性腹膜炎等。

（2）强迫俯卧位：取此体位可减轻脊背肌肉的紧张程度，常见于脊柱疾病。

（3）强迫侧卧位：取此体位可限制患侧胸廓活动而减轻疼痛并有利于健侧代偿呼吸，常见于一侧胸膜炎和大量胸腔积液患者。

（4）强迫坐位：亦称端坐呼吸。患者坐于床沿上，以两手置于膝盖或扶持床边。该体位能增加肺通气量，减少回心血量和减轻心脏负担。常见于肺部疾病或肺心病等。

（5）强迫蹲位：患者在活动过程中，因呼吸困难和心悸而停止活动，采用蹲踞位或膝胸位以缓解症状。常见于先天性发绀型心脏病。

（6）强迫停立位：在步行时心前区疼痛突然发作，患者常被迫站住，以右手按抚心前区，等症状缓解后再继续行走。常见于心绞痛。

（7）辗转体位：患者辗转反侧，坐立不安。常见于胆石症、胆道蛔虫症、肾绞痛等。

（8）角弓反张位：患者颈及脊背肌肉强直，出现头后仰，胸腹前凸，背过伸，躯干呈弓形。常见于破伤风及小儿脑膜炎。

七、姿势与步态

姿势指举止的状态。健康成人躯干端正，肢体活动灵活适度。姿势受健康状态和精神状态的影响，如疲劳和情绪低沉时可出现肩垂、弯背、拖拉蹒跚。患者因疾病的影响也可出现姿势的改变，如颈部活动受限提示颈椎疾病，腹部疼痛时患者常捧腹而行。

步态指走路进所表现的姿势。步态异常可因运动异常或感觉异常引起，其临床特点与病变部位有关。

1. 痉挛性偏瘫步态　为单侧病变。病变上肢通常为屈曲、内收姿势，腰部向健侧倾斜，下肢伸直、外旋，向外前摆动（代偿髋、膝屈肌及踝背屈肌无力导致的拖脚），行走时呈划圈样步态；轻症患者只表现为下肢拖曳步态。此步态常见脑卒中后遗症等。

2. 痉挛性截瘫步态　患者双下肢痉挛性瘫痪、肌张力增高、强直内收，伴代偿性躯干运动，患者行走费力，呈剪刀样步态。常见于脑瘫患儿、脊髓病变者。

3. 慌张步态　见于晚期帕金森病。行走时躯干弯曲向前，髋、膝和踝部弯曲，起步慢、止步难和转身困难，小步态擦地而行，呈前冲状，容易跌倒；上肢协同摆动消失。

4. 小脑性共济失调步态

(1) 小脑蚓部病变导致躯干性共济失调，步态不规则、笨拙、不稳定和宽基底，转弯困难，不能走直线。常见于小脑中线肿瘤和脊髓小脑性共济失调。

(2) 小脑半球病变导致步态不稳或粗大的跳跃运动，左右摇晃，向病侧倾斜，视觉可部分纠正；常伴肢体辨距不良。常见于小脑病变和多发性硬化。

5. 感觉性共济失调步态　见于 Friedreich 共济失调、脊髓亚急性联合变性、多发性硬化、脊髓痨和感觉神经病等。患者闭眼不能站立，摇晃易跌倒，睁眼时视觉可部分代偿；行走时下肢动作沉重，高抬足，重落地，夜间走路或闭眼时加重。

知识链接

Friedreich 共济失调

由 Friedreich(1863)首报，以青春期起病、腱反射消失及深感觉缺失为特征。

6. 跨阈步态　常见于腓总神经麻痹，腓骨肌萎缩症和进行性脊肌萎缩症等。由于胫骨前肌、腓肠肌无力导致垂足，行走时患肢抬高，如跨门槛样。

7. 肌病步态　见于进行性肌营养不良症等。由于躯干和骨盆带肌无力导致脊柱前凸，行走时臀部左右摇摆，状如鸭步。

8. 癔症步态　可表现为奇形怪状的步态，下肢肌力虽佳，但不能支撑体重，向各个方向摇摆而似欲跌倒，搀扶行走时步态拖曳，但罕有跌倒致伤者。见于心因性疾病。几种常见的异常步态(图 2-3-9)。

八、皮肤

皮肤是身体与外界之间的屏障。皮肤的病变既可以是皮肤本身疾患，也可以是全身疾病的一部分。许多疾病可伴随多种皮肤病变和反应。皮肤病变的检查一般通过视诊观察，有时配合触诊。

1. 颜色　皮肤的颜色与色素量、皮下脂肪厚度、血管充盈度、毛细血管分布等有关。常见的皮肤颜色异常有苍白、发红、发绀、黄染、色素沉着及色素脱失等。

(1) 苍白：皮肤苍白可由贫血、末梢毛细血管痉挛或充盈不足引起，如寒冷、惊恐、休克、虚脱等。仅见肢端苍白，可能与肢体动脉痉挛或阻塞有关，如雷诺病、血栓闭塞性脉管炎等。

(2) 发红：皮肤发红是由于毛细血管扩张充血、血流加速、血量增加以及红细胞量增多所致。生理情况下见于运动、饮酒后；病理情况下见于发热性疾病，如肺炎、肺结核、猩红热、阿托品及一氧化碳中毒等。

(3) 发绀：发绀是皮肤呈青紫色，常出现于口唇、面颊、耳郭及肢端。见于还原血红蛋白增多或异常血红蛋白症。

(4) 黄染：皮肤黏膜发黄称为黄染，常见的原因有：

1) 黄疸：由于血清内胆红素浓度增高而使皮肤黏膜甚至体液中出现黄染的现象称为黄疸。血清总胆红素浓度超过 34μmol/L 时，可出现黄疸。其特点是：黄疸首先出现于巩膜、硬腭后部及软腭黏膜上，当血中胆红素浓度增高黏膜黄染更明显时，才会出现皮肤黄染。巩膜

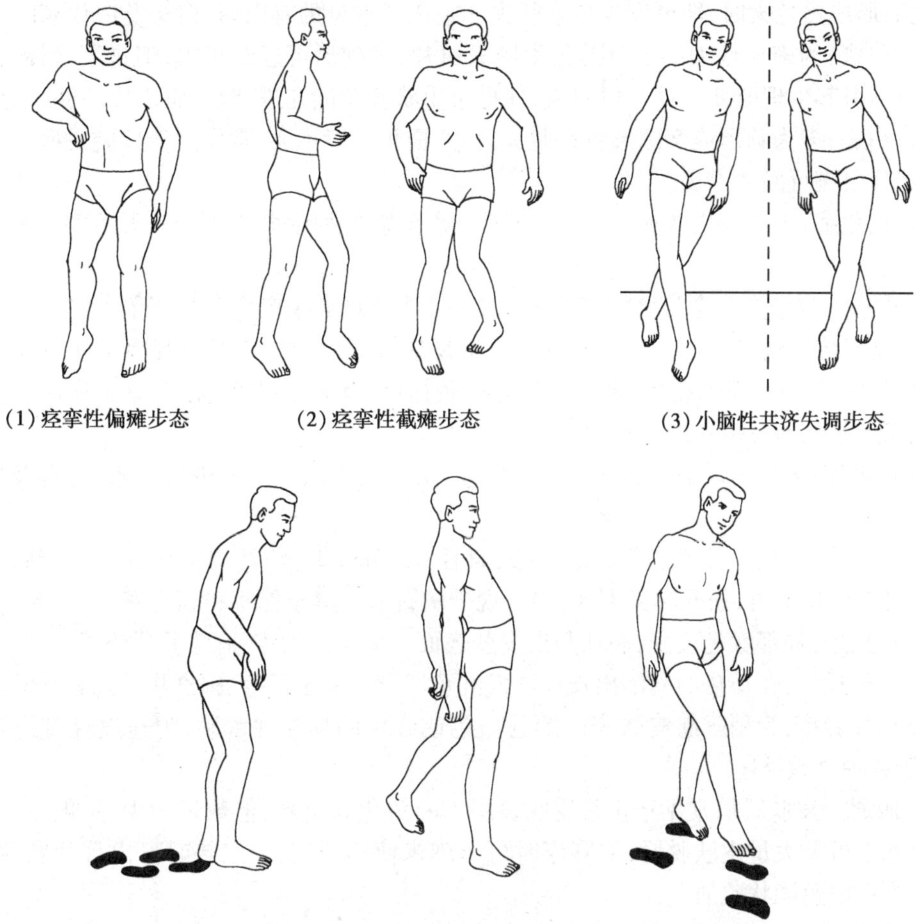

(1) 痉挛性偏瘫步态　　(2) 痉挛性截瘫步态　　(3) 小脑性共济失调步态

(4) 慌张步态　　(5) 肌病步态　　(6) 跨阈步态

图 2-3-9　异常步态

黄染是连续的，近角巩膜缘处黄染轻、黄色淡，远角巩膜缘处黄染重、黄色深。

2）胡萝卜素增高：过多食用胡萝卜、南瓜、桔子等可引起血中胡萝卜素增高，当超过 2.5g/L 时，也可使皮肤黄染。其特点是：黄染首先出现于手掌、足底、前额及鼻部皮肤；一般不出现巩膜和口腔黏膜黄染；血中胆红素不高；停止食用富含胡萝卜的蔬菜水果后，皮肤黄染可逐渐消退。

3）长期食用含有黄色素的药物：如阿的平、呋喃类等药物也可引起皮肤黄染。其特点是：黄染首先出现于皮肤，严重者也可出现于巩膜；巩膜黄染的特点是角巩膜缘处黄染重，黄色深；离角巩膜缘越远，黄染越轻，黄色越淡。

（5）色素沉着：色素沉着是由于表皮基底层的黑色素增多所致的部分或全身皮肤色泽加深。生理情况下，身体的外露部分，以及乳头、腋窝、生殖器官、关节、肛门周围等处皮肤色素较深。如果这些部位的色素明显加深，或其他部位出现色素沉着，则提示有病理征象。常见于慢性肾上腺皮质功能减退，也可见于晚期肝癌、肢端肥大症、黑热病及使用某些抗肿瘤药物等。

（6）色素脱失：正常皮肤均含有一定量的色素，当缺乏酪氨酸酶致体内酪氨酸不能转化为多巴而形成黑色素时，即可发生色素脱失。临床上常见的有白癜、白斑及白化病。

1）白癜：为多形性大小不等的色素脱失斑片，发生后可逐渐扩大，但进展缓慢，无自觉症状，也不引起生理改变。见于白癜风，偶见于甲状腺功能亢进、肾上腺皮质功能减退。

2）白斑：多为圆形或椭圆形色素脱失斑片，面积一般不大，常发生于口腔黏膜及女性外阴部，部分白斑可发生癌变。

3）白化症：为全身皮肤和毛发色素脱失，属于遗传性疾病，是由于先天性酪氨酸酶合成障碍所致。

2. 皮疹　皮疹多为全身性疾病的表现之一，是诊断某些疾病的重要依据。皮疹的种类很多，常见于传染病、皮肤病、药物所致的过敏反应等。发现皮疹时应观察记录其出现与消失的时间、发展顺序，分布范围、颜色及压之是否褪色、有无局部隆起以及是否瘙痒、脱屑等。

临床上常见的皮疹有以下几种：

（1）斑疹：表现为局部皮肤发红，一般不凸出皮肤表面。见于斑疹伤寒、丹毒及风湿性多形性红斑等。

（2）玫瑰疹：是一种鲜红色圆形斑疹，直径 2～3mm，为病灶周围血管扩张所致。用手指按压可使皮疹消失，松开时又出现，多出现于胸腹部。见于伤寒和副伤寒。

（3）丘疹：局部颜色改变，病灶凸出皮肤表面。见于药物疹、麻疹及湿疹等。

（4）斑丘疹：在丘疹的周围出现皮肤发红色底盘。见于风疹、猩红热及药物疹等。

（5）荨麻疹：为稍隆起皮肤表面的苍白色或红色的局限性水肿，为速发性变态反应所致，见于各种过敏反应。

3. 脱屑　皮肤脱屑常见于正常皮肤表层不断角化和更新，但数量很少，一般不易查觉。病理状态下可见大量皮肤脱屑，如麻疹时可出现米糠样脱屑；猩红热时可出现片状脱屑；银屑病时为银白色鳞状脱屑。

4. 皮下出血　皮下出血特点是局部皮肤青紫，压之不褪色。根据其直径大小可分为以下几种，小于 2mm 称为瘀点，3～5mm 称为紫癜，大于 5mm 称为瘀斑；片状出血并伴有皮肤显著隆起称为血肿。皮下出血常见于造血系统疾病、重症感染、某些血管损害性疾病、毒药或药物中毒等。

5. 蜘蛛痣及肝掌　皮肤小动脉末端分支血管扩张所形成的血管痣，形似蜘蛛，称为蜘蛛痣（图 2-3-10）。多出现于颜面、颈、胸、肩、臂等上腔静脉的分布范围。检查时用棉签压迫蜘蛛痣的中心，其辐射状毛细血管网立即消失，去除压力后又出现。慢性肝病患者手掌大、

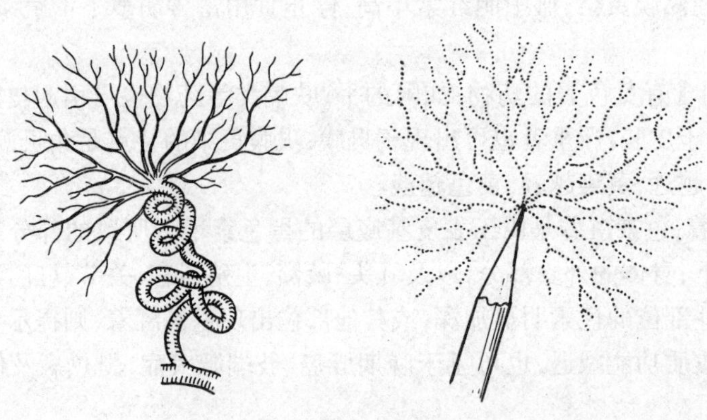

图 2-3-10　蜘蛛痣

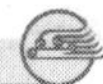

小鱼际处皮肤常发红，按压后褪色，称为肝掌。

蜘蛛痣和肝掌的出现一般认为与肝脏对雌激素的灭活作用减弱有关，常见于急、慢性肝炎或肝硬化。

6. 水肿　皮下组织细胞及组织间隙液体积聚过多称为水肿。临床上可分为凹陷性及非凹陷性水肿，后者多见于黏液性水肿及象皮肿（丝虫病）。根据水肿的轻重，可分为轻、中、重三度。

（1）轻度：仅见于眼睑、眶下软组织、胫骨前及踝部皮下组织，指压后组织轻度下陷，平复较快。

（2）中度：全身组织均见明显水肿，指压后组织下陷较深，平复缓慢。

（3）重度：全身组织严重水肿，身体低垂部位紧张发亮，甚至有液体渗出。胸腔、腹腔等浆膜腔内可有积液，外阴部亦可见严重水肿。

7. 皮下结节　较大的皮下结节视诊时即可发现，对较小的必须通过触诊才能查及。检查时应注意结节的大小、部位、质地、硬度、活动度及有无压痛等。常见的有类风湿结节、痛风结节、结节性红斑等。

九、淋巴结

1. 表浅淋巴结的分布　淋巴结分布于全身，一般体格检查仅能检查到表浅部位的淋巴结。表浅淋巴结呈组群分布，每个组群的淋巴结收集一定区域内的淋巴液。正常情况下，表浅淋巴结较小，直径多在2～5mm之间，质地柔软，表面光滑，无粘连，无压痛，不易触及。

2. 检查方法与顺序　主要应用触诊方法进行。被检查部位的皮肤肌肉应放松，触诊手指紧贴被检查部位皮肤由浅入深进行滑动触诊。临床检查时，常按以下顺序依次进行：耳前、耳后、枕后、颌下、颏下、颈前、颈后、锁骨上窝、腋窝、滑车上、腹股沟、腘窝等。

发现淋巴结肿大时，应注意其部位、大小、数目、硬度、活动度、有无压痛、有无粘连、表面是否光滑，局部皮肤有无红肿、瘢痕、瘘管等。同时注意寻找引起淋巴结肿大的原发病灶。

3. 淋巴结肿大的原因及临床意义　淋巴结肿大可分为局限性和全身性肿大。

（1）局限性淋巴结肿大：可见于非特异性淋巴结炎、淋巴结结核、恶性肿瘤淋巴结转移等。胸部肿瘤肺癌可向右侧锁骨上窝或腋窝淋巴结群转移；胃癌多向左锁骨上窝淋巴结群转移，这种肿大的淋巴结称为Virchow淋巴结，常为胃癌、食管癌转移的标志。

（2）全身淋巴结肿大：可见于传染性单核细胞增多症，艾滋病，系统性红斑狼疮，淋巴瘤，各型急、慢性白血病等。

第三节　头颈部检查

头颈部检查项目包括头颅、头部器官和颈部的检查。

一、头部及头部器官

（一）头发和头皮

检查头发要注意颜色、疏密、脱发的类型与特点。头发颜色、曲直和疏密可因年龄和种族遗传而不同。儿童及老年人头发较稀疏。脱发可由疾病引起，如伤寒、甲状腺功能低下及斑秃等，也可由物理化学因素引起，如放射治疗和抗癌药物治疗等，检查时应注意脱发部位，形状及头发改变的特点。

头皮的检查要分开头发观察头皮颜色、头皮屑，有无头癣、外伤等。

（二）头颅

头颅的视诊应注意其大小、外形、有无畸形和异常活动。触诊是用手触摸头颅每一个部位，了解其外形、有无压痛和异常隆起。头颅的大小异常或畸形可成为一些疾病的典型体征，临床上常见的有以下几种：

1. 小颅　小儿囟门多在12～18个月内闭合，如过早闭合即可形成小头畸形，同时伴有智力发育障碍。

2. 尖颅　头顶部尖突高起，造成与颜面部的比例异常，这是由于矢状缝与冠状缝过早闭合所致（图2-3-11）。见于先天性疾患尖颅并指（趾）畸形，即Apert综合征。

3. 巨颅　额、顶、颞及枕部突出膨大呈圆形，对比之下颜面部很小，颈部静脉充盈。由于颅内压增高，压迫眼球，可形成双目下视，巩膜外露的特殊表情，称为落日现象，见于脑积水（图2-3-12）。

知识链接

Apert综合征

又名第Ⅰ型尖头并指（趾）畸形（阿佩尔氏综合征）。1906年由法国神经生物学家Apert首次报道并命名。本病是一种少见的常染色体显性遗传病，特点是颅缝早闭，颅面部畸形，严重的对称性的并指（趾）畸形（皮肤和骨骼融合）。治疗比较困难。目前主要针对颅颌面畸形进行整形治疗。

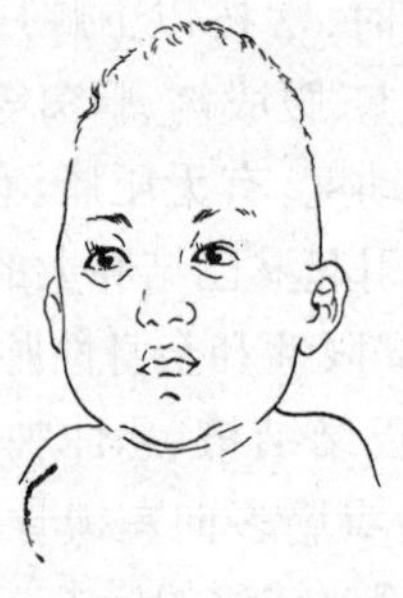

图2-3-11　尖颅

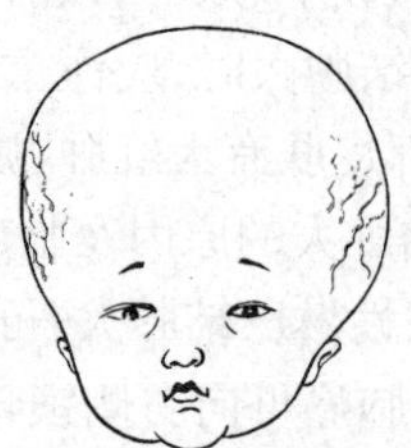

图2-3-12　脑积水

4. 方颅　前额左右突出，头颅平坦呈方形，见于小儿佝偻病或先天性梅毒。

头部的异常运动，一般视诊即可发现。头部活动受限见于颈椎疾患；头部不随意地颤动见于震颤麻痹；与颈动脉搏动一致的点头运动见于严重主动脉瓣关闭不全。

（三）眼睛

眼的检查包括眼眉、眼睑、结膜、巩膜、角膜、瞳孔、眼球、眼底等。

1. 眼眉　正常人的眉毛疏密不完全相同。如果外1/3眉毛过于稀疏或脱落，可见于黏液性水肿、腺垂体功能减退、麻风病等。

2. 眼睑　沙眼时睑结膜形成瘢痕使睑缘向内翻转，造成睑内翻；先天性上睑下垂、重症肌无力可导致双侧上睑下垂；各种原因引起的动眼神经麻痹可致单侧眼睑下垂；甲状腺功能亢进症时可使双侧眼睑闭合障碍；面神经麻痹时可致单侧眼睑闭合障碍。眼睑皮下组织疏松，轻度或初发水肿常在眼睑表现出来，常见于肾炎、慢性肝病、营养不良、贫血、血管神经性

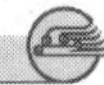

水肿等。此外,还应注意眼睑处有无包块、压痛、倒睫等。

3. 结膜 结膜分为睑结膜、穹隆部结膜与球结膜三部分。检查上睑结膜时需要翻转眼睑,翻转要领为:用食指和拇指捏住上睑中部边缘,嘱被检查者向下看,此时轻轻向前下方牵拉,然后食指向下压迫睑板上缘,与拇指配合将睑缘向上捻转,即可将上睑翻开。检查后,轻轻向下牵拉上睑,嘱患者向上看,即可使眼睑恢复正常位置。正常结膜呈粉红色,检查时应注意其颜色,是否有充血,黄染、苍白、出血点等。眼睑充血可见于结膜炎、角膜炎等;结膜发黄见于黄疸;结膜苍白见于贫血。

4. 巩膜 正常巩膜不透明,血管极少呈瓷白色。发生黄疸时巩膜黄染最为明显。检查时,可让患者向下视,更容易发现黄疸。中年以后在内眦部可出现黄色斑块,为脂肪沉着所形成。血液中其他黄色色素成分增多时(如胡萝卜素、米帕林等),巩膜黄染一般于角膜周围最明显。

5. 角膜 正常角膜无色透明而有光泽。检查时用笔形手电由角膜斜方照射进行视诊,观察角膜的光泽、透明度,有无云翳、白斑、软化、溃疡、新生血管等。

6. 瞳孔

(1) 瞳孔大小:正常瞳孔直径为 3 ~4mm,圆形,双侧等大。瞳孔缩小见于虹膜炎症、有机磷农药中毒、药物反应(吗啡、氯丙嗪)等。瞳孔扩大见于外伤、颈交感神经刺激、视神经萎缩、药物影响(阿托品、可卡因)等。双侧瞳孔大小不等常提示有颅内病变,如脑外伤、脑肿瘤、脑疝等。

(2) 对光反射:是检查瞳孔功能活动的测试。直接对光反射是用手电筒直接照射一侧瞳孔,该瞳孔立即缩小,移开光源后瞳孔迅速复原,称直接对光反射灵敏。间接对光反射是以光刺激一侧瞳孔,另一侧瞳孔也立即缩小,移开光线,瞳孔扩大,称间接对光反射灵敏。瞳孔对光反射迟钝或消失见于昏迷患者。

(3) 集合反射:集合反射分为调节和会聚反射(又称辐辏反射),嘱被检者保持头部不动,双眼注视 1m 以外的目标(通常是检查者的食指尖),然后将目标迅速移动至距离眼球 5 ~10cm 处,正常反应是两侧瞳孔缩小,称为调节反射,重复上述检查,但食指缓慢移动至距离眼球 5 ~10cm 处,此时正常反应时两侧眼球同时向内聚合,称为会聚反射。集合反射消失,见于动眼神经功能损害、睫状肌和双眼内直肌麻痹。

7. 眼球 检查时主要注意眼球的外形与运动。

(1) 眼球突出:双侧眼球突出见甲状腺功能亢进者;单侧眼球突出者多见于局部炎症或眶内占位性病变。

(2) 眼球下陷:双侧眼球下陷见于严重脱水;单侧眼球下陷可见于 Horner 综合征。

(3) 眼球运动:实际上是检查六条眼外肌的功能。检查者将食指尖置于受检者眼前 30 ~40cm 处,嘱患者固定头位,眼球随目标方向移动,按照左、左上、左下、右、右上、右下 6 个方向进行。

双侧眼球发生一系列快速而有规律的往返运动,称为眼球震颤。检查方法:嘱患者头部不动,眼球随检查者手指所示方向(水平或垂直)运动数次,观察是否出现眼球震颤。自发性眼球震颤见于耳源性眩晕、小脑疾患等。

8. 眼底检查 眼底检查需要借助眼底镜,一般要求不扩瞳。检查时受检查者背光而坐,眼球正视前方,检查右眼时,医师站于受检查右侧,右手持眼底镜用右眼观察眼底;检查左眼时则相反。正常眼底的视乳头呈圆形或卵圆形,边缘清楚,色淡红,中央凹陷;视网膜动脉色鲜红，静脉色暗红，动、静脉管径正常比例为2∶3，检查眼底应注意观察视乳头的颜色、边缘、大小与形状，视网膜有无渗出和出血，动脉有无硬化等。常见疾病的眼底改变（表2-3-3）。

表2-3-3　常见疾病的眼底改变

疾　　病	眼底改变
高血压动脉硬化	早期为视网膜动脉痉挛。硬化期见视网膜动脉变细，反光增强，有动静脉交叉压迫现象，动脉呈铜丝状甚至银丝状，晚期视乳头周围有火焰状出血，棉絮样渗出，严重时有视乳头水肿
慢性肾炎	视乳头及周围视网膜水肿，火焰状出血，棉絮状渗出物
妊娠中毒症	视网膜动脉痉挛、水肿，渗出物增多时可导致视网膜脱离
糖尿病	视网膜静脉迂曲扩张，视网膜有点状和片状深层出血
白血病	视乳头边界不清，视网膜血管色淡、曲张，视网膜上有带白色中心的出血斑及渗出物

9. 眼的功能检查

（1）视力：分为中心视力和周边视力。中心视力是检查眼底黄斑中心凹的功能，周边视力是指黄斑中心凹以外的视网膜功能。中心视力的检查通常是用国际标准视力表进行。使用的有两种：远距离视力表：在距视力表5米处，两眼分别检查，能看清“1.0”行视标者为正常视力。近距离视力表：在距视力表33mm处，能看清“1.0”行视标者为正常视力。

如受检者不能在1米处看见视力表上最大一行视标，则让其辨认手指数目或眼前手动，若不能辨认眼前手动，可直接用电筒分别检查两眼的光感，如光感消失则可判断为完全失明。

（2）视野：是指当眼球向前方固视不动时所能看见的空间范围。采用手势对比检查法可粗略地测定视野：检查者与受检者在相距约1米处对面而坐，各自用手遮住相对侧的眼睛，检查者用手指在两人中间等距离处分别自上、下、左、右方向的周边向中央移动，直至受检者看到为止，如受检者与检查者同时看到手指，则其视野大致正常。也可采用视野计作精确测量。

（四）耳

耳是听觉和平衡器官，分为外耳、中耳和内耳三个部分。外耳的检查主要为视诊，应注意耳郭的外形、大小、位置及对称性，外耳道皮肤是否正常，有无溢液、流脓等；中耳的检查应借助检耳镜观察鼓膜是否穿孔；乳突的检查应注意耳郭后方皮肤是否有红肿和压痛。

听力检查可分为粗测与精测方法。粗测法：在静室内嘱受检者闭目坐于椅子上，并用手指堵塞住一侧耳道，医师持手表或以拇指与食指互相摩擦，自1米以外逐渐移近受检者耳部，直到受检者听到声音为止，测量距离，同样方法检查另一耳。与正常人对照，正常人一般在1米处可听到机械表或捻指声。精测法：使用规定频率的音叉或电测设备所进行的一系列较精确的测试，对明确诊断更有价值。

听力减退见于耳道有耵聍或异物、听神经损害、中耳炎、耳硬化、局部或全身血管硬化等。粗测法发现被检者有听力减退时，则应进精测法和其他相应的专科检查。

（五）鼻

1. 鼻外观　视诊时应注意鼻部皮肤颜色和外形改变，鼻中隔是否偏曲，鼻腔黏膜是否充血、萎缩等。吸气时鼻孔张大,呼气时鼻孔回缩,为鼻翼扇动,见于严重的呼吸困难患者。

2. 鼻出血　多为单侧,见于外伤、鼻腔感染、局部血管损伤、鼻咽癌、鼻中隔偏曲等。双侧出血则多由全身性疾病引起,如某些发热性传染病、血液系统疾病等。

3. 鼻窦　为鼻腔周围含气的骨质空腔,共有四对,都有窦口与鼻腔相通,当引流不畅时容易发生炎症。鼻窦炎时可出现鼻塞、流涕、头痛和鼻腔压痛。各鼻窦区压痛检查方法如下:

(1) 上颌窦:医生双手四指固定于患者的两侧耳后,将拇指分别置于左右颧部向后按压,询问有无压痛,并比较两侧压痛有无区别。

(2) 额窦:一手扶持患者枕部,另一手拇指或食指置于眼眶上缘内侧用力向后向上按压,询问有无压痛,两侧有无差异。

(3) 筛窦:双手固定于患者两侧耳后,将双侧拇指分别置于鼻根与眼内眦之间,向后按压,询问有无压痛。

(4) 蝶窦:位置较深,不能在体表进行检查。

(六) 口

口的检查包括口唇、口腔内器官和组织、口腔气味等。

1. 口唇　健康人的口唇红润光泽。口唇苍白见于贫血、虚脱等;口唇发绀见于心力衰竭和呼吸衰竭等;口唇干燥并有皲裂见于严重脱水;口唇疱疹多为单纯疱疹病毒感染所致。

2. 口腔黏膜　正常人口腔黏膜光洁呈粉红色。黏膜溃疡可见于慢性复发性口疮;鹅口疮(雪口病)为白色念珠菌感染。若在相当于第二磨牙的颊黏膜处出现帽针头大小白色斑点,周围有红晕,称麻疹黏膜斑(Koplik 斑),是麻疹的早期特征。

3. 牙齿　应注意有无龋齿、残根、缺牙和义齿等,还要注意牙齿的色泽与开关,如牙齿呈黄褐色称为斑釉牙,为长期饮用含氟量过高的水所引起。

4. 牙龈　正常牙龈呈粉红色,质紧韧,与牙颈部紧密贴合。牙龈水肿见于慢性牙周炎;牙龈缘出血见于牙石、维生素 C 缺乏症、肝脏疾病或血液系统疾病等;牙龈的游离缘出现蓝灰色点线称铅线,是铅中毒的特征。

5. 舌　许多局部或全身疾病均可使舌的感觉、运动和形态发生变化,这些变化可能为某些疾病的诊断提供重要线索。

(1) 镜面舌:舌乳头萎缩,舌体较小,舌面光滑呈粉红色,见于缺铁性贫血及慢性萎缩性胃炎等。

(2) 草莓舌:舌乳头肿胀发红类似草莓,见于猩红热或长期发热患者。

(3) 毛舌:也称黑舌,舌面上敷有黑色或黄褐色毛状物,见于久病衰弱或长期使用广谱抗生素引起真菌生长的患者。

(4) 舌震颤:见于甲状腺功能亢进症、神经官能症等。

6. 咽部及扁桃体　咽部分为鼻咽、口咽和喉咽三个部分。咽部检查一般指口咽部。检查方法:被检者取坐位,头略后仰,张大口并发"啊"音,此时医师用压舌板舌前 2/3 与后 1/3 交界处迅速下压,此时软腭上抬,在照明的配合下可看见软腭、悬雍垂、软腭弓、扁桃体、咽后壁等。如发现咽部黏膜充血、红肿、黏膜腺分泌增多,见于急性咽炎;如咽部黏膜充血、表面粗糙、淋巴滤泡呈簇状增殖,见于慢性咽炎。

扁桃体肿大一般分为三度:不超过咽腭弓者为Ⅰ度,超过咽腭弓者为Ⅱ度,达到或超过咽后壁中线者为Ⅲ度(图 2-3-13)。

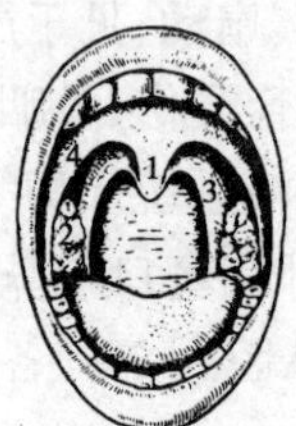
Ⅰ度扁桃体肿大

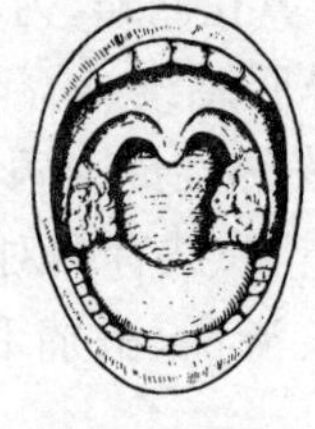
Ⅱ度扁桃体肿大

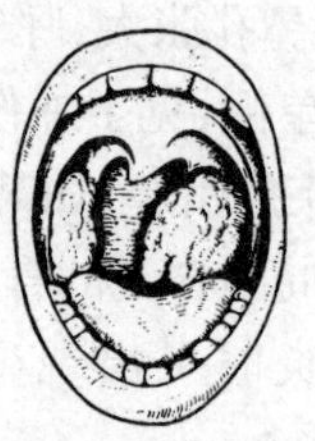
Ⅲ度扁桃体肿大

图 2-3-13 扁桃体位置及其大小分度示意图

二、颈部

颈部检查时让患者取舒适坐位或卧位，解开内衣，充分暴露颈部和肩部，检查时手法应轻柔。

（一）颈部的外形与分区

正常人颈部直立，两侧对称，转头时可见胸锁乳突肌突起。为描述和标记颈部病变的部位，颈部每侧可分为两个大三角区域：颈前三角：为胸锁乳突肌内缘、下颌骨下缘与前正中线之间的区域；颈后三角：为胸锁乳突肌后缘、锁骨上缘与斜方肌前缘之间的区域。

（二）颈部的姿势与运动

正常人坐位时颈部直立，活动自如。如头不能抬起，见于严重消耗性疾病、重症肌无力、进行性肌萎缩等。头部向一侧偏斜称斜颈，见于颈肌外伤、瘢痕收缩、先天性颈肌痉挛和斜颈等。颈部活动受限并伴有疼痛，见于软组织炎症、颈肌扭伤、肥大性脊椎炎、颈椎结核或肿瘤等。颈强直为脑膜受刺激的特征，见于脑膜炎、蛛网膜下腔出血等。

（三）颈部血管

1. 颈静脉充盈与怒张　正常人立位或坐位时颈外静脉不显露，平卧位时可稍见充盈，其充盈的水平仅限于锁骨上缘至下颌角连线的下 2/3 内。超过此水平或在坐位及半坐位时可见明显静脉充盈、怒张，为异常征象，提示颈静脉压升高，见于右心衰竭、缩窄性心包炎、心包积液等情况。

2. 颈动脉搏动　正常人颈部动脉搏动只在剧烈活动后可见，且很微弱。若在安静状态下出现颈部动脉明显搏动，多见于主动脉瓣关闭不全、高血压、甲状腺功能亢进及严重贫血等。

3. 颈部血管杂音　听诊时让患者取坐位，用钟型听诊器听诊。正常人坐位或立位时颈静脉处可闻及柔和低调的连续性杂音，平卧位或压迫颈静脉后消失，为生理性。颈动脉闻及收缩期吹风样高音调的血管性杂音，应考虑大动脉炎或动脉硬化引起的颈动脉或椎动脉狭窄。

（四）颈部包块

引起颈部包块的原因有很多。检查时应注意包块的部位、数目、大小、质地、活动度、与邻近器官的关系、有无压痛等。如为淋巴结肿大，质地不硬，伴有轻度压痛时，可能为非特异性淋巴结炎；如质地较硬，并伴有纵隔、胸腔或腹腔病变的症状或体征时，应考虑恶性肿瘤的淋巴结转移；如为全身性、无痛性淋巴结肿大，则多见于血液系统疾病。如为圆形包块、表面光滑、有囊性感、压迫能使之缩小，刚可能为囊状瘤。如颈部包块弹性大、无全身症状，则应考虑囊肿的可能。来源于甲状腺的包块和肿大的甲状腺在做吞咽动作时会随吞咽上下移

动，借此可与颈部其他包块鉴别。

（五）甲状腺

甲状腺位于甲状软骨的下方和两侧，正常约15～25g，表现光滑、柔软不易触及。甲状腺的检查方法：

1. 视诊 观察甲状腺的大小和对称性。正常人甲状腺外观不突出。检查时嘱被检查者做吞咽动作，可见甲状腺随吞咽动作而上下移动。

2. 触诊 比视诊更能明确甲状腺的轮廓及病变的性质。触诊包括甲状腺峡部和侧叶的检查。

（1）甲状腺峡部：位于环状软骨下方第二至第四气管环前面。检查者站于受检者前面用拇指或站于后面用食指从胸骨上切迹向上触摸，可感到气管前软组织，嘱受检者吞咽，可感到此软组织在手指下滑动，判断有无增大和肿块。

（2）甲状腺侧叶：从前面触诊时，用一手拇指施压于一侧甲状软骨，将气管推向对侧，另一手示、中指在对侧胸锁乳突肌后缘向前推挤甲状腺侧叶，拇指在胸锁乳突肌前缘触诊，配合吞咽动作反复检查，可触及被推挤的甲状腺。同样方法检查另一侧甲状腺（图2-3-14）。

从后面触诊时，类似前面触诊，一手示、中指施压于一侧甲状软骨，将气管推向对侧，另一手拇指在对侧胸锁乳突肌后缘向前方推挤甲状腺，用示、中指在其前缘触诊甲状腺。配合吞咽动作反复检查。用同样方法检查另一侧甲状腺（图2-3-15）。

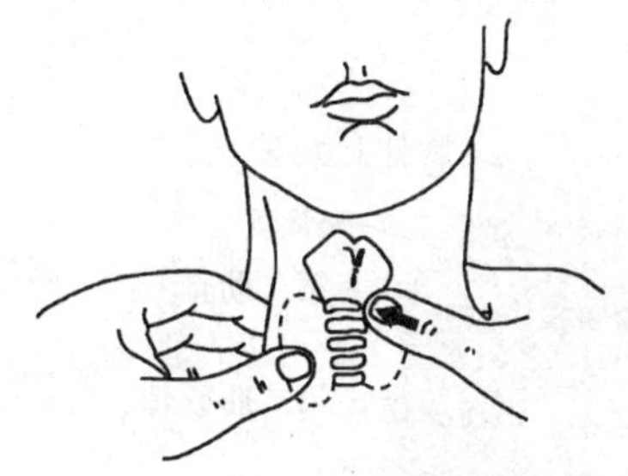

图2-3-14 从前面触诊甲状腺示意图

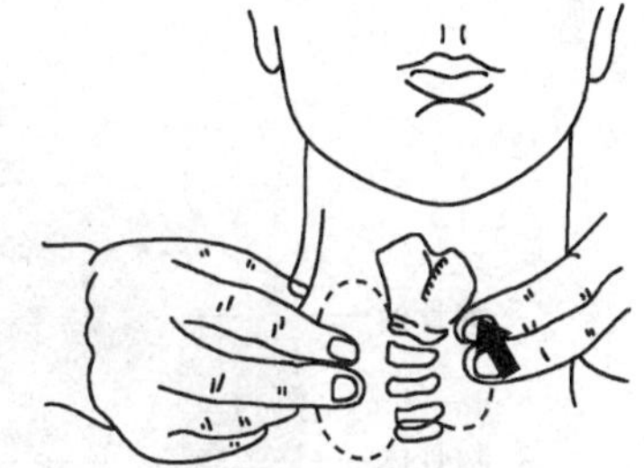

图2-3-15 从后面触诊甲状腺示意图

3. 听诊 触到甲状腺肿大时，用钟型听诊器直接置于甲状腺上听诊，注意有无血管杂音。如听到低调的连续性静脉“嗡鸣”音，对甲状腺功能亢进的诊断有帮助。

甲状腺肿大分可分为三度：不能看出肿大但能触及者为Ⅰ度；能看到肿大又能触及，但在胸锁乳突肌内缘者为Ⅱ度；超过胸锁乳突肌外缘者为Ⅲ度。引起甲状腺肿大的的常见疾病有：

1. 甲状腺功能亢进 肿大的甲状腺质地柔软，触诊时可有震颤，可听到“嗡鸣”样血管杂音。

2. 单纯性甲状腺肿 腺体肿大很明显，可为结节性，也可为弥漫性，不伴有甲状腺功能亢进的体征。

3. 甲状腺癌 甲状腺包块可有结节感，表面不规则、质硬。因发展缓慢，体积有时不大，需与甲状腺腺瘤、颈前区淋巴结肿大相鉴别。

4. 慢性淋巴性甲状腺炎（桥本甲状腺炎） 甲状腺呈弥漫性或结节性肿大，需与甲状腺癌相鉴别。因肿大的炎性腺体将颈总动脉向后方推移，故在腺体后缘可摸到颈总动脉搏动，而甲状腺癌则往往将颈总动脉包绕在癌组织内，触诊时摸不到颈总动脉搏动，可借此进行鉴别。

5. 甲状旁腺腺瘤　甲状旁腺位于甲状腺的后方，如发生腺瘤时也可使甲状腺突出，检查时也随吞咽上下移动，需结合甲状旁腺功能亢进的临床表现加以鉴别。

（六）气管

正常气管位于颈前正中部。检查气管居中时让受检者取坐位或仰卧位，颈部自然直立，医师用食指与环指分别置于两侧胸锁关节上，然后将中指置于气管之上，观察中指是否在食指与环指中间，判断气管有无偏移。根据气管偏移方向可以判断病变的性质。如大量胸腔积液、积气、纵隔肿瘤及单侧甲状腺肿大时可将气管推向健侧，而肺不张、肺硬化、胸膜粘连时可将气管拉向患侧。

第四节　胸部检查

一、胸部体表标志

（一）骨骼标志

1. 胸骨角　位于胸骨上切迹下约 5cm，由胸骨柄与胸骨体的连接处向前突起而成。其两侧分别与左右第 2 肋软骨连接，为计数肋骨和肋间隙顺序的标志。胸骨角还标志支气管分叉、心房上缘和上下纵隔交界及相当于第 5 胸椎水平（图 2-3-16）。

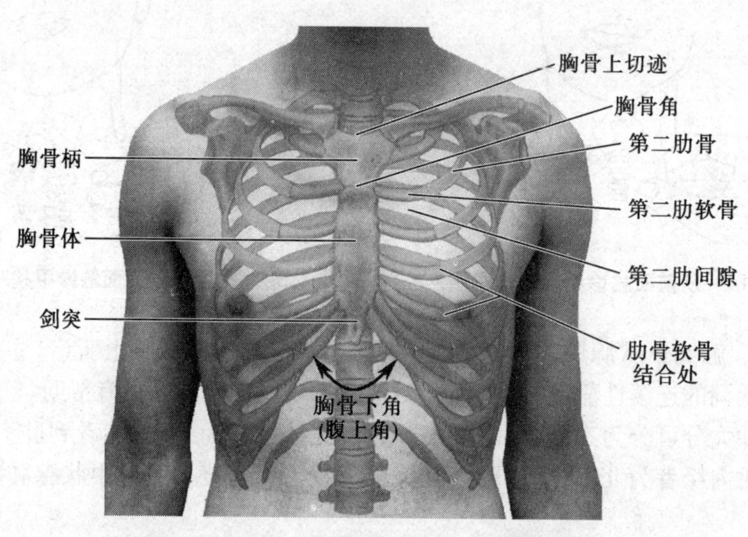

图 2-3-16　胸部的骨骼结构（正面观）

2. 肩胛下角　肩胛骨的最下端，被检查者取直立位两上肢自然下垂时，肩胛下角可作为第 7 或第 8 肋骨水平的标志，或相当于第 8 胸椎的水平。此可作为后胸部计数肋骨的标志。

3. 脊柱棘突　是后正中线的标志。位于颈根部的第 7 颈椎棘突最为突出，其下即为胸椎的起点，常以此处作为计数胸椎的标志。

4. 肋脊角　为第 12 肋骨与脊柱构成的夹角。其前为肾脏和输尿管上端所在的区域。

（二）垂直线标志

前正中线即胸骨中线。为通过胸骨正中的垂直线。即其上端位于胸骨柄上缘的中点，向下通过剑突中央的垂直线(图 2-3-17)。

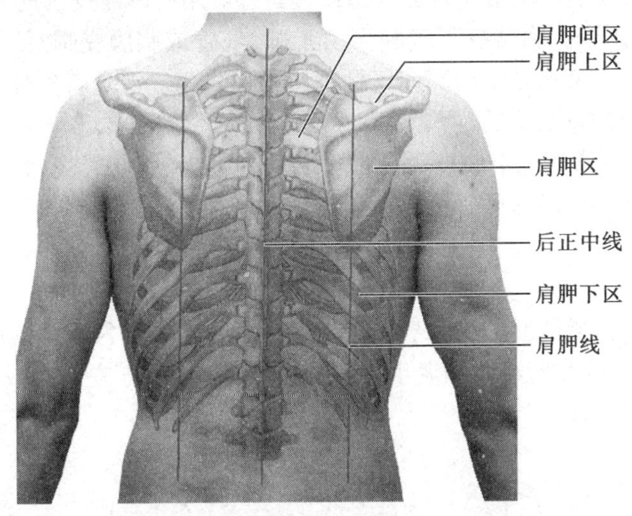

图 2-3-17 胸部体表标志线与分区背面观

锁骨中线(左、右) 为通过锁骨的肩峰端与胸骨端两者中点的垂直线。即通过锁骨中点向下的垂直线。

腋前线(左、右) 为通过腋窝前皱襞沿前侧胸壁向下的垂直线。

腋后线(左、右) 为通过腋窝后皱襞沿后侧胸壁向下的垂直线。

腋中线(左、右) 为自腋窝顶端于腋前线和腋后线之间向下的垂直线。

肩胛线(左、右) 为双臂下垂时通过肩胛下角与后正中线平行的垂直线。

后正中线即脊柱中线 为通过椎骨棘突,或沿脊柱正中下行的垂直线。

（三）自然陷窝和解剖区域

腋窝(左、右) 为上肢内侧与胸壁相连的凹陷部。

胸骨上窝 为胸骨柄上方的凹陷部,正常气管位于其后。

锁骨上窝(左、右) 为锁骨上方的凹陷部,相当于两肺上叶肺尖的上部。

锁骨下窝(左、右) 为锁骨下方的凹陷部,下界为第 3 肋骨下缘。相当于两肺上叶肺尖的下部。

肩胛上区(左、右) 为肩胛冈以上的区域,其外上界为斜方肌的上缘。相当于上叶肺尖的下部。

肩胛下区(左、右) 为两肩胛下角的连线与第 12 胸椎水平线之间的区域。后正中线将此区分为左右两部。

肩胛间区(左、右) 为两肩胛骨内缘之间的区域。后正中线将此区分为左右两部。

二、胸壁、胸廓、乳房

（一）胸壁

1. 静脉 正常胸壁无明显静脉可见,当上腔静脉或下腔静脉血流受阻建立侧支循环时，胸壁静脉可充盈或曲张。上腔静脉阻塞时，静脉血流方向自上而下；下腔静脉阻塞时，血流方向则自下而上。

2. 皮下气肿 胸部皮下组织有气体积存时谓之皮下气肿。以手按压皮下气肿的皮肤，引起气体在皮下组织内移动，可出现捻发感或握雪感。用听诊器按压皮下气肿部位时，可听到类似捻动头发的声音。胸部皮下气肿多由于肺、气管或胸膜受损后，气体自病变部位逸出，积存于皮下所致。亦偶见于局部产气杆菌感染而发生。严重者气体可由胸壁皮下向颈部、腹部或其他部位的皮下蔓延。

3. 胸壁压痛 正常情况下胸壁无压痛。肋间神经炎、肋软骨炎、胸壁软组织炎及肋骨骨折的患者，胸壁受累的局部可有压痛。骨髓异常增生者，常有胸骨压痛和叩击痛，见于白血病患者。

（二）胸廓

两侧大致对称，呈椭圆形。双肩基本在同一水平上。成年人胸廓的前后径较左右径为短，两者的比例约为1∶1.5，小儿和老年人胸廓的前后径略小于左右径或几乎相等。常见的胸廓外形改变(图2-3-18)。

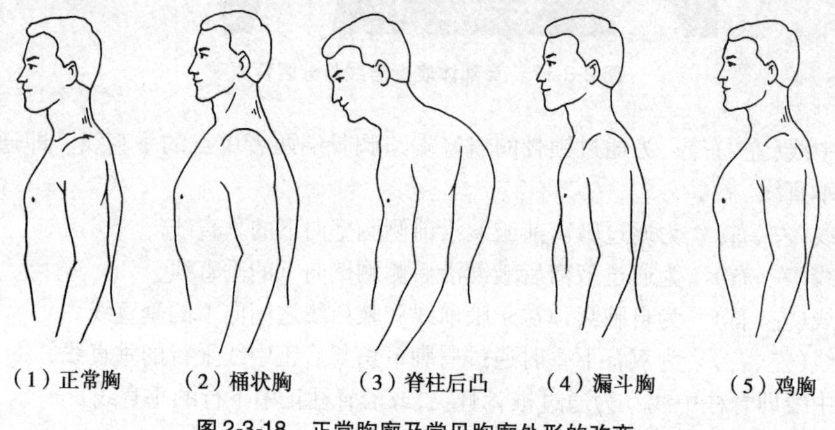

图2-3-18 正常胸廓及常见胸廓外形的改变

1. 扁平胸 胸廓呈扁平状，其前后径不及左右径的一半。见于瘦长体型者，亦可见于慢性消耗性疾病，如肺结核等。

2. 桶状胸 胸廓前后径增加，有时与左右径几乎相等，甚或超过左右径，故呈圆桶状肋骨的斜度变小，其与脊柱的夹角常大于45°。肋间隙增宽且饱满。腹上角增大，且呼吸时改变不明显。见于严重肺气肿的患者，亦可发生于老年或矮胖体型者。

3. 佝偻病胸 为佝偻病所致的胸廓改变，多见于儿童。沿胸骨两侧各肋软骨与肋骨交界处常隆起，形成串珠状，谓之佝偻病串珠。下胸部前面的肋骨常外翻，沿膈附着的部位其胸壁向内凹陷形成的沟状带，称为肋膈沟。若胸骨剑突处显著内陷，形似漏斗，谓之漏斗胸。胸廓的前后径略长于左右径，其上下距离较短，胸骨下端常前突，胸廓前侧壁肋骨凹陷，称为鸡胸。

4. 胸廓一侧或局部变形 胸廓一侧膨隆多见于大量胸腔积液、气胸、或一侧严重代偿性肺气肿。胸廓一侧平坦或下陷常见于肺不张、肺纤维化、广泛性胸膜增厚和粘连等。胸廓局部隆起见于心脏明显肿大、心包大量积液、主动脉瘤及胸内或胸壁肿瘤等。此外，还见于肋软骨炎和肋骨骨折等，前者于肋软骨突起处常有压痛，后者于前后挤压胸廓时，局部常出

现剧痛。

5. 脊柱畸形引起的胸廓改变　严重者因脊柱前凸、后凸或侧凸，导致胸部两侧不对称，肋间隙增宽或变窄。严重脊柱畸形所致的胸廓外形改变可引起呼吸、循环功能障碍。常见于脊柱结核等。

（三）乳房

乳房的检查应依据正确的程序，不能仅检查患者叙述不适的部位，以免发生漏诊，除检查乳房外，还应包括引流乳房部位的淋巴结。检查时患者的衣服应脱至腰部以充分暴露胸部，并有良好的照明。患者采取坐位或仰卧位。一般先作视诊，然后再作触诊。

1. 视诊　观察其对称性、表观情况、乳头位置、大小、分泌物及皮肤有无回缩。皮肤红肿、回缩、溃疡及乳头异常分泌物多提示为炎症或乳腺癌。还应观察腋窝和锁骨上窝，该区为乳房淋巴引流区域，应注意有无红肿、包块、溃疡瘘管和瘢痕等。

2. 触诊　触诊时为便于记录病变部位，以乳头为中心作一垂直线和水平线将乳房分为4个象限（图2-3-19）。被检查者采取坐位或仰卧位，检查者手指和手掌应平置在乳房上，以指腹轻施压力旋转或来回滑动触诊。先检查健侧再检查患侧。检查左侧时由外上象限开始顺时针方向进行，由浅入深触诊直至4个象限检查完毕，最后触诊乳头。以相同方法检查右侧乳房，但按逆时针方向进行。正常乳房呈模糊的颗粒感和柔韧感。触诊时应着重注意有无红、肿、热、痛及包块，乳头有无硬结及分泌物等。乳房触诊后还应仔细触诊腋窝、锁骨上窝及颈部的淋巴结有否肿大或其他异常。

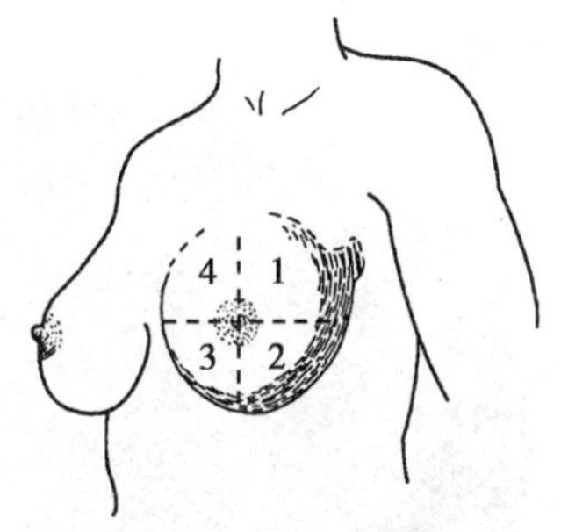

图2-3-19　乳房病变的定位与划区

三、肺与胸膜

检查胸部时患者一般采取坐位或仰卧位，脱去上衣，使腰部以上的胸部能得到充分暴露。室内环境要舒适温暖，良好的光线十分重要。肺和胸膜的检查一般应包括视、触、叩、听四个部分。

（一）视诊

1. 呼吸运动

（1）呼吸形式：成年男性及儿童以腹式呼吸为主，女性呼吸以胸式呼吸为主，两种呼吸运动均不同程度存在。胸部疾患是胸式呼吸减弱，腹式呼吸增强；腹部疾病使腹式呼吸减弱，胸式呼吸增强。

（2）呼吸运动增强与减弱：减弱见于呼吸、心血管、神经系统疾病；增强见于缺氧或耗氧增加的代偿现象。

2. 呼吸频率及节律　详见本章第二节。

（二）触诊

1. 胸廓的扩张度　即呼吸时的胸廓动度。检查时将两手置于胸廓下面的前侧部，或两手平置于患者背部约第10肋骨水平，嘱患者做深呼吸运动，观察比较两手左右拇指的动度是否一致（图2-3-20）。前胸廓下部呼吸运动幅度较大，更容易检查。一侧胸廓扩张受限常见于单侧大量胸腔积液、胸膜炎、胸膜肥厚粘连、单侧膈肌麻痹及单侧肺不张等。

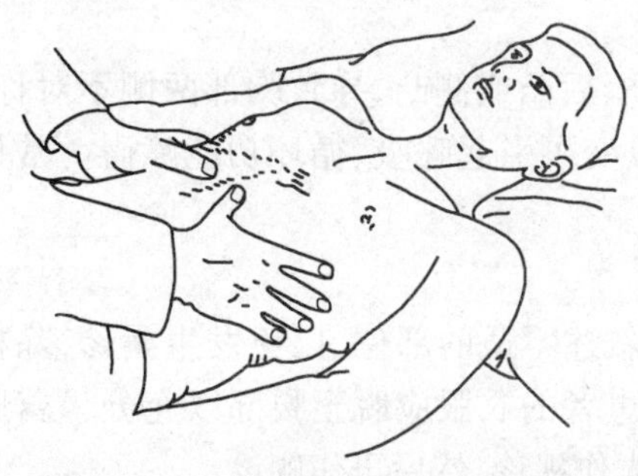

图 2-3-20　胸廓扩张度的检查方法

2. 语音震颤　喉部发声时声波可沿气管、支气管及肺泡传到胸壁，其共鸣所产生的振动可以用手触及，故又称触觉语颤。

（1）检查方法：将左右手掌的尺侧缘轻放于两侧胸壁的对称部位，然后嘱被检查者重复发"yi"长音，比较两侧相应部位语音震颤的异同。检查时两手应自上至下，从内到外，多个部位对应进行（图 2-3-21）。

（2）影响因素：语音震颤主要取决于气管和支气管是否通畅，胸壁传导是否良好。

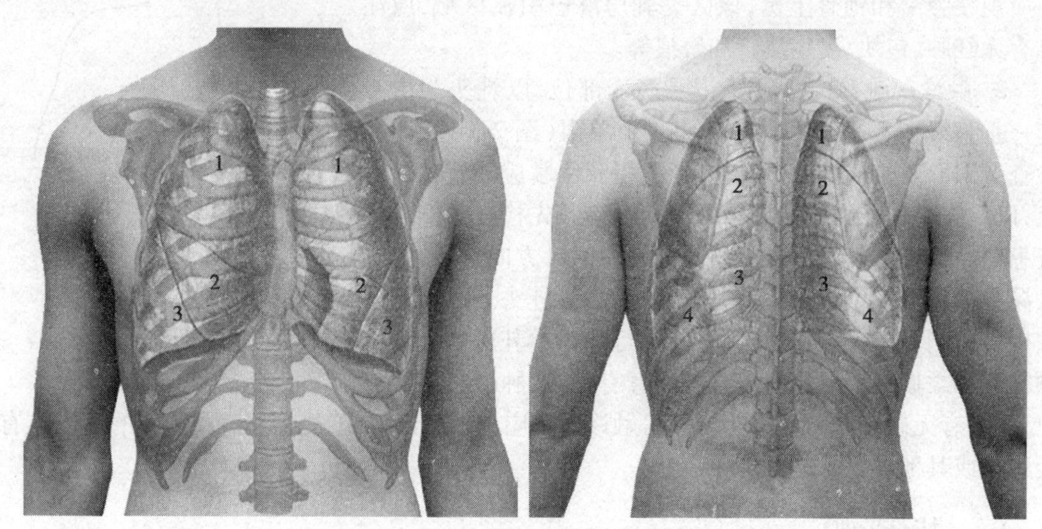

图 2-3-21　语音震颤检查部位及顺序

（3）语音震颤增强见于：①肺泡内有炎症浸润，如大叶性肺炎实变期；②接近胸膜的肺内巨大空腔，如空洞型肺结核。减弱或消失见于：①肺泡内含气量过多，如肺气肿；②支气管阻塞，如阻塞性肺不张；③大量胸腔积液或气胸；④胸膜增厚粘连；⑤胸壁皮下气肿。

3. 胸膜摩擦感　发生急性胸膜炎时，胸膜腔纤维蛋白渗出，表面粗糙，呼吸时脏壁层胸膜相互摩擦，这种感觉可被手触及，称为胸膜摩擦感。检查时常将双手尺侧置于胸廓前下部，因为该处在呼吸时胸廓动度最大。这种感觉随呼吸而出现，屏住呼吸后消失，借此可与心包摩擦感鉴别。

（三）叩诊

1. 叩诊方法　肺部叩诊有间接叩诊和直接叩诊两种方法，前者较为普遍。

2. 正常胸部叩诊音　正常胸部叩诊为清音，其音响强弱和音调高低与肺组织含气量、胸壁厚度以及邻近器官的影响有关。正常前胸部叩诊音（图 2-3-22）。

3. 肺界叩诊

（1）肺上界：自斜方肌前缘中央部开始，分别向内、向外叩诊，至清音变为浊音处则为肺上界的内、外侧中点。正常人该清音带的宽度约 4～6cm，增宽见于肺气肿；缩窄见于肺尖结核。

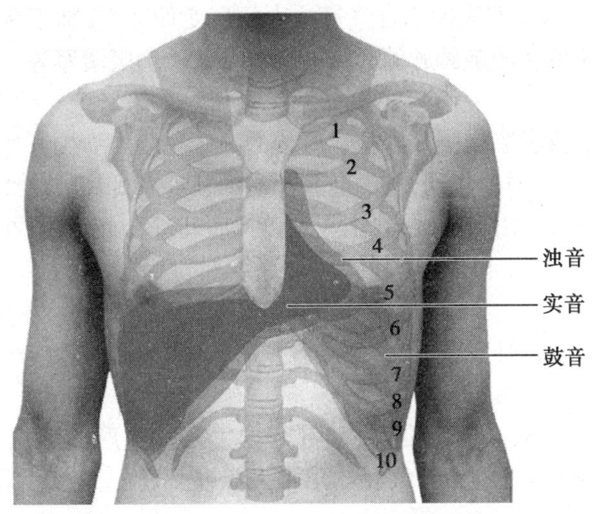

图 2-3-22 正常胸部叩诊音

（2）肺下界：两侧肺下界平静呼吸时位于锁骨中线第 6 肋间隙，腋中线第 8 肋间隙，肩胛线第 10 肋间隙。矮胖者肺下界可上升 1 个肋间隙，瘦长者可下降 1 个肋间隙。病理情况下，肺气肿和腹腔内脏下垂使肺下界下移，肺不张、腹内压升高会使肺下界上移。

（3）肺下界的移动范围：相当于呼吸时膈肌的移动范围。叩诊方法是：分别于深呼气、深吸气后屏气，于肩胛线上叩出肺下界，二者之间的距离即为肺下界的移动范围。正常成人肺下界移动范围为 6 ~ 8cm（图 2-3-23）。

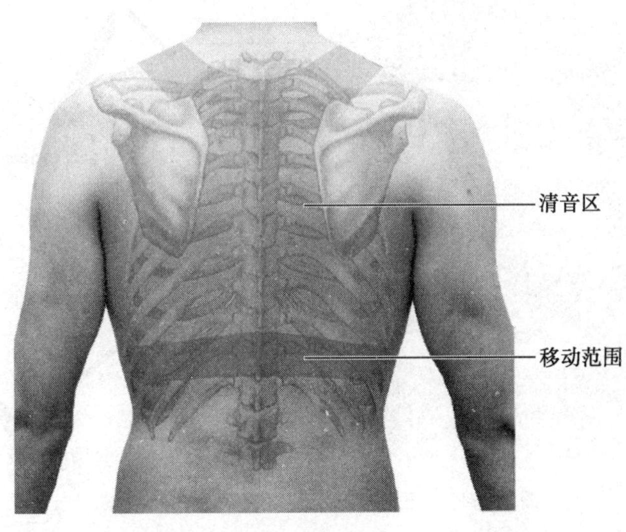

图 2-3-23 正常肺尖宽度与肺下界移动范围

4. 胸部异常叩诊音 在正常肺部清音区内出现以下叩诊音即为异常叩诊音，提示肺、胸膜、胸壁或膈肌存在病变。

（1）过清音：见于肺张力减弱而含气量增多时，如肺气肿等。

（2）鼓音：见于气胸及靠近胸壁的直径大于 3 ~ 4cm 的肺内空腔性病变，如空洞型肺结核等。

（3）浊音或实音：①肺部大面积含气量减少的病变如肺炎、肺不张等；②肺内不含气的占位病变如肺肿瘤、未液化的肺脓肿等；③胸膜腔积液；④胸膜增厚等。

（四）听诊

肺部听诊时，被检查者取坐位或卧位。听诊的顺序一般由肺尖开始，自上而下分别检查前胸部、侧胸部和背部，与叩诊相同，听诊前胸部应沿锁骨中线和腋前线；听诊侧胸部应沿腋中线和腋后线；听诊背部应沿肩胛线，自上至下逐一肋间进行，而且要在上下、左右对称的部位进行对比。被检查者微张口做均匀的呼吸，必要时可做较深的呼吸或咳嗽数声后立即听诊。

肺部听诊的内容：正常呼吸音、异常呼吸音、啰音、听觉语音、胸膜摩擦音。

1. 正常呼吸音主要有以下几种

（1）支气管呼吸音：吸入气流在声门、气管或主支气管形成湍流所产生的声音，颇似"ha"声，音强而调高，吸气相短于呼气相。正常人于喉部、胸骨上窝、背部第6、7颈椎及第1、2胸椎附近可闻及。

（2）支气管肺泡呼吸音：兼有支气管呼吸音和肺泡呼吸音的特点，音调较高且响亮，吸气相与呼气相大致相同。正常人于胸骨角两侧第1、2肋间、肺尖及肩胛间区第3、4胸椎水平可闻及。

（3）肺泡呼吸音：为空气进出细支气管、肺泡所形成，为一种柔和吹风样的"fu—fu"声，吸气时音响较强、音调较高、时相较长，呼气时音响较弱、音调较低、时相较短。肺泡呼吸音在大部分肺野内均可闻及（图2-3-24）。

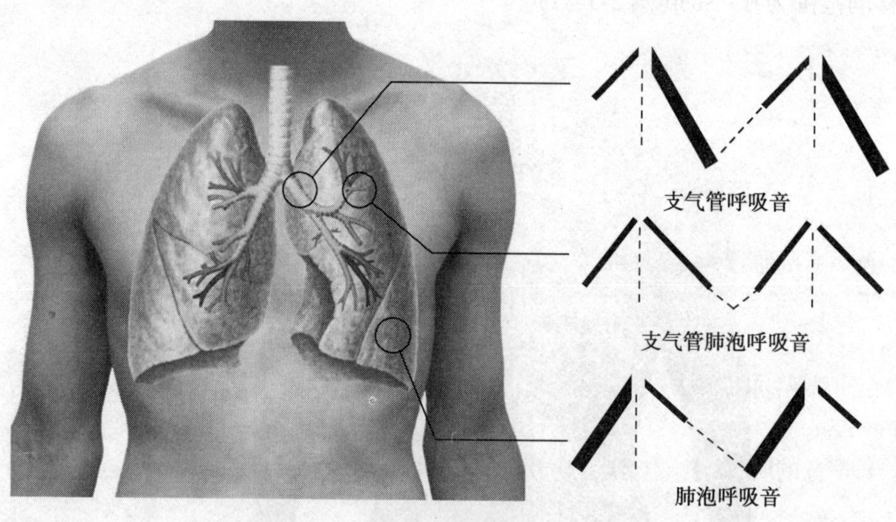

图2-3-24 正常情况下呼吸音的分布及特点

2. 异常呼吸音

（1）异常肺泡呼吸音：①肺泡呼吸音减弱，见于胸廓活动受限、呼吸肌运动障碍、支气管阻塞、胸膜腔病变及腹部疾病等；②肺泡呼吸音增强，见于机体需氧量增加、缺氧、酸中毒等使呼吸中枢兴奋性增加的情况；③呼气音延长，见于支气管哮喘、肺气肿等。

（2）异常支气管呼吸音：在正常肺泡呼吸音部位听到的支气管呼吸音，又称管样呼吸音。见于肺组织实变，肺内大空腔及压迫性肺不张等。

(3) 异常支气管肺泡呼吸音:在正常肺泡呼吸音部位听到的支气管肺泡呼吸音。见于支气管炎或肺炎、肺结核早期等。

3. 啰音 是呼吸音以外的附加音,正常肺部不存在啰音。啰音按性质不同分为湿啰音和干啰音。

(1) 湿啰音:系由于吸气时气体通过呼吸道内的分泌物造成水泡破裂所产生的声音,故又称水泡音。也可由于小支气管壁因分泌物粘着而陷闭,当吸气时突然张开所产生的爆裂音。

1) 湿啰音的听诊特点:断续而短暂,多见于吸气相,部位和性质较恒定,咳嗽后可减轻或消失。

2) 湿啰音的分类:按音响强度可分为响亮性湿啰音和非响亮性湿啰音两种。

按呼吸道腔径大小和腔内渗出物多少可分为粗、中、细湿啰音和捻发音(图 2-3-25)。①粗湿啰音又称大水泡音,多见于吸气早期,发生于气管、大支气管或空洞部位;②中湿啰音又称中水泡音,多见于吸气中期,发生于中等支气管;③细湿啰音又称小水泡音,多见于吸气后期,发生于小支气管;④捻发音是一种极细而均匀一致的湿啰音,颇似在耳边捻搓一束头发所发出的声音,多见于吸气终末。

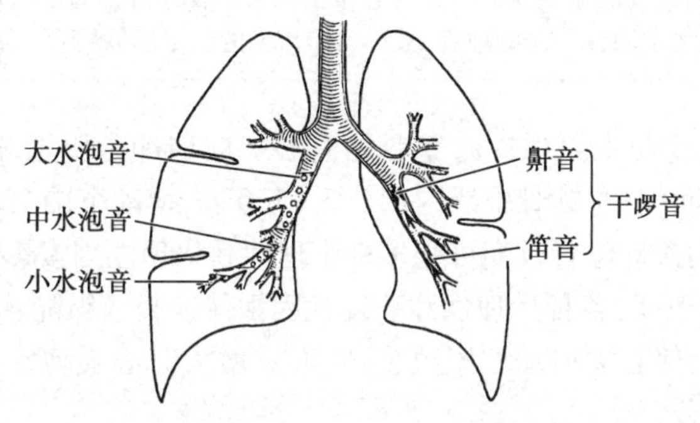

图 2-3-25 啰音发生的部位

3) 湿啰音的临床意义:局限性湿啰音提示肺局部病变,如肺炎、肺结核或支气管扩张等。两侧肺底对称性湿啰音常见于心力衰竭所致的肺淤血等。两肺野满布湿啰音常见于急性肺水肿和严重的支气管肺炎。

(2) 干啰音:亦称哮鸣音,系由于呼吸道狭窄或部分阻塞,空气吸入或呼出时发生湍流所产生的声音。

1) 干啰音的听诊的特点:持续时间较长而带乐性,音调高,呼气时明显,强度、性质和部位易变。

2) 干啰音的分类:可分为:①高调干啰音,又称哨笛音,呈短促的"zhi—zhi"声,多起源于较小的支气管或细支气管;②低调干啰音,又称鼾音,呈呻吟声或鼾声的性质,多发生于气管或主支气管。

3) 干啰音的临床意义:肺部局限性干啰音常见于支气管内膜结核及肿瘤等;双侧肺部干啰音常见于支气管哮喘、慢性支气管炎和心源性哮喘等。

4. 听觉语音临床意义同触诊语音震颤。

5. 胸膜摩擦音 当脏、壁层胸膜因纤维素渗出而变得粗糙时,随呼吸可出现胸膜摩擦音。其性质粗糙,似指腹摩擦耳郭时的声音,吸气末、呼气初明显,屏气时消失,前下侧胸壁听诊明显。多见于纤维素性胸膜炎、肺梗死、胸膜肿瘤及尿毒症等。

四、心脏检查

心脏检查是心血管疾病诊断的基本功，在对患者详细询问病史的基础上，进一步认真对心脏进行视诊、触诊、叩诊、听诊检查，对于初步诊断有无心脏疾病具有重要意义。即使现代心血管检查方法日新月异，心脏体格检查仍是每个医师必须掌握的技能。心脏检查时应注意：①周围环境要安静，光线要充足；②患者采取合适的体位；③检查时胸部要充分暴露。

（一）视诊

患者尽可能取卧位，也可取坐位。

1. 心前区隆起　正常人心前区与右侧对称，无异常隆起。心前区隆起常由于某些先天或后天原因导致心脏增大（尤其是右心室肥大）向前挤压胸廓所致。见于法洛四联症等。

知识链接

法洛四联症

是联合的先天性心脏血管畸形，包括肺动脉口狭窄、心室间隔缺损、主动脉右位（骑跨于缺损的心室间隔上）、右心室肥大等四种情况，本病是最常见的紫绀型先天性心脏血管病。只有心室间隔缺损、肺动脉口狭窄和右心室肥大而无主动脉骑跨的患者，被称为非典型的法洛四联症。

2. 心尖搏动　心尖搏动主要由左心室收缩时心尖向前冲击胸壁相应部位而成。正常成人心尖搏动位于第5肋间，左锁骨中线内侧0.5～1.0cm，搏动范围为2.0～2.5cm。

心尖搏动移位：心尖搏动位置改变可受多种生理性和病理性因素影响。

（1）心尖搏动位置改变：各种生埋性和病理性因素使横膈或纵隔移位，使心尖搏动随之移位。心脏增大时，也会使心尖搏动位置改变：左心室增大时心尖搏动向左下移位；右心室增大时心尖搏动向左移位。

（2）心尖搏动强度和范围改变：正常心尖搏动通常明显可见，胸壁厚、肺气肿或女性乳房遮盖时不易看清。①心尖搏动增强，见于剧烈运动、情绪激动、高热、严重贫血、甲状腺功能亢进、高血压及左室肥大等；②心尖搏动减弱：心肌病变（心肌炎、心肌病、急性心肌梗死）心尖搏动减弱且弥散；左侧大量胸腔积液及气胸、心包积液、肺气肿等心尖搏动减弱或消失。

（3）负性心尖搏动：为心脏收缩时心尖搏动内陷，见于粘连性心包炎或重度右心室肥大心脏顺钟向转位时。

3. 心前区异常搏动

（1）胸骨左缘第3、4肋间搏动：见于右心室肥大。

（2）剑突下搏动：该搏动可能是右心室收缩期搏动，也可由腹主动脉搏动产生。病理情况下，前者可见于肺源性心脏病右心室肥大者，后者常由腹主动脉瘤引起。鉴别搏动来自右心室或腹主动脉的方法有两种：一是患者深吸气后，搏动增强则为右室搏动，减弱则为腹主动脉搏动。二是手指平放从剑突下向上压入前胸壁后方，右心室搏动冲击手指末端而腹主动脉搏动则冲击手指掌面。另外，消瘦者的剑突下搏动可能来自正常的腹主动脉搏动或心脏垂位时的右心室搏动。

（3）心底部异常搏动：胸骨左缘第2肋间搏动多见于肺动脉高压或肺动脉扩张，或正常人体力活动及情绪激动时。胸骨右缘第2肋间搏动多见于主动脉弓动脉瘤或主动脉扩张。

（二）触诊

心脏触诊是检查者用右手全手掌、手掌尺侧（小鱼际）、食指和中指指腹并拢同时触诊，必要时也可单指指腹触诊。

1. 心尖搏动及心前区搏动　触诊除可进一步确定心尖搏动的位置外，尚可判断心尖或心前区的抬举性搏动。心尖区抬举性搏动是左室肥厚的重要体征。心尖搏动向外凸起的冲动标志着收缩期的开始，由此可判定收缩期或舒张期。

2. 震颤　震颤为触诊时手掌感到的一种细小振动感，与在猫颈部触到的呼吸震颤类似，又称猫喘。震颤的发生机制为血液经狭窄的口径或异常通道形成涡流造成瓣膜、血管壁或心腔壁震动传至胸壁所致。震颤可分为收缩期震颤、舒张期震颤和连续性震颤。若能触及震颤，多数在相应的部位能听到响亮的杂音，是心脏器质性病变的重要体征。震颤常见相关疾病（表 2-3-4）。

表 2-3-4　心前区震颤的临床意义

部位	时相	常见病变
胸骨右缘第 2 肋间	收缩期	主动脉瓣狭窄
胸骨左缘第 2 肋间	收缩期	肺动脉瓣狭窄
胸骨左缘 3～4 肋间	收缩期	室间隔缺损
胸骨左缘第 2 肋间及锁骨下区	连续性	动脉导管未闭
心尖区	舒张期	二尖瓣狭窄

3. 心包摩擦感　为心包脏层和壁层因纤维素渗出而在心脏搏动时相互摩擦产生振动传至胸壁所致，可在心前区或胸骨左缘第 4 肋间触及，前倾体位或呼气末更为明显，收缩期和舒张期均可触及，但收缩期更明显。见于纤维蛋白渗出性心包炎。

（三）叩诊

用于确定心界大小及其形状。

1. 叩诊方法和顺序　叩诊采用间接叩诊法，受检者一般取平卧位，以左手中指作为叩诊板指，板指与肋间平行放置，取坐位时，板指可与肋间垂直，必要时分别进行坐、卧位叩诊，并注意两种体位时心浊音界的不同改变。叩诊时，板指平置于心前区拟叩诊部位，以右手中指及右腕关节活动均匀叩击板指，并且由外向内逐渐移动板指，以听到声音由清变浊来确定心浊音界。叩诊顺序是先叩左界，后叩右界。左侧在心尖搏动外 2～3cm 处开始，由外向内，逐个肋间向上，直至第 2 肋间。右界叩诊先叩出肝上界，然后于其上一肋间由外向内，逐一肋间向上叩诊，直至第 2 肋间。对各肋间叩得的浊音界逐一作出标记，并测量其与胸骨中线间的垂直距离。

2. 正常心浊音界　正常心脏左界自第 2 肋间起向外逐渐形成一外凸弧形，直至第 5 肋间。右界各肋间几乎与胸骨右缘一致，仅第 4 肋间稍超过胸骨右缘。以胸骨中线至心浊音界线的垂直距离（cm）表示正常成人心相对浊音界（表 2-3-5），并标出胸骨中线与左锁骨中线的间距。

3. 心浊音界各部的组成　心脏左界第 2 肋间处相当于肺动脉段，第 3 肋间为左心耳，第 4、5 肋间为左心室，其中血管与心脏左心交接处向内凹陷，称心腰。右界第 2 肋间相当于升主动脉和上腔静脉，第3肋间以下为右心房（图2-3-26）。

表2-3-5　正常成人心脏相对浊界

右界(cm)	肋间	左界(cm)
2～3	Ⅱ	2～3
2～3	Ⅲ	3.5～4.5
3～4	Ⅳ	5～6
	Ⅴ	7～9

（左锁骨中线距胸骨中线为8～10cm）

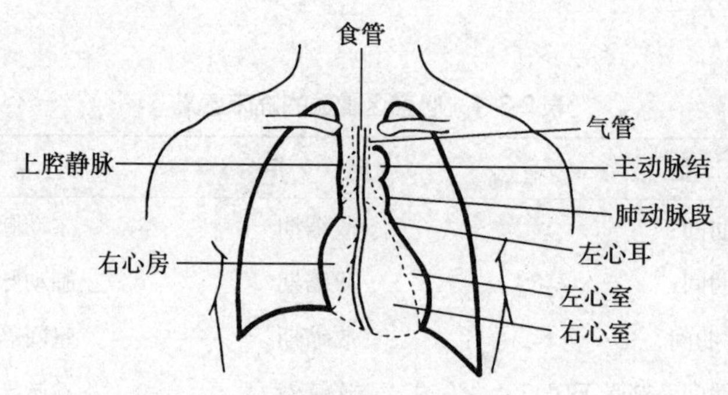

图2-3-26　心脏各个部位在胸壁的投影

4. 心浊音界改变及其临床意义　心浊音界改变受心脏本身病变和心脏以外因素的影响。

（1）心脏以外因素：可以造成心脏移位或心浊音界改变，如一侧大量胸腔积液或气胸可使心界移向健侧，一侧胸膜粘连、增厚与肺不张则使心界移向病侧。大量腹水或腹腔巨大肿瘤可使横膈抬高、心脏横位，以致心界向左增大等。肺气肿时心浊音界变小。

（2）心脏本身病变：包括心房、心室增大与心包积液等，其心浊音界的改变情况和临床常见疾病（表2-3-6）。

表2-3-6　心浊音界改变的心脏因素和临床常见疾病

因　素	心 浊 音 界	临床常见疾病
左心室增大	向左下增大，心腰加深，心界似靴形	主动脉关闭不全等
右心室增大	轻度增大：绝对浊音界增大，相对浊音界无明显改变 显著增大：心界向左右两侧增大	肺源性心脏病或房间隔缺损
左右心室增大	心浊音界向两侧增大，且左界向左下增大，称普大形	扩张型心肌病等
左心房增大或合并肺动脉段扩大	左房与肺动脉段均增大：胸骨左缘第2、3肋间心界增大，心腰更为丰满或膨出，心界如梨形	二尖瓣狭窄等
主动脉扩张	胸骨右缘第1、2肋间浊音界增宽，常伴收缩期搏动	升主动脉瘤等
心包积液	两侧增大，相对、绝对浊音界几乎相同，并随体位而改变，坐位时心界称三角形烧瓶样，卧位时心底部浊音增宽	心包积液

（四）听诊

心脏听诊是心脏物理诊断中最重要和较难掌握的方法。听诊时，患者多取卧位或坐位。疑有二尖瓣狭窄者，宜嘱患者取左侧卧位；对疑有主动脉瓣关闭不全者宜取坐位且上半身前倾。

1. 心脏瓣膜听诊区　心脏各瓣膜关闭时所产生的声音传导至体表最易听清的部位称心脏瓣膜听诊区，与其解剖部位不完全一致。通常有5个听诊区（图2-3-27）。它们分别为：

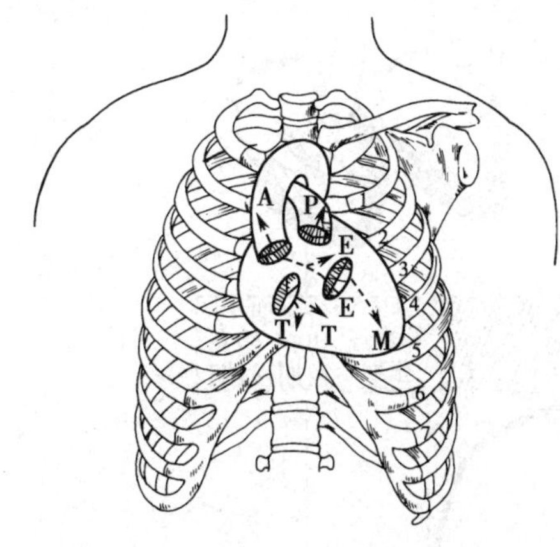

图2-3-27　心脏各瓣膜解剖部位及瓣膜听诊区

M：二尖瓣区　A：主动脉瓣区　E：主动脉瓣第二听诊区（Erb区）　P：肺动脉瓣区　T：三尖瓣区

（1）二尖瓣区：位于心尖搏动最强点，又称心尖区；

（2）肺动脉瓣区：胸骨左缘第2肋间；

（3）主动脉瓣区：胸骨右缘第2肋间；

（4）主动脉瓣第二听诊区：胸骨左缘第3肋间，又称Erb区；

（5）三尖瓣区：胸骨下端左缘，即胸骨左缘第4、5肋间。

2. 听诊顺序　通常的听诊顺序可以从心尖区开始，逆时针方向依次听诊：先听心尖区再听肺动脉瓣区，然后为主动脉瓣区、主动脉瓣第二听诊区，最后是三尖瓣区。

3. 听诊内容　包括心率、心律、心音、额外心音、杂音和心包摩擦音。

（1）心率：指每分钟心搏次数。正常成人在安静、清醒的情况下心率范围为60～100次/分钟，老年人偏慢，女性稍快，儿童较快，<3岁的儿童多在100次/分钟以上。凡成人心率超过100次/分钟，婴幼儿心率超过150次/分钟称为心动过速。心率低于60次/分钟称为心动过缓。心动过速与过缓可有短暂性或持续性，可由多种生理性、病理性或药物性因素引起。

（2）心律：指心脏跳动的节律。正常人心律基本规则，部分青年人可出现随呼吸改变的心律，吸气时心率增快，呼气时减慢，称窦性心律不齐，一般无临床意义。听诊所能发现的心律失常最常见的有期前收缩和心房颤动。

期前收缩是指在规则心律基础上，突然提前出现一次心跳，其后有一较长间歇。如果期前收缩规律出现，可形成联律，例如连续每一次窦性搏动后出现一次期前收缩，称二联律；每两次窦性搏动后出现一次期前收缩则称为三联律，以此类推。

心房颤动的听诊特点是心律绝对不规则、第一心音强弱不等和脉率少于心率，后者称脉搏短绌。心房颤动的常见原因有二尖瓣狭窄、高血压、冠心病和甲状腺功能亢进症等。

（3）心音：共有4个心音，按其在心动周期中出现的先后依次命名为第一心音（S_1），第二心音（S_2），第三心音（S_3）和第四心音（S_4）。通常情况下只能听到第一、第二心音，在青少年中可闻及第三心音，而第四心音一般情况下听不到，若听到多为病理性（图2-3-28）。

第一心音：发生在心室的等容收缩期，标志着心室收缩期开始，约在心电图QRS波群开始后0.02～0.04秒。产生机制主要由二尖瓣和三尖瓣关闭，瓣叶突然紧张产生振动发出的声音。听诊特点为音调较低钝，强度较响，持续时间较长（持续约0.1秒），与心尖搏动同时出现，在心尖部最清楚。

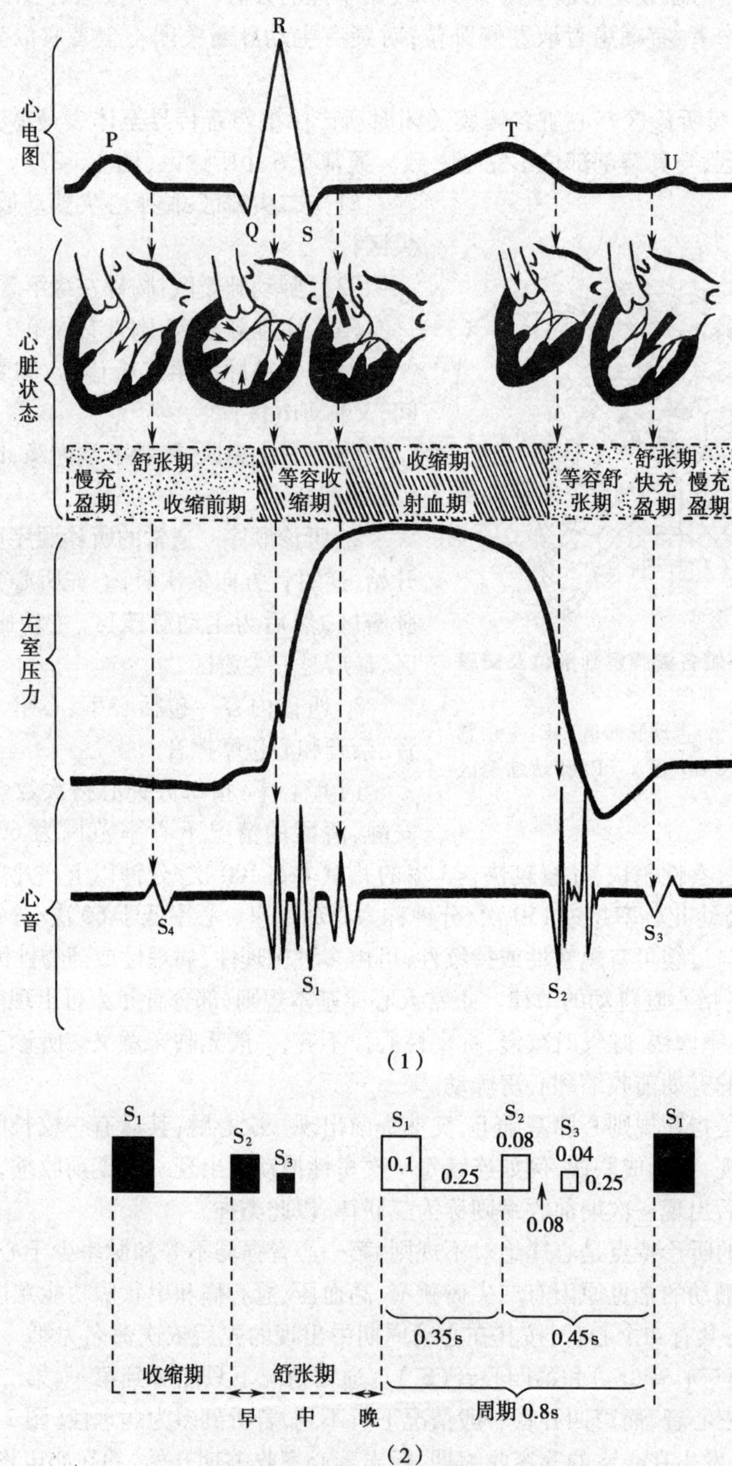
心电图
P
R
T
U
Q
S
心脏状态
慢充盈期
舒张期
收缩前期
等容收缩期
收缩期
射血期
等容舒张期
舒张期
快充盈期
慢充盈期
左室压力
心音
S_4
S_1
S_2
S_3
(1)
S_1
S_2
S_3
S_1
0.1
0.25
S_2
0.08
S_3
0.04
0.25
0.08
S_1
0.35s
0.45s
收缩期
舒张期
早
中
晚
周期 0.8s
(2)

图 2-3-28 心动周期图

第二心音：发生在心室的等容舒张期，标志着心室舒张期开始，约在心电图 T 波的终末或稍后。产生机制主要由主动脉和肺动脉内血流突然减速以及主动脉瓣和肺动脉瓣突然关闭引起瓣膜振动所产生的声音。听诊特点为音调较高而脆，强度较 S_1 弱，持续时间较短（约 0.08 秒），在心底部最响。S_2 由两个成分组成：主动脉瓣关闭在前，形成主动脉瓣成分（A_2），肺动脉瓣关闭在后，形成肺动脉瓣成分（P_2）。

第三心音：发生在心室快速充盈期之末，距 S_2 后约 0.12～0.18 秒。产生机制为心室快速充盈期末血流流速突然改变，冲击室壁和瓣膜发生振动所产生的声音。听诊特点为音调低钝而重浊，强度弱，持续时间短（约 0.04 秒），心尖部及其内上方于仰卧位较清晰。正常仅于儿童和青少年能听到。

第四心音：发生在心室舒张末期，约在 S_1 前 0.1 秒，也叫心房音。正常心房收缩听不到声音，但当异常情况下心房收缩使房室瓣装置突然紧张产生振动，则形成 S_4。听诊特点为音调低、沉浊，强度弱，心尖部及其内侧较清晰。正常情况下不能闻及，听到则多为病理性。

心音改变及其临床意义：

1）心音强度改变：S_1 强度主要受心室收缩力、瓣膜位置高低、瓣膜活动性以及胸壁厚度、肺含气量多少等因素的影响。①S_1 增强，常见于二尖瓣狭窄、高热、贫血、甲状腺功能亢进时；②S_1 减弱，见于二尖瓣关闭不全、PR 间期延长、主动脉瓣关闭不全以及使心肌收缩力减弱的心肌病变；③S_1 强弱不等，常见于房颤及Ⅲ度房室传导阻滞。

S_2 强度改变主要与循环阻力的大小、血压的高低和半月瓣的解剖改变有关。其中 A_2 在主动脉瓣区听诊最清楚，而 P_2 在肺动脉瓣区听诊最清楚。①S_2 增强，常见于高血压、肺心病及左向右分流的先心病等；②S_2 减弱，常见于低血压、主动脉瓣或肺动脉瓣狭窄和关闭不全等。

2）心音性质改变：当大面积急性心肌梗死等心肌严重病变时，S_1 和 S_2 均减弱，且强度和音调极相似，形成“单音律”。当心率增快时，心室收缩期与舒张期时间几乎相等，听诊类似钟摆声，又称“钟摆律”或“胎心律”。

3）心音分裂：正常心室收缩和舒张时，左室收缩略早于右室，三尖瓣关闭较二尖瓣延迟 0.02～0.03 秒，肺动脉瓣较主动脉瓣延迟约 0.03 秒，但人耳不能辨别如此细微的时差，听诊是一个声音。如果二尖瓣和三尖瓣或主动脉瓣和肺动脉瓣关闭的时差延长导致听诊时 S_1 或 S_2 分裂成两个声音，即为心音分裂。

S_1 分裂：S_1 的分裂常见于心室电活动或机械活动延迟，使三尖瓣关闭明显迟于二尖瓣。电活动延迟见于完全性右束支传导阻滞，机械活动延迟见于肺动脉高压等，由于右心室开始收缩时间晚于左心室、三尖瓣延迟关闭，以致 S_1 分裂。

S_2 分裂：临床上较常见，以肺动脉瓣区明显。见于下列情况：①生理性分裂：吸气时分裂，呼气时不分裂，常见于健康青少年；②通常分裂是临床上最为常见的 S_2 分裂，也受呼吸影响，见于某些使右室排血时间延长的情况，如二尖瓣狭窄伴肺动脉高压、肺动脉瓣狭窄等；③固定分裂：指 S_2 分裂不受吸气、呼气的影响，S_2 分裂的两个成分时距较固定，可见于先天性心脏病房间隔缺损；④反常分裂又称逆分裂：指主动脉瓣关闭迟于肺动脉瓣，吸气时分裂不明显，呼气时分裂。S_2 逆分裂是病理性体征，见于完全性左束支传导阻滞，主动脉瓣狭窄或重度高血压时，也可出现 S_2 反常分裂（图 2-3-29）。

（4）额外心音：指在正常之外听到的病理性附加心音，与心脏杂音不同。与原有的心音 S_1、S_2 构成三音律，如奔马律、开瓣音和心包叩击音等。

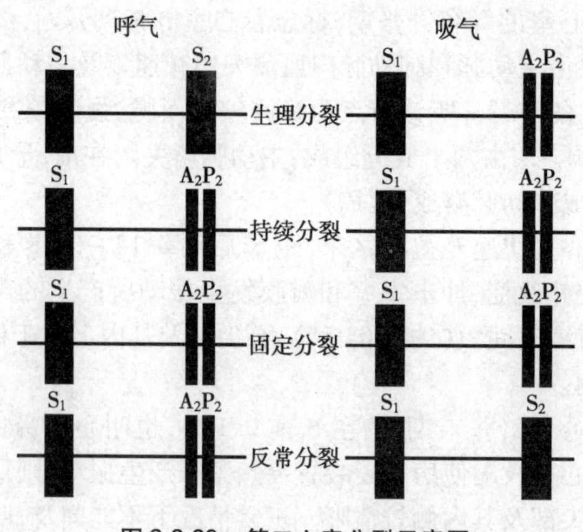

图 2-3-29　第二心音分裂示意图

舒张期额外心音：

1）奔马律：系一种额外心音发生在舒张期的三音心律，由于同时常存在的心率增快，额外心音与原有的 S_1、S_2 组成类似马奔跑时的蹄声，故称奔马律。奔马律是心肌严重损害的体征。按其出现时间的早晚可分三种：①舒张早期奔马律：最为常见，是病理性的 S_3。常伴有心率增快，使 S_2 和 S_3 的间距与 S_1 和 S_2 的间距相仿，听诊音调低、强度弱，又称第三心音奔马律。一般认为舒张早期奔马律是由于心室舒张期负荷过重，心肌张力减低与顺应性减退，以致心室舒张时，血液充盈引起室壁振动。舒张早期奔马律的出现，提示有严重器质性心脏病，常见于心力衰竭、急性心肌梗死、重症心肌炎与扩张性心肌病等；②舒张晚期奔马律：又称收缩期前奔马律或房性奔马律，发生于 S_4 出现的时间，为增强的 S_4。该奔马律的发生与心房收缩有关多见于阻力负荷过重引起心室肥厚的心脏病，如高血压性心脏病、肥厚型心肌病、主动脉瓣狭窄等；③重叠型奔马律：为舒张早期和晚期奔马律在快速性心率或房室传导时间延长时在舒张中期重叠出现引起，常见于心肌病或心力衰竭。

2）开瓣音：又称二尖瓣开放拍击音，常位于 S_2 后 0.05～0.06 秒，见于二尖瓣狭窄而瓣膜尚柔软时。由于舒张早期血液自高压力的左房迅速流入左室，导致弹性尚好的瓣叶迅速开放后又突然停止，使瓣叶振动引起的拍击样声音。听诊特点为音调高、历时短促而响亮、清脆，呈拍击样，在心尖内侧较清楚。开瓣音的存在可作为二尖瓣瓣叶弹性尚好的间接指标，是二尖瓣分离术重要参考。

3）心包叩击音：见于缩窄性心包炎，在 S_2 后约 0.09～0.12 秒出现的中频、较响而短促的额外心音。为舒张早期心室快速充盈时，由于心包增厚，阻碍心室舒张以致心室在舒张时被迫骤然停止，导致室壁振动产生的声音，在胸骨左缘最易闻及。

收缩期额外心音：

1）收缩早期喷射音：又称收缩早期喀喇音，为高频爆裂样声音，高调、短促而清脆，紧接于 S_1 后约 0.05～0.07 秒，在心底部听诊最清楚。其产生机制为扩大的肺动脉或主动脉在心室射血时动脉壁振动，以及在主、肺动脉阻力增高的情况下半月瓣瓣叶用力开启，或狭窄的瓣叶在开启时突然受限产生振动所致。根据发生部位可分为肺动脉收缩期喷射音和主动脉收缩期喷射音。①肺动脉收缩期喷射音：见于肺动脉高压、原发性肺动脉扩张、轻中度肺动脉瓣狭窄和房间隔缺损、室间隔缺损等疾病；②主动脉收缩期喷射音：见于高血压、主动脉

瘤、主动脉瓣狭窄、主动脉瓣关闭不全与主动脉缩窄等。

2）收缩中、晚期喀喇音：高调、短促、清脆，如关门落锁的 Ka-Ta 样声音，在心尖区及其稍内侧最清楚。喀喇音出现在S_1后0.08秒者称收缩中期喀喇音，0.08秒以上者为收缩晚期喀喇音。喀喇音可由房室瓣（多数为二尖瓣）在收缩中、晚期脱入左房，瓣叶突然紧张或其腱索的突然拉紧产生震动所致，这种情况临床上称为二尖瓣脱垂。由于二尖瓣脱垂可造成二尖瓣关闭不全，血液由左室反流至左房，因而二尖瓣脱垂患者可同时伴有收缩晚期杂音。收缩中、晚期喀喇音合并收缩晚期杂音也称二尖瓣脱垂综合征。

（5）心脏杂音：心脏杂音是指在心音与额外心音之外，出现的不同频率，不同强度的夹杂音，杂音对于心脏瓣膜病和先天性心脏病的诊断具有重要意义。

1）杂音产生的机制：正常血流呈层流状态。在血流加速、异常血流通道、血管管径异常等情况下，可使层流转变为湍流或旋涡而冲击心壁、大血管壁、瓣膜、腱索等使之振动而在相应部位产生杂音。具体机制如图 2-3-30。①血流加速：血流速度越快，就越容易产生旋涡，杂音也越响。例如剧烈运动、严重贫血、高热、甲状腺功能亢进等；②瓣膜口狭窄：血流通过狭窄处会产生湍流而形成杂音。如二尖瓣狭窄、主动脉瓣狭窄、肺动脉瓣狭窄等。此外，也可由于心腔或大血管扩张导致的瓣口相对狭窄，血流通过时形成湍流而出现杂音；③瓣膜关闭不全：心脏瓣膜由于器质性病变形成的关闭不全心腔扩大导致的相对性关闭不全，血液反流经过关闭不全的部位会产生旋涡而出现杂音。如主动脉瓣关闭不全的主动脉瓣区舒张期杂音，高血压性心脏病左心室扩大导致的二尖瓣相对关闭不全的心尖区收缩期杂音；④异常血流通道：在心腔内或大血管间存在异常通道，如室间隔缺损、动脉导管未闭等，血流经过这些异常通道时会形成旋涡而产生杂音；⑤心腔异常结构：心室内乳头肌、腱索断裂的残端，均可能扰乱血液层流而出现杂音；⑥大血管瘤样扩张：血液在流经该血管瘤（主要是动脉瘤）时会形成涡流而产生杂音。

2）杂音的听诊要点：分析杂音，应根据以下要点进行：最响部位、出现时期、性质、强度

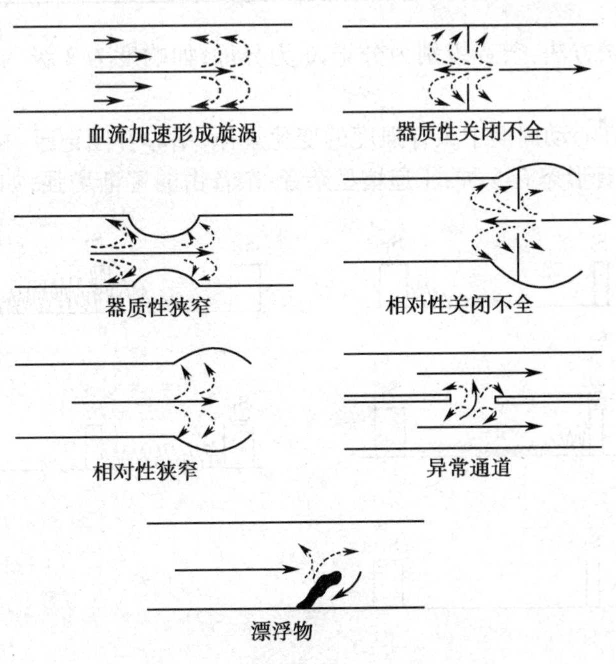

图 2-3-30 杂音的产生机制示意图

与形态、传导方向、杂音与呼吸、运动、体位的关系。

最响部位：杂音最响部位常常提示该瓣膜的病变，如杂音在心尖部最响，提示二尖瓣病变；杂音在主动脉瓣区或肺动脉瓣区最响，则分别提示为主动脉瓣或肺动脉瓣病变；如在胸骨左缘第3、4肋间闻及响亮而粗糙的收缩期杂音，应考虑室间隔缺损等。

出现时期：可分收缩期杂音、舒张期杂音、连续性杂音和双期杂音（收缩期与舒张期均出现但不连续的杂音）。一般认为，舒张期杂音和连续性杂音均为器质性杂音，而收缩期杂音则可能系器质性或功能性，应注意鉴别。

性质：指杂音音调与音色的不同，表现不同的特点。临床因音调不同分为柔和、粗糙。杂音的音色可分为吹风样、隆隆样（雷鸣样）、机器样、喷射样、叹气样、乐音样和鸟鸣样等。临床上可根据杂音的性质，推断不同的病变。如心尖区舒张期隆隆样杂音是二尖瓣狭窄的特征；心尖区粗糙的吹风样全收缩期杂音，常指示二尖瓣关闭不全；心尖区柔和而高调的吹风样杂音常为功能性杂音；主动脉瓣第二听诊区舒张期叹气样杂音为主动脉瓣关闭不全等。

强度与形态：收缩期杂音的强度一般采用 Levine 6 级分级法（表 2-3-7），对舒张期杂音的分级也可参照此标准，但亦有只分为轻、中、重度三级。

表 2-3-7 杂音强度分级

级别	响度	听诊特点	震颤
1	很轻	很弱，易被初学者或缺少心脏听诊经验者所忽视	无
2	轻度	能被初学者或缺少心脏听诊经验者听到	无
3	中度	明显的杂音	无
4	中度	明显的杂音	无
5	响亮	杂音很响	明显
6	响亮	杂音很响，即使听诊器稍离开胸壁也能听到	明显

杂音分级的记录方法：杂音级别为分子，6 为分母；如响度为 2 级的杂音则记为 2/6 级杂音。

杂音形态是指在心动周期中杂音强度的变化规律，用心音图记录，构成一定的形态（图 2-3-31）。常见的杂音形态有 5 种：①递增型杂音：杂音由弱逐渐增强，如二尖瓣狭窄的舒张

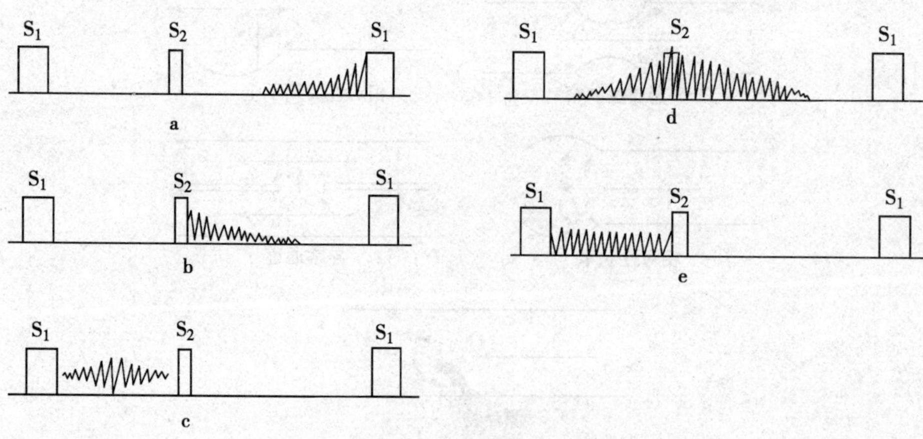

图 2-3-31 心脏各类杂音示意图

期隆隆样杂音;②递减型杂音:杂音由较强逐渐减弱,如主动脉瓣关闭不全时的舒张期叹气样杂音;③递增递减型杂音:又称菱形杂音,即杂音由弱转强,再由强转弱,如主动脉瓣狭窄的收缩期杂音;④连续型杂音:杂音由收缩期开始,逐渐增强,高峰在S_2处,舒张期开始渐减,直到下一心动的S_1前消失,如动脉导管未闭的连续性杂音;⑤一贯型杂音:强度大体保持一致,如二尖瓣关闭不全的全收缩期杂音。

传导方向:杂音沿血流方向的传导,向周围组织扩散。如二尖瓣关闭不全的杂音多向左腋下传导,主动脉瓣狭窄的杂音向颈部传导,二尖瓣狭窄的隆隆样杂音则局限于心尖区。主动脉瓣关闭不全向心尖部传导。

与体位、呼吸和运动的关系:①体位:左侧卧位可使二尖瓣狭窄的舒张期隆隆样杂音更明显;前倾坐位时,易于闻及主动脉瓣关闭不全的叹气样杂音;仰卧位则二尖瓣、三尖瓣与肺动脉瓣关闭不全的杂音更明显;②呼吸:深吸气时,胸腔负压增加,回心血量增多和右心室排血量增加,从而使与右心相关的杂音增强,如三尖瓣或肺动脉瓣狭窄与关闭不全;③运动:使心率增快,心搏增强,在一定的心率范围内亦使杂音增强。

3）杂音的临床意义:杂音对心脏病的诊断和鉴别诊断有重要价值,尤其是诊断瓣膜病及先天性心脏病的重要体征。但是有杂音不一定有心脏病,有心脏病也不一定有杂音。杂音可区分为器质性杂音和功能性杂音。功能性杂音包括无害性杂音、生理性杂音和有临床病理意义的相对性关闭不全或狭窄引起的杂音,后者与器质性杂音合称为病理性杂音。在心脏和大血管均无器质性病变的健康人中出现的杂音称为生理性杂音。生理性与器质性收缩期杂音的鉴别(表2-3-8)。

表2-3-8 生理性与器质性收缩期杂音的鉴别要点

鉴别点	生 理 性	器 质 性
年龄	儿童、青少年多见	不定
部位	肺动脉瓣区和(或)心尖区	不定
性质	柔和、吹风样	粗糙、吹风样、常呈高调
持续时间	短促	较长、常为全收缩期
强度	≤2/6级	常≥3/6级
震颤	无	3/6级以上可伴有震颤
传导	局限	沿血流方向传导较远而广

根据杂音出现在心动周期中的时期与部位,将杂音的临床意义分述如下:

收缩期杂音

二尖瓣区:①功能性:常见于运动、发热、贫血、妊娠与甲状腺功能亢进等。杂音性质柔和、吹风样、强度2/6级,时限短,较局限;②相对性:左心增大引起的二尖瓣相对性关闭不全,如高血压性心脏病、冠心病、贫血性心脏病和扩张型心肌病等,杂音性质较粗糙、吹风样、强度2~3/6级,时限较长,可有一定的传导;③器质性:主要见于风湿性心脏病二尖瓣关闭不全等,杂音性质粗糙、吹风样、高调,强度≥3/6级,持续时间长,可占全收缩期,甚至遮盖S_1,并向左腋下传导。

主动脉瓣区:①相对性:见于升主动脉扩张,如高血压和主动脉粥样硬化。杂音柔和,常

有 A_2亢进；②器质性：多见于各种病因的主动脉瓣狭窄。杂音为典型的喷射性收缩中期杂音，响亮而粗糙，递增递减型，向颈部传导，常伴有震颤，且 A_2减弱。

肺动脉瓣区：①功能性：其中生理性杂音在青少年及儿童中多见，呈柔和、吹风样，强度在2/6级以下，时限较短；②相对性：为肺动脉高压导致肺动脉扩张产生的肺动脉瓣相对性狭窄的杂音，听诊特点与生理性类似，杂音强度较响，P_2亢进，见于二尖瓣狭窄、先天性心脏病的房间隔缺损等；③器质性：见于肺动脉瓣狭窄，杂音呈典型的收缩中期杂音，喷射性、粗糙、强度≥3/6级，常伴有震颤且 P_2减弱。

三尖瓣区：①相对性：多见于右心室扩大导致三尖瓣相对性关闭不全；②器质性：极少见。

其他部位：①功能性：在胸骨左缘第2、3、4肋间，部分青少年中可闻及生理性（无害性）杂音，可能系左或右心室将血液排入主动脉或肺动脉时产生的紊乱血流所致。杂音1～2/6级、柔和、无传导，平卧位吸气时杂音易闻及，坐位时杂音减轻或消失；②器质性：常见的有胸骨左缘第3、4肋间响亮而粗糙的收缩期杂音伴震颤，有时呈喷射性，提示室间隔缺损等。

舒张期杂音

二尖瓣区：①相对性：主要见于中、重度主动脉瓣关闭不全，导致左室舒张期容量负荷过高，使二尖瓣基本处于半关闭状态，呈现相对狭窄而产生杂音，称 Austin Flint 杂音；②器质性：主要见于风湿性心脏病的二尖瓣狭窄。听诊特点为心尖 S_1亢进，局限于心尖区的舒张中、晚期低调、隆隆样、递增型杂音，平卧或左侧卧位易闻及，常伴震颤。

主动脉瓣区：主要见于各种原因的主动脉瓣关闭不全所致的器质性杂音。杂音呈舒张早期开始的递减型柔和叹气样的特点，常向胸骨左缘及心尖传导，于主动脉瓣第二听诊区、前倾坐位、深呼气后暂停呼吸最清楚。常见原因为风湿性心脏病、梅毒性升主动脉炎和马方综合征所致主动脉瓣关闭不全。

肺动脉瓣区：器质性病变引起者极少，多由于肺动脉扩张导致相对性关闭不全所致的杂音。称 Graham Steell 杂音，杂音柔和、较局限、呈舒张期递减型、吹风样，于吸气末增强，常合并 P_2亢进，常见于二尖瓣狭窄伴明显肺动脉高压。

三尖瓣区：局限于胸骨左缘第4、5肋间，低调隆隆样，深吸气末杂音增强，见于三尖瓣狭窄，极为少见。

连续性杂音

常见于先天性心脏病动脉导管未闭。杂音粗糙、响亮似机器转动样，持续于整个收缩与舒张期，其间不中断，掩盖 S_2。在胸骨左缘第2肋间稍外侧闻及，常伴有震颤。

（6）心包摩擦音：指脏层与壁层心包纤维蛋白沉积而产生摩擦。音质粗糙。类似纸张摩擦的声音。在心前区或胸骨左缘第3、4肋间最响亮，坐位前倾及呼气末更明显。见于各种感染性心包炎、急性心肌梗死、尿毒症。

五、血管检查

脉压增大可视诊和触诊以下体征：

1. 毛细血管搏动征　用手指轻压患者指甲末端或以玻片轻压患者口唇黏膜，使局部发白，当心脏收缩和舒张时则发白的局部边缘发生有规律的红、白交替改变即为毛细血管搏动征。

2. 水冲脉　脉搏骤起骤落，犹如潮水涨落，故名水冲脉。

3. 枪击音 在外周较大动脉表面，常选择股动脉，轻放听诊器膜型体件时可闻及与心跳一致，短促如射枪的声音。

4. Duroziez双重杂音 以听诊器钟型体件稍加压力于股动脉，并使体件开口方向稍偏向近心端，可闻及收缩期与舒张期双期吹风样杂音。

凡体检时发现上述体征可统称周围血管征阳性，主要见于主动脉瓣重度关闭不全、甲状腺功能亢进和严重贫血等。

第五节 腹部检查

腹部由腹壁、腹腔和腹腔内脏器组成。腹部范围上起横膈，下至骨盆。在腹部体表，上以两侧肋弓下缘和胸骨剑突与胸部为界，下至两侧腹股沟韧带和耻骨联合，前面和侧面由腹壁组成，后面为脊柱和腰肌。

腹腔内有很多重要脏器，包括消化、泌尿、生殖、内分泌、血液及血管系统，故腹部检查是全身体格检查的重要内容之一。检查时腹部应暴露充分，环境温暖，检查者手也要温暖。被检者一般取仰卧位，必要时需侧卧位，并配合呼吸动作。腹部检查应用视诊、触诊、叩诊、听诊四种方法，以触诊最为重要。为避免触诊引起胃肠蠕动增加，影响肠鸣音听诊，腹部检查顺序为视、听、触、叩，但记录时仍按视、触、叩、听的顺序。

一、腹部的体表标志及分区

为描述腹部病变的部位和范围，常借助腹部天然的体表标志，对腹部进行分区，以熟悉腹部脏器的位置及其在体表的投影。

（一）体表标志

常用腹部体表标志有：

1. 肋弓下缘 由第8～10肋软骨连接形成的肋缘和第11、12浮肋构成。肋弓下缘是腹部体表的上界，常用于腹部分区、肝、脾的测量和胆囊的定位。

2. 剑突 是胸骨下端的软骨。是腹部体表的上界，常作为肝脏测量的标志。

3. 腹上角 是两侧肋弓至剑突根部的交角，常用于判断体型及肝的测量。

4. 脐 位于腹部中心，向后投影相当于第3～4腰椎之间，是腹部四区分法的标志。此处可有脐疝。

5. 髂前上棘 是髂嵴前方突出点，是腹部九区分法的标志和骨髓穿刺的部位。

6. 腹直肌外缘 相当于锁骨中线的延续，常为手术切口和胆囊点的定位。

7. 腹中线 是胸骨中线的延续，是腹部四区分法的垂直线，此处可有白线疝。

8. 腹股沟韧带 是腹部体表的下界，是寻找股动、静脉的标志，常是腹股沟疝的通过部位和所在。

9. 耻骨联合 是两耻骨间的纤维软骨连接，共同组成腹部体表下界。

10. 肋脊角 是两侧背部第12肋骨与脊柱的交角，为检查肾叩痛的位置。

（二）腹部分区

目前常用的腹部分区方法有四区分法和九区分法。

1. 四区分法 通过脐划一水平线和垂直线，两线相交将腹部分为四区：右上腹部、右下腹部、左上腹部、左下腹部（图2-3-32）。各区包含相应的脏器如下：

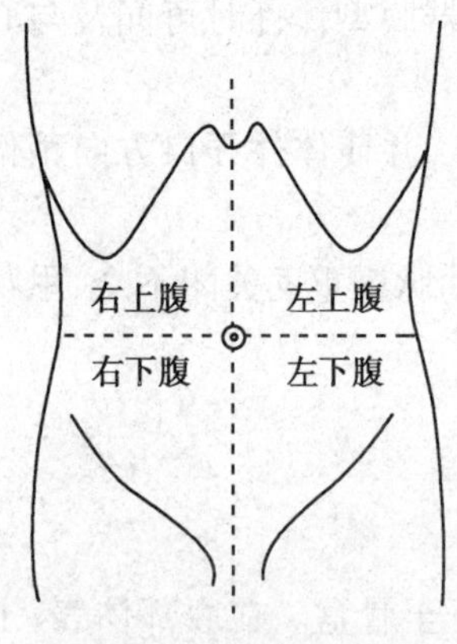

图 2-3-32　腹部体表分区示意图（四区分法）

（1）右上腹部：肝、胆囊、十二指肠、小肠、胰头、右肾上腺、右肾、结肠肝曲、部分横结肠、腹主动脉、大网膜。

（2）右下腹部：盲肠、阑尾、部分升结肠、小肠、右侧输尿管、胀大的膀胱、女性右侧卵巢和输卵管、增大的子宫、男性右侧精索。

（3）左上腹部：肝左叶、脾、胃、小肠、胰体和胰尾、左肾上腺、左肾、结肠脾曲、部分横结肠、腹主动脉、大网膜。

（4）左下腹部：乙状结肠、部分降结肠、小肠、左输尿管、胀大的膀胱、女性左侧卵巢和输卵管、增大的子宫、男性左侧精索。

四区分法简单易行，但较粗糙，其不足之处为难于准确定位。

2. 九区分法　两侧肋弓下缘连线和两侧髂前上棘连线为两条水平线，再通过左、右髂前上棘至腹中线连线的中点划两条垂直线，四线相交将腹部划分为井字形九区：左季肋部、左侧腹部、左髂窝部、右季肋部、右侧腹部、右髂窝部、上腹部、中腹部和下腹部（图 2-3-33）。各区包含相应的脏器如下：

（1）右季肋部：肝右叶、胆囊、结肠肝曲、右肾上腺、右肾。

（2）右侧腹部：升结肠、空肠、右肾。

（3）右髂窝部：盲肠、阑尾、回肠下端、女性右侧卵巢和输卵管、男性右侧精索。

（4）上腹部：胃、肝左叶、十二指肠、胰头、胰体、横结肠、腹主动脉、大网膜。

（5）中腹部：十二指肠、空肠、回肠、肠系膜及淋巴结、输尿管、腹主动脉、大网膜。

（6）下腹部：回肠、乙状结肠、输尿管、胀大的膀胱、女性增大的子宫。

（7）左季肋部：脾、胃、结肠脾曲、胰尾、左肾上腺、左肾。

（8）左侧腹部：降结肠、空肠、回肠、左肾。

（9）左髂窝部：乙状结肠、女性左侧卵巢及输卵管、男性左侧精索。

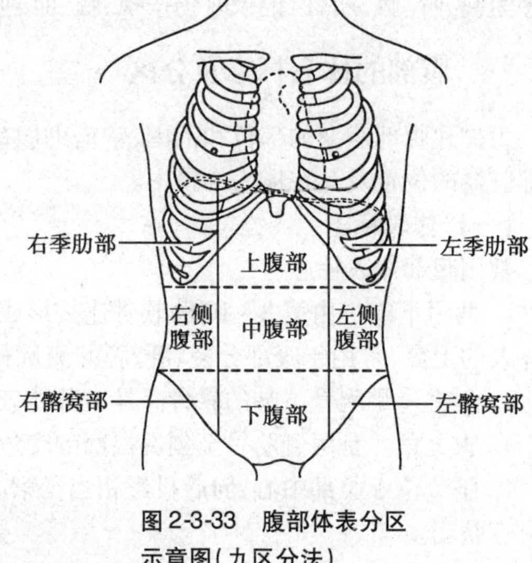

图 2-3-33　腹部体表分区示意图（九区分法）

九区分法较细，定位准确，但因各区较小，包含脏器常超过一个分区，加之因各人体型不同，脏器位置可略有差异。

二、腹部视诊

被检者应先排空膀胱，取仰卧位，两手自然置于身体两侧，充分暴露全腹，暴露时间不易过长，以免腹部受凉。医师站于被检者右侧，自上而下观察腹部。有时视诊者应将视线降低至腹平面，从侧面呈切线方向观察。

腹部视诊的内容包括：腹部外形、呼吸运动、腹部皮肤、腹壁静脉、胃肠型和蠕动波、疝等。

（一）腹部外形

健康成年人平卧时腹部平坦，即前腹壁处于肋缘至耻骨联合同一平面或略低，坐起时脐以下部分稍前凸。肥胖者及小儿腹部饱满，即前腹壁略高于肋缘与耻骨联合平面。老年人或消瘦者腹部低平，即前腹壁略低于肋缘与耻骨联合平面。某些生理或病理情况下可见腹部膨隆和凹陷。

1. 腹部膨隆　腹部膨隆是指仰卧位时前腹壁明显高于肋缘与耻骨联合的平面，外观呈凸起状。生理情况下见于肥胖、皮下脂肪过多、妊娠等，病理情况下见于腹腔积液、腹内积气和腹内巨大包块等。临床上又可分为：

（1）全腹膨隆：腹部弥漫性膨隆呈球形或椭圆形，除因肥胖、腹壁皮下脂肪明显增多，脐凹陷外，因腹腔内容物增多、腹壁无增厚，腹内压影响使脐突出。常见于以下情况：

1）腹腔积液：腹腔内有大量积液称腹水。平卧时因腹壁松弛，液体下沉至腹壁两侧，致侧腹部明显膨出，呈扁而宽形状，称蛙腹。侧卧或坐位时，因液体移动使下腹膨出。常见于肝硬化门静脉高压、心力衰竭、缩窄性心包炎、腹膜癌转移、肾病综合征、结核性腹膜炎等。当腹膜有炎症或肿瘤浸润时，腹部常呈尖凸型，称尖腹。

2）腹内积气：腹内积气多在胃肠道内，大量积气可导致全腹膨隆，使腹部呈球形，两侧腰部膨出不明显，变动体位时其形状无明显改变，见于各种原因引起的肠梗阻或肠麻痹。

积气在腹腔内，称气腹，见于胃肠道穿孔，多伴有不同程度的腹膜炎。

3）腹内巨大肿块：如足月妊娠、卵巢巨大囊肿、畸胎瘤等，亦可导致全腹膨隆。

全腹膨隆时，为观察其程度和变化，常需测量腹围。方法：患者排尿后平卧，用软尺经脐绕腹一周，测得的周长即为腹围（脐周腹围），通常以厘米为单位，还可测量其腹部的最大腹围，同时记录。定期在同样条件下测量比较，可观察腹腔内容物的变化。

（2）局部膨隆：常见于腹内脏器肿大、腹内肿瘤或炎性包块、胃或肠胀气以及腹壁上的肿物和疝等。检查时应注意膨隆的部位、外形、是否随呼吸而移动、是否随体位而改变、有无搏动等。脏器肿大一般在该脏器所在部位，并保持其外形特征。

上腹中部膨隆常见于胃癌、胃扩张、肝左叶肿大、胰腺肿瘤或囊肿等。右上腹膨隆常见于肝脏肿大、胆囊肿大、结肠肝曲肿瘤等。左上腹膨隆常见于脾肿大、结肠脾曲肿瘤、巨结肠。腰部膨隆多见于多囊肾，肾上腺巨大肿瘤，肾盂大量积水或积脓。脐部膨隆常见于脐疝，腹部炎症性肿块。下腹膨隆常见妊娠、子宫肌瘤引起的子宫增大，膀胱胀大，后者在排尿后消失。右下腹膨隆常见于回盲部结核或肿瘤、克罗恩病、阑尾周围脓肿等。左下腹膨隆见于降结肠及乙状结肠肿瘤，亦可由干结粪块导致。

有时局部膨隆是由于腹壁上的肿块而非腹腔内病变引起。其鉴别方法是嘱患者仰卧位作屈颈抬肩动作，使腹肌紧张，如肿块更加明显，说明肿块位于腹壁上；反之如肿块变得不明显或消失，说明肿块在腹腔内。

局部膨隆呈近圆形者，多为囊肿、肿瘤或炎性肿块；呈长形者，多为肠管病变如肠梗阻、肠扭转、肠套叠等。膨隆有搏动者可能是动脉瘤，亦可能是位于腹主动脉上面的脏器或肿块。膨隆随体位变动而明显移位者，可能为游走的脏器（如肾、脾等），带蒂肿物（卵巢囊肿等），大网膜、肠系膜上的肿块。随呼吸移动的局部膨隆多为膈下脏器或其肿块。在腹白线、脐、腹股沟或手术瘢痕部位，当腹内压增加时出现膨隆，而取卧位或降低腹压后膨隆消失者，为该部位的可复性疝。

2. 腹部凹陷　腹部凹陷是指仰卧位时前腹壁明显低于肋缘与耻骨联合的平面。腹部凹陷可分为全腹凹陷和局部凹陷。

（1）全腹凹陷：患者仰卧位时前腹壁明显凹陷，见于消瘦和脱水者。严重时前腹壁凹陷几乎贴近脊柱，肋弓、髂嵴、耻骨联合显露，腹外形如舟状，称舟状腹，见于恶病质状态，如结核病、恶性肿瘤等慢性消耗性疾病晚期。

（2）局部凹陷：较少见，多由术后腹壁瘢痕收缩所致，患者取立位或加大腹内压时，凹陷可更加明显。而白线疝、切口疝于卧位时可见凹陷，但立位或加大腹内压时，局部地区反而膨出。

（二）呼吸运动

正常人呼吸时可见腹壁上下起伏，吸气时上抬，呼吸时下陷，即为腹式呼吸运动。男性及小儿以腹式呼吸为主，而成年女性以胸式呼吸为主。

腹式呼吸减弱常见于腹膜炎、腹水、急性腹痛等。腹式呼吸消失常见于胃肠穿孔引起的急性腹膜炎或膈肌麻痹等。腹式呼吸增强不多见，常为癔症性呼吸或胸腔疾病（如胸腔大量积液等）。

（三）腹壁静脉

正常人腹壁皮下静脉显露不明显，在各种腹内压升高的情况下可见腹壁静脉显露。腹壁静脉显而易见或迂曲变粗时，称为腹壁静脉曲张，常见于门静脉高压或上、下腔静脉回流受阻。

为辨别腹壁静脉曲张的来源，需检查其血流方向。门静脉高压时，腹壁静脉曲张以脐为中心向四周伸展，血液流向四周（图 2-3-34）；下腔静脉阻塞时，曲张的静脉大都分布在腹壁两侧，脐部以下腹壁浅静脉血流自下而上（图 2-3-35）；上腔静脉阻塞时，上腹壁或胸壁的浅静脉曲张，血流自上而下。

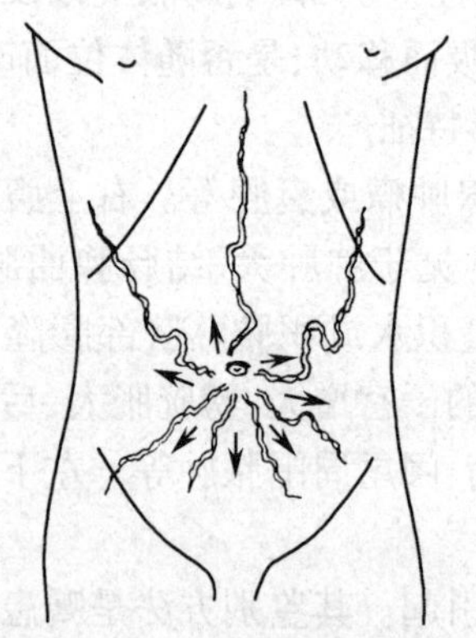

图 2-3-34　门静脉高压时腹壁浅静脉血流分布和方向

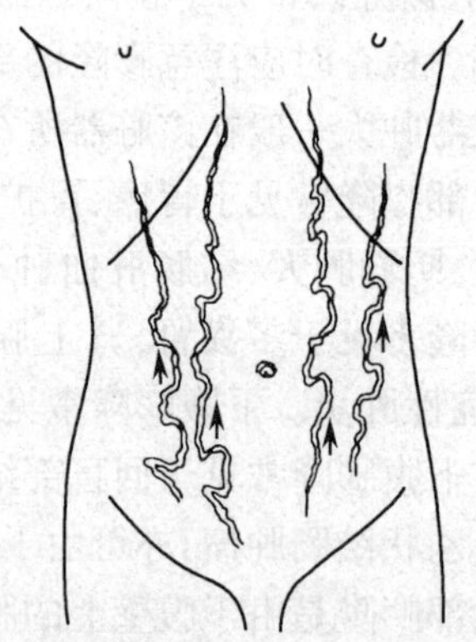

图 2-3-35　下腔静脉梗阻时腹壁浅静脉血流分布和方向

检查曲张的腹壁静脉血流方向用简单的指压法。选择一段没有分支的腹壁静脉，用右手食指和中指并拢压在静脉上，然后一手指紧压静脉向外滑动，挤出该段静脉内的血液，至一定距离后放松该手指，另一手指紧压不动，观察静脉是否迅速充盈，如迅速充盈，则血流方向是从放松的一端流向紧压手指的一端。再同法放松另一手指，即可看出血流方向（图 2-3-36）。

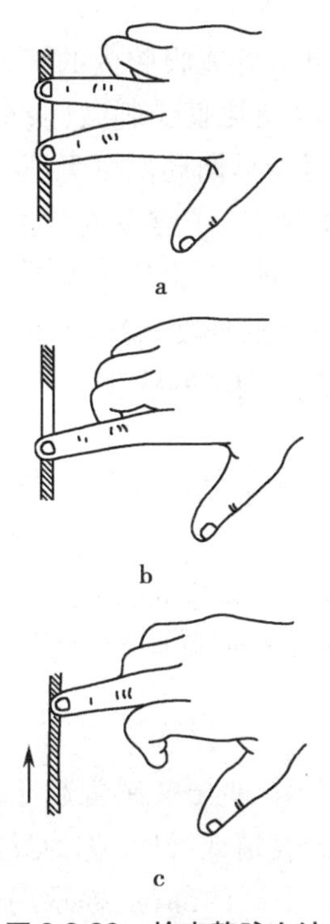

图2-3-36 检查静脉血流方向手法示意图

（四）胃肠型及蠕动波

正常人一般看不到胃和肠的轮廓及蠕动波形。胃肠道发生梗阻时，其近端的胃或肠饱满而隆起，可显出各自的轮廓，称为胃型或肠型，并伴有该部位的蠕动加强，称为蠕动波。胃蠕动波自左肋缘下开始，缓慢向右推进，到达右腹直肌旁消失，为正常蠕动波。肠梗阻时亦可看到肠蠕动波，小肠梗阻时蠕动波多见于脐部，严重梗阻时，胀大的肠襻呈管状隆起，横行排列于腹中部，呈多层梯形肠型，并可看到明显的肠蠕动波。

（五）其他

腹部视诊除上述内容以外，还应注意观察皮疹、色素、腹纹、瘢痕、腹外形、疝、腹部体毛及上腹部搏动等情况。

三、腹部触诊

触诊是腹部检查的主要方法，对疾病的诊断具有重要意义。有些体征如腹膜刺激征、腹部包块、肿大的脏器等主要靠触诊发现。

进行腹部触诊时，应嘱受检者排尿后取低枕仰卧位，两手自然放于身体两侧，两腿屈起并稍分开，以使腹肌松弛，并配合作缓慢腹式呼吸。检查者应站于受检者右侧，手要温暖，指甲剪短，先以全手掌放于腹壁上部，使患者适片刻，并感觉腹肌紧张度。然后以轻柔动作按顺序触诊，一般自左下腹开始逆时针方向至右下腹，再至脐部。原则是先触诊无病痛的部位，再逐渐移向病痛部位，以免造成患者感受的错觉。触诊时应先进行浅触诊，后进行深触诊，边触诊边观察受检者的反应和表情。亦可边触诊边与患者交谈，转移其注意力而减少腹肌紧张。

（一）腹壁紧张度

正常人腹壁有一定张力，但触之柔软，较易压陷，称为腹壁柔软。部分人（尤其是儿童）因不习惯触摸或怕痒而发笑导致腹肌自主性痉挛，称肌卫增强，在适当诱导或转移注意力后可消失，不属异常。某些病理情况可使全腹或局部的腹肌紧张度增加或减弱。

1. 腹肌紧张度增加

（1）全腹壁肌紧张：主要见于以下几种情况：腹腔内容物增加如肠胀气、腹腔内大量腹水者，触诊腹部张力增大，但无肌痉挛也无压痛。急性弥漫性腹膜炎时，腹膜受炎症刺激而引起痉挛，腹壁常有明显的紧张，甚至强直硬如板状，称为板状腹。结核性或其他慢性病变引起的腹膜炎时，对腹膜刺激柔和，伴有腹膜增厚和肠粘连，形成腹壁柔韧而具有抵抗力，不易压陷，称为揉面感或柔韧感，此征亦可见于癌性腹膜炎。

（2）局部腹壁紧张：常见于脏器炎症波及腹膜而引起，如左上腹肌紧张常见于急性胰腺炎；右上腹肌紧张常见于急性胆囊炎；右下腹肌紧张常见于急性阑尾炎。在年老体弱、腹肌发育不良、大量腹水或过度肥胖者，腹膜虽有炎症，但腹肌紧张可不明显。

2. 腹壁紧张度减低　多因腹壁张力降低或消失引起，按压时腹壁松软无力，失去弹性。全腹紧张度减低多见于慢性消耗性疾病、大量放腹水后、经产妇、年老体弱及脱水者。脊髓损伤所致的腹肌瘫痪和重症肌无力可使腹肌张力消失。局部紧张度降低较少见。

（二）压痛及反跳痛

正常腹壁触诊时不引起压痛，重按时有一种压迫感。压痛多来自腹壁或腹腔内的病变。腹壁病变比较表浅。腹腔内的病变如脏器的炎症、肿瘤、破裂、扭转以及腹膜受刺激（炎症、出血等）等均可引起压痛。压痛的部位常提示相关脏器的病变。阑尾炎早期局部可无压痛，以后才有右下腹压痛；胆囊的病变常有右肩胛下区压痛；盆腔疾病如膀胱、子宫及附件的疾病可在下腹部出现压痛。一些位置较固定的压痛点常反映特定的疾病如：①胆囊压痛点：胆囊点位于右侧锁骨中线与肋弓下缘的交界处，此处的压痛标志着胆囊的病变；②麦氏点压痛：位于脐与右髂前上棘连线的中、外1/3交界处，麦氏点的压痛标志着阑尾的病变。

知识链接

麦氏点的来源

查尔斯·麦克伯尼博士（Charles Mcburney，1845～1913）是天才的外科医生，外科学界的先驱。在多个外科诊疗领域的贡献享誉世界，诊断阑尾炎的重要体征麦氏点（Mcburney's point）就是以他的名字命名的。

当触诊腹部出现压痛后，用并拢的2～3个手指压于原处稍停片刻，使压痛感觉趋于稳定，然后迅速将手抬起，如此时患者感觉腹痛骤然加重，并常伴有痛苦表情或呻吟，称为反跳痛。反跳痛是腹膜壁层已受炎症累及的征象。疼痛也可发生在远离受试的部位，提示局部或弥漫性腹膜炎。腹膜炎患者常有腹肌紧张、压痛与反跳痛，称为腹膜刺激征。当腹内脏器炎症尚未累及到壁层腹膜时，可仅有压痛而无反跳痛。

（三）肝脏触诊

主要用于了解肝脏下缘的位置和肝脏的质地、表面、边缘及搏动等。触诊时，受检者处于仰卧位，两膝关节屈曲，腹壁放松，并做较深腹式呼吸动作。检查者站于患者右侧用单手或双手触诊。

（1）触诊方法：①单手触诊法：检查者将右手四指并拢，掌指关节伸直，与肋缘大致平行地放在右上腹部估计肝下缘的下方，患者呼气时，手指压向腹壁深部，吸气时，手指抬起朝肋缘向上迎触下移的肝缘，如此反复进行，手指逐渐向肋缘移动，直到触到肝缘或肋缘为止。需要在右锁骨中线上及前正中线上，分别触诊肝缘并测量其与肋缘或剑突根部的距离，以“cm”表示；②双手触诊法：检查者右手位置同单手法，而用左手四指托住受检者的腰部，拇指张开置于肋部，触诊时左手向上推，使肝下缘紧贴前腹壁下移，这样吸气时下移的肝脏更易碰到右手指，可提高触诊的效果（图2-3-37）。

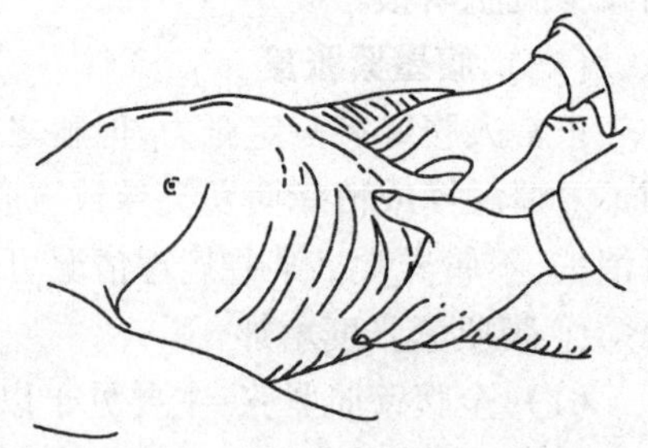

图2-3-37　双手法触诊肝脏示意图

（2）触诊内容：

1）大小：正常成人的肝脏一般在肋缘下不能触到，腹壁松软的瘦长体型者，于深吸气时可于肋弓下触到肝下缘，但不超过肋下1cm。在剑突下触到的肝下缘，多在3cm以内，如超过该标准，肝脏质地柔软，表面光滑且无压痛，应首先考虑肝下移，此时用叩诊法叩出肝上界，如肝上界也相应降低，则为肝下移，如肝上界正常或升高，则提示肝大。肝脏下移常见于内脏下垂、肺气肿、右侧胸腔大量积液导致膈肌下降。肝大可分为弥漫性及局限性，弥漫性肿大见于病毒性肝炎、肝淤血、脂肪肝、早期肝硬化、白血病、血吸虫病等；局限性肝大见于肝脓肿、肝肿瘤及肝囊肿等。肝缩小见于急性和亚急性肝坏死，门脉性肝硬化晚期，病情严重。

2）质地：一般将肝脏质地分为三级：质软（如口唇）、质韧（如鼻尖）和质硬（如前额）。正常肝脏质地柔软。急性肝炎及脂肪肝时肝质性稍韧，慢性肝炎及肝淤血质较韧；肝硬化质硬，肝癌质地最坚硬。肝脓肿、肝囊肿有液体时呈囊性感，大而表浅者可触到波动感。

3）表面状态及边缘：触及肝脏时应注意肝脏边缘的厚薄，是否整齐，表面是否光滑、有无结节。正常肝脏表面光滑、边缘整齐、且厚薄一致。肝边缘圆钝常见于脂肪肝或肝淤血。肝边缘锐利，表面触及细小结节，多见于肝硬化。肝边缘不规则，表面不光滑，呈不均匀的结节状，见于肝癌、多囊肝及肝包虫病。肝表面呈大块状隆起者，见于巨块型肝癌或肝脓肿。

4）压痛：正常肝脏无压痛，如肝脏包膜有炎性反应或因肝大受到牵拉时，则有压痛。轻度弥漫性压痛见于肝炎、肝淤血等，局限性剧烈压痛见于表浅的肝脓肿，叩击时有叩击痛。

右心衰竭肝淤血肿大时，用手压迫肝脏可使颈静脉怒张更加明显，称为肝颈静脉回流征阳性，是右心衰竭的特异体征。

5）搏动：正常肝脏无搏动。传导性搏动见于肝大压迫腹主动脉时；扩张性搏动见于三尖瓣关闭不全时。

6）肝区摩擦感：检查时将右手的掌面轻贴于肝区，让患者作腹式呼吸动作。正常时掌下无摩擦感，当患有肝周围炎时会出现摩擦感。

7）肝震颤：检查时需用浮沉触诊法。用手指掌面稍用力按片刻肝囊肿表面时，如感到一种细微的震动感，称肝震颤，见于肝包虫病。

由于肝脏病变性质不同，触诊时必须仔细检查，综合判断其临床意义。如急性肝炎时，肝脏可轻度肿大，表面光滑，边缘钝，质稍韧，但有充实感及压痛。肝淤血时，肝脏可明显肿大，表面光滑，边缘圆钝，质韧，也有压痛，肝颈静脉回流征阳性为其特征。脂肪肝时，肝脏肿大，表面光滑，质软或稍韧，但无压痛。肝硬化的早期肝常肿大，但晚期则缩小，质较硬，边缘锐利，表面可能触到小结节，无压痛。肝癌时肝脏逐渐肿大，质地坚硬如石，边缘不整，表面高低不平，可有大小不等的结节或巨块，压痛和叩击痛明显。

（四）脾脏触诊

（1）触诊方法：正常情况下脾脏不能触及。当脾脏明显肿大而位置表浅时，用右手单手触诊即可查到。如果肿大的脾脏位置较深，应用双手触诊法进行检查：患者仰卧，两腿稍屈曲，检查者左手绕过患者前腹部，手掌置于其左胸下部第 9 ~ 11 肋处，试将脾脏从后向前托起，右手掌平放于脐部，与左肋弓大致成垂直方向，自脐平面开始配合呼吸，以手指下压腹部，直至触到脾缘或左肋缘为止。在脾脏轻度肿大而仰卧位不易触到时，可嘱患者取右侧卧位，双下肢屈曲，此时用双手触诊更容易触到（图 2-3-38）。触及脾脏肿大时，应注意其大小、质地、表面情况、压痛、摩擦感等。

（2）脾肿大分度：正常脾触不到。若能触及则为脾下移或脾肿大。临床上将脾肿大分为三度：深吸气时脾缘不超过肋下 2cm 为轻度肿大；超过 2cm，在脐水平线以上为中度肿大；超过脐水平线或前正中线则为高度肿大，即巨脾。

（五）胆囊触诊

可用单手滑行触诊法进行，触诊方法与肝脏相同。正常胆囊触不到，胆囊肿大超过肝缘及肋缘时，可在右肋下、腹直肌外缘触及。肿大的胆囊呈卵圆形或梨形，有时较长呈布袋形，

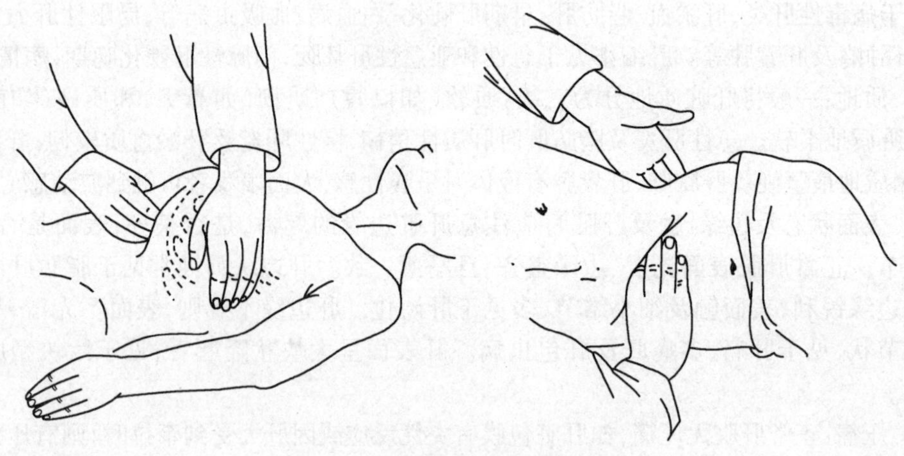

图 2-3-38 脾脏触诊示意图

表面光滑,张力较高,常有触痛,随呼吸上下移动。

有时胆囊炎触诊不能查到胆囊,但可有胆囊触痛。胆囊触痛的检查方法:医师以左手掌平放于患者右胸下部,以拇指指腹勾压右肋下胆囊点处,然后嘱患者缓慢深吸气,观察患者表情及询问有无疼痛。吸气时发炎的胆囊下移碰到用力按压的拇指,即可引起疼痛,为胆囊触痛,如因剧烈疼痛而致吸气中止称墨菲征阳性(图 2-3-39)。胰头癌压迫胆总管导致胆道阻塞,黄疸进行性回流,胆囊显著肿大但无压痛,称库瓦济埃征。

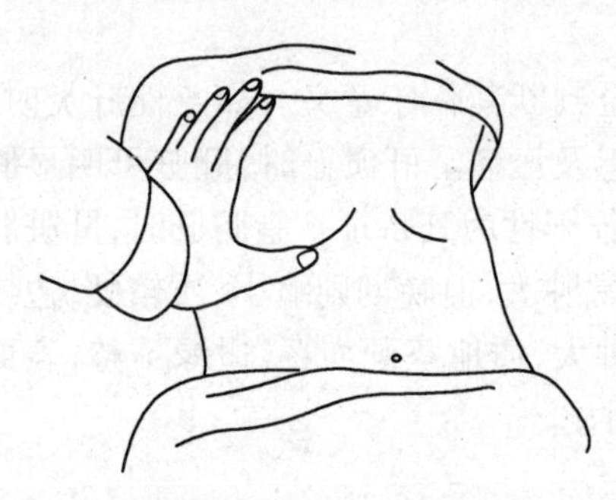

图 2-3-39 Murphy 征检查法示意图

(六) 肾脏触诊

检查肾脏一般用双手触诊法。患者取平卧位或立位。卧位触诊右肾时,嘱患者两腿屈曲并做较深腹式呼吸,医师立于患者右侧,以左手掌托起其右腰部,右手掌平放在其右上腹部,手指方向平行于右肋缘,于患者吸气时双手夹触肾脏,如触到光滑钝圆的脏器,则可能为肾下级。触诊左肾时,左手越过患者腹前方从后面托起左腰部,右手掌横置于患者左上腹部,依前法双手触诊左肾。如卧位未能触到肾脏,可让患者站立床旁,医生于患者侧面用两手联合触诊肾脏。当肾下垂或游走肾时,立位较易触到。

正常人肾脏一般不易触及,有时可触到右肾下极。身材瘦长者,肾下垂、游走肾或肾脏代偿性增大时,肾脏较易触到。在深吸气时如能触到 1/2 以上的肾脏为肾下垂。肾脏肿大常见于肾盂积水或积脓、肾肿瘤、多囊肾等。

(七) 膀胱触诊

正常膀胱空虚时不易触到。只有膀胱积尿,充盈胀大时,才能在下腹中部触到。膀胱触诊一般采用单手滑行法。患者取仰卧屈膝位,医师以右手自脐开始向耻骨方向触摸,触到肿块后应观察其性质,以鉴别其为膀胱、子宫或其他肿物。膀胱肿大多由积尿所致,呈扁圆形或圆形,触之囊性感,不能推动,按压时憋胀有尿意,排尿后或导尿后缩小或消失。

膀胱胀大多见尿道梗阻(如前列腺增生或癌)、脊髓病(如截瘫)所致的尿潴留,也可见于昏迷患者、腰椎或骶椎麻醉后。

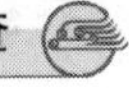

（八）腹部包块

腹部触诊时可能触及一些包块，如正常人的腹直肌肌腹及腱划、第4～5腰椎椎体、乙状结肠粪块、横结肠及盲肠等。病理性包块包括肿大的或异位的脏器、炎症性肿块、囊肿、肿大的淋巴结、良性或恶性肿瘤等。

如触到病理性包块时需要注意其位置、大小、形态、质地、有无压痛和搏动等。还要注意其移动度，随呼吸上下移动者多为肝、脾、胃、肾等；能用手推动者可能来自胃、肠或肠系膜；不能移动者多为局部炎性包块或脓肿以及腹腔后的肿瘤等。

（九）液波震颤

腹腔内有大量液体时，如用手指叩击腹部可感到有波动感，称液波震颤。检查方法：患者取平卧位，医师以一手掌面贴于患者一侧腹壁，另一手四指并拢，用指端叩击对侧腹壁（或以指冲击式触诊），如有大量液体存在，则贴于腹壁的手掌有被液体波动冲击的感觉，即波动感。为防止腹壁本身的振动传至对侧，可让另一人将手掌尺侧缘压于脐部腹正中线上，即可阻止。当腹水量达到3000～4000ml以上时才能查出。

（十）振水音

在胃内有大量液体及气体存留时可出现振水音。检查方法：患者取仰卧位，医师以一耳凑近上腹部，同时以冲击触诊法振动胃部，若听到气体、液体撞击的声音，即为振水音。正常人餐后或饮入大量液体后可有振水音。若在清晨空腹或餐后6～8小时以上仍有此音，则提示有幽门梗阻或胃扩张。

四、腹部叩诊

腹部叩诊主要用于检查腹腔某些脏器的大小和叩痛、胃肠道充气情况、腹腔内有无积液、积气和肿块等。腹部叩诊可采用直接叩诊法和间接叩诊法，但一般采用间接叩击法，因其较准确、可靠。

（一）腹部叩诊音

正常时腹部叩诊大部分区域为鼓音，只有肝、脾所在部位，增大的膀胱和子宫占据的部位，以及两侧腹部近腰肌处叩诊为浊音。当肝、脾或其他脏器肿大，腹腔内肿瘤或大量腹水时，鼓音范围缩小，病变部位可出现浊音或实音。当胃肠高度胀气或胃肠穿孔致气腹时，则鼓音范围明显增大或出现于不应有的部位（如肝浊音界内）。

（二）肝脏叩诊

1. 肝界叩诊方法　叩诊肝上界时，一般都是沿右锁骨中线、右腋中线和右肩胛线，由肺区向下叩向腹部。叩指用力要适当，当由清音转为浊音时，即为肝上界。此处相当于被肺遮盖的肝顶部，又称肝相对浊音界。再向下叩1～2肋间，则浊音变为实音，此处肝脏不再被肺所遮盖，直接贴近腹壁，称肝绝对浊音界（亦为肺下界）。叩诊肝下界时，最好由腹部鼓音区沿右锁骨中线或正中线向上叩，由鼓音转为实音处即是。因肝下界与胃、结肠等重叠，很难叩诊，故多采用触诊或叩听法确定。

2. 正常肝界叩诊　匀称体型者肝脏在右锁骨中线上，肝上界在第5肋间，下界位于右季肋下缘；在右腋中线上，其上界为第7肋间，下界相当于第10肋骨水平；在右肩胛线上，其上界为第10肋间。矮胖体型者肝上下界均可高于一个肋间，瘦长体型者则可低于一个肋间。

3. 肝区叩击痛　肝区叩击痛检查采用间接叩诊法。医师用左手掌平放于被检查者肝区部位，右手握拳以轻至中等力量叩击左手背，观察有无叩击痛。肝区叩击痛对诊断肝炎、肝脓肿或肝癌有一定的意义。

（三）脾脏叩诊

脾脏叩诊宜采用轻叩法，在左腋中线上进行。脾浊音区正常位于左腋中线第 9 ~ 11 肋之间，其长度约为 4 ~ 7cm，前方不超过腋前线。脾浊音区扩大见于脾肿大；脾浊音区缩小见于左侧气胸、胃扩张及肠胀气等。

（四）移动性浊音

叩诊有无移动性浊音是发现有无腹腔积液的重要检查方法。检查时先让患者仰卧，腹中部由于肠管在液面浮起，叩诊呈鼓音，两侧腹部因腹水积聚叩诊呈浊音。检查者自腹中部开始沿脐水平面向左侧叩诊，当由鼓音变为浊音时，板指固定不动，嘱患者右侧位再次叩诊，如有腹水则浊音变为鼓音，表明浊音移动。同样方法向右侧叩诊，叩得浊音后让患者左侧卧位，核实浊音是否移动。这种因体位改变而出现腹部浊音区变动的现象，称移动性浊音。当腹腔内游离腹水超过 1000ml 以上时，即可出现移动性浊音。

（五）肋脊角叩击痛

主要用于检查肾脏病变。检查时采用间接叩诊法，患者取坐位或侧卧位，检查者左手掌平放于患者肋脊角处（肾区），右手握拳用由轻到中等力量叩击左手背。正常时肋脊角无叩击痛，当有肾炎、肾盂肾炎、肾结石、肾结核及肾周围炎时，肾区可有不同程度的叩击痛。

（六）膀胱叩诊

当膀胱触诊不满意时，可用叩诊来判断膀胱膨胀的程度。叩诊在耻骨联合上方进行，从上往下，由鼓音转为浊音。膀胱空虚时，叩诊呈鼓音，叩不出膀胱轮廓。当膀胱内有尿液充盈时，耻骨上方叩诊呈圆形浊音区。排尿或导尿后复查，如浊音转为鼓音，即为尿潴留引起的膀胱增大。

五、腹部听诊

腹部听诊时将听诊器膜形体件置于腹壁上，全面听诊各区。听诊的内容主要有：肠鸣音、血管杂音、摩擦音等。

（一）肠鸣音

肠蠕动时肠管内气体和液体随之而流动，产生一种断断续续的咕噜声或气过水声，称为肠鸣音。通常将听诊器置于右下腹听诊 1 分钟。正常时肠鸣音大约每分钟 4 ~ 5 次，其频率声响和单调变异较大，餐后频繁而明显，休息时稀疏而微弱。肠蠕动增强时，肠鸣音每分钟达 10 次以上，且音调不高亢，称肠鸣音活跃，见于急性胃肠炎、服泻药后或胃肠大出血时。如每分钟超过 10 次，且肠鸣音响亮、高亢，甚至呈叮当声或金属音，称肠鸣音亢进，见于机械性肠梗阻。如肠鸣音少于正常或数分钟才听到一次为肠鸣音减弱，见于胃肠动力低下、腹膜炎、低钾血症及老年性便秘等。如持续听诊 3 ~ 5 分钟未听到肠鸣音，用手指轻叩或搔弹腹部仍未听到称为肠鸣音消失，见于急性腹膜炎、麻痹性肠梗阻等。

（二）血管杂音

腹部的血管杂音对诊断某些疾病有一定的意义。

1. 动脉血管杂音　动脉血管杂音常在腹中部或腹部两侧。腹中部的收缩期血管杂音（喷射性杂音）常见于腹主动脉瘤或腹主动脉狭窄。左、右两侧的收缩期血管杂音常提示肾动脉狭窄。下腹两侧的收缩期血管杂音应考虑髂动脉狭窄。

2. 静脉血管杂音　为一种柔和、连续的嗡鸣声,无收缩期与舒张期之分。常出现在脐周或上腹部,见于门静脉高压时侧支循环形成,腹壁静脉严重曲张。

(三) 摩擦音

在脾梗死、脾周围炎、肝周围炎或胆囊炎累及局部腹膜炎等情况下,可于其相对应部位听到摩擦音,严重时可触及摩擦感。腹膜纤维渗出性炎症亦可在腹壁听到摩擦音。

第六节　生殖器、肛门、直肠检查

生殖器、肛门和直肠的检查是全身体格检查的一部分,全面正确地检查对临床诊断有重要意义。但在临床实践中,非专科医师对该项检查的意义认识不足,且因有的患者不愿接受检查,故常被忽略,以致发生误诊或漏诊。因此,对有检查指征的患者应对其说明检查的目的、方法和重要性,使之接受并配合检查。男医师检查女患者时,须有女医务人员或家属在场。

一、男性生殖器检查

男性生殖器包括阴茎、阴囊、前列腺和精囊等。阴囊内有睾丸、附睾及精索等。检查时应让患者充分暴露下身,双下肢取外展位,视诊与触诊相结合。先检查外生殖器阴茎及阴囊,后检查内生殖器前列腺及精囊。

(一) 阴茎

1. 包皮　阴茎的皮肤在阴茎颈前向内翻转覆盖于阴茎表面称为包皮。成年人包皮不应掩盖尿道口。翻起包皮后应露出阴茎头,若翻起后仍不能露出尿道外口或阴茎头者称为包茎。见于先天性包皮口狭窄或炎症、外伤后粘连。若包皮长度超过阴茎头,但翻起后能露出尿道口或阴茎头,称包皮过长。包皮过长或包茎易引起尿道外口或阴茎头感染、嵌顿;污垢残留,有致癌作用。故提倡早期手术。

2. 阴茎头与阴茎颈　阴茎前端膨大部分称为阴茎头,俗称龟头。在阴茎头、颈交界部位有一环形浅沟,称为阴茎颈或阴茎头冠。检查时应将包皮上翻暴露全部阴茎头及阴茎颈,观察其表面的色泽、有无充血、水肿、分泌物及结节等。正常阴茎头红润、光滑,如有硬结并伴有暗红色溃疡、易出血或融合成菜花状,应考虑阴茎癌的可能性。阴茎颈部发现单个椭圆形质硬溃疡称为下疳,愈后留有瘢痕,见于梅毒。阴茎头部如出现淡红色小丘疹融合成蕈样,呈乳突状突起,应考虑为尖锐湿疣。

3. 尿道口　检查尿道口时医师用食指与拇指将尿道张开,正常尿道口黏膜红润、清洁、无分泌物。尿道口有红肿、分泌物及溃疡、触痛,见于尿道炎。观察尿道口是否狭窄,先天性畸形或炎症粘连常可出现尿道口狭窄。并注意有无尿道口异位,尿道下裂时尿道口位于阴茎腹面。

4. 阴茎大小与形态　成年人阴茎长约 7~10cm,过小呈婴儿型阴茎,见于垂体功能或性腺功能不全患者;在儿童期阴茎过大呈成人型阴茎,见于性早熟,如促性腺激素过早分泌。假性性早熟见于睾丸间质细胞瘤患者。

(二) 阴囊

阴囊为腹壁的延续部分,中间有一隔膜将其分为左右两个囊腔,每囊内含有精索、睾丸及附睾。检查时患者取站立位或仰卧位，两腿稍分开，双手拇指置于患者阴囊前面，其余手指放在阴囊后面，可双手同时触诊，进行对比。

1. 阴囊皮肤及外形　正常阴囊皮肤呈深暗色，多皱褶。视诊时注意阴囊皮肤有无皮疹、水肿、糜烂、溃疡、静脉曲张和肿物。常见阴囊疾病有：

（1）阴囊湿疹：阴囊皮肤增厚呈苔藓样，并有小片鳞屑；或皮肤呈暗红色、糜烂，有大量浆液渗出，有时形成软痂，伴有顽固性奇痒。

（2）阴囊水肿：阴囊皮肤常因水肿而紧绷，可为全身性水肿的一部分，如肾病综合征。也可为局部因素所致，如局部炎症或过敏反应、静脉血或淋巴液回流受阻等。

（3）阴囊象皮肿：阴囊皮肤水肿粗糙、增厚如象皮样，称为阴囊象皮肿，多为血丝虫病引起的淋巴管炎或淋巴管阻塞所致。

（4）阴囊疝：是指肠管或肠系膜经腹股沟管下降至阴囊内所形成；表现为一侧或双侧阴囊肿大，触之有囊样感，有时可推回腹腔。但患者用力咳嗽使腹腔内压增高时可再降入阴囊。

（5）鞘膜积液：正常情况下鞘膜囊内有少量液体，当鞘膜本身或邻近器官出现病变时，鞘膜液体分泌增多，而形成积液，此时阴囊肿大触之有水囊样感。不同病因所致鞘膜积液有时难以鉴别，如阴囊疝与睾丸肿瘤，透光试验有助于二者的鉴别。前者透光，如不透光，见于腹股沟斜疝和睾丸肿瘤。

2. 精索　为柔软的条索状圆形结构，由腹股沟管外口延续至附睾上端，它由输精管、提睾肌、动脉、静脉、精索神经及淋巴管等组成。精索在左、右阴囊腔内各有一条，位于附睾上方，检查时医师用拇指和食指触诊精索，从附睾摸到腹股沟环。正常精索呈柔软的索条状，无压痛。若呈串珠样肿胀，见于输精管结核；若有挤压痛且局部皮肤红肿多为精索急性炎症；靠近附睾的精索触及硬结，常由丝虫病所致；精索有蚯蚓团样感多为精索静脉曲张所致。

3. 睾丸　左、右各一，椭圆形，表面光滑柔韧。检查时医师用拇指和食、中指触及睾丸，注意其大小、形状、硬度及有无触压痛等，并作两侧对比。睾丸急性肿痛，压痛明显者，见于急性睾丸炎，常继发于流行性腮腺炎、淋病等。睾丸慢性肿痛多由结核引起；一侧睾丸肿大、质硬并有结节，应考虑睾丸肿瘤或白血病细胞浸润。睾丸萎缩可因流行性腮腺炎或外伤后遗症及精索静脉曲张所引起；睾丸过小常为先天性或内分泌异常引起，如肥胖性生殖无能症等。当阴囊触诊未触及睾丸时，应触诊腹股沟管内或阴茎根部、会阴部等处，或作超声检查腹腔。如睾丸隐藏在以上部位，称为隐睾症。隐睾以一侧多见，也可双侧，如双侧隐睾未在幼儿时发现并手术复位，常常影响生殖器官和第二性征发育，并可丧失生育能力。

4. 附睾　附睾是贮存精子和促进精子成熟的器官，位于睾丸后外侧，上端膨大为附睾头，下端细小如囊锥状为附睾尾。检查时医师用拇指和食、中指触诊。触诊时应注意附睾大小，有无结节和压痛；急性炎症时肿痛明显，且常伴有睾丸肿大，附睾与睾丸分界不清；慢性附睾炎则附睾肿大而压痛轻。若附睾肿胀而无压痛，质硬并有结节感，伴有输精管增粗且呈串珠状，可能为附睾结核。

（三）前列腺

前列腺位于膀胱下方、耻骨联合后约2cm处，形状像前后稍扁的栗子，正中有纵行浅沟。将其分为左、右两叶，尿道从前列腺中纵行穿过，排泄管开口于尿道前列腺部。检查时患者

取肘膝卧位，跪卧于检查台上，也可采用右侧卧位或站立弯腰位。医师食指戴指套(或手套)，指端涂以润滑剂，徐徐插入肛门，向腹侧触诊。正常前列腺质韧而有弹性，左、右两叶之间可触及正中沟。良性前列腺肥大时正中沟消失，表面光滑有韧感，无压痛及粘连，多见于老年人。前列腺肿大且有明显压痛，见于急性前列腺炎；前列腺肿大、质硬、无压痛，表面有硬结节者多为前列腺癌。前列腺触诊时可同时作前列腺按摩留取前列腺液化验检查。

(四) 精囊

精囊位于前列腺外上方，为菱锥形囊状非成对的附属性腺，其排泄管与输精管末端汇合成射精管。正常时，经肛门触诊一般不易触及精囊。如可触及则视为病理状态。精囊呈索条状肿胀并有触压痛多为炎症所致；精囊表面呈结节状多因结核引起，质硬肿大应考虑癌变。精囊病变常继发于前列腺，如炎症波及、结核扩散和前列腺癌的侵犯。

二、女性生殖器检查

女性生殖器包括内外两部分，一般情况下女性患者的生殖器不作常规检查，如全身性疾病疑有局部表现时可作外生殖器检查，疑有妇产科疾病时应由妇产科医师进行检查。检查时患者应排空膀胱，暴露下身，仰卧于检查台上，两腿外展、屈膝，医师戴无菌手套进行检查。检查顺序与方法如下：

(一) 外生殖器

1. 阴阜　位于耻骨联合前面，为皮下脂肪丰富、柔软的脂肪垫。性成熟后皮肤有阴毛，呈倒三角形分布，为女性第二性征。若阴毛先浓密后脱落而明显稀少或缺如，见于性功能减退症或希恩综合征等；阴毛明显增多，呈男性分布，多见于肾上腺皮质功能亢进。

2. 大阴唇　为一对纵行长圆形隆起的皮肤皱襞，皮下组织松软，富含脂肪及弹力纤维。性成熟后表面有阴毛，未生育妇女两侧大阴唇自然合拢遮盖外阴；经产妇两侧大阴唇常分开；老年人或绝经后则常萎缩。

3. 小阴唇　小阴唇位于大阴唇内侧，为一对较薄的皮肤皱襞，两侧小阴唇常合拢遮盖阴道外口。小阴唇表面光滑、呈浅红色或褐色，前端融合后包绕阴蒂，后端彼此会合形成阴唇系带。小阴唇炎症时常有红肿疼痛。局部色素脱失见于白斑症；若有结节、溃烂应考虑癌变可能。如有乳突状或蕈样突起见于尖锐湿疣。

4. 阴蒂　阴蒂为两侧小阴唇前端会合处与大阴唇前连合之间的隆起部分，外表为阴蒂包皮，其内具有男性阴茎海绵体样组织，性兴奋时能勃起。阴蒂过小见于性发育不全；过大应考虑两性畸形；红肿见于外阴炎症。

5. 阴道前庭　阴道前庭为两侧小阴唇之间的菱形裂隙，前部有尿道口，后部有阴道口。前庭大腺分居于阴道口两侧，如黄豆粒大，开口于小阴唇与处女膜的沟内。如有炎症则局部红肿、硬痛并有脓液溢出。肿大明显而压痛轻，可见于前庭大腺囊肿。

(二) 内生殖器

1. 阴道　为生殖通道，平常前后壁相互贴近，内腔狭窄，但富于收缩和伸展性。受性刺激时阴道前 1/3 产生收缩，分娩时可高度伸展。检查时，医师用拇、食指分开两侧小阴唇，在前庭后部可见阴道外口，其周围有处女膜。处女膜外形有不同类型，未婚女性一般不作阴道检查，但已婚妇女有指征者不能省略该项检查。正常阴道黏膜呈浅红色，柔软、光滑。检查时应注意其紧张度，有无瘢痕、肿块、分泌物、出血等并观察宫颈有无溃烂及新生物形成。

2. 子宫　为中空的肌质器官，位于骨盆腔中央，呈倒梨形。触诊子宫应以双合诊法进行检查。正常宫颈表面光滑，妊娠时质软着紫色，检查时应注意宫颈有无充血、糜烂、肥大及息肉。环绕宫颈周围的阴道分前后，左右穹隆，后穹隆最深，为诊断性穿刺的部位。正常成年未孕子宫长约7.5cm，宽4cm，厚约2.5cm；产后妇女子宫增大，触之较韧，光滑无压痛，子宫体积匀称性增大见于妊娠；非匀称性增大见于各种肿瘤。

3. 输卵管　输卵管长约8～14cm。正常输卵管表面光滑、质韧无压痛。输卵管肿胀、增粗或有结节，弯曲或僵直，且常与周围组织粘连、固定，明显触压痛者，多见于急、慢性炎症或结核。明显肿大可为输卵管积脓或积水。双侧输卵管病变，管腔变窄或梗阻，则难以受孕。

4. 卵巢　为一对扁椭圆形性腺，成人女性的卵巢约4cm×3cm×1cm大小，表面光滑、质软。绝经后萎缩变小、变硬；卵巢触诊多用双合诊，增大有压痛常见于卵巢炎症；卵巢囊肿常可出现卵巢不同程度肿大。

三、肛门与直肠检查

肛门与直肠检查可采用视诊和触诊。可根据病情需要，让患者采取不同的体位。常用体位：

1. 肘膝位　患者两肘关节屈曲，置于检查台上，胸部尽量靠近检查台，两膝关节屈曲成直角跪于检查台上，臀部抬高。此体位最常用于前列腺、精囊及内镜检查。

2. 左侧卧位　患者取左侧卧位，右腿向腹部屈曲，左腿伸直，臀部靠近检查台右边。医师位于患者背后进行检查。该体位适用于病重、年老体弱或女性患者。

3. 仰卧位或截石位　患者仰卧于检查台上，臀部垫高，两腿屈曲、抬高并外展。适用于重症体弱患者或膀胱直肠窝的检查，亦可进行直肠双合诊，即右手食指在直肠内，左手在下腹部，双手配合，以检查盆腔脏器的病变情况。

（一）视诊

医师用手分开患者臀部，观察肛门及其周围皮肤颜色及皱褶，正常颜色较深，皱褶自肛门向外周呈放射状。观察肛门周围有无脓血、黏液、肛裂、外痔、瘘管口或脓肿等。

1. 肛门闭锁与狭窄　肛门闭锁与狭窄多见于新生儿先天性畸形；因感染、外伤或手术引起的肛门狭窄，常可在肛周发现瘢痕。

2. 肛门瘢痕与红肿　肛门周围瘢痕，多见于外伤或手术后；肛门周围有红肿及压痛，常为肛门周围炎症或脓肿。

3. 肛裂　肛裂是肛管下段（齿状线以下）深达皮肤全层的纵行及梭形裂口或感染性溃疡。患者自觉排便时疼痛，排出的粪便周围常附有少许鲜血。检查时肛门常可见裂口，触诊时有明显触压痛。

4. 痔　痔是直肠下端黏膜下或肛管边缘皮下的内痔静脉丛或外痔静脉丛扩大和曲张所致的静脉团。多见于成年人，常有大便带血、痔块脱出、疼痛或瘙痒感。内痔位于齿状线以上。表面被直肠下端黏膜所覆盖，在肛门内口可查到柔软的紫红色包块，排便时可突出肛门口外；外痔位于齿状线以下，表面被肛管皮肤所覆盖，在肛门外口可见紫红色柔软包块；混合痔是齿状线上、下均可发现紫红色包块，下部被肛管皮肤所覆盖，具有外痔与内痔的特点。

5. 肛门直肠瘘　简称肛瘘，有内口和外口，内口在直肠或肛管内，瘘管经过肛门软组织

开口于肛门周围皮肤，肛瘘多为肛管或直肠周围脓肿与结核所致，不易愈合，检查时可见肛门周围皮肤有瘘管开口，有时有脓性分泌物流出，在直肠或肛管内可见瘘管的内口或伴有硬结。

6. 直肠脱垂　又称脱肛。是指肛管、直肠或乙状结肠下端的肠壁，部分或全层向外翻而脱出于肛门外。检查时患者取蹲位，观察肛门外有无突出物。如无突出物或突出不明显，让患者屏气作排便动作时肛门外可见紫红色球状突出物，且随排便力气加大而突出更为明显。此即直肠部分脱垂（黏膜脱垂）；若突出物呈椭圆形块状物，表面有环形皱襞，即为直肠完全脱垂（直肠壁全层脱垂）。

知识链接

直肠癌

该病威胁人们健康和生命的重大疾病，其高发生率、年轻化趋势越来越引起人们的关注，且结直肠癌早期不易被发现。目前我国临床确诊的结直肠癌患者半数以上为进展期癌。如果能在早期得到正确的诊断和治疗，其5年生存率可达90%以上，因此早期发现直肠癌，对于病情的预后、转归有十分重大的意义：①排便习惯及性质改变；②直肠指检：是诊断直肠癌的必要检查步骤，约80%的直肠癌患者于就诊时可通过自然直肠指检可触及质硬凹凸不平包块，取组织深入病检可证实。

（二）触诊

肛门和直肠触诊通常称为肛诊或直肠指诊。直接触诊肛门、直肠下端疾病；间接触诊前列腺与精囊，子宫颈、子宫、输卵管等，对盆腔的其他疾病如阑尾炎，髂窝脓肿也有诊断意义。患者可采取肘膝位、左侧卧位或仰卧位等。触诊时医师右手食指戴指套或手套，并涂以润滑剂，如肥皂液、凡士林、液状石蜡后，将食指置于肛门外口轻轻按摩，等患者肛门括约肌适应放松后，再徐徐插入肛门、直肠内（图2-3-40）。注意有无压痛及黏膜是否光滑，有无肿块及搏动感。

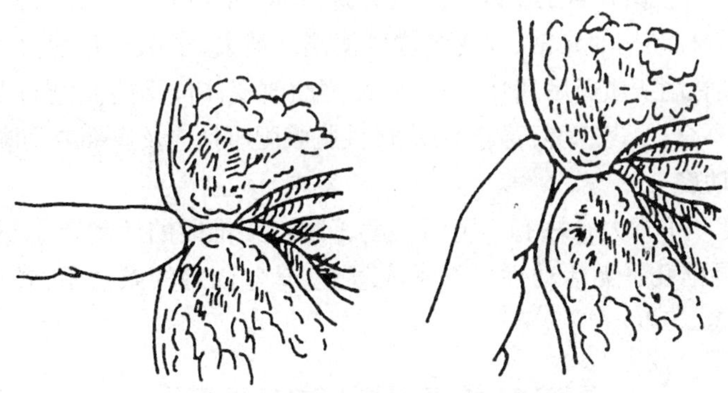

图2-3-40　肛门直肠指诊示意图

直肠指诊时应注意有无以下异常改变：①直肠剧烈触痛，常因肛裂及感染引起；②触痛伴有波动感见于肛门、直肠周围脓肿；③直肠内触及柔软、光滑而有弹性的包块常为直肠息肉；④触及坚硬凹凸不平的包块，应考虑直肠癌；⑤指诊后指套表面带有黏液、脓液或血液，应取其涂片镜检或作细菌学检查。

第七节 脊柱、四肢及关节检查

一、脊柱检查

脊柱是支撑体重,维持躯体各种姿势的重要支柱,是躯体活动的枢纽。脊柱病变表现为局部疼痛、姿势或形态异常以及活动度受限等。脊柱检查时患者可处站立位和坐位,按视、触、叩的顺序进行。

(一)脊柱弯曲度

1. 生理性弯曲 正常成人直立时,脊柱自颈椎至骶椎有4个生理性弯曲,即向前凸的颈曲与腰曲,向后凸的胸曲与骶曲,从侧面看脊柱呈"S"形弯曲。正常人脊柱无侧弯。轻度侧弯时需借助触诊确定,患者取站立位或坐位,检查者用食、中指或拇指沿脊椎的棘突以适当的压力往下划压,划压后皮肤出现一条红色充血痕,以此痕为标准,观察脊柱有无侧弯。

2. 病理性变形

(1) 颈椎变形:患者立位时,观察颈部有无侧偏、前屈、过度后伸和僵硬感。颈侧偏见于先天性斜颈,患者头向一侧倾斜,患侧胸锁乳突肌隆起。

(2) 脊柱后凸:脊柱胸段过度后弯称为脊柱后凸。儿童时期发病多为佝偻病引起;青少年时期发病,病变常在胸椎下段及腰段,形成特征性的成角畸形,多见于胸椎结核;成年人,脊柱胸段成弧形后凸,多见于强直性脊柱炎;老年人的脊椎退行性变,形成驼背。此外还可见于外伤所致脊椎压缩性骨折。

(3) 脊柱前凸:脊柱过度向前凸出称为脊柱前凸。多发生在腰椎部位,患者腹部明显向前突出,臀部明显向后突出,多由于晚期妊娠、大量腹水、腹腔巨大肿瘤、髋关节结核及先天性髋关节后脱位等所致。

(4) 脊柱侧凸:脊柱离开后正中线向左或右偏曲称为脊柱侧凸。分为姿势性和器质性两种。姿势性侧凸无脊柱结构的异常,改变体位可使侧凸消失,多见于儿童发育期坐、立姿势不良、椎间盘突出症及脊髓灰质炎后遗症等;器质性侧凸改变体位不能使侧凸得到纠正,其病因有先天性脊柱发育不全,肌肉麻痹,营养不良,慢性胸膜肥厚粘连及肩部或胸廓的畸形等。

(二)脊柱活动度

1. 正常活动度 正常人脊柱有一定活动度,颈椎、腰椎段的活动范围最大,胸椎段活动范围最小,骶椎和尾椎几乎无活动性。正常人直立、骨盆固定的条件下,颈段、胸段、腰段的活动范围参考值(表2-3-9)。

表2-3-9 颈、胸、腰椎及全脊椎活动范围

	前 屈	后 伸	左右侧弯	旋转度
颈椎	35°~45°	45°	45°	60°~80°
胸椎	30°	20°	20°	35°
腰椎	45°	30°	35°	45°
全脊柱	128°	125°	73.5°	115°

注:由于年龄、运动训练以及脊柱结构差异等因素,脊柱运动范围存在较大的个体差异

2. 检查方法 患者直立，嘱做前屈、后伸、侧弯、旋转等动作，观察脊柱的活动情况及有无变形。已有脊柱外伤可疑骨折或关节脱位时，应避免此项检查。

3. 脊椎活动受限的意义

(1) 颈椎段活动受限：颈及软组织有病变时，活动常不能达以上范围，否则有疼痛感，严重时出现僵直。常见于：①颈部肌纤维炎及韧带受损；②颈椎病；③结核或肿瘤浸润；④颈椎外伤、骨折或关节脱位。

(2) 脊柱腰椎段活动受限常见于：①腰部肌纤维炎及韧带受损；②腰椎椎管狭窄；③椎间盘突出；④腰椎结核或肿瘤；⑤腰椎骨折或脱位。

（三）脊柱压痛与叩击痛

1. 压痛

(1) 检查方法：嘱患者取端坐位，身体稍向前倾。检查者以右手拇指从枕骨粗隆开始自上而下逐个按压脊椎棘突、棘突韧带及椎旁肌肉。

(2) 临床意义：正常人脊椎无压痛。如有压痛其常见的病因有椎间盘突出症、脊椎结核、脊椎骨折外伤、棘突韧带的损失等。此外，落枕时斜方肌中点处有压痛，椎旁肌肉的压痛，常为腰背肌纤维炎或劳损所致。

2. 叩击痛

(1) 检查方法：常用的脊柱叩击法有①直接叩击法：用中指或叩诊锤垂直叩击各椎体的棘突，多用于胸椎与腰椎的检查。②间接叩击法：嘱患者取坐位，医师将左手掌置于其头部，右手半握拳以小鱼际肌部位叩击左手背，了解患者脊柱各部位有无疼痛。

(2) 临床意义：出现叩击痛的部位多为病变部位。颈椎病或颈椎椎间盘脱出症时，间接叩诊时可出现上肢的放射性疼痛。此外脊柱结核、脊椎骨折及椎间盘突出等也可出现叩击痛阳性。

（四）脊柱检查的几种特殊试验

1. 颈椎特殊试验

(1) 椎间孔挤压实验：患者头转向患侧并稍屈曲，检查者双手重叠放于其头顶部，向下加压：如患者出现颈痛或上肢放射痛即为阳性。多见于颈椎病及颈椎间盘突出症。

(2) 前屈旋颈试验：患者取坐位，嘱其头颈部前屈，并左右旋转，如果颈椎处感觉疼痛，则属阳性，多提示颈椎小关节的退行性改变。

(3) 颈静脉加压试验：患者仰卧，检查者以双手指按压患者两侧颈静脉，如其颈部及上肢疼痛加重，为根性颈椎病，此试验也常用于下肢坐骨神经痛患者的检查。

(4) 旋颈试验：患者取坐位，头略后仰，并自动向左、右作旋颈动作。如出现头昏、头痛、视力模糊症状，提示椎动脉型颈椎病。原因是转动头部时椎动脉受到扭曲，加重了椎—基底动脉供血不足，头部停止转动，症状亦随即消失。

2. 腰骶椎的特殊试验

(1) 摇摆试验：患者平卧位，屈膝、髋，双手抱于膝前。检查者手扶患者双膝，左右摇摆，如腰部疼痛为阳性。多见于腰骶部病变。

(2) 拾物试验：嘱患者拾起放置地上的物品，腰椎正常者可两膝伸直，腰部自然弯曲，俯身将物品拾起。如患者先以一手扶膝蹲下，腰部挺直地屈膝用手接近物品，此即为拾物试验阳性。多见于腰椎间盘脱出、腰肌外伤及炎症。

(3) 直腿抬高试验：患者平卧，双下肢伸直，检查者一手保持膝关节完全伸直位，另一手扶住足跟,慢慢将患肢抬高,正常人可抬高 70°以上,如果不足 70°为阳性,说明坐骨神经根受刺激。腰 4 ~5、腰 5 ~ 骶 1 椎间盘突出时最常见。

(4) 屈颈试验:患者仰卧位,也可取端坐或直立位,检查者一手置于患者胸前,另一手置于枕后,使颈前屈,若出现下肢放射痛,则为阳性。原因是屈颈时,硬脊膜上移,脊神经根被动牵扯,加重了突出的椎间盘对神经根的压迫,因而出现下肢的放射痛。见于腰椎间盘突出症的"根肩型"患者。

(5) 股神经牵拉试验:患者俯卧位,下肢完全伸直。检查者将一侧下肢抬起,使髋关节过伸,如大腿前方出现放射痛为阳性。见于高位腰椎间盘突出症患者。

二、四肢与关节检查

四肢及其关节的检查通常以视诊与触诊为主,两者相互配合,特殊情况下采用叩诊和听诊。注意软组织的状态、肢体位置及活动度有无异常。

(一) 肢体的形态异常

1. 上肢

(1) 肩关节:正常双肩对称,呈弧形。如肩关节弧形轮廓消失肩峰突出,呈"方肩",见于肩关节脱位或三角肌萎缩;两侧肩关节一高一低,颈短耸肩,见于先天性肩胛高耸症及脊柱侧弯;锁骨骨折,远端下垂,使该侧肩下垂,肩部突出畸形如戴肩章状,见于外伤性肩锁关节脱位(图 2-3-41)。

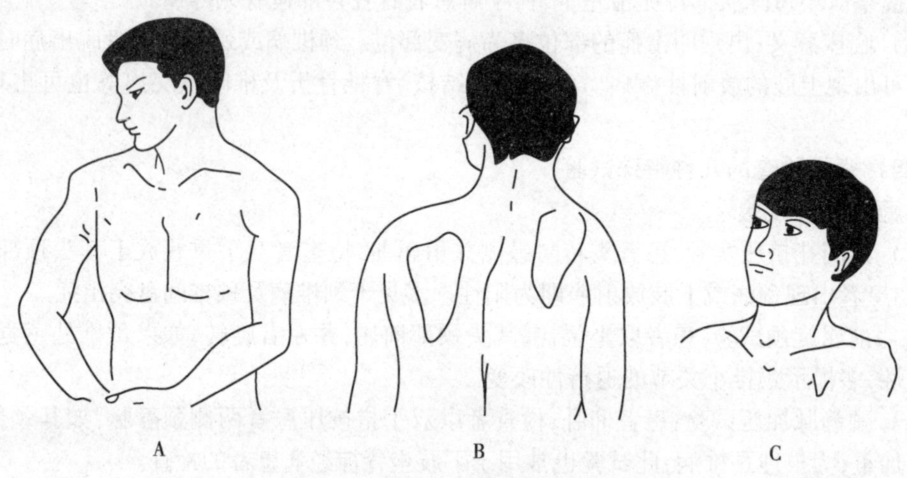

图 2-3-41　肩关节畸形示意图

(2) 肘关节:正常肘关节双侧对称、伸直时肘关节轻度外翻,称携物角,约 5° ~15°。此角>15°,为肘外翻;<15°为肘内翻;肘部骨折,脱位可引起肘关节外形改变,如髁上骨折时,可见肘窝上方突出,为肱骨下端向前移位所致;桡骨头脱位时,肘窝外下方向桡侧突出;肘关节后脱位时,鹰嘴向肘后方突出。

(3) 腕关节:腕关节背侧或旁侧局部隆起见于腱鞘囊肿;腕背侧肿胀见于腕肌腱腱鞘炎或软组织损伤;下尺桡关节半脱位可使尺骨小头向腕背侧隆起。

(4) 指关节:类风湿关节炎是引起手指出现变形最常见的原因,手指肿胀呈梭形,常为双侧性,掌、指关节活动受限。

（5）杵状指(趾)：手指或足趾末端增生、肥厚，指甲从根部到末端拱形隆起呈杵状。其发生机制可能与肢体末端慢性缺氧、代谢障碍及中毒性损害有关。常见于慢性肺脓肿、支气管扩张和支气管肺癌、发绀型先天性心脏病，亚急性感染性心内膜炎及营养障碍性疾病，如肝硬化(图2-3-42)。

（6）匙状甲：又称反甲，特点是指甲中央凹陷，边缘翘起，指甲变薄，表面粗糙有条纹。常见于缺铁性贫血和高原疾病，偶见于风湿热及甲癣(图2-3-43)。

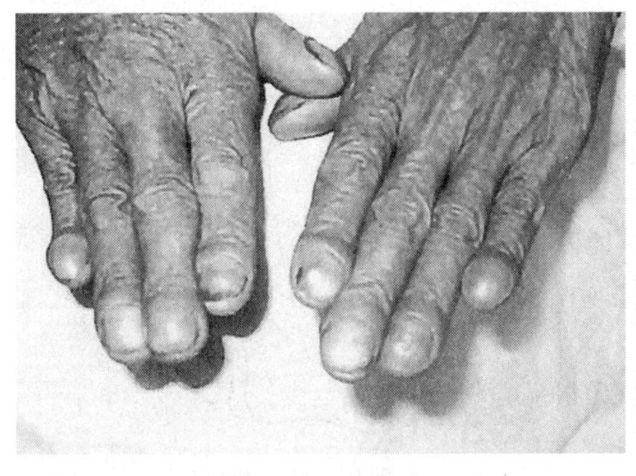
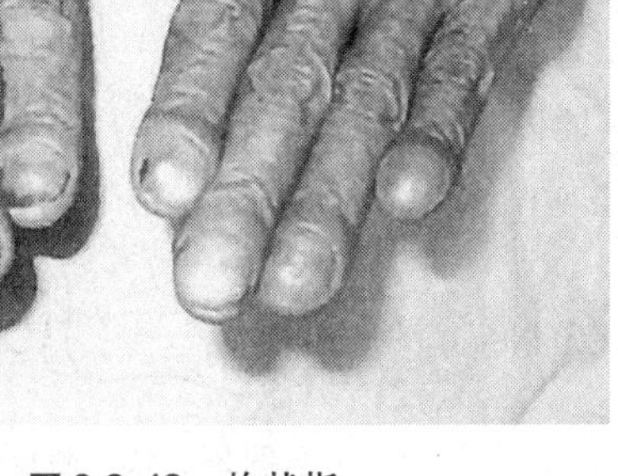

图2-3-42 杵状指

图2-3-43 匙状甲

2. 下肢

（1）髋关节：患者仰卧位，双下肢伸直，使病侧髂前上棘连线与躯干正中线保持垂直，腰椎放平贴于床面观察关节有无畸形。常见于髋关节脱位，股骨干及股骨头骨折错位。

（2）膝关节：正常人双腿并拢直立时，两膝和两踝可同时接触。如双脚内踝部靠拢时两膝距离增宽，称为膝内翻，又称“O形腿”(图2-3-44)；如双膝靠拢时，两内踝距离增宽，称为膝外翻，又称“X形腿”；两者均见于小儿佝偻病(图2-3-45)；膝关节过度后伸形成向前的反屈状，称膝反张，见于小儿麻痹后遗症(图2-3-46)。

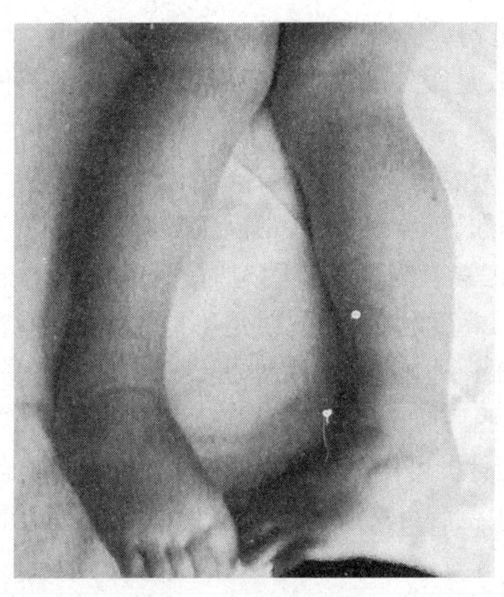

图2-3-44 膝内翻

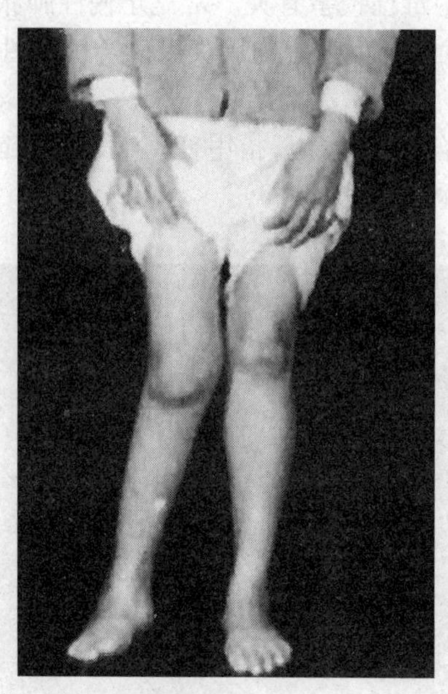
图 2-3-45　膝外翻

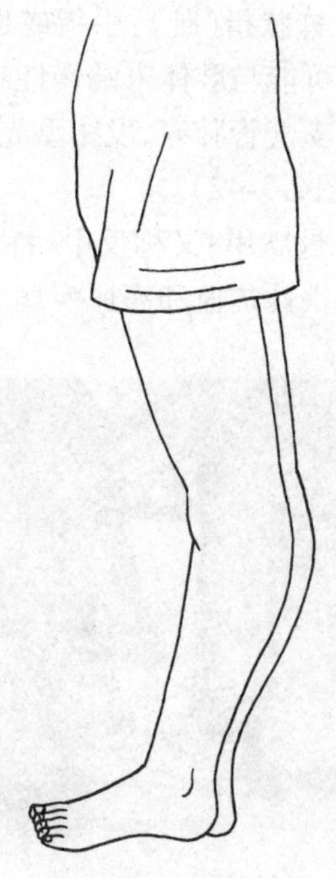
图 2-3-46　膝反张

知识链接

小儿佝偻病

婴儿时期常见的一种慢性营养缺乏症，俗称为“软骨病”。是由于生长时期身体缺乏维生素 D 而引起全身性钙、磷代谢失常，继而导致骨骼的变化，多表现在 2 岁以下的婴幼儿。

（3）踝关节：让患者取站立或坐位时进行，有时需步行，从步态观察正常与否。踝关节匀称性肿胀主要见于踝关节扭伤、结核、化脓性关节炎及类风湿关节炎；局限性肿胀要根据肿胀的部位考虑腱鞘炎或腱鞘囊肿、跟腱周围炎、跖骨头无菌性坏死或骨折等可能。

（4）扁平足：足弓塌陷，足跟外翻，前半足外展，内踝加大，外踝变小，足跟变宽，跟腱支点外移。

（5）弓形足：足纵弓高起，横弓下陷，足背隆起，足趾分开。

（6）马蹄足：踝关节跖屈，前半足着地，常因跟腱挛缩或腓总神经麻痹引起。

（7）足内、外翻畸形：正常人当膝关节固定时，足掌可向内翻、外翻达 35°。①足内翻：跟骨内旋，前足内收，足纵弓高度增加，站立时足不能踏平，外侧着地，多见于先天畸形或小儿麻痹后遗症；②足外翻：跟骨外旋，前足外展，足纵弓塌陷，舟骨突出，扁平状，跟腱延长线落在跟骨内侧，多见于胫前胫后肌麻痹（图 2-3-47）。

（8）骨折与关节脱位：骨折可使肢体缩短或变形，局部可有红肿、压痛。有时可触到骨擦感或听到骨擦音。关节脱位后可有肢体位置改变、关节活动受限，如伸屈、内翻、外展或旋转功能发生障碍。

（9）肌肉萎缩：某一肢体的部分或全部肌肉的体积缩小，松弛无力，为肌肉萎缩现象。常见于脊髓灰质炎后遗症，偏瘫，周围神经损伤，双下肢的部分或全部肌肉萎缩多为多发性

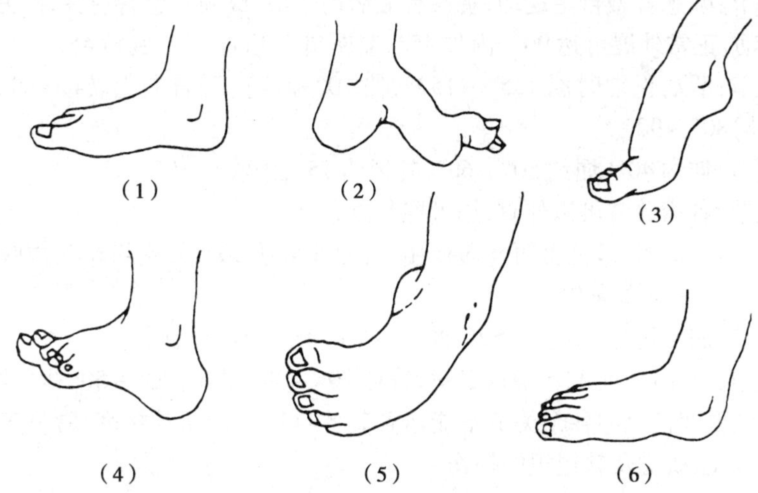

图2-3-47 常见足部畸形

(1)扁平足;(2)弓形足;(3)马蹄足;(4)跟足畸形;(5)足内翻;(6)足外翻

神经炎、多肌炎、横贯性脊髓炎、外伤性截瘫、进行性肌萎缩。

(10) 肢端肥大症:青春发育成熟之后发生腺垂体功能亢进,使生长激素分泌增多,因骨骺已愈合、躯体不能变得异常高大,而造成骨末端及其韧带等软组织增生、肥大,使肢体末端异常粗大所致。

(11) 下肢静脉曲张:多见于小腿,主要是下肢的浅静脉血液回流受阻所致,静脉如蚯蚓状怒张、弯曲、久立者更明显。严重者有小腿肿胀感,局部皮肤暗紫、色素沉着,甚者溃疡经久不愈。见于从事站立性工作或栓塞性静脉炎。

(12) 水肿:全身性水肿时双侧下肢水肿较上肢明显,常为凹陷性水肿。单侧肢体水肿多由于静脉回流受阻如血栓性静脉炎,淋巴液回流受阻如丝虫病;双下肢非凹陷水肿多见于甲状腺功能减退症。

(二) 肢体的运动功能异常

神经肌肉组织或关节受到损害均可引起肢体的运动功能障碍。

1. 神经肌肉组织的损害　可出现不同程度的随意运动障碍。检查主要检测肢体的屈、伸、内收、外展、旋转及抵抗能力。肢体随意运动的丧失称为瘫痪,可分为单瘫、偏瘫、截瘫、交叉瘫及双侧瘫等。

(1) 单瘫:四肢中的单一肢体出现随意运动丧失,多见于脊髓灰质炎。

(2) 偏瘫:为一侧肢体的随意运动丧失,可伴有同侧中枢性面瘫与舌瘫,是最常见的一种瘫痪。多见于脑血管病变等。

(3) 截瘫:为双侧下肢的随意运动丧失。由于脊髓的横贯性损伤造成的,多见于脊髓外伤、脊髓炎、脊髓结核等。

(4) 交叉瘫:为一侧脑神经损害所致的同侧周围性脑神经瘫痪和对侧肢体的中枢性瘫痪,多见于脑干疾病。

(5) 双侧瘫:为四肢瘫中的一种,为脑桥、延髓、两侧内囊损伤所致。多见于脑血管病变。

2. 关节的损害　关节病变时可使关节的主动和被动功能出现障碍。正常的上下肢关节的活动度如下:

（1）肩关节：嘱患者做自主运动，观察有无活动受限，或固定患者肩胛骨，另一手持前臂进行多方向活动，正常外展可达90°，内收45°，前屈90°，后伸35°，旋转45°。

（2）肘关节：活动正常时屈135°～150°，伸10°，旋前（手背向上转动）80°～90°，旋后（手背向下转动）80°～90°。

（3）腕关节：伸约40°，屈约50°～60°，外展约15°，内收约30°。

（4）指关节：各指关节可以伸直，屈可握紧成拳。

（5）髋关节：屈曲时，股前部可与腹壁相贴，后伸可达30°，外展约60°；内收约25°，外旋与内旋各25°。

（6）膝关节：屈曲可达120°～150°，伸5°～10°，内旋10°外旋20°。

（7）踝关节：立位时，足与小腿成直角，背伸20°～30°，跖屈40°～50°；内、外翻各30°。

关节活动受限即指上述各个关节不能达到其各自正常的活动幅度，常见于相应部位的骨折、脱位、关节炎、肌腱及软组织的损伤。

（三）几种肢体的试验检查

1. 浮髌试验　患者平卧位，下肢伸直放松，医生左手拇指、食指分别固定于患者髌骨上方，并加压压迫髌上囊，使关节液集中于髌骨底面，按压时髌骨与关节面有碰触感，松手时髌骨浮起，称为浮髌试验阳性，见于关节腔积液（图2-3-48）。

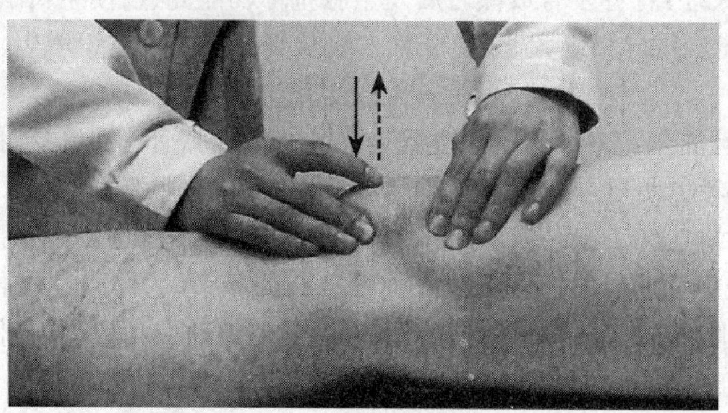

图2-3-48　浮髌试验

2. 拇指指甲滑动试验　医生以拇指指甲背面沿髌骨表面自上而下滑动，如有明显疼痛，可能为髌骨骨折。

3. 侧方加压试验　患者仰卧位，膝关节伸直，医生一手握住踝关节向外侧推抬，另一手置于膝关节外上方向内侧推压，使内侧副韧带紧张度增加，如膝关节内侧疼痛为阳性，提示内侧副韧带损伤；如向相反方向加压，外侧膝关节疼痛，提示外侧副韧带损伤。

第八节　神经系统检查

一、浅反射

刺激皮肤、黏膜或角膜等引起的反应称为浅反射。

（一）角膜反射

检查者用细棉签毛由角膜外缘轻触患者的角膜。正常时，被检者眼睑迅速闭合，称为直

接角膜反射;若对侧也出现眼睑闭合称为间接角膜反射。临床直接与间接角膜反射皆消失,见于三叉神经病变;直接反射消失,间接反射存在,见于患侧面神经瘫痪;角膜反射完全消失,见于深昏迷患者。

(二) 腹壁反射

被检查者仰卧,双下肢稍屈曲使腹壁松弛,然后用钝头竹签分别由外向内轻划两侧腹壁皮肤(图 2-3-49),分别称为上、中、下腹壁反射。正常反应是受刺激的部位可见局部腹肌收缩。上腹壁反射消失见于胸髓 7 ~ 8 节病变;中腹壁反射消失见于胸髓 9 ~ 10 节病变;下腹壁反射消失见于胸髓 11 ~ 12 节病变。腹壁反射均消失见于上述不同平面的胸髓病损,也可见于昏迷和急性腹膜炎患者;一侧上、中、下部腹壁反射均消失见于同侧锥体束病损;肥胖、老年及经产妇由于腹壁过于松弛也会出现腹壁反射减弱或消失。

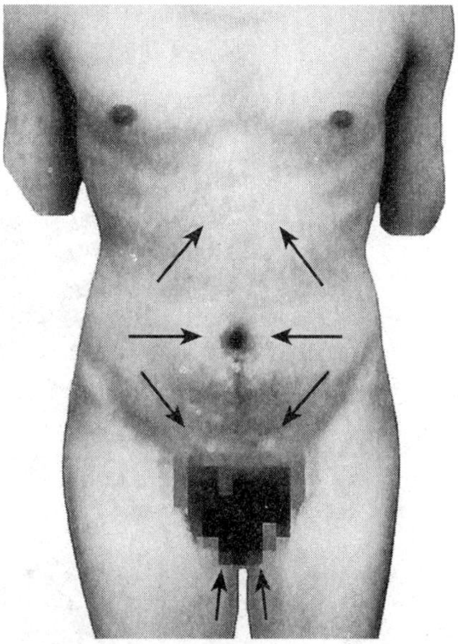

(三) 提睾反射

用钝头竹签由下而上轻划股内侧上方皮肤,可引起同侧提睾肌收缩,睾丸上提(图 2-3-49)。双侧反射消失为腰髓 1 ~ 2 节病损;一侧反射减弱或消失见于锥体束损害。

图 2-3-49 腹壁反射和提睾反射

(四) 跖反射

患者仰卧,下肢伸直,检查者手持患者踝部,用钝头竹签划足底外侧,由足跟向前至近小趾跖关节处转向足踇趾侧,正常反应为足跖屈曲。反射消失为骶髓 1 ~ 2 节病损。

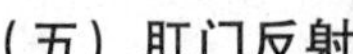

(五) 肛门反射

用大头针轻划肛门周围皮肤,可引起肛门外括约肌收缩。反射障碍为骶髓 4 ~ 5 节或肛尾神经病损。

二、深反射

刺激骨膜、肌腱等引起的反射称为深反射,又称腱反射。检查时患者应肢体放松,置于合适位置;检查者叩击力量要均匀并注意两侧对比。

知识链接

反射强度分级

0:反射消失

1+:肌肉收缩存在,但无相应关节活动,为反射减弱

2+:肌肉收缩并导致关节活动,为正常反射

3+:反射增强,可为正常或病理状况

4+:反射亢进并伴有阵挛,为病理状况

(一) 肱二头肌反射

被检查者前臂屈伸,检查者以左拇指置于患者肘部肱二头肌腱上,然后右手持叩诊锤叩

击左拇指，可使肱二头肌收缩，前臂快速屈曲（图 2-3-50）。反射中枢为颈髓 5 ~6 节。

（二）肱三头肌反射

被检查者外展前臂，半屈肘关节，检查者用左手托住其前臂，右手用叩诊锤直接叩击鹰嘴上方的肱三头肌腱，可使肱三头肌收缩，引起前臂伸展（图 2-3-51）。反射中枢为颈髓6 ~7 节。

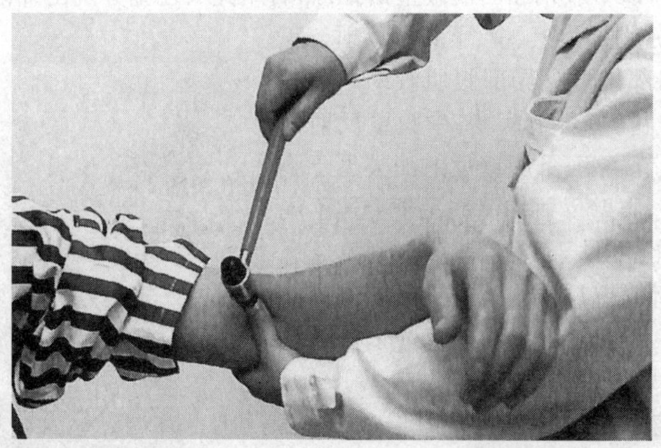

图 2-3-50 肱二头肌反射

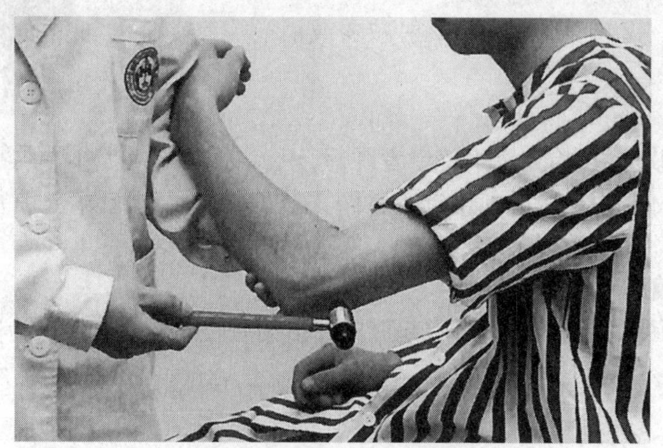

图 2-3-51 肱三头肌反射

（三）桡骨膜反射

被检者前臂置于半屈半旋前位，检查者以左手托住其前臂，并使腕关节自然下垂，随即以叩诊锤叩桡骨茎突，可引起肱桡肌收缩，发生屈肘和前臂旋前动作（图 2-3-52）。反射中枢在颈髓 5 ~6 节。

（四）膝反射

坐位检查时，被检查者小腿完全松弛下垂；卧位时检查者以左手托起其膝关节使之屈曲约 120°，用右手持叩诊锤叩击膝盖髌骨下方股四头肌腱，可引起小腿伸展（图 2-3-53）。反射中枢在腰髓 2 ~4 节。

（五）跟腱反射

被检查者仰卧，髋及膝关节屈曲，下肢取外旋外展位。检查者左手将患者足部背屈成直角，以叩诊锤叩击跟腱，反应为腓肠肌收缩，足向跖面屈曲（图 2-3-54）。反射中枢为骶髓 1 ~2 节。

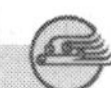

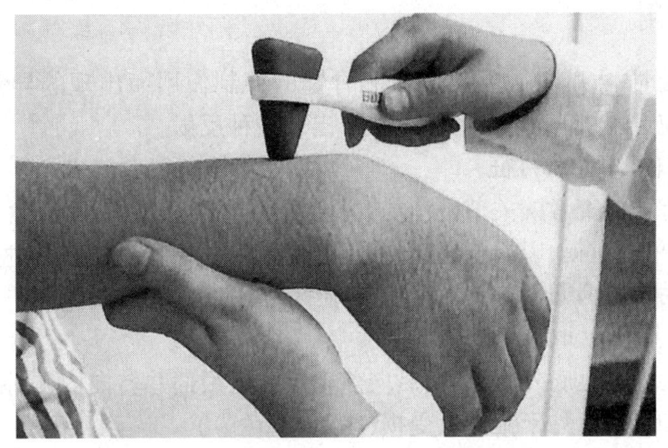

图 2-3-52 桡骨膜反射

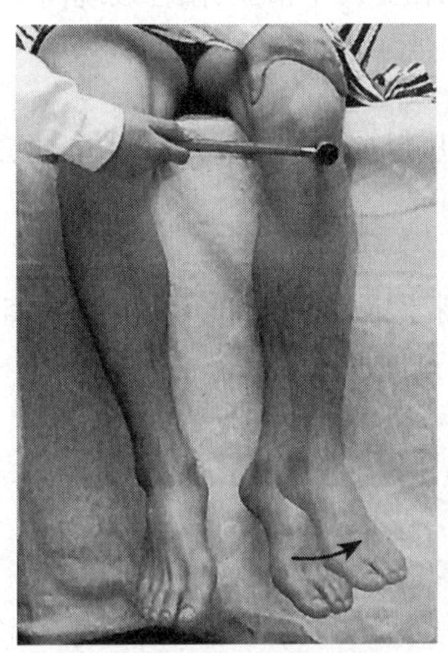

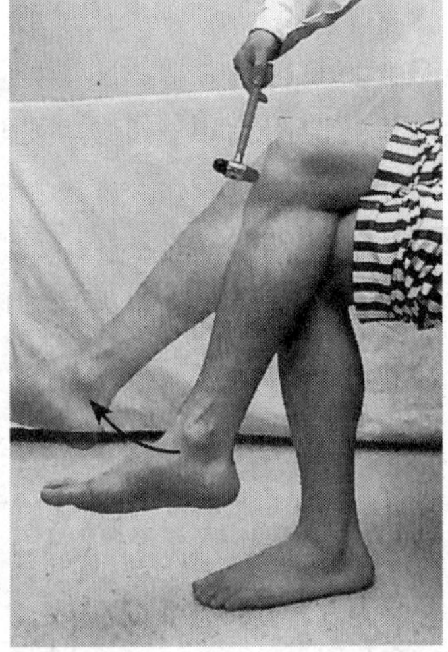

图 2-3-53 膝反射

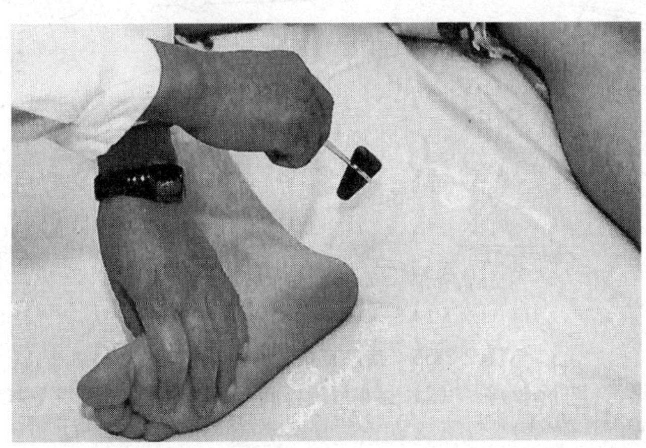

图 2-3-54 跟腱反射

三、病理反射

当锥体束病变时，大脑失去了对脑干和脊髓的抑制作用而出现的异常反射。1岁半以内的婴幼儿由于神经系统尚未发育完善，也可出现这种反射。

（一）霍夫曼（Hoffmann）征

医生用左手持被检查者腕关节的上方，并使腕关节略背屈，右手以食、中两指夹住被检查者中指第二节，稍微上提，以拇指迅速向下弹刮患者中指甲，如出现被检查者拇指内收其余各指也呈屈曲动作即为阳性。

（二）巴宾斯基（Babinski）征

用竹签沿被检查者足底外侧缘，由后向前至小趾近跟部并转向内侧，阳性反应为踇趾背伸，其他四趾呈扇形展开，见于锥体束受损（图2-3-55（1））。

（三）奥本海姆（Oppenheim）征

检查者用拇指及食指沿患者胫骨前缘用力由上向下滑压，阳性表现同Babinski征（图2-3-55（2））。

（四）戈登（Gordon）征

检查时用拇指和其他四指以一定力量捏压腓肠肌，阳性表现同Babinski征（图2-3-55（3））。

（五）查多克（Chaddock）征

用竹签划外踝下方及足背外缘至足背外侧缘，阳性同Babinski（图2-3-55（4））。

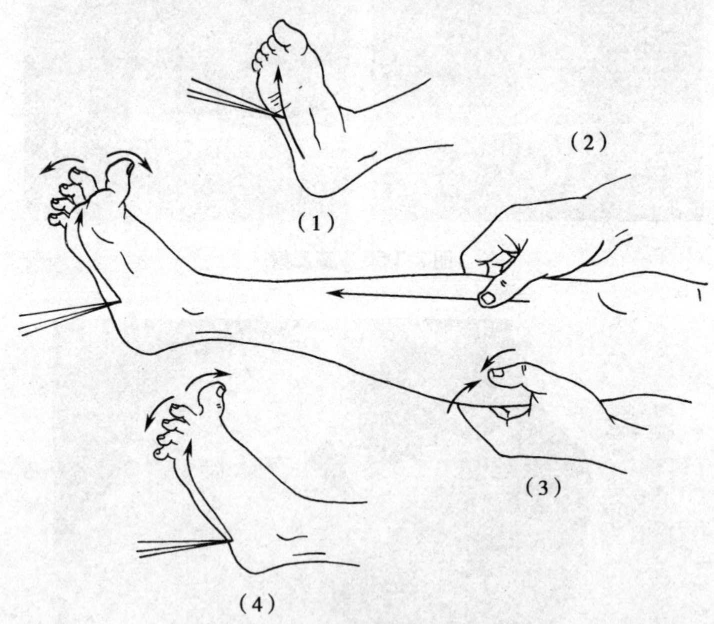

图2-3-55 病理反射检查法示意图

（1）巴宾斯基（Babinski）征 （2）奥本海姆（Oppenheim）征 （3）戈登（Gordon）征
（4）查多克（Chaddock）征

（六）阵挛（clonus）

当牵伸某肌腱后产生一连串有节律的肌肉舒缩运动称为阵挛，属于牵涉反射亢进现象。

当它与病理反射同时存在，或仅出现在单侧时，才有病理意义，常见的有踝阵挛、髌阵挛两种（图 2-3-56）。

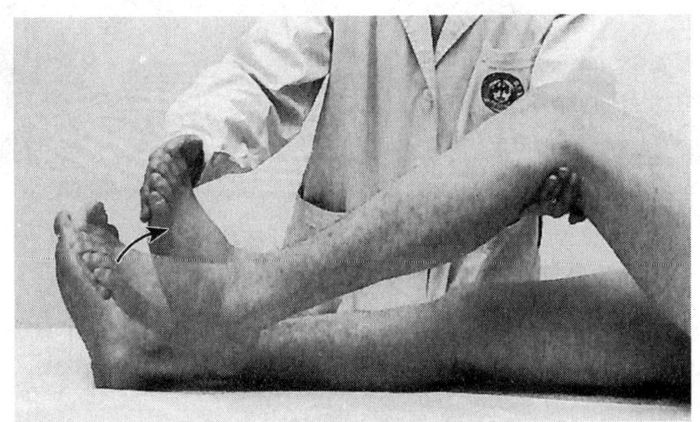

图 2-3-56 踝阵挛检查法示意图

四、脑膜刺激征

为脑膜受激惹的体征，见于脑膜炎、蛛网膜下腔出血和颅压增高等。

（一）颈强直

被检查者仰卧，双下肢伸直，检查者以一手托患者枕部，另一只手置于胸前作屈颈动作。如屈颈检查时感觉到抵抗力增强则为颈强直。在除外颈椎或颈部肌肉局部病变后，即可认为有脑膜刺激征。

（二）凯尔尼格（Kernig）征

检查者仰卧，一腿伸直，另一腿屈髋、屈膝成直角，检查者将患者小腿抬高伸膝。正常人膝关节可伸达 135°以上（图 2-3-57）。如伸膝受阻且伴疼痛与屈肌痉挛，则为阳性。

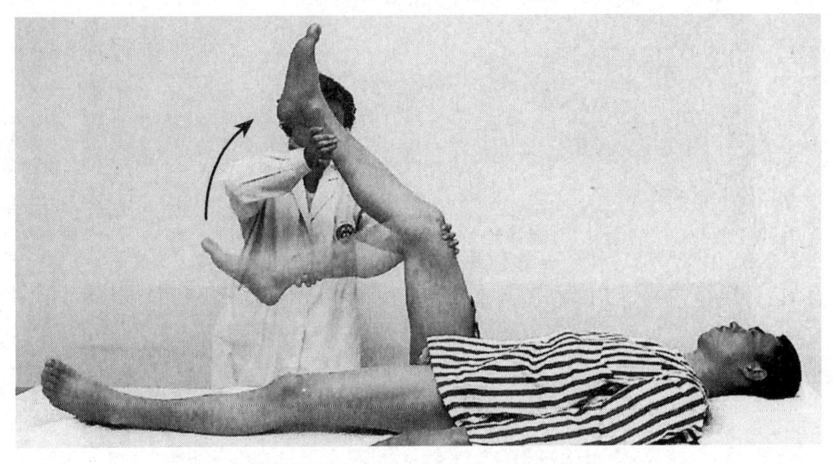

图 2-3-57 Kernig 征检查

（三）布鲁津斯基（Brudzinski）征

被检查者仰卧，双下肢伸直，检查者一手托起患者枕部，另一手按于其胸前，然后使头部被动前屈，阳性反应为双髋与膝关节同时屈曲（图 2-3-58）。

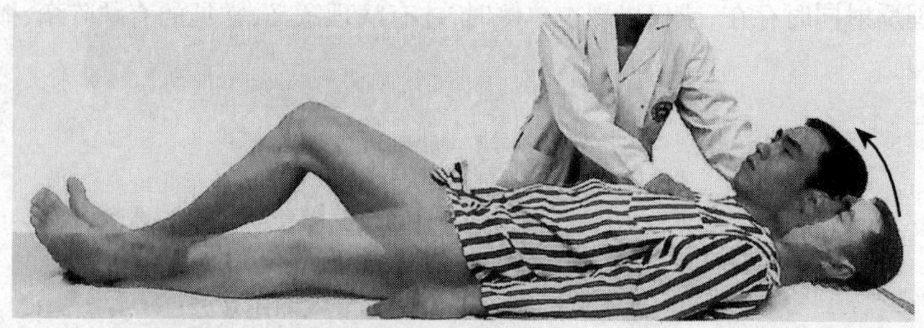

图 2-3-58　Brudzinski 征检查

（丁爱民　贾真　周爱民）

复习思考题

1. 前列腺检查方法和临床意义是什么？
2. 肛门指诊常有哪些异常改变？
3. 三种正常呼吸音的听诊特点和听诊部位是什么？
4. 体温测量发生误差的原因有哪些？
5. 什么是深、浅反射，各包括哪些检查？

第四章 实验室及其他检查

学习要点

血尿便三大常规检查、肝肾功能检查、血糖血脂、血电解质检查的参考值及异常改变的临床意义;心肌酶学、肿瘤标记物及乙型肝炎病毒标志物检测的参考值及临床意义;血液的其他检查、血清酶学、补体的测定等检查;将学到的实验室和其他检查的理论知识与临床实践相结合,根据诊断需要选择合适的检查项目,读懂分析检验结果。

第一节 血液检查

一、血常规检查

(一) 血液标本的采集和处理

1. 血液标本的种类　全血用于对血细胞成分的检查;血清用于大部分临床生化检查和免疫学检查;血浆适用于部分临床生化检查,凝血因子测定和游离血红蛋白测定等必须采用血浆标本。

2. 采血部位　根据检查项目的不同可采用毛细血管采血、静脉采血、动脉采血等不同的采血方法。

知识链接

WHO 推荐左手中指或无名指指尖为首选采血部位;六个月以下的婴幼儿可选用足跟底部内外缘。需血量较多时可采用静脉采血,通常多在肘部静脉、腕部静脉或手背静脉,婴幼儿在颈部外静脉采血。

3. 采血时间常因检查的目的不同对采血时间有不同的要求。常见的有空腹采血、特定时间采血、急诊采血等。

(二) 红细胞的检测和血红蛋白的测定

【参考值】

成年男性	红细胞(4.0~5.5)$\times10^{12}$/L	血红蛋白 120~160g/L
成年女性	红细胞(3.5~5.0)$\times10^{12}$/L	血红蛋白 110~150g/L
新生儿	红细胞(6.0~7.0)$\times10^{12}$/L	血红蛋白 170~200g/L

【临床意义】

1. 红细胞及血红蛋白增多

(1) 相对增多:是因血浆容量减少,血液浓缩所致。见于严重呕吐、腹泻、大量出汗、大面积烧伤、甲状腺功能亢进危象、糖尿病酮症酸中毒等。

（2）绝对增多：按发病原因可分为继发性和原发性两类。①继发性红细胞增多症：生理性代偿性增加见于胎儿及新生儿、高原地区居民；病理性增加则见于严重的慢性心、肺疾患如阻塞性肺气肿、肺源性心脏病、发绀型先天性心脏病等；②原发性红细胞增多症：是一种原因未明的红细胞增多为主的骨髓增殖性疾病，又称为真性红细胞增多症。

2. 红细胞及血红蛋白减少

（1）生理性减少：多见于婴幼儿及15岁以前的儿童，部分老年人、妊娠中、晚期妇女等。

（2）病理性减少：多见于各种原因引起的贫血，如缺铁性贫血、再生障碍性贫血、溶血性贫血等。

根据血红蛋白减少的程度，将贫血分为四级，轻度贫血：血红蛋白<参考值的低限至90g/L；中度贫血：血红蛋白<90g/L；，重度贫血：血红蛋白<60g/L；极重度贫血：血红蛋白<30g/L。

（三）红细胞形态改变

1. 正常红细胞呈双凹圆盘形，在血涂片中见到为圆形，大小较一致，直径6～9μm，染色后中央呈淡染区，大小约相当于细胞直径的1/3～2/5。

2. 形态异常　大多数严重贫血可出现红细胞形态的异常，不仅有助于贫血的病因诊断，而且也可以作为某些疾病的辅助诊断指标。较常见的有球形红细胞增多、椭圆形红细胞增多、口形红细胞、靶形红细胞、泪滴形红细胞等。

3. 大小异常

（1）小红细胞：红细胞直径<6μm。见于低色素性贫血，如缺铁性贫血。

（2）大红细胞：直径>10μm。见于溶血性贫血、急性失血性贫血，也可见于巨幼细胞性贫血。

（3）巨红细胞：直径>15μm。见于叶酸或（和）维生素B_{12}缺乏所致的巨幼细胞性贫血。

（4）红细胞大小不均：红细胞大小悬殊，直径可相差一倍以上，见于病理造血，反映骨髓中红细胞系增生明显旺盛，如缺铁性贫血、溶血性贫血、失血性贫血等，而以巨幼细胞贫血最为明显。

（四）红细胞比容的测定（hematocrit value，HCT）

红细胞比容指抗凝血在一定条件下离心沉淀后测得的红细胞在血液中所占容积的比值。

【参考值】

成年男性　0.40～0.50L/L（40～50vo1%），平均0.45L/L

成年女性　0.37～0.48L/L（37～48vol%），平均0.40L/L

【临床意义】

1. 增高　见于各种原因所致的血液浓缩，如严重呕吐、腹泻、大面积烧伤等；也可见于真性红细胞增多症、新生儿、慢性心肺疾病。

2. 减低　见于各种原因贫血。

（五）红细胞平均值的计算

红细胞平均值的检测包括：①平均红细胞容积（mean corpuscular volume，MCV）是指每个红细胞的平均体积，以飞升（fl）为单位；②平均红细胞血红蛋白量（mean corpuscular hemoglobin，MCH）是指每个红细胞内所含血红蛋白的平均量，以皮克（pg）为单位；③平均红细胞血

红蛋白浓度(mean corpuscular hemoglobin concentration,MCHC)系指每升血液中平均所含血红蛋白浓度(克数),以 g/L 表示。

【参考值】 血细胞分析仪法:

MCV　　80～100fl

MCH　　27～34Pg

MCHC　　320～360g/L(32%～36%)

【临床意义】 贫血的形态学分类取决于红细胞计数、血红蛋白量和血细胞比容测定的准确性,因此临床上根据红细胞平均值进行贫血的形态学分类(表 2-4-1)。

表 2-4-1　贫血的形态学分类

贫血的类型	MCV (fl)	MCH (Pg)	MCHC (32%～36%)	病　因
正细胞性贫血	80～100	27～34	32～36	再生障碍性贫血、急性溶血性贫血、急性失血性贫血、白血病等
大细胞性贫血	>100	>34	32～36	恶性贫血、巨幼细胞贫血
小细胞低色素性贫血	<80	<27	<32	缺铁性贫血、铁粒幼细胞性贫血、珠蛋白生成障碍性贫血
单纯小细胞性贫血	<80	<27	32～36	慢性感染及中毒引起的贫血

(六) 网织红细胞检测

晚幼红细胞脱核后,由于胞质内还残存核糖体等嗜碱性物质,经煌焦油蓝或新亚甲蓝染色,呈现浅蓝或深蓝色的网织状细胞而得名。

【参考值】 百分数 0.005～0.015;绝对数(24～84)×10^9/L。

【临床意义】

1. 增多　表示骨髓红细胞系增生旺盛,常见于溶血性贫血、急性失血;缺铁性贫血、巨幼细胞性贫血治疗后。

2. 减少　表示骨髓造血功能减低,常见于再生障碍性贫血、急性白血病等。

知识链接

骨髓中红细胞的发育过程

成年人红骨髓内的造血干细胞首先分化成为红系定向祖细胞,再经过原红细胞、早幼红细胞、中幼红细胞、晚幼红细胞和网织红细胞阶段,由原红细胞发育至网织红细胞并释放入血,约历时 6～7 天。

(七) 白细胞计数与分类

【参考值】

成人　　(4.0～10.0)×10^9/L

新生儿　　(15.0～20.0)×10^9/L

6 个月～2 岁　　(11.0～12.0)×10^9/L

白细胞分类、百分数及绝对值(表 2-4-2)

表2-4-2　白细胞分类计数的百分数及绝对值

白细胞分类	百分数(%)	绝对值($\times10^9$/L)
中性粒细胞(N)		
杆状核粒细胞	0~5.0	0.04~0.5
分叶核粒细胞	50~70	2~7
嗜酸性粒细胞(E)	0.5~5	0.05~0.5
嗜碱性粒细胞(B)	0~1	0~0.1
淋巴细胞(L)	20~40	0.8~4
单核细胞(M)	3~8	0.12~0.8

【临床意义】

1. 中性粒细胞(neutrophil,N)　白细胞总数的增多或减少与中性粒细胞数量的增多或减少有着密切关系和基本相同的临床意义。

(1) 增多:常伴随白细胞总数的增多,多见于①急性感染:特别是化脓性球菌感染;②严重的组织损伤及大量血细胞破坏:如严重外伤,较大手术后,大面积烧伤,急性心肌梗死及严重的血管内溶血;③急性大出血:特别是内出血后,周围血中白细胞数及中性粒细胞明显增多;④急性中毒:糖尿病酮症酸中毒、尿毒症和妊娠中毒症;急性化学药物中毒,如急性铅、汞中毒等;⑤白血病及恶性肿瘤:大多数白血病患者外周血中白细胞数量呈不同程度的增多,各类恶性肿瘤,如肝癌、胃癌等可引起白细胞及中性粒细胞增多。

(2) 减少:白细胞总数低于4×10^9/L称白细胞减少。当中性粒细胞绝对值低于1.5×10^9/L称为粒细胞减少症,低于0.5×10^9/L时称为粒细胞缺乏症。引起中性粒细胞减少的原因有①感染:特别是革兰氏阴性杆菌感染,如伤寒、副伤寒杆菌感染;某些病毒感染性疾病,如流感、病毒性肝炎、水痘、风疹、巨细胞病毒感染;某些原虫感染,如疟疾、黑热病;②血液系统疾病:再生障碍性贫血,非白血性白血病、恶性组织细胞病、巨幼细胞贫血、严重缺铁性贫血等;③理化因素损伤:X线、γ射线、放射性核素等物理因素及苯、铅、汞、氯霉素、抗肿瘤药、抗糖尿病及抗甲状腺药物等化学因素;④各种原因引起的脾脏肿大及其功能亢进:如门脉性肝硬化、淋巴瘤等。⑤自身免疫性疾病:如系统性红斑狼疮等,产生自身抗体导致白细胞减少。

(3) 中性粒细胞的核象变化:正常人周围血中主要以分叶核为主,杆状核不到5%,无原始及幼稚细胞。病理情况下,中性粒细胞核象可发生变化,出现核左移或核右移现象。①核左移:周围血中出现杆状核粒细胞、晚幼粒、中幼粒或早幼粒细胞的百分率超过5%。常见急性化脓性感染、急性失血、急性中毒及急性溶血、白血病等;②核右移:周围血中5叶或更多分叶核中性粒细胞的百分率超过3%。主要见于巨幼细胞贫血及造血功能衰退;③中性粒细胞的中毒性改变:表现为细胞大小不均、中毒颗粒、空泡形成、核变性等,多见于严重传染性疾病(如猩红热)、各种化脓性感染、败血症、恶性肿瘤、中毒及大面积烧伤等。

2. 嗜酸性粒细胞(eosinophil,E)

【参考值】　0.5%~5%;绝对值为(0.05~0.5)$\times10^9$/L

【临床意义】

(1) 增多:①过敏性疾病:支气管哮喘、药物过敏、荨麻疹、食物过敏、血管神经性水肿等;②寄生虫病:血吸虫病、蛔虫病、钩虫病等;③皮肤病:如湿疹、剥脱性皮炎、银屑病等;④血液病:如慢性粒细胞白血病、嗜酸性粒细胞白血病、淋巴瘤、多发性骨髓瘤等;⑤某些恶性肿瘤:某些上皮系肿瘤如肺癌等可引起嗜酸性粒细胞增高;⑥某些传染病:猩红热时可引起嗜酸性粒细胞增多。

(2) 减少:常见于伤寒、副伤寒初期,大手术、烧伤等应激状态,或长期应用肾上腺皮质激素后,其临床意义甚小。

3. 嗜碱性粒细胞(basophil,B)

【参考值】 0~1%;绝对值为(0~0.1)×10^9/L

【临床意义】

(1) 增多:①过敏性疾病:过敏性结肠炎、药物、食物及类风湿关节炎等;②血液病:慢性粒细胞白血病、嗜碱性粒细胞白血病,以及骨髓纤维化等;③恶性肿瘤:转移癌时嗜碱性粒细胞增多,但机制不清楚;④糖尿病、传染病如水痘、流感、天花、结核等。

(2) 减少:无临床意义。

4. 淋巴细胞(lymphocyte,L)

【参考值】 20%~40%;绝对值为(0.8~4)×10^9/L

【临床意义】

(1) 增多:①感染性疾病:病毒感染,如麻疹、风疹、水痘、流行性腮腺炎、传染性单核细胞增多症、传染性淋巴细胞增多症、病毒性肝炎、流行性出血热,以及柯萨奇病毒、腺病毒、巨细胞病毒等感染,也可见于百日咳杆菌、结核分枝杆菌、布鲁菌、梅毒螺旋体、弓形虫等的感染;②恶性肿瘤:如急、慢性淋巴细胞白血病、淋巴瘤;③急性传染病的恢复期;④移植排斥反应:见于移植物抗宿主反应或移植物抗宿主病。

(2) 减少:主要见于应用肾上腺皮质激素、烷化剂、抗淋巴细胞球蛋白等的治疗以及放射线损伤、免疫缺陷性疾病、丙种球蛋白缺乏症等。

(3) 异形淋巴细胞:指外周血中见到的形态变异的不典型淋巴细胞,多见于传染性单核细胞增多症、药物过敏、输血、血液透析或体外循环术后。

5. 单核细胞(monocyte,M)

【参考值】 3%~8%;绝对值为(0.12~0.8)×10^9/L

【临床意义】

(1) 增多:①某些感染,如感染性心内膜炎、疟疾、黑热病、急性感染的恢复期、活动性肺结核等;②某些血液病,如单核细胞白血病、粒细胞缺乏症恢复期、多发性骨髓瘤、恶性组织细胞病、淋巴瘤、骨髓增生异常综合征等。

(2) 减少:无临床意义。

(八) 血小板的检测(platelet count,PC 或 Plt)

【参考值】 (100~300)×10^9/L

【临床意义】

(1) 减少:见于①血小板的生成障碍,如再生障碍性贫血、放射性损伤、急性白血病等;②血小板破坏或消耗增多,如原发性血小板减少性紫癜、恶性淋巴瘤、弥散性血管内凝血、先天性血小板减少症等;③血小板分布异常,如脾肿大、血液被稀释等。

(2) 增多:原发性增多见于骨髓增殖性疾病,如真性红细胞增多症和原发性血小板增多症、慢性粒细胞白血病等;反应性增多见于急性感染、急性溶血、某些癌症患者等。

(九) 红细胞沉降率测定

红细胞沉降率(erythrocyte sedimentation rete,ESR 或血沉率)是指红细胞在一定条件下沉降的速率。它受血浆中各种蛋白的比例的改变、红细胞数量和形状等多种因素影响。

【参考值】 男性 0~15/小时;女性 0~20/小时。

【临床意义】

(1) 增快:生理性增快多见于 12 岁以下的儿童、60 岁以上的高龄者、妇女月经期、妊娠 3 个月以上;病理性增快见于各种炎症性疾病如风湿热、结核病;组织损伤及坏死如急性心肌梗死;恶性肿瘤及各种原因导致血浆球蛋白增高时,如慢性肾炎、肝硬化、多发性骨髓瘤等。

(2) 减慢:临床意义较小,严重贫血、球形红细胞增多症血沉可减慢。

二、血液的其他检查

(一) 出血时间(bleeding time,BT)

将皮肤刺破后,让血液自然流出到自然停止所需的时间称为出血时间。出血时间的长短反映血小板的数量、功能以及毛细血管壁的通透性、脆性的变化,也反映血管的收缩功能等。但本试验敏感度和特异性均较差,临床价值有限。

【参考值】 WHO 推荐用模板法或出血时间测定器法测定。

参考值为(6.9±2.1)分钟,超过 9 分钟为异常。

【临床意义】 BT 延长见于:①血小板明显减少,如原发性和继发性血小板减少性紫癜;②血小板功能异常,如血小板无力症和巨血小板综合征;③血浆凝血因子严重缺乏,如血管性血友病、弥散性血管内凝血;④血管异常,如遗传性出血性毛细血管扩张症;⑤药物影响,如服用抗血小板药物(阿司匹林等)、抗凝药(肝素等)和溶栓药。BT 缩短无明显临床意义。

(二) 束臂试验(touniguer test)

束臂试验又称毛细血管脆性试验(capillary fragility test,CFT)。通过给手臂局部加压使静脉血流受阻,然后检查一定范围内皮肤出现出血点的数目,来估计血管壁的通透性和脆性。试验结果易受多种因素影响,故临床价值有限。

【参考值】 5cm 直径的圆圈内新的出血点,男性<5 个,女性和儿童<10 个。

【临床意义】 新的出血点增多见于:①血管壁的结构和(或)功能缺陷,如遗传性出血性毛细血管扩张症等;②血小板数量和功能异常,如原发性和继发性血小板减少症等;③血管性血友病等。此外还见于高血压、糖尿病等疾病。

(三) 凝血时间(clotting time,CT)

离体静脉血放入玻璃(或塑料)试管中,观察自采血开始至血液凝固所需的时间,称为凝血时间。本试验是反映由因子Ⅻ被负电荷表面(玻璃)激活到纤维蛋白形成,反映了内源凝血系统的凝血过程。

【参考值】 试管法:4~12 分钟;硅管法:15~32 分钟;塑料管法:10~19 分钟。

【临床意义】

1. CT 延长 见于①因子Ⅷ、Ⅸ、Ⅺ明显减少,如血友病 A、B 和因子Ⅺ缺乏症;②凝血酶原、因子Ⅴ、Ⅹ等严重减少,如严重的肝损伤等;③纤维蛋白原严重减少,如纤维蛋白减少症、DIC 等;④应用肝素、口服抗凝药;⑤纤溶活性增强,如继发性或原发性纤溶亢进等。

2. CT 缩短 见于高凝状态或血栓性疾病,但敏感度差。

（四）活化部分凝血活酶时间测定(activated partial thromboplas-tin time,APTT)

指在受检血浆中加入活化的部分凝血活酶时间试剂(部分磷脂悬液或 Ca^{2+})后，观察血浆凝固所需要的时间。它是内源凝血系统较为灵敏、常用的筛选试验。

【参考值】 手工法：为 31～43 秒，也可用血液凝固分析仪检测。受检者的测定值应与正常对照值比较，延长超过 10 秒以上为异常。

【临床意义】 同凝血时间的测定。

（五）血浆凝血酶原时间测定(prothrombin time,PT)

指在被检血浆中加入 Ca 离子和组织因子(或组织凝血活酶)，使凝血酶原转变为凝血酶，后者使纤维蛋白原转变为纤维蛋白，观测血浆的凝固时间，称为血浆凝血酶原时间(PT)。它是外源凝血系统较为灵敏和最为常用的筛选试验。

【参考值】

1. 手工法和血液凝固仪法：11～13 秒或(12±1 秒)。受检者的测定值应与正常对照值比较，测定值超过正常对照值 3 秒以上为异常。

2. 凝血酶原时间比值(prothrombin ratio,PTR)＝受检血浆的凝血酶原时间(秒)/正常人血浆的凝血酶原时间(秒)的比值。参考值为 1.0±0.05。

3. 国际正常化比值(international normalized ratio,INR)：$INR = PTR^{ISI}$，参考值依 ISI 不同而异，一般为 1.0±0.1。ISI 为国际灵敏度指数，ISI 越小，组织凝血活酶的灵敏度越高。

【临床意义】

1. PT 延长　见于先天性凝血因子Ⅰ、Ⅱ、Ⅴ、Ⅶ、Ⅹ缺乏；获得性凝血因子缺乏，如严重肝病、弥散性血管内凝血、维生素 K 缺乏、纤溶亢进、血循环中有抗凝物质或异常抗凝血物质存在等。

2. PT 缩短　见于血液高凝状态，如 DIC 早期、心肌梗死、脑血栓形成、深静脉血栓形成、多发性骨髓瘤等，但敏感性和特异性差。

3. PTR 及 INR 是监测口服抗凝剂的首选指标，国人的 INR 以 2.0～2.5 为宜。

（六）血浆纤维蛋白原测定(fibrinogen,Fg)

在受检血浆中加入一定量凝血酶，后者使血浆中的纤维蛋白原转变为纤维蛋白，通过比浊原理计算纤维蛋白原(Fg)的含量。

【参考值】 凝血酶比浊法：2～4g/L。

【临床意义】

1. 增高见于糖尿病、急性心肌梗死、急性传染病、风湿病、肾病综合征、灼伤、休克、大手术后、恶性肿瘤及血栓前状态等。

2. 减低见于 DIC、原发性纤溶症、重症肝炎、肝硬化等。

（七）血浆凝血酶时间(thrombin time,TT)

在受检血浆中加入“标准化”凝血酶溶液，测定血浆凝固所需的时间。

【参考值】 手工法：16～18 秒；受检 TT 值超过正常对照值 3 秒以上为延长。

【临床意义】 TT 延长见于血中纤维蛋白(原)降解产物增高；低(无)纤维蛋白原血症和异常纤维蛋白原血症；血中有肝素或类肝素物质存在。TT 缩短无意义。

（八）血浆纤维蛋白(原)降解产物定性试验[fibrin(agen) degradationproduct,FDPs]

在受检血浆中加入血浆纤维蛋白(原)降解产物抗体包被的胶乳颗粒悬液，若血液中

FDPs 浓度≥5μg/ml,胶乳颗粒发生凝集。

【参考值】 胶乳凝集法:阴性。

【临床意义】 FDP 增高常见于原发性和继发性纤溶,此外高凝状态、DIC、恶性肿瘤、肺血栓、深静脉血栓、器官移植的排斥反应等亦可增高。

第二节 尿液检查

尿液的一般检查

(一) 标本采集

尿液标本要求避免污染,用清洁干燥容器留取后应在半小时之内送检,成年女性留尿时,应避开月经期,防止阴道分泌物混入。①尿液检测一般以清晨首次尿为好,一般检查的留尿量不少于 15ml;②清洁中段尿:先用 0.1% 的新洁尔灭消毒外阴部及尿道口,然后用无菌试管留取,多用于尿的细菌培养检查;③24 小时尿:用于 24 小时尿蛋白、尿糖、电解质等排泄总量的定量检测,需加入防腐剂,并且记录尿量;④餐后尿:通常在午餐后 2 小时收集尿标本,用于病理性糖尿、蛋白尿的检测。

(二) 一般性状检查

1. 尿量 正常成人 24 小时的尿量为 1000~2000ml,平均 1500ml。

【临床意义】

(1) 尿量增多:24 小时尿量超过 2500ml 称为多尿。病理性多尿见于糖尿病、尿崩症、慢性肾炎早期、急性肾衰多尿期等。

(2) 尿量减少:成人尿量 24 小时低于 400ml 或 17ml/小时,称为少尿;而低于 100ml/24 小时,则称为无尿。①肾前性少尿:见于休克、严重脱水、心力衰竭等;②肾性少尿:见于各种肾脏实质性改变而导致的少尿;如急性肾炎、肾衰竭等;③肾后性少尿:见于泌尿系统结石、尿路狭窄、肿瘤压迫、前列腺肥大症等。

2. 尿液外观 正常新鲜尿液清澈透明、呈淡黄色。尿液颜色受食物、尿色素、药物等影响。病理性尿液外观可见下列情况:

(1) 血尿:可呈淡红色云雾状、洗肉水样或混有血凝块。每升尿液中含血量超过 1ml,即可出现淡红色,称肉眼血尿;尿液离心沉淀后镜检,每高倍镜视野红细胞平均>3 个,称为镜下血尿。多见于泌尿系统炎症、结石、肿瘤、结核、外伤等,也可见于血液系统疾病,如血友病、血小板减少性紫癜等。

(2) 血红蛋白尿及肌红蛋白尿:尿液呈浓茶色、红葡萄酒色或酱油色。血红蛋白尿见于严重的血管内溶血,如蚕豆病、溶血性贫血、血型不合的输血反应、阵发性睡眠性血红蛋白尿等。肌红蛋白尿常见于挤压综合征、缺血性肌坏死等。

(3) 胆红素尿:尿液呈豆油样改变,振荡后出现黄色泡沫且不易消失,常见于阻塞性黄疸和肝细胞性黄疸。

(4) 脓尿和菌尿:新鲜尿液呈白色混浊(脓尿)或云雾状(菌尿)。多见于泌尿系统感染如肾盂肾炎、膀胱炎等。

(5) 乳糜尿:尿中混有淋巴液而呈稀牛奶状称为乳糜尿,多可见于丝虫病及肾周围淋巴管梗阻。

挤压综合征

外伤后血液和组织中的蛋白破坏分解后生成的有毒中间代谢产物被吸收入血引起的急性肾小管坏死和由其引起的急性肾衰竭。是广泛性软组织挫伤的患者晚发性死亡的主要原因。

3. 气味　正常尿液的气味来自尿中挥发性的酸性物质，久置后因尿素分解可出现氨臭味。若新鲜尿液即有氨味，见于慢性膀胱炎及尿潴留等；有机磷中毒者，尿带蒜臭味；糖尿病酮症酸中毒时尿呈烂苹果味；苯丙酮尿症者尿有鼠臭味。

4. 酸碱反应（PH）　正常尿液 pH 值约为 6.5，波动在 4.5～8.0 之间。

（1）降低：见于酸中毒、高热、痛风、糖尿病及口服氯化铵、维生素 C 等。

（2）增高：见于碱中毒、尿潴留、膀胱炎、应用利尿剂、肾小管酸中毒等。

5. 尿液比密（specific gravity，SG）　正常成人尿比密值为 1.015～1.025，以晨尿最高。

（1）增高：见于肾前性少尿、糖尿病、急性肾小球肾炎、肾病综合征等。

（2）降低：见于大量饮水、慢性肾小球肾炎、慢性肾衰竭、尿崩症等。

（三）化学检查

1. 尿蛋白

【参考值】　定性试验　阴性；定量试验 0～80mg/24 小时。

【临床意义】　蛋白尿是指尿蛋白定性试验阳性或定量试验超过 150mg/24 小时。

（1）生理性蛋白尿：指泌尿系统无器质性病变，尿内暂时出现蛋白质，如机体在剧烈运动、发热、寒冷、精神紧张、交感神经兴奋等情况下。

（2）病理性蛋白尿：因各种肾脏及肾外疾病所致的蛋白尿。①肾小球性蛋白尿：为最常见的一种蛋白尿，常见于肾小球肾炎、肾病综合征、糖尿病、高血压、系统性红斑狼疮、妊娠高血压综合征等疾病；②肾小管性蛋白尿：常见于肾盂肾炎、间质性肾炎、肾小管性酸中毒、重金属（如汞、镉、铋）中毒、药物损害（如庆大霉素、多黏菌素 B）及肾移植术后；③混合性蛋白尿：病变同时累及肾小球和肾小管所致的蛋白尿，常见于肾小球肾炎或肾盂肾炎后期，糖尿病、系统性红斑狼疮等；④溢出性蛋白尿：血浆中异常增多的低分子蛋白质，超过肾小管重吸收能力所致的蛋白尿，见于溶血性贫血（血红蛋白尿）和挤压综合征（肌红蛋白尿）等；⑤组织性蛋白尿：由于肾组织被破坏或肾小管分泌蛋白增多所致的蛋白尿，多为低分子蛋白尿；⑥假性蛋白尿：由于尿中混有大量血、脓、黏液等成分而导致蛋白定性试验阳性。

尿蛋白定性和定量检查的对应关系

尿蛋白定性和定量之间有一定的相关性：定性尿蛋白±～+，定量约 0.2～1.0g/24 小时；+～++常为 1～2g/24 小时；+++～++++常>3g/24 小时。

2. 尿糖　正常人尿中可有微量的葡萄糖，当血糖浓度超过肾糖阈（一般为 8.88mmol/L 或 160mg/dl）或肾糖阈降低，尿中将出现大量的葡萄糖。

【参考值】　尿糖定性试验阴性，定量为 0.56～5.0mmol/24 小时尿量。

【临床意义】

(1) 血糖增高性糖尿:①糖尿病最为常见,尿糖除作为糖尿病的诊断依据外,还可作为病情严重程度及疗效监测的指标;②一些内分泌疾病如库欣综合征、甲状腺功能亢进、嗜铬细胞瘤、肢端肥大症等均可出现糖尿;③其他:肝硬化、胰腺炎、胰腺癌等。

(2) 血糖正常性糖尿:由于肾小管病变导致重吸收葡萄糖的能力降低所致,又称肾性糖尿,常见于慢性肾炎、肾病综合征、间质性肾炎和家族性糖尿等。

(3) 暂时性糖尿:①生理性糖尿:如大量进食碳水化合物或静脉注射大量的葡萄糖后可一时性血糖升高,尿糖阳性;②应激性糖尿:见于颅脑外伤、脑出血、急性心肌梗死。

(4) 其他糖尿:因进食过多或体内代谢失调可出现乳糖、半乳糖、果糖、甘露糖及戊糖等。

3. 酮体　酮体是体内脂肪代谢的中间产物,是β-羟丁酸、乙酰乙酸和丙酮的总称。体内糖分解代谢不足时,脂肪分解活跃可产生大量酮体,从尿中排出形成酮尿。

【参考值】　阴性。

【阳性临床意义】

(1) 糖尿病性酮尿:常伴有酮症酸中毒,酮尿是糖尿病性昏迷的前期指标,此时多伴有高糖血症和糖尿。

(2) 非糖尿病性糖尿:高热、严重呕吐、腹泻、长期饥饿、禁食、过分节食、妊娠剧吐、酒精性肝炎、肝硬化等,因糖代谢障碍而出现酮尿。

(四) 尿沉渣检查

尿沉渣检测是用显微镜对尿液离心沉淀物中有形成分的鉴定,主要检测细胞、管型、细菌和结晶等。

1. 细胞

(1) 红细胞

【参考值】　玻片法平均0~3个/HP。

【临床意义】　尿沉渣镜检红细胞>3个/HP但外观无改变,称为镜下血尿。常见于急性肾小球肾炎、慢性肾炎、肾结石、泌尿系统肿瘤、肾盂肾炎、多囊肾、急性膀胱炎、肾结核等。

(2) 白细胞和脓细胞

【参考值】　玻片法平均0~5个/HP。

【临床意义】　多为泌尿系统感染如肾盂肾炎、肾结核、膀胱炎或尿道炎等。

(3) 上皮细胞:正常尿液中可见少量扁平上皮细胞,妇女尿中可成片出现;移行上皮细胞增多见于尿路炎症、肿瘤;肾小管上皮细胞增多见于肾小管损伤。

2. 管型　是蛋白质、细胞或碎片在肾小管、集合管中凝固而成的圆柱形蛋白聚体。

(1) 透明管型:正常人0~偶见/LP,也可见于老年人清晨浓缩尿中;运动、重体力劳动、麻醉、用利尿剂、发热时可出现一过性增多;肾病综合征、慢性肾炎、恶性高血压和心力衰竭时可增多。

(2) 颗粒管型:可分为粗颗粒管型和细颗粒管型,见于急慢性肾炎、肾盂肾炎、肾小管损伤等。

(3) 细胞管型:①上皮细胞管型见于各种原因所致的肾小管损伤;②红细胞管型常与肾小球性血尿同时存在,常见于急慢性肾炎;③白细胞管型:常见于肾盂肾炎、间质性肾炎等;④混合管型:同时含有各种细胞和颗粒物质的管型,可见于各种肾小球疾病。

(4) 蜡样管型:该类管型多提示有严重的肾小管变性坏死,预后不良。

（5）其他管型：脂肪管型常见于肾病综合征、慢性肾小球肾炎急性发作及其他肾小管损伤性疾病；宽幅管型又称肾功能不全管型，常见于慢性肾衰竭少尿期，提示预后不良；细菌管型见于感染性疾病；结晶管型：含盐类、药物等化学物质结晶的管型。

3. 结晶体　尿中经常出现结晶体并伴有较多红细胞应怀疑有肾结石的可能。

（五）尿液的其他检查

1. 尿胆红素与尿胆原

【参考值】　正常人尿胆红素定性阴性，定量≤2mg/L；尿胆原定性为阴性或弱阳性，定量≤10mg/L。

【临床意义】

（1）尿胆红素增高见于：急性黄疸性肝炎、阻塞性黄疸、门脉周围炎、纤维化及药物所致的胆汁淤积、先天性高胆红素血症等。

（2）尿胆原增高见于：肝细胞性黄疸和溶血性黄疸；减少见于阻塞性黄疸。

2. 尿微量清蛋白　在无尿路感染和心衰竭的情况下，尿中有少量清蛋白的存在，浓度在20～200μg/分钟之间，称为微量清蛋白尿。

【参考值】　正常尿清蛋白排出率：5～30mg/24小时，>30mg/24小时称微量清蛋白尿。

【临床意义】

（1）糖尿病时，微量清蛋白排出率持续大于20～200μg/分钟，为早期糖尿病肾病的诊断指标。

（2）见于大多数肾小球疾病、狼疮性肾炎、小管间质疾病等。

（3）高血压、肥胖、高脂血症、吸烟、剧烈运动等也可出现微量清蛋白尿。

3. 尿液自动化仪器检测　目前常用的尿液自动化分析仪有干化学尿分析仪和尿沉渣分析仪两种。其中干化学尿自动分析仪影响因素多，易出现假阴性或假阳性的结果，因此本法一般仅用作初诊患者或健康体检的筛选试验。尿沉渣自动分析仪用以定量检测非离心尿中的有形成分，其主要检测项目有：红细胞、白细胞、细菌、上皮细胞、管型及酵母菌、精子、结晶等，并做定量报告（表2-4-3）。

表2-4-3　尿自动分析仪检测常用项目及参考值

项　目	代　码	参　考　值
酸碱度	pH	5～7
蛋白	PRO	阴性（<0.1g/L）
葡萄糖	GLU	阴性（<2mmol/L）
酮体	KET	阴性
隐血	BLD	阴性（<10个红细胞/L）
胆红素	BIL	阴性（1mg/L）
尿胆原	UBG	阴性或弱阳性
亚硝酸盐	NIT	阴性
白细胞	LEU	阴性（<15个白细胞/L）
比重	SG	1.015～1.025
维生素C	VC	阴性（<10mg/L）

第三节　粪便检查

（一）标本采集

在收集粪便标本时要注意：①用干燥洁净盛器留取新鲜标本，如作细菌学检查应将标本盛于加盖无菌容器内立即送检；②标本有脓血时，应当挑取脓血及黏液部分涂片检查，外观无异常的粪便要多点取样检查；③对某些寄生虫及虫卵的初筛检测，应采取三送三检；④检测阿米巴滋养体等寄生原虫，应在收集标本后30分钟内送检，冬季要注意保温；⑤粪便隐血检测，患者应素食3天，并禁服铁剂及维生素C；⑥无粪便又必须检测时，可经肛门指诊采集粪便。

（二）一般性状检查

1. 量　正常成人每日排便1次，约为100～300g，因饮食习惯、食物种类、进食量及消化器官功能状态而异。

2. 颜色与性状　正常成人的粪便排出时为黄褐色圆柱形软便，婴儿粪便呈黄色或金黄色糊状便。常见的病理情况有：

（1）柏油样便：常见于消化道出血；服用活性炭、铋剂等之后也可排出黑便；若食用较多动物血、肝或口服铁剂等也可使粪便呈黑色，隐血试验亦可阳性。

（2）鲜血便：见于直肠息肉、直肠癌、肛裂及痔疮等。痔疮时常在排便之后有鲜血滴落，可以和其他疾患相鉴别。

（3）脓性及脓血便：见于痢疾、溃疡性结肠炎、局限性肠炎、结肠或直肠癌等，阿米巴痢疾以血为主，呈暗红色稀果酱样；细菌性痢疾则以黏液及脓为主。

（4）白陶土样便：见于各种原因引起的胆管阻塞患者。

（5）米泔样便：粪便呈白色淘米水样，见于重症霍乱、副霍乱患者。

（6）黏液便：小肠炎症时黏液增多均匀地混于粪便中；大肠及直肠病变时黏液则附着于粪便的表面。见于各类肠炎、细菌性痢疾，阿米巴痢疾等。

（7）稀糊状或水样便：见于各种感染性和非感染性腹泻。小儿肠炎时粪便呈绿色稀糊状；大量黄绿色稀汁样便，并含有膜状物时见于假膜性肠炎；副溶血性弧菌食物中毒，排出洗肉水样便；出血坏死性肠炎排出红豆汤样便。

（8）细条样便：排出细条样或扁片状粪便，提示直肠狭窄，多见于直肠癌。

3. 气味　正常粪便有臭味因含蛋白质分解产物所致。慢性肠炎、胰腺疾病、结肠或直肠癌溃烂时有恶臭；阿米巴肠炎粪便呈血腥臭味。

4. 寄生虫体　蛔虫、蛲虫及绦虫等较大虫体或其片段肉眼即可分辨。

5. 结石　最重要且最常见的是胆石，常见于应用排石药物或碎石术后。

（三）显微镜检查

1. 细胞

（1）白细胞：正常粪便中不见或偶见。小肠炎症时白细胞数量一般<15/HP；细菌性痢疾时，可见大量白细胞、脓细胞；过敏性肠炎、肠道寄生虫病时可见较多嗜酸性粒细胞。

（2）红细胞：正常粪便中无红细胞，当下消化道出血、痢疾、溃疡性结肠炎、结肠和直肠癌时，粪便中可见到红细胞。

（3）巨噬细胞：见于细菌性痢疾和溃疡性结肠炎。

（4）肠黏膜上皮细胞：正常粪便中见不到，结肠炎、假膜性肠炎时可见增多。

（5）肿瘤细胞：乙状结肠癌、直肠癌患者的血性粪便，可能发现成堆的癌细胞。

2. 食物残渣　正常粪便中的食物残渣系已消化的无定形细小颗粒，仅可偶见淀粉颗粒和脂肪小滴等。慢性胰腺炎、胰腺功能不全时可见淀粉颗粒增多；在急、慢性胰腺炎及胰头癌、腹泻、消化不良综合征等，脂肪小滴增多；胃蛋白酶缺乏时可见较多的结缔组织。

3. 寄生虫和寄生虫卵　肠道寄生虫病时，从粪便中能发现相应的病原体。

（四）粪便隐血试验(facal occult blood test，FOBT)

是指粪便外观无异常改变，肉眼和显微镜均不能证实的消化道的少量出血。

【临床意义】　正常人隐血试验为阴性。隐血试验对消化道出血鉴别诊断有一定意义。间歇阳性主要见于消化性溃疡；持续性阳性见于消化道恶性肿瘤，如胃癌、结肠癌，因此该试验可作为提示消化道肿瘤的初筛试验。此外还见于急性胃黏膜病变、肠结核、克罗恩病、溃疡性结肠炎、钩虫病等。

第四节　常用肾功能检查

知识链接

肾的功能和作用

肾是人体主要的排泄器官，主要功能包括排出机体的废物、代谢终产物；调节水和电解质、酸碱平衡。同时肾也是一个内分泌器官，可合成和释放肾素、促红细胞生成素、1，25-羟维生素 D_3，此外还有生成激肽、前列腺素等作用。

一、肾小球功能检查

肾小球功能检查包括内生肌酐清除率、血清肌酐和血尿素氮的测定。

（一）内生肌酐清除率测定

血液中肌酐的生成可分为内、外源性两种，内源性肌酐是体内肌肉中肌酸分解而来，外源性肌酐来源于摄入的鱼、肉类食物。在严格控制饮食条件和肌肉活动相对稳定的情况下，其生成量较恒定。肌酐大部分从肾小球滤过，且不被肾小管重吸收。肾单位时间内把若干毫升血液中的内在肌酐全部清除出去，称为内生肌酐清除率(endogenous creatinine clearance rate，Ccr)。

【参考值】　成人 80～120ml/分钟。

【临床意义】

（1）判断肾小球损害的敏感指标：当内生肌酐清除率降低至 50ml/分钟，血肌酐、尿素氮仍可在正常范围，故内生肌酐清除率是较早反映肾小球滤过功能受损的敏感指标。

（2）评估肾功能损害程度：临床常用内生肌酐清除率对慢性肾衰进行分期。

（二）血清肌酐测定(creatinine，Cr)

血中肌酐的浓度取决于肾小球滤过能力，故测定血肌酐浓度可作为肾小球滤过受损的指标。较血尿素氮敏感性好，但并非早期诊断指标。

【参考值】　全血 Cr 为 88.4～176.8μmol/L；血清或血浆 Cr 男性 53～106μmol/L，女性

44 ~ 97μmol/L。

【临床意义】

(1) 器质性肾功能损害：慢性肾炎、肾盂肾炎、间质性肾炎、肾肿瘤、多囊肾等所致的慢性肾衰竭。

(2) 鉴别肾前性和肾实质性少尿：器质性肾衰竭血清肌酐常超过200μmol/L，肾前性少尿血肌酐浓度上升多不超过200μmol/L。

(三) 血尿素氮测定(blood urea nitrogen，BUN)

血尿素氮(BUN)主要经肾小球滤过随尿排出，当肾实质受损害时，肾小球滤过率降低，致使血浓度增加，临床上多测定尿素氮来粗略观察肾小球滤过功能。

【参考值】　成人3.2 ~ 7.1mmol/L；婴儿、儿童1.8 ~ 6.5mmol/L。

【临床意义】　血中尿素氮增高见于：

(1) 器质性肾功能损害：如慢性肾炎、严重肾盂肾炎、肾肿瘤、多囊肾等所致的慢性肾衰竭。

(2) 肾前性少尿：如严重脱水、大量腹水、心衰、肝肾综合征等导致的血容量不足所致的少尿。

(3) 蛋白质分解或摄入过多：如急性传染病、上消化道大出血、大面积烧伤，严重创伤、大手术后和甲状腺功能亢进、高蛋白饮食等，但血肌酐一般不升高。

(四) 血尿酸测定(uric acid，UA)

尿酸是嘌呤的代谢产物，来自于体内或食物中嘌呤的分解代谢。尿酸大部分从肾脏排泄，进入原尿的尿酸90%左右在肾小管被重吸收，因此，血尿酸浓度受肾小球滤过功能和肾小管重吸收功能的双重影响。

【参考值】　男性150 ~ 416μmol/L；女性89 ~ 357μmol/L

【临床意义】　检测前应禁食含嘌呤丰富食物3天，如海鲜、豆类、啤酒等。

(1) 体内尿酸生成异常增多：原发性痛风以及多种血液病、恶性肿瘤等因细胞大量破坏所致的继发性痛风。

(2) 肾小球滤过功能损伤：在反映早期肾小球滤过功能的损伤方面，血尿酸的检测比血肌酐和尿素更加敏感。

二、肾小管功能检查

肾小管功能检查包括近端肾小管、远端肾小管两部分。

(一) 近端肾小管功能检查

1. 尿β_2-微球蛋白测定　β_2-微球蛋白(β_2-microglobulin，β_2-MG)是体内除成熟红细胞和胎盘滋养层细胞外的所有细胞膜上组织相容性抗原(HLA)的轻链蛋白组分，由于β_2-MG分子量小并且不和血浆蛋白结合，故可自由经肾小球滤入原尿，进入原尿的β_2-MG，有99.9%会在近端肾小管被重吸收，并在肾小管上皮细胞中分解破坏，仅微量自尿中排出。

【参考值】　成人尿低于0.3mg/L，或以尿肌酐校正为0.2mg/g以下。

【临床意义】　尿β_2-MG增多较敏感地反映近端肾小管重吸收功能受损，如肾小管-间质性疾病、药物或毒物所致早期肾小管损伤，以及肾移植后急性排斥反应早期。

2. α_1-微球蛋白测定　α_1-微球蛋白(α_1-microglobulin，α_1-MG)为肝细胞和淋巴细胞产生的一种糖蛋白，血浆中游离的α_1-MG可自由透过肾小球，但原尿中α_1-MG约99%被近曲小管重吸收，故仅微量从尿中排泄。

【参考值】 成人尿 α_1-MG<15mg/24 小时尿，或<10mg/g 肌酐；血清游离 α_1-MG 为 10 ~ 30mg/L。

【临床意义】

（1）近端肾小管功能损害　尿 α_1-MG 升高，是各种原因所致的早期近端肾小管功能损伤的特异、敏感指标。

（2）评估肾小球滤过功能　比血 Cr 和 β_2-MG 测定更灵敏，在 Ccr<100ml/分钟时，血清 α_1-MG 就已出现升高。

（3）血清 α_1-MG 降低　见于重症肝炎、肝坏死等。

（二）远端肾小管功能检测

1. 昼夜尿比密试验　又称莫氏试验（Mosenthal's test），方法是受检者正常饮食，但每餐含水量在 500 ~ 600ml，不再另外饮任何液体。晨 8 时完全排空膀胱后至晚 8 时止，每 2 小时各收集尿液 1 次，分别测定每次尿量及比密；晚 8 时至次晨 8 时的夜尿收集在一个容器内为夜尿，同样测定尿量、比密。

【参考值】 正常成人尿量 1000 ~ 2000ml/24 小时，昼尿量和夜尿量比值一般为 3 ~ 4∶1，夜尿量应小于 750ml；夜尿或昼尿中至少 1 次尿比密>1.018，昼尿中最高与最低尿比密差值>0.009。

【临床意义】

（1）夜尿>750ml 或昼夜尿量比值降低，为浓缩功能受损的早期改变，见于间质性肾炎、慢性肾小球肾炎、高血压肾病和痛风性肾病早期。

（2）尿量少而比密增高、固定在 1.018 左右（差值<0.009），多见于急性肾小球肾炎。

（3）尿量明显增多（>4L/24 小时）而尿比密均低于 1.006，为尿崩症的典型表现。

2. 3 小时尿比密试验　3 小时尿比密试验是在保持日常饮食和活动状况下，早晨 8 时排空膀胱后每 3 小时收集 1 次尿，至次晨 8 时止共 8 次，计量每次尿量和比密。

【参考值】 成人 24 小时尿量 1000 ~ 2000ml，昼尿量（晨 8 时至晚 8 时 4 次尿量和）多于夜尿量，约 3 ~ 4∶1。至少 1 次尿比密>1.020（多为夜尿），1 次低于 1.003。

【临床意义】 3 小时尿比密试验及昼夜尿比密试验均用于诊断各种疾病对远端肾小管稀释浓缩功能的影响，以昼夜尿比密试验多用。

第五节　肝脏病常用检查

一、血清蛋白检查

（一）血清总蛋白和清蛋白、球蛋白比值测定

90% 以上的血清总蛋白（serum total protein，STP）和全部的血清清蛋白（albumin，A）是由肝脏合成，因此这两种蛋白的含量是反映肝脏合成功能的重要指标。清蛋白是正常人体血清中的主要蛋白质组分，在维持血液胶体渗透压、体内代谢物质转运及营养等方面起着重要作用；总蛋白含量减去清蛋白含量，即为球蛋白（globulin，G）含量，球蛋白是多种蛋白质的混合物，包括各种免疫球蛋白和补体、糖蛋白等，球蛋白与机体免疫功能和血浆黏度密切相关；根据清蛋白与球蛋白的量，可计算出清蛋白与球蛋白的比值（A/G）。

【参考值】 正常成人血清总蛋白60～80g/L，清蛋白40～55g/L，球蛋白20～30g/L，A/G为(1.5～2.5)∶1。

【临床意义】

1. 血清总蛋白及清蛋白

(1) 增高：主要见于严重脱水，休克，饮水量不足等导致的血液浓缩等。

(2) 降低：①肝细胞功能损害：常见肝脏疾病有亚急性重症肝炎、慢性中度以上持续性肝炎、肝硬化、肝癌等。当血清总蛋白<60g/L或清蛋白<25g/L称为低蛋白血症，临床上可出现严重水肿及胸、腹水；②营养不良：如蛋白质摄入不足或消化吸收不良；③蛋白丢失过多：如肾病综合征、严重烧伤、急性大失血等；④消耗增加：见于慢性消耗性疾病，如重症结核、甲状腺功能亢进及恶性肿瘤等；⑤稀释性减少：如水钠潴留或静脉补充过多的晶体溶液。

2. 血清球蛋白

(1) 增高：①慢性肝脏疾病：如慢性活动性肝炎、肝硬化、原发性胆汁性肝硬化等；②M球蛋白血症：如多发性骨髓瘤、淋巴瘤、原发性巨球蛋白血症等；③自身免疫性疾病：如系统性红斑狼疮、风湿热等；④慢性炎症与慢性感染：如结核病、疟疾等。

(2) 降低：①生理性减少：小于3岁的婴幼儿；②免疫功能抑制：如长期肾上腺皮质激素或免疫抑制剂的使用。

3. A/G倒置 清蛋白降低和(或)球蛋白增高均可引起A/G倒置，见于严重肝功能损害及M球蛋白血症，如慢性持续性肝炎、肝硬化、原发性肝癌等。

(二) 血清蛋白电泳

在碱性环境中(pH8.6)，血清清蛋白带负电，在电场中向阳极泳动；清蛋白分子质量小，带的负电荷相对较多，在电场中迅速向阳极泳动；γ球蛋白因分子质量大，泳动速度最慢。电泳后从阳极开始依次为清蛋白、α_1球蛋白、α_2球蛋白、β球蛋白和γ球蛋白五个区带。

【参考值】 醋酸纤维素膜法：

清蛋白	0.62～0.71(62%～71%)
α_1球蛋白	0.03～0.04(3%～4%)
α_2球蛋白	0.06～0.10(6%～10%)
β球蛋白	0.07～0.11(7%～11%)
γ球蛋白	0.09～0.18(9%～18%)

【临床意义】

(1) 肝脏疾病：急性及轻症肝炎时多正常。慢性肝炎、肝硬化、肝细胞肝癌合并肝硬化时，α_1、α_2、β球蛋白减少，γ球蛋白增加，慢性活动性肝炎和失代偿的肝硬化γ球蛋白增加尤为显著。

(2) M球蛋白血症：多发性骨髓瘤、原发性巨球蛋白血症等，清蛋白浓度降低，单克隆γ球蛋白明显升高，亦有β球蛋白升高，偶有α球蛋白升高。

(3) 肾病综合征、糖尿病肾病：由于血脂增高，可致α_2及β球蛋白增高，清蛋白及γ球蛋白降低。

(4) 风湿热等结缔组织病伴有多克隆γ球蛋白增高，先天性低丙种球蛋白血症γ球蛋白降低等。

二、血清胆红素测定

血液中的胆红素是衰老的红细胞在单核-吞噬细胞系统中破坏、分解释放出的血红蛋白

的代谢分解产物,包括胆红素、铁、珠蛋白,这种胆红素为不溶于水的、非结合状态的胆红素称为非结合胆红素(unconjugated bilirubin,UCB);非结合胆红素随血流进入肝脏,在葡萄糖醛酸转移酶存在时生成结合胆红素(conjugated bilirubin,CB);血清总胆红素(serum total bilirubin,STB)即是以上两种胆红素的总称。非结合胆红素不溶于水,不能从肾小球滤过,而结合胆红素溶于水,能通过肾小球滤过进入尿中。

(一) 血清总胆红素的测定

【参考值】 成人3.4~17.1μmol/L

【临床意义】

(1) 判断有无黄疸及黄疸程度:当STB>17.1μmol/L,但<34.2μmol/L时为隐性黄疸;34.2~171μmol/L为轻度黄疸;171~342μmol/L为中度黄疸,>342μmol/L为重度黄疸。

(2) 推断黄疸病因:根据STB的具体数值可初步推断引起黄疸的病因。

(3) 判断黄疸类型:根据总胆红素、结合及非结合胆红素升高程度可推断引起黄疸的病因。STB增高伴非结合胆红素明显增高提示为溶血性黄疸,总胆红素增高伴结合胆红素明显升高为胆汁淤积性黄疸,三者均增高为肝细胞性黄疸。

(二) 血清结合胆红素与非结合胆红素测定

【参考值】 结合胆红素0~6.8μmol/L 非结合胆红素1.7~10.2μmol/L

【临床意义】 结合胆红素与总胆红素的比值有助于黄疸类型的鉴别,如CB/STB<20%提示为溶血性黄疸,20%~50%之间常为肝细胞性黄疸,比值>50%为胆汁淤积性黄疸;结合胆红素测定可能有助于某些肝胆疾病的早期诊断。

(三) 尿胆红素测定

结合胆红素为水溶性,能够透过肾小球而在尿中出现。正常成年人尿中含有微量胆红素,通常的检查方法不易发现。当血中结合胆红素浓度超过肾阈时,结合胆红素可自尿中排出。

【参考值】 阴性。

【阳性临床意义】

(1) 肝外胆管阻塞:如胆石症、胆管肿瘤、胰头癌等;肝内小胆管压力升高,如门脉周围炎症、纤维化,或因肝细胞肿胀等。

(2) 肝细胞损害:病毒性肝炎,药物或中毒性肝炎,急性酒精肝炎。

(3) 黄疸鉴别诊断:肝细胞性及梗阻性黄疸尿内胆红素阳性,而溶血性黄疸则为阴性。

(四) 尿中尿胆原

在胆红素肠肝循环过程中,仅有极少量尿胆原进入血液循环从肾脏排出,可与苯甲醛反应生成紫红色化合物,而被定性或定量检测。

【参考值】 定量:0.84~4.2μmol/L/24小时;定性:阴性或弱阳性。

【临床意义】

(1) 尿胆原增多:①肝细胞受损,如病毒性肝炎、药物或中毒性肝损害等;②溶血性贫血及巨幼细胞贫血;③内出血时,胆红素生成增加,尿胆原排出随之增加;④肠道对尿胆原重吸收增加,如肠梗阻、顽固性便秘。

(2) 尿胆原减少或缺如:①胆道梗阻,如胆石症、胆管肿瘤、胰头癌等;②新生儿及长期服用广谱抗生素时,肠道细菌缺乏或受到药物抑制。

三、血清酶学检查

（一）血清氨基转移酶测定

主要包括丙氨酸氨基转移酶（alanine aminotransferase，ALT）和天门冬氨酸氨基转移酶（aspartate aminotransferase，AST）。ALT 主要分布在肝脏，其次是骨骼肌、肾脏、心肌等组织中；AST 主要分布在心肌，其次在肝脏、骨骼肌和肾脏组织中。当肝细胞受损时，其细胞膜通透性增加，胞浆内的 ALT 与 AST 释放入血浆，致使血清 ALT 与 AST 的活性升高。在中等程度肝细胞损伤时，ALT 漏出率远大于 AST；但在严重肝细胞损伤时，血清中 AST/ALT 比值升高。

【参考值】

	终点法（赖氏法）	速率法（37℃）
ALT	5～25 卡门单位	10～40U/L
AST	8～28 卡门单位	10～40U/L

ALT/AST≤1

【临床意义】

（1）肝脏疾病的诊断：见于病毒性肝炎、酒精性肝病、药物性肝炎、脂肪肝、肝硬化、肝癌等。通常 ALT>300U/L、AST>200U/L，ALT/AST>1，是诊断急性病毒性肝炎重要的检测手段；在急性肝炎恢复期，如转氨酶活性不能降至正常或再上升，提示急性病毒性肝炎转为慢性；酒精性肝病等非病毒性肝病，转氨酶轻度升高或正常，且 ALT/AST<1。

（2）急性心肌梗死后发生后的数小时 AST 开始增高，持续约 4～5 天后恢复正常，其值与心肌坏死的范围和程度有关。

（3）其他疾病：见于骨骼肌疾病、肺梗死、肾梗死等，转氨酶仅轻度升高。

（二）碱性磷酸酶测定

碱性磷酸酶（alkaline phosphatase，ALP）主要分布在肝脏、骨骼、肾、小肠及胎盘中，由于血清中 ALP 大部分来源于肝脏与骨骼，因此常作为肝脏疾病的检查指标之一。此外，胆道疾病也可引起血清中 ALP 升高。

【参考值】 磷酸对硝基苯酚速率法（37℃）：

女性：1～12 岁<500U/L

15 岁以上：40～150U/L

男性：1～12 岁<500U/L

12～15 岁<700U/L

25 岁以上：40～150U/L

【临床意义】

（1）肝胆系统疾病：各种肝内、外胆管阻塞性疾病，如胰头癌、胆道结石引起的胆管阻塞、原发性胆汁性肝硬化、肝内胆汁淤积等。

（2）黄疸的鉴别诊断：ALP 和 ALT、血清胆红素的同时测定有助于黄疸鉴别诊断。①胆汁淤积性黄疸，ALP 和血清胆红素明显升高，ALT 仅轻度增高；②肝细胞性黄疸，血清胆红素中等度增加，ALT 活性很高，ALP 正常或稍高；③肝内局限性胆道阻塞时 ALP 明显增高，ALT 无明显增高，血清胆红素多正常。

（3）骨骼疾病：如纤维性骨炎、佝偻病、骨软化症、成骨细胞瘤及骨折愈合期，血清 ALP

升高。

(4) 儿童、妊娠中晚期可见血清 ALP 生理性增高。

(三) γ-谷氨酰转移酶测定

γ-谷氨酰转移酶(γ-glutamyl transpeptidase,γ-GT)在肾、肝和胰腺含量丰富,但血清中 γ-GT 主要来自肝胆系统。γ-GT 广泛分布于肝细胞的毛细胆管和整个胆管系统,因此当肝内合成亢进或胆汁排出受阻时,导致血清中 γ-GT 增高。

【参考值】 男性:11 ~ 50U/L　女性:7 ~ 32U/L

【临床意义】

(1) 胆道阻塞性疾病:如胆道结石、原发性胆汁性肝硬化、肝癌时由于肝内阻塞,诱使肝细胞产生多量 γ-GT。

(2) 病毒性肝炎、肝硬化、酒精性肝病、药物性肝炎等造成的肝细胞的损害,可出现 γ-GT 不同程度的增高。

(3) 其他:脂肪肝、胰腺炎、胰腺肿瘤、前列腺肿瘤等亦可轻度增高。

第六节　临床常用生物化学检测

一、血糖及其代谢产物的检测

(一) 空腹血糖

空腹血糖(fasting blood glucose,FBG)检测是诊断糖代谢紊乱最常用和最重要的指标。

【参考值】 葡萄糖氧化酶法:3.9 ~ 6.1mmol/L

邻甲苯胺法:3.9 ~ 6.4mmol/L。

【临床意义】 血糖检测是目前诊断糖尿病的主要依据,也是判断糖尿病病情和病情控制情况的主要指标。

(1) FBG 增高:见于各型糖尿病、甲状腺功能亢进症、皮质醇增多症、嗜铬细胞瘤和胰高血糖素瘤等内分泌疾病;以及应激性因素,如颅内压增高、颅脑损伤、心肌梗死、大面积烧伤、急性脑血管病等;此外还可见于一些药物影响(噻嗪类利尿剂、口服避孕药、泼尼松等),以糖尿病最为多见。

(2) FBG 减低:FBG 低于 3.9mmol/L 时为血糖减低,当低于 2.8mmol/L 时称为低糖血症。见于胰岛细胞瘤或腺瘤、胰岛素用量过大、肾上腺皮质激素功能减退症、急性肝坏死、特发性低血糖、急性酒精中毒等。

(二) 口服葡萄糖耐量试验

口服葡萄糖耐量试验(oral glucose tolerance test,OGTT)是检测葡萄糖代谢功能的试验,主要用于诊断症状不明显或血糖升高不明显的可疑糖尿病。现多采用 WHO 推荐的 75g 葡萄糖标准口服葡萄糖耐量试验(OGTT),分别检测空腹血糖和口服葡萄糖后 30 分钟、1 小时、2 小时、3 小时的血糖和尿糖。

【参考值】 ①FPG 3.9 ~ 6.1mmol/L;②口服葡萄糖后 30 分钟 ~ 1 小时,血糖达高峰(一般为 7.8 ~ 9.0mmol/L),峰值<11.1mmol/L;③2 小时血糖(2hPG)<7.8mmol/L;④3 小时血糖恢复至空腹水平;⑤各检测时间点的尿糖均为阴性。

【临床意义】 OGTT 是一种葡萄糖负荷试验,用以了解机体对葡萄糖代谢的调节能力,临床上对于诊断糖尿病、判断糖耐量异常(impaired glucose tolerance,IGT)以及鉴别尿糖和低糖血症有一定意义。

(三)血清胰岛素测定

胰岛素是胰岛B细胞分泌的,具有促进合成代谢、调节血糖浓度的主要激素。糖尿病时,由于胰岛B细胞功能障碍和胰岛素生物学效应不足,而出现血糖增高和胰岛素降低的分离现象。

【参考值】 空腹胰岛素:10～20mU/L。

【临床意义】

(1)糖尿病:Ⅰ型糖尿病空腹胰岛素明显降低;Ⅱ型糖尿病空腹胰岛素可正常、稍高或减低。

(2)胰岛B细胞瘤:胰岛B细胞瘤常出现高胰岛素血症,胰岛素呈高水平曲线,但血糖降低。

(3)其他:肥胖、肝功能损伤、肾功能不全、肢端肥大症等血清胰岛素水平增高;腺垂体功能低下、肾上腺皮质功能不全或饥饿时血清胰岛素减低。

(四)血清C-肽测定(connective peptide)

C-肽是胰岛素原在蛋白水解酶的作用下分裂而成的与胰岛素等分子的肽类物,检测空腹C-肽水平可用于评价胰岛B细胞分泌功能和储备功能。

【参考值】 空腹C-肽:0.3～1.3nmol/L

【临床意义】 C-肽测定常用于糖尿病的分型诊断,也用于指导临床治疗中胰岛素用量的调整。

(1)增高:胰岛B细胞瘤、肝硬化时空腹血清C-肽增高。

(2)减低:糖尿病、外源性高胰岛素血症时空腹血清C-肽减低。

(五)糖化血红蛋白测定

糖化血红蛋白(glycosylated hemoglobin,GHb)是在红细胞生存期间HbA_1与己糖(主要是葡萄糖)非酶促反应的产物。根据HbA_1所结合的成分不同,可分为HbA_1a、HbA_1b、HbA_1c,其中HbA_1c含量最高,是目前临床最常检测的部分。由于糖化过程非常缓慢,一旦生成不再解离,且不受血糖暂时性升高的影响。因此,GHb对高血糖,特别是血糖和尿糖波动较大时有特殊诊断价值。GHb的代谢周期与红细胞的寿命基本一致,故GHb水平反映了近2～3个月的平均血糖水平。

【参考值】 HbA_1c 4%～6%,HbA_1 5%～8%。

【临床意义】 主要用于评价糖尿病控制程度:GHb增高提示近2～3个月的糖尿病控制不良,故可作为糖尿病长期控制的良好观察指标;筛检糖尿病:HbA_1<8%,可排除糖尿病;此外还用于预测血管并发症:HbA_1>10%,提示并发症严重预后差;鉴别高血糖,应激性高血糖时GHb正常。

二、血清脂质和脂蛋白检测

(一)总胆固醇测定

总胆固醇(total cholesterol,TC)是脂质的组成成分之一,有助于早期识别动脉硬化。

【参考值】 合适水平:<5.20mmol/L。边缘水平:5.23～5.69mmol/L。升高:>5.72mmol/L。

【临床意义】

(1)增高:见于动脉粥样硬化症、冠心病、高脂蛋白血症、阻塞性黄疸、甲状腺功能减退症、肾病综合征、糖尿病、长期吸烟、精神紧张等。

（2）减低：见于甲状腺功能亢进症、严重的肝脏疾病、贫血、营养不良等。

知识链接

高胆固醇的食物

动物的脑、禽蛋黄、禽蛋和动物内脏等；低胆固醇的食物主要有：瘦肉，兔肉，鱼类等，豆类几乎不含有任何胆固醇。

（二）甘油三酯测定

甘油三酯（triglyceride，TG）测定也是动脉粥样硬化的危险因素之一。

【参考值】 0.56～1.70mmol/L。

【临床意义】

（1）增高：见于冠心病、高脂血症、动脉粥样硬化症、肥胖症、糖尿病、痛风、甲状旁腺功能减退症、肾病综合征、高脂饮食等。

（2）减低：见于严重的肝脏疾病、吸收不良、甲状腺功能亢进症、肾上腺皮质功能减退症等。

（三）高密度脂蛋白测定

高密度脂蛋白（high density lipoprotein，HDL）水平增高有利于外周组织清除胆固醇，从而防止动脉粥样硬化的发生，故被认为是抗动脉粥样硬化因子。

【参考值】 1.03～2.07mmol/L；合适水平：>1.04mmol/L；减低：≤0.91mmol/L。

【临床意义】

（1）HDL 增高：对防止动脉粥样硬化、预防冠心病的发生有重要作用。

（2）HDL 减低：常见于动脉粥样硬化、急性感染、糖尿病、慢性衰竭、肾病综合征，以及应用雄激素、β 受体阻滞剂等药物。

（四）低密度脂蛋白测定

低密度脂蛋白（low density lipoprotein，LDL）是富含胆固醇的脂蛋白，是动脉粥样硬化的危险性因素之一，被称为致动脉粥样硬化的因子。

【参考值】 ①合适水平：≤3.12mmol/L；②边缘水平：3.15～3.16mmol/L；③升高：>3.64mmol/L。

【临床意义】

（1）LDL 增高：有助于判断发生冠心病的危险性，此外见于遗传性高脂蛋白血症、甲状腺功能减退症、肾病综合征、阻塞性黄疸以及某些药物的使用。

（2）LDL 减低：常见于无 β-脂蛋白血症、甲状腺功能亢进症、吸收不良、肝硬化以及低脂饮食和运动等。

三、血清电解质检测

（一）血钾检测

【参考值】 3.5～5.5mmol/L。

【临床意义】

1. 血钾增高　常见于①摄入过多，如高钾饮食、静脉输注大量钾盐、输入大量库存血液等；②排出减少，如急性肾衰少尿期、肾上腺皮质功能减退症，长期使用潴钾利尿剂。③细胞内钾外移增多，如严重溶血或组织损伤、缺氧和酸中毒、家族性高血钾性麻痹。

2. 血钾减低　常见于①钾摄入不足，如长期低钾饮食、禁食厌食等；②丢失过多，如频繁呕吐、长期腹泻、胃肠引流、长期应用排钾利尿剂、肾衰竭多尿期等；③细胞外钾内移增多，如应用大量胰岛素、低钾性周期性麻痹、碱中毒等。

（二）血钠测定

【参考值】 135～145mmol/L。

【临床意义】

1. 血钠增高　常见于①摄入过多，如进食钠盐过多、静脉输注大量高渗盐水等；②水分摄入不足或丢失过多，如大量出汗、大面积烧伤、长期腹泻、呕吐、水源断绝、进食困难等；③内分泌病变，如抗利尿激素分泌增加、肾上腺皮质功能亢进症、醛固酮增多症等。

2. 血钠减低　常见于①摄入不足，如长期低钠饮食、营养不良、输液不当等；②丢失过多，如频繁呕吐、腹泻、胃肠造瘘后、大量出汗、大面积烧伤、大量放腹水等；③利尿激素分泌过多等。

（三）血钙测定

【参考值】 2.25～2.58mmol/L

【临床意义】

1. 血钙降低　常见于①成骨作用增强，如甲状旁腺功能减退症、恶性肿瘤骨转移等；②吸收不良或摄入不足，如佝偻病、长期低钙饮食或小肠吸收不良综合征等；③急性和慢性肾衰竭、肾性佝偻病、肾病综合征、肾小管性酸中毒等。

2. 血钙增高　常见于甲状旁腺功能亢进症、多发性骨髓瘤、骨肉瘤、肺癌、肾癌、大量维生素D治疗后。

（四）血氯测定

【参考值】 95～105mmol/L

【临床意义】

1. 血氯增高　常见于①摄入过多、排出减少，如补充大量的含氯离子的溶液、肾衰竭的少尿期等；②血液浓缩，如频繁呕吐、反复腹泻、大量出汗等；③吸收增加，长期应用糖皮质激素及库欣综合征等，对氯化钠吸收增加所致。

2. 血氯减低　常见于①摄入不足，如饥饿、营养不良、低盐治疗；②血液浓缩，如慢性肾衰竭、糖尿病以及噻嗪类利尿剂的长期使用。

四、酶学检查

（一）心肌酶检测

心肌细胞损伤时，某些酶或结构蛋白质可释放入血，引起一系列生化指标的变化，其中包括心肌酶和心肌蛋白等，测定其活力，可反映心肌损伤的情况。

1. 肌酸激酶测定　肌酸激酶（creatine kinase，CK）又称为肌酸磷酸激酶（creatine phosphatase kinase，CPK），以骨骼肌、心肌含量最多，其次是脑组织和平滑肌。它有3个不同的亚型：CK-MM、CK-MB、CK-BB，其中CK-MB在心肌中的含量最高。

【参考值】 酶偶联法（37℃）：男性38～174U/L，女性26～140U/L。

酶偶联法（30℃）：男性15～105U/L，女性10～80U/L。

【临床意义】　CK 增高为早期诊断急性心肌梗死的灵敏指标之一，但诊断时应注意 CK 有一定的时效性。其中的同工酶 CK-MB 的增高对急性心肌梗死的早期诊断具有高度的特异性。此外还可见于心肌炎和肌肉疾病，如多发性肌炎、横纹肌溶解症、进行性肌营养不良、重症肌无力时 CK 明显增高；急性心肌梗死溶栓治疗后，也可以出现 CK 活性增高。

2. 乳酸脱氢酶测定　乳酸脱氢酶（lactate dehydrogenase，LD）广泛存在于机体的各种组织中，以心肌、骨骼肌和肾脏含量最丰富，其次为肝、脾、胰腺、肺脏等。LD 有 5 种同工酶：即 LD_1、LD_2、LD_3、LD_4和 LD_5，其中 LD_1、LD_2在心肌中的含量最多。

【参考值】　连续检测法：104～245U/L。速率法：95～200U/L。

【临床意义】　急性心肌梗死时，LD 增高较 CK、CK-MB 增高出现晚，LD 的同工酶 LD_1/LD_2。病程中如果 LD 持续增高或再次增高，提示梗死面积扩大或再次出现梗死。此外 LD 明显增高还见于肝脏疾病、恶性肿瘤及贫血、肺梗死、骨骼肌损伤、进行性肌营养不良、休克等疾病。

3. 肌钙蛋白 T 和 I 的测定　肌钙蛋白（cardiac troponin，cTn）是肌肉收缩的调节蛋白，其中的心肌肌钙蛋白 T（cTnT）和 I 以游离和复合物的形式存在于心肌细胞胞质中。当心肌细胞损伤时，cTnT 和 cTnI 便释放到血清中。因此，cTnT 和 cTnI 浓度变化对诊断心肌损伤的严重程度有重要价值。

【参考值】　cTnT：①0. 02～0. 13μg/L；②>0. 2μg/L 为临界值；③>0. 5μg/L 可以诊断急性心肌梗死。cTnI：①<0. 2μg/L；②>1. 5μg/L 为临界值。

【临床意义】　cTnT 和 cTnI 是诊断急性心肌梗死的确定性标志物，其特异性优于 CK-MB 和 LD。与 cTnT 比较，cTnI 的特异性更高。

4. 肌红蛋白测定　肌红蛋白（myoglobin，Mb）是一种存在于心肌和骨骼肌中的含氧结合蛋白。心肌、骨骼肌细胞受损时，血液中的 Mb 水平升高，有助于诊断急性心肌梗死和骨骼肌损害。

【参考值】　定性：阴性。定量：RIA 法 6～85μg/L，>75μg/L 为临界值。

【临床意义】　Mb 是早期诊断急性心肌梗死的重要指标，优于 CK-MB 和 LD，如果 Mb 持续增高或反复波动，提示心肌梗死持续存在、再次发生梗死或梗死范围扩大。此外骨骼肌损伤、休克、急性或慢性肾衰竭时 Mb 也可以增高。

（二）其他血清酶学检测

1. 胆碱酯酶检测　胆碱酯酶（cholinesterase，ChE）分为乙酰胆碱酯酶（acetylcholinesterase，AchE）、假性胆碱酯酶（pseudocholinesterase，PchE），AChE 主要存在于红细胞、肺脏、脑组织、交感神经节中，其主要作用是水解乙酰胆碱。检测血清 ChE 主要用于诊断肝脏疾病和有机磷中毒等。

【参考值】　①PChE 30 000～80 000U/L；②AChE 80 000～120 000U/L。

【临床意义】

（1）ChE 活性增高：主要见于肾脏疾病、肥胖、脂肪肝、甲状腺功能亢进症等。

（2）ChE 活性减低：主要见于有机磷中毒，常以 PChE 活性作为有机磷中毒的诊断和监测指标。此外还可肝脏疾病及恶性肿瘤、营养不良等。

2. 淀粉酶检测　淀粉酶（amylase，AMS）主要来自胰腺和腮腺。来自胰腺的为淀粉酶同工酶 P（P-AMS），来自腮腺的为淀粉酶同工酶 S（S-AMS）。

【参考值】　①AMS 总活性：碘-淀粉比色法 800～1800U/L，染色淀粉法 760～1450U/L；

②同工酶 S-AMS 45%～70%，P-AMS 39%～55%。

【临床意义】

1. AMS 增高最常见的原因是急性胰腺炎，胰腺癌早期 AMS 亦可增高。此外一些非胰腺疾病，如腮腺炎、消化性溃疡穿孔、乙醇中毒时 AMS 也可增高。

2. AMS 减低见于慢性胰腺炎、胰腺癌等。多由于炎症或肿瘤导致胰腺组织破坏，分泌功能降低所致。

第七节　血气分析和酸碱测定

（一）动脉血氧分压

动脉血氧分压（PaO_2）是指血液中物理溶解的氧分子所产生的压力，健康成人随年龄增大而降低。

【参考值】 95～100mmHg（12.6～13.3kPa）。

【临床意义】

1. 判断有无缺氧和缺氧的程度　造成低氧血症的原因有肺泡通气不足、通气血流（V/Q）比例失调、分流及弥散功能障碍等。低氧血症分为轻、中、重三型：轻度 80～60mmHg（10.7～8.0kPa）；中度 60～40mmHg（8.0～5.3kPa）；重度<40mmHg（5.3kPa）。

2. 判断有无呼吸衰竭及分型　呼吸衰竭根据动脉血气分为Ⅰ型和Ⅱ型。Ⅰ型是指缺氧而无 CO_2潴留（PaO_2<60mmHg，$PaCO_2$降低或正常）；Ⅱ型是指缺氧伴有 CO_2潴留（PaO2<60mmHg，$PaCO_2$>50mmHg）。

（二）动脉血氧饱和度

动脉血氧饱和度（SaO_2）是指动脉血氧与血红蛋白（Hb）结合的程度，是单位 Hb 含氧的百分数。

【参考值】 95%～98%。

【临床意义】 可作为判断机体是否缺氧的一个指标，但是反映缺氧并不敏感。

（三）动脉血二氧化碳分压

动脉血二氧化碳分压（$PaCO_2$）是指物理溶解在动脉血中的 CO_2分子所产生的张力。

【参考值】 35～45mmHg（4.7～6.0kPa），平均值 40mmHg（5.33kPa）。

【临床意义】

1. 判断呼吸衰竭类型与程度的指标　Ⅰ型呼吸衰竭，$PaCO_2$可正常或降低；Ⅱ型呼吸衰竭时，$PaCO_2$>50mmHg（6.67kPa）；肺性脑病时，$PaCO_2$一般应>70mmHg（9.93kPa）。

2. 判断呼吸性酸碱平衡失调的指标　$PaCO_2$>45mmHg（6.0kPa）提示呼吸性酸中毒；$PaCO_2$<35mmHg（4.7kPa）提示呼吸性碱中毒。$PaCO_2$升高可由通气量不足引起；呼吸性碱中毒表示通气量增加，见于各种原因所致的通气增加。

3. 判断代谢性酸碱失调的代偿反应　代谢性酸中毒时经肺代偿后 $PaCO_2$降低；代谢性碱中毒时经肺代偿后 $PaCO_2$升高。

（四）pH 值的测定

pH 值表示体液氢离子的浓度的指标或酸碱度。pH 值取决于血液中碳酸氢盐缓冲碱。其两者比值为 20∶1时，血 pH 为 7.40。动脉血 pH 值的病理改变最大范围 6.80～7.80。

【参考值】 pH 7.35～7.45，平均 7.40；[H^+]35～45mmol/L，平均 40mmol/L。

【临床意义】 可作为判断酸碱失调中机体代偿程度的重要指标。pH<7.35 为失代偿性酸中毒,存在酸血症;pH>7.45 为失代偿性碱中毒,有碱血症。

（五）标准碳酸氢盐

标准碳酸氢盐(standard bicarbonate,SB)是指在38℃,血红蛋白完全饱和,经 $PaCO_2$ 为40mmHg 的气体平衡后的标准状态下所测得的血浆 HCO_3^- 浓度。

【参考值】 22～27mmol/L,平均24mmol/L。

【临床意义】 是准确反映代谢性酸碱平衡的指标。SB 一般不受呼吸的影响。增高见于代谢性碱中毒;降低见于代谢性酸中毒。

（六）实际碳酸氢盐

实际碳酸氢盐(actual bicarbonate,AB)是指在实际 $PaCO_2$ 和血氧饱和度条件下所测得血浆[HCO_3^-]含量。

【参考值】 22～27mmol/L。

【临床意义】

1. AB 增高 见于代谢性碱中毒,也可见于呼吸性酸中毒经肾脏代偿时的结果。
2. AB 降低 见于代谢性酸中毒,也可见于呼吸性碱中毒经肾脏代偿时的结果。

（七）缓冲碱

缓冲碱(buffer bases,BB)是指血液中一切具有缓冲作用的碱性物质的总和,包括 HCO_3^-、Hb^- 和血浆蛋白等。HCO_3^- 是缓冲碱的主要成分,是反映代谢性因素的指标。

【参考值】 45～55mmol/L,平均50mmol/L。

【临床意义】 反映机体对酸碱平衡失调时总的缓冲能力,不受呼吸因素、CO_2 改变的影响;缓冲碱增加提示代谢性碱中毒,减少提示代谢性酸中毒。

（八）剩余碱

剩余碱(bases excess,BE)是指在38℃,血红蛋白完全饱和,经 $PaCO_2$ 为40mmHg 的气体平衡后的标准状态下,将血液标本滴定至 pH 等于7.40 所需要的酸或碱的量,表示全血或血浆中碱储备增加或减少的情况。需加酸者表示血中有多余的碱,BE 为正值;相反,需加碱者表明血中碱缺失,BE 为负值。

【参考值】 0±2.3mmol/L。

【临床意义】 BE 只反映代谢性因素的指标,与 SB 的意义大致相同。

（九）血浆 CO_2 含量

血浆 CO_2 含量(total plasma CO_2,T-CO_2)是指血浆中结合的和物理溶解的 CO_2 总含量,T-CO_2 基本反映 HCO_3^- 的含量。

【参考值】 25.2mmol/L。

【临床意义】 T-CO_2 因受呼吸影响,故在判断混合性酸碱失调时,其应用受到限制。例如 CO_2 潴留和代谢性碱中毒时 T-CO_2 增加;而过度通气和代谢性酸中毒时 T-CO_2 降低。

（十）阴离子间隙

阴离子间隙(anion gap,AG)是指血浆中的未测定阴离子(UA)与未测定阳离子(UC)的差值(即 AG=UA-UC)。AG 计算公式:$AG=Na^+-(Cl^-+HCO_3^-)$。AG 升高数=HCO_3^- 下降数。

【参考值】 8～16mmol/L。

【临床意义】

1. 高 AG 代谢性酸中毒,以产生过多酸为特征,常见于乳酸酸中毒、尿毒症、酮症酸中毒。

2. 正常 AG 代谢性酸中毒,可由 HCO_3^-减少、酸排泄衰竭或过多使用含氯的酸。

3. 判断三重酸碱失衡中 AG 增大的代谢性酸中毒,>30mmol/L 时肯定酸中毒;20～30mmol/L 时酸中毒可能性很大;17～19mmol/L 只有 20% 有酸中毒。

第八节 临床免疫学检查

(一) 血清补体 C_3检测

补体(complement,C)是一组具有酶原活性的糖蛋白,它由传统途径的九种成分 C_1～C_9,旁路途径的三种成分及其衍生物组成。补体参与机体的抗感染及免疫调节,也可介导病理性反应。其中补体 C_3在补体系统各成分中含量最多,是经典途径和旁路途径的关键物质。它也是一种急性时相反应蛋白。

【参考值】 成人血清 C_3 0.8～1.5g/L。

【临床意义】

1. 增高 常见于急性炎症、传染病早期、肿瘤、排异反应、急性组织损伤。

2. 减低 见于系统性红斑狼疮和类风湿关节炎活动期、大多数肾小球肾炎(如链球菌感染后肾小球炎)、慢性活动性肝炎、慢性肝病、肝硬化、先天性补体缺乏等。大多是由于消耗、丢失过多或合成能力降低造成。

(二) 肿瘤标志物的检测

肿瘤标志物是肿瘤细胞本身合成、释放,或是机体对肿瘤细胞反应而产生的一类物质。对肿瘤的诊断、疗效和复发的监测、预后的判断具有一定的价值。

1. 甲胎蛋白测定(alpha-fetoprotein,AFP) AFP 是胎儿早期由肝脏和卵黄囊合成的一种糖蛋白,出生后,AFP 的合成很快受到抑制。当肝细胞或生殖腺胚胎组织发生恶性病变时,AFP 浓度升高,因此对诊断肝细胞癌及滋养细胞恶性肿瘤有重要价值。

【参考值】 RIA、CLIA、ELISA:血清<25μg/L。

【临床意义】 原发性肝细胞癌、生殖腺胚胎肿瘤(睾丸癌、卵巢癌、畸胎瘤等)、胃癌或胰腺癌时患者血清 AFP 增高。此外病毒性肝炎、肝硬化、妊娠 3～4 个月时 AFP 有不同程度的升高,但多<300μg/L。

2. 癌胚抗原测定(carcinoembryonic antigen,CEA) CEA 是一种富含多糖的蛋白复合物,胎儿早期的胃肠道及某些组织都有合成 CEA 的能力,妊娠 6 个月以后含量逐渐减少,出生后含量极低。可在多种肿瘤中表达,是一种广谱性肿瘤标志物,主要用于辅助恶性肿瘤的诊断、判断预后、监测疗效和肿瘤复发等。

【参考值】 RIA、CLIA、ELISA:血清<5μg/L。

【临床意义】 CEA 升高主要见于胰腺癌、结肠癌、直肠癌、乳腺癌、胃癌、肺癌等;CEA 的动态变化,有助于病情的监测。此外,结肠炎、胰腺炎、肝脏疾病、肺气肿及支气管哮喘等也常见 CEA 轻度升高。

3. 癌抗原 125 测定(cancer antigen 125,CA125) CA125 是一种糖蛋白性肿瘤相关抗原,存在于卵巢癌的上皮细胞中,在输卵管、子宫和宫颈内膜癌也可发现 CA125。

【参考值】 RIA、CLIA、ELISA:血清<3.5 万 U/L。

【临床意义】 CA125 浓度的增高,对卵巢癌的早期诊断和复发诊断有较大临床价值。

还可用于盆腔肿瘤的鉴别，此外，宫颈癌、乳腺癌、胰腺癌、胆道癌、肝癌、胃癌等也可出现阳性。

（三）类风湿因子的检测

类风湿因子（rheumatoid factor，RF）是一种抗变性IgG的抗体，主要存在于类风湿关节炎患者的血清和关节液内。主要为IgM型，也有IgG、IgA、IgD和IgE型。

【临床意义】 类风湿性疾病时，RF的阳性率可高达70%～90%。IgG型类风湿因子与滑膜炎、血管炎和关节外症状有关；IgA型见于类风湿关节炎、系统性硬化病和SLE等，是类风湿关节炎临床活动性的一个指标。

（四）抗链球菌溶血素“O”试验（anti-strepto1ysin“O”，抗O或ASO）

溶血素“O”是A群溶血性链球菌产生的具有溶血活性的代谢产物，它刺激机体产生的相应抗体称抗链球菌溶血素“O”。

【参考值】 乳胶凝集法（LAT）阴性。

【临床意义】 阳性提示近期内有A群溶血性链球菌感染，多见于急性上呼吸道感染、活动性风湿热、风湿性关节炎、风湿性心肌炎、急性肾小球肾炎、皮肤和软组织的感染等。

（五）肥达反应

伤寒和副伤寒沙门菌的菌体“O”抗原和鞭毛“H”抗原可刺激人体产生相应抗体。肥达反应（WR）就是利用伤寒和副伤寒沙门菌菌液为抗原，检测患者血清中有无相应抗体的一种凝集试验。

【参考值】 直接凝集法：伤寒H抗体<1∶160；伤寒O抗体<1∶80；副伤寒H抗体、O抗体<1∶80。

【临床意义】 单份血清抗体效价O>1∶80及H>1∶160提示感染伤寒、副伤寒；O、H均升高，提示伤寒可能性大，多数患者在病程第2周出现阳性；H升高、O正常，可能是预防接种或是非特异性回忆反应；O升高、H正常，则可能是感染早期或与伤寒沙门菌抗原有交叉反应的其他沙门菌感染。

（六）C反应蛋白检测

C反应蛋白（C-reactive protein，CRP）是一种由肝脏合成的急性期反应蛋白。因为能与肺炎链球菌的C多糖起沉淀反应，所以称为CRP。CRP广泛存在于血清和其他体液中，检测CRP含量对炎症、组织坏死、恶性肿瘤等的诊断有重要参考价值。

【参考值】 <2.87mg/L（速率散射比浊法）。

【临床意义】 CRP增高多见于化脓性感染、组织坏死（心肌梗死、严重创伤、大手术、烧伤等）、恶性肿瘤、结缔组织病、器官移植急性排斥等。临床上还用于鉴别细菌性或非细菌性感染、风湿热的活动期和稳定期等。

（七）乙型肝炎病毒标志物检测

临床用于诊断乙型肝炎的病毒标志物有乙型肝炎病毒表面抗原（hepatitis B virus surface antigen，HBsAg）、乙型肝炎病毒表面抗体（hepatitis B virus surface antibody，抗-HBs）、乙型肝炎病毒e抗原（hepatitis B virus e antigen，HBeAg）、乙型肝炎病毒e抗体（hepatitis B virus e antibody，抗-HBe）、乙型肝炎病毒核心抗原（hepatitis B virus core antigen，HBcAg）、乙型肝炎病毒核心抗体（hepatitis B virus core antibodyr，抗-HBc）、乙型肝炎病毒表面抗原蛋白前S_2和前S_2抗体、乙型肝炎病毒DNA。

【参考值】 酶联免疫（ELISA）法和放射免疫法（RIA）各项指标为阴性。

【临床意义】

1. 乙型肝炎病毒表面抗原　HBsAg 本身不具有传染性，HBsAg 阳性者表示有过 HBV 感染；HBsAg 阳性见于急性乙肝炎潜伏期、乙肝急性期、慢性或迁延性乙肝活动期；肝炎后肝硬化或原发性肝癌；无症状 HBsAg 长期携带者。

2. 乙型肝炎病毒表面抗体　机体感染 HBV 后，HBsAg 刺激机体，产生特异性的抗-HBs。血清抗-HBs 阳性表示：该患者感染过 HBV，目前 HBV 已被消除；接种过乙肝疫苗或抗-HBs 免疫球蛋白的，抗-HBs 可阳性。

3. 乙型肝炎病毒 e 抗原　为 HBV 急性感染的早期标志。HBeAg 阳性，表示乙肝处于活动期，提示 HBV 在体内复制，传染性较强；HBeAg 持续阳性，表示肝细胞损害严重，易转为慢性肝炎。

4. 乙型肝炎病毒 e 抗体　抗-HBe 阳性，表示大部分病毒被消除或抑制，复制减少，传染性较小。部分慢性乙肝、肝癌的患者可检出 HBe 阳性。

5. 乙型肝炎病毒核心抗原　主要存在于受感染的肝细胞核中，一般在血清中不易检测到其游离状态，临床上不作为常规检查。

6. 乙型肝炎病毒核心抗体　是抗 HBcAg 的对应的抗体，包括 IgM、IgG、IgA 三型，对机体无保护作用，其阳性状态可持续数年或终身。抗-HBcIgM 是机体感染 HBV 后在血液中出现最早的特异性抗体，是诊断急性乙型肝炎和判断病毒复制活跃的指标，提示患者有强传染性；抗-HBcIgG 是 HBV 既往感染的指标，在体内持续时间较长，具有流行病学的意义。

知识链接

“大三阳”

指 HBsAg、HBeAg 和抗 HBc 三项阳性；“小三阳”指 HBsAg、抗 HBe 和抗 HBc 三项阳性。

（周爱民）

复习思考题

1. 简述根据血红蛋白减少的程度，将贫血分为几级？
2. 红细胞沉降率主要受哪些因素影响？举例说明其增快常见于哪些疾病？
3. 简述粪便隐血试验的临床意义？
4. 简述血清白蛋白降低与球蛋白增高的临床意义？

第五章 医学影像学及器械检查

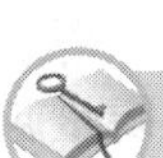

学习要点

常用影像诊断学的基本原理，基本诊断合理的影像方法的选择，各种影像检查方法的特点；心电图检查的操作方法、正常心电图、心电图的测量方法及临床应用；常见的异常心电图、心电图产生的原理；描记和分析心电图；正常脑电图的诊断标准，肌电图、诱发电位的适应证及其分类；三种检查的原理。

第一节 X 线、CT、磁共振检查

影像诊断是以影像方式显示人体内部结构的形态和功能信息及实施以影像导向的介入性治疗的科学。主要包括普通 X 线成像、X 线计算机体层摄影（x-ray computed tomography, CT）、超声成像（ultrasonography, USG）、磁共振成像（magnetic resonance imaging, MRI）及介入放射学（interventional radiology, IVR）等。

目前成像技术种类繁多，如何合理选择影像检查不仅是方法问题，而且关系到诊断及其疗效，要根据患者具体情况与临床要求选择和（或）调整适当的检查方式，遵循由简到繁、由无创到微创、由经济到昂贵的原则，充分掌握各种影像检查的适应证，充分了解各种影像技术的特长，以便能正确选择一种或综合应用几种成像方法和检查手段，互为补充来进行诊断。

学习影像诊断学的目的在于了解各种成像技术的基本原理、图像特点、检查方法及适用范围，能根据不同疾病恰当选择检查方法及正确理解检查结果。

一、X 线检查

1895 年德国物理学家威廉 · 伦琴发现 X 线，之后即应用于医学进行疾病诊断，形成了放射诊断学这一新学科，并奠定了影像医学的基础。

随着现代计算机和信息集成技术的飞速发展，使 X 线设备由模拟向数字媒体转换，拓宽了 X 线成像技术在诊断和治疗中的作用，极大地丰富了形态诊断信息和图像的层次，实现了 X 线影像的网络传输、存储、显示、拷贝、无胶片化等。

（一）X 线图像特点

X 线图像是 X 线束穿透兴趣区所有不同密度及厚度的组织结构后，导致不同的 X 线量的衰减，由此形成由黑到白不同灰度的组织结构的复合图像，这种不同的灰度叠加影像是以密度来反映人体组织结构的解剖和病理改变。通常用密度的高低来表示图像灰度的差异。如：骨皮质及钙化密度高，X 线量衰减多，在图像上呈白色，反之，气体密度低，X 线衰减量少则为黑色。对于缺乏天然对比的组织结构或器官，可人为地引入对比剂，使之产生密度对比，称之为人工对比。自然对比和人工对比是 X 线图像形成的基础。

（二）X线基本成像原理

X射线是一种电磁波，类似于太阳可见光，但比可见光的波长短，用于X线成像的波长为0.031～0.8nm。具有四个重要特性：

1. 穿透性　能穿透可见光不能穿透的人体，在穿过人体的过程中，其X线有一定程度的吸收，即能量衰减。X线穿透人体时的吸收量与人体组织的密度和厚度相关。构成组织的原子序数越高，密度就越高，X线吸收的就越多，穿透的就越少，使感光物质感光的X线就越少。这种X线吸收量的差异就构成了X线成像的基础。

2. 荧光作用　X线能激发荧光物质，产生荧光效应。X线穿透人体后剩余的射线量越多，图像越亮，意味着组织密度越低；反之则越暗，意味着组织密度越高。是透视检查的基础。

3. 感光效应　X线可以使胶片感光，而成黑色。X线穿透人体后剩余的射线量越多，图像越黑，意味着组织密度越低；反之则越白，意味着组织密度越高。正好与荧光作用的黑白相反。是摄影检查的基础。目前我国大多数省市级医院已经使用的数字化图像，如CR（computed radiography）和DR（digital radiography）也同样利用的是这一效应。

4. 电离效应　X线射入人体，可以引起人体生物学方面的改变，尤其是代谢活跃的细胞与组织。可以利用此效应治疗肿瘤，因此是放射治疗的基础，也是X线检查时需要防护的原因。医务人员一般可以采用隔离房间防护，或穿戴不透X线的铅衣服防护等。患者则要注意孕妇避免照射，小儿尽量少照射，一般患者照射时注意性腺和甲状腺的适当遮盖防护。

人体组织按密度不同可归纳为三类：属于高密度的有骨组织和钙化病变等；中等密度的有软组织、血液、实质器官等；属于低密度的有脂肪组织和含气的肺组织、鼻旁窦等。

正因为正常人体组织由不同密度构成，当发生病变时，有些病变也会引起组织密度变化。这种密度的差异，就会导致X线吸收能力的差异。因此，在人体组织和器官的密度差异的基础上，利用X线的穿透性、荧光作用和摄影作用的特性，就可成像。

因此，组织结构和器官的密度和厚度的差异，是产生影像对比的基础，是X线成像的基础。密度差异大的组织，称自然对比良好，如骨组织和肺组织，是X线检查之所在。而密度差异小的组织，如腹部和脑部，为自然对比不好的组织，是X线检查局限性之所在，需要用造影的方法和其他成像技术提高其对比，使其成影，详细内容在造影检查方法中叙述。其他成像技术则主要包括超声、CT、MRI等，将专门叙述。

（三）X线检查方式

1. 透视检查　利用X线的荧光效应，直接观察人体内部结构，最常用于胸部透视。可以直接观察心脏的搏动，借助于造影检查可观察胃肠的蠕动和血液的流动是其优点；而图像欠清晰是其主要缺点。

2. X线摄影　检查利用X线的感光效应，使胶片成影的技术。图像的清晰度明显好于透视，但只能产生静态图像。一般需要互相垂直的两个方向的照片，才易了解病变的立体方位。最常使用的位置是正位和侧位（图2-5-1）。

3. 造影检查将高密度的物质（称对比剂），人为引入体内管腔结构，使其显影的技术，即人工对比技术。最常应用造影显示的器官是口服钡剂胃肠造影显示胃肠道全程，静脉用碘剂尿路造影显示肾盂、输尿管、膀胱和尿道，血管内插管血管造影显示全身血管等（图2-5-2）。

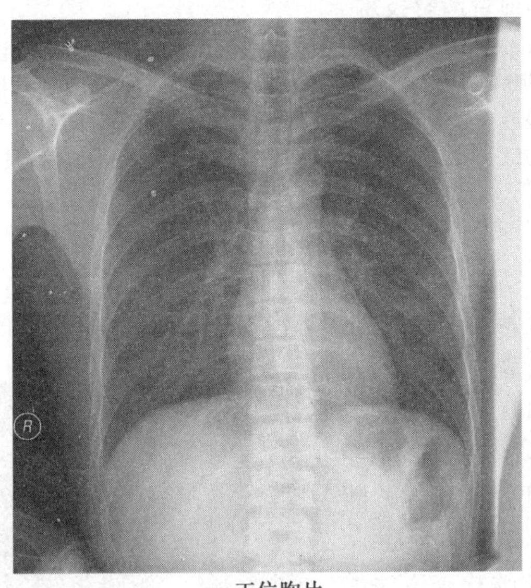

a. 正位胸片

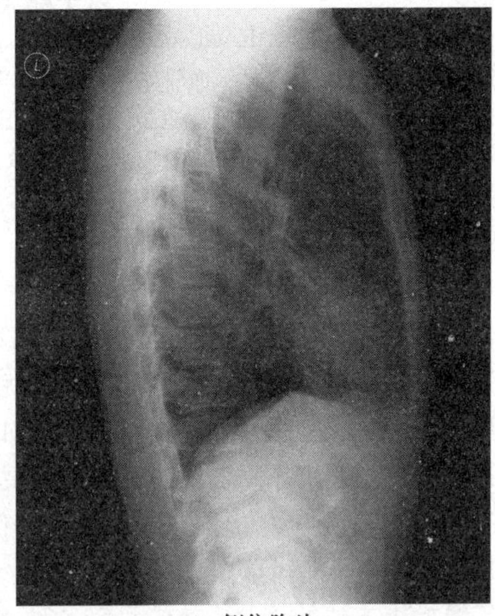

b. 侧位胸片

图 2-5-1　正常胸部正侧位 X 线片

a. 正常胸部正位，可见心脏、双肺、纵隔与胸壁等组织；b. 同一患者的胸部侧位

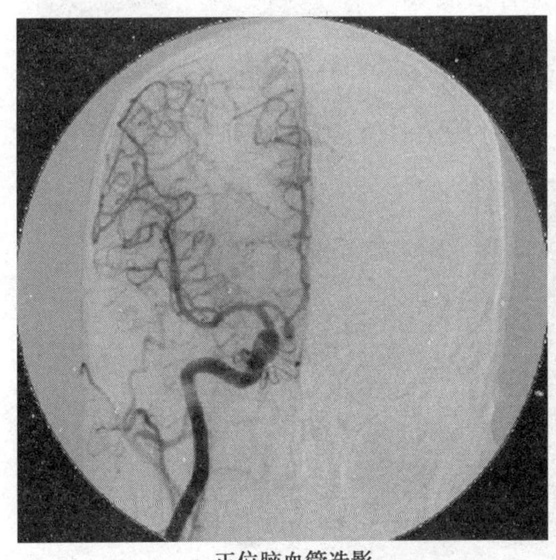

a. 正位脑血管造影

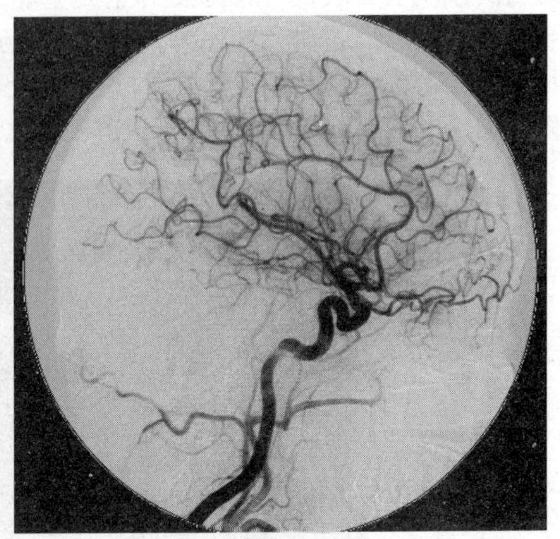

b. 侧位脑血管造影

图 2-5-2　数字减影脑血管造影正侧位图

a. 正位脑血管造影，可见颈内动脉及其脑内分支血管；b. 同一患者的侧位脑血管造影像，更清晰地显示大脑前动脉与大脑中动脉

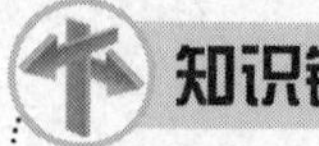

数字减影血管造影技术

数字减影血管造影(digital subtraction angiography,DSA)技术是在血管造影技术的基础上,通过计算机的图像减影技术,重点显示血管结构的技术。DSA的最大优点,就是在较低剂量和浓度对比剂的状况下,进行动脉法甚至静脉法血管造影,就可以明显减少患者对比剂的用量,从而减少患者对比剂的不良反应,同时又达到清晰显示血管腔内形态及血液在组织器官中的分布与流动的情况。专用血管造影机是开展此技术的必备设备。

(四)X线诊断的临床应用

X线诊断用于临床已有百年历史,尽管其他一些先进的影像检查技术,例如CT和MRI等对一部分疾病的诊断,显示出了很大的优越性,但它们并不能取代X线检查。一些部位的检查,例如胃肠道,骨关节及心血管,仍主要使用X线检查。X线还具有成像清晰、经济、简便等特点,因此,在国内外,X线诊断仍然是影像诊断中使用最广泛和最基本的方法。

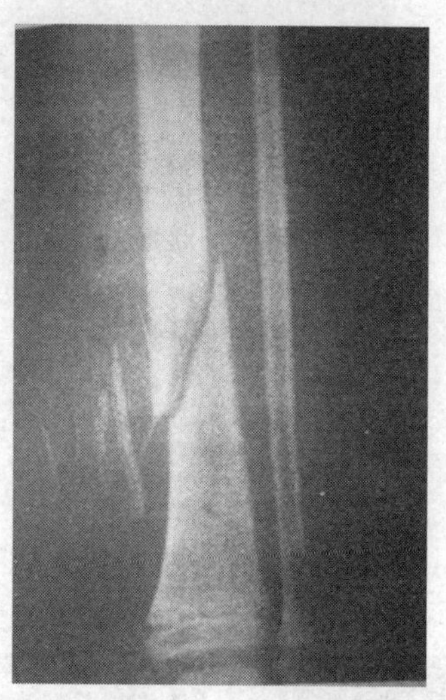

图2-5-3 长骨骨折

X线检查方法的选择,应在了解各种X线检查方法的适应证、禁忌证及优缺点的基础上,结合临床诊断,提出一个X线的检查方案。原则上首先考虑透视或平片,必要时造影。

例如临床上诊断为骨折时,应首先行平片检查。骨折时其X线的基本表现为:骨折的断面在X线片上呈不规则透明线,称为骨折线,于骨皮质显示清楚整齐,于骨松质表现为骨小梁中断、扭曲、错位(图2-5-3)。胃肠道疾病多采用消化道造影,造影剂采用硫酸钡,其原子量高,不易被X线穿透,在消化道内与周围组织形成鲜明对比。如怀疑为食管静脉曲张时,采用钡剂造影,

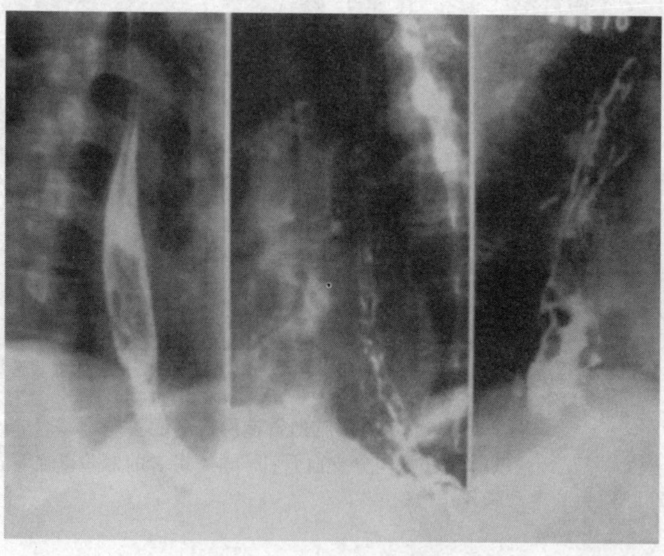

图2-5-4 食管静脉曲张

典型表现为食管中下段的黏膜皱襞明显增宽、迂曲，呈蚯蚓状或串珠状充盈缺损，管壁边缘呈锯齿状（图2-5-4）。病变加重时，上述表现更为明显。

X线检查在骨肿瘤的诊断中也占有重要地位，不仅能显示肿瘤的准确部位、大小、邻近骨骼和软组织的改变，对多数病例还能判断其良恶性、原发性或转移性。这对确定治疗方案和估计预后很重要。X线检查对骨肿瘤良恶性的判断确诊率虽高，但由于不同肿瘤的X线表现具有多样性，恒定的典型特征不多，因而确定肿瘤的组织类型仍较难。正确的诊断有赖于临床、X线和实验室检查的综合分析，最后还需要结合病理检查才能确定。骨骼肿瘤的X线检查需要有正、侧位片，且包括邻近的正常骨骼及软组织。在观察X线平片时，应注意发病部位、病变数目、骨质改变、骨膜增生和周围软组织变化等，因为这些差别对诊断有所帮助（表2-5-1）。

表2-5-1　良恶性肿瘤的鉴别诊断

	良　性	恶　性
生长情况	生长缓慢，不侵及邻近组织，但可引起压迫移位，无转移	生长迅速，易侵及邻近组织、器官，有转移
局部骨变化	呈膨胀性骨质破坏，与正常骨界限清晰，边缘锐利，骨皮质变薄，膨胀，保持其连续性	呈浸润性骨破坏，病变区与正常骨界限模糊，边缘不整，累及骨皮质，造成不规则破坏与缺损，可有肿瘤骨
骨膜增生	一般无骨膜增生，病理骨折后可有少量骨膜增生，骨膜新生骨不被破坏	多出现不同形式的骨膜增生，并可被肿瘤侵犯破坏
周围软组织变化	多无肿胀或肿块影，如有肿块，其边缘清楚	长入软组织形成肿块，与周围软组织分界不清

二、CT检查

（一）CT诊断基本成像原理

计算机体层摄影（CT）X线成像原理通过扇形X线束对人体检查部位一定厚度的层面进行旋转扫描，从而获得人体切层图像，再利用计算机技术，提高图像的密度分辨率的一系列检查技术。使用CT机与X线机的成像方式完全不同，CT检查时，X线束的衰减取决于被检物与X线相互作用，未衰减掉的X线信息是由探测器接收后将信息数字化，使之转换为由图像位像素组成的影像。它与X线成像最大的区别在于它不是胶片感光，而是呈扇形排列电子元器件——探测器，输出的图像又经过计算机处理，使其密度分辨率明显放大，从大大提高了显示人体器官、组织和病变的能力。

（二）CT图像特点

CT图像与X线图像都是由不同灰度来表示组织结构或器官的X线吸收程度，黑色表示X线低吸收区，即低密度，白色表示X线高吸收区，即高密度。不同的是CT图像是由不同灰度的像素，按矩阵排列所构成的断层图像，常用的是横断面，通过CT后处理功能可以多平面重建三维图像，而X线图像则是由银离子颗粒所组成的二维投影图像。CT密度分辨率较普通X线片高10～20倍，能够清楚显示由软组织构成的器官，还可以通过测定CT值，得出某一种组织或病变的密度值，鉴别脂肪、出血、钙化、囊肿和实性病变等。CT增强扫描图像，有助于提高病变组织与邻近正常结构的密度差别,更明确地显示病变的特征。

（三）CT 检查方式

CT 具有较高的密度分辨率和诸多的后处理功能,已广泛应用于临床。螺旋 CT 与普通 CT 比较具有以下优势:提高了对小病灶的检出率;改善了图像的分辨率;提高了时间的分辨率。将 CT 由单一形态学成像拓展至同时兼有功能性成像。可进行任意间隔重建出多平面高质量的三维图像和血管图像及腔内(CT 内镜)图像。

1. 常规扫描

(1) 平扫:指不用对比剂增强或造影的扫描检查,是 CT 最基本的检查方法。

(2) 增强扫描:指经静脉团注水溶性有机碘对比剂后再进行扫描。主要是增加病变组织与邻近正常组织的密度差别,提高病变检出率,根据病变有无强化或强化特征,有助于对病变做出定性诊断。

1) 常规增强扫描:团注对比剂到达兴趣区的组织结构或器官后立即扫描。一般团注 60% 水溶性有机碘 50 ~ 100ml,注射速度 2 ~ 4ml/秒。

2) 分期扫描:可分为动脉期、静脉期和实质期等。扫描时间根据扫描的脏器而定,如肾脏动脉期为经静脉团注对比剂后 20 ~ 30 秒,静脉期为 30 ~ 60 秒(显示静脉及下腔静脉),实质期或髓质期为 60 ~ 90 秒,分泌期为 3 ~ 5 分钟(对比剂充盈肾盏、肾盂及输尿管)。

2. 特殊扫描

(1) 薄层放大扫描:选用层厚、层距 2 ~ 5mm,小 FOV,主要用于肺孤立结节、肾上腺及垂体、胰头等部位的扫描,显示局部结构或病变,能明显提高空间分辨率,减少或避免部分容积效应对图像的不良影响。

(2) 高分辨率 CT 扫描(high resolution CT HRCT):HRCT 是薄层扫描(2mm 以下)、高毫安(>170mA)、高千伏(>120KV)、小视野、大距阵(512×512)、骨算法重建图像(高空间分辨率算法)的扫描方式,主要用于肺结节及弥漫性间质性病变,内耳、中耳听小骨等细微结构的显示。

(3) 动态增强扫描:经静脉注入对比剂后,在设定时间内对感兴趣区进行连续扫描。在扫描结束后处理重建图像,动态观察其时间密度曲线变化。动态扫描分两种:进床式动态扫描和同层动态扫描。前者是用以发现病变,后者用于病变的定性与鉴别诊断。

(4) 延迟增强扫描:经静脉团注对比剂后数分钟至数小时后再次扫描称为延迟扫描。常用于发现肝脏的小病灶。

3. CT 透视　CT 透视又称 CT 图像实时显示,是一种非螺旋扫描方式。扫描床固定,利用螺旋 CT 对确定层面高速连续扫描、快速图像重建,每秒 6 ~ 12 幅实时显示连续图像类似透视效果。目前主要应用于:①动态观察非血管性介入过程,达到确切定位的目的。如 CT 引导下经皮穿刺活检或引流,可以实时观察穿刺针进针路径,及时调整进针角度,准确命中目标;②CT 值检测触发扫描,设置血管内感兴趣区,当对比剂进入血管内开始 CT 透视,实时检测 CT 值,达到设定阈值后触发扫描,省略了小剂量试验的复杂过程,减少了对比剂用量,使分期扫描更加准确,提高了 CT 血管造影(CTA)的质量和成功率。

4. CT 血管造影(CT angiography,CTA)　CTA 是螺旋 CT 应用后兴起的一项血管造影方法。基本原理是经静脉团注对比剂,在受检靶血管内对比剂充盈达高峰时行快速扫描,连续采集容积数据,经计算机后处理重建出靶血管的三维立体图像,可以从任意方向进行观察,避免了结构重叠,既可单独显示血管结构,也可加上骨结构标志,对冠状动脉、脑血管、四肢

血管、脊髓动脉的检查,变得更为简便易行。

5. CT 灌注成像　CT 灌注成像是获取活体组织、微循环血流动力学信息的一种检查方法,属于功能成像的范畴。基本原理是指经静脉团注对比剂后,对感兴趣区组织结构如颅脑,在选定层面进行快速动态扫描,获得一系列动态图像,通过不同时间密度的变化,绘制出选定层每一个像素的时间-密度曲线,从而得到反映组织血流灌注情况的参数,并组成新的数字矩阵,经数/模转换,以相应的灰度或伪彩色表现。

6. 螺旋 CT 图像重建　三维 CT(3DCT)是将扫描获取的原始容积信息经计算机软件处理合成三维图像,重建出图像具有立体感,可任意方向旋转。利用减影功能可选择性消除一些与兴趣区重叠的组织结构,使病变更清晰,多用于头颅、颌面部、脊髓、骨盆和 CT 血管造影。常用的方法主要有三种,即表面遮盖法、最大密度投影和容积重建技术。多平面重建是指在任意平面对容积数据进行二维重建,如冠状、矢状、斜面、曲面等,能够更细致观察病变的内部结构及相邻组织关系。

7. CT 仿真内窥镜技术(computed tomographic virtual endoscopy CTVE)　CTVE 是螺旋 CT 容积扫描和计算机仿真技术结合的产物,应用计算机 VE 软件功能,将 CT 扫描的容积数据进行后处理,重建出空腔脏器内表面的立体结构,并赋予人工伪彩色,以获取人体腔道内三维或动态三维解剖学图像的一种新方法。目前已用于人体几乎所有空腔脏器检查,如气管、支气管、胃、肠管、血管及鼻窦等。

(四) CT 诊断的临床应用

CT 诊断由于它的特殊诊断价值,已广泛应用于临床。但 CT 设备比较昂贵,检查费用偏高,某些部位的检查,诊断价值,尤其是定性诊断,还有一定限度,所以不宜将 CT 检查视为常规诊断手段,应在了解其优势的基础上合理的选择应用。

CT 诊断应用于各系统疾病有以下特点及优势:

1. CT 检查对中枢神经系疾病的诊断价值较高,应用普遍。对颅内肿瘤、脓肿与肉芽肿、寄生虫病、外伤性血肿与脑损伤、脑梗死与脑出血以及椎管内肿瘤与椎间盘脱出病诊断效果较好,诊断较为可靠。因此,脑的 X 线造影除脑血管造影仍用以诊断颅内动脉瘤、血管发育异常和脑血管闭塞以及了解脑瘤的供血动脉以外,其他如气脑、脑室造影等均已少用。螺旋 CT 扫描,可以获得比较精细和清晰的血管重建图像,即 CTA,而且可以做到三维实时显示,有希望取代常规的脑血管造影。

如在脑出血时,头颅 CT 根据不同时期可有不同表现。脑出血形成血肿,新鲜血肿为边缘清楚、密度均匀的高密度区。2～3 天后血肿周围出现水肿带,约一周后,血肿从周边开始吸收,高密度灶向心缩小,边缘不清,周围低密度带增宽。约于 4 周后则变成低密度灶,2 个月后则成为近于脑脊液密度的边缘整齐的低密度囊腔(图 2-5-5)。

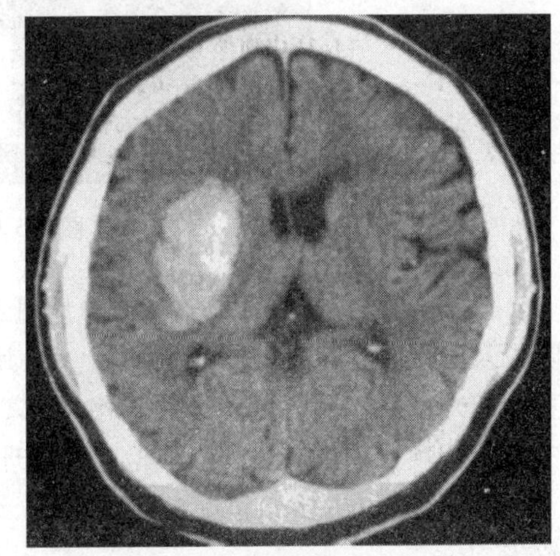
图 2-5-5　脑出血 CT

2. CT 对头颈部疾病的诊断很有价值。例如,对眶内占位病变、鼻窦早期癌、中耳小胆脂瘤、听骨破坏与脱位,内耳骨迷路的轻微破坏、耳先天发育异常以及鼻咽癌的早期发现等。

但明显病变，X线平片已可确诊者无需CT检查。

对胸部疾病的诊断，CT检查随着高分辨力CT的应用，日益显示出它的优越性。通常会采用造影增强扫描以明确纵隔和肺门有无肿块或淋巴结肿大，支气管有无狭窄或阻塞，对原发和转移性纵隔肿瘤、淋巴结结核、中心型肺癌等的诊断，均很有帮助。肺内间质、实质性病变也可以得到较好的显示。CT对平片检查较难显示的部分，例如同心、大血管重叠病变的显示，更具有优越性。对胸膜、膈、胸壁病变，也可以清楚显示。

3. 心脏及大血管的CT检查，尤其是后者，具有重要意义。心脏方面主要是心包病变的诊断。心脏及心壁的显示，由于扫描时间一般长于心动周期，影响图像的清晰度，诊断价值有限。但冠状动脉和心瓣膜的钙化、大血管壁的钙化及动脉瘤改变等，CT检查可以很好显示。

4. CT对胸部病变的检查及对小的肺肿瘤和肺癌所致的肺门、纵隔淋巴结转移价值很大，对纵隔肿瘤的诊断也有重要作用。CT较普通X线检查能提供更多的诊断信息，因为其具有较高的密度分辨力，并能根据病变区的CT值判断病变区的性质。而且可以提供无前后重迭的横断面解剖图像，对显示病变的形态、部位、来源、邻近关系以及发展情况较好。如临床中常见的中央型肺癌，根据不同时期在CT上有不同表现。早期肺癌CT可显示支气管有轻度狭窄、管壁增厚或腔内结节。CT对支气管阻塞的继发改变的显示强于X线平片。中晚期肺癌时，中央型肺癌的直接征象是支气管的异常及肺门的肿块。支气管的异常主要有狭窄、阻塞、管腔内结节及管壁增厚。肺门肿块可位于某一肺叶支气管的周围或附近，边缘比较清楚，外缘光滑或有浅分叶（图2-5-6）。支气管继发的阻塞改变为中央型肺癌的间接征象，如阻塞性肺炎，阻塞性肺不张等。

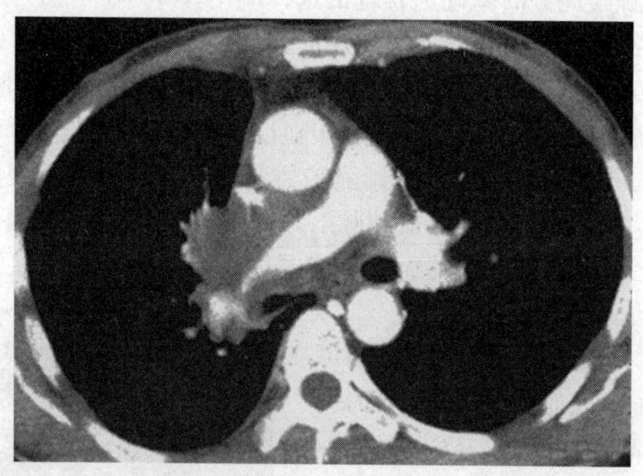

图2-5-6　肺癌CT

5. 腹部及盆部疾病的CT检查，应用日益广泛，主要用于肝、胆、胰、脾，腹膜腔及腹膜后间隙以及泌尿和生殖系统的疾病诊断。尤其是占位性病变、炎症性和外伤性病变等。胃肠病变向腔外侵犯以及邻近和远处转移等，CT检查也有很大价值。当然，胃肠管腔内病变情况主要仍依赖于钡剂造影和内镜检查及病理活检。

6. 骨关节疾病，多数情况可通过简便、经济的常规X线检查确诊，因此使用CT检查相对较少。

三、磁共振检查

（一）磁共振基本成像原理

磁共振成像（MRI）是利用人体中的氢原子核在磁场内发生共振所产生的信号经计算机图像重建的一种成像技术。即将患者置入磁场中，发射无线电脉冲，使脉冲信号与人体内氢原子核（只有1个质子）产生共振，再瞬时关闭无线电波，并接收由患者体内发出的磁共振信号（无线电波），由于正常组织和病变组织的信号有差异而产生图像。所以，MRI不是X线成像，没有辐射损伤，是其优点。

（二）磁共振图像特点

1. 多参数成像　MRI有T1加权（T1WI）、T2加权（T2WI）和质子密度加权像（PdWI）等不同参数成像，从而得到比任何其他检查技术都多得多的诊断信息，使诊断疾病的种类、范围和敏感性都大大增强（图2-5-7）。

2. 多方位成像可以进行横断面、冠状面、矢状面等任意层面断层。从而更直观地显示病变的上下左右前后六个方位的解剖关系，以及与周围组织的关系。

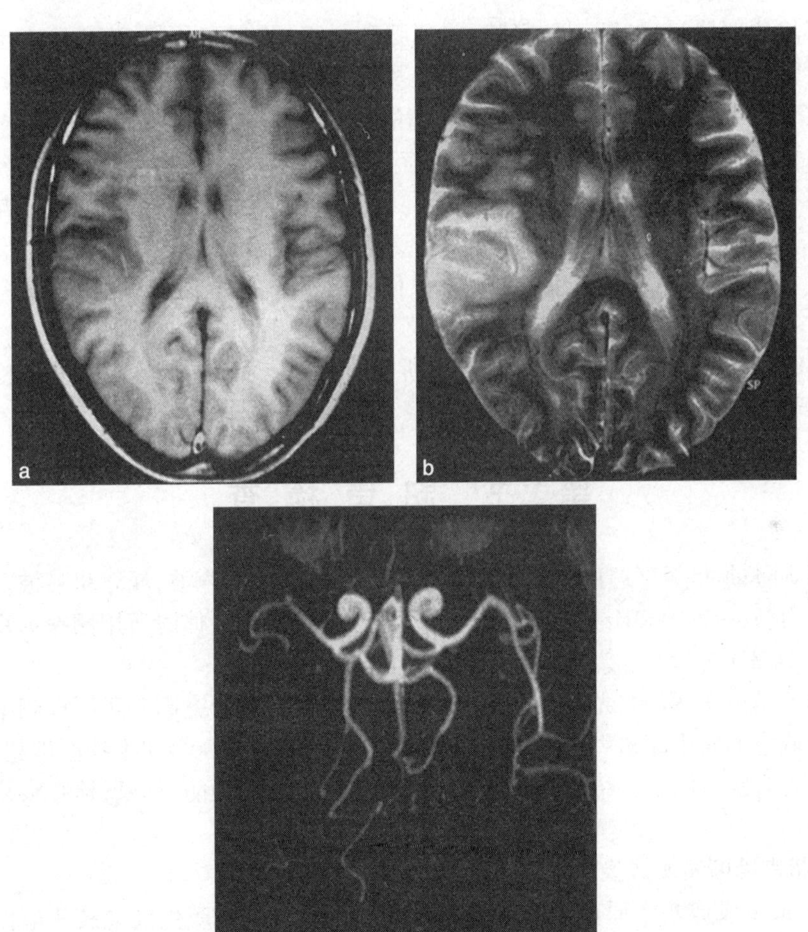

图2-5-7　脑梗死

a. MRI T1W1平扫显示右侧颞顶叶呈低信号区；b. T2W1平扫显示右侧颞顶叶呈高信号区；c. MRA显示右侧大脑中动脉部分闭塞

3. 血管流空效应不用对比剂，利用血管的流空效应就能直接显示血管结构（图2-5-7）。

4. 对比增强技术利用对比剂（常用的是顺磁性物质，如钆的复合物）的引入，使血管和病变对比增强，更有利于检出病变并帮助病变的定性与定量诊断，主要于T1WI上。

（三）MRI诊断的临床应用

MRI诊断广泛应用于临床，时间虽较短，但已显示出它的优越性。

在神经系统应用较为成熟。三维成像和流空效应使病变定位诊断更为准确，并可观察病变与血管的关系。对脑干、幕下区、枕大孔区、脊髓与椎间盘的显示明显优于CT。对脑脱髓鞘病变、多发性硬化、脑梗死、脑与脊髓肿瘤、血肿、脊髓先天异常与脊髓空洞症的诊断有较高价值。脑部MRI常采用横断面，根据需要再选择冠状面或矢状面扫描作为补充。如在脑梗死时，MRI比CT扫描要早，一般起病后6个小时即可出现异常。

纵隔在MRI上，脂肪与血管形成良好对比，易于观察纵隔肿瘤及其与血管间的解剖关系。对肺门淋巴结与中心型肺癌的诊断，帮助也比较大。

心脏大血管在MRI上因可显示其内腔，所以，心脏大血管的形态学与动力学的研究可在无创伤的检查中完成。

对腹部与盆部器官，如肝、肾、膀胱，前列腺和子宫、颈部和乳腺，MRI检查也有相当价值。在恶性肿瘤的早期显示，对血管的侵犯以及肿瘤的分期方面优于CT。

骨髓在MRI上表现为高信号区，侵及骨髓的病变，如肿瘤，感染及代谢疾病，MRI上可清楚显示。在显示关节内病变及软组织方面也有其优势。

MRI还有望于对血流量，生物化学和代谢功能方面进行研究，对恶性肿瘤的早期诊断也带来希望。

在完成MRI成像的磁场强度范围内，对人体健康不致带来不良影响，所以是一种非损伤性检查。

但是，MRI设备昂贵，检查费用高，检查所需时间长，对某些器官和疾病的检查还有限度，故需要严格掌握适应证。

第二节 超声检查

超声（US）波是指频率超过20kHz即超过人耳听阈高限的声波，属于机械波。它是根据人耳听觉能力（16～20 000Hz）人为制定的。超声诊断仪检查人体时所用频率远高于此范围（通常为2～14MHz）。

超声医学是声学、医学、光学及电子学相结合的学科。凡研究高于可听声频率的声学技术在医学领域中的应用即超声医学。包括超声诊断学、超声治疗学和生物医学超声工程，所以超声医学具有医、理、工三结合的特点，涉及的内容广泛，在预防、诊断、治疗疾病中有很高的价值。

（一）超声诊断基本成像原理

1. 二维超声成像基本原理　超声检查时由探头发射电路产生高频震荡电信号去激发探头内的晶片，产生超声波。用发射超声的探头对人体进行线形、扇形或其他形式的扫描，当声束遇到不同声阻抗的两种组织的交界面时会发生声波的不同折射和反射等改变；反射回来的超声由探头接收后，经过声电转换、信号接收、信号放大和信息处理，显示于屏幕上，形成一幅人体的断层图像，即声像图或超声图。连续多幅声像图在屏幕上显示，便可观察到动态的器官活动。回声反射的强弱由界面两侧介质的声阻抗差决定。

超声成像还与组织的声衰减特性有关。声波在介质中传播时，质点振动的振幅将随传播距离的增大而按指数规律减小，这种现象称为声波的衰减。造成声衰减的主要因素为声吸收、声反射、声散射和声束的扩散等。

2. 多普勒效应及彩色多普勒血流成像

（1）多普勒效应：声源与接收器在连续介质中存在着相对运动时，接收器接收的声波频率与声源频率不同，即声波频率发生改变的现象（频移）称为多普勒效应。

（2）彩色多普勒血流成像（color doplor flow image，CDFI）：即通常所说的彩超；系在多普勒二维显像的基础上，以实时彩色编码显示血流的方法，即在显示屏上以不同彩色显示不同的血流（或其他快速移动目标如尿流）方向和流速。以彩色的颜色代表血流方向，以彩色的明亮度代表血流速度；通常以朝向探头而来的移动方向为红色；离开探头而去的移动方向为蓝色；湍流与涡流为多色镶嵌。速度越快，色彩越明亮；速度越慢，色彩越暗淡。

（二）超声诊断仪

1. A 型超声诊断仪　A 超是一种幅度调制型，是国内早期最普及最基本的一类超声诊断仪，目前已基本淘汰。

2. M 型超声诊断仪　M 超是采用辉度调制，以亮度反映回声强弱，M 型显示体内各层组织对于体表（探头）的距离随时间变化的曲线，是反映一维的空间结构，因 M 型超声多用来探测心脏，故常称为 M 型超声心动图，目前一般作为二维彩色多普勒超声心动图仪的一种显示模式设置于仪器上。

3. B 型超声诊断仪　B 型显示是利用 A 型和 M 型显示技术发展起来的，它将 A 型的幅度调制显示改为辉度调制显示，亮度随着回声信号大小而变化，反映人体组织二维切面断层图像。

B 型显示的实时切面图像，真实性强，直观性好，容易掌握。它只有 20 多年历史，但发展十分迅速，仪器不断更新换代，近年每年都有改进的新型 B 型仪出现，B 型仪已成为超声诊断最基本最重要的设备。

4. D 型超声诊断仪　超声多普勒诊断仪简称 D 型超声诊断仪，这类仪器是利用多普勒效应原理，对运动的脏器和血流进行探测。在心血管疾病诊断中必不可少，目前用于心血管诊断的超声仪均配有多普勒，分脉冲式多普勒和连续式多普勒。近年来许多新课题离不开多普勒原理，如外周血管、人体内部器官的血管以及新生肿瘤内部的血供探查等，所以现在彩超基本上均配备多普勒显示模式。

5. 彩色多普勒血流显像仪　彩色多普勒血流显像简称彩超，包括二维切面显像和彩色显像两部分。高质量的彩色显示要求有满意的黑白结构显像和清晰的彩色血流显像。目前国际市场上彩超的种类及型号繁多，档次开发日新月异，更具高信息量、高分辨率、高自动化、范围广、简便实用等特点。

（三）超声图像特点

不同类型的超声仪有不同的图像特点，因 B 型超声是最重要的诊断方法，故对其图像特点做以下介绍：

1. 回声强弱的描述　根据图像中不同灰阶将回声信号分为强回声、等回声、低回声和无回声。而回声强弱或高低的标准一般以该脏器正常回声为标准或将病变部位回声与周围正常脏器回声强度的比较来确定。如液体为无回声，结石气体或钙化为强回声等。正常人体软组织的内部回声由强到弱排列如下：肾窦>胎盘>胰腺>肝脏>脾脏>肾皮质>皮下脂肪>肾髓质>脑>静脉血>胆液和尿液。

2. 回声分布的描述　按图像中光点的分布情况分为均匀或不均匀，密集或稀疏。在病灶部的回声分布可用“均质”或“非均匀”表述。

3. 回声形态的描述　光团：回声光点聚集呈明亮的结团状，有一定的边界。光斑：回声光点聚集呈明亮的小片状，边界清楚。光点：回声呈细小点状。光环：显示圆形或类圆形的回声环。光带：显示形状似条带样回声。

4. 某些特殊征象的描述　即将某些病变声像图形象化地命名为某征，用以强调这些征象，常用的有“靶环”征、“牛眼”征、“驼峰”征、“双筒枪”征等。

5. 彩色多普勒血流显像　还可对脏器内或肿块内、外及外周血管的分布、走向、多少、粗细、形态以及血流速度等多项参数加以显示。

（四）超声诊断的临床应用

超声对心、腹部和盆部器官包括妊娠的检查应用较多。如对肝癌、肝血管瘤、肝脓肿、肝硬化、胆囊结石与肿瘤、胰腺及脾的疾病、腹水的诊断；肾、膀胱、前列腺、肾上腺、子宫、卵巢的检查；眼、甲状腺及乳腺的检查；妊娠的诊断，胎位、胎盘的定位，多胎、死胎、胎儿畸形及葡萄胎的判定等都有相当的价值。

肝脏的超声检查时，事先需禁食12小时，患者多采用仰卧位，用右前斜位以检查右叶后段。正常肝断面的轮廓规则而光滑，在沿肋下做斜行探查时在图像中间部位可见门静脉，呈圆形或椭圆形无回声结构，门静脉及其分支的管壁回声较强。原发性肝癌患者，其声象图上肝癌表现为聚集成团的强回声区，光团强弱分布不均，边缘不规则。光点常粗糙明亮，与正常肝组织有明显差别。肿瘤区下方的正常肝组织回声强度减低（图2-5-8）。

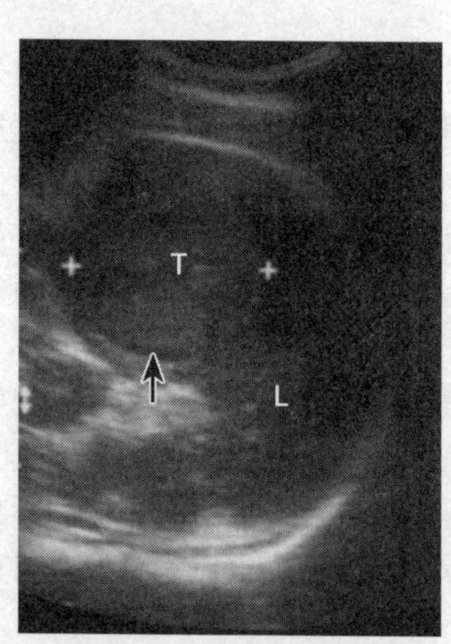

图2-5-8　肝癌B超

X线、CT、MRI均不能作为正常妊娠影像的检查方法，而超声简便易行，对胎儿无损害，是产前检查、评价胎儿发育情况最常用、最好的影像方法。早期妊娠时超声能对宫内妊娠、胎芽、胎儿形态和发育进行正确判断，并能对异位妊娠、葡萄胎、假孕等提供鉴别诊断。中晚期妊娠，实时超声显像是目前了解中晚期妊娠胎儿生长发育、羊水性状、胎盘成熟度等必不可少的重要检查方法，在优生优育中发挥着重要作用。

应当指出，超声诊断也有它的限制。由于超声的物理性质，使超声对骨骼，肺和胃肠的检查受限制。声像图表现所反映的是器官和组织声受阻抗差的改变缺少特异性，因此，对于病变性质的判断，需综合的分析，并与其他影像学表现和临床资料相结合才可靠。病变过小，直径在0.5cm左右，或声阻抗差不大，不引起反射，则难于由声像图上显示出来。此外，超声设备的性能，检查人员的技术与经验也均影响诊断的结果。

第三节　核医学检查

核医学是采用核技术来诊断、治疗和研究疾病的一门新兴学科。它是核技术、电子技术、计算机技术、化学、物理和生物学等现代科学技术与医学相结合的产物。核医学可分为两类,即临床核医学和基础核医学或称实验核医学。它和CT、磁共振、超声技术等相互补充、彼此印证,极大地提高了对疾病的诊断和研究水平,故核医学显像是近代临床医学影像诊断领域中一个十分活跃的分支和重要组成部分。

核医学对患者安全、无创伤,它能以分子水平在体外定量地、动态地观察人体内部的生化代谢、生理功能和疾病引起的早期、细微、局部的变化,提供了其他医学新技术所不能替代的既简便、又准确的诊断方法。

(一)核医学显像的基本原理

核医学成像技术是根据脏器摄取带有放射性的物质(显像剂)后,由于靶器官与非靶器官,正常组织与病变组织存在分布上的差异,靶器官的选择性摄取、病变组织细胞的选择性摄取或因无正常功能而不摄取,显像剂的分布就出现显著的不同。核仪器收集来自靶器官内部发射出的核射线信息,并根据各部位发射射线的密度用计算机组成图像,这种图像直接反映器官各部位细胞的功能,故称之为“功能显像”。

X线CT,又叫“穿透型CT”,由X线管球发射出X线束,穿过靶器官时,由于靶器官组织对X线的吸收,接收器所得到的X线强度信息,不等于入射时的强度,从而显示不同密度组织。

ECT,又名“发射型CT”,探测器围绕靶器官旋转,收集来自靶器官的γ射线。由位置译码器识别每一个信息的来源,再由计算机构成图像。只能显示靶器官的功能图像,不显示邻近器官的结构。

(二)核医学影像诊断的特点

核医学影像诊断是一种以脏器解剖形态与脏器功能相结合的“功能影像”。即在一张图像中既可以分析靶器官的形态、位置和大小,又可以通过显像剂的分布获取各种参数分析靶器官的整体或局部功能。例如甲状腺静态平面显像,当口服或注射$^{99m}TcO_4^-$ 4~5mCi(148~185MBq)后30分钟~1小时进行颈部采集成像,得到甲状腺的形态学图像,同时通过感兴趣区(ROI)得到唾液腺/甲状腺比值或甲状腺摄$^{99m}TcO_4^-$参数,准确地反映甲状腺摄取功能,对“甲亢”的诊断符合率>98%。

在某些疾病的诊断中灵敏度准确性很高,有早期诊断价值。如恶性肿瘤骨转移进行全身骨显像,可比X线检查提早3~6个月检出,原位恶性骨肿瘤手术范围(实际累及范围)的确定要比X线准确。冠状动脉造影是目前“冠心病”诊断的公认“金标准”,但对小于1mm的血管阻塞亦难以发现,而心肌灌注ECT检查,可以反映出其支配范围心肌缺血。

特殊的核医学显像对肿瘤的定性、定位诊断和某些定量诊断准确性好。采用特殊的显像剂或采用多种显像剂联合显像的技术,如:^{99m}Tc-PMT延迟显像对原发性肝细胞性肝癌的诊断等准确率接近100%(显影的病例中)。

核医学影像诊断已进入细胞和分子水平。由于核素仪器和显像剂的飞速发展,使核医学影像可以观察和分析脑、心肌细胞代谢,如用正电子发射(^{18}F-FDG)PET显像,可以观察大脑细胞在思维活动中的糖代谢变化情况,心肌细胞的除极和复极糖代谢变化及心肌梗死部位的无氧糖代谢情况和肿瘤的糖代谢情况。

核医学影像检查是一种无创性检查方法。虽然,核医学检查离不开放射性,但其用量极微,一次核医学检查患者受辐照剂量仅相当于一次X线平片的1/10,或一次CT检查的1/100剂量。无过敏反应,除特殊造影外无需动脉穿刺或插管。尤其是短半衰期单γ射线的核素开发应用以后，对孕妇、小孩均不作为禁忌对象。

（三）医学检查方法与适用范围

按临床要求选择方法，有静态与动态显像；平面与断层显像；局部与全身显像；运动与静息显像。现介绍各自方法及适用范围。

1. 静态显像　指采集某一观察面在一定时间内的总放射性分布图像。多用于小器官显像和粗略观察某器官的形态、位置、大小及放射性分布、占位性病变的分析。如：甲状腺显像、脑、肺、心、肝、盆腔、脾、肾的静态平面显像、胃肠道出血定位、梅克尔憩室、淋巴结、移植器官、胰腺、肾上腺、睾丸、前列腺等脏器的显像等，因为其方法简便，适用范围较广泛。

2. 动态显像　指对某器官的某一观察面进行连续分时采集，获得不同时间的动态平面图像，这些图像可以提供不同时间的感兴趣区（ROI）信息，还可以电影显示靶器官活动情况。由于引入了“时间-放射活性曲线”的概念，非常适用于脏器功能判断。如：甲状腺、脑、心、肝、肾、胃排空、骨摄取、肝胆等的功能指标。

心血池门电路控制R波触发（简称门控）显像亦属动态显像的一种，即用R波触发采集一个心动周期内不同时期点的放射性信息，用傅里叶函数拟合成心脏容积曲线。从此曲线可以分别获得心脏收缩和舒张功能的一系列指标。最近有报道将此方法用于肺显像获得呼吸运动周期肺功能图。

3. 平面显像　即二维显像是与断层（三维）显像相对而言，只能一次观察一个面。应包括静态平面、动态平面、局部平面、运动平面和静息平面显像，因为目前尚不能进行一次性全身断层，因此全身显像就叫“全身XX”如“全身骨显像”就不要叫“全身骨平面显像”。

4. 断层显像　是对靶器官进行360度（或180度）旋转采集多平面信息，用计算机进行图像处理（重建、切层、放大、投影）得到一定厚度的不同观察面和深度的断面图像。这种图像计算机可将它们组合成一个立体图（按不同方向旋转，按不同速度旋转，以便观察）。最适用于大器官显像，如：脑、心、肺、肝等，分析占位性病变、供血情况、脏器容积测量等。脑血流灌注断层显像诊断脑缺血性疾病和癫痫具有独特的优越性；心肌血流灌注断层显像诊断“冠心病”，心肌梗死及预后判断等，是最接近于导管检查效果的一种无创性检查方法。

5. 局部显像　是与全身显像相对而言，其包括范围很广，局部平面显像、凡分别各脏器的各种检查方法均叫局部显像。

6. 全身显像　指显像剂进入人体后，进行全身采集放射性的分布信息，获取全身性分布图像。如：全身骨显像，全身血池显像，全身淋巴显像，全身软组织显像，全身肿瘤标识物显像及动物实验中药物全身分布显像等。进行“全身普查”，对寻找恶性肿瘤的转移灶十分有价值，全身骨显像对鼻咽癌、肺癌、乳腺癌、肠癌、前列腺癌等最易骨转移的病例，能早期查出转移灶。在帮助外科治疗（如截肢术）方案决策中亦起到不可忽视的作用。

7. 运动（负荷）显像　运动显像即负荷显像，就如同心电图的“运动试验”，是一种采集靶器官（主要是心脏）在负荷状态下核素显像剂的分布信息成像的方法。就心脏来说，有心血池门电路控制显像和心肌门控显像；心肌、心血池断层显像；心肌、心血池门控制层显像。后者由于信息量太大，处理繁琐，资料存贮量大，有些得不偿失，难被广泛应用。目前最常用的是“心血池门控平面显像”和“心肌血流灌注断层显像”。这两组资料加上运动与静息对照已经够全面的了，还有的使用药物对照，更能提供一些有效参数，如心肌梗死的可恢复心肌细胞（存活心肌）的判定很有临床价值。

8. 静息显像　即显示在患者处于休息状态下心脏对核素显像剂的摄取和分布情况。

它常与运动显像匹配使用。

从以上所介绍可以看到，核医学影像检查方法全面，适用面广，已成为具有独特性的专门学科。

第四节　心电图检查

一、心电图的基础知识

（一）心电图产生的原理

心肌细胞在静息状态时，膜外排列阳离子带正电荷，膜内排列同等比例的阴离子带负电荷，膜内外保持平衡，无电位变化。当心肌细胞一端的细胞膜受到刺激达到一定的阈值时，其通透性发生改变，使细胞内外正、负离子的分布发生逆转。受刺激的细胞膜发生除极，使细胞膜外带负电荷，膜内带正电荷，产生动作电位，受刺激端细胞膜与尚处于静止状态下的细胞膜形成一对电偶，电源（正电荷）在前，电穴（负电荷）在后，电流自电源流入电穴，并沿着一定的方向迅速扩展，直到整个心肌细胞除极完毕。此时将探查电极面对电源便描记出一向上的波形，面对电穴便描记出一向下的波形。然后心肌细胞膜又逐渐复原到极化状态，这种恢复过程称为复极，由此而产生电偶，电穴在前，电源在后。探查电极面对电穴描记出一向下的波形，面对电源便描记出一向上的波形（图 2-5-9）。

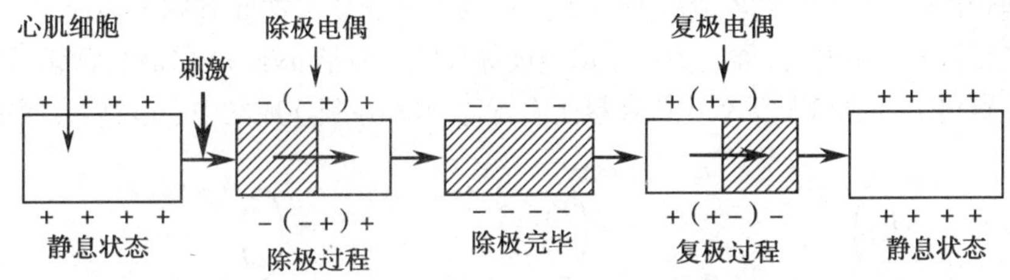

图 2-5-9　心肌细胞的除极和复极过程及电偶变化示意图

（二）心电向量的概念

物理学上将既有数量大小，又有方向性的量称为向量。心肌细胞在除极、复极过程中产生的电偶，既有数量大小，又有方向性，故认为电偶就是向量。单个心肌细胞激动时产生一个电偶电量，多个心肌细胞产生的心电向量总和，则称为综合心电向量。综合向量的大小和方向随着心动周期不断发生变化。某一瞬间的综合向量称为瞬间综合向量。按时间顺序将各瞬间综合向量箭头顶点连接起来，形成一环状曲线，是由无数个瞬间向量组成称为心电向量环。心脏产生的心电向量占有立体的三维空间，故称有空间（立体的）心电向量环。在心动周期中，心房和心室的除极、复极活动分别产生 P、QRS、T 向量环。心电图就是空间向量环经过两次投影后形成的，在心电图上则表现为相应的 P 波、QRS 波、T 波。

（三）心电图的导联

将电极放置在人体不同部位，并通过导联线与心电图机相连，这种记录心电图的连接方法称为心电图导联。电极位置和连接方法不同，可组成不同的导联。目前广泛采纳的是国际通用导联体系，称为常规 12 导联体系。

1. 肢体导联　包括标准导联和加压单极肢体导联。

（1）标准导联：又称双极导联，反映两肢体间的电位差。标准导联Ⅰ、Ⅱ、Ⅲ，其正极分别置于左臂、左腿、左腿，负极分别置于右臂、右臂、左臂（图 2-5-10）

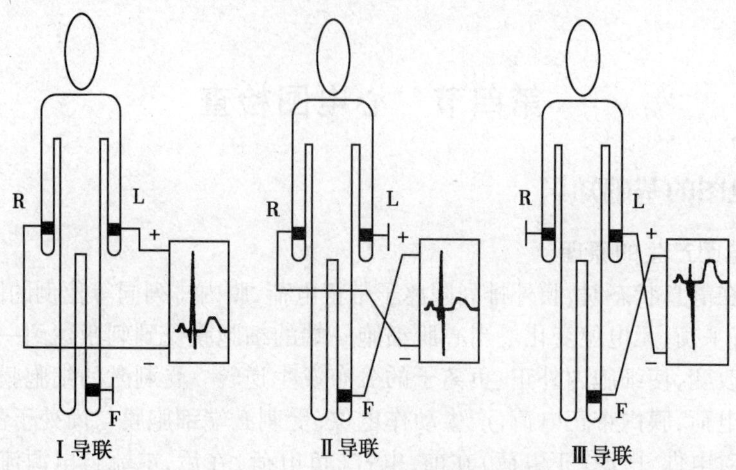

图 2-5-10　标准双极导联的连接方式示意图

Ⅰ导联：左臂（正极）　右臂（负极）　Ⅱ导联：左腿（正极）　右臂（负极）

Ⅲ导联：左腿（正极）　左臂（负极）

（2）加压单极肢体导联：把心电图机的负极接在零电位点上，探查电极接在人体任一点上，就可以测得该点的电位变化，这种导联方式称为单极导联。在此基础上为便于检测采用加压的方法使测得的电位升高，称之为加压单极肢体导联。包括 aVR、aVL、aVF 导联，分别放置于右臂（R）、左臂（L）、左腿（F），无效电极连接于右臂、左臂和左腿连成的中心电路上（图 2-5-11）。

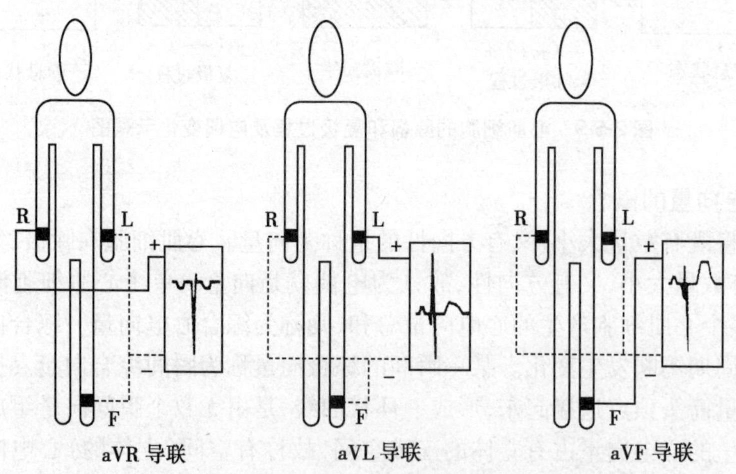

图 2-5-11　加压肢体导联的连接方式示意图

实线表示 aVR、aVL、aVF 导联检测电极与正极连接，虚线表示其余二肢体电极同时与负极连接构成中心电端

2. 胸导联也属单极导联，包括 V_1 ~ V_6 导联。把探查电极放置在胸前的一定部位，将无效电极连接于右臂、左臂和左腿连成的中心电端上。胸导联检测电极具体安放的位置为 V_1 导联位于胸骨右缘第 4 肋间；V_2 导联位于胸骨左缘第 4 肋间；V_3 导联位于 V_2 与 V_4 两点连线

的中点；V_4导联位于左锁骨中线与第5肋间相交处；V_5导联位于左腋前线与V_4同一水平处；V_6位于左腋中线与V_4同一水平处（图2-5-12）。临床上诊断后壁心肌梗死还常选用V_7～V_9导联，V_7位于左腋后线V_4水平处；V_8位于左肩胛骨线V_4水平处；V_9位于左脊旁线V_4水平处。

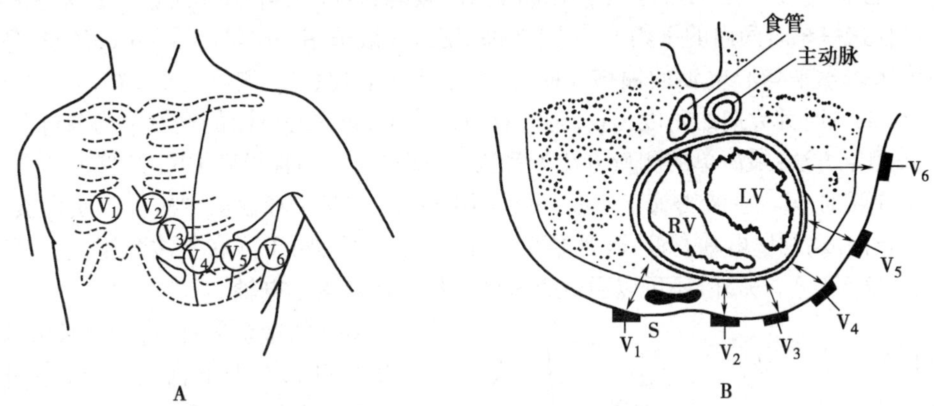

图2-5-12　胸导联探测电极位置示意图

A. 胸导联检测电极的位置；B. 胸导联检测电极位置与心室壁部位的关系

（四）心电图图形描绘和检测

1. 心电图记录纸的组成　心电图记录纸由纵线和横线划分成各为1mm的小方格。横向坐标可以检测各波的宽度，即时间，每小格距离为1.0mm，采用25mm/秒的纸速时，每两条纵线间表示0.04秒；记录纸的纵向距离代表电压，当标准电压为1mV时，两条横线间（1mm）表示0.1mV（图2-5-13）。

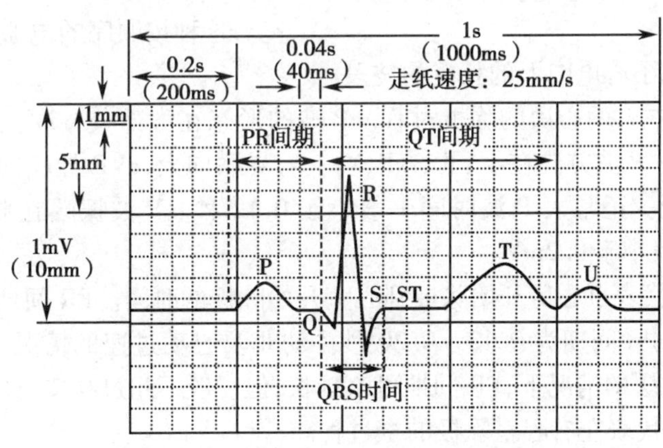

图2-5-13　心电图各波段测量方法示意图

2. 心率的测量　测量心率时，只需测量一个RR（或PP）间期的秒数，然后被60除即可求出。例如RR间距为0.8秒，则心率为60/0.8=75次/分。心律明显不齐时，取数个RR（或PP）的平均值来进行测算。

3. 各波段振幅的测量　记录纸上的纵向坐标可以检测各波的振幅。测量正向波形的高度时，应以参考水平线上缘垂直地测量到波的顶端；测量负向波形的深度时，应以参考水平线下缘垂直地测量到波的底端。

4. 平均心电轴

（1）概念：每一次心动周期的心电活动，可以一系列顺序出现的瞬时综合心电向量来表达。左、右心室除极向量环的最大向量在额面上的投影角度，称为平均心电轴。一般指的是平均 QRS 电轴，它是心室除极过程中全部瞬间向量的综合（平均 QRS 向量），用来说明心室在除极过程这一总时间内的平均电势方向和强度。一般采用心电轴与Ⅰ导联正（左）侧段之间的角度来表示平均心电轴的偏移方向，并规定Ⅰ导联左（正）侧段为0°，右（负）侧端为±180°，循0°的顺时针方向的角度为正，逆时针方向为负，正常心电图的额面平均轴对向左下。

（2）测定方法：最简单的测量方法为目测法，即目测Ⅰ和Ⅲ导联 QRS 波群的主波方向，若Ⅰ和Ⅲ导联的 QRS 主波均为正向波，可推断电轴不偏；若Ⅰ导联出现较深的负向波，Ⅲ导联主波为正向波，则属电轴右偏；若Ⅲ导联出现较深的负向波，Ⅰ导联主波为正向波，则属电轴左偏（图 2-5-14）。另外，还可以通过查表法或振幅法获得心电轴。

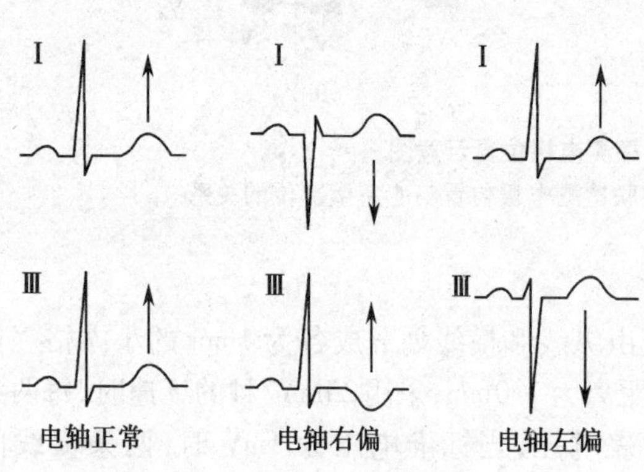

（箭头示 QRS 波群主波方向）

图 2-5-14　平均 QRS 心电轴简单目测法示意图

（3）临床意义：正常心电轴的范围为 -30°～+90°之间；电轴位于-30°～-90°之间为电轴左偏；位于+90°～+180°之间为电轴右偏；位于-90°～-180°之间，称为电轴极度右偏。左心室肥大、左前分支阻滞等可使心电轴左偏；右心室肥大、左后分支阻滞等可使心电轴右偏。

（五）正常心电图

正常心电活动始于窦房结，兴奋心房的同时经结间束传导至房室结，然后循希氏束、普肯耶纤维顺序传导，最后兴奋心室。这种按顺序的电激动的传播，引起一系列电位改变，形成了心电图上的相应的波段。

1. P 波　代表左右两心房的除极过程。P 波的形态在大部分导联上一般呈钝圆形，有时可能有轻度切迹。P 波方向在Ⅰ、Ⅱ、avF、V_4～V_6导联向上，aVR 导联向下，其余导联呈双向、倒置或低平均可。正常人 P 波时间一般小于 0.12 秒。P 波振幅在肢体导联一般小于 0.25mV，胸导联一般小于 0.2mV。

2. P-R 间期　代表自心房开始除极到心室开始除极的时间。PR 间期与心率快慢有关，心率在正常范围时，PR 间期为 0.12～0.20 秒。幼儿及心动过速的情况下，PR 间期相应缩短；老年人及心动过缓的情况下，PR 间期可略延长，但一般不超过 0.22 秒。

3. QRS 波群　代表左右心室除极的全过程。

（1）时间：正常成年人 QRS 波群时间为 0.06～0.10 秒，不超过 0.11 秒。

（2）形态和振幅：在胸导联，正常人 V_1、V_2导联多呈 rS 型，R/S<1，R_{V1}一般不超过 1.0mV。V_5、V_6导联 QRS 波群可呈 qR、qRs、Rs 或 R 型，RV_5<2.5mV。正常人胸导联的 R 波自 V_1至 V_6逐渐增高，S 波逐渐变小，V_1的 R/S 小于 1，V_5的 R/S 大于 1。在肢体导联，Ⅰ、Ⅱ导联的 QRS 波群主波一般向上，Ⅲ导联的 QRS 波群主波方向多变。aVR 导联的 QRS 波群主波向下，可呈 QS、rS、rSr' 或 Qr 型。aVL 与 aVF 导联的 QRS 波群可呈 qR、Rs 或 R 型，也可呈 rS 型。正常人 aVR 导联的 R 波一般小于 0.5mV，Ⅰ导联的 R 波小于 1.5mV，aVL 导联的 R 波小于 1.2mV，aVF 导联的 R 波小于 2.0mV。6 个肢体导联的 QRS 波群振幅一般不应都

小于 0.5mV，6 个胸导联的 QRS 波群振幅一般不应都小于 0.8mv，否则称为低电压。

（3）Q 波：除 aVR 导联外，正常人的 Q 波时间小于 0.04 秒，Q 波振幅应小于同导联中 R 波的 1/4，正常人 V_1、V_2 导联不应出现 Q 波，但偶尔可出现 QS 波。

4. J 点　QRS 波群的终末与 ST 段起始之交接点称为 J 点，亦称连接点，多在等电位线上，可随 ST 段的偏移而发生移位。

5. ST 段　自 QRS 波群的终点至 T 波起点间的线段，代表心室除极刚结束尚处于缓慢复极的一段时间。正常的 ST 段多为一等电位线，可有轻微的偏移，但在任一导联，ST 段下移一般不超过 0.05mV；ST 段抬高在 V_1～V_2 导联一般不超过 0.3mV，V3 导联不超过 0.5mV，在 V_4～V_6 及肢体导联不超过 0.1mV。

6. T 波　代表心室快速复极时的电位变化。

（1）形态：在正常情况下，T 波的方向大多与 QRS 主波的方向一致，在Ⅰ、Ⅱ、V_4～V_6 导联向上，aVR 导联向下，Ⅲ、aVL、aVF、V_1～V_3 导联可以向上、双向或向下。若 V_1 的 T 波方向向上，则 V_2～V_6 导联就不应再向下。

（2）振幅：除Ⅲ、aVL、aVF、V_1～V_3 导联外，其他导联 T 波振幅一般不应低于同导联 R 波的 1/10。有时 T 波在胸导联可高达 1.2～1.5mV 亦属正常。

7. QT 间期　指 QRS 波群的起点至 T 波终点的间距，代表心室肌除极和复极全过程所需的时间。正常心率时，QT 间期的正常范围为 0.32～0.44 秒。其长短与心率的快慢密切相关，心率越快，QT 间期越短，反之则越长。由于 QT 间期受心率的影响很大，所以常用校正的 QT 间期（QTc）来计算：$QTc=QT/\sqrt{RR}$，就是 RR 间期为 1 秒（心率 60 次/分）时的 QT 间期。

8. u 波　在 T 波之后 0.02～0.04 秒出现的振幅很低小的波称为 u 波，代表心室后继电位，u 波方向大体与 T 波相一致。u 波在胸导联较易见到，以 V_3～V_4 导联较为明显。u 波明显增高常见于低血钾。

二、常见异常心电图

（一）心房和心室肥大

1. 右心房肥大　心电图主要表现：P 波尖而高耸，时间在正常范围内，振幅≥0.25mV，以Ⅱ、Ⅲ、aVF 导联表现最为突出，常见于慢性肺源性心脏病及一些先天性心脏病，又称“肺型 P 波”（图 2-5-15）。

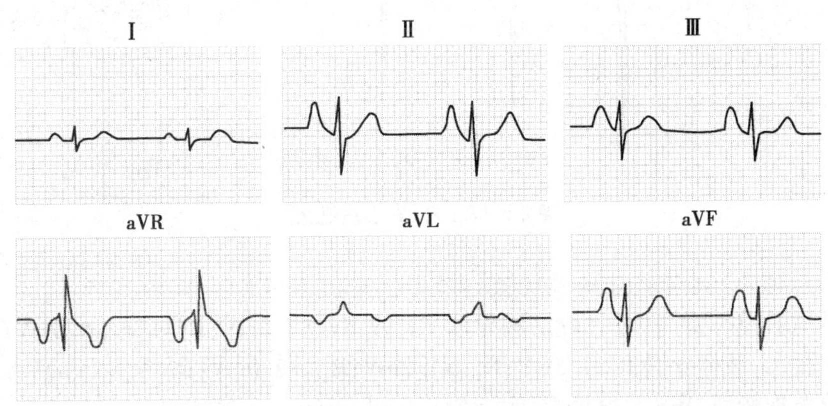

图 2-5-15　右心房肥大

2. 左心房肥大　心电图主要表现：P 波顶端呈双峰型，双峰间距≥0.04 秒，P 波增宽≥0.12 秒，以Ⅰ、Ⅱ、aVF 导联改变最为明显，振幅正常，常见于风湿性心脏病二尖瓣狭窄、高血压等疾病，又称“二尖瓣型 P 波”（图 2-5-16）。

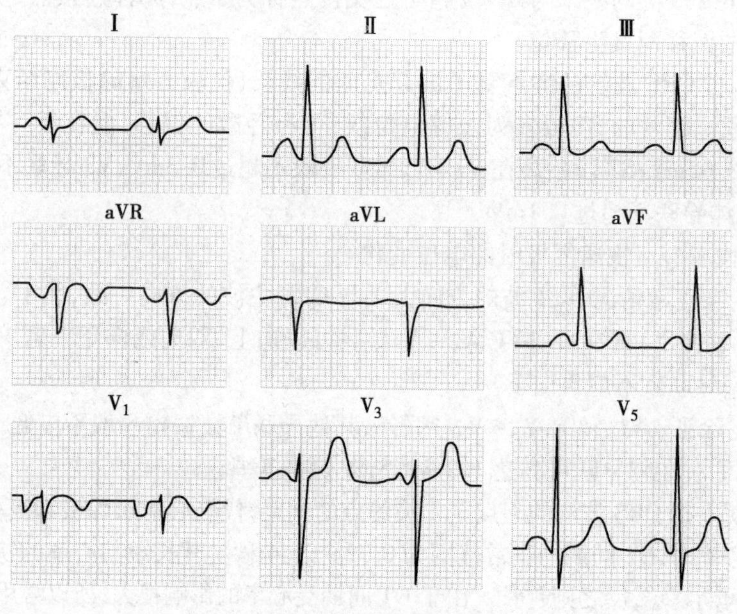

图 2-5-16　左心房肥大

3. 左、右心房肥大　心电图表现为：异常高尖并增宽呈双峰的 P 波，多见于风湿性心脏病和先天性心脏病（图 2-5-17）。

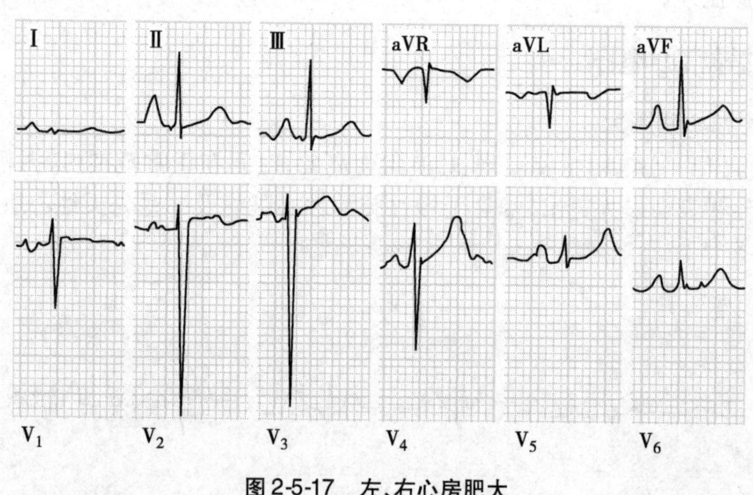

图 2-5-17　左、右心房肥大

4. 左心室肥大　心电图主要表现（图 2-5-18）

（1）常用的左心室高电压标准：胸导联 Rv_5 或 Rv_6>2.5mV；Rv_5+Sv_1>4.0mV（男性）或>3.5mV（女性）。肢体导联 R_I>1.5mV；R_{avL}>1.2mV；R_{avF}>2.0mV；R_I+S_{III}>2.5mV。

（2）可出现额面 QRS 心电轴左偏，一般不超过-30°。

（3）QRS 波群时间延长到 0.10～0.11 秒，但一般仍<0.12 秒。

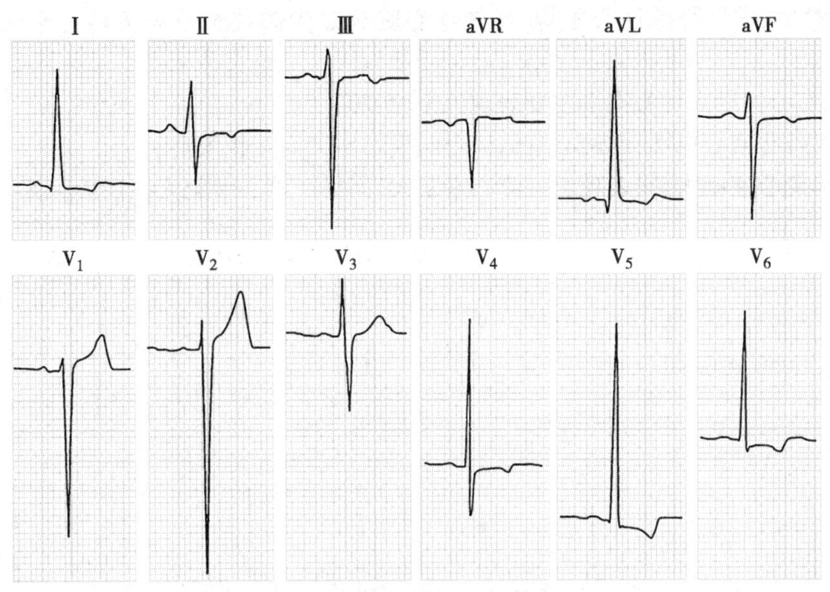

图 2-5-18　左心室肥大

（4）ST-T 改变：在 R 波为主的导联，其 ST 段可呈下斜型压低达 0. 05mV 以上，T 波低平、双向或倒置。

左心室肥大常见于高血压、冠状动脉粥样硬化性心脏病、风湿性心脏病及一些先天性心脏病。

5. 右心室肥大　心电图主要表现（图 2-5-19）

（1）V_1导联 R/S≥1；V_5导联 R/S≤1 或 S 波比正常加深；aVR 导联以 R 波为主，R/q 或 R/S≥1。

（2）$Rv_1+S_{V5}>1.05mV$（重症>1. 2mV）；$Rav_R>0.5mV$。

（3）心电轴右偏≥+90°（重症可>+110°）。

（4）ST-T 改变：右胸导联（V_1、V_2）ST 段压低及 T 波双向、倒置。

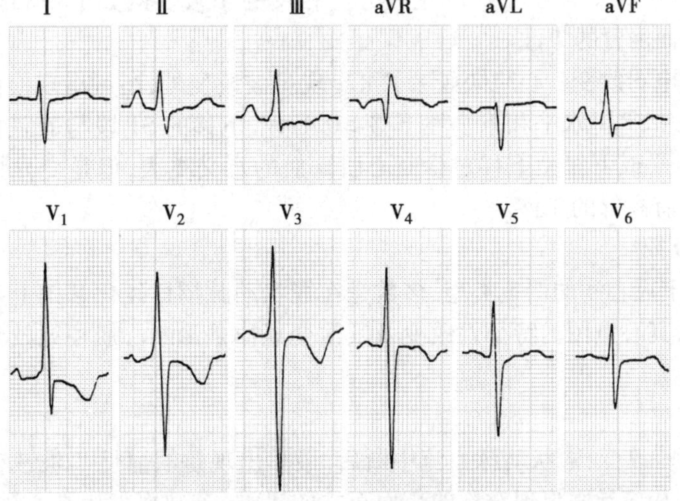

图 2-5-19　右心室肥大

右心室肥大常见肺源性心脏病、风湿性心脏病二尖瓣狭窄及先天性心脏病房间隔缺损等。

6. 左、右心室肥大　心电图主要表现(图2-5-20)

(1) 大致正常心电图:因两心室的综合向量均增大而互相抵消。

(2) 单侧心室肥大:只表现出一侧心室肥大,而另一侧心室肥大往往被遮掩。

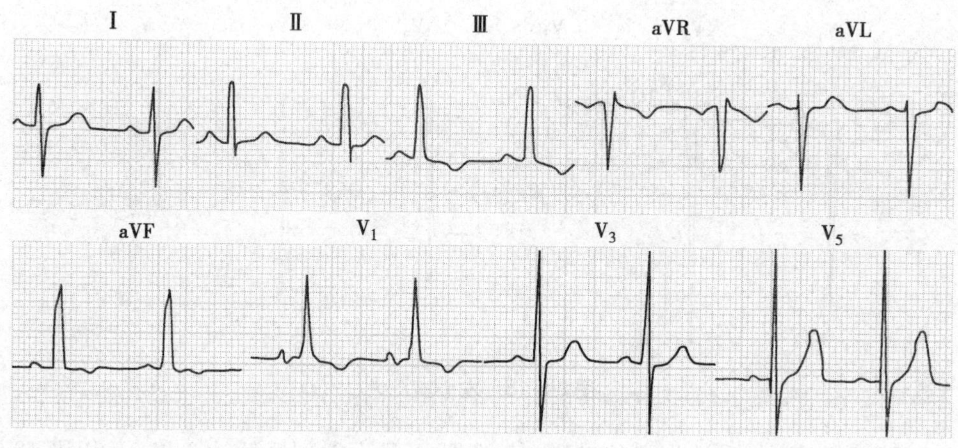

图2-5-20　左、右心室肥大

(二) 心肌缺血

正常情况下,心室的复极过程是从心外膜开始向心内膜进行的,当心肌某一部分发生缺血时,将影响到心室复极的正常进行,并使心电图发生相应的ST-T异常改变,可大致出现以下几种心电图变化。

1. 心内膜下心肌缺血　此时缺血的心肌复极较正常时更为延迟,心电图出现与QRS主波方向一致的高大直立的T波。例如下壁心内膜下心肌缺血时Ⅱ、Ⅲ、aVF导联可出现高大直立的T波;前壁心内膜下缺血时,胸导联V_1可出现高大的T波。

2. 心外膜下心肌缺血　此时心肌复极顺序发生逆转,心内膜复极在先,而心外膜心肌尚未复极,于是心电图表现为与QRS主波方向相反的T波。例如下壁心外膜下缺血,Ⅱ、Ⅲ、avF可出现深而倒置的T波。

3. 损伤型心电图改变　心肌缺血除了可出现T波改变外,还可出现损伤型ST段偏移。在心电图上表现为ST呈水平和下垂性下移≥0.1mV,下移的ST段与R波的夹角≥90°,目前认为ST段的水平或下斜型下移对诊断心肌缺血的意义更大,但是变异型心绞痛可出现ST段抬高而常伴有高耸的T波。

(三) 心肌梗死

心肌梗死属于冠心病的严重类型,多数是在冠状动脉粥样硬化基础上发生完全性或不完全性闭塞所致,其心电图的特征性改变及其演变规律是诊断心肌梗死及判断其病情的重要依据(图2-5-21)。

1. 基本图形

(1) “缺血型”改变:冠状动脉血流中断后,最早出现是缺血性T波改变。若缺血出现在心内膜下肌层,相应导联出现对称的高而直立的T波;若缺血发生在心外膜下肌层,则出现T波倒置。缺血使心肌复极时间延长,引起QT间期延长。

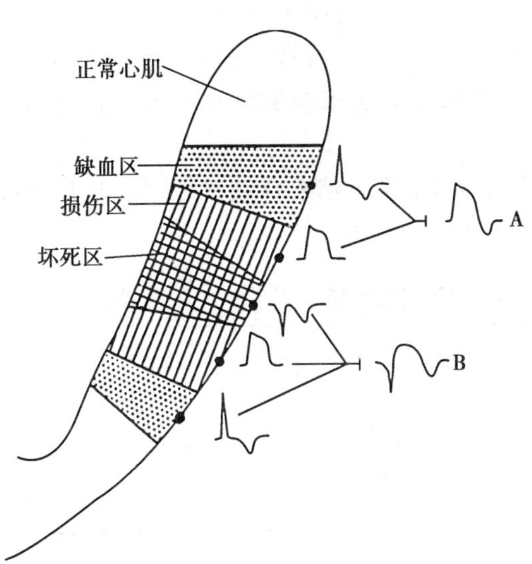

图 2-5-21 急性心肌梗死后心电图上产生的特征性改变示意图

“·”点示直接置于心外膜的电极可分别记录到缺血、损伤、坏死型图形

A. 位于坏死区周围的体表电极记录到缺血和损伤型图形；B. 位于坏死区中心的体表电极同时记录到缺血、损伤、坏死型的图形

（2）“损伤型”改变：随着缺血时间的延长，则会出现“损伤型”图形改变，主要表现为出现 ST 段的移位。心内膜或对侧心肌损伤时 ST 段水平压低；心外膜心肌损伤时 ST 段明显抬高可形成单向曲线。

（3）“坏死型”改变：更进一步的缺血导致细胞变性、坏死，坏死的心肌细胞丧失了电活动，该部位心肌不再产生心电向量。因此“坏死型”图形主要表现为面向坏死区的导联出现异常 Q 波，Q 波时间≥0.04 秒，振幅≥1/4R 或者呈 Qs 波。

单纯的 ST 段抬高还可见于急性心包炎、变异型心绞痛等；异常 Q 波不一定都提示为心肌梗死，例如发生感染或脑血管意外时，可出现短暂 Qs 或 Q 波，但缺乏动态演变过程；此外，右室肥大、心肌病、心肌炎等也可出现异常 Q 波。只有当异常的 Q 波、抬高的 ST 段以及倒置的 T 波同时出现，并具有一定的演变规律才是急性心肌梗死的特征性改变。

2. 心肌梗死的图形演变及分期　急性心肌梗死发生后，随着心肌缺血、损伤、坏死的发展和恢复，心电图也呈现一定的动态演变规律。根据心电图图形的演变过程和演变时间可分为超急性期、急性期、近期、陈旧期（图 2-5-22）。

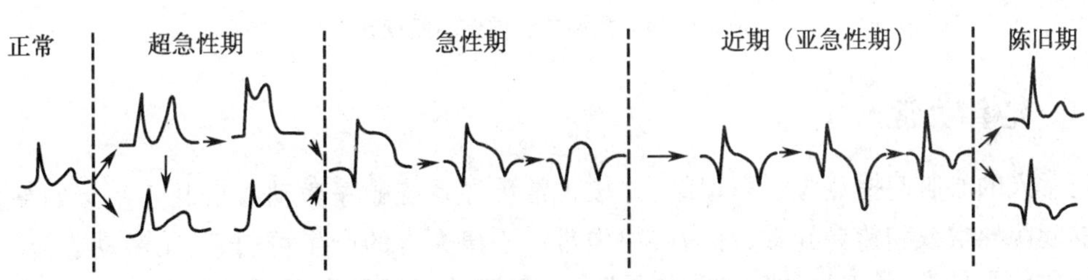

图 2-5-22 急性心肌梗死典型的心电图演变过程及分期示意图

（1）超急性期：发病后数分钟至数小时，心电图上产生高大的 T 波，以后迅速出现 ST 段呈斜型抬高，与高耸直立 T 波相连；但尚未出现异常 Q 波。此期是心肌梗死溶栓治疗的最佳时机。

（2）急性期：梗死后数小时或数日，持续至数周，心电图呈现一个动态演变过程。ST 段呈弓背向上抬高，常可形成单向曲线，继而逐渐下降；出现异常 Q 波；T 波由直立开始倒置，并逐渐加深。在急性期坏死型的 Q 波、损伤型的 ST 段抬高和缺血型的 T 波倒置可同时共存。

（3）近期（亚急性期）：梗死后数周至数月，以坏死及缺血图形为主要特征。抬高的 ST

段恢复至基线，缺血型倒置的T波逐渐变浅，坏死型Q波持续存在。

（4）陈旧期（愈合期）：梗死后3～6个月之后或更久，ST段和T波趋于恒定不变，残留下坏死型的Q波，异常Q波理论上将终生存在，但随着瘢痕组织的缩小和周围心肌的代偿性肥大，其范围在数年后有可能明显缩小。

3. 心肌梗死的定位诊断　主要根据心电图坏死型图形（异常Q波或QS波）出现在哪些导联做出判断（表2-5-2、图2-5-23）。

表2-5-2　心肌梗死的心电图定位诊断

导联	心室部位	导联	心室部位
Ⅱ、Ⅲ、aVF	下壁	V_3～V_5	前壁
Ⅰ、aVL、V_5、V_6	侧壁	V_1～V_5	广泛前壁
V_1～V_3	前间壁	V_7～V_9	正后壁

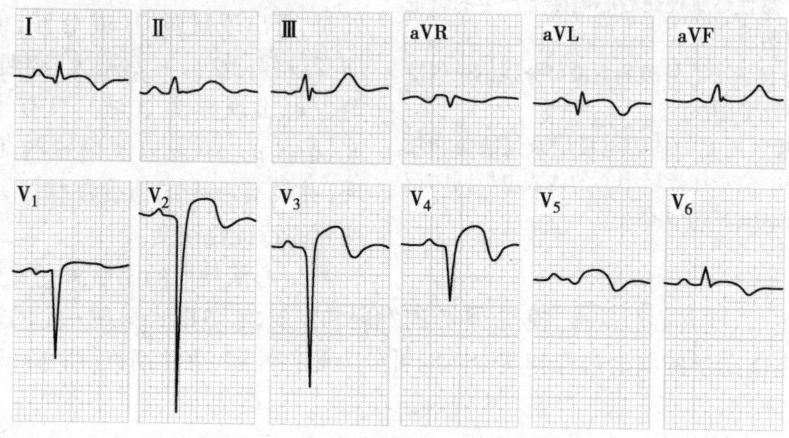

图2-5-23　急性广泛前壁心肌梗死

三、心律失常

正常人的心脏起搏点位于窦房结，并按正常传导系统顺序激动心房和心室。如果心脏激动的起源异常或和传导异常，称为心律失常。心律失常的产生可由于：①激动起源异常；②激动的传导异常，最多见的一类为传导阻滞；③激动起源异常和激动传导异常同时存在，相互作用，此可引起复杂的心律失常表现。

（一）窦性心律失常

起源于窦房结的心律，称为窦性心律，属于正常节律。

1. 正常窦性心律的心电图特点　P波规律出现，在Ⅰ、Ⅱ、aVF、V3～V6导联直立，在aVR导联倒置。正常窦性心律的频率一般定义为60～100次/分。

2. 窦性心动过速　心电图符合上述特点，但成人窦性心律的频率>100次/分。窦性心动过速时，PR间期及QT间期相应缩短，可伴有继发性ST-T波的变化。常见于运动、精神紧张、发热、甲状腺功能亢进、贫血、失血、心肌炎和肾上腺素类药物作用等情况。

3. 窦性心动过缓　心电图符合上述特点，但成人窦性心律的频率<60次/分。常见于健

康的年轻人、运动员及睡眠状态；老年人及运动员心率可以相对较缓。窦房结病变、颅内压增高、甲状腺功能低下、服用β受体阻滞剂等药物亦可引起。

4. 窦性心律不齐　窦性心律的节律不规则，在同一导联上两个P-P间期相差大于0.12秒，常与窦性心动过缓同时存在。较多见于青少年的一类心律不齐与呼吸周期有关，称呼吸性窦性心律不齐，一般无临床意义（图2-5-24）。

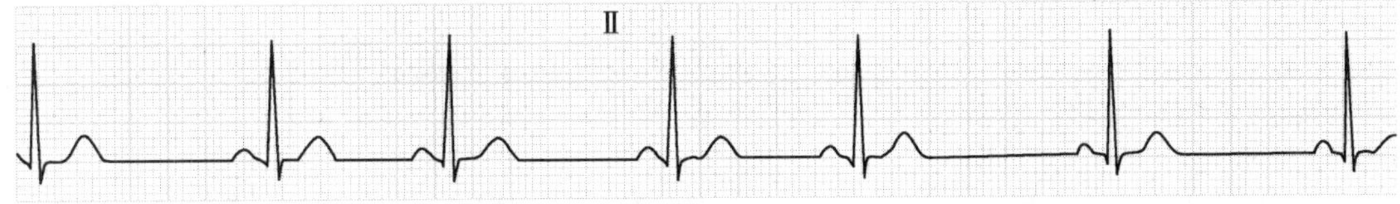

图2-5-24　窦性心动过缓及窦性心律不齐

5. 窦性停搏　又称窦性静止。因迷走神经张力增大或窦房结病变，在一段时间内窦房结停止发放激动，心电图上见规则的P-P间距中突然出现P波脱落，形成长P-P间距，且长P-P间距与正常P-P间距不成倍数关系。急性心肌梗死、脑血管病变、某些药物亦可引起（图2-5-25）。

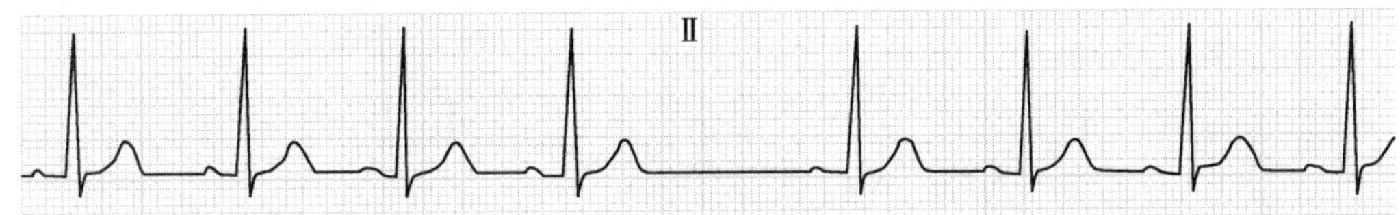

图2-5-25　窦性停搏

6. 病态窦房结综合征（sick sinus syndrome，SSS）　简称病窦综合征。由于起搏传导系统退行性病变以及冠心病、病毒性心肌炎、心肌病等疾患，累及窦房结及其周围组织而产生一系列缓慢性心律失常，并引起头昏、黑蒙、晕厥等临床表现，称为病态窦房结综合征。其主要的心电图表现有：①持续的窦性心动过缓，心率<50次/分，不易用阿托品等药物纠正；②窦性停搏或窦房阻滞；③在显著窦性心动过缓基础上，常出现室上性快速心律失常（房速、房扑、房颤等），又称为慢-快综合征。

（二）过早搏动

又称期前收缩，简称早搏，指起源于窦房结以外的异位起搏点提前发出的激动，是临床上最常见的心律失常。根据异位搏动发生的部位，可分为房性、交界性和室性期前收缩，以室性期前收缩最为常见，房性次之，交界性比较少见。

1. 房性期前收缩　心电图表现①突然出现提早的异位P'波，形态与窦性P波不同；②P'R间期>0.12秒；③大多为不完全性代偿间歇，即期前收缩前后两个窦性P波的间距小于正常PP间距的两倍（图2-5-26）。

2. 交界性期前收缩　心电图表现①突然出现提早的QRS波群，其前无窦性P波，QRS波形与窦性下传者基本相同；②出现逆行P'波（P波在Ⅱ、Ⅲ、aVF导联倒置，aVR导联直立），可发生于QRS波群之前（PR'间期<0.12秒）或QRS波群之后（RP'间期<0.20秒）；③大多为完全性代偿间歇，即期前收缩前后两个窦性P波的间距等于正常PP间距的两倍（图2-5-27）。

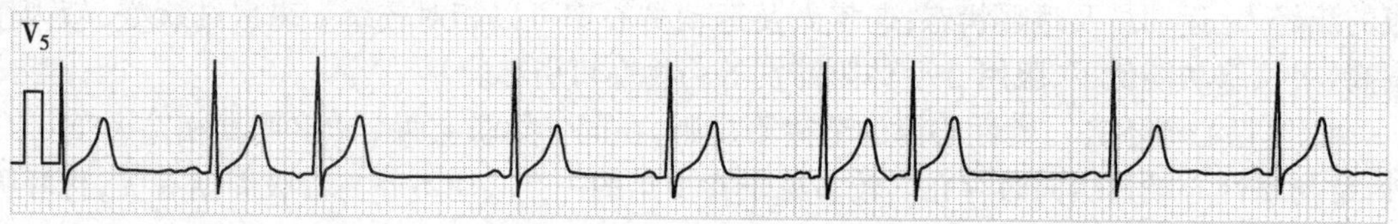

图 2-5-26 房性期前收缩

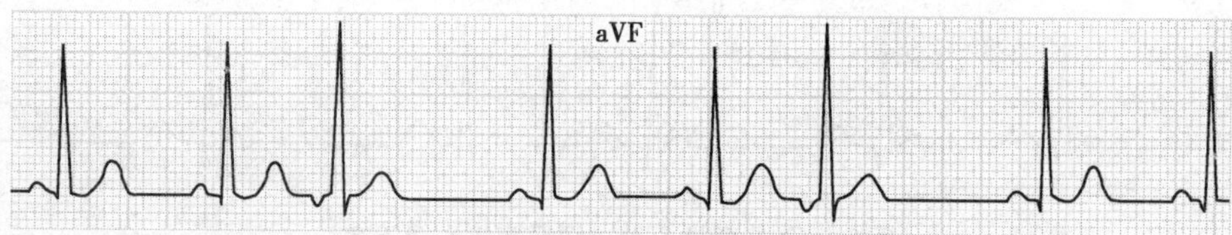

图 2-5-27 交界性期前收缩

3. 室性期前收缩 心电图表现①提早出现一个宽大畸形的 QRS 波，前无相关的 P 波；②QRS 波群的时限通常>0.12 秒，T 波方向多与 QRS 的主波方向相反；③多为完全性代偿间歇（图 2-5-28）。

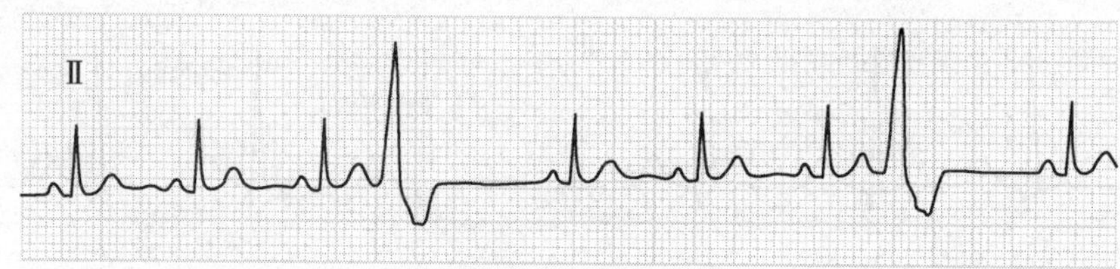

图 2-5-28 室性期前收缩

（三）异位性心动过速

异位性心动过速是指异位节律点兴奋性增高或折返激动引起的快速异位心律（期前收缩连续出现 3 次或 3 次以上），最常见的是阵发性心动过速。根据异位节律点发生的部位，分为房性、交界性及室性心动过速三类，但因房性与房室交界性心动过速，发作时心率较快，P'波不易辨别，故统称为室上性心动过速。

1. 阵发性室上性心动过速 发作时有突然发生、突然终止的特点。心电图表现：QRS 形态一般正常（伴有束支阻滞或室内差异性传导时，QRS 波可呈增宽），频率一般在 160～250 次/分，节律快而规则（图 2-5-29）。

2. 阵发性室性心动过速 心电图表现为：宽大畸形的 QRS 波群，时限通常>0.12 秒，常伴有继发性的 ST-T 改变，频率多在 140～200 次/分，节律可稍不齐；有时可见保持固有节律的 P 波，融于 QRS 波的不同部位（图 2-5-30）。

3. 非阵发性心动过速 又称加速的房性、交界性或室性自主心律。心电图主要表现为：频率比阵发性心动过速慢，交界性心律频率多为 70～130 次/分，室性心律频率多为 60～100 次/分。多发生于器质性心脏病。

4. 扭转型室性心动过速 是一种严重的室性心律失常。发作时可见一系列增宽变形的 QRS 波群围绕基线不断扭转其主波的方向，大约每 3～10 个心搏就会发生扭转，改变其主波的方向。每次发作持续数秒到数十秒而自行终止，但极易复发或转为心室颤动（图 2-5-31）。

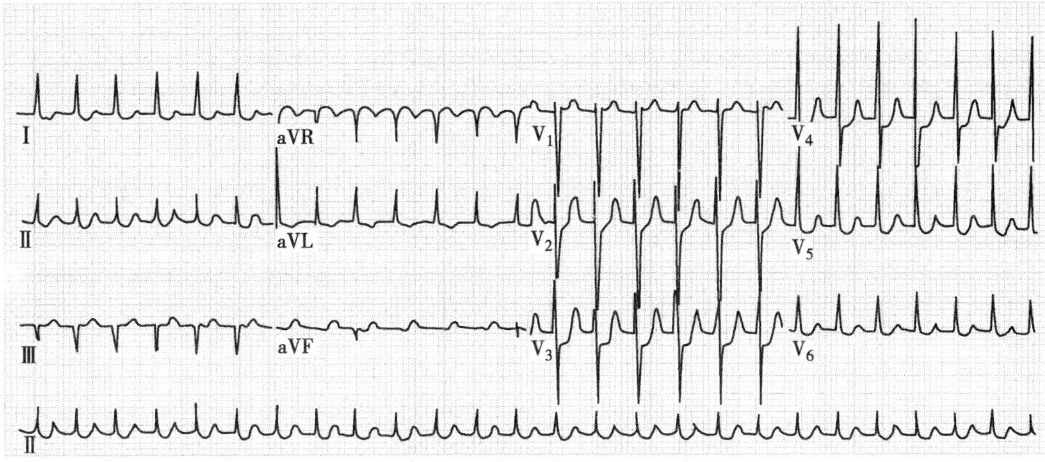

（心里生理证实为房室结折返性心动过速）

图 2-5-29　阵发性室上性心动过速

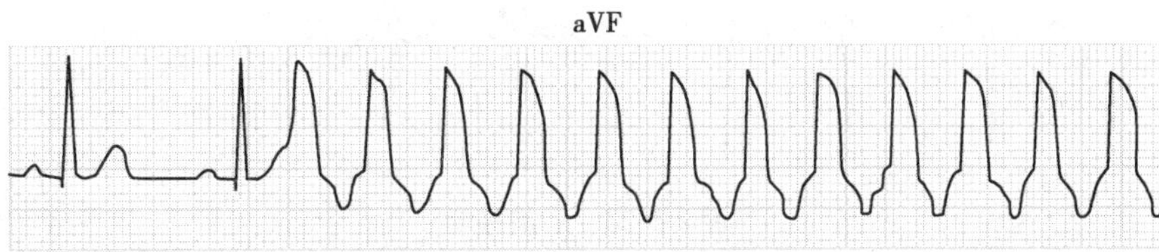

图 2-5-30　阵发性室性心动过速

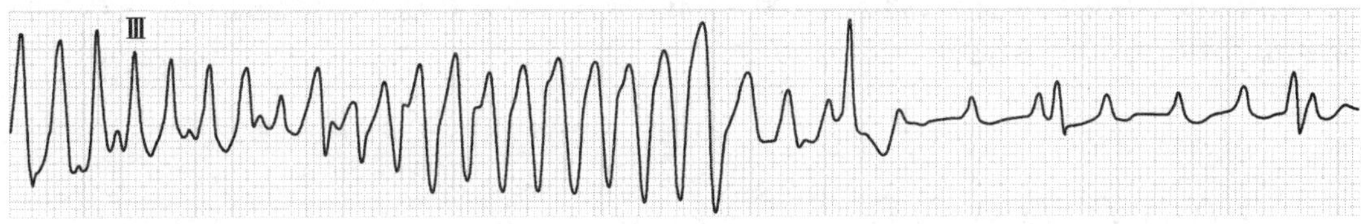

图 2-5-31　扭转型室性心动过速

（四）扑动与颤动

扑动与颤动是一种频率较阵发性心动过速更快的异位快速心律失常，可起源于心房和心室，形成的心律失常分别称为心房扑动与颤动、心室扑动与颤动。

1. 心房扑动　大多为短阵发性，少数可呈持续性，常可转为房颤或窦性心律。心电图表现为：正常 P 波消失，代之连续的大锯齿状扑动波（F 波），多数在Ⅱ、Ⅲ、aVF 导联中可见；F 波间无等电位线，波幅大小一致，间隔规则，频率为 240～350 次/分，常以固定房室比例（2∶1或 4∶1）下传，故心室律规则。房扑时 QRS 波时间一般不增宽（图 2-5-32）。

2. 心房颤动　是临床上很常见的心律失常。大多发生在器质性心脏病基础上，可阵发性或持续性发作。心电图表现为：正常 P 波消失，代以大小不等、形状各异的颤动波（f 波），以 V_1 导联最明显；房颤波的频率为 350～600 次/分；RR 绝对不齐，QRS 波一般不增宽；房颤时，如果出现 RR 绝对规则，且心室率缓慢，常提示发生完全性房室传导阻滞（图 2-5-33）。

3. 心室扑动与心室颤动　室扑的心电图表现为：无正常 QRS-T 波，代之以连续快速而相对规则的大振幅波动，频率达 200～250 次/分，室扑常不能持久，或很快恢复，或转为室颤

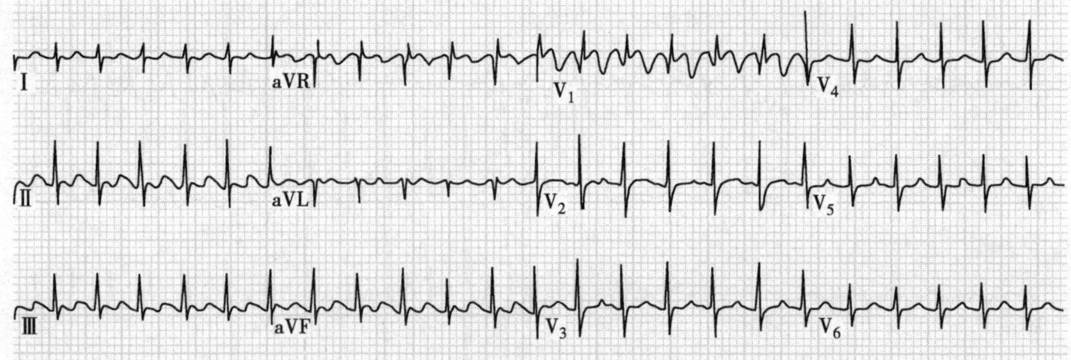

图 2-5-32　心房扑动

呈 2∶1 传导，Ⅱ、Ⅲ、aVF 扑动波呈锯齿状

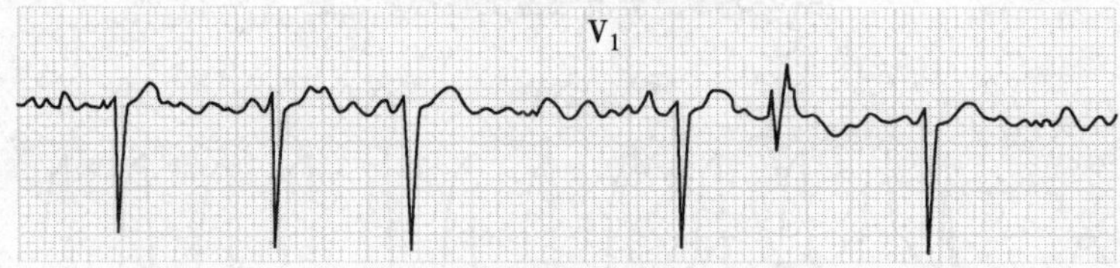

图 2-5-33　心房颤动

而导致死亡。心室颤动往往是心脏停跳前的短暂征象，心电图上 QRS-T 波完全消失，代之以大小不等、极不规则的室颤波，频率为 200～500 次/分。心室扑动和心室颤动均是极严重的致死性心律失常（图 2-5-34）。

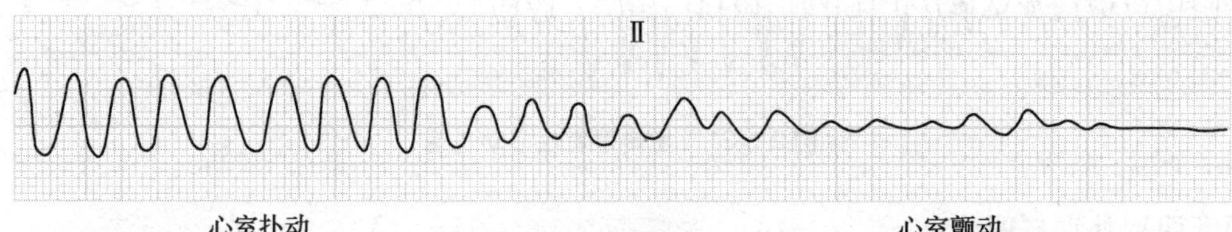

图 2-5-34　心室扑动与心室颤动

（五）心脏传导阻滞

心脏传导阻滞的发生可能与传导系统的器质性损害、迷走神经张力增高引起的功能性抑制及药物的影响有关。心脏传导阻滞按发生的部位分为窦房阻滞、房内阻滞、房室传导阻滞和室内阻滞；按阻滞程度可分为一度（传导延缓）、二度（部分激动传导发生中断）和三度（传导完全中断）；按传导阻滞发生情况，可分为永久性、暂时性、交替性及渐进性。

1. 窦房阻滞　一度窦房阻滞采用普通心电图不能观察到；三度窦房阻滞难与窦性停搏相鉴别；只有二度窦房阻滞才能诊断。分为两型：莫氏Ⅰ型，心电图表现为 PP 间距逐渐缩短，直至出现一个长的 PP 间期，该长的 PP 间期短于基本的 PP 间期的两倍；莫氏Ⅱ型时，无 PP 间距逐渐缩短的现象，且漏搏导致的长间歇恰等于正常窦性 PP 间距的整倍数。

2. 房室传导阻滞　是临床上常见的一种心脏传导阻滞，多数是由器质性心脏病所致，少数可见于迷走神经张力增高的正常人。通常分析 P 与 QRS 波的关系可以了解房室传导情况。

（1）一度房室传导阻滞：心电图主要表现为 PR 间期延长。在成人若 PR 间期>0.20 秒（老年人 PR 间期>0.22 秒）；或对两次心电图结果进行比较，心率相当而 PR 间期延长超过 0.04 秒，也可诊断。

（2）二度房室传导阻滞：心电图主要表现为部分 P 波后 QRS 波脱漏，分为两型：①Ⅰ型（莫氏Ⅰ型）：表现为 P 波规律地出现，PR 间期逐渐延长，直到 P 波后脱漏 1 个 QRS 波群，脱落后的 PR 间期又趋缩短，之后又复逐渐延长，直至 QRS 波群再次脱漏，如此周而复始地出现，称为文氏现象；②Ⅱ型房室（莫氏Ⅱ型）：表现为 PR 间期恒定（正常或延长），部分 P 波后无 QRS 波群（图 2-5-35）。二度Ⅰ型房室传导阻滞较Ⅱ型常见。通常以 P 波数与 P 波下传数的比例来表示房室阻滞的程度，例如 4∶3传导表示 4 个 P 波中有 3 个 P 波下传心室，而只有 1 个 P 波不能下传。

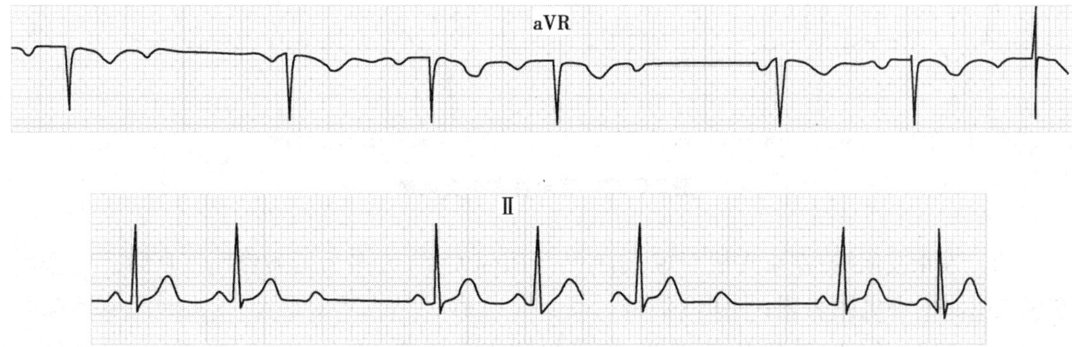

图 2-5-35　二度Ⅰ型、Ⅱ型房室传导阻滞

（3）三度房室传导阻滞：又称完全性房室传导阻滞。来自房室交界区以上的激动完全不能通过阻滞部位时，在阻滞部位以下的潜在起搏点就会发放激动，出现逸搏心律（交界性或室性）。心电图上表现为：P 波与 QRS 波毫无关系（PR 间期不固定），各自保持固有节律，心房率快于心室率（图 2-5-36）。

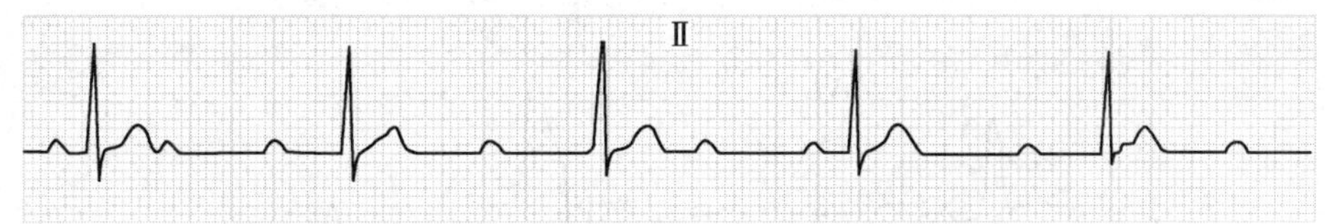

图 2-5-36　三度房室传导阻滞，交界性逸搏心律

3. 束支与分支阻滞　窦房结发出的冲动经房室结下传，沿房室束进入心室后，分为右束支和左束支分别支配右室和左室。左束支又分为左前分支和左后分支。它们可以分别发生不同程度的传导障碍。

（1）右束支阻滞：可发生在各种器质性心脏病，也可见于健康人，比较多见。完全性右束支阻滞的心电图表现：①QRS 波群时间≥0.12 秒；②最具特征性的改变是 V_1 或 V_2 导联 QRS 呈 rsR'型或 M 形；Ⅰ、V_5、V_6 导联 S 波增宽而有切迹，其时限≥0.04 秒；aVR 导联呈 QR 型，R 波宽且有切迹；③V_1 导联 R 峰时间>0.05 秒；④V_1、V_2 导联 ST 段轻度压低，T 波倒置

(图2-5-37)。不完全性右束支阻滞时,QRS形态和完全性右束支阻滞相似,仅QRS波群时间<0.12秒。

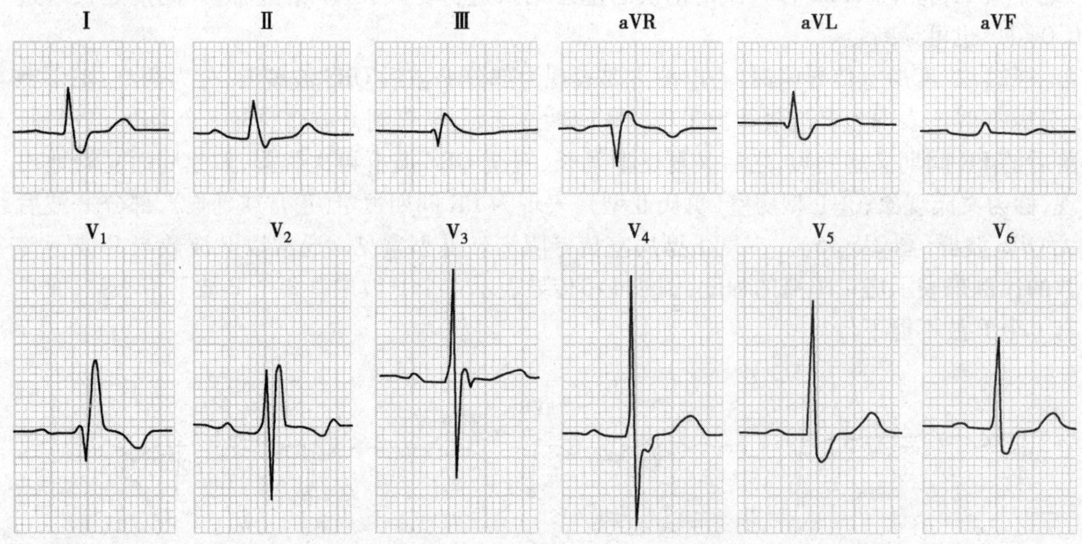

图2-5-37 完全性右束支阻滞

(2)左束支阻滞:左束支粗而短,如有传导阻滞发生,大多为器质性病变所致。完全性左束支阻滞的心电图表现:①QRS波群时间≥0.12秒;②V_1、V_2导联呈rS波或呈宽而深的QS波;Ⅰ、aVL、V_5、V_6导联R波增宽、顶峰粗钝或有切迹;③Ⅰ、V_5、V_6导联q波可消失;④V_5、V_6导联R峰时间>0.06秒;⑤ST-T方向与QRS主波方向相反(图2-5-38)。如QRS波群时间<0.12秒,则为不完全性左束支阻滞。

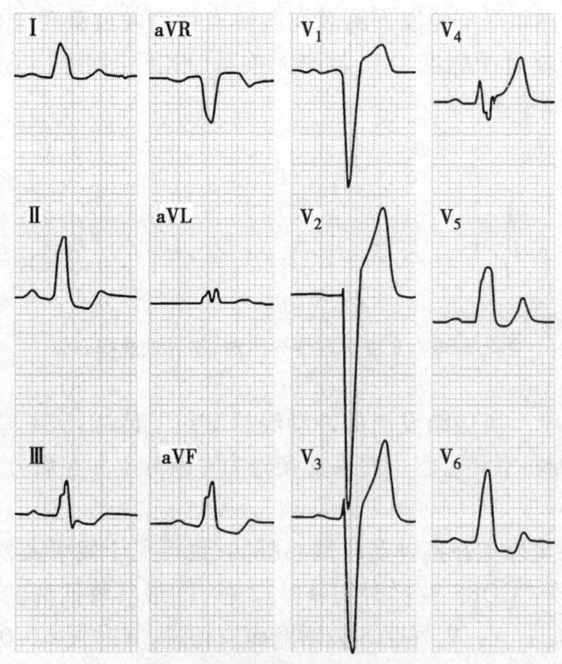

图2-5-38 完全性左束支阻滞

(3) 左前分支阻滞:左前分支细长,易发生传导阻滞。心电图表现:①心电轴左偏在 -30°~-90°,超过-45°更有诊断意义;②Ⅱ、Ⅲ、aVF 导联 QRS 波呈 rS 型,$S_{Ⅲ}>S_{Ⅱ}$;Ⅰ、aVL 导联呈 qR 型,$R_{aVL}>R_{Ⅰ}$;③QRS 时间轻度延长,但<0.12 秒(图 2-5-39)。

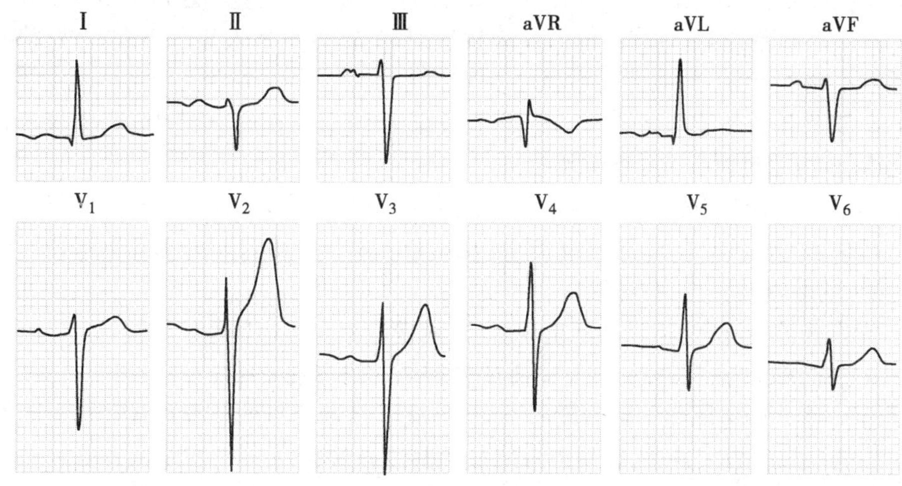

图 2-5-39 左前分支传导阻滞

(4) 左后分支阻滞:左后分支粗,阻滞较少见。其心电图表现:①心电轴右偏在+90°~+180°,超过+120°更有诊断意义;②Ⅰ、aVL 导联 QRS 波呈 rS 型,Ⅲ、aVF 导联呈 qR 型,$R_{Ⅲ}>R_{Ⅱ}$;③QRS 时间正常或稍增宽。

第五节 脑电图检查

脑电图是通过脑电图仪将大脑细胞自身微弱的生物电流放大记录成的一种曲线图,是一种经济、便利、可重复的非创伤性检查。

一、常见的脑波

脑电图的波形是由波的周期、波幅、时相等要素组成的,它们之间的不同组合构成了不同的波形,每一个波形记录的是头皮上两个电极间脑细胞群的电位差,其纵坐标上反映波幅的高低的变化;横坐标反映的是其电位活动时间的长短;电位活动内的时间关系称为位相。脑波的形状往往是不规则的但常呈现类似正弦的波形。用频率来区分,可分为 δ 波(0.5~3.5Hz)、θ 波(4~7.5Hz)、α 波(8~13.5Hz)、β 波(14~30Hz)和 γ 波(>30Hz)。δ 波和 θ 波统称慢活动。用振幅计算,<20μV 的为低电位,20~50μV 为中电位,>50μV 为高电位。

(一) 正常脑电图诊断标准

脑电图有一定的正常标准,其记录条件为①采用标准记录法;②受检者生理条件(如血糖等)在正常范围内;③受检者在觉醒状态、精神安定、闭目及无刺激条件下进行记录或在睡眠情况下进行记录;④无任何药物的影响。这种条件下记录到的正常成人觉醒状态的脑电图,主要以 α 波为主,间有 β 波及少量低波幅的慢波活动,其特征如下:

1. 成人

(1) 基本波形:正常成人多以 8~13 次/秒的 α 波为主,称为 α 型脑电图,也可见频率为14～25次/秒的β波。少数正常成人记录的脑电图以β节律为基本节律，称之为快波形脑电图或β型脑电图。

（2）分布：全头部都可见α波，但以枕顶区最明显，β波分布于额颞前区。

（3）α波频率差：一般左右对称部位的α波形应对称，频率差不超过10%～20%。

（4）α波波幅差：左右对称部位的α波幅应对称，部分正常人显示出左右波幅差，在枕部的波幅差不超过50%，其他部位不超过20%。

（5）α波及β波的波幅高低：α波平均波幅小于100μV，β波小于50μV；如果α波波幅超过150μV，β波超过50μV者有病理意义。

（6）慢波：正常成人脑电图混有少量低波幅θ波和δ波，δ波仅散在于前头部。

（7）睡眠波：睡眠期在顶部出现的14次/秒的纺锤波和周期为100～300ms，波幅为100～300μV的驼峰波，应左右对称。

（8）无发作波：觉醒及睡眠均不出现棘波、棘慢波综合等病理性发作波。

（9）α波正常反应：在睁眼、感觉刺激或精神活动时有衰减反应。

2. 儿童　小儿脑电图随年龄阶段的不同，脑波可显示明显的差异；且因其对内、外界各种因素影响的反应较成人显著，容易出现明显的脑波异常。

（1）觉醒时脑波的基本频率与同年龄组正常儿童相比，平均值不慢于2次/秒。

（2）自然睡眠中不出现50μV以上的阵发性β波，睡眠波二侧对称，顶部驼峰波、纺锤波、快波均不应在一侧或某一局部缺如或减弱。

（3）无论觉醒或睡眠中均不应有棘波、棘慢波综合等发作波。

（4）慢波非局限性，无广泛高波幅δ波群。

（5）过度换气中脑波频率变慢，波幅升高，两侧应大致对称。

（二）异常脑电图

凡超出该年龄组正常脑电图标准者称为异常脑电图，在诱发条件下出现的异常称之为诱发性异常脑电图，亦属异常范畴。其表现可有下列几方面：

1. 基本波异常　表现为①基本波分布、对称性、稳定性和反应性的异常；②基本波的频率异常；③基本波的波幅异常；④基本波的波形异常。

2. 出现病理波　表现为棘波（<83ms，相当于12Hz以上）、锐波又称为尖波（83ms以上，相当于12Hz以下）、多棘波、棘-慢波（棘波和θ波或δ波相结合的综合波）锐-慢波（锐波与慢波相结合的综合波）、三相波（节律性锐波的前后，有逆相的小波）、6和14Hz阳性棘波、多形性δ波、爆发性抑制波、单一节律性δ波等。

3. 诱发异常　表现为基本波的异常和病理波的出现，诱发方法不同，表现亦有差异。

二、各种异常脑波的临床意义

（一）各型癫痫的脑电图特点

癫痫是脑电图检查的主要适应证之一，超在80%的癫痫患者中可发现癫痫样波。癫痫患者的脑电图常有许多特征性的表现，故对其诊断很有意义。

癫痫是由于中枢神经元群突然的、过度的重复放电的结果，这种异常放电具有：①神经元的高频放电；②神经元放电的超同步化；③高频放电具有发作性的特点。癫痫样放电的类型有散发性棘波，散发性锐波、棘-慢波或锐-慢综合、多棘波，高度失律和发作性节律波等。对癫痫患者应用诱发试验如过度换气、闪光刺激、睡眠诱发、颈动脉内阿米妥钠注射等方法诱发癫痫样放电，也可选用24小时脑电图以提高疾病的诊断率。

1. 癫痫大发作呈现散在性的棘波群或多棘-慢波。

2. 癫痫小发作或变异小发作表现有棘-慢波或锐-慢波综合的脑电图。

3. 局限性癫痫发作放电仅局限于在一侧半球或某一局部，脑电图多数表现为局限性的棘波、尖波或棘（尖）慢波综合。

4. 精神运动性发作是局限性癫痫的一种，包括精神机能性发作和精神运动性发作，后者脑电图表现为阵发性高频幅θ节律型、阵发性快波型、低平波型等。

5. 婴儿痉挛　又称为“大块性痉挛”，常在婴儿期起病，四岁以后罕有发病，多伴有智能障碍。表现为各种癫痫样波如慢波、快波杂乱混合，称为高度失律。

（二）颅内肿瘤脑电图

颅内肿瘤组织本身无电位活动，但在肿瘤周围有慢波，由于肿瘤直接或间接压迫脑组织和血管而使周围有脑水肿，则可导致神经元生物电产生传递功能障碍而出现慢波或棘波。绝大多数的颅内肿瘤都有不同程度的脑电图变化，故脑电图对颅内肿瘤的诊断效果很好，且有较高的定位诊断的价值；但脑电图对肿瘤的定性有一定困难，仅能依赖于脑电图异常程度来推测肿瘤生长速度及对脑组织压迫的严重程度，从而为肿瘤的良、恶性提供参考。

颅内肿瘤的脑电活动改变有二大类：即生理波的病理改变和异常波的出现。

1. 生理波的病理改变　①α波变慢，在肿瘤同侧或双侧；②α波幅增强，可见于生长缓慢的肿瘤；③快波增强或消失，可表现在肿瘤侧；④睡眠波，肿瘤侧纺锤波减弱或消失。

2. 异常波

（1）慢波（δ波、θ波）：表现为①多形性δ波，出现在皮层肿瘤破坏较严重区；②混合型δ波，在δ波重叠快波和α波，常出现在离肿瘤有一定距离的脑区；③局限性θ波，见于生产缓慢的肿瘤；④电沉默现象，出现平坦波，因为肿瘤本身无电活动；⑤单一节律性慢波（δ波或θ波），此现象提示距离肿瘤较远。

（2）棘波、尖波：多见于脑膜瘤或星形细胞瘤，对患脑叶肿瘤患者定位意义较大，而对深部或后颅窝肿瘤较难定位。

（三）脑血管疾病的脑电图

脑血管疾病发病时常在大脑病变部位产生局限性慢活动，尤其是病灶侧更明显，出血性比缺血性异常率高，急性期异常率高，在有意识障碍或病变涉及脑干时可有弥漫性异常，蛛网膜下腔出血有不同程度的非特异性弥漫性异常。在本病的治疗过程中，应用脑电图随访观察，根据其脑电活动的好转或局限化，可对康复及预后作出初步估计。

（四）颅内炎症的脑电图

按其感染侵袭的部位分为脑炎和脑膜炎，因其发病时有广泛性弥漫性的脑实质和脑膜的损害，故脑电图多呈程度不一的弥漫性的异常改变，且小儿颅内感染的脑电图异常较成人更加显著。在感染颅内炎症时，脑电图不能对疾病做出定性诊断，但对疾病早期诊断、鉴别和疾病的转归、预后等有一定意义。

（五）颅脑外伤的脑电图

颅脑外伤的脑电图异常，常取决于损伤的程度，可有以下两种改变。

1. 普遍性变化　表现为①α波变化，调幅差，节律变慢，波幅降低；②α指数减少，散在或阵发慢波。

2. 局限性变化　可见局灶性δ波、θ波、棘波或棘-慢波等，其可因脑挫伤，局限性脑水肿，续发血肿形成或外伤性癫痫所致。

脑电图对于颅脑外伤的恢复期，了解其脑功能恢复程度，判断有无外伤性癫痫或硬膜下血肿等有重要意义。

（六）脑部弥漫性变性疾病

脑部弥漫性变性如帕金森病、肝豆状核变性、亨廷顿病和进行性核上性麻痹等。脑电图在此类疾病的早期多表现为正常或仅有轻度弥漫性异常，疾病后期则出现弥漫性异常甚至出现棘波、锐波或阵发性慢波等癫痫样放电，但脑电图对疾病的定性无特异性。

（七）智能障碍的脑电图

智能障碍可分为精神发育不全、痴呆和假性痴呆。

1. 精神发育不全　是指各种原因所致的脑发育受损，智能活动低下。脑电图改变无特异性可有弥漫活动，甚至正常。

2. 痴呆　可因中枢神经器质性病变（阿尔茨海默、帕金森病，肝豆状核变性、肿瘤、脑外伤等）、躯体疾病（甲状腺、低血糖后状态，慢性肝脏病变，尿毒症，脑缺氧、肺性脑病）、营养缺乏（维生素 B_{12}、维生素 B_1、叶酸）、药物与毒素和感染等引起。其中有的呈急性起病，有的呈慢性进行，此类疾病的脑电图改变均表现为 α 波慢化、指数减少、慢波增加，有时可有癫痫样放电活动，往往随病情的进展而加重，但无法从脑电图的改变去鉴别疾病。

3. 假性痴呆　多因精神因素引起，症状为一时性，而非真正智能缺损，脑电图多为正常。

（八）意识障碍的脑电图

1. 心脏骤停所致的急性脑缺氧　脑电图多有慢波的变化，在不同程度可表现不一：①轻度，有普遍性 θ 活动；②中度，广泛的 δ 波和正常背景活动消失；③重度，有爆发性抑制，即在记录中有几秒钟的静息等电位，随后出现高电位锐波不规则 δ 活动。

2. α 昏迷　意识障碍患者的脑电图有时出现 8～12 次/秒范围的波，即称为 α 昏迷，其主要分布在整个大脑半球的枕部，但它不是单一节律，代之以不同的频率，此现象也见于大脑缺氧或急性大面积脑桥病变。爆发性抑制和 α 昏迷均可见阵发性双侧同步巨大的三相波，此种波也可见于肾或肺衰竭性脑病和急性脑积水。

3. 肝性昏迷　脑电图上可见阵发性双侧同步巨大的三相波，此种波也可见于肾或肺衰竭性脑病和急性脑积水。

（九）精神病的脑电图

大部分精神病的脑电图为正常，除了某些器质性精神病，如前述的肿瘤、外伤、癫痫、脑血管病和痴呆等所产生的精神症状则在脑电图上有一定的异常表现亦可依此与单纯的精神病相鉴别。

三、检查注意事项

1. 检查前应向患者说明检查的基本原理和方法，告诉患者不会产生伤害和痛苦，以免其神经紧张、不安而影响记录。

2. 检查前应该洗净头发，不要涂抹油性物质，以免头皮电阻过大，影响波形。

3. 安放电极板要轻柔、准确，使之密切置于皮肤上，对于年龄太小或不能合作者，必要时给以水合氯醛口服或灌肠。

4. 检查前三天不宜用安定剂、兴奋剂（咖啡因、麻黄素等）或利血平、氯丙嗪等药物，如果在检查前已长期服用镇静剂者，不应随便停药，以免引起癫痫持续状态，虽然对脑电图记录有一定影响，但不能冒险从事，以免患者发生意外。

5. 检查前2～3小时宜进食，以免血糖降低而影响脑电图的结果。

6. 检查时要求患者穿着温暖，放松，端坐或静卧，闭目，自然呼吸，否则容易发生伪差。

7. 事先告诉患者在检查中需要进行的诱发试验方法，以便取得配合。

第六节　肌电图检查

（一）肌电图的原理

肌电图（electromyography，EMG），是应用电子学仪器记录肌肉静止或收缩时的电活动，及应用电刺激检查神经、肌肉兴奋及传导功能的方法。原理是将神经肌肉兴奋时发生的生物电变化引出，加以放大和记录，根据电位变化的波形、振幅、传导速度等数据，分析判断神经、肌肉系统处于何种状态，从而有助于神经系统疾病和肌肉疾病诊断的检查方法，包括肌电图和诱发电位两部分。

（二）肌电图检查的适应证

1. 各种原因引起周围神经疾病，尤其是出现双侧、对称性的手足无力、麻木、疼痛及其他感觉异常。如糖尿病周围神经病、格林-巴利综合征及腕管、肘管综合征等。

2. 各种外伤导致的神经损伤，用于判断神经损伤的程度及是否需要手术治疗。

3. 面神经瘫痪的诊断以及判断恢复的速度及是否留下后遗症，协助诊断其他脑神经疾病如三叉神经痛等。

4. 颈椎病、胸腰椎病（如腰椎间盘突出症、肿物压迫等）导致的神经损害。

5. 重复电刺激，用于神经肌肉接头疾病。主要见于重症肌无力、肌无力综合征、婴儿肌无力等疾病。

6. 各种肌肉疾病的诊断：如肌营养不良、多发性肌炎、周期性瘫痪等。

7. 对脊髓和大脑的病变亦有辅助诊断价值。

（三）肌电图检查的方法及注意事项

肌电图的描记方法有两种：一种是表面导出法，即把电极贴附在皮肤上导出电位的方法；另一种是针电极法，即把针电极刺入肌肉导出局部电位的方法。用后一种方法能分别记录肌肉每次的动作电位，而根据从每秒数次到二、三十次的肌肉动作电位情况，发现频率的异常。

肌电图检查多用针电极及应用电刺激技术，检查过程中有一定的痛苦及损伤，因此除非必要，不可滥用此项检查。另外，检查时要求肌肉能完全放松或不同程度的用力，因而要求受检者充分合作，如新斯的明类药物应于检查前16小时停用。

利用计算机技术，可做肌电图的自动分析，如解析肌电图、单纤维肌电图以及巨肌电图等，提高疾病诊断的阳性率。

第七节　诱发电位

（一）诱发电位的原理

诱发电位（evoked potentials，Eps），是指给予神经系统（从感受器到大脑皮层）特定的刺激，或使大脑对刺激的信息进行加工，在该系统和脑的相应部位产生的可以检出的、与刺激有相对固定时间间隔和特定位相的生物电反应。

（二）诱发电位的分类

根据刺激通道的不同可分为听觉诱发电位、视觉诱发电位、体感诱发电位等；根据潜伏期长短分为早潜伏期诱发电位、中潜伏期诱发电位、晚（长）潜伏期诱发电位和慢波。临床上为实用起见，将诱发电位分为两大类：与感觉或运动功能有关的外源性刺激相关电位和与认知功能有关的内源性事件相关电位。

（三）诱发电位的特征

1. 必须在特定的部位才能检测出来；
2. 都有其特定的波形和电位分布；
3. 诱发电位的潜伏期与刺激之间有较严格的锁时关系，在给予刺激时几乎立即或在一定时间内瞬时出现。

（四）诱发电位的适应证

1. 视觉诱发电位　从眼睛视网膜感光至大脑产生视觉，该通路的各个环节病变诱发电位异常的表现均有不同，据此可以做出诊断。主要用于诊断视觉障碍、视力突然下降者、视神经炎、多发性硬化及前视觉通路的压迫性病变。

2. 脑干听觉诱发电位　声音从听觉器官传入，经过脑干听觉通路，最后到达大脑产生听觉，该通路的任何病变，均会产生相应部位诱发电位的异常，从而可以确定病变的部位和初步确定病变的性质。包括神经性耳聋、听力障碍的测定，多发性硬化、听神经瘤的早期诊断。椎-基底动脉供血障碍。另外脑干听觉诱发电位还可用于评定昏迷患者的治疗效果。

3. 体感诱发电位　刺激全身各部位的神经，可以记录到大脑皮层感觉细胞的生物电变化，在该传入通路的各个环节记录这种电位，据此可以判断有无周围神经、脊髓、脑干和大脑的病变，也是脑死亡判断标准的依据之一。还可应用在脊髓探查或脊柱侧弯矫正术的手术监护中，对防止脊髓损伤并发症有肯定价值。

（周爱民）

复习思考题

1. X 线、CT、MRI、核医学及超声检查的主要临床应用分别有哪些？
2. 简述正常心电图各波段及间期的名称及意义是什么？
3. 简述心肌梗死的基本图形改变有哪些？
4. 简述常见的脑波有哪些？
5. 简述诱发电位的特征是什么？

第三篇 呼吸系统疾病

学习要点

呼吸系统常见疾病的临床表现、诊断要点和治疗；呼吸系统常见疾病的病因、发病机制和鉴别诊断；呼吸系统常见疾病的预防及预后；呼吸系统常见疾病的辅助检查结论的综合分析和运用。

第一章 肺炎

肺炎是指终末气道、肺泡和肺间质的炎症，可由病原微生物、理化因素、免疫损伤、过敏及药物所致。

肺炎可按解剖、病因或患病环境加以分类。以解剖学分类，分为大叶性、小叶性和间质性。大叶性（肺泡性）肺炎是指病原体先在肺泡引起炎症，经肺泡间孔（Cohn 孔）向其他肺泡扩散，致使部分或整个肺段、肺叶发生炎症病变，致病菌多为肺炎链球菌；小叶性（支气管性）肺炎是指病原体侵入支气管，引起细支气管、终末细支气管及肺泡的炎症，常继发于其他疾病，常见病原体有肺炎链球菌、葡萄球菌、病毒、肺炎支原体及军团菌等；间质性肺炎是以肺间质为主的炎症，可由细菌、支原体、衣原体、病毒或卡氏肺囊虫等引起。按病因分类，分为细菌性肺炎、病毒性肺炎、非典型病原体所致肺炎（如支原体、衣原体、军团菌等）、真菌性肺炎、其他病原体所致肺炎（如立克次体、寄生虫、弓形体等）、理化因素所致的肺炎（如放射性损伤引起的放射性肺炎、胃酸吸入引起的化学性肺炎等）。按患病环境分类分为社区获得性肺炎（community acquired pneumonia，CAP），是指在医院外罹患的感染性肺实质炎症，包括具有明确潜伏期的病原体感染而在入院后平均潜伏期内发病的肺炎和医院获得性肺炎（hospital acquired pneumonia，HAP），是指患者入院时不存在、也不处于潜伏期，而于入院 48 小时后在医院内发生的肺炎。

细菌性肺炎是最常见的肺炎，也是最常见的感染性疾病之一。近年，社区获得性肺炎和医院获得性肺炎发病率和病死率有增加的趋势。增高的原因与社会人口老龄化、吸烟、伴有基础疾病和免疫功能低下有关。由于病原和严重程度不同，临床表现变异很大。

一、病因及发病机制

正常的呼吸道防御机制使气管隆凸以下的呼吸道保持无菌。病原体和宿主决定是否发生肺炎。如果病原体数量多，毒力强和（或）宿主呼吸道局部和全身免疫防御系统损害，即可发生肺炎。

1. 肺炎链球菌肺炎　肺炎链球菌肺炎是由肺炎链球菌或称肺炎球菌所引起的肺炎，约占CAP的半数。患者常为原先健康的青壮年或老年人与婴幼儿，男性较多见。吸烟者、痴呆者、慢性支气管炎、支气管扩张、充血性心力衰竭、慢性病患者以及免疫抑制宿主均易受肺炎链球菌侵袭。肺炎链球菌为革兰染色阳性球菌，多成双或短链排列。有荚膜，其毒力大小与荚膜中的多糖结构及含量有关。其致病力是由于有高分子多糖体的荚膜对组织的侵袭作用，首先引起肺泡壁水肿，出现白细胞与红细胞渗出，含菌的渗出液经Cohn孔向肺的中央部分扩展，甚至累及几个肺段或整个肺叶。易累及胸膜引起渗出性胸膜炎。

2. 葡萄球菌肺炎　葡萄球菌肺炎是由葡萄球菌引起的急性肺化脓性感染，常见的病原体是金黄色葡萄球菌（以下简称金葡菌）及其他凝固酶阴性葡萄球菌，细菌可由口咽部带菌分泌物吸入到肺部，或机体其他部位病灶中的金葡菌经血行播散到肺引起感染。其致病物质主要是毒素与酶，具有溶血、坏死、杀白细胞及血管痉挛等作用。葡萄球菌致病力可用血浆凝固酶来测定，阳性者致病力较强。金葡菌凝固酶为阳性，是化脓性感染的主要原因，本病多见于有基础疾病如糖尿病、血液病、艾滋病、肝病、营养不良、酒精中毒、静脉吸毒或原有支气管肺疾病者。儿童患流感或麻疹时也易罹患。

3. 肺炎支原体肺炎　是由肺炎支原体引起的呼吸道和肺部的急性炎症改变，常同时有咽炎、支气管炎和肺炎。支原体是介于细菌和病毒之间、兼性厌氧、能独立生活的最小微生物。病原体通常存在于纤毛上皮之间，不侵入肺实质，通过细胞膜上神经氨酸受体位点吸附于宿主呼吸道上皮细胞表面，抑制纤毛活动与破坏上皮细胞。支原体肺炎以儿童及青年人居多，婴儿间质性肺炎亦应考虑本病的可能。

4. 肺炎衣原体肺炎　肺炎衣原体肺炎是由肺炎衣原体引起的急性肺部炎症，常累及上下呼吸道，常在聚居场所的人群中流行，如军队、学校、家庭，通常感染所有的家庭成员，但3岁以下的儿童患病较少。

5. 病毒性肺炎　病毒性肺炎是由各种病毒侵犯肺实质而引起的肺部炎症，常由上呼吸道病毒感染向下蔓延所致。常见的病原体为甲、乙型流感病毒、腺病毒、副流感病毒、呼吸道合胞病毒和冠状病毒等。密切接触的人群或有心肺疾病者容易罹患。婴幼儿、老人、原有慢性心肺疾病者或妊娠妇女，病情较重。

二、临床表现

（一）肺炎链球菌肺炎

发病前常有受凉、疲劳、淋雨、醉酒、病毒感染史，多有上呼吸道感染的前驱症状。往往突然发病，高热、寒战、全身肌肉酸痛，体温通常在数小时内升至39～40℃，高峰在下午或傍晚，多为稽留热，脉率增速。数小时内即有呼吸道症状，包括咳嗽、咳痰、胸痛和呼吸困难。大多数患者表现为开始干咳，继而有痰，渐痰中带血，出现特征性的“铁锈色”样痰。偶有恶心、呕吐或腹泻，易误诊为急腹症。体征可见急性病容，面颊绯红，鼻翼扇动，皮肤灼热，口角及鼻周有单纯疱疹。患侧胸廓呼吸运动幅度减小，叩诊浊音，呼吸音减低及胸膜摩擦音。可闻及支气管呼吸音，消散期可闻及湿啰音，心率增快。

实验室检查血白细胞计数升高，中性粒细胞多在80%以上，核左移，出现中毒颗粒。痰直接涂片作革兰染色及荚膜染色镜检，如发现典型的革染色阳性、带荚膜的双球菌或链球菌，即可初步做出病原诊断。痰培养24～48小时可以确定病原体。X线检查早期仅见肺纹理增粗或受累的肺段、肺叶稍模糊。随着病情进展，肺泡内充满炎性渗出物，表现为大片炎症浸润阴影或实变影,在实变阴影中可见支气管充气征。

本病自然病程大致1~2周。发病5~10天,体温可自行骤降或逐渐消退;使用有效抗菌药物后可使体温在1~3天内恢复正常。

(二) 葡萄球菌肺炎

起病多急骤,高热与寒战反复,体温多高达39~40℃,大量脓性痰,或带血丝或呈脓血状,呼吸急促、发绀、胸痛,毒血症状明显,全身肌肉、关节酸痛,体质衰弱,精神萎靡,病情重者早期便可出现周围循环衰竭等表现。而肺部体征早期并不明显,常与严重的中毒症状和呼吸道症状不平行,渐可出现两肺散在湿啰音或肺实变体征。血白细胞明显升高,中性粒细胞增多,核左移或有中毒颗粒,痰涂片革兰染色可见大量革兰氏阳性球菌及脓细胞,痰培养可找到金葡菌。X线胸片:显示肺段或肺叶实变,可形成空洞,或呈小叶状浸润,其中有单个或多发的液气囊腔。另一特征是X线阴影的易变性,表现为一处炎性浸润消失而在另一处出现新的病灶,或很小的单一病灶发展为大片阴影。治疗有效时,病变消散,阴影密度逐渐减低,约2~4周后病变完全消失,偶可遗留少许条索状阴影或肺纹理增多等。

(三) 肺炎支原体肺炎

潜伏期一般约2~3周,起病缓慢,常以上呼吸道感染起病,症状较轻,有畏寒、中度发热、鼻塞、流涕、咽痛、头痛、乏力、周身不适。咳嗽多为阵发性刺激性呛咳,咳少量黏液。发热可持续2~3周,体温恢复正常后可能仍有咳嗽。常见肺外表现为皮炎(斑丘疹和多形红斑)等。咽部充血,胸部体格检查与肺部病变程度常不相称,可无明显体征。周围血白细胞正常或轻度升高,中性粒细胞偏高,血沉增快,补体结合试验、冷凝集试验、间接血凝试验等血清学检查是确诊本病常用的检测手段。X线胸片示两肺有多发性小片状阴影,从肺门向周围延伸,尤以下肺多见。本病自然病程2~6周,多有自限性。

(四) 肺炎衣原体肺炎

与肺炎支原体相似,但症状较轻,起病缓慢,有时发热、咽痛、声嘶、鼻塞、流涕,数日后热退但出现咳嗽,迁延不愈,可持续数周。体征一侧或两侧可闻及散在湿性啰音。周围血白细胞一般正常,血沉增快,补体结合试验等血清学检查有助于本病的诊断。X线胸片示一侧肺亚段少量片状浸润阴影。

(五) 病毒性肺炎

本病临床症状通常较轻,多为上呼吸道感染的一般症状。起病相对缓慢,发热,头痛,全身酸痛,倦怠等较突出,咳嗽并咯少量白色黏液痰,胸痛少见。免疫缺陷患者病情多较重,严重者可发生呼吸窘迫综合征、心功能不全。肺部体征少见,病情严重者可见三凹征和鼻翼扇动、发绀,肺部闻及较为广泛的干、湿啰音及哮鸣音。周围血白细胞计数多正常,合并细菌感染者可增高。确诊需作病毒分离、血清学检查以及病毒抗原的检测。呼吸道分泌物中细胞核内的包涵体可提示病毒感染。X线胸片示肺纹理增多,小片状浸润或广泛浸润等改变。

三、诊断及鉴别诊断

(一) 诊断

肺炎的诊断,主要依据不同致病原肺炎的典型临床症状和体征,结合各自胸部X线检查的特征,易作出初步诊断。但对于老年体弱、继发于其他疾病、临床表现并不典型者,需认真鉴别。最后确诊往往需要借助病原学检测的支持。

（二）鉴别诊断

1. 肺结核和渗出性胸膜炎 起病缓慢，有低热乏力等全身结核病中毒表现明显，痰中能找到结核杆菌，X 线表现病变多在肺尖或锁骨上下，或一侧中等量以上的胸腔积液。

2. 肺癌 因支气管阻塞而继发感染，形成肺炎，故年龄较大者且慢性迁延不愈的肺部炎症，须警惕肺癌的可能。肺癌常先有咯血、低热和胸痛，经抗生素治疗只能暂时缓解，但 X 线征象不见好转。痰脱落细胞检查或活组织病理检查、CT 检查均有助于确诊。

3. 腹部疾患 下叶肺炎链球菌肺炎患者，有恶心、呕吐、腹痛等消化道症状，须与急性胆囊炎、急性胰腺炎、急性阑尾炎和膈下脓肿等鉴别。胸部 X 线检查常有助于鉴别。

四、治疗

抗感染治疗是肺炎治疗的最主要环节。细菌性肺炎的抗菌治疗包括经验性治疗和抗病原体治疗。前者主要根据本地区、本单位的肺炎病原体流行病学资料，选择覆盖可能病原体的抗生素；后者则根据呼吸道或肺组织标本的培养和药物敏感试验结果，选择体外敏感的抗生素。肺炎链球菌肺炎首选青霉素 G，用药途径及剂量视病情轻重及有无并发症而定。金葡菌肺炎首选耐青霉素酶的半合成青霉素或头孢菌素，再加上氨基糖苷类抗生素静滴。大环内酯类抗生素是治疗肺炎支原体肺炎和肺炎衣原体肺炎的有效药物，对大环内酯类不敏感者则可选用呼吸氟喹诺酮类。病毒性肺炎较有效的药物有利巴韦林、阿昔洛韦、更昔洛韦、奥司他韦、阿糖胞苷、金刚烷胺等。

青壮年和无基础疾病的 CAP 患者，常用青霉素类、第一代头孢菌素等。老年人、有基础疾病或需要住院的 CAP 患者，常用呼吸氟喹诺酮类、第二、三头孢菌素，HAP 常用第二、三头孢菌素、β 内酰胺类/β 内酰胺酶抑制剂、氟喹诺酮类或碳青霉烯类。

知识链接

药 物 热

抗菌药物治疗后 48～72 小时应对病情进行评价，有效表现为体温下降、症状改善、临床状态稳定、白细胞 C-反应蛋白和降钙素逐渐降低或恢复正常，而 X 线胸片病灶吸收较迟。如 72 小时后症状无改善，其原因可能有：药物未能覆盖致病菌，或细菌耐药；特殊病原体感染如结核分枝杆菌、真菌、病毒等；出现并发症或存在影响疗效的宿主因素（如免疫抑制）；非感染性疾病误诊为肺炎；药物热。需仔细分析，作必要的检查，进行相应处理。

第二章　慢性支气管炎、慢性阻塞性肺疾病和肺源性心脏病

第一节　慢性支气管炎

慢性支气管炎(简称慢支炎)是指气管、支气管黏膜及其周围组织的慢性非特异性炎症。临床以咳嗽、咳痰为主要症状,每年发病持续3个月,连续2年或2年以上。排除具有咳嗽、咳痰、喘息症状的其他疾病。本病多见于老年人。

一、病因及发病机制

慢支炎的病因较复杂,迄今尚未明了。可能是多种环境因素与机体自身因素长期相互作用的结果:

1. 吸烟　吸烟为最重要的环境发病因素。烟草中的化学物质能损伤气道上皮细胞和纤毛运动,使气管净化能力减弱;促进黏液腺和杯状细胞增生,黏液分泌增多;刺激副交感神经使支气管平滑肌收缩,气道阻力增加;使氧自由基产生增多,诱导中性粒细胞释放蛋白酶,破坏弹力纤维,诱发肺气肿形成等。

2. 职业粉尘和化学物质　接触职业粉尘及化学物质,如烟雾、变应原、工业废气及室内空气污染等,浓度过高或时间过长时,均能促进慢支炎发病。

3. 空气污染　大气中的有害气体如二氧化硫、二氧化氮、氯气、臭氧等对支气管黏膜造成损伤,纤毛清除功能下降,分泌增加,为细菌入侵创造条件。

4. 感染　感染是慢支炎发生、发展的重要因素。主要病因多为病毒和细菌。

5. 其他　免疫功能紊乱、气道高反应性、自主神经功能失调、营养因素、遗传因素等也可能参与慢支炎的发生发展。

二、临床表现

(一) 症状

多常发生于寒冷季节或气候突变时节,缓慢起病,病程较长,反复急性发作而加重。主要症状如下:

1. 咳嗽　咳嗽严重程度视病情而定,一般晨间咳嗽较重,白天较轻,晚间睡前有阵咳或排痰。

2. 咳痰　由于夜间睡眠后管腔内蓄积痰液,加以副交感神经相对较兴奋,支气管分泌物增加,因此,起床后或体位变动即引起刺激排痰,常以清晨排痰较多,痰液一般为白色黏液或浆液泡沫性,偶可带血。急性发作伴有细菌感染时,则为黏液脓性,咳嗽和痰量亦随之增加。

3. 喘息或气促　部分患者可出现喘息，胸闷，并发阻塞性肺气肿时，可伴有轻重程度不等的气促，先有劳动或活动后气喘，以后渐加重，在休息时也感气短，生活难以自理。

（二）体征

早期可无任何异常体征。急性发作期可有散在的干、湿啰音，多在背部及肺底部，咳嗽后可减少或消失。喘息型者可听到哮鸣音及呼气延长，而且不易完全消失。

三、辅助检查

1. X线检查　早期大多正常。反复发作可致两肺纹理增粗、紊乱，呈网状或条索状、斑点状阴影，以下肺野明显。

2. 呼吸功能检查　早期常无异常。如有小气道阻塞时，最大呼气流量-容量曲线在75%和50%肺容量时流量明显降低。当使用支气管扩张剂后第一秒用力呼气容积占用力肺活量的70%提示已发展为慢性阻塞性肺疾病。

3. 血液检查　慢支急性发作期或并发肺部感染时，可见周围血白细胞计数及中性粒细胞增多。喘息型者嗜酸性粒细胞可增多。缓解期多无变化。

4. 痰液检查　涂片或培养可见肺炎链球菌、流感嗜血杆菌、甲型链球菌、奈瑟球菌等。涂片中可见大量中性粒细胞，喘息型者常见较多的嗜酸性粒细胞。

四、诊断及鉴别诊断

（一）诊断

根据咳嗽、咳痰或伴喘息，每年发病持续3个月，并连续2年或2年以上，并排除其他心、肺疾患时，可作出诊断。

（二）鉴别诊断

1. 支气管哮喘　喘息型慢支炎应与其相鉴别。哮喘常于幼年或青年突然起病，一般无慢性咳嗽、咳痰史，以发作性哮喘为特征。发作时两肺布满哮鸣音，缓解后可无症状。常有个人或家族过敏史。喘息型慢支炎多见于中、老年，一般以咳嗽、咳痰伴发喘息及哮鸣音为主要症状，感染控制后症状多可缓解，但肺部哮鸣音不易消失。

2. 支气管扩张　具有咳嗽、咳痰反复发作的特点，合并感染则有大量脓痰，或有反复和多少不等的咯血史。肺部以湿啰音为主，多位于一侧且固定在下肺。可有杵状指（趾）。X线检查常见下肺纹理粗乱呈卷发状。支气管造影或CT可资鉴别。

3. 嗜酸细胞性支气管炎　临床症状类似，X线检查无明显改变或肺纹理增加，支气管激发试验阴性，临床上容易误诊。诱导痰检查嗜酸细胞比例增加（≥3%）可以诊断。

4. 肺结核　常有发热、乏力、盗汗及消瘦等症状。痰液找抗酸杆菌及胸部X线检查可以鉴别。

5. 支气管肺癌　多数有数年吸烟史，顽固性刺激性咳嗽或过去有咳嗽史，近期咳嗽性质发生改变，常有痰中带血。有时表现为反复同一部位的阻塞性肺炎，经抗菌药物治疗未能完全消退。痰脱落细胞学、胸部CT及纤维支气管镜等检查，可明确诊断。

五、治疗

（一）急性发作期的治疗

1. 控制感染　视感染的主要致病菌和严重程度或根据病原菌药物敏感试验选用抗菌

药物。常用的有青霉素类、大环内酯类、喹诺酮类、头孢菌素类等。

2. 祛痰、镇咳　常用药物有氯化铵合剂、溴己新。中成药止咳也有一定效果。对老年体弱无力咳痰者或痰量较多者，应以祛痰为主，协助排痰，畅通呼吸道。避免应用强镇咳剂，如可待因等，以免抑制中枢及加重呼吸道阻塞和炎症，导致病情恶化。

3. 解痉、平喘　可选用氨茶碱、特布他林等口服或用沙丁胺醇、异丙托溴铵等吸入剂或雾化吸入。

4. 气雾疗法　生理盐水气雾湿化吸入或加溴己新、异丙托溴铵，可稀释气管内的分泌物，有利排痰。

（二）缓解期治疗

应加强锻炼，增强体质，提高免疫功能，气功亦有一定效果。同时加强个人卫生，避免各种诱发因素的接触和吸入。耐寒锻炼能预防感冒。

六、预防

主要是戒烟。注意保暖，避免受凉，预防感冒。改善环境卫生，做好个人劳动保护，避免烟雾、粉尘和刺激性气体对呼吸道的影响。

第二节　慢性阻塞性肺疾病

慢性阻塞性肺疾病（COPD），简称慢阻肺，是一种具有气流受限特征的肺部疾病，气流受限不完全可逆，呈进行性发展，但是可以治疗和预防的疾病。确切的病因还不十分清楚，认为与肺部对有害气体或有害颗粒的异常炎症反应有关。

COPD 与慢性支气管炎和肺气肿关系密切。当慢性支气管炎或（和）肺气肿患者肺功能检查出现气流受限并且不能完全可逆时，则诊断为 COPD。如患者只有慢性支气管炎或（和）肺气肿，而无气流受限，则不能诊断 COPD，而视为 COPD 的高危期。

支气管哮喘及一些已知病因或具有特征病理表现的气流受限疾病，如支气管扩张症、弥漫性泛细支气管炎、肺囊性纤维化以及闭塞性细支气管炎等均不属于 COPD。

一、病因及发病机制

本病的病因与慢性支气管炎相似，可能是多种环境因素与机体自身因素长期相互作用的结果。具体见本章第一节。

目前普遍认为，由于慢性炎症，使肺部不同部位的肺泡巨噬细胞、T 淋巴细胞和中性粒细胞释放多种炎性介质，破坏了肺的结构。此外，肺部的蛋白酶和抗蛋白酶失衡、氧化应激增加、吸烟、大气中有害颗粒、自主神经功能失调、营养不良、气温变化等也在 COPD 发病中起重要作用。近年有人认为 COPD 的发病与肺炎衣原体感染密切相关。

COPD 病理改变主要表现为慢性支气管炎及肺气肿的病理变化。气道壁损伤、修复，导致气道狭窄，气道固定性阻塞，小叶中央型肺气肿；肺毛细血管床破坏，血管壁增厚，并有黏液分泌增多、纤毛功能失调、气流受限、肺过度充气、气体交换异常、肺动脉高压以及肺心病等病理生理改变。COPD 发病的危险因素有个体易感因素如遗传，环境因素如有吸烟、化学物质和职业粉尘、呼吸道感染以及社会经济地位等。

二、临床表现

（一）症状

起病缓慢、病程较长。主要症状：

1. 慢性咳嗽　随病程发展可终身不愈。常晨间咳嗽明显，白天较轻，夜间有阵咳或排痰。

2. 咳痰　一般为白色黏液或浆液性泡沫痰，痰稠，不易咳出，偶可痰中带血丝，清晨排痰较多。急性发作期痰量增多，可有脓性痰。

3. 气短或呼吸困难　早期在劳累时出现，后渐加重，以致在日常活动甚至休息时也感到气短，是 COPD 的标志性症状。

4. 喘息和胸闷　部分患者特别是重度患者或急性加重时出现喘息。

5. 其他　晚期患者有食欲减退，体重下降等。

（二）体征

早期体征可无异常，随疾病进展可出现以下体征：

1. 视诊　桶状胸、呼吸浅快。

2. 触诊　双侧语音震颤减弱。

3. 叩诊　肺部呈过清音，心浊音界缩小，肺下界和肝浊音界下移。

4. 听诊　两肺呼吸音减弱，呼气延长，部分患者可闻及干性啰音和（或）湿性啰音。

三、辅助检查

（一）肺功能检查

是判断气流受限的主要客观指标，对 COPD 诊断、严重程度评价、疾病进展、预后及治疗反应等有重要意义。

1. 第一秒用力呼气容积占用力肺活量百分比（FEV_1/FVC）是评价气流受限的一项敏感指标。第一秒用力呼气容积占预计值百分比（$FEV_1\%$ 预计值），是评估 COPD 严重程度的良好指标，其变异性小，易于操作。吸入支气管舒张药后 $FEV_1/FVC<0.7$ 及 $FEV_1<80\%$ 预计值者，可确定为不完全可逆性气流受限。

2. 肺总量（TLC）、功能残气量（FRC）和残气量（RV）增高，肺活量（VC）减低，表明肺过度充气，具有参考价值。

（二）胸部 X 线检查

COPD 早期胸片可无变化，随着病情进展可出现肺纹理增粗、紊乱等非特异性改变，也可见肺气肿改变。X 线胸片改变对 COPD 诊断特异性不高，主要用于确定肺部并发症及与其他肺疾病鉴别。

四、诊断及鉴别诊断

（一）诊断

主要根据吸烟等高危因素史、临床症状、体征及肺功能检查等综合分析确定。不完全可逆的气流受限是 COPD 诊断的必备条件。吸入支气管舒张药后 $FEV_1/FVC<0.7$ 及 $FEV_1<80\%$ 预计值可确定为不完全可逆性气流受限。

有少数患者并无咳嗽、咳痰等症状，仅在肺功能检查时 $FEV_1/FVC<70\%$，而 $FEV_1>80\%$

预计值，在除外其他疾病后，亦可诊断为COPD。

（二）鉴别诊断

1. 支气管哮喘　多在儿童或青少年期起病，以发作性喘息为特征，发作时双肺布满哮鸣音，缓解期症状消失，常有家族史或个人过敏史。哮喘的气流受限多可逆性，其支气管舒张试验阳性。

2. 肺结核　可有低热、乏力、盗汗等结核中毒症状，痰检可发现结核分支杆菌，胸部X线片检查可发现病灶。

五、治疗

（一）稳定期治疗

此期治疗目的是减轻症状，阻止病情发展；缓解或阻止肺功能下降；提高生活质量，改善活动能力；降低病死率。此期具体治疗原则是戒烟，教育医务人员及患者提高对COPD的认识和自身处理疾病的能力，维持病情稳定，提高生活质量；控制职业性或环境污染，避免有害气体吸入；必要的预防和控制症状的药物治疗，如支气管扩张剂、祛痰剂、家庭氧疗、对有症状并吸入糖皮质激素后肺功能有改善者，可考虑使用糖皮质激素吸入。此外还应包括呼吸生理、肌肉训练、精神调整、营养支持及教育等多方面的康复治疗。

（二）急性加重期治疗

1. 确定急性加重期的原因及病情严重程度。最多见的急性加重原因是细菌或病毒感染。

2. 根据病情严重程度决定门诊或住院治疗。

3. 支气管舒张药物　如β_2肾上腺素受体激动剂、抗胆碱药、茶碱类或肾上腺素皮质激素等。

4. 低流量吸氧　发生低氧血症者可鼻导管吸氧或文丘里（Venturi）面罩吸氧，一般吸入氧浓度为28%～30%，应避免吸入氧浓度过高引起二氧化碳潴留。

5. 抗生素　根据病原体或经验选用有效抗生素。

6. 糖皮质激素　对需住院治疗的急性加重期患者可考虑口服泼尼松龙30～40mg/天，也可静脉给予甲泼尼龙，连续5～7天。

如患者有呼吸衰竭、肺源性心脏病、心力衰竭，具体治疗方法可参阅有关章节治疗内容。

六、预防

戒烟是预防COPD的重要措施。控制职业和环境污染，减少有害颗粒或有害气体的吸入，可减轻气道和肺的异常炎症反应。增强机体免疫力，积极防治婴幼儿和儿童期的呼吸道感染，可能有助于减少以后COPD的发生。流感疫苗、肺炎链球菌疫苗对防止COPD患者反复感染可能有益。此外，对于有COPD高危因素的人群，应定期进行肺功能监测，尽可能早期发现COPD并及时予以干预。

第三节　肺源性心脏病

肺源性心脏病（简称肺心病），是由肺组织、肺血管或胸廓的病变引起肺组织结构和（或）功能异常，肺血管阻力增加，肺动脉压力增高，使右心室肥大，伴或不伴有右心衰竭的心脏病。根据起病急缓和病程长短可分为急性和慢性两类。本节重点论述慢性。慢性肺心病多继发于慢性支气管、肺疾病，发病年龄多在40岁以上，无明显性别差异。患病率存在地区差异，北方地区患病率高于南方地区，农村患病率高于城市，并随年龄增高而增加。吸烟者比不吸烟者患病率明显增多，冬、春季节和气候骤然变化时，易出现急性发作，呼吸道感染是其常见诱因。

一、病因和发病机制

（一）病因

1. 支气管和肺疾病 以慢性阻塞性肺疾病（COPD）最为多见，约占80%~90%，其次为支气管哮喘、支气管扩张、重症肺结核、尘肺、间质性肺炎、过敏性肺泡炎、嗜酸性肉芽肿等疾病。

2. 胸廓运动障碍性疾病 较少见，严重的胸廓或脊椎畸形、脊椎结核、类风湿关节炎、胸膜广泛粘连及胸廓成形术后造成的严重胸廓或脊椎畸形，以及神经疾病如脊髓灰质炎等均可引起胸廓运动障碍，肺受压、支气管扭曲、变形，可导致肺功能受限。气道引流不畅，肺部反复感染，并发肺气肿或纤维化。

3. 肺血管疾病 很少见，慢性栓塞性肺动脉高压、肺小动脉炎、累及肺动脉的过敏性肉芽肿病以及原因不明的原发性肺动脉高压等均可引起肺小动脉狭窄或阻塞，肺血管阻力增加、肺动脉高压和右心室负荷加重，发展成慢性肺心病。

4. 其他 原发性肺泡通气不足及先天性口咽畸形、睡眠呼吸暂停低通气综合征等均可产生低氧血症，引起肺血管收缩，导致肺动脉高压，发展成慢性肺心病。

（二）发病机制

1. 肺动脉高压的形成 肺的功能和结构发生不可逆性改变，导致肺血管阻力增加，肺动脉血管重构，产生肺动脉高压。

（1）功能性因素：肺血管收缩在低氧性肺动脉高压的发生中起着关键作用。肺血管阻力增加的功能性因素缺氧、高碳酸血症和呼吸性酸中毒使肺血管收缩、痉挛，其中缺氧是肺动脉高压形成最重要的因素。缺氧时收缩血管的活性物质明显增多，使肺血管收缩，血管阻力增加，特别是白三烯、5-羟色胺（5-HT）、血管紧张素Ⅱ、血小板活化因子（PAF）等起收缩血管的作用。内皮源性舒张因子（EDRF）和内皮源性收缩因子（EDCF）的平衡失调，在缺氧性肺血管收缩中也起一定作用。

缺氧使平滑肌细胞膜对Ca^{2+}的通透性增加，细胞内Ca^{2+}含量增高，肌肉兴奋-收缩偶联效应增强，直接使肺血管平滑肌收缩。

高碳酸血症时，由于H^{+}产生过多，使血管对缺氧的收缩敏感性增强，致肺动脉压增高。

（2）解剖学因素：解剖学因素系指肺血管解剖结构的变化，形成肺循环血流动力学障碍。主要原因有：①肺小动脉炎使肺血管阻力增加；长期反复发作的慢性阻塞性肺疾病及支气管周围炎，可累及邻近肺小动脉，引起血管炎，管壁增厚、管腔狭窄或纤维化，甚至完全闭塞，使肺血管阻力增加，产生肺动脉高压。②肺毛细血管床减损；随肺气肿的加重，肺泡内压增高，压迫肺泡毛细血管，造成毛细血管管腔狭窄或闭塞。肺泡壁破裂造成毛细血管网的毁损，肺泡毛细血管床减损超过70%时肺循环阻力增大，发生肺动脉高压。③肺血管重塑；慢性缺氧使肺血管收缩，管壁张力增高，同时缺氧时肺内产生多种生长因子可直接刺激管壁平滑肌细胞、内膜弹力纤维及胶原纤维增生。④血栓形成；尸检发现，部分慢性肺心病急性发作期患者存在多发性肺微小动脉原位血栓形成，引起肺血管阻力增加，加重肺动脉高压。

在慢性肺心病肺动脉高压的发生机制中，功能性因素较解剖学因素更为重要。在急性加重期经过治疗，缺氧和高碳酸血症得到纠正后，肺动脉压可明显降低，部分患者甚至可恢复到正常范围。

（3）血容量增多和血液黏度增加：慢性缺氧可使促红细胞生成素分泌增多，导致继发性红细胞生成增多，血液黏度增加，血流阻力增大；缺氧可使肾小动脉收缩，肾血流量减少，致水钠潴留；缺氧还可使醛固酮分泌增多，加重水钠潴留，血容量增加。血液黏度增加和血容量增多促进肺动脉压增高。

2. 心脏病变和心力衰竭

（1）肺循环阻力增加时，右心克服肺动脉压升高的阻力而发生右心室肥厚。肺动脉高压早期，右心室尚能代偿，舒张末期压仍正常。随着病情的进展，特别是急性加重期，肺动脉压持续升高，右心失代偿，右心排出量减少，右心室收缩末期残留血量增加，舒张末压增高，导致右心室扩大和右心功能衰竭。

（2）慢性肺心病除右心室改变外，还发现有少数出现左心室肥厚。由于缺氧、高碳酸血症、酸中毒、相对血流量增多等使左心负荷加重。如病情进展，则可发生左心室肥厚，甚至导致左心衰竭。

3. 其他重要脏器损害　缺氧和高碳酸血症尚可引起脑、肾、肝、胃肠及内分泌系统、血液系统等发生病理改变，引起多脏器功能损害。

二、临床表现

本病进展缓慢，病程较长。临床上除原发的肺、胸疾病的表现外，主要是逐步出现肺、心功能衰竭以及其他器官损害的征象。根据其心、肺功能情况可分为肺、心功能代偿期和肺、心功能失代偿期。

（一）肺、心功能代偿期

1. 症状　原发病表现如慢性咳嗽、咳痰、气促，活动后可有心悸、呼吸困难、乏力和劳动耐力下降。急性感染可使上述症状加重。少有胸痛或咯血。

2. 体征　可有肺气肿体征和不同程度的发绀。偶闻及干、湿性啰音，心音遥远，$P_2>A_2$，三尖瓣区可出现收缩期杂音或剑突下心脏搏动增强，提示有右心室肥厚。部分患者因肺气肿使胸内压升高，阻碍腔静脉回流，可有颈静脉充盈。此期肝界下移是膈下降所致。

（二）肺、心功能失代偿期

常由急性呼吸道感染而诱发，除呼吸道感染的表现外，主要表现为呼吸衰竭和右心衰竭。

1. 呼吸衰竭　表现为严重的呼吸困难，夜间为甚，发绀，常有头痛、乏力、失眠、食欲减退等。病情严重时可出现嗜睡、表情淡漠、神志恍惚、谵妄等肺性脑病表现。CO_2严重潴留时，皮肤血管扩张，表现为皮肤发红、充血，多汗，可有球结膜充血、水肿，还会出现视网膜血管扩张、视乳头水肿等颅内压升高的表现。腱反射减弱或消失，出现病理反射。

2. 右心衰竭　表现为气促更明显，心悸、食欲不振、腹胀、恶心等。查体可有发绀，颈静脉怒张、肝大并有压痛、肝颈静脉回流征阳性，心率增快，可出现心律失常，剑突下可闻及收缩期杂音，甚至出现舒张期杂音。下肢水肿，重者可有腹水。少数患者可出现肺水肿及全心衰竭的体征。

（三）并发症

1. 肺性脑病 是由于呼吸功能衰竭，缺氧和（或）二氧化碳潴留，引起精神障碍、神经系统症状的一种综合征。表现为神志淡漠、肌肉震颤或扑翼样震颤、间歇性抽搐、昏睡、昏迷，亦可出现腱反射减弱或消失，病理反射阳性。肺性脑病是肺心病死亡的首要原因，需积极防治。但必须除外脑动脉硬化、严重电解质紊乱、单纯性碱中毒、感染中毒性脑病等。

2. 电解质及酸碱平衡紊乱 是肺心病最常见的并发症。肺心病出现呼吸衰竭时，有缺氧和（或）二氧化碳潴留，机体可发生各种不同类型的酸碱失衡及电解质紊乱，使呼吸衰竭、心力衰竭、心律失常的病情进一步恶化，应积极进行监测，认真判断酸碱失衡及电解质紊乱的具体类别，及时采取治疗措施。

3. 心律失常 多表现为房性期前收缩及阵发性室上性心动过速，其中以紊乱性房性心动过速最具特征性。也可有心房扑动及心房颤动。少数病例由于急性严重心肌缺氧，可出现心室颤动以至心脏骤停。

4. 其他并发症尚有休克、弥散性血管内凝血、上消化道出血等。

三、辅助检查

（一）X线胸部检查

胸部X线检查的表现为：①肺部基础疾病，以慢支、肺气肿最常见。②肺动脉高压表现：右下肺动脉干扩张，其横径≥15mm或其横径与气管横径比值≥1.07，或动态观察右下肺动脉增宽≥2mm；肺动脉段明显突出或其高度≥3mm；中心动脉扩张和外周血管纤细形成“残根”征。圆锥部显著突出（右前斜位≥45°）或其高度≥7mm。③右心室增大征。

（二）心电图检查

主要是右心室、右心房肥大的改变，如电轴右偏、额面平均电轴≥+90°，重度顺钟向转位，RV1+SV5≥1.05mV及肺型P波。也可见右束支传导阻滞及低电压图形，可作为诊断慢性肺心病的参考条件。

（三）超声心动图检查

超声心动图诊断肺心病的阳性率为60.6%～80.7%，可显示右心室流出道内径≥30mm，右心室内径≥20mm，右心室前壁的厚度≥5mm或前壁的搏动增强，左、右心室内径比值<2，右肺动脉内径≥18mm，右肺动脉干≥20mm，右心室流出道/左心房内径>1.4等对诊断慢性肺心病有重要价值。

（四）动脉血气分析

慢性肺心病在肺功能失代偿期可出现低氧血症或合并高碳酸血症，当 $PaO_2<60mmHg$、$PaCO_2>50mmHg$ 时，表示有呼吸衰竭。

（五）其他检查

肺功能检查对早期或缓解期慢性肺心病患者有意义，可在缓解期进行，患者均有通气和换气功能障碍。血液检查可有红细胞及血红蛋白升高，合并感染时白细胞总数增高，中性粒细胞增加，血液黏度增加，红细胞电泳时间常延长。部分患者血清学检查可有肾功能或肝功能改变；血清钾、钠、氯、钙、镁均可有变化。痰细菌学检查可指导急性加重期患者选用抗菌药物。

四、诊断和鉴别诊断

（一）诊断

诊断要点：①有慢支炎、慢性阻塞性肺气肿或其他慢性胸肺疾病或肺血管疾病病史和表现；②逐渐出现并加重的肺动脉高压、右心室肥大乃至右心衰竭表现；③心电图、胸片、超声心动图有肺动脉高压、右心房及右心室肥大的征象；④排除右室肥大的其他心脏疾病。

（二）鉴别诊断

1. 冠状动脉粥样硬化性心脏病（冠心病）　冠心病与肺心病均多见于老年人，但冠心病常有心绞痛病史，若有高血压、高脂血症、糖尿病病史也有助于冠心病诊断。一般患者无慢性咳嗽、咳痰、喘息症状。X线及心电图检查以左室肥大为主要征象，一般无肺动脉高压征。单纯的肺心病与冠心病的鉴别一般并不困难，但若冠心病合并肺心病时鉴别比较困难，应详细询问病史，认真体检和进行有关的心、肺功能检查以资鉴别。

2. 风湿性心脏病（风心病）　慢性肺心病的相对三尖瓣关闭不全与风心病的三尖瓣关闭不全产生的杂音相似，易于混淆。风心病常见于40岁以下患者，常有风湿性关节炎和心肌炎的表现，其他瓣膜如二尖瓣、主动脉瓣也易受累，在X线、心电图、超声心动图上常有特殊表现，以此可予鉴别。

3. 原发性心肌病　本病多为全心增大，无慢性呼吸道疾病史，无肺动脉高压的X线表现等。

五、治疗

（一）肺心功能失代偿期

治疗原则为积极控制感染；通畅呼吸道，改善呼吸功能；纠正缺氧和二氧化碳潴留；控制呼吸和心力衰竭；积极处理并发症。

1. 控制感染　呼吸道感染是肺心病急性加重导致发生呼吸衰竭和心力衰竭的主要诱因。因此，控制感染是治疗的关键。可参考痰培养及药物敏感试验选用有效抗菌药物。结果未出来前，可根据经验用药。院外感染以革兰氏阳性菌占多数，院内感染以革兰氏阴性菌为主。或选用二者兼顾的抗生素。常用的有青霉素类、氨基糖苷类、呼吸氟喹诺酮类及头孢菌素类抗感染药物，且必须注意可能继发真菌感染。多主张联合用药、静脉用药，疗程一般为10～14天。

2. 控制呼吸衰竭　治疗呼吸衰竭至关重要，以保持呼吸道通畅、纠正缺氧和二氧化碳潴留、维持水电解质和酸碱平衡、防治并发症为原则。

3. 控制心力衰竭　肺心病患者心力衰竭的治疗与其他心脏病心力衰竭的治疗有所不同，大多数肺心病患者经过有效控制呼吸道感染、改善呼吸功能后心力衰竭便得以改善。在经过上述处理后无效或病情较重者，可适当选用：

（1）利尿剂：通过抑制肾脏钠水重吸收而增加尿量、消除水肿、减少血容量，减轻容量负荷。采用小剂量、间歇、联合用药。一般选用氢氯噻嗪25mg口服，每日1～3次，一般不超过4天；可联用保钾利尿剂螺内酯20～40mg口服，每日2次。水肿严重的患者可短期应用呋塞米口服或肌注。利尿药应用后可出现低钾、低氯性碱中毒，痰液黏稠不易排痰和血液浓缩，应注意预防。

（2）正性肌力药物：慢性肺心病由于缺氧、二氧化碳潴留、感染等，对洋地黄类药物耐受性较差，易导致中毒。因此应慎用或不用，确需应用时可选择作用快、排泄快的洋地黄制剂，用量为常规剂量的1/2～1/3，如毛花苷丙0.2～0.4mg或毒毛花苷K 0.125～0.25mg加于10%葡萄糖溶液20ml中静脉缓慢推注。用药前应注意纠正缺氧，防治低钾血症，以免发生药物毒性反应。应用指征是：①感染已被控制、呼吸功能已改善、用利尿药后有反复水肿的心力衰竭患者；②以右心衰竭为主要表现而无明显感染的患者；③合并急性左心衰竭的患者。

（3）血管扩张剂：因血管扩张剂可同时扩张肺动脉和体动脉，降低肺动脉压的同时也引起体循环压下降，反射性地使心率增快、血氧分压下降、二氧化碳分压上升等副作用，限制了血管扩张剂在慢性肺心病的应用。钙拮抗剂、一氧化氮（NO）、川芎嗪等有一定的降低肺动脉压效果。

4. 抗凝治疗　应用肝素或低分子肝素防止肺微小动脉血栓形成。也可用复方丹参注射液、川芎嗪等抑制血小板聚集，降低血液黏度。

5. 防治并发症　控制心律失常、肺性脑病等。

（二）肺心功能代偿期治疗

治疗原则上采用中西医结合综合治疗措施，目的是提高患者的免疫功能。去除诱发因素，延缓病情进展，是防止肺心病发展的关键。应坚持做保健体操、腹式呼吸、缩唇呼吸，以增加耐寒能力和呼吸肌功能；合理营养，增强体质；家庭长期氧疗；镇咳、祛痰、平喘等对症治疗和中医药治疗以改善患者生活质量。

六、预后及预防

慢性肺心病常反复急性加重，随肺功能的损害病情逐渐加重，多数预后不良，病死率约在10%～15%左右，但经积极治疗可以延长寿命，提高患者生活质量。

肺心病预防的关键是积极有效地防治原发疾病如慢性支气管炎、慢性阻塞性肺气肿等。主要措施有：①宣传、提倡戒烟；②预防呼吸道感染；③避免有害物质的吸入；④加强体育锻炼，提高抗病能力。

第三章　支气管哮喘 

支气管哮喘(简称哮喘)是由多种细胞(如嗜酸性粒细胞、T淋巴细胞、肥大细胞、中性粒细胞、气道上皮细胞、平滑肌细胞等)和细胞组分参与的气道慢性炎症性疾病,以气道反应性升高为特征。通常出现广泛多变的可逆性气流受限,并引起反复发作性的喘息、气急、胸闷或咳嗽等症状,常在夜间和(或)清晨发作、加剧,多数患者可自行缓解或经治疗缓解。

哮喘如诊治不及时,随病程的延长可产生气道不可逆性狭窄和气道重塑。因此,合理的防治非常重要。为此,世界各国的哮喘防治专家共同起草,并不断更新全球哮喘防治倡议(GINA)。GINA目前已成为防治哮喘的重要指南。

全球约有3亿哮喘患者,各国患病率不等,我国哮喘患病率约为0.5%~5%。一般认为儿童患病率高于青壮年,老年人群的患病率有增高的趋势,成人男女患病率大致相同。发达国家高于发展中国家,城市高于农村。经过长期规范治疗及管理,80%以上的患者可达到哮喘的临床控制,哮喘死亡多与长期控制不佳、治疗不及时有关,我国已成为全球哮喘病死率最高的国家之一。

一、病因及发病机制

(一)病因

哮喘是一种复杂的、具有多基因遗传倾向的疾病。其发病具有家族集聚现象,患者个体变应性体质及环境因素的影响是发病的危险因素。具有哮喘易感基因的人群发病与环境因素相关。

环境因素主要包括变应原因素和非变应原因素,变应原因素如室内变应原:尘螨、宠物毛屑、蟑螂等;室外变应原:花粉等;职业变应原:饲料、染料、油漆等;食物:鱼、虾、蟹、蛋类、牛奶等;药物:普萘洛尔、阿司匹林、抗生素等;非变应原因素如大气污染、吸烟、运动、气候变化、肥胖妊娠等。

(二)发病机制

哮喘的发病机制尚不完全明了。气道免疫-炎症反应、神经调节机制和气道高反应性及其相互作用被认为与哮喘的发病密切相关。

1. 气道免疫-炎症反应　是由多种细胞、炎症介质和细胞因子共同参与、相互作用的结果。根据变应原吸入后哮喘发生的时间,可分为早发型哮喘反应、迟发型哮喘反应和双相型哮喘反应。早发型几乎在吸入变应原的同时立即发生反应,15~30分钟达高峰,2小时后逐渐恢复正常。迟发型哮喘约6小时左右发病,持续时间长,可达数天。

2. 神经调节机制　神经因素是哮喘发病的重要环节之一。支气管受复杂的自主神经支配。除胆碱能神经、肾上腺素能神经外,还有非肾上腺素能非胆碱能神经系统。支气管哮喘与β-肾上腺素受体功能低下和迷走神经张力亢进有关,并可能存在有α-肾上腺素能神经的反应性增加。非肾上腺素能非胆碱能神经系统能释放舒张支气管平滑肌的神经介质如血管活性肠肽、一氧化氮及收缩支气管平滑肌的介质P物质等,两者平衡失调,则可引起支气管平滑肌收缩。

3. 气道高反应性　表现为气道对各种刺激因子出现过强或过早的收缩反应，是哮喘的基本特征。目前普遍认为气道炎症是导致气道高反应性的重要机制之一，当气道受到变应原或其他刺激后，由于多种炎症细胞、炎症介质和细胞因子的参与，气道上皮的损害和上皮下神经末梢的裸露等而导致气道高反应性。气道高反应性常有家族倾向，受遗传因素的影响。

二、病理

气道慢性炎症是哮喘的基本特征，主要病理变化是肺泡含气量增多，支气管及细支气管内含有黏稠痰液及黏液栓。显微镜下可见气道上皮下有肥大细胞、肺泡巨噬细胞、嗜酸性粒细胞、淋巴细胞与中性粒细胞浸润。气道黏膜下组织水肿，微血管通透性增加，支气管内分泌物贮留，支气管平滑肌痉挛，纤毛上皮细胞脱落，基底膜露出，杯状细胞增殖及支气管分泌物增加等病理改变。若哮喘长期反复发作可表现为支气管平滑肌增生，气道上皮细胞下纤维化、基底膜增厚气道重构的表现。

三、临床表现

（一）症状

为发作性伴有哮鸣音的呼气性呼吸困难或发作性胸闷和咳嗽。严重者被迫采取坐位或呈端坐呼吸，干咳或咳大量白色泡沫痰，甚至出现发绀等。哮喘症状可在数分钟内发作，经数小时至数天，用支气管舒张剂或自行缓解。某些患者在缓解数小时后可再次发作。以咳嗽为唯一症状的不典型哮喘称为咳嗽变异型哮喘。以胸闷为唯一症状的不典型哮喘称为胸闷变异型哮喘。在夜间及凌晨发作和加重常是哮喘的特征之一。

（二）体征

发作时胸部呈过度充气状态，可闻及广泛的哮鸣音，呼气音延长。但在非常严重哮喘发作时哮鸣音反而减弱或消失，称为沉默肺，是病情严重的表现。严重患者还可出现心率增快、奇脉、胸腹反常运动和发绀。非发作期体检可无异常。

四、辅助检查

（一）痰液检查

痰涂片在显微镜下可见较多嗜酸性粒细胞。如并发细菌感染有白细胞总数和中性粒细胞增高。

（二）肺功能检查

1. 通气功能检测　在哮喘发作时呈阻塞性通气功能障碍，呼气流速指标显著下降，第1秒用力呼气容积（FEV_1）、第1秒用力呼气容积占用力肺活量比值（$FEV_1/FVC\%$）等均减少。肺容量指标见用力肺活量减少、残气量增加、功能残气量和肺总量增加，残气量占肺总量百分比增高。缓解期可逐渐恢复。

2. 支气管激发试验（BPT）　用以测定气道反应性。常用吸入激发剂如乙酰甲胆碱、组胺。吸入激发剂后其通气功能下降、气道阻力增加。激发试验只适用于FEV_1在正常预计值的70%以上的患者。如FEV_1下降≥20%，可诊断为激发试验阳性。支气管激发试验适用于非哮喘发作期FEV_1在正常预计值的70%以上的患者。

3. 支气管舒张试验（BDT）　用以测定气道气流受限的可逆性。常用吸入型的支气管舒张药有沙丁胺醇、特布他林等，如FEV_1较用药前增加≥12%，且其绝对值增加≥200ml时，即可诊断为舒张试验阳性，提示气道存在可逆阻塞。

(三) 胸部X线/CT检查

在哮喘发作早期可见两肺透亮度增加,呈过度充气状态;在缓解期多无明显异常。如并发呼吸道感染,可见肺纹理增加及炎性浸润阴影。注意肺不张、气胸或纵隔气肿等并发症的存在。胸部CT在部分患者可见支气管壁增厚、黏液阻塞。

(四) 特异性变应原的检测

哮喘患者大多数为变应性体质,对众多的变应原和刺激物敏感,可作出过敏原诊断。常用检测方法包括特异性IgE检测、皮肤变应原测试及吸入激发试验。

五、诊断及鉴别诊断

(一) 诊断标准

1. 反复发作喘息、气急、胸闷或咳嗽,多与接触变应原、冷空气、物理、化学刺激、病毒性上呼吸道感染、运动等有关。

2. 发作时双肺可闻及散在或弥漫性的哮鸣音,呼气相延长。

3. 上述症状可经治疗或自行缓解。

4. 除外其他疾病所引起的喘息、气急、胸闷和咳嗽。

5. 临床表现不典型者多(如无明显喘息或体征)至少应有下列三项中的一项阳性:①支气管激发试验或运动试验阳性;②支气管舒张试验阳性;③呼气流量峰值日内变异率或昼夜波动率≥20%。

符合1~4条或4、5条者,可以诊断为支气管哮喘。

(二) 支气管哮喘的分期

支气管哮喘可分为急性发作期、非急性发作期。

1. 急性发作期 常因接触变应原等刺激物或治疗不当所致,是指气促、咳嗽、胸闷等症状突然发生或症状加重,常伴呼吸困难,呼气流量降低为其特征。哮喘急性发作时其程度轻重不一,病情加重可在数小时或数天内出现,偶尔可在数分钟内即危及生命,故应对病情作出正确评估,以便给予及时有效的紧急治疗。哮喘急性发作时严重程度可分为轻度、中度、重度和危重4级(表3-3-1)。

表3-3-1 哮喘急性发作期分级

临床特点	轻度	中度	重度	危重
气短	步行、上楼时	稍事活动	休息时	
体位	可平卧	喜坐位	端坐呼吸	
讲话方式	连续成句	单词	单字	不能讲话
精神状态	可有焦虑尚安静	时有焦虑或烦躁	常有焦虑、烦躁	嗜睡或意识模糊
出汗	常无	有	大汗淋漓	
呼吸频率	轻度增加	增加	常>30次/分钟	
辅助呼吸肌活动及三凹征	常无	可有	常有	胸腹矛盾运动
哮鸣音	散在,呼吸末期	响亮、弥漫	响亮、弥漫	减弱、乃至无
脉率	<100次/分钟	100~120次/分钟	>120次/分钟	脉率变慢不规则
奇脉	无,<10mmHg	可有	常有	无,提示呼吸肌疲劳

续表

临床特点	轻度	中度	重度	危重
使用 β_2 激动剂后 PEF 预计值	>80%	60% ~80%	<60%或<100%	
PaO_2(吸空气)	正常	≥60mmHg	<60mmHg	
$PaCO_2$	<45mmHg	≤45mmHg	>45mmHg	
SaO_2(吸空气)	>95%	91% ~95%	≤90%	
pH				降低

2. 非急性发作期　亦称慢性持续期，是指哮喘患者即使没有急性发作，但在相当长的时间内仍有不同频度和(或)不同程度的喘息、咳嗽、胸闷等，肺通气功能下降。过去曾以患者白天、夜间哮喘发作的频度和肺功能测定指标为依据，将非急性发作期的哮喘病情严重程度分为间歇性、轻度持续、中度持续和重度持续4级，但该种方法已经少用。目前则认为非急性发作期哮喘严重评估方法为哮喘的控制水平，目前用流程控制评估和未来风险评估。

(三) 鉴别诊断

1. 左心衰竭引起的呼吸困难　其发作时症状与哮喘相似，但其发病机制与病变本质则与支气管哮喘截然不同。患者多有高血压、冠状动脉粥样硬化性心脏病、风湿性心脏病和二尖瓣狭窄等病史和体征。阵发性咳嗽，常咳出白色或粉红色泡沫痰，两肺可闻及广泛的湿啰音、哮鸣音，左心界扩大，心率增快，心尖部可闻及奔马律。胸部X线检查时可见心脏增大，肺淤血征。若一时难以鉴别，可雾化吸入β受体激动剂或静脉注射氨茶碱缓解症状后，进一步检查，忌用肾上腺素或吗啡。

2. 慢性阻塞性肺疾病(COPD)　多见于中老年人，有慢性咳嗽、咳痰、喘息史，患者多有长期吸烟或接触有害气体的病史。有肺气肿体征。但临床上严格将COPD和哮喘区分有时十分困难，用支气管舒张剂和口服或吸入激素作治疗性试验可能有所帮助。COPD也可与哮喘合并同时存在。

3. 上气道阻塞　可见于中央型支气管肺癌、气管支气管结核等气道疾病或气管异物，导致支气管狭窄或伴发感染时，可出现喘鸣或类似哮喘样呼吸困难、肺部可闻及哮鸣音。但根据其病史，如吸气性呼吸困难，痰液细胞学或细菌学检查，胸部X线摄片、CT或MRI检查或支气管镜检查等可明确诊断。

4. 变态反应性肺浸润　见于热带嗜酸性粒细胞增多症、肺嗜酸性粒细胞增多性浸润、多源性变态反应性肺泡炎等。致病原为寄生虫、原虫、花粉、化学药品、职业粉尘等，多有接触史，症状较轻，患者常有发热，胸部X线检查可见多发性、此起彼伏的淡薄斑片浸润阴影，可自行消失或再发。肺组织活检也有助于鉴别。

六、治疗

目前虽无特效的治疗方法，但长期规范化治疗可使哮喘症状能得到临床控制。哮喘治疗目标为长期控制症状、预防未来风险发生，即在使用最少量或不用药物能使患者活动不受限制，并能与正常人一样生活、工作和学习。

(一) 脱离或减少危险因素接触

部分患者能找到引起哮喘发作的变应原或其他非特异刺激因素，应立即使患者脱离变应原。这是针对哮喘最理想的防治。

（二）药物治疗

1. $β_2$受体激动剂　通过激动呼吸道的$β_2$肾上腺素受体，激活腺苷酸环化酶，减少嗜酸性粒细胞和肥大细胞脱颗粒和释放介质，从而松弛支气管平滑肌，缓解哮喘发作。常用的短效$β_2$受体激动剂（SABA）有沙丁胺醇、特布他林和非诺特罗，作用时间约为4～6小时。长效$β_2$受体激动剂（LABA）有福莫特罗、沙美特罗及丙卡特罗，作用时间为10～12小时。用药方法可采用雾化吸入等，也可采用口服或静脉注射，首选吸入法。

知识链接

SABA主要不良反应

为治疗哮喘急性发作首选药物。吸入剂包括定量气雾剂、干粉剂、雾化溶液。SABA应按需间歇使用，不宜长期单一使用。主要不良反应有心悸、低钾血症、骨骼肌震颤等。LABA与吸入型糖皮质激素（ICS）联用是目前最常用的哮喘控制性药物。特别注意LABA不能单独用于哮喘治疗。

2. 糖皮质激素　由于哮喘的病理基础是慢性非特异性炎症，糖皮质激素是当前控制哮喘发作最有效的药物。主要机制是抑制炎症细胞的迁移和活化；抑制炎症介质的生成、释放；增强平滑肌细胞$β_2$受体的反应性。可分为吸入、口服和静脉用药。常用吸入药有倍氯米松（BDP）、布地奈德、氟替卡松、莫米松等，口服剂有泼尼松、泼尼松龙，重度或严重哮喘发作时应及早应用琥珀酸氢化可的松静脉用药。吸入治疗是目前推荐长期抗炎治疗哮喘的最常用方法。吸入治疗药物全身性不良反应少，少数患者可引起口咽念珠菌感染、声音嘶哑或呼吸道不适，吸药后用清水漱口可减轻局部反应和胃肠吸收。长期使用较大剂量者应注意预防全身性不良反应肾上腺皮质功能抑制、骨质疏松等。为减少吸入大剂量糖皮质激素的不良反应，可与长效$β_2$受体激动剂、缓释茶碱或白三烯调节剂联合使用。

3. 白三烯（LT）调节剂　通过调节LT的生物活性而发挥抗炎作用，同时具有舒张支气管平滑肌。是目前除吸入型糖皮质激素外唯一可单独应用的哮喘控制性药物。可以作为轻度哮喘的吸入型糖皮质激素替代治疗药物。常用药物扎鲁司特、孟鲁司特。不良反应轻微，主要是胃肠道症状，少数有皮疹、血管性水肿、转氨酶升高，停药后可恢复正常。

4. 茶碱类　通过抑制磷酸二酯酶，提高平滑肌细胞内的环腺苷酸浓度，拮抗腺苷受体，刺激肾上腺分泌肾上腺素，增强呼吸肌的收缩及气道纤毛清除功能和抗炎作用。是目前治疗哮喘的有效药物。茶碱与糖皮质激素合用具有协同作用。可口服或静脉滴注，静脉给药主要应用于危重症哮喘。茶碱的主要副作用为胃肠道症状（恶心、呕吐），心血管症状（心动过速、心律失常、血压下降）及尿多，偶可兴奋呼吸中枢，严重者可引起抽搐乃至死亡。最好在用药中监测血浆氨茶碱浓度，其安全有效浓度为6～15mg/L。

5. 抗胆碱药　通过阻断节后迷走神经通路，降低迷走神经兴奋性而起舒张支气管作用，并有减少痰液分泌的作用。与$β_2$受体激动剂联合吸入有协同作用，尤其适用于夜间哮喘及多痰的患者。分为短效（SAMA）和长效（LAMA），SAMA主用于哮喘急性发作，LAMA主用于哮喘合并慢阻肺及慢阻肺的长期治疗。

（三）急性发作期的治疗

急性发作期治疗的目的是尽快缓解气道阻塞，纠正低氧血症，恢复肺功能，预防进一步恶化或再次发作，防止并发症。一般根据病情的分度进行综合性治疗。

1. 轻度　每日定时吸入糖皮质激素（200～500μg BDP）。效果不佳时可加用口服$β_2$受体激动剂控释片或小量茶碱控释片（200mg/天），或加用抗胆碱药如异丙托溴铵气雾剂吸入。

2. 中度 吸入剂量一般为每日 500～1000μg BDP；规则吸入 β_2受体激动剂或联合抗胆碱药吸入或口服长效 β_2受体激动剂。

3. 重度至危重度 持续雾化吸入 β_2受体激动剂，可合并抗胆碱药；或静脉滴注氨茶碱或沙丁胺醇，加用口服 LT 拮抗剂。

（四）哮喘非急性发作期的治疗

一般哮喘经过急性期治疗症状得到控制，但哮喘的慢性炎症病理生理改变仍然存在，因此，必须制定哮喘的长期治疗方案。根据哮喘的控制水平选择合适的治疗方案。用药必须个体化，联合应用，以最小的剂量、最简单的联合、最少的不良反应达到最佳控制症状为原则。每 3～6 个月对病情进行一次评估，然后再根据病情调整治疗方案，升级或降级治疗。

（五）免疫疗法

分为特异性和非特异性两种，前者又称脱敏疗法（或称减敏疗法）。由于有 60% 以上的哮喘发病与特异性变应原有关，采用特异性变应原作定期反复皮下注射，剂量由低至高，以产生免疫耐受性，使患者脱（减）敏。

除常规的脱敏疗法外，季节前免疫法，对于一些季节性发作的哮喘患者（多为花粉致敏），可在发病季节前 3～4 个月开始治疗。

非特异性免疫疗法，如注射卡介苗、转移因子、疫苗等生物制品抑制变应原反应的过程，有一定辅助的疗效。目前采用基因工程制备的人工重组抗 IgE 单克隆抗体治疗中、重度变应性哮喘，已取得较好效果。

知识链接

WHO 在支气管哮喘全球防治倡议中推荐综合防治哮喘的方案

①教育：应高度重视对哮喘患者及其家属的教育；②判断病情；③避免接触致喘因子；④分级阶梯疗法：按照某一级方案治疗后，如果疗效欠佳，则在排除患者用药依从性差或用药技术不正确或环境中致喘因子未能有效控制等因素后，应给予升级治疗；反之亦然；⑤制定急性发作时的治疗方案；⑥随访。

七、预后

哮喘的转归和预后因人而异，与是否选用正确的防治方案密切相关。哮喘通过长期规范治疗，临床控制率可达 95%，成人临床控制率可达 80%。轻症容易恢复；病情重，气道反应性增高明显，或伴有其他变应性疾病不易控制。若长期反复发作而并发 COPD、肺源性心脏病者，则预后不良。

八、预防

哮喘反复发作对患儿的生长发育和学习、生活影响较大，应尽早进行预防。应尽量避免接触和及时处理已知过敏原，如接触花粉，应用阿司匹林等药物，有条件可以改善环境或易地生活。注意预防呼吸道感染，消除病灶（如鼻炎、鼻息肉、扁桃体炎、龋齿等），避免过劳、淋雨、奔跑及精神方面的刺激。

第四章　呼吸衰竭 

呼吸衰竭是指各种原因引起肺通气和(或)换气功能严重障碍,以致在静息状态下也不能维持足够的气体交换,导致缺氧伴(或不伴)二氧化碳潴留,从而引起一系列病理生理改变和相应临床表现的临床综合征。呼吸衰竭的临床表现缺乏特异性,明确诊断有赖于动脉血气分析。在海平面大气压下静息呼吸室内空气,并排除心内解剖分流和原发性心排血量降低等情况,PaO_2<60mmHg 或者伴有 $PaCO_2$>50mmHg 即为呼吸衰竭。

一、分类

呼吸衰竭可按发病缓急、动脉血气分析及病理生理的改变进行分类。

(一) 按发病急缓分类

1. 急性呼吸衰竭是指由于某些突发原因,如严重肺疾患、电击、溺水等,导致呼吸功能突然衰竭,出现急性缺氧甚至二氧化碳潴留,病变进展迅速,机体缺乏代偿,须及时抢救。

2. 慢性呼吸衰竭是指由慢性胸肺疾病,如 COPD、肺结核、间质性肺疾病、神经肌肉病变等,其中以 COPD 最常见,引起呼吸功能障碍逐渐加重,最终发展成为呼吸衰竭。

(二) 按动脉血气分析分类

1. Ⅰ型呼吸衰竭　即低氧性呼吸衰竭,PaO_2<60mmHg,$PaCO_2$降低或正常。主要见于肺换气障碍性疾病,如严重肺部感染性疾病、间质性肺疾病、急性肺栓塞等。

2. Ⅱ型呼吸衰竭　即高碳酸性呼吸衰竭,PaO_2<60mmHg,同时伴有 $PaCO_2$>50mmHg。系肺泡通气不足所致。单纯通气不足、低氧血症和高碳酸血症的程度是平行的,若伴有换气功能障碍,则低氧血症更为严重,如 COPD。

(三) 按发病机制分类

可分为通气性呼吸衰竭和换气性呼吸衰竭,也可分为泵衰竭和肺衰竭。

本节主要介绍慢性呼吸衰竭。

二、病因和发病机制

(一) 病因

1. 支气管-肺疾病　如慢性阻塞性肺疾病(COPD)、严重肺结核、肺间质纤维化等。其中 COPD 是引起慢性呼吸衰竭最常见的病因。

2. 胸廓和神经肌肉病变　如脊柱胸廓畸形、胸部创伤、广泛胸膜增厚、脊髓侧索硬化症等。

(二) 发病机制

缺氧和二氧化碳潴留的发生机制有:

1. 通气量不足致肺泡氧分压下降,二氧化碳分压上升。

2. 通气/血流比失调　正常肺泡通气量与肺毛细血管血流量的比值维持在 0.8 才能保证有效的气体交换。若比值<0.8,通气量减少,肺动脉血未能充分氧合即进入肺静脉形成肺

内动-静脉分流；若比值>0.8，肺血流减少，吸入气体不能与血液进行有效的交换，形成无效腔或死腔样效应。两种结果通常只引起缺氧而无二氧化碳潴留，但严重的通气/血流比例失调也可导致二氧化碳潴留。

3. 弥散障碍　肺内气体交换是通过弥散过程实现的，弥散量受很多因素影响。因为氧的弥散能力只有二氧化碳的1/20，故弥散障碍时，通常只引起缺氧而无二氧化碳潴留。

4. 氧耗量增加　发热、寒战、呼吸困难、抽搐等均可增加氧耗量，加重缺氧。在临床上，由单一机制引起的呼吸衰竭非常少见，通常是由多种发病机制同时存在或者是随病情的发展先后参与而发挥作用的。当呼吸衰竭发生后，主要体现为缺氧或者伴二氧化碳潴留，此种血气改变将影响到全身组织器官的新陈代谢和生理功能，也决定了呼吸衰竭的临床表现。

三、临床表现

除原发病的症状体征外，主要是缺氧和二氧化碳潴留引起的多脏器功能障碍和代谢紊乱的表现。

（一）呼吸困难

呼吸困难是慢性呼吸衰竭最早出现和最突出的症状，主要表现在呼吸的频率、节律和幅度的改变。缺氧和二氧化碳潴留可引起反射性通气增强，出现呼吸急促、频率增快等表现；但严重的缺氧和二氧化碳潴留可转而抑制呼吸，出现呼吸浅慢甚至停止。危重者，有脑水肿及呼吸中枢受损，还可出现潮式呼吸、间停呼吸或抽泣样呼吸。

（二）发绀

发绀是缺氧的典型表现。因缺氧时血红蛋白不能充分氧合，致还原型血红蛋白含量显著增高，动脉血氧饱和度低于90%时，可在血流量较大的口唇、甲床等处出现紫蓝色称为发绀。因发绀的程度与还原型血红蛋白的含量有关，故红细胞增多时易出现发绀，严重贫血者可无明显发绀。发绀还受皮肤色素及心功能的影响。

（三）神经精神症状

慢性呼吸衰竭伴CO_2潴留时，随$PaCO_2$升高可表现为先兴奋后抑制现象。兴奋症状包括失眠、烦躁、躁动、夜间失眠而白天嗜睡（昼夜颠倒现象）。但此时切忌用镇静或催眠药以免加重CO_2潴留，发生肺性脑病。肺性脑病表现为神志淡漠、肌肉震颤或扑翼样震颤、间歇抽搐、昏睡，甚至昏迷等。亦可出现腱反射减弱或消失、锥体束征阳性等。

（四）循环系统表现

缺氧和二氧化碳潴留可反射性兴奋交感神经，引起心率增快，血压升高。慢性缺氧可导致心肌损坏，出现心肌纤维化、硬化。缺氧和二氧化碳潴留还可引起肺小动脉痉挛，肺动脉高压，增加右心负荷，最终发展致肺源性心脏病。二氧化碳潴留还可使皮肤血管扩张，主要表现为皮肤发红、充血、多汗和球结膜充血水肿等。

（五）血液系统表现

长期慢性缺氧可出现代偿性红细胞增多，增加血液黏度，会加重肺循环阻力和右心负担。

（六）消化系统表现

慢性呼吸衰竭可致胃酸分泌增多，黏膜屏障受损，引起黏膜充血、糜烂或应激性溃疡，甚而发生上消化道出血。缺氧还可直接或间接损害肝细胞，引起转氨酶增高，血浆白蛋白减少。

（七）泌尿系统表现

缺氧可使肾血流量减少，肾功能受损，引起蛋白尿和管型尿。

（八）电解质和酸碱平衡紊乱

当二氧化碳潴留时，可发生呼吸性酸中毒。在酸中毒时细胞内的 K^+ 向细胞外转移，细胞外的 Na^+ 和 H^+ 向细胞内转移，形成细胞内酸中毒和细胞外高 K^+ 的环境。血中 HCO_3^- 和 Cl^- 之和相对恒定，$PaCO_2$ 升高可使 Cl^- 大量排出体外，造成低氯性碱中毒。如在治疗过程中使用大量葡萄糖、利尿剂、激素等可使 K^+ 大量丢失，可造成低 K^+ 和低 Cl^- 性碱中毒。

四、辅助检查

（一）血液气体分析

可以确定缺氧和二氧化碳潴留的程度和呼吸衰竭的类型，并协助判断酸碱平衡的类别及其程度，以指导治疗。

1. 动脉血氧分压（PaO_2）正常为 96～100mmHg。呼吸衰竭时 PaO_2<60mmHg。

2. 动脉血二氧化碳分压（$PaCO_2$）正常为 35～45mmHg，平均为 40mmHg。$PaCO_2$>50mmHg 为通气不足，$PaCO_2$<35mmHg 为通气过度。

3. 动脉血氧饱和度（SaO_2）正常为 97%，呼吸衰竭时下降，缺氧越重 SaO_2 越低。

4. pH 正常为 7.35～7.45，平均为 7.40。酸中毒时下降，低于 7.35 时为失代偿性酸中毒；碱中毒时升高，高于 7.45 时为失代偿性碱中毒。

5. 碱剩余（BE）正常为（0±2.3）mmol/L，BE 不受呼吸因素的影响，用以反映体内血碱较正常人增多或者减少的具体程度。代谢性酸中毒时 BE 的负值增大，代谢性碱中毒时 BE 的正值增大。

（二）二氧化碳结合力（CO_2CP）

CO_2CP 反映体内碱的储备，正常为 22～31mmol/L。代谢性酸中毒或呼吸性碱中毒时 CO_2CP 减低，代谢性碱中毒或者呼吸性酸中毒时 CO_2CP 增高。

（三）X 线胸部检查

胸部 X 线检查主要用于发现肺部的原发疾病。

五、诊断和鉴别诊断

（一）诊断

诊断要点：①具有可能发生呼吸衰竭的疾病病史；②有缺氧或二氧化碳潴留的临床表现；③血气分析：PaO_2<60mmHg 或伴有 $PaCO_2$>50mmHg。

（二）鉴别诊断

当呼吸衰竭伴有神经症状时，应与脑血管意外、感染性中毒性脑病等疾病进行鉴别。

六、治疗

治疗原则是控制原发病，去除诱因，通畅气道，纠正缺氧和二氧化碳潴留，维持电解质和酸碱平衡。

（一）一般治疗

1. 限制活动量，保证良好休息，重者应卧床休息，并协助患者采取舒适体位，如半卧位或坐位。

2. 补充营养,给予含有高蛋白、高脂肪、低糖、高维生素和多种微量元素的易消化食物,必要时给予肠外营养。

(二) 控制原发病,去除诱因

根据原发病的不同做相应处理。诱因以呼吸道感染最常见,抗菌药物可根据痰培养和药敏试验选择有效的抗生素及时控制呼吸道感染。根据经验选药时,常选用头孢菌素类、喹诺酮类、氨基糖苷类分别组合静脉滴注。

(三) 保持呼吸道通畅

使呼吸道保持通畅,是纠正呼吸衰竭的重要措施。方法有:①清除口咽部分泌物;痰多、黏稠者,应及时清除痰液,多翻身拍背、给予祛痰药、雾化吸入等;②解除支气管痉挛,可给予硫酸沙丁胺醇、氨茶碱或糖皮质激素;③病情危重者,可给予气管插管或气管切开建立人工气道。

(四) 纠正缺氧

常用的方法有鼻导管或鼻塞吸氧、面罩吸氧、气管内给氧。

1. Ⅰ型呼吸衰竭给予高浓度、高流量间断吸氧。吸入氧浓度可达 50% ~60% 或更高,保证患者 PaO_2 达 60mmHg 或血氧饱和度在 88% 以上。

2. Ⅱ型呼吸衰竭时给予低浓度(浓度<35%)低流量持续吸氧,既可解除严重缺氧,保持机体基本代谢和生理功能,又可维持机体缺氧状态对外周化学感受器的刺激作用。

(五) 呼吸兴奋剂的使用

当呼吸中枢兴奋性降低,CO_2潴留明显时,在气道通畅的前提下可使用呼吸兴奋剂。临床上常用药物是阿米三嗪 50 ~100mg,2 次/日。

(六) 机械通气

经上述治疗病情无明显改善或继续恶化者,应尽快采用机械通气。机械通气的目的是改善通气和换气功能及减少呼吸功耗。由于经人工气道机械通气时,气管插管或气管切开有一定的创伤性,且易出现并发症,故近年多先采用面罩或鼻罩进行人工通气,如果效果不佳再改用气管插管或切开。机械通气治疗的效果除与呼吸机的性能有关外,还与操作者对呼吸机的熟练程度、是否合理使用有关。因此在机械通气期间要掌握对呼吸和心血管各项参数的调节,及早发现和解决通气中的异常情况。

(七) 纠正水、电解质和酸碱平衡紊乱

慢性呼吸衰竭易出现脱水和低钾、低钠等电解质紊乱,应根据临床表现和检测结果进行纠正。在慢性呼吸衰竭的诊治过程中,常见的酸碱平衡紊乱有:

1. 呼吸性酸中毒　主要由于肺通气不足,二氧化碳潴留引起高碳酸血症而导致。治疗的关键在于改善肺泡通气量,纠正二氧化碳潴留。

2. 呼吸性酸中毒合并代谢性碱中毒　主要由于呼吸衰竭时碱性药物补充过量,机械通气使用不当,二氧化碳排出过多或应用利尿剂等药物致低钾血症等原因所致。治疗上应避免以上医源性因素,适量补充氯化钾,病情严重者,可考虑补充精氨酸盐。

3. 呼吸性酸中毒合并代谢性酸中毒　慢性呼吸衰竭时,由于严重缺氧、周围循环衰竭等原因,使体内酸性代谢产物增多,或因肾脏功能损害,酸性物质排泄减少,可使患者在呼吸性酸中毒基础上合并代谢性酸中毒。治疗应积极去除致病因素,并适量补碱。

七、预后和预防

（一）预后

预后主要取决于呼吸衰竭患者原发病的严重程度及肺功能情况。原有疾病相对较轻，诱因易消除者，经采用积极治疗方法多能缓解；如原有基础疾病严重，或反复发生呼吸衰竭，或合并有多种严重并发症（如肺性脑病、弥散性血管内凝血、多器官功能衰竭等）患者往往预后不良。

（二）预防

加强体育锻炼，防治呼吸道感染，增强抗病能力，此外尚需积极防治慢性阻塞性肺疾病、肺结核等基础疾病。

第五章　原发性支气管肺癌

原发性支气管肺癌(简称肺癌),是起源于支气管黏膜或腺体的一种恶性肿瘤,肺癌是严重危害人类健康的疾病,为目前世界上最常见的恶性肿瘤之一。据 2008 年 WHO 公布的资料显示,肺癌的发患者数和死亡人数均居全球癌症首位。英国肿瘤学家 R. Peto 预言:如果我国不及时控制吸烟和空气污染,到 2025 年我国每年肺癌发患者数将超过 100 万,成为世界第一肺癌大国。

一、病因和发病机制

病因和发病机制迄今未明,一般认为与下列因素有关:

(一) 吸烟

吸烟是肺癌死亡率进行性增加的首要原因,也是目前公认的重要危险因素。烟雾中的苯并芘、尼古丁、亚硝胺和少量放射性元素钋等均有致癌作用;与不吸烟者比较,吸烟者发生肺癌的危险性平均高 4 ~ 10 倍,重度吸烟者高 10 ~ 25 倍,且开始吸烟的年龄越小,吸烟时间越长,吸烟量越大,肺癌的发病率越高。同时,被动吸烟与环境吸烟也是肺癌的病因之一。

(二) 职业因素

已被确认的可致人类肺癌的职业因素包括石棉、砷、二氯甲醚、铬、镍、氡及氡子气、芥子气、氯乙烯、煤烟、焦油、烟草的加热产物、电离辐射和微波辐射等,其中石棉是公认的致癌物质,接触者肺癌、胸膜和腹膜间皮瘤的发病率明显增高,潜伏期可达 20 年或更久。接触石棉的吸烟者的肺癌死亡率为非接触吸烟者的 8 倍。此外,铀暴露和肺癌发生之间也有很密切的关系,特别是小细胞肺癌,吸烟可明显加重这一危险。

(三) 空气污染

空气污染包括室内小环境和室外大环境污染。如室内被动吸烟、燃料燃烧和烹饪过程中释放的油烟雾等均可产生致癌物。据统计,城市居民的肺癌发病率高于农村,且随城市化程度而升高,重工业城市肺癌的发病率和死亡率高于轻工业城市,提示了大气污染在肺癌发病中的作用。

(四) 饮食与营养

动物实验证明维生素 A 及其衍生物 β 胡萝卜素能够抑制化学致癌物诱发的肿瘤。较多地食用含 β 胡萝卜素的绿色、黄色和橘黄色的蔬菜水果,可减少肺癌发生的危险性。

(五) 电离与辐射

大剂量电离辐射可引起肺癌,电离辐射约 49.6% 来源于自然界,44.6% 为医疗照射。

(六) 其他

某些肺部疾病与肺癌的发病相关。美国癌症学会将结核列为肺癌的发病因素之一。有结核病者患肺癌的危险性是正常人群的 10 倍。其主要组织学类型是腺癌。此外,病毒感染、真菌毒素(黄曲霉)等,对肺癌的发生可能也起一定作用。遗传和基因的改变与肺癌的发病关系正在深入研究中,已经逐步认识到肺癌可能是一种外因通过内因发病的疾病,上述的外因可诱发细胞的恶性转化和不可逆的基因改变。与肺癌关系密切的癌基因主要有 ras 和 myc 基因家族、c-erbB-2、bcl-2、c-fos 以及 c-jun 基因等。此外,病毒和真菌感染等都可能与肺癌的发生有关。

二、分类

(一) 按解剖学部位分类

1. 中央型肺癌 发生在段支气管至主支气管的癌称为中央型,约占 3/4,以鳞状上皮细胞癌和小细胞肺癌(SCLC)较多见。

2. 周围型肺癌 发生在段支气管以下的癌称为周围型,约占 1/4,腺癌多见。

(二) 按组织病理学分类

1. 非小细胞肺癌(NSCLC)

(1) 鳞状上皮细胞癌(简称鳞癌):包括乳头状型、透明细胞型、小细胞型和基底细胞样型。是最常见的类型,约占原发性肺癌 40% ~50%;多见于老年男性,与吸烟关系密切;以中央型肺癌多见,此型肺癌易发展成息肉或无蒂肿块,并有向腔内生长的倾向,易引起支气管狭窄,导致肺不张或阻塞性肺炎。鳞癌生长缓慢,转移迟,手术切除的机会相对较多,但对放射治疗和化学药物治疗不如小细胞癌敏感。

(2) 腺癌:包括腺泡状腺癌、乳头状腺癌、细支气管-肺泡细胞癌、实体癌黏液形成。女性多见,与吸烟关系不大,癌肿多生长在肺边缘小支气管,因此在周围型肺癌中以腺癌最常见。腺癌约占原发性肺癌的 25%,局部浸润和血行转移较鳞癌早,易转移至肝、脑、骨,更易累及胸膜而引起胸腔积液。

(3) 大细胞癌:是一种未分化癌,包括大细胞神经内分泌癌、复合性大细胞神经内分泌癌、基底细胞样癌、淋巴上皮瘤样癌、透明细胞癌、伴横纹肌样表型的大细胞癌。可发生在肺门附近或肺边缘的支气管,其转移较小细胞癌晚,手术切除机会较大。

(4) 其他:腺鳞癌、支气管类癌、肉瘤样癌、唾液腺型癌等。

2. 小细胞癌(SCLC) 包括燕麦细胞型、中间细胞型、复合燕麦细胞型,是肺癌中恶性程度最高的一种,占原发性肺癌的 10% ~15%,多见于 40 ~50 岁吸烟者。癌细胞具有内分泌和化学受体功能,能分泌 5-羟色胺、儿茶酚胺、组胺、激肽等物质,可引起类癌综合征;本型肺癌好发于大支气管,生长快,且易侵犯血管,远处转移早,故在诊断时多已有肺外转移。本型对放疗、化疗比较敏感。

三、临床表现

临床表现依据其发生的部位、大小、类型、发展的阶段及有无并发症或转移而不同。约有 5% ~15% 的患者无症状,仅在常规体检、胸部影像学检查时发现。其余的患者可表现或多或少与肺癌有关的症状与体征,按部位可分为原发肿瘤、肺外胸内扩展、胸外转移和胸外表现四类。

(一) 由原发肿瘤引起的症状

1. 咳嗽 为常见的早期症状,常为无痰或少痰的刺激性干咳,如肿瘤引起大远端支气管狭窄,咳嗽加重,多呈持续性高调金属音或刺激性呛咳;肺泡细胞癌可有大量黏液痰;如有继发性细菌感染时,痰量增多,且呈黏液脓痰。

2. 咯血 以中央型肺癌多见。由于癌组织血管丰富常引起咯血,可有间歇或持续性痰中带血，常易被患者忽视而延误早期诊断，大咯血者少见。

3. 胸闷、气短、喘鸣　由于肿瘤向支气管内生长，或转移到肺门淋巴结致使肿大的淋巴结压迫主支气管或隆突，或引起部分气道阻塞时，肿瘤引起支气管部分阻塞，可有胸闷、喘鸣、呼吸困难等表现，听诊时可发现局限或单侧哮鸣音。

4. 发热　多与癌肿引起的阻塞性肺炎有关，也可能由肿瘤组织坏死所致。抗生素治疗效果不佳。

5. 体重下降　消瘦为肿瘤常见的晚期症状之一。肿瘤发展到晚期，由于肿瘤毒素和消耗的原因，并由感染、疼痛所致的食欲减退等因素所致，可表现为消瘦或恶病质。

（二）肿瘤胸内局部扩展引起的症状和体征

1. 胸痛　近半数患者肿瘤直接侵犯胸膜和胸壁，引起不同程度的胸痛，多为不规则的钝痛或隐痛，疼痛于咳嗽、呼吸时加重；若肿瘤位于胸膜附近，则产生不规则的钝痛或隐痛，疼痛于呼吸、咳嗽时加重。肋骨、脊柱受侵犯时可有压痛点，而与呼吸、咳嗽无关。肿瘤压迫肋间神经，胸痛可累及其分布区。

2. 吞咽困难　侵犯或压迫食管可引起吞咽困难，尚可引起气管-食管瘘，导致肺部感染。

3. 声音嘶哑　因癌肿直接压迫或转移至纵隔淋巴结肿大后压迫喉返神经可引起声音嘶哑，多见于左侧。

4. 上腔静脉压迫综合征　癌侵犯纵隔，压迫上腔静脉时，上腔静脉回流受阻，产生头面部、颈部、上肢以及胸前淤血水肿和颈静脉扩张等，可引起头痛、头昏或眩晕，患者常诉上衣领口变紧，可在前胸壁见到扩张的静脉侧支循环。

5. Horner 综合征　肺尖部的肺癌称肺上沟瘤（Pancoast 瘤），易压迫颈部交感神经，引起病侧眼睑下垂、瞳孔缩小、眼球内陷，同侧额部与胸壁少汗或无汗。也常有肿瘤压迫臂丛神经造成以腋下为主、向上肢内侧放射的灼样疼痛，在夜间尤甚。

（三）癌肿远处转移引起的症状

1. 转移至脑、中枢神经系统时，可出现头痛、恶心、呕吐、颅内压增高等神经系统症状体征，偏瘫、小脑功能障碍、语言障碍等较少见。

2. 转移至骨骼，可有局部疼痛和病理性骨折。

3. 转移至肝时，可有畏食、肝区疼痛、肝大、黄疸和腹水等。

4. 转移至淋巴结，锁骨上淋巴结是肺癌常见的转移部位，肿大的淋巴结无痛感，坚硬而固定，可逐渐增大、增多。

（四）胸外表现

指肺癌非转移性的胸外表现，也称为副癌综合征，主要有以下几方面表现：

1. 肥大性肺性骨关节病　原因不明，多侵犯上、下肢长骨远端，发生杵状指（趾）和肥大性骨关节病。

2. 异位内分泌　小细胞肺癌和支气管类癌分泌促肾上腺皮质激素样物是引起库欣综合征的最常见细胞类型；大细胞肺癌分泌促性腺激素引起男性轻度乳房发育；分泌加压素引起稀释性低钠血症；鳞癌骨转移或肿瘤分泌过多甲状旁腺激素引起高钙血症等。

3. 神经肌肉综合征　包括小脑皮质变性、脊髓小脑变性、周围神经病变、重症肌无力和肌病等。它可以发生于肿瘤出现前数年，也可与肿瘤同时发生，发生原因不明，多见于小细胞肺癌。

4. 类癌综合征　主要表现为皮肤潮红、发绀，多见于面部和颈部，胃肠痉挛、腹泻、心动

过速、喘息等。与肿瘤释放的5-羟色胺、缓激肽、血管舒缓素和儿茶酚胺等血管活性物质有关,由小细胞肺癌引起。

5. 高钙血症　可由骨转移或肿瘤分泌过多甲状旁腺素相关蛋白引起,常见于鳞癌。患者表现为嗜睡,厌食,恶心,呕吐和体重减轻及精神变化。切除肿瘤后血钙水平可恢复正常。

6. 其他　还可有黑色棘皮症及皮肌炎、掌跖皮肤过度角化症、硬皮症,以及栓塞性静脉炎、非细菌性栓塞性心内膜炎、血小板减少性紫癜、毛细血管病性渗血性贫血等肺外表现。

四、辅助检查

(一) X线胸部检查

胸部X线检查是发现肺癌的重要方法。可通过胸部X线透视,正、侧位X线摄片,发现肿块影或可疑肿块阴影。中央型肺癌多为一侧肺门类圆形阴影,边缘毛糙,有时有分叶表现;周围型肺癌早期常呈局限性斑片状阴影,边缘不清,易误诊为肺炎或结核。

(二) CT

CT的优点在于对位于心脏后、脊柱旁沟、肺尖等隐蔽部位肺癌的发现极有帮助。CT还可辨认有无肺门和纵隔淋巴结肿大。

(三) MRI

MRI在明确肿瘤与心脏大血管之间的关系方面明显优于CT,在发现小病灶(<5cm)方面又远不如螺旋CT。

(四) 痰脱落细胞检查

是简单而有效的早期诊断方法之一。阳性率与标本收集是否得当、检查技术水平、标本送检的次数(3~4次为宜)等因素有关。

(五) 纤维支气管镜检查

是确诊支气管肺癌的重要方法。对位于近端气道内的肿瘤经纤维支气管镜刷检结合钳夹活检阳性率为90%~93%。对位于远端气道内而不能直接窥视的病变,可在荧光屏的透视指导下经纤维支气管镜肺活检。

(六) 其他检查

肿瘤标志物检查如癌胚抗原(CEA)、神经元特异性烯醇化酶(NSE);针吸细胞学检查;开胸肺活检;胸腔镜检查等。

知识链接

单光子发射计算机断层显像(SPECT)和正电子发射计算机体层显像(PET)

SPECT利用肿瘤细胞摄取放射性核素与正常细胞之间的差异,进行肿瘤定位、定性和骨转移诊断。方法简便、无创,目前应用的方法为放射性核素肿瘤阳性显像和放射免疫肿瘤显像。前者以亲肿瘤的标记化合物作为显像剂,虽性能稳定,但特异性差。后者以放射性核素标记的肿瘤抗原或其相关抗原制备的特异抗体为显像剂进行肿瘤定位诊断,特异性高,但制备过程复杂,影响因素多。

PET可用于肺癌及淋巴结转移的定性诊断,与正常细胞相比,肺癌细胞的代谢及增殖加快,对葡萄糖的摄取增加,注入体内的18-氟-2-脱氧-D葡萄糖(FDG)可相应地在肿瘤细胞内大量积聚,其相对摄入量可以反映肿瘤细胞的侵袭性及生长速度,诊断肺癌骨转移的价值优于SPECT。PET扫描对肺癌的敏感性可达95%,特异性可达90%,对发现转移病灶也很敏感,但对肺泡细胞癌的敏感性较差,评价时应予考虑。

五、诊断和鉴别诊断

（一）诊断

1. 诊断方法　一般依靠详细的病史采集、系统的体格检查和有关的辅助检查，进行综合判断，约80%～90%的患者可以得到确诊。但确诊时大多已属晚期，5年生存率较低。因此，提高早期诊断率，对改善预后至关重要。

2. 早期诊断　肺癌的早期诊断包括两方面的重要因素，一是普及肺癌的防治知识，对任何可疑的肺癌症状及时进一步检查；二是医务人员应对肺癌早期征象提高警惕，避免漏诊、误诊。

3. 排癌检查　对40岁以上长期大量吸烟者（吸烟指数>20年，吸烟史×20支/天＝400年支），有下列情况应进行有关排癌检查：①无明显诱因的刺激性咳嗽持续2～3周，治疗无效；②原有慢性呼吸道疾患，咳嗽性质改变；③持续或反复痰中带血而无其他原因可解释者；④反复发作的同一部位的肺炎，特别是段性肺炎；⑤原因不明的肺脓肿，无中毒症状，无大量脓痰，无异物吸入史，抗感染治疗效果不显著者；⑥原因不明的四肢关节疼痛及杵状指（趾）；⑦X线的局限性肺气肿或段、叶性肺不张；⑧孤立性圆形病灶和单侧肺门阴影增大者；⑨原有的肺结核病灶已稳定，而形态或性质发生改变者；⑩无中毒症状的血性胸腔积液，积液量进行性增加者。有上述表现之一者，应及时安排有关检查以便早期诊断。

（二）鉴别诊断

肺癌常与某些肺部疾患共存，或其影像学形态表现与某些疾病相类似，故常易误诊或漏诊，必须及时进行鉴别，以便早期诊断。

1. 肺结核痰脱落细胞学检查和经纤维支气管镜肺活组织检查常可帮助明确诊断。

（1）结核球：常需与周围型肺癌相鉴别，前者多见于年轻患者，病灶多位于结核好发部位（上叶后段和下叶背段），边界清楚，可有包膜，有时含钙化点，周围有纤维结核病灶，随访多年无明显改变。

（2）肺门淋巴结结核：与中央型肺癌鉴别。前者多见于儿童青少年，多有发热、盗汗等结核中毒症状，结核菌素试验多呈强阳性，抗结核治疗有效。

2. 肺炎应与癌性阻塞性肺炎相鉴别　肺炎大多起病急骤，先有寒战、高热等全身症状，继而出现呼吸道症状，抗菌药物治疗效果显著，病灶吸收迅速而完全。而癌性阻塞性肺炎炎症吸收缓慢，常在同一部位反复发生肺炎，抗菌药物治疗无效。

3. 肺脓肿应与癌性空洞继发感染相鉴别　原发性肺脓肿起病急，中毒症状严重，多有寒战、高热、咳嗽、咳大量脓臭痰，周围血象白细胞总数和中性粒细胞分类计数增高。X线胸片上空洞壁薄，内有液平，周围有炎症改变。癌性空洞常先有刺激性咳嗽，然后出现咳脓痰、反复咯血等。胸片可见肺癌为偏心空洞，壁厚，内壁凹凸不平。纤维支气管镜检查和痰脱落细胞检查可以帮助鉴别。

六、治疗

肺癌的治疗应根据患者的机体状况、肿瘤的病理类型、侵犯的范围和发展趋向，合理选择、有机组合手术、化疗和放疗，辅以免疫和中医药治疗等综合治疗措施，以最大限度提高治愈率和患者的生活质量。

非小细胞肺癌以手术治疗为主，小细胞肺癌以化疗为主要治疗方法。

（一）一般治疗

保持环境安静，保证患者充分休息。给予高蛋白、高热量、高维生素饮食，不能进食者给予鼻饲、静脉高营养疗法。疼痛患者给予止痛药物，避免患者的疼痛困扰。

（二）手术治疗

是非小细胞肺癌的主要治疗方法。通常最适宜的手术是肺叶切除，必要时考虑肺段或全肺切除。近年来有扩大手术治疗适应证，缩小手术切除范围及气管隆凸成形术等新进展。

（三）化学药物治疗（简称化疗）

小细胞肺癌对化疗有高度的反应性，有较多的化疗药物可提高小细胞肺癌的缓解率，因此，化疗是治疗小细胞肺癌的首选方法，联合化疗可明显提高小细胞肺癌的生存率，但对非小细胞肺癌大多反应率低，毒性大。常使用的联合方案是依托泊苷加顺铂或卡铂，3周1次，共4～6周期。

（四）放射治疗（简称放疗）

放射线对癌细胞有杀伤作用。癌细胞受照射后，射线可直接引起其DNA分子断裂，射线引起的电离物质还可使癌细胞发生变性，被吞噬细胞吞噬，最后被成纤维细胞替代。放疗对小细胞肺癌效果较好，其次为鳞癌和腺癌，对明确有颅脑转移者应给予全脑高剂量放疗（40Gy）。

（五）生物反应调节治疗

可增强机体的免疫力，提高人体对肿瘤细胞的杀伤能力。应用最多的为干扰素（IFN），其次为白介素-2（IL-2）。转移因子、左旋咪唑、集落刺激因子在肺癌的治疗中都能增加机体对化疗、放疗的耐受性，提高疗效。

（六）其他疗法

中西医结合治疗肿瘤是我国的特色。在肺癌的治疗中，中医有许多单方、方剂可以减少患者对放疗、化疗的反应，提高机体抗病能力，促进机体功能恢复，可对西医治疗起协同作用；肿瘤分子靶向治疗已经成为肿瘤治疗的新领域，一些药物如吉非替尼、厄洛替尼等已经在晚期非小细胞肺癌的治疗中显示出良好的疗效，可以考虑用于化疗失败或者无法接受化疗的患者；此外，冷冻疗法、支气管动脉灌注及栓塞治疗等，对缓解患者的症状和控制肿瘤的发展也有一定的效果。

七、预后和预防

（一）预后

肺癌的预后取决于早发现、早诊断、早治疗。由于早期诊断不足致使肺癌预后差，多数患者在确诊后5年内死亡。只有15%的患者在确诊时病变局限，5年生存率可达50%。规范有序的诊断、分期以及根据肺癌临床行为制定多学科治疗（综合治疗）方案，可为患者提供可能治愈或有效缓解的最好的治疗方法。随着以手术、化疗和放疗为基础的综合治疗进展，近30年肺癌总体5年生存率几乎翻了一倍。

（二）预防

避免接触与肺癌发病有关的因素，如吸烟和大气污染，加强职业接触中的劳动保护，应有助于减少肺癌发病危险。由于目前尚无有效的肺癌化学预防措施，不吸烟和及早戒烟可能是预防肺癌最有效的方法。

（杨　峥）

复习思考题

1. 肺炎的分类及临床特点是什么？
2. 慢性支气管炎、COPD 诊断要点及防治原则是什么？
3. 慢性肺源性心脏病的诊断要点和急性加重期的治疗原则是什么？
4. 支气管哮喘的临床特征和急性发作期的治疗是什么？
5. 呼吸衰竭的分类及表现和慢性呼吸衰竭的氧疗方法有哪些？
6. 肺癌的分类及临床表现及诊断方法有哪些？

病案分析题

王××，男性，68 岁，肺心病 7 年，一周前受凉感冒后，出现咳嗽、黄痰、呼吸困难，近 2 天来语言混乱，时有烦躁，昨晚开始嗜睡。查体：T 36.5℃，P 98 次/分，R 36 次/分，Bp 118/78mmHg。慢性病容，呼吸急促；口唇发绀；桶状胸，两肺底可闻及细湿啰音；心前区无隆起，剑突下见心脏搏动，心率 98 次/分，律齐，P_2 亢进；腹平软；双下肢凹陷性水肿。血气分析：PaO_2 43mmHg，$PaCO_2$ 92mmHg。请做出准确诊断。

第四篇　循环系统疾病

学习要点

急、慢性心力衰竭、原发性高血压、冠状动脉粥样硬化性心脏病、心脏骤停与心肺复苏的概念、临床表现、诊断要点、分级及治疗措施；急、慢性心力衰竭、原发性高血压、冠状动脉粥样硬化性心脏病、心脏骤停与心肺复苏的病因、分类、分期、辅助检查、并发症、鉴别诊断；急、慢性心力衰竭、原发性高血压、冠状动脉粥样硬化性心脏病、心脏骤停与心肺复苏的流行病学、新进展以及发病机制；具有诊治常见循环系统疾病的基本能力，能使用常用器械、仪器、设备进行基本诊疗操作。

第一章　心力衰竭

心力衰竭(heart failure，HF)指各种原因造成的心脏收缩和(或)舒张功能失常，心排血量不能满足机体组织代谢的需求，以肺循环和(或)体循环淤血，组织、器官血液灌注不足为主要表现的复杂病理生理过程和临床症候群。其主要临床表现有呼吸困难、体力活动耐量下降及体液潴留。心功能不全和心功能障碍在理论上是一个更广泛的概念，伴有临床症状的心功能不全称之为心力衰竭。

(一) 心衰的分类

临床上心力衰竭可以根据发生部位分为左心衰竭、右心衰竭和全心衰竭；根据起病情况可分为急性心力衰竭和慢性心力衰竭；根据功能异常可分为收缩性心力衰竭和舒张性心力衰竭。

(二) 心衰的分期

心衰分期概念的提出，使得我们对心衰的认识水平提高，心衰防治的关口前移。心力衰竭可根据其发生发展演变过程分为以下阶段：

1. 前心衰阶段　患者有心衰危险因素，如：高血压、冠心病、糖尿病、肥胖、心肌病家族史等，但患者没有心衰的临床表现，没有明确的心脏结构改变和功能异常。

2. 前临床心衰阶段　患者有心衰危险因素，没有心衰的临床表现，然而患者发生了心脏结构的改变，如：心脏扩大、心肌肥厚、无症状瓣膜性心脏病等。

3. 临床心衰阶段　患者有心脏结构的改变，既往或现有失代偿的心衰表现。

4. 难治性终末期心衰阶段　患者经严格优化内科治疗效果不佳，休息时仍有症状，需反复长期住院，可能需要心脏再同步化治疗(CRT/CRT-D)、左心室辅助、主动脉球囊内反搏(IABP)等特殊治疗。

（三）心功能的分级

目前通用的是美国纽约心脏病学会（NYHA）提出的分级方案，主要是根据患者自觉的活动能力划分为四级：

Ⅰ级：心脏病患者日常活动不受限制，一般活动不引起乏力、心慌、呼吸困难等心衰症状。

Ⅱ级：心脏病患者的体力活动轻度受到限制，休息时无自觉症状，一般的体力活动可出现心衰症状。

Ⅲ级：心脏病患者体力活动明显受限，低于平时一般活动即引起心衰症状。

Ⅳ级：心脏病患者不能从事任何体力活动。休息状态下也出现心衰的症状，体力活动后加重。

这种分级方案简便易行，但是有较强的主观性。一般心功能不全Ⅱ级相当于心衰Ⅰ度，心功能不全Ⅲ级相当于心衰Ⅱ度，心功能不全Ⅳ级相当于心衰Ⅲ度。

（四）六分钟步行试验

通过测定患者6分钟内在平直走廊内快速步行的距离来评价心衰的严重程度和疗效，6分钟步行距离<150米为重度心衰；150～450米为中度心衰；>450米为轻度心衰。此方法安全、简便、易行，已逐渐在临床应用。

第一节　慢性心力衰竭

慢性心力衰竭（chronic heart failure，CHF）通常伴有肺循环和（或）体循环的被动性充血，故又称慢性充血性心力衰竭，是多数器质性心脏病患者终末期表现和最主要的死亡原因。冠心病、高血压已经成为慢性心力衰竭最主要的病因，据2005年对我国17个地区CHF病因调查，冠心病占57.1%居首位，高血压占30.4%。风湿性心脏病在病因构成中的比例已趋下降，但瓣膜性心脏病仍不可忽视。同时，慢性肺源性心脏病和高原性心脏病在我国也具有一定的地域高发性。CHF预后不良，据我国50家医院住院病例调查，CHF住院率只占同期心血管病的20%，但病死率却占40%。研究表明，心衰患者的5年生存率与部分实体恶性肿瘤相当。形势正如Braunwald教授所言，在21世纪，心血管医生面临的二个重大问题是“心力衰竭”和“心房颤动”。

一、病因

（一）基本病因

主要由原发性心肌损害、长期容量和（或）压力负荷过重，导致心肌功能由代偿最终发展为失代偿。

1. 原发性心肌损害　包括缺血性心肌损害、心肌炎、心肌病、心肌代谢障碍性疾病（如糖尿病心肌病）。冠心病心肌缺血和（或）心肌梗死是引起心力衰竭最常见的原因之一。

2. 心脏负荷过重

（1）压力负荷（后负荷）过重：见于高血压、主动脉瓣狭窄、肺动脉高压、肺动脉瓣狭窄等左、右心室收缩期射血阻力增加的疾病。

（2）容量负荷（前负荷）过重：见于心脏瓣膜关闭不全，血液反流及左、右心或动静脉分流性先天性心血管病，如室间隔缺损、动脉导管未闭等。此外，伴有全身血容量增多或循环血量增多的疾病如慢性贫血、甲状腺功能亢进症等，心脏的容量负荷增加。

（二）诱因

有基础心脏病的患者，下述因素常诱发心力衰竭的发生：

1. 感染　呼吸道感染是最为常见、最重要的诱因。感染性心内膜炎也不少见。

2. 心律失常　心房颤动是最常见诱因，其他各种类型的快速性心律失常和严重缓慢性心律失常均可诱发。

3. 血容量增加　如摄入钠盐过多，静脉输液过多、过快等。

4. 过度劳累或情绪激动　如暴怒、分娩等。

5. 治疗不当　如不恰当停用利尿药物或降血压药等。

6. 原有心脏病变加重或并发其他疾病　如冠心病发生心肌梗死，风湿性心脏病出现风湿活动，合并甲亢、贫血等。

二、临床表现

临床上以慢性左心衰竭最为常见，单纯右心衰竭较少见。左心衰竭后继发右心衰竭，以及由于严重广泛心肌疾病同时波及左、右心而发生全心衰者在住院患者中更为多见。

（一）左心衰竭

以肺循环淤血及心排血量降低表现为主：

1. 症状

（1）不同程度的呼吸困难：早期可见劳力性呼吸困难，随着病情进一步发展可出现端坐呼吸、夜间阵发性呼吸困难。主要由于急性或慢性肺淤血和肺活量减低所引起。夜间阵发性呼吸困难表现为患者在入睡后突然因憋气而惊醒，被迫采取坐位，咳粉红色泡沫痰，呼吸急促，甚有哮鸣音，称之为“心源性哮喘”。进一步发展可导致急性肺水肿，是左心衰呼吸困难最严重的形式。

（2）咳嗽、咳痰、咯血：咳嗽、咳痰常于夜间及活动后发生，坐位或立位时咳嗽可减轻，白色浆液性泡沫状痰为其特点，偶可见痰中带血丝。

（3）组织器官灌注不足的表现：乏力、疲倦、运动耐量减低、头晕、心慌、少尿及肾功能损害等。

2. 体征

（1）肺部湿性啰音：由于肺毛细血管压增高，液体可渗出到肺泡而出现湿性啰音。

（2）心脏体征：除有基础心脏病的固有体征外，慢性左心衰的患者一般均有心脏扩大（单纯舒张性心衰除外）、第一心音减弱、相对性二尖瓣关闭不全引起的反流性杂音、肺动脉瓣区第二心音亢进及舒张期奔马律等。交替脉亦为左心衰竭的早期重要体征之一。

（二）右心衰竭

以体循环淤血的表现为主：

1. 症状

（1）消化道症状：胃肠道及肝脏淤血引起食欲不振、腹胀、恶心、呕吐等是右心衰最常见的症状。

（2）劳力性呼吸困难：继发于左心衰的右心衰最明显，由分流性先天性心脏病或肺部疾患所致的右心衰，劳力性呼吸困难也明显。

2. 体征

（1）水肿：其特征为首先出现于身体最低垂的部位，常为对称性可压陷性。有时可出现胸腔积液。

（2）颈静脉征：颈静脉充盈、增强、怒张是右心衰的主要体征，肝颈静脉回流征阳性则更具特征性。

（3）肝脏肿大：肝脏因淤血肿大常伴压痛，持续慢性右心衰可致心源性肝硬化。

（4）心脏体征：除基础心脏病的相应体征之外，右心衰时可因右心室显著扩大而出现三尖瓣关闭不全的反流性杂音。

（三）全心衰竭

右心衰继发于左心衰而形成全心衰。当右心衰出现之后，右心排血量减少，呼吸困难等肺淤血症状反有所减轻。

三、辅助检查

1. 利钠肽　是心衰诊断、患者管理、临床事件风险评估中的重要指标，在判断心力衰竭预后及排他性诊断中优势独特，临床常用 BNP 和 NT-proBNP 血浆水平来表示。如 BNP<100ng/L或 NT-proBNP<400ng/L，心衰可能性很小，其阴性预测值为 90%；如 BNP>400ng/L 或 NT-proBNP>1500ng/L，心衰可能性很大，其阳性预测值为 90%。未经治疗者利钠肽水平正常可基本排除心衰诊断，已经接受治疗者利钠肽水平升高提示预后差。

2. 超声心动图检查　可以准确的评价各心腔大小以及瓣膜的结构和功能，观察心脏收缩力和室壁运动情况，是诊断心力衰竭最主要的仪器检查。

3. X 线检查　心影大小及外形为心脏病的病因诊断提供重要的参考资料，根据心脏扩大的程度和动态改变也间接反映心脏功能状态。肺淤血的有无及其程度直接反映心功能状态。Kerley B 线是慢性肺淤血的特征性表现。急性肺泡性水肿时肺门呈蝴蝶状，肺野可见大片融合的阴影。

4. 有创性血流动力学检查　右心漂浮导管（Swan-Ganz 导管）和脉搏指示剂连续心排血量监测（PiCCO），可以直接反映左心功能，更好的指导容量管理。

5. 心电图检查　可提供既往心肌梗死、左室肥厚、广泛心肌损害及心律失常等信息。

四、诊断及鉴别诊断

（一）诊断

心力衰竭的诊断是综合病因、病史、症状、体征及辅助检查而作出的。首先应有明确的器质性心脏病的诊断。症状、体征是诊断心衰的重要依据，左心衰竭肺淤血引起不同程度的呼吸困难和右心衰竭体循环淤血的临床表现是诊断心衰的重要依据。

（二）鉴别诊断

1. 支气管哮喘　多见于青少年并且有过敏史，发作时双肺可闻及典型哮鸣音，咳出白

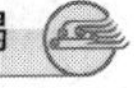

色黏液痰后呼吸困难常可缓解。

2. 心包积液、缩窄性心包炎　由于静脉回流受阻同样可以引起颈静脉怒张、肝大、下肢水肿等表现，应根据病史、心脏及周围血管体征进行鉴别，超声心动图检查可得以确诊。

五、治疗

慢性心力衰竭治疗的目的在于阻止和延缓心衰的发生发展；缓解临床症状；提高患者运动耐量，改善生活质量；降低死亡率和住院率。治疗原则：心力衰竭应采取综合治疗，包括病因治疗，调节心力衰竭的代偿机制，减少代偿机制带来的负面影响，阻止或延缓心室重塑，防止心肌损害进一步加重等。

（一）一般治疗

1. 生活方式管理

（1）患者教育：要针对心衰的预防和管理对患者及其家属进行教育，内容包括健康的生活方式、平稳的情绪、避免诱因、科学规范的服药等。

（2）体重管理：日常体重监测能简便直观的反映患者体液潴留情况以及利尿剂的疗效，帮助指导调整治疗方案。

（3）饮食管理：清淡易消化饮食，控制钠盐摄入有利于减轻体液潴留。

2. 休息与活动　患者急性期和病情不稳时应限制体力活动，卧床休息，以利心功能的恢复；病情稳定的患者在不诱发加重的前提下，应鼓励主动运动，逐步增加有氧运动。

3. 镇静、吸氧　对焦虑不安或抑郁悲观的患者必要时可予以适量的镇静剂，保证患者充分休息。一般心衰，并不一定需要氧气治疗，但是对有缺氧表现或伴有肺炎、急性肺水肿、急性肺梗塞及急性心肌梗死等所致的心衰，应予以氧气吸入治疗。

（二）病因治疗

1. 针对心力衰竭的病因治疗　如控制高血压，改善冠心病心肌缺血，慢性心瓣膜病之换瓣手术，以及先天畸形的纠正手术等。

2. 消除诱因　如积极抗感染，对心室率很快的心房颤动，应尽快复律或者控制心室率等。

（三）药物治疗

1. 利尿剂　是心力衰竭治疗中改善症状的基石，是唯一能够控制体液潴留的药物，通过排钠排水减轻心脏的容量负荷。常用的利尿剂包括：噻嗪类（如氢氯噻嗪）、袢利尿剂（如呋塞米、布美他尼、托拉塞米）、保钾利尿剂（如螺内酯）。利尿剂的剂量、用药的途径、给药的方法、合并用药的情况应依据患者利尿的效果和症状改善的程度来确定。另外，根据国内外应用经验和资料，若心衰伴顽固水肿（多种利尿剂应用无效）或利尿剂抵抗，心衰伴低钠血症（尤其稀释性低钠血症）以及心衰伴肾功能损害时，推荐使用新型利尿剂托伐普坦。

2. RAAS 抑制剂

（1）血管紧张素转换酶抑制剂（ACEI）：ACEI 可改善和延缓心室重塑；可使具有血管扩张作用的前列腺素生成增多；能提高患者的生活质量，显著降低猝死率和再住院率。常用的 ACEI 有卡托普利、贝拉普利、培哚普利、雷米普利、赖诺普利等。ACEI 的不良反应：低血压、肾功能一过性恶化、高血钾、干咳及血管性水肿等。

（2）血管紧张素受体拮抗剂（ARB）：因ACEI引起的干咳不能耐受者可改用血管紧张素受体拮抗剂，如氯沙坦、缬沙坦等。

（3）醛固酮受体拮抗剂：通过阻断醛固酮的效应，抑制心血管的重构，改善慢性心衰的远期预后。代表药物螺内酯、依普利酮。该类药物在心衰治疗中的地位逐年上升，应用人群不断扩大。

（4）肾素抑制剂：血管肾素的活性是动脉粥样硬化、糖尿病、慢性心衰患者发生心血管事件和致死的独立危险因素。新一代口服非肽类肾素抑制剂阿利吉仑正逐步应用于临床，但其有效性尚待进一步验证。

3. β受体阻滞剂　可对抗交感神经代偿过度兴奋的情况。从小剂量开始逐渐增加剂量，达到最大耐受量后长期维持使用，能减轻症状、改善预后、降低死亡率和再住院率。临床上常用的β受体阻滞剂有美托洛尔、比索洛尔及卡维地洛等。突然停药可导致临床病情恶化，应予以避免。β受体阻滞剂的禁忌证：支气管痉挛性疾病、严重心衰、严重窦性心动过缓、高度房室传导阻滞、病窦综合征、周围血管疾病、糖尿病等。

4. 正性肌力药

（1）洋地黄制剂：可明显改善症状，提高运动耐量，增加心排血量。常用的洋地黄制剂有洋地黄苷、地高辛、西地兰等。最常用的口服药物是地高辛，它是唯一经过安慰剂对照研究进行疗效评价的洋地黄制剂，以0.125～0.25mg/日起始并维持；对于急性心衰或慢性心衰急性加重时，可静脉注射西地兰0.2～0.4mg/次，视情况可增加剂量，但是一般总量不要超过1.2mg/次。

（2）非洋地黄类正性肌力药：如肾上腺素能受体兴奋剂（多巴胺、多巴酚丁胺）、磷酸二酯酶抑制剂（米力农、氨力农）。

5. 扩血管药物　慢性心衰患者并不推荐使用血管扩张药物，仅在伴有高血压或心绞痛时可考虑联合应用。

6. 抗心力衰竭药物治疗进展

（1）人重组脑利钠肽（rh-BNP）：作为一种静脉作用的内源性激素，具有扩张静脉、动脉和冠状动脉，排钠利尿，有效降低心脏前后负荷，抑制肾素-血管紧张素系统（RAAS）和交感神经系统等作用，可以有效改善心衰患者的急性血液动力学障碍。

（2）钙离子增敏剂：左西孟旦具有钙敏感蛋白的正性肌力和平滑肌K^+通道开放引起的外周血管扩张作用。RUSSLAN和LIDO试验发现左西孟旦增加心输出量、改善血流动力学、纠正心力衰竭症状均显著优于多巴酚丁胺，而与β受体阻滞剂合用（比不用）效果更好。

（3）其他新药：目前正在开发，将来有可能成为治疗心衰新药的其他神经内分泌阻滞剂或抗心肌细胞重构的制剂有精氨酸加压素（arginine varopressin，AVP）受体拮抗剂、血管肽酶抑制剂（VPIs）、炎症细胞因子拮抗剂、内皮素拮抗剂、钙紧张素基因相关肽（calcitonin gene related peptide）和基质金属蛋白酶（Matrix metalloproteinase，MMP）抑制剂等。最终是否有效，需要大规模临床试验的结果证实。

（四）心力衰竭的非药物治疗和进展

1. 心脏再同步化治疗（CRT/CRT-D）　指南已经推荐心脏再同步治疗用于心力衰竭的

治疗,该治疗能够提高患者的生存率和生活质量,改善患者的心功能,提高患者心脏射血分数。

2. 心脏机械辅助治疗 对于发生急性失代偿的患者和终末期心衰的患者,暂时应用机械辅助治疗是帮助患者度过心衰极期和(或)等待心脏移植的重要方法,能有效的维持患者血压和生命。目前在临床常用的有:主动脉球囊内反搏(IABP)、体外膜氧合器(ECMO)、左心辅助循环(LVAD)、心脏移植、持续血液净化(CRRT)等。

第二节 急性心力衰竭

急性心力衰竭(acute heart failure AHF)是指由于各种原因引起心排血量显著、急骤降低,导致组织器官灌注不足和急性肺(体)循环淤血的临床综合征。急性心衰可以突然起病或在原有慢性心衰基础上急性失代偿,大多数表现为收缩性心衰,也可以表现为舒张性心衰,临床上以急性肺水肿为特征的急性左心衰竭最为常见,急性右心衰竭则较少见。

一、病因病理

(一) 病因

1. 心肌急性弥漫性损害 急性重症心肌炎、急性大面积心肌梗死、急性大块肺栓塞、围生期心肌病、药物所致的心肌损伤与坏死等。

2. 心脏负荷突然增高 重度主动脉瓣或二尖瓣狭窄、高血压危象、严重肺动脉高压、短时间内大量输血输液、室间隔缺损等。

3. 瓣膜性急性反流 二尖瓣和(或)主动脉瓣穿孔、二尖瓣腱索和(或)乳头肌断裂、瓣膜撕裂(如外伤性主动脉瓣撕裂)以及人工瓣膜的急性损害等。

4. 急性心室舒张受限 大量的心包积液、张力性气胸、严重心包缩窄等。

除此以外,还有慢性心衰药物治疗缺乏依从性、劳累、感染、情绪激动、大手术、严重心律失常等诱发因素。

(二) 病理

主要病理为心脏收缩力突然严重减弱,心排血量急剧减少,或左房室瓣膜性急性反流,左室舒张末压迅速升高,肺静脉回流不畅。由于肺静脉压快速升高,肺毛细血管压随之升高,使血管内体液渗入到肺间质或肺泡内,形成急性肺水肿。

急性肺水肿是指血浆渗入到肺间质,随后渗入到肺泡内,影响到气体交换,而引起的呼吸困难、咳嗽、粉红色泡沫痰等综合征。一般说来,凡使左室舒张末压和左房压力增加并使毛细血管压力升高至30mmHg以上,即可发生急性肺水肿。

二、临床表现

(一) 症状

突发严重呼吸困难,呼吸频率常达每分钟30~40次,端坐呼吸,面色灰白,发绀,大汗,烦躁,同时频繁咳嗽,咳粉红色泡沫痰。极重者可见神志模糊。

（二）体征

肺水肿早期血压可一度升高，随之下降。听诊时两肺布满湿性啰音和哮鸣音，心尖区第一心音减弱，心率快，同时可闻及奔马律，肺动脉瓣区第二心音亢进。

三、诊断与鉴别诊断

（一）诊断要点

根据病史、典型症状和体征可做出临床诊断，实验室检查对病因诊断提供帮助，血流动力学监测对急性肺水肿的治疗提供依据。疑似患者可行 BNP/NT-proBNP 检查。

1. 有严重心脏病病史。急性心力衰竭患者多有心肌病变和心肌代谢障碍的病史。

2. 突发严重呼吸困难，端坐呼吸，烦躁，发绀，频繁咳嗽伴有哮鸣音，咯大量粉红色泡沫痰。

3. 双肺布满湿啰音及哮鸣音，心率快，心尖区可闻及奔马律。

4. X 线检查、血流动力学证据。

（二）心衰严重程度分级

Killip 分级适合评价急性心肌梗死时心衰的程度。

Ⅰ级　无心衰的临床症状和体征。

Ⅱ级　有心衰的临床症状和体征。两肺中下部有湿啰音，不超过肺野 50%，可闻及奔马律，肺静脉高压，胸片有肺淤血。

Ⅲ级　严重心衰的临床症状和体征，有肺水肿，湿啰音遍布两肺，超过肺野 50%。

Ⅳ级　心源性休克、低血压（收缩压<90mmHg），紫绀、出汗、少尿。

（三）鉴别诊断

急性心力衰竭应与可引起明显呼吸困难的疾病，如支气管哮喘、哮喘持续状态、急性大块肺栓塞、肺炎、严重的慢性阻塞性肺疾病（COPD）尤其伴感染等相鉴别，还应与其他原因所致的非心源性肺水肿（如急性呼吸窘迫综合征）以及非心源性休克等疾病相鉴别。

四、治疗

急性心力衰竭是危及患者生命的急症，治疗原则应以改善和稳定血流动力学和明确相关病因为首要任务。

（一）一般治疗

1. 体位　静息时明显呼吸困难者应半卧位或端坐位，双腿下垂以减少回心血量，降低心脏前负荷。必要时四肢轮流绑扎止血带或血压计袖带，通常同一时间绑扎三肢，每隔 15 ~ 20 分钟轮流放松一肢。

2. 吸氧　适用于低氧血症和呼吸困难明显（尤其指端血氧饱和度<90%）的患者。应尽早采用，使患者 SaO_2>95%（伴 COPD 者 SaO_2>90%）。可采用鼻导管吸氧或面罩吸氧，对于急性肺水肿患者，可在湿化瓶中加 50% ~ 70% 酒精或有机硅消除泡沫。必要时还可采用无创呼吸机持续加压（CPAP）或双水平气道正压（BiPAP）给氧治疗。

3. 做好救治的准备工作　至少开放两条静脉通道，并保持通畅。固定和维护好漂浮导管、深静脉置管、心电监护的电极和导联线、鼻导管或面罩、导尿管以及指端无创血氧仪测定

电极等。保持室内适宜的温度、湿度,灯光柔和,环境幽静。

4. 镇静 吗啡不仅具有镇静、解除患者焦虑状态的作用,且能扩张小静脉和小动脉,从而减轻心脏前后负荷。在大多数情况下,吗啡是治疗急性肺水肿的最有效药物,早期应用效果尤著。常用3.0~5.0mg静脉缓慢注射,亦可皮下或肌内注射,必要时每隔15分钟重复一次,共2~3次。亦可应用哌替啶50~100mg肌内注射。

5. 快速利尿 呋塞米20~40mg,于2分钟内静脉注射,4小时后可重复1次。

6. 氨茶碱 缓解支气管痉挛,并有一定的强心和扩张血管作用。

7. 饮食及出入量管理 进食易消化食物,避免饱餐,可少量多餐。肺淤血、体循环淤血及水肿明显者应严格限制饮水量和静脉输液速度,早期保持每天水出入量负平衡约500ml/天,以减少水钠潴留和缓解症状。

(二)血管扩张剂

此类药可应用于急性心衰早期阶段。收缩压水平是评估此类药是否适宜的重要指标。收缩压>110mmHg的急性心衰患者通常可以安全使用;收缩压在90~110mmHg之间的患者应谨慎使用;而收缩压<90mmHg的患者则禁忌使用。

1. 硝酸酯类药物 常用药硝酸甘油、硝酸异山梨酯。特别适用于急性冠状动脉综合征伴心衰的患者。静脉应用硝酸酯类药物应十分小心滴定剂量,经常测量血压,防止血压过度下降。

2. 硝普钠 适用于严重心衰、原有后负荷增加以及伴心源性休克患者。临时应用宜从小剂量10μg/分钟开始,可酌情逐渐增加剂量至50~250μg/分钟,静脉滴注,2~5分钟起效,因含氰化物,持续用药不要超过24小时。由于其强效降压作用,应用过程中要密切监测血压、根据血压调整合适的维持剂量。停药应逐渐减量,并加用口服血管扩张剂,以避免反跳现象。

3. rhBNP 该药近几年刚应用于临床,属内源性激素物质,与人体内产生的BNP完全相同。国内制剂商品名为新活素,国外同类药名为萘西立肽(nesiritide)。其主要药理作用是扩张静脉和动脉(包括冠状动脉),从而减低心脏前、后负荷。

知识链接

rhBNP的功能和用法

rhBNP在无直接正性肌力作用情况下增加心输出量,故将其归类为血管扩张剂。实际该药并非单纯的血管扩张剂,而是一种兼具多重作用的治疗药物;可以促进钠的排泄,有一定的利尿作用;还可抑制RAAS和较高神经系统,阻滞急性心衰演变中的恶性循环。最近的两项研究(VMAC和PROACTION)表明,该药的应用可以带来临床和血流动力学的改善,推荐应用于急性失代偿心衰。国内一项Ⅱ期临床研究提示,rhBNP较硝酸甘油静脉制剂能够显著降低PCWP,缓解患者的呼吸困难。应用方法:先给予负荷剂量1.500μg/kg,静脉缓慢推注,继以0.0075~0.0150μg/(kg·min)静脉滴注;也可不用负荷剂量而直接静脉滴注。疗程一般3天,不超过7天。

4. 乌拉地尔 该药具有外周和中枢双重扩血管作用,可有效降低血管阻力,降低后负荷,增加心输出量,但不影响心率,从而减少心肌耗氧量。适用于高血压性心脏病、缺血性心肌病(包括急性心肌梗死)和扩张型心肌病引起的急性左心衰。

(三)正性肌力药物

1. 洋地黄类药物 一般应用毛花甙C(西地兰)0.2~0.4mg加入50%葡萄糖液40ml中

缓慢静脉注射，2～4 小时后可以再用 0.2mg，伴快速心室率的房颤患者可酌情适当增加剂量。发病前两周用过洋地黄类药物者，应从小剂量开始，以免中毒。急性心肌梗死最初的 24 小时内发生急性左心衰竭不宜用洋地黄类药。

2. 肾上腺素能受体兴奋剂　多巴胺 250～500μg/分钟静脉滴注，该药应用个体差异较大，一般从小剂量开始，逐渐增加剂量，短期应用。多巴酚丁胺 100～250μg/分钟静脉滴注，该药短期应用可以缓解症状，但并无临床证据表明对降低病死率有益。

3. 磷酸二酯酶抑制剂　米力农兼有正性肌力和降低外周血管阻力的作用，首剂 25～50μg/kg 静脉注射（大于 10 分钟），继以 0.25～0.50μg/（kg·分钟）静脉滴注。常见不良反应有低血压和心律失常。

（四）机械辅助治疗

急性心肌梗死或严重心肌缺血并发心源性休克、顽固性肺水肿，且不能由药物治疗纠正时可采用主动脉内球囊反搏（IABP）。对于极危重患者，有条件的医院也可采用 LVAD、CRT、ECMO、CRRT 等治疗。

（五）病因治疗

要及时矫正基础心血管疾病，控制和消除各种诱因。

第二章　原发性高血压

原发性高血压(primary hypertension)是以体循环动脉血压升高为主要临床表现的心血管综合征,通常简称为高血压。高血压是多种心、脑血管疾病的重要病因和危险因素,影响重要脏器,如心,脑、肾的结构与功能,最终导致这些器官的功能衰竭。

高血压患病率和发病率在不同国家、地区或种族之间有差别,工业化国家较发展中国家高,美国黑人约为白人的2倍。高血压患病率、发病率及血压水平随年龄增加而升高。高血压在老年人较为常见,尤以单纯收缩期高血压为多。流行病学调查显示,我国高血压患病率和流行存在地区、城乡和民族差别,北方高于南方,华北和东北属于高发区;沿海高于内地;城市高于农村;高原少数民族地区患病率较高。男、女性高血压患病率差别不大,青年期男性略高于女性,中年后女性稍高于男性。

一、病因和发病机制

原发性高血压的病因为多因素,主要为遗传和环境因素两个方面。目前认为是在一定的遗传背景下由于多种后天环境因素作用使正常血压调节机制失代偿所致。

(一) 遗传因素

高血压具有明显的家族聚集性,父母均有高血压者,其子女的发病概率高达46%,约60%高血压患者可询问到有高血压家族史。高血压的遗传可能存在主要基因显性遗传和多基因关联遗传两种方式。在遗传表型上,不仅血压升高发生率体现遗传性,而且在血压高度、并发症发生以及其他有关因素方面(如肥胖)也有遗传性。

(二) 环境因素

1. 饮食　钠盐摄入量与高血压患病率呈显著正相关,摄盐越多,血压水平和高血压患病率越高,但是同一地区人群中个体间血压水平与摄盐量并不相关,摄盐过多导致血压升高主要见于对盐敏感的人群。高蛋白质摄入、饱和脂肪酸或饱和脂肪酸/不饱和脂肪酸比值较高、长期过量饮酒等,高血压发病率都明显增高。钾摄入量与血压呈负相关。新的研究显示,叶酸缺乏会导致血浆同型半胱氨酸水平增高,这与高血压发病正相关,而且增加了高血压脑卒中的风险。

2. 精神应激　城市脑力劳动者高血压患病率超过体力劳动者,从事精神紧张度高的职业者发生高血压的可能性较大,长期生活在噪声环境中听力敏感性减退者患高血压也较多。高血压患者经休息后往往症状和血压可获得一定改善。

3. 吸烟　吸烟可使交感神经末梢释放去甲肾上腺素增加,同时通过氧化应激损害一氧化氮介导的血管舒张而使血压增高。

(三) 其他因素

超重或肥胖(尤其腹型肥胖)、药物(避孕药、麻黄素、肾上腺皮质激素、非甾体消炎药等)、睡眠呼吸暂停低通气综合征(SAHS)等因素也可引起血压升高。

二、临床表现及并发症

（一）症状

大多数起病缓慢、渐进，一般缺乏特殊的临床表现。约1/5患者无症状，仅在测量血压时或发生心、脑、肾等并发症时才被发现。常见症状可有头晕、头痛、眼花、颈项板紧、疲劳、心悸等，呈轻度持续性，多数症状可自行缓解，在紧张或劳累后加重，症状与血压水平有一定的关联，因高血压性血管痉挛或扩张所致。

（二）体征

血压随昼夜、季节、患者睡眠情况、身体状态、情绪波动等因素有较大波动。高血压时体征一般较少。周围血管搏动、血管杂音、心脏杂音等是重点检查的项目。常见的并应重视的部位是颈部、背部两侧肋脊角、上腹部脐两侧、腰部肋脊处的血管杂音。心脏听诊可有主动脉瓣区第二心音亢进、收缩期杂音或收缩早期喀喇音。

（三）特殊类型高血压

1. 恶性高血压　少数患者病情急骤发展，舒张压持续≥130mmHg，并有头痛、视力模糊、眼底出血、渗出和乳头水肿，肾脏损害突出，持续蛋白尿、血尿与管型尿。病情进展迅速，预后差，常死于肾衰竭、心力衰竭或脑卒中。病理以肾小动脉纤维样坏死为特征。

2. 高血压危象　因各种应激情况，突然停服降压药等诱因，造成血压急剧上升，进而影响到重要脏器血供而产生危急症状。危象发生时，出现头痛、眩晕、烦躁、恶心、呕吐、心悸、气急及视力模糊等严重症状，以及伴有痉挛动脉（椎-基底动脉、视网膜动脉、颈内动脉、冠状动脉等）累及的靶器官缺血症状。

3. 高血压脑病　发生在重症高血压患者，由于过高的血压突破了脑血流自动的调节范围，脑组织血流灌注过多引起脑水肿。临床以脑病的症状与体征为特点，表现为弥漫性严重头痛、呕吐、意识障碍、精神错乱，甚至昏迷、局灶性或全身性抽搐。

（四）并发症

1. 脑血管病　包括脑血栓形成、脑梗死、短暂性脑缺血、脑出血发作等。

2. 心力衰竭和冠心病　当后负荷过重时可引起心力衰竭，参阅本篇第一、三章。

3. 慢性肾衰竭　长期良性高血压控制不良，侵犯肾小球前小动脉，导致良性小动脉性肾硬化症。

4. 主动脉夹层　由于长期的高血压对血管壁的冲击作用，导致主动脉内膜损伤，血液渗入主动脉中层形成夹层血肿，并沿着主动脉壁延伸剥离。本并发症是严重心血管急症，也是猝死的病因之一。

三、实验室检查

（一）常规项目

常规检查的项目是血、尿常规，血糖，血胆固醇，甘油三酯，肾功能，血尿酸和心电图。这些检查有助于发现相关的危险因素和靶器官损害。部分患者根据需要和条件可以进一步检查眼底、超声心动图、血电解质、低密度脂蛋白胆固醇与高密度脂蛋白胆固醇、血儿茶酚胺、肾上腺超声、睡眠呼吸监测等。

（二）特殊检查

如果为了更进一步了解高血压患者病理生理状况和靶器官结构与功能变化，可以有目

的地选择一些特殊检查，例如24小时动态血压监测（ABPM），踝/臂血压比值，颈动脉超声，动脉弹性功能测定，血浆同型半胱氨酸水平，血和尿醛固酮水平，血浆肾素活性（PRA）等。24小时动态血压监测有助于判断血压升高严重程度，了解血压昼夜节律，指导降压治疗以及评价降压药物疗效。

四、诊断及鉴别诊断

（一）高血压的诊断

高血压诊断主要根据诊所测量的血压值，采用经核准的水银柱或电子血压计，测量安静休息时上臂肱动脉部位血压，一般需非同日测量3次血压值收缩压均≥140mmHg和（或）舒张压≥90mmHg可诊断高血压。患者既往有高血压史，现在在服降压药，即便测得血压正常，也应诊断为高血压（表4-2-1）。

表4-2-1　血压水平的分类与标准
根据中国高血压防治指南（2005年修订版）的标准规定

类　别	收缩压（mmHg）	舒张压（mmHg）
正常血压	<120	<80
正常高值	120～139	80～89
高血压：	≥140	≥90
1级高血压（轻度）	140～159	90～99
2级高血压（中度）	160～179	100～109
3级高血压（重度）	≥180	≥110
单纯收缩期高血压	≥140	<90

当收缩压和舒张期分属于不同分级时，以较高的级别作为标准。以上标准适用于男、女性任何年龄的成人。

一旦诊断高血压，必须鉴别是原发性还是继发性。原发性高血压患者需作有关实验室检查，评估靶器官损害和相关危险因素，从而指导治疗和判断预后。现主张对高血压患者做心血管危险分层，将高血压患者分为低危、中危、高危和很高危。具体分层标准根据血压升高水平（1、2、3级）、其他心血管危险因素、糖尿病、靶器官损害以及并发症情况（表4-2-2）。用于分层的其他心血管危险因素：男性>55岁，女性>65岁；吸烟；糖耐量受损和（或）空腹血糖受损；血同型半胱氨酸升高（>10μmol/L）；血胆固醇（TC）>5.72mmol/L（220mg/dl），或低密度脂蛋白胆固醇（LDL-C）>3.3mmol/L（130mg/dl），或高密度脂蛋白胆固醇（HDL-C）<1.0mmol/L（40mg/dl）；早发心血管疾病家族史（一级亲属发病年龄男性<55岁，女性<65岁）；腹型肥胖（腹围：女性≥85cm，男性≥90cm），或体重指数（BMI）>28kg/m^2。用于分层的靶器官损害：左心室肥厚（超声心动图或心电图）；颈动脉超声证实有动脉粥样硬化斑块或内膜中层厚度（IMT）≥0.9mm；颈股动脉PWV≥12米/秒；ABI<0.9；eGFR<60ml/（分钟·1.73m^2）或血肌酐轻度升高：男性115～133μmol/L（1.3～1.5mg/dl），女性107～124μmol/L（1.2～1.4mg/dl）；微量白蛋白尿30～300mg/24小时，或尿白蛋白/肌酐比值≥30mg/g。用于分层的并发症：心脏疾病（心绞痛，心肌梗死，心力衰竭，冠状动脉血运重建）；脑血管疾病（短暂性脑缺血发作，缺血性脑卒中，脑出血）；肾脏疾病（糖尿病肾病，血肌酐升高男性超过133μmol/L或女性超过124μmol/L，临床蛋白尿>300mg/24小时）；血管疾病（外周血管病，主动脉夹层）；高血压性视网膜病变（出血或渗出，视乳头水肿）；糖尿病。

表 4-2-2 高血压患者心血管危险分层标准

其他危险因素和病史	血压(mmHg)		
	1 级 (收缩压 140 ~159 或 舒张压 90 ~99)	2 级 (收缩压 160 ~179 或 舒张压 100 ~109)	3 级 (收缩压≥180 或 舒张压≥110)
无其他危险因素	低危	中危	高危
1 ~2 个危险因素	中危	中危	很高危
3 个以上危险因素,或靶器官损害	高危	高危	很高危
有并发症或糖尿病	很高危	很高危	很高危

(二) 鉴别诊断

主要和继发性高血压进行鉴别。继发性高血压是指由某些确定的疾病或病因引起的血压升高。

1. 肾实质性高血压　包括急、慢性肾小球肾炎,慢性肾盂肾炎、糖尿病肾病和多囊肾等多种肾脏病变引起的高血压,是最常见的继发性高血压。肾实质性高血压往往在发现血压升高时已经有蛋白尿、血尿和贫血,肾小球滤过功能减退,肌酐清除率下降。肾组织活检有助于确诊。

2. 内分泌疾病　如皮质醇增多症、嗜铬细胞瘤、原发性醛固酮增多症、甲状旁腺功能亢进症、腺垂体功能亢进、绝经期综合征和女性长期口服避孕药等。

五、治疗

(一) 目的与原则

原发性高血压目前尚无根治方法,但大规模临床试验证明,收缩压下降 10 ~20mmHg 或舒张压下降 5 ~6mmHg,3 ~5 年内脑卒中、心脑血管病死亡率与冠心病事件分别减少 38%、20%与 16%,心力衰竭减少 50%以上。降压治疗在高危患者能获得更大益处,例如老年单纯收缩期性高血压、糖尿病和脑卒中史患者。虽然降压治疗不是治本,但也不仅仅是对症的,降压治疗的最终目的是减少高血压患者心、脑血管病的发生率和死亡率。高血压的治疗原则如下:

1. 治疗性生活方式干预　适用于所有高血压患者。①减轻体重:尽量将体重指数(BMI)控制在<24kg/m^2;②减少钠盐摄入:每日食盐量以不超过 6g 为宜;③补充钙和钾盐:每人每日吃新鲜蔬菜400 ~500g,喝牛奶500ml,可补充钾 1000mg 和钙 400mg;④减少脂肪摄入:膳食中脂肪量应控制在总热量的 25%以下;⑤戒烟、限制饮酒:饮酒量每日不可超过相当于 50g 乙醇的量;⑥增加运动:运动有利于改善胰岛素抵抗和减经体重,稳定血压水平;⑦减轻精神压力,保持心态平衡;⑧必要时补充叶酸制剂。

知识链接

体力活动与血压的关系

研究发现增加体力活动有助于降低血压,轻度运动可使收缩压降低 4 ~6mmHg。静坐方式工作的患者应有规律的进行一定量的有氧运动,如快步行走 30 ~40 分钟,每周 3 ~4 次。对于血浆高同型半胱氨酸水平的高血压患者,及时补充叶酸,可以有效的降低高血压引起的脑卒中风险。

2. 降压药的治疗对象　高血压2级或以上患者(≥160/100mmHg);高血压合并糖尿病,或者已有心、脑、肾靶器官损害和并发症患者;凡血压持续升高6个月以上,改善生活行为后仍未获得有效控制患者。从心血管危险分层的角度,高危和很高危患者必须使用降压药物强化治疗。

3. 血压控制目标值　目前一般主张血压控制目标值至少<140/90mmHg。慢性肾病、糖尿病、心力衰竭或病情稳定的冠心病合并高血压患者,血压控制目标值<130/80mmHg。

4. 多重心血管危险因素协同控制　各种心血管危险因素相互之间有关联,80%～90%高血压患者有血压升高以外的危险因素。降压治疗后尽管血压控制在正常范围,血压升高以外的多种危险因素依然对预后产生重要影响。在血压升高以外的诸多因素中,性别、年龄、吸烟、血胆固醇水平、血肌酐水平、糖尿病和冠心病对心血管危险的影响最明显。因此,必须在心血管危险控制新概念指导下实施抗高血压治疗,控制某一种危险因素时应注意尽可能改善或至少不加重其他心血管危险因素。降压治疗方案除了必须有效控制血压和依从治疗外,还应顾及可能对糖代谢、脂代谢、尿酸代谢等的影响。

(二)降压药物治疗

1. 降压药物应用基本原则　使用降压药应遵循从小剂量开始,优先选择长效制剂,联合用药以及个体化用药原则。

2. 降压药物的种类　目前常用降压药物可归纳为五大类:

(1)利尿剂:有噻嗪类、袢利尿剂和保钾利尿剂三类。各种利尿剂的降压疗效相仿,噻嗪类使用最多,常用的有氢氯噻嗪和氯噻酮。降压作用主要通过排钠,减少细胞外容量,降低外周血管阻力。降压起效较平稳、缓慢,持续时间相对较长,作用持久,服药2～3周后作用达高峰。适用于轻、中度高血压,在盐敏感性高血压、合并肥胖或糖尿病、更年期女性和老年人高血压有较强降压效应。利尿剂能增强其他降压药的疗效。利尿剂的主要不利作用是低血钾症和影响血脂、血糖、血尿酸代谢,往往发生在大剂量时,因此现在推荐使用小剂量,以氢氯噻嗪为例,每天剂量不超过25mg。不良反应主要是乏力、尿量增多。痛风患者禁用。保钾利尿剂可引起高血钾,不宜与ACEI、ARB合用,肾功能不全者禁用。袢利尿剂主要用于合并肾功能不全的高血压患者。

(2)β受体阻滞剂(β-blocker):有选择性(β_1)、非选择性(β_1与β_2)和兼有α受体阻滞三类。常用的有美托洛尔、阿替洛尔、比索洛尔、卡维洛尔、拉贝洛尔。降压作用可能通过抑制中枢和周围RAAS,抑制心肌收缩力和减慢心率发挥降压作用。降压作用较强且起效较迅速,不同β受体阻滞剂作用持续时间有差异。适用于各种不同严重程度高血压,尤其是心率较快的中、青年患者或合并心绞痛患者,对老年人高血压疗效相对较差。各种β受体阻滞剂的药理学和药代动力学情况相差较大,临床上治疗高血压宜使用选择性β_1受体阻滞剂或者兼有α受体阻滞作用的β受体阻滞剂,使用能有效减慢心率的相对较高剂量。β受体阻滞剂不仅降低静息血压,而且能抑制体力应激和运动状态下血压急剧升高。β受体阻滞剂治疗的主要障碍是心动过缓和一些影响生活质量的不良反应(心动过缓、乏力、四肢发冷等),较高剂量β受体阻滞剂治疗时突然停药可导致撤药综合征。虽然糖尿病不是使用β受体阻滞剂的禁忌证,但它增加胰岛素抵抗,还可能掩盖和延长降糖治疗过程中的低血糖症,使用时应加以注意,如果必须使用,应使用高度选择性β_1受体阻滞剂。β受体阻滞剂对心肌收缩力、房室传导及窦性心律均有抑制,并可增加气道阻力。急性心力衰竭、支气管哮喘、病态窦房结综合征、房室传导阻滞和外周血管病患者禁用。

（3）钙通道阻滞剂（CCB）：根据药物核心分子结构和作用于L型钙通道不同的亚单位，钙通道阻滞剂分为二氢吡啶类和非二氢吡啶类，前者以硝苯地平为代表，后者有维拉帕米和地尔硫䓬。根据药物作用持续时间，钙通道阻滞剂又可分为短效和长效。长效钙通道阻滞剂包括长半衰期药物，例如氨氯地平；脂溶性膜控型药物，例如拉西地平和乐卡地平；缓释或控释制剂，例如非洛地平缓释片、硝苯地平控释片。钙通道阻滞剂降压起效迅速，降压疗效和降压幅度相对较强，疗效的个体差异性较小，与其他类型降压药物联合治疗能明显增强降压作用。钙通道阻滞剂对血脂、血糖等代谢无明显影响，长期控制血压的能力和服药依从性较好。相对于其他种类降压药物，钙通道阻滞剂还具有以下优势：在老年患者有较好的降压疗效；高钠摄入不影响降压疗效；非甾体消炎药不干扰降压作用；在嗜酒的患者也有显著降压作用；可用于合并糖尿病、冠心病或外周血管病患者；长期治疗时还具有抗动脉粥样硬化作用。主要缺点是开始治疗阶段有反射性交感活性增强，引起心率增快、面部潮红、头痛、下肢水肿等，尤其使用短效制剂时。非二氢吡啶类抑制心肌收缩及自律性和传导性，不宜在心力衰竭、窦房结功能低下或心脏传导阻滞患者中应用。

（4）血管紧张素转换酶抑制剂（ACEI）：根据化学结构分为巯基、羧竣基和磷酰基三类。常用的有卡托普利、依那普利、贝那普利、赖诺普利、西拉普利、培哚普利、雷米普利和福辛普利。降压作用主要通过抑制周围和组织的ACE，使血管紧张素Ⅱ生成减少，同时抑制激肽酶使缓激肽降解减少。降压起效缓慢，逐渐增强，在3～4周时达最大作用，限制钠盐摄入或联合使用利尿剂可使起效迅速和作用增强。ACE抑制剂具有改善胰岛素抵抗和减少尿蛋白作用，在肥胖、糖尿病和心脏、肾脏靶器官受损的高血压患者具有相对较好的疗效，特别适用于伴有心力衰竭、心肌梗死后、糖耐量减退或糖尿病肾病的高血压患者。不良反应主要是刺激性干咳和血管性水肿。干咳发生率约10%～20%，可能与体内缓激肽增多有关，停用后可消失。高钾血症、妊娠妇女和双侧肾动脉狭窄患者禁用。患者血肌酐超过3mg/dl使用时需谨慎。

（5）血管紧张素Ⅱ受体阻滞剂（ARB）：常用的有氯沙坦、缬沙坦、伊贝沙坦、替米沙坦、坎地沙坦和奥美沙坦。降压作用主要通过阻滞组织的血管紧张素Ⅱ受体亚型AT1，更充分有效地阻断血管紧张素Ⅱ的水钠潴留、血管收缩与重构作用。降压作用起效缓慢，但持久而平稳。各种不同血管紧张素Ⅱ受体阻滞剂之间在降压强度上存在差异。低盐饮食或与利尿剂联合使用能明显增强疗效。多数ARB随剂量增大降压作用增强，治疗剂量窗较宽。最大的特点是直接与药物有关的不良反应很少，不引起刺激性干咳，持续治疗的依从性高。治疗对象和禁忌证方面与ACEI相同。

3. 降压治疗方案　大多数无并发症或合并症患者可以单独或者联合使用噻嗪类利尿剂、β受体阻滞剂、CCB、ACEI和ARB，治疗应从小剂量开始，逐步递增剂量。临床实际使用时，患者心血管危险因素状况、靶器官损害、并发症、合并症、降压疗效、不良反应以及药物费用等，都可能影响降压药的具体选择。现在认为，2级高血压（>160/100mmHg）患者在开始时就可以采用两种降压药物联合治疗，处方联合或者固定剂量联合，联合治疗有利于血压在相对较短的时间内达到目标值，也有利于减少不良反应。

联合治疗应采用不同降压机制的药物。我国目前临床推荐的两种降压药优化联合治疗方案是：ACEI/ARB+二氢吡啶类CCB；ACEI/ARB+噻嗪类利尿剂；二氢吡啶类CCB+噻嗪类

利尿剂；二氢吡啶类 CCB+β 受体阻滞剂。次要推荐使用的联合治疗方案是：利尿剂+β 受体阻滞剂；α 受体拮抗剂+β 受体阻滞剂；二氢吡啶类 CCB+保钾利尿剂。三种降压药合理的联合治疗方案除有禁忌证外必须包含利尿剂。采用合理的治疗方案和良好的治疗依从性，一般可使患者在治疗后 3～6 个月内达到血压控制目标值。对于有并发症或合并症患者，降压药和治疗方案选择应该个体化。

降压治疗的益处主要是通过长期控制血压达到的，所以高血压患者需要长期降压治疗，尤其是高危和很高危患者。在每个患者确立有效治疗方案并获得血压控制后，仍应继续治疗，不要随意停止治疗或频繁改变治疗方案，停服降压药后多数患者在半年内又回复到原来的高血压水平。由于高血压治疗的长期性，患者的治疗依从性十分重要，采取以下措施可以提高患者治疗依从性：医师与患者之间保持经常性的良好沟通；让患者和家属参与制定治疗计划；鼓励患者家中自测血压。

（三）高血压急症的处理

高血压急症是指原发性或继发性高血压患者，在某些诱因作用之下，血压突然和明显升高（一般超过 180/120mmHg），伴有进行性心、脑、肾等重要靶器官功能不全的表现。高血压急症可以发生在高血压患者，表现为高血压危象、高血压脑病、恶性高血压等；也可发生在其他许多疾病过程中，例如脑出血、蛛网膜下腔出血、脑梗死、急性左心衰竭、急性冠脉综合征、急性主动脉夹层、子痫、急性肾炎、嗜铬细胞瘤危象等情况时。及时正确处理高血压急症十分重要，可在短时间内使病情缓解，预防进行性或不可逆性靶器官损害，降低死亡率。

1. 治疗原则

（1）迅速降低血压：选择适宜有效的降压药物，静脉滴注给药，同时应密切监测血压。如情况允许，及早开始口服降压药治疗。

（2）控制性降压：高血压急症时短时间内血压急骤下降，有可能使重要脏器的血流灌注明显减少，应采取逐步控制性降压，再将血压逐步降到正常水平。

（3）合理选择降压药：此时降压药的选择，要求起效迅速，短时间内达到最大作用；作用持续时间短，停药后作用消失快；不良反应较小。

（4）避免使用的药物：应注意有些降压药不适宜用于高血压急症，甚至有害。利血平肌内注射的降压作用起始较慢，如果短时间内反复注射又导致难以预测的蓄积效应，发生严重低血压；引起明显嗜睡反应，干扰对神志状态的判断。因此，不主张用利血平治疗高血压急症。

2. 降压药选择与应用

（1）硝普钠：能同时直接扩张动脉和静脉，降低前、后负荷。开始以 10μg/分钟速率静滴，密切观察血压，根据血压水平仔细调节滴注速率，最大剂量 200μg/分钟。停止滴注后，作用仅维持 3～5 分钟。硝普钠可用于各种高血压急症。

（2）硝酸甘油：扩张静脉和选择性扩张冠状动脉与大动脉。开始时以每分钟 5～10μg 速率静滴，降压起效迅速，停药后数分钟作用消失，可用至 100～200μg/分钟。硝酸甘油主要用于高血压急症伴急性心力衰竭或急性冠脉综合征。不良反应有心动过速、面部潮红、头痛和呕吐等。

（3）尼卡地平：二氢吡啶类钙通道阻滞剂，作用迅速，持续时间较短，降压作用同时改善脑血流量。开始时以0.5μg/(kg·分钟)静脉滴注,逐步增加剂量到6μg/(kg·分钟)。尼卡地平主要用于高血压危象或高血压急症合并急性脑血管病时。不良作用有心动过速、面部潮红等。

(4) 拉贝洛尔:兼有α受体阻滞作用的β受体阻滞剂,起效较迅速(5~10分钟),但持续时间较长(3~6小时)。开始时缓慢静脉注射20~100mg,以后以0.5~2mg/分钟速率静脉滴注,总剂量不超过300mg。拉贝洛尔主要用于高血压急症合并妊娠或肾功能不全患者。不良反应有头晕、体位性低血压、心脏传导阻滞等。

第三章　冠状动脉粥样硬化性心脏病

冠状动脉粥样硬化性心脏病(coronary atherosclerotic heart disease)指冠状动脉粥样硬化使血管腔狭窄或闭塞,导致心肌缺血缺氧或坏死而引起的心脏病,简称冠心病(coronary heart disease,CHD),亦称缺血性心脏病(ischemic heart disease)。

冠心病是动脉粥样硬化导致器官病变的最常见类型,也是严重危害人民健康的常见病。本病多发生在40岁以上成年人,男性发病早于女性。在欧美发达国家本病常见,我国近年来发病呈年轻化趋势,已经成为威胁人民生命健康的主要疾病之一。

1979年WHO根据病理解剖和病理生理变化的不同,将冠心病分为以下五型:①隐匿型或无症状型冠心病;②心绞痛型冠心病;③心肌梗死型冠心病;④缺血性心肌病型冠心病;⑤猝死型冠心病。近年趋向于根据发病特点和治疗原则将本病分为两大类:①急性冠脉综合征(acute coronary syndrome,ACS);②慢性冠脉病(chronic coronary artery disease,CAD),或称慢性心肌缺血综合征(CIS)两大类。前者包括不稳定型心绞痛(unstable angina,UA)、非ST段抬高性心肌梗死(non-ST-segment elevation myocardial infarction,NSTEMI)和ST段抬高性心肌梗死(ST-segment elevation myocardial infarction,STEMI),也有将冠心病猝死也包括在内。后者包括稳定型心绞痛、缺血性心肌病、隐匿型或无症状型冠心病等。

本章主要讨论心绞痛型冠心病和心肌梗死型冠心病。

第一节　心　绞　痛

一、稳定型心绞痛

稳定型心绞痛亦称稳定型劳力性心绞痛,是在冠状动脉固定性严重狭窄的基础上,由于心肌负荷的增加引起心肌急剧的、暂时的缺血与缺氧的临床综合征。其特点为阵发性的前胸压榨性疼痛感觉,主要位于胸骨后部,可放射至心前区和左上肢尺侧,常发生于劳力负荷增加时,持续数分钟,休息或使用硝酸酯制剂后消失。疼痛发作的程度、次数、性质及诱发因素在数周至数月内无明显变化。

(一)发病机制

稳定型心绞痛的发病机制主要是冠状动脉存在固定狭窄或部分分支闭塞的基础上发生需氧量的增加。当动脉粥样硬化导致冠状动脉狭窄或部分闭塞时,其扩张性减弱,血流量减少,且对心肌的供血量相对地比较固定。心肌的血液供应如减低到尚能应付心脏平时的需要,则休息时可无症状。一旦在劳累、激动、饱餐、受寒等情况下,心脏负荷突然增加,使心肌张力收缩力增加、心率增快等而致心肌氧耗量增加时,心肌对血液的需求增加,而冠脉的供血已不能相应增加,冠状动脉血流量不能满足心肌代谢的需要,引起心肌急剧的、暂时的缺血缺氧时,即可引起心绞痛。

（二）临床表现

1. 症状　心绞痛以发作性胸痛为主要临床表现,疼痛的特点为:

（1）部位:主要在胸骨体之后,可波及心前区,范围如手掌大小,甚至横贯前胸。常放射至左肩、左臂内侧达无名指和小指,或至颈、咽或下颌部。

（2）性质:胸痛常为压迫、憋闷或紧缩性,也可有烧灼感,不像针刺或刀扎样锐痛,偶伴濒死的恐惧感觉。发作时,患者往往被迫停止原来的活动,直至症状缓解。

（3）诱因:发作常由体力劳动或情绪激动(如愤怒、焦急、过度兴奋等)所诱发,饱食、寒冷、吸烟、心动过速、休克等亦可诱发。疼痛多发生于劳力或激动的当时,而不是在一天劳累之后。典型的心绞痛常在相似的诱因条件下重复发生。

（4）持续时间:疼痛出现后常逐步加重,达到一定程度后持续一段时间,然后逐渐消失,一般持续数分钟至10余分钟,多在3~5分钟内渐消失,很少超过30分钟。

（5）缓解方式:一般在停止原来诱发症状的活动后即可缓解;舌下含用硝酸甘油也能在几分钟内使之缓解。

2. 体征　平时一般无异常体征。心绞痛发作时常见心率增快、血压升高、焦虑不安、皮肤冷或出汗。可有暂时性心尖部收缩期杂音,是乳头肌缺血以致功能失调引起二尖瓣关闭不全所致。

（三）辅助检查

1. 实验室检查　根据病情需要可以做血常规、血生化、血糖、血脂、心肌酶、甲状腺功能等检查。有助于了解冠心病危险因素以及与其他疾病鉴别。

2. 心电图检查　是发现心肌缺血、诊断心绞痛最常用的检查方法。

（1）静息时心电图:约半数患者在正常范围内,也可能有陈旧性心肌梗死的改变或非特异性ST段和T波异常,有时出现房室或束支传导阻滞或室性、房性期前收缩等心律失常。

（2）心绞痛发作时心电图:绝大多数患者可出现暂时性心肌缺血引起的ST段移位。因心内膜下心肌更容易缺血,故常见反映心内膜下心肌缺血的ST段压低(≥0.1mV),发作缓解后恢复。有时出现T波倒置。在平时有T波持续倒置的患者,发作时可变为直立(所谓“假性正常化”)。

（3）心电图负荷试验:最常用的是运动负荷试验。确定运动诱发的心肌缺血、心律失常。

（4）心电图连续监测:Holter可连续记录并自动分析24小时心电图,能从中发现心电图ST-T改变和各种心律失常,出现时间可与患者的活动和症状相对照。

3. 冠状动脉造影　冠状动脉造影是有创性检查,目前仍然是诊断冠心病较准确的方法,它是用特制的心导管经股动脉、桡动脉或肱动脉送到主动脉根部,分别插入左、右冠状动脉口,手推注射器注入少量含碘造影剂,然后在不同的投射方位下摄影可使左、右冠状动脉及其主要分支得到清楚地显影,据此可发现各支动脉狭窄性病变的部位并估计其程度。冠脉狭窄根据冠脉直径狭窄的百分率分为4级:①Ⅰ级:25%~49%;②Ⅱ级:50%~74%;③Ⅲ级:75%~99%(严重狭窄);④Ⅳ级:100%(完全闭塞)。

（四）诊断及鉴别诊断

1. 诊断　根据典型的胸痛发作特点和体征,含用硝酸甘油后缓解,结合年龄、存在冠心病危险因素和心电图特点,除外其他原因所致的心绞痛,一般即可建立诊断。诊断有困难者可考虑行选择性冠状动脉造影。心绞痛严重度根据加拿大心血管病学会(CCS)分类分为

4 级。

Ⅰ级：一般体力活动（如步行和登楼）不受限，仅在强、快或长时间劳力时发生心绞痛。

Ⅱ级：一般体力活动轻度受限。快步、饭后、寒冷或刮风中、精神应激或醒后数小时内发作心绞痛。一般情况下平地步行 200 米以上或登楼一层以上受限。

Ⅲ级：一般体力活动明显受限，一般情况下平地步行 200 米内，或登楼一层引起心绞痛。

Ⅳ级：轻微活动或休息时即可发生心绞痛。

2. 鉴别诊断

（1）急性心肌梗死：疼痛部位与心绞痛相仿，但性质更剧烈，持续时间多超过 30 分钟，可长达数小时，常伴有心律失常、心力衰竭或（和）休克，含用硝酸甘油多不能使之缓解。心电图中面向梗死部位的导联 ST 段抬高，及或同时有异常 Q 波（非 ST 段抬高性心肌梗死则多表现为 ST 段下移及或 T 波改变）。实验室检查示白细胞计数、红细胞沉降率增快，心肌坏死标识物（肌红蛋白、肌钙蛋白 I 或 T、CK-MB 等）增高。

（2）其他疾病引起心绞痛：包括严重的主动脉瓣狭窄或关闭不全、风湿性冠状动脉炎、梅毒性主动脉炎引起冠状动脉口狭窄或闭塞、肥厚型心肌病等均可引起心绞痛，要根据临床表现和冠状动脉造影来进行鉴别。

（3）心脏神经症：持续时间短暂（几秒）的刺痛或持久（几小时）隐痛。症状多在劳力之后出现，而非疲劳的当时，作轻度体力活动反觉舒适，有时可耐受较重的体力活动而不发胸痛。常伴有心悸、疲乏、头昏、失眠及其他神经衰弱的症状。

（五）治疗

稳定型心绞痛的治疗原则是改善冠状动脉的血供和减轻心肌的耗氧，同时治疗动脉粥样硬化。

1. 发作时的治疗

（1）一般治疗：发作时立刻休息，有条件给予吸氧。

（2）药物治疗：使用作用较快的硝酸酯类制剂。硝酸甘油 0.5mg，置于舌下含化，1 ~ 2 分钟即开始起作用，约半小时后作用消失。硝酸异山梨酯 5 ~ 10mg，舌下含化，2 ~ 5 分钟见效，作用维持 2 ~ 3 小时，还有供喷雾吸入用的制剂。

2. 缓解期的治疗

（1）调整生活方式：宜尽量避免诱发心绞痛的各种因素。调整日常生活和工作量，避免过劳；调节饮食，避免饱餐，戒烟限酒；调整精神状态，避免焦虑、暴怒等情绪剧烈变化；注意环境温度不过冷过热，适时增减衣服；坚持适当有氧运动，但以不致发生疼痛症状为度；一般不需卧床休息。

（2）药物治疗：主要包括改善缺血，减轻症状的药物和预防心肌梗死，改善预后的药物。

1）β 受体阻滞剂（β-blocker）：阻断拟交感胺类对心率和心收缩力受体的刺激作用，减慢心率、降低血压，减低心肌收缩力和氧耗量，从而缓解心绞痛的发作。目前常用的药物是美托洛尔（25 ~ 100mg，2 次/日）、比索洛尔（2.5 ~ 5mg，1 次/日）；兼有 a 受体阻滞作用的卡维地洛（25mg，2 次/日）等。

2）硝酸酯类：能扩张冠状动脉，增加冠状循环的血流量；扩张周围血管，减少静脉回流的血量，减低心脏前后负荷和心肌的需氧，从而缓解心绞痛。目前常用有硝酸异山梨酯、5-单硝酸异山梨酯等。不良反应有头胀痛、头晕、头部跳动感、面红、心悸等，偶有血压下降。

3）钙通道阻滞剂（CCB）：本类药物抑制心肌收缩，减少心肌氧耗；扩张冠状动脉，解除冠状动脉痉挛,改善心内膜下心肌供血;扩张周围血管,降低动脉压,减轻心脏负荷。常用制剂有硝苯地平控释剂(30mg,1 次/日)、氨氯地平(5~10mg,1 次/日)、地尔硫草缓释片(90mg,1 次/日)等。

4)曲美他嗪(trimetazidine):通过抑制脂肪酸氧化和增加葡萄糖代谢,改善心肌氧的供需平衡而治疗心肌缺血。20mg,3 次/日,饭后服。

5)抗血小板聚集:冠心病二级预防常规用药。阿司匹林 75~150mg/天;氯吡格雷顿服 300mg 后以 75mg/天维持。

6)他汀类药:能降低 TC 和 LDL-C 水平、延缓斑块进展、稳定斑块和抗炎等作用,是改善预后的重要用药。阿托伐他汀(10~80mg,1 次/日);氟伐他汀(40~80mg,每晚一次);瑞舒伐他汀(5~20mg,每晚一次)。

 知识链接

阿司匹林的 4S 研究

斯堪的纳维亚辛伐他汀存活研究(简称 4S 研究)评估在冠心病患者中应用辛伐他汀降低胆固醇水平后对死亡率和严重冠脉事件发生率的影响。4S 研究表明,在已有冠状动脉粥样硬化病的患者中,无论其年龄、性别,有或无心梗史及合并危险因素或接受其他治疗都应积极降低其血脂水平。长期服用阿司匹林 75~150mg/天和给予有效的降血脂治疗可促使粥样斑块稳定,减少血栓形成,降低不稳定型心绞痛和心肌梗死的发生。

7)ACEI 和 ARB:能使冠心病患者的心血管死亡、非致死性心梗等主要终点事件的相对危险性显著降低。

8)中医中药治疗:目前以"活血化瘀""芳香温通"和"祛痰通络"法最为常用。

(3)冠脉血运重建治疗:

1)经皮冠状动脉介入治疗(percutaneous coronary intervertion,PCI):是用心导管技术疏通狭窄甚至闭塞的冠状动脉管腔,从而改善心肌的血流灌注的方法。目前 PTCA 和支架置入术已成为治疗本病的重要手段。

2)冠状动脉旁路移植术(coronary artery bypass graft,CABG):主要是在体外循环下施行主动脉—冠状动脉旁路移植手术,取患者自身的大隐静脉作为旁路移植材料,一端吻合在主动脉,另一端吻合在有病变的冠状动脉段的远端;或游离内乳动脉与病变冠状动脉远端吻合,引主动脉的血流以改善病变冠状动脉所供血心肌的血流供应。

二、不稳定型心绞痛

目前已趋向将稳定型劳力性心绞痛以外的缺血性胸痛统称之为不稳定型心绞痛(UA)。这不仅是基于对不稳定的粥样斑块的深入认识,也表明了这类心绞痛患者临床上的不稳定性,有进展至心肌梗死的危险性,必须予以足够的重视。临床常表现为静息型心绞痛、初发型心绞痛、恶化型心绞痛等。

(一)发病机制

与稳定型劳力性心绞痛的差别主要在于冠脉内不稳定的粥样斑块继发病理改变,使局部心肌血流量明显下降,如斑块内出血、斑块纤维帽出现裂隙、表面上有血小板聚集和(或)刺激冠状动脉痉挛,导致缺血性心绞痛,虽然也可因劳力负荷诱发,但劳力负荷中止后胸痛

并不能缓解。

（二）临床表现

胸痛的性质、部位与稳定型心绞痛相似，但具有以下特点之一：

1. 原为稳定型心绞痛，在1个月内疼痛发作的频率增加、时限延长、程度加重、诱因程度降低，服用硝酸酯类药物缓解不明显；

2. 1个月之内新发生的心绞痛，并因较轻的负荷所诱发；

3. 夜间、休息状态下发作心绞痛或较轻微活动即可诱发，发作时有ST段抬高的变异型心绞痛也属此列。

此外，由于贫血、感染、甲亢、心律失常等原因诱发的心绞痛称之为继发性不稳定型心绞痛。

由于UA患者的严重程度不同，其处理和预后也有很大的差别，在临床分为低危组、中危组和高危组。低危组指过去2周内新发的或是原有劳力性心绞痛加重达CCSⅢ级或Ⅳ级，持续时间<20分钟，胸痛期间心电图正常或无变化，cTnT正常；中危组既往心肌梗死或脑血管疾病史，年龄>70岁，静息心绞痛及梗死后心绞痛持续时间<20分钟，心电图可见T波倒置>0.2mV，或有病理性Q波，cTnT轻度增高；高危组就诊前48小时内恶化反复发作，年龄>75岁，静息心绞痛伴一过性ST段改变（>0.05mV），新出现束支传导阻滞或持续性室速，持续时间>20分钟，cTnT（>0.1μg/L）明显增高。

（三）防治

不稳定型心绞痛病情发展常难以预料，应使患者处于医生的监控之下，疼痛发作频繁或持续不缓解及高危组的患者应立即住院。

1. 一般处理　卧床休息1～3天，床边24小时心电监测。有呼吸困难、发绀者应给氧吸入，维持血氧饱和度达到90%以上，烦躁不安、剧烈疼痛者可给以吗啡5～10mg，皮下注射。如有必要应重复检测心肌坏死标记物。同时积极消除引起心肌耗氧量增加的因素。

2. 抗心肌缺血　不稳定型心绞痛单次含化或喷雾吸入硝酸酯类制剂往往不能缓解症状，一般建议每隔5分钟一次，共用3次，后再用硝酸甘油或硝酸异山梨酯持续静脉滴注或微泵输注，以10μg/分钟开始，每5～10分钟增加10μg/分钟，直至症状缓解或出现血压下降。硝酸酯类制剂静脉滴注疗效不佳，而无低血压等禁忌证者，应及早开始用β受体阻滞剂，口服β受体阻滞剂的剂量应个体化。少数情况下，如伴血压明显升高、心率增快者可静脉滴注艾司洛尔250μg/（kg·分钟），停药后20分钟内作用消失。也可用非二氢吡啶类钙拮抗剂，如硫氮䓬酮1～5μg/（kg·分钟）持续静脉滴注，常可控制发作。治疗变异型心绞痛以钙通道阻滞剂的疗效最好，本类药可与硝酸酯同服，其中硝苯地平尚可与β受体阻滞剂同服，停用本类药时宜逐渐减量然后停服，以免诱发冠状动脉痉挛。

3. 抗栓（凝）　阿司匹林、氯吡格雷和肝素（包括低分子肝素、磺达肝癸钠、比伐卢定）是UA中的重要治疗措施，其目的在于防止血栓形成，阻止病情向心肌梗死方向发展。溶栓药物有促发心肌梗死的危险，不推荐应用。

4. 调脂稳定斑块　他汀类药物能降低UA患者死亡率和心肌梗死发生率，无论血脂是否增高均宜尽早（24小时内）使用。

5. ACEI或ARB　对于UA患者，长期服用ACEI能降低心血管事件的发生率。若无禁忌证，应该在第一个24小时内使用ACEI，不能耐受者可用ARB代替。

6. 冠脉血运重建治疗　对于个别病情严重者，保守治疗效果不佳，在有条件的医院可行 PCI 或 CABG 治疗。

UA 经治疗病情稳定出院后应继续强调抗栓及降脂治疗以促使斑块稳定。缓解期的检查及长期治疗方案与稳定型劳力性心绞痛相同。

第二节 心 肌 梗 死

心肌梗死(myocardial illfarction,MI)是指在冠状动脉病变的基础上,发生冠状动脉血供急剧减少或中断,使相应的心肌严重而持久地急性缺血导致的急性心肌缺血性坏死。临床表现有持久的胸骨后剧烈疼痛、发热、白细胞计数和血清心肌坏死标记物增高以及心电图进行性改变,可发生心律失常、休克或心力衰竭。目前,临床上根据心电图有无 ST 段抬高,将其分为 ST 段抬高性心肌梗死(STEMI)和非 ST 段抬高性心肌梗死(NSTEMI)两类,均属急性冠脉综合征(ACS)的范畴。

本病在欧美常见,美国每年约有 150 万人发生急性心肌梗死(acute myocardial illfarction,AMI),45 万人再次心肌梗死。在我国本病虽不如欧美多见,但流行病学资料表明其发病率在逐年升高。

一、病因和发病机制

基本病因是冠状动脉粥样硬化(偶为冠状动脉炎症、栓塞、先天性畸形、痉挛和冠状动脉口阻塞所致),造成一支或多支血管管腔狭窄和心肌血供不足,而侧支循环未充分建立。在此基础上一旦血供急剧减少或中断,使心肌严重而持久地急性缺血达 20 ~ 30 分钟以上,则可发生心肌梗死。大量的研究已证明,绝大多数的心肌梗死是由于不稳定的粥样斑块破溃,继而出血和管腔内血栓形成,而使管腔闭塞。少数情况下粥样斑块内或其下发生出血或血管持续痉挛,也可使冠状动脉完全闭塞。促使斑块破裂出血及血栓形成的诱因有:

1. 晨起 6 时至 12 时交感神经活动增加,机体应激反应性增强,心肌收缩力、心率、血压增高,冠状动脉张力增高。
2. 在饱餐特别是进食多量脂肪后,血脂增高,血液黏度增高。
3. 重体力活动、情绪过分激动、血压剧升或用力大便时,致左心室负荷明显加重。
4. 休克、脱水、出血、外科手术或严重心律失常,致心排血量骤降,冠状动脉灌流量锐减。

心肌梗死可发生在不稳定性心绞痛的患者,也可发生在原来从无症状患者中。心肌梗死后发生的严重心律失常、休克或心力衰竭,均可使冠状动脉灌流量进一步降低,心肌坏死范围扩大。

二、临床表现

与梗死的大小、部位、侧支循环情况密切相关。

(一) 先兆

50% ~81.2% 患者在发病前数日有乏力,胸部不适,活动时心悸、气急、烦躁、心绞痛等前驱症状,其中以新发生心绞痛(初发型心绞痛)或原有心绞痛加重(恶化型心绞痛)为最突出。心绞痛发作较以往频繁、性质较剧、持续较久、硝酸甘油疗效差、诱发因素不明显。同时心电图示 ST 段一时性明显抬高(变异型心绞痛)或压低,T 波倒置或增高("假性正常化"),即前述不稳定型心绞痛情况,如及时住院处理可使部分患者避免发生心肌梗死。

（二）症状

1. 疼痛　是最先出现和最突出的症状，多发生于清晨，疼痛性质和部位与心绞痛相似，诱因多不明显，且常发生于安静时，程度较重，持续时间较长，可达数小时或更长，休息和含服硝酸甘油多不能缓解。患者常烦躁不安、恐惧、出汗，或有濒死感。少数患者无疼痛，一开始即表现为休克或急性心力衰竭。部分患者疼痛位于上腹部，被误认为胃穿孔、急性胰腺炎等急腹症；部分患者疼痛放射至下颌、颈部、背部上方，被误认为骨关节痛。

2. 全身症状　有发热、心动过速、白细胞增高和红细胞沉降率增快等表现，由坏死物质吸收所引起。一般在疼痛发生后24～48小时出现，程度与梗死范围常呈正相关，体温一般在38℃左右，很少超过39℃，持续约一周。

3. 胃肠道症状　疼痛剧烈时常伴有频繁的恶心、呕吐和上腹胀痛，与迷走神经受坏死心肌刺激和心排血量降低组织灌注不足等有关。少数患者以此为突出表现。

4. 心律失常　见于75%～95%的患者，多发生在起病1～2天，而以24小时内最多见。各种心律失常中以室性心律失常最多，尤其是室性期前收缩，如室性期前收缩频发（每分钟5次以上），成对出现或呈短阵室性心动过速，多源性或落在前一心搏的易损期时（R在T波上），常为心室颤动的先兆。室颤是急性心肌梗死早期，特别是入院前主要的死因。房室传导阻滞和束支传导阻滞也较多见。前壁心肌梗死如发生房室传导阻滞表明梗死范围广泛，情况严重。

5. 低血压和休克　疼痛期中血压下降常见，未必是休克。如疼痛缓解而收缩压低于80mmHg，有尿量减少（<17ml/小时）、烦躁不安、面色苍白、皮肤湿冷、脉细而数、大汗淋漓、神志迟钝，甚至晕厥，则为休克，多为心肌广泛（如40%以上）坏死，心排血量急剧下降所致。

6. 心力衰竭　主要是急性左心衰竭，可在起病最初几天内发生，或在疼痛、休克好转阶段出现，为梗死后心脏舒缩力显著减弱或不协调所致，发生率约为32%～48%。出现呼吸困难、咳嗽、发绀、烦躁等症状，严重者可发生肺水肿，随后可发生颈静脉怒张、肝大、水肿等右心衰竭表现。右心室心肌梗死者可一开始即出现右心衰竭表现，伴血压下降。

（三）体征

1. 心脏体征　心率可增快或减慢；心尖区第一心音减弱；可出现第四心音（心房音）奔马律或第三心音（心室性）奔马律；心尖区可出现粗糙的收缩期杂音或伴收缩中晚期喀喇音，为二尖瓣乳头肌功能失调或断裂所致。10%～20%患者在起病第2～3天出现心包摩擦音，为反应性纤维性心包炎所致，可有各种心律失常。

2. 血压　除极早期血压可增高外，几乎所有患者都有血压降低。起病前有高血压者，血压可降至正常；起病前无高血压者，血压可降至正常以下，且可能不再恢复到起病前的水平。

3. 其他　可有与心律失常、休克或心力衰竭有关的其他体征。

三、辅助检查

（一）心电图

有进行性和特征性改变，对MI的诊断、定位、范围、估计病情演变和预后都有帮助。

1. 特征性改变　ST段抬高性MI者其心电图表现特点为：

（1）宽而深的Q波（病理性Q波），在面向透壁心肌坏死区的导联上出现；

（2）ST 段抬高呈弓背向上型，在面向坏死区周围心肌损伤区的导联上出现；

（3）T 波倒置，在面向损伤区周围心肌缺血区的导联上出现。

在背对梗死部位的导联则出现相反的改变，即 R 波增高、ST 段压低和 T 波直立并增高。非 ST 段抬高 MI 者心电图有 2 种类型：①无病理性 Q 波，有普遍性 ST 段压低≥0.1mV，但 aVR 导联（有时还有 V_1 导联）ST 段抬高，或有对称性 T 波倒置为心内膜下心肌梗死所致；②无病理性 Q 波，也无 ST 段变化，仅有 T 波倒置改变。

2. 动态性改变　ST 段抬高性心肌梗死：

（1）超急性期：起病数小时内，可尚无异常或出现高耸的 T 波。

（2）急性期：数小时后，ST 段明显抬高，弓背向上，与直立的 T 波融合成单相曲线，数小时至 2 日内出现病理性 Q 波，同时 R 波减低，是为急性期改变。Q 波在 3 ~4 天内稳定不变，以后 70% ~80% 永久存在。

（3）亚急性期：在早期如不进行治疗干预，ST 段抬高持续数日至 2 周左右，逐渐回到基线水平，T 波则变为平坦或倒置。

（4）恢复期：数周至数月后，T 波呈 V 形倒置，两支对称，波谷尖锐。T 波倒置可永久存在，也可在数月至数年内逐渐恢复。

非 ST 段抬高 MI 的特点为：①先是 ST 段普遍压低（除 aVR，有时 V_1 导联外），继而 T 波倒置加深呈对称型，ST 段和 T 波的改变持续数日或数周后恢复；②T 波改变在 1 ~6 个月内恢复。

3. 定位和定范围　ST 段抬高性 MI 的定位和定范围可根据出现特征性改变的导联数来判断（表 4-3-1）。

表 4-3-1　ST 抬高性心肌梗死的心电图定位诊断

导联	前间壁	局限前壁	前侧壁	广泛前壁	下壁	下间壁	下侧壁	高侧壁	正后壁
V_1	+			+		+			
V_2	+			+		+			
V_3	+	+		+		+			
V_4		+		+					
V_5		+	+	+			+		
V_6			+				+		
V_7			+				+		+
V_8							+	+	
AVR									
AVL		+−	+	+−	−	−	−	+	
AVF		−	−	−	+	+	+	−	
Ⅰ		+−	+	+−	−	−	−	+	
Ⅱ		−	−	−	+	+	+	−	
Ⅲ		−	−	−	+	+	+	−	

（二）放射性核素检查

利用坏死心肌细胞中的钙离子能结合放射性锝焦磷酸盐或坏死心肌细胞的肌凝蛋白可与其特异抗体结合的特点，静脉注射^{99m}Tc-焦磷酸盐或^{111}In-抗肌凝蛋白单克隆抗体，进行“热点”扫描或照相；利用坏死心肌血供断绝和瘢痕组织中无血管以致^{201}Tl 或^{99m}Tc-MIBI 不能进入细胞的特点，静脉注射这种放射性核素进行“冷点”扫描或照相；均可显示心肌梗死的部位和范围。前者主要用于急性期，后者用于慢性期或陈旧性 MI。目前临床上已很少应用。用门电路 γ 闪烁照相法进行放射性核素心腔造影（常用^{99m}Tc-标记的红细胞或白蛋白），可观察心室壁的运动和左心室的射血分数，有助于判断心室功能、诊断梗死后造成的室壁运动失调和心室壁瘤。目前多用单光子发射计算机化体层显像（SPECT）来检查，新的方法正电子发射体层显像（PET）可观察心肌的代谢变化，判断心肌的死活可能效果更好。

（三）超声心动图

切面和 M 型超声心动图也有助于了解心室壁的运动和左心室功能，诊断室壁瘤和乳头肌功能失调等。

（四）实验室检查

1. 起病 24～48 小时后白细胞可增至（10～20）×10^9/L，中性粒细胞增多，红细胞沉降率增快；C 反应蛋白增高均可持续 1～3 周。

2. 血心肌坏死标记物　可判断是否 MI、MI 的大概时间、溶栓治疗是否成功和有否再次心肌梗死等情况。主要标记物：①肌红蛋白，起病后 2 小时内升高，12 小时内达高峰；24～48 小时内恢复正常；②肌钙蛋白 I（cTnI）或 T（cTnT）起病 3～4 小时后升高，cTnI 于 11～24 小时达高峰，7～10 天降至正常，cTnT 于 24～48 小时达高峰，10～14 天降至正常，这些心肌结构蛋白含量的增高是诊断心肌梗死的特异性指标；③肌酸激酶同工酶 CK-MB 在病后 4 小时内升高，16～24 小时达高峰，3～4 天恢复正常，其增高的程度能较准确地反映梗死的范围，其高峰出现时间是否提前有助于判断溶栓治疗是否成功。

四、诊断和鉴别诊断

（一）诊断

根据典型的临床表现，特征性的心电图改变以及实验室检查发现，诊断本病并不困难。对老年患者，突然发生严重心律失常、休克、心力衰竭而原因未明，或突然发生较重而持久的胸闷或胸痛者，都应考虑本病的可能。宜先按急性心肌梗死来处理，并短期内进行心电图、血清心肌酶测定和肌钙蛋白测定等的动态观察以确定诊断。对非 ST 段抬高的心肌梗死，血清肌钙蛋白测定的诊断价值更大。

根据有无心力衰竭表现和血流动力学改变，急性心肌梗死按 Killip 分级法可分为：

Ⅰ级　尚无明显心力衰竭；

Ⅱ级　有左心衰竭，肺部啰音<50%肺野；

Ⅲ级　有急性肺水肿，全肺大、小、干、湿啰音；

Ⅳ级　有心源性休克等不同程度或阶段的血流动力学变化。

（二）鉴别诊断

1. 心绞痛　鉴别要点（表 4-3-2）。

表4-3-2 心绞痛和急性心肌梗死的鉴别诊断要点

鉴别诊断项目	心 绞 痛	急性心肌梗死
疼痛特点		
部位	胸骨上、中段之后	相同,但可在较低位置或上腹部
性质	压榨性或窒息性	相似,但程度更剧烈
诱因	劳力、情绪激动、受寒、饱食等	不常有
时限	短,1~5分钟或15分钟以内	长,数小时或1~2天
频率	频繁发作	不频繁
硝酸甘油疗效	显著缓解	作用较差
气喘或肺水肿	极少	可有
血压	升高或无显著改变	可降低,甚至发生休克
坏死物质吸收的表现		
发热	无	常有
血白细胞增加(嗜酸性粒细胞减少)	无	常有
血红细胞沉降率增快	无	常有
血清心肌坏死标记物	无	有
心电图变化	无变化或暂时性ST段和T波变化	有特征性和动态性变化

2. 主动脉夹层 胸痛一开始即达高峰,常放射到背、肋、腹、腰和下肢,两上肢的血压和脉搏可有明显差别,可有下肢暂时性瘫痪、偏瘫和主动脉瓣关闭不全的表现,但无血清心肌坏死标记物升高等可资鉴别。二维超声心动图检查、X线或磁共振体层显像有助于诊断。

3. 急性肺动脉栓塞 可发生胸痛、咯血、呼吸困难和休克。但有右心负荷急剧增加的表现如发绀、肺动脉瓣区第二心音亢进、颈静脉充盈、肝大、下肢水肿等。心电图示Ⅰ导联S波加深,Ⅲ导联Q波显著,T波倒置,胸导联过度区左移,右胸导联T波倒置等改变,可资鉴别。

4. 急腹症 急性胰腺炎、消化性溃疡穿孔、急性胆囊炎、胆石等,均有上腹部疼痛,可能伴休克。仔细询问病史、做体格检查、心电图检查、血清心肌酶和肌钙蛋白测定可协助鉴别。

5. 急性心包炎 尤其是急性非特异性心包炎可有较剧烈而持久的胸痛。但心包炎的疼痛与发热同时出现,深呼吸和咳嗽时加重,早期即有心包摩擦音;心电图除aVR外,其余导联均有ST段弓背向下的抬高,T波倒置,无异常Q波出现。

五、治疗

对ST段抬高的AMI,强调及早发现,及早住院,并加强住院前的就地处理。治疗原则是尽快恢复心肌的血液灌注(到达医院后30分钟内开始溶栓或90分钟内开始介入治疗)以挽救濒死的心肌、防止梗死扩大或缩小心肌缺血范围,保护和维持心脏功能,及时处理严重心律失常、泵衰竭和各种并发症,防止猝死,使患者不但能度过急性期,且康复后还能保持尽可能多的有功能的心肌。

(一)监护及一般治疗

1. 休息 急性期卧床休息,保持环境安静。减少探视,防止不良刺激,解除焦虑。

2. 监测 应进行心电图、血压和呼吸监测5~7天,除颤仪应随时处于备用状态。对于严重泵衰竭者还应监测肺毛细血管楔压和静脉压。

3. 吸氧　对有呼吸困难和发绀者,最初几日间断或持续通过鼻导管或面罩吸氧。

4. 护理　急性期12小时卧床休息,若无并发症,24小时内应鼓励患者在床上行肢体活动,若无低血压,第3天就可在病房内走动;梗死后第4～5天,逐步增加活动直至每天3次步行100～150m。

5. 建立静脉通道　保持给药途径畅通。

6. 阿司匹林　无禁忌证者即服水溶性阿司匹林或嚼服肠溶阿司匹林300mg,然后每日1次,3日后改为75～150mg,每日1次长期服用。

7. 饮食和通便　AMI患者需禁食至胸痛消失,然后给予流质、半流质饮食,逐步过渡到普通饮食。所有AMI患者均应使用缓泻剂,以防止便秘时用力排便导致心脏破裂或引起心律失常、心力衰竭。

8. 解除疼痛　镇静,减少心肌耗氧。如哌替啶50～100mg肌内注射或吗啡5～10mg皮下注射,或使用硝酸甘油0.3mg或硝酸异山梨酯5～10mg舌下含服或静脉滴注。心肌再灌注治疗可极有效地解除疼痛。

(二) 再灌注心肌

起病3～6小时最多在12小时内,使闭塞的冠状动脉再通,心肌得到再灌注,濒临坏死的心肌可能得以存活或使坏死范围缩小,对梗死后心肌重塑有利,预后改善,是一种积极的治疗措施。

1. 介入治疗(PCI)　具备施行介入治疗条件的医院(①能在患者住院90分钟内施行PCI;②心导管室每年施行PCI>100例并有心外科待命的条件;③施术者每年独立施行PCI>30例;④急性心肌梗死直接PTCA成功率在90%以上;⑤在所有送到心导管室的患者中,能完成PCI者达85%以上)在患者抵达急诊室明确诊断之后,对需施行直接PCI者边给予常规治疗和作术前准备,边将患者送到心导管室。

(1) 直接PCI:适应证为:①所有症状发作12小时以内并且有持续新发的ST段抬高和新出现左束支传导阻滞的患者;②症状发作已经超过12小时,但仍有进行性缺血证据(如持续胸痛和心电图改变)。最新指南推荐:①如果是有经验的团队,在首次医疗接触后的120分钟内实施,与溶栓治疗比较,建议优先实施直接PCI;②在合并严重心力衰竭或心源性休克的患者,建议实施直接PCI而非溶栓;③与单纯球囊成形术比较,直接PCI时优先考虑支架植入术;④在症状发作超过24小时并且无缺血表现的患者,不建议对完全闭塞的动脉常规实施PCI;⑤如果患者没有双联抗血小板治疗的禁忌并且能够依从治疗,与金属裸支架比较,优选药物洗脱支架。

(2) 补救性PCI:溶栓治疗后仍有明显胸痛,抬高的ST段无明显降低者,应尽快进行冠状动脉造影,如显示TIMI 0～Ⅱ级血流,说明相关动脉未再通,宜立即施行补救性PCI。

(3) 溶栓治疗再通者的PCI:溶栓治疗成功的患者,为降低梗死的复发率,可在3～24小时内行冠状动脉造影,对残留的狭窄病变行PCI治疗。

2. 溶栓疗法　无条件施行介入治疗或因患者就诊延误、转送患者到可施行介入治疗的单位将会错过再灌注时机,如无禁忌证应立即(接诊患者后30分钟内)行溶栓治疗。

(1) 适应证:①两个或两个以上相邻导联ST段抬高(胸导联≥0.2mV,肢导联≥0.1mV),或病史提示急性心肌梗死伴左束支传导阻滞,起病时间<12小时,患者年龄<75岁;②ST段显著抬高的心肌梗死患者年龄>75岁,经慎重权衡利弊仍可考虑;③ST段抬高的心肌梗死,发病时间已达 12 ~24 小时,但如有进行性缺血性胸痛,广泛 ST 段抬高者也可考虑。

(2) 禁忌证:①既往发生过出血性脑卒中,6 个月内发生过缺血性脑卒中或脑血管事件;②中枢神经系统受损、颅内肿瘤或血管畸形;③近期(2 ~4 周)有活动性内脏出血;④未排除主动脉夹层;⑤入院时严重且未控制的高血压(>180/110mmHg)或慢性严重高血压史;⑥目前正在使用治疗剂量的抗凝药或已知有出血倾向;⑦近期(2 ~4 周)创伤史,包括头部外伤、创伤性心肺复苏或较长时间(>10 分钟)的心肺复苏;⑧近期(<3 周)外科大手术;⑨近期(<2 周)曾有在不能压迫部位的大血管行穿刺术。

(3) 溶栓药物的应用:以纤维蛋白溶酶激活剂激活血栓中纤维蛋白溶酶原,使转变为纤维蛋白溶酶而溶解冠状动脉内的血栓。国内常用:尿激酶(urokinase,UK)30 分钟内静脉滴注 150 万 ~200 万 U。重组组织型纤维蛋白溶酶原激活剂(recombinant tissue-type plasminogen activator,rt-PA)100mg 在 90 分钟内静脉给予:先静脉注入 15mg,继而 30 分钟内静脉滴注 50mg,其后 60 分钟内再滴注 35mg(国内有报告用上述剂量的一半也能奏效)。用 rt-PA 前先用肝素 5000IU 静脉注射,用药后继续以肝素每小时 700 ~1000IU 持续静脉滴注共 48 小时,以后改为皮下注射 7500IU 每 12 小时一次,连用 3 ~5 天。

血栓是否溶解,可根据冠状动脉造影结果直接判断,也可根据以下指标进行间接判断:①心电图抬高的 ST 段于 2 小时内回降>50%;②胸痛 2 小时内基本消失;③2 小时内出现再灌注性心律失常;④血清 CK-MB 酶峰值提前出现(14 小时内)。

3. 紧急主动脉-冠状动脉旁路移植术　介入治疗失败或溶栓治疗无效有手术指征者,宜争取 6 ~8 小时内施行主动脉-冠状动脉旁路移植术。

知识链接

再灌注损伤的处理

急性缺血心肌恢复灌注时,可出现再灌注损伤,常表现为再灌注性心律失常,各种快速、缓慢性心律失常均可出现,应作好相应的抢救准备。但出现严重心律失常的情况少见,最常见的为一过性非阵发性室性心动过速,对此不必行特殊处理。

(三) 药物治疗

1. 硝酸酯类药物　常用的硝酸酯类药物包括硝酸甘油、硝酸异山梨酯、5-单硝山梨醇酯。临床试验资料显示,AMI 患者使用硝酸酯可轻度降低病死率,AMI 早期通常给予硝酸甘油静脉滴注 24 ~48 小时。对 AMI 伴再发性心肌缺血、充血性心力衰竭、需处理的高血压患者更为适宜。静脉滴注硝酸甘油应从低剂量开始,即 10μg/分钟,可酌情逐步增加剂量,每 5 ~10 分钟增加 5 ~10μg,直至症状控制、血压正常者动脉收缩压降低 10mmHg 为有效治疗剂量。在静脉滴注过程中如果出现明显心率加快或收缩压≤90mmHg,应减慢滴注速度或暂停使用。静脉滴注硝酸甘油的最高剂量以不超过 100μg/分钟为宜。

2. 抗血小板治疗　冠状动脉内斑块破裂诱发局部血栓形成是导致 AMI 的主要原因。在急性血栓形成中血小板活化起着十分重要的作用,抗血小板治疗已成为 AMI 的常规治疗,溶栓前即应使用。阿司匹林、噻氯匹定或氯吡格雷、替罗非班是目前临床上常用的抗血小板药物。

3. 抗凝治疗　凝血酶是纤维蛋白原转变为纤维蛋白最终形成血栓的关键环节,因此抑

制凝血酶至关重要。肝素作为对抗凝血酶的药物在临床应用最普遍，对于 ST 段抬高的 AMI，肝素作为溶栓治疗的辅助用药；对于非 ST 段抬高的 AMI 患者，静脉滴注肝素为常规治疗。一般使用方法是先静脉推注 5000u 冲击量，继之以 1000u/小时维持静脉滴注，每 4～6 小时测定一次 APTT 或 ACT，以便于及时调整肝素剂量，保持其凝血时间延长至对照的 1.5～2.0 倍。静脉肝素一般使用时间为 24～72 小时，以后可改用皮下注射 7500u 每 12 小时 1 次，注射 2～3 天。

4. β受体阻滞剂（β-blocker） 通过减慢心率，降低体循环血压和减弱心肌收缩力来减少心肌耗氧量，对改善缺血区的氧供需平衡，缩小心肌梗死面积，降低急性期病死率有肯定的疗效。在无该药禁忌证的情况下应及早常规应用。常用的β受体阻滞剂为美托洛尔，常用的剂量为 25～50mg，每日 2 或 3 次；阿替洛尔 6.25～25mg 每日 2 次。用药须严密观察，使用剂量必须个体化。

5. 血管紧张素转换酶抑制剂（ACEI） 主要作用机制是通过影响心肌重塑、减轻心肌过度扩张而减少充盈性心力衰竭的发生率和病死率。几项大规模临床随机试验如 ISIS-4、GISSI-3、SMILE、CCS-1 研究已确定 AMI 早期使用 ACEI 能降低病死率，尤其是前 6 周的病死率降低最明显，而前壁心肌梗死伴有左心室功能不全的患者获益最大。在无禁忌证的情况下，溶栓治疗后血压稳定即可开始使用 ACEI。剂量和时限应视患者的情况而定，一般来说 AMI 早期 ACEI 应从小剂量开始逐渐增加剂量。干咳不能耐受者可用 ARB 代替。

6. 调脂治疗 他汀类药物（如辛伐他汀、普伐他汀）降低总胆固醇及低密度脂蛋白胆固醇（LDL-C）水平，可降低 MI 事件的总死亡率，并减少 PCI、CABG 及脑卒中的几率。他汀类治疗的益处不仅见于胆固醇升高患者，也见于胆固醇正常的 AMI 患者。

（四）消除心律失常

心律失常必须及时消除，以免演变为严重心律失常甚至猝死。

1. 发生心室颤动或持续多形室性心动过速时，尽快采用非同步或同步直流电除颤或复律。室性心动过速药物疗效不满意时也应及早用同步直流电复律。

2. 频发室性早搏、成对室性早搏、非持续性室速可用利多卡因治疗（不超过 24 小时）。如室性心律失常反复者可用胺碘酮。

3. 对缓慢性心律失常可用阿托品 0.5～1mg 肌内或静脉注射。必要时临时起搏。

4. 房室传导阻滞发展到第二度或第三度，伴有血流动力学障碍者宜用临时心脏起搏。

5. 室上性快速心律失常用维拉帕米、地尔硫䓬、美托洛尔、胺碘酮等药物治疗不能控制时考虑用同步直流电转复治疗。

（五）治疗心力衰竭

主要是治疗急性左心衰竭，以应用吗啡（或哌替啶）和利尿剂为主，亦可选用血管扩张剂减轻左心室的负荷，或用多巴酚丁胺静脉滴注或用短效血管紧张素转换酶抑制剂从小剂量开始等治疗（参见本篇第一章第二节“急性心力衰竭”）。需注意的是心肌梗死 24 小时内避免使用洋地黄药物。右心衰慎用利尿剂。

（六）非 ST 段抬高心肌梗死的处理

无 ST 抬高心肌梗死其住院期病死率较低，但再梗死率、心绞痛再发生率和远期病死率则较高。治疗措施与 ST 抬高性心肌梗死有所区别。此类患者不宜溶栓治疗。其中低危险组（无合并症、血流动力稳定、不伴反复胸痛者）以阿司匹林和肝素尤其是低分子量肝素治疗为主；中危险组（伴持续或反复胸痛，心电图无变化或 ST 段压低 1mm 上下者）和高危险组

(并发心源性休克、肺水肿或持续低血压)则以介入治疗为首选。其余治疗原则同上。

六、冠心病的二级预防 ABCDE 方案

以下预防措施亦适用于心绞痛患者。预防动脉粥样硬化和冠心病,属一级预防,已有冠心病和 MI 病史者还应预防再次梗死和其他心血管事件称之为二级预防。二级预防应全面综合考虑,为便于记忆可归纳为以 A、B、C、D、E 为符号的五个方面:

A ①阿司匹林(aspilin):如无禁忌,开始并长期连续使用阿司匹林 75～325mg/天,如有禁忌可使用氯吡格雷 75mg/天;②血管紧张素转换酶抑制剂(ACEI):所有心肌梗死后的长期治疗,早期用于高危患者(前壁心肌梗死、既往心肌梗死、心功能 KillipⅡ级)。

B ①β 受体阻滞剂(β-blocker):所有心肌梗死后或急性缺血综合征患者需要长期用药,除一般的禁忌证外,对所有的其他需要控制心绞痛、心律或血压时应予使用;②血压控制(Blood pressure control):目标<140/90mmHg,糖尿病患者降到 130/85mmHg 以下,伴有肾脏损害或有蛋白尿的患者(24 小时尿蛋白>1000mg)应控制到 125/75mmHg。

C ①降低胆固醇(cholesterol lowing):首要目标 LDL-C<2.6mmol/L(100mg/dL);次要目标:TG>200～499mg/dl(2.3～5.7mmol/L),待降低 LDL 后,考虑贝特类或烟酸类药物、鼓励增加 ε-3 脂肪酸的摄取;TG≥500mg/dl(5.7mmol/L),贝特类或烟酸类药物治疗后,再考虑降低 LDL;②戒烟。

D ①控制糖尿病(diabetes control):FPG 5.1～6.1mmol/L,2 小时 PG 7.0～7.8mmol/L,HbA1c 6.0%～7.0%;②限制饮食(Diet):适度饮酒、限制钠盐、重视水果、蔬菜和低脂奶类食品。

E ①运动(exercise):最低目标:每周 3～4 次,每次 30 分钟;理想目标:每天运动 30～60 分钟(步行、慢跑、骑自行车等有氧运动);②健康教育(education)。

第四章　心脏骤停与心肺复苏

心脏骤停(cardiac arrest)是指心脏射血功能的突然终止,是心脏性猝死的直接原因。导致心脏骤停的病理生理机制最常见为快速型室性心律失常(室颤和室速),其次为缓慢性心律失常或心室停顿,较少见的为无脉性电活动(pulseless electrical activity,PEA)。心脏骤停发生后,由于脑血流突然中断,10 秒左右患者即可出现意识丧失,经及时救治可获存活,否则将发生生物学死亡,罕见自发逆转者。因此,为使患者得救,避免脑细胞死亡,达到恢复智能和工作能力,就必须在心脏骤停后立即进行有效的心肺复苏(eardiopulmonary resuscitation,CPR)。大量实践表明,复苏开始越早,存活率越高。4 分钟内进行复苏者可能有一半人被救活;4 ~6 分钟开始进行复苏者,10% 可以救活;超过 6 分钟者存活率仅为 4%,10 分钟以上开始进行复苏者,存活可能性更小。

心肺复苏是急诊医学的重要课题之一,自 1956 年 Zoll 首先应用胸外除颤获得成功后,1958 年,Peter Safar 又提倡用口对口人工呼吸,1960 年,William Kouwenhoven 用胸外按压建立人工循环,此乃心肺复苏的三大要素,从此,诞生了现代心肺复苏术,迄今已 50 多年了。过去的 50 年间,以早期识别和呼救、早期 CPR、早期除颤和早期开展急诊医疗救治为基础的方法,已成功挽救了全世界成千上万条生命,这些成功抢救的生命证明心肺复苏研究和临床验证的重要性。

知识链接

心脏紧急救治和心肺复苏国际指南 2010

美国有关心脏紧急救治(emergency cardiac care,ECC)和 CPR 的指南,原由美国心脏病学会(American Heart Association,AHA)及其下属的各个专业委员会共同负责,先后多次出版。自 1992 年公布指南以来,又有了不少进展和新的认识,于 2000 年修订成国际指南,最终审定了"心脏紧急救治和心肺复苏国际指南 2000";2005 年,AHA 组织会议,根据循证医学的依据对 2000 指南进行修订,即"心脏紧急救治和心肺复苏国际指南 2005";2010 指南更新评估过程邀请了来自 29 个国家的 356 个复苏专家,基于严格的证据评估和专家讨论意见,提出了新的"心脏紧急救治和心肺复苏国际指南 2010"。新指南的出现并不意味着以往指南中使用的治疗方法是不安全或无效的。新指南强调了复苏过程中的指挥员应将这些推荐个性化地运用到每一个具体的抢救中。

一、病因

心脏骤停的原因主要有下列几方面:

1. 冠心病　绝大多数心脏骤停发生在有器质性心脏病的患者,冠心病是最常见的原因。在西方国家,心脏骤停约 80% 由冠心病及其并发症引起,而这些冠心病患者中约 75% 有心肌梗死病史。另外,各种心肌病(如肥厚梗阻型心肌病、致心律失常型右室心肌病等)和离子通道病(如长 QT 综合征、Brugada 综合征等)也可导致心脏骤停。

2. 突然的意外事件　如电击伤、溺水、自缢、严重创伤、窒息、严重过敏反应和药物过量等。

3. 严重的酸碱失衡、高血钾、低血钾、各种原因引起的休克和中毒。

4. 手术及其他临床诊疗技术操作中的意外事件　如心包或胸腔穿刺、小脑延髓池穿刺、心导管检查、心血管造影、脑血管造影、气管切开、气管插管等。尤较常见于胸内手术过程中。

5. 麻醉　如麻醉过深,可影响到呼吸及(或)血管运动;患者对麻醉剂的过敏;术中迷走神经的刺激(牵扯肺门或肠系膜),气管支气管吸引等。

二、病理

心脏骤停主要为致命性快速室性心律失常所致,它们的发生是冠状动脉血管事件、心肌损伤、心肌代谢异常和(或)自主神经张力改变等因素相互作用引起的一系列病理生理异常的结果。但这些因素相互作用产生致死性心律失常(室颤)的最终机制尚无定论。严重缓慢性心律失常和心室停顿是心脏骤停的另一重要病理改变。其电生理机制是当窦房结和(或)房室结功能异常时,次级自律细胞不能承担起心脏的起搏功能,常见于病变弥漫累及心内膜下普肯耶纤维的严重心脏疾病。非心律失常性心脏骤停所占比例较少,常由心脏破裂、心脏流入和流出道的急性阻塞、急性心脏压塞等导致。

三、临床表现

在常温情况下,心脏骤停后心脏射血停止,脉搏、心音、血压消失;脑血流量急剧减少,3秒时患者感头晕,10～20秒可发生意识突然丧失,伴有局部或全身性抽搐;心脏骤停刚发生时脑中尚存少量含氧的血液,可短暂刺激呼吸中枢,出现呼吸断续,呈叹息样或短促痉挛性呼吸,60秒后瞳孔散大,呼吸可同时停止;随后出现皮肤苍白或发绀,由于尿道括约肌和肛门括约肌松弛,可出现二便失禁;4～6分钟后大脑细胞有可能发生不可逆损害,随后经数分钟过渡到生物学死亡。

四、诊断

心脏骤停的判断,是看反应、看呼吸,而不要花太多的时间去摸脉、听心音、测血压,以节省宝贵的救治时间。其快速诊断依据是:①患者意识突然丧失;②大动脉搏动消失;③呼吸停止或濒死叹息样呼吸。

五、心脏骤停的处理

心脏骤停的生存率很低,根据不同的情况,其生存率在5%～60%之间。抢救成功的关键是尽早进行心肺复苏。由于心脏骤停大多发生在意外场合,抢救复苏时,时间就是生命,故重要的是现场徒手心肺复苏。《2010美国心脏协会心肺复苏及心血管急救指南》将心脏骤停患者的急救生存链确定为五个链环:早期识别与呼救、早期心肺复苏、早期除颤/复律、早期有效的高级生命支持、心脏骤停复苏后的综合管理。

(一)早期识别与呼救

1. 早期识别心脏骤停　①判断意识;轻轻摇动患者双肩,高声呼喊"喂,你怎么了?"如认识,可直呼其姓名,如无反应,说明意识丧失。②判断呼吸;观察胸廓起伏,判断有无呼吸或不正常呼吸。如患者无意识,同时无呼吸或呼吸不正常,应立即启动急救医疗服务系统

(emergency medical service system, EMSS),开始现场心肺复苏。③判断有无脉搏(10 秒钟内完成);用食指及中指指尖先触及气管正中部位,然后向旁滑移 2～3cm,在胸锁乳突肌内侧触摸颈动脉是否有搏动。若无,则心脏骤停的诊断确立。

2. 早期呼救　在不延缓实施心肺复苏的同时,立即高声呼唤周围的人前来帮助救人,并尽快(或委托他人)拨打急救电话“120”“999”或附近医院电话,要求携带除颤器(AED)。如现场只有一个抢救者,先拨打急救电话再立即 CPR;如现场有 2 个以上抢救者,则 1 人打电话求救,1 人即开始 CPR。

(二) 早期心肺复苏

即基础生命活动的支持(basic life support, BLS),其主要措施包括人工胸外按压、开放呼气道和人工呼吸。

1. 人工胸外按压　给患者平躺仰卧位,置于平整坚硬的地面上,如患者为俯卧位,应将患者头、颈、肩、躯干作为一个整体翻转成仰卧位。解开患者上衣,暴露前胸部,救助者跪在其身旁进行按压。若胸外按压在床上进行,应撤除垫褥或在患者背部放置硬木板。胸外按压的部位是胸骨中下 1/3 交界处或双乳头连线的中点。用一只手掌根部放在胸部正中双乳头之间的胸骨上,另一手平行重叠压在手背上,手掌根部横轴与胸骨长轴方向一致,使掌根用力在胸骨上,以避免发生肋骨骨折。按压时肘关节伸直,以髋关节为轴,借助上半身的重力垂直向下按压,避免冲击式的猛压。按压的幅度为至少 5cm(或胸廓前后径的 1/3),按压和放松的时间大致相等,每次按压后保证胸廓完全回弹,放松时掌根不要离开胸骨。按压频率为至少 100 次/分钟,连续按压 30 次。在胸外按压中应努力减少中断,任何不必要的按压中断(包括暂停按压进行人工呼吸)都会使 CPR 成功率降低。若多人团队配合进行按压,一般约每 2 分钟更换按压者,每次更替换人尽量在 5 秒内完成。持续胸外按压直到自主循环恢复(ROSC)或复苏终止。若患者胸廓畸形、骨折或伴开放式外伤,不能进行胸外按压时,可紧急开胸直接用手挤压心脏。

2. 开放呼气道　保持呼吸道通畅是成功复苏的重要一步,首先应清除患者口腔中的异物和呕吐物,患者义齿松动应取下。然后采用仰头抬颏法开放气道。方法是:施救者将一手置于患者前额用力加压,使头后仰,另一手的食、中两指抬起下颏,使下颌尖、耳垂的连线与地面呈垂直状态,以通畅气道。如有多人配合 CPR,呼救、开放呼气道与胸外心脏按压可以合理分工同时进行。有条件时,还可以借助气管插管或气管切开插管来开放气道。

3. 人工呼吸　维持气道开放状态,再次观察胸部有无起伏,判断有无自主呼吸,若没有应立即实施人工呼吸,判断及评价时间不应超过 10 秒。气管内插管是建立人工通气的最好方法。当时间或条件不允许时,可以采用口对口、口对鼻或口对通气防护装置呼吸。

口对口呼吸是一种简便、快捷有效的常用通气方法,施救者用置于患者前额拇指与食指捏住患者鼻孔,口唇紧贴口唇或者张口把患者的口全罩住,快速吹气,确保吹气时患者胸廓起伏并维持 1 秒中,然后移开口唇,松开捏鼻子的手指,让患者呼气,如此反复进行。人工呼吸的频率是 8～10 次/分钟,连续吹气 2 次,两次人工呼吸后应立即胸外按压。施救者实施人工呼吸前,正常吸气即可,无需深吸气后用力吹气,防止通气过度。新指南提示无论是单人还是双人进行心肺复苏,为达到最佳复苏效果,按压和通气的比例为 30∶2,交替进行。若是单人 CPR,人工呼吸时停止胸外按压;若是双人配合 CPR,一人专职人工呼吸一人专职胸外按压,人工呼吸时不用停止胸外按压。

若患者口腔打不开,口部严重损伤,或抢救者做口对口呼吸时不能将患者的口部完全紧密地包住时，还可以口对鼻、口对通气防护装置（如面罩）进行人工呼吸。需要说明的是，这些通气方式只是临时性抢救措施，应争取马上气管内插管，配合人工气囊挤压或人工呼吸机进行辅助呼吸与输氧，纠正低氧血症。

（三）早期电除颤/复律

早期除颤在心脏骤停患者的复苏中占有很重要地位，如有条件应越早进行越好，并不拘泥于复苏的阶段。心脏体外电除颤是利用除颤仪在瞬间释放高压电流经胸壁到心脏，使得心肌细胞在瞬间同时除极，终止导致心律失常的异常折返或异位兴奋灶，从而恢复窦性心律。大部分（80%～90%）成人突然非创伤性心脏骤停最常见的心律失常是室颤，消除室颤最有效的方法是非同步直流电除颤。除颤时间越早，室颤消除成功率越高，随时间的推移，除颤成功的机会迅速下降，每延迟1分钟成功率约下降7%～10%。如果有自动电除颤仪（AED），立即分析患者心律，如需要电除颤，立即给电击1次（双相波200J，单相波360J，儿童2～4J/kg），电击后应继续CPR（约2分钟）后再次分析心律，判断是否再行除颤，总除颤次数一般不超过3次。

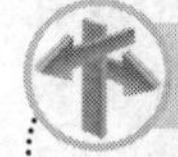 **知识链接**

除颤技术的发展

除颤技术近数十年来有了很大进展，美国于1940～1950年开始应用体内或体外除颤；20世纪60年代由医院做院前除颤，在冠心病治疗单元由护士除颤；20世纪70年代由医师做院前手控除颤并证明能增加存活率；20世纪80年代中期由急救技术员、非专业的救护人员、患者的配偶、家庭成员和经基础生命支持训练的护士等应用自动体外除颤器（automated xternal defibrillator，AED）实行院前除颤；20世纪90年代开始由警察、消防队员作除颤。由此可见，除颤技术的地位有了明显变化，即过去仅为加强生命支持（ACLS）的技术，目前已成为基础生命支持（BLS）的技术。

由于现在有了自动体外除颤器，因而使得早期除颤成为可能。AED有诸多优点，仪器轻巧，自重仅3kg左右，术者只需接受很简单的训练便能操作。AED的操作步骤：

1. 除颤电极的位置　将AED的前电极安放在右上胸锁骨下胸骨右缘，侧电极则安放在躯干的左下胸乳头左侧，电极的中心适在腋中线上。

2. AED的操作　AED的仪器面板有三个按钮：①绿色：开关（ON/OFF）；②黄色：分析（analysis）；③红色：电击（shock）。操作时尚有声音和文字提示。步骤为：连接电极，启动仪器，按压分析按钮，仪器迅即提示正在分析心律，并显示分析结果，如建议电击除颤，选择最大电量并充电，充电结束要求大家离开患者身体，按压电击键，即完成一次电击除颤。

以上是CPR基础生命支持阶段操作步骤及要点，也是整个CPR的最关键环节。

（四）早期有效的高级生命支持

所谓高级生命支持（advanced life support，ALS），是在基础生命支持的基础上，应用辅助设备、特殊技术等建立更为有效的通气和血运循环，主要措施包括气管插管建立通气、稳定血流动力学、建立静脉通路并应用必要的药物维持已恢复的循环。心电图、血压、脉搏、血氧饱和度、呼气末二氧化碳分压测定等必须持续监测，必要时还需要进行有创血流动力学监测，如动脉血气分析、动脉压、中心动脉压、肺动脉压等。

1. 通气与氧供　如果患者自主呼吸没有恢复应尽早行气管插管，充分通气的目的是纠正低氧血症。新指南建议使用二氧化碳波形图定量分析，以确认并监测气管插管位置和复

苏效果。也可用口咽气道作为复苏过程中气管插管气道管理的代替。院外患者通常用面罩、简易球囊维持通气,医院内的患者常用呼吸机,潮气量为6~7ml/kg或500~600ml,需要根据血气分析结果进行呼吸机参数的调整。

2. 起搏治疗 对心搏停止患者不推荐使用起搏治疗,而对有症状心动过缓患者则考虑起搏治疗。如果患者出现严重症状,尤其是当高度房室传导阻滞发生在希氏束以下时,则应该立即施行起搏治疗。

3. 药物治疗 心脏骤停患者在进行心肺复苏时应尽早开通静脉通道。周围静脉通常选用肘前静脉或颈外静脉,中心静脉可选用颈内静脉、锁骨下静脉和股静脉。如果静脉穿刺无法完成,某些复苏药物可经气管给予。

(1) 肾上腺素:是CPR的首选药物。可用于电击无效的室颤及无脉室速、心脏停搏或无脉性电生理活动。常规给药方法是静脉推注1mg,每3~5分钟重复1次,可逐渐增加剂量至5mg。血管升压素与肾上腺素作用相同,也可以作为一线药物,只推荐使用一次40U静脉注射,常作为首剂量或第二次剂量的肾上腺素替代。严重低血压可以给予去甲肾上腺素、多巴胺、多巴酚丁胺。

(2) 抗心律失常药:给予2~3次除颤加CPR及肾上腺素之后仍然是室颤/无脉室速,考虑给予抗心律失常药。常用药物胺碘酮,也可考虑利多卡因。胺碘酮首次300mg缓慢静脉注射(大于10分钟),如无效,可重复给药150mg。2010指南对于有症状心律失常的干预方法做了重要改变,在安全和潜在效能证据的基础上,腺苷被建议使用于稳定,单一宽QRS波形。因为它不但安全而且在未发现的,规则的,单型的,宽QRS波群心动过速的早期处理中对治疗和诊断都有帮助。

对于一些难治性多形性室速、尖端扭转性室速、快速单形性室速或室扑(频率>260次/分钟)及难治性心室颤动,可试用静脉β受体阻滞剂。艾司洛尔0.5mg/kg静脉注射(1分钟),继以50~300μg/分钟静脉维持。由急性高钾血症触发的难治性室颤的患者可给予10%的葡萄糖酸钙5~20ml,注射速率为2~4ml/分钟。异丙肾上腺素或心室起搏可能有效终止心动过缓和药物诱导的尖端扭转性室速(TDP)。当室颤/无脉室速心脏骤停与长QT间期的TDP相关时,可以1~2g硫酸镁,稀释推注5~20分钟,或1~2g硫酸镁加入50~100ml液体中滴注。

缓慢性心律失常、心室停顿的处理不同于室颤。给予基础生命支持后,应尽力设法稳定自主心律,或设法心脏起搏治疗。不建议治疗无脉心电活动(PEA),心搏停止时常规地使用阿托品。

(3) 碳酸氢钠:复苏过程中产生的代谢性酸中毒通过改善通气常可得到改善,不应过分积极补充碳酸氢钠纠正。心脏骤停或复苏时间过长者,或早已存在代谢性酸中毒、高钾血症患者可适当补充碳酸氢钠,需根据动脉血气分析结果调整补给量,防止产生碱中毒。

经过心肺复苏使心脏节律恢复后,应着重维持稳定的心电与血流动力学状态。

(五) 心脏骤停复苏后的综合管理

心脏骤停复苏后自主循环恢复仅是猝死幸存者复苏后治疗的开始。因为患者在经历全身缺血性损伤后,将进入更加复杂的缺血再灌注损伤阶段,这是患者复苏后院内死亡的主要原因,称为“心脏骤停后综合征(post-cardiac arrest syndrome)”。研究证实,早期干预这一独特复杂的病理生理状态可以有效的改善患者的预后,降低患者的死亡率。心脏骤停复苏后的综合处理原则和措施包括维持有效的循环和呼吸功能,特别是脑灌注,预防再次心脏骤停，维持水、电解质和酸碱平衡，防治脑水肿、急性肾衰竭和继发感染等，其中重点是脑复苏。

1. 原发致心脏骤停疾病的治疗　进行全面的心血管系统及相关因素的评价，仔细寻找引起心脏骤停的原因，尤其是否有冠心病（急性心肌梗死）及电解质紊乱，及时处理。

2. 维持有效循环　心脏骤停患者血流动力学状态常不稳定，需要评估全身循环血容量状况和心室功能。对危重患者需放置肺动脉漂浮导管进行有创血流动力学监测。为保证血压、心脏指数和全身灌注，必要时可使用血管活性药（如去甲肾上腺素）、正性肌力药（多巴酚丁胺）和增强心肌收缩力（米力农）等。

3. 维持呼吸　自主循环恢复后，患者可有不同程度的呼吸系统功能障碍，一些患者可能仍然需要机械通气和吸氧治疗。呼气末正压通气（PEEP）对肺功能不全合并左心衰的患者可能很有帮助，但需注意此时血流动力学是否稳定。临床上可以依据动脉血气结果和（或）无创监测来调节吸氧浓度、PEEP值和每分通气量。持续性低碳酸血症可加重脑缺血，因此应避免常规使用高通气治疗。

4. 防治脑缺氧和脑水肿　亦称脑复苏。脑复苏是心肺复苏最后成功的关键。在缺氧状态下，脑血流的自主调节功能丧失，脑血流的维持主要依赖脑灌注压，任何导致颅内压升高或体循环平均动脉压降低的因素均可减低脑灌注压，从而进一步减少脑血流。对昏迷患者应维持正常的或轻微增高的平均动脉压，降低增高的颅内压，以保证良好的脑灌注。

主要措施包括：①降温：复苏后的高代谢状态或其他原因引起的体温增高可导致脑组织氧供需关系失衡，从而加重脑损伤。所以心跳骤停复苏后，应积极采取降温措施。体温降低至32～34℃为宜，并维持12～24小时；②脱水：应用渗透性利尿剂配合降温处理，以减轻脑组织水肿和降低颅压，有助于大脑功能恢复。通常选用20%甘露醇（1～2g）、25%山梨醇（1～2g）或30%尿素（0.5～1g）快速静脉滴注（2～4次/日）。联合使用呋塞米（首次20～40mg，必要时增加至100～200mg静脉注射）、25%白蛋白（20～40ml静滴）或地塞米松（5～10mg，每6～12小时静注）有助于避免或减轻渗透性利尿导致的“反跳现象”。在脱水治疗时，应注意防止过度脱水，以免造成血容量不足，难以维持血压的稳定；③防治抽搐：通过应用冬眠药物控制缺氧性脑损害引起的四肢抽搐以及降温过程的寒战反应。但无需预防性应用抗惊厥药物。可选用二氢麦角碱0.6mg、异丙嗪50mg稀释于5%葡萄糖100ml内静脉滴注；亦可应用地西泮10mg静脉注射；④高压氧治疗：通过增加血氧含量及弥散，提高脑组织氧分压，改善脑缺氧，降低颅内压。有条件者应早期应用；⑤促进早期脑血流灌注：抗凝以疏通微循环，用选择性作用于脑血管的钙通道拮抗剂解除脑血管痉挛。

5. 防治急性肾衰竭　如果心脏骤停时间较长或复苏后持续低血压，则易发生急性肾衰竭。原有肾脏病变的老年患者尤为多见。心肺复苏早期出现的肾衰竭多为急性肾缺血所致，其恢复时间较肾毒性者长。由于通常已使用大剂量脱水剂和利尿剂，临床可表现为尿量正常甚至增多，但血肌酐升高（非少尿型急性肾衰竭）。若注射呋塞米后仍然无尿或少尿，则提示急性肾衰竭。防治急性肾衰竭时应注意维持有效的心脏和循环功能，避免使用对肾脏有损害的药物。

6. 其他　及时发现和纠正水电解质紊乱和酸碱失衡，防治继发感染。对于肠鸣音消失和机械通气伴有意识障碍患者，应该留置胃管，并尽早地应用胃肠道营养。

六、心脏骤停的预后

心脏骤停复苏成功的患者，及时地评估左心功能非常重要。和左心功能正常的患者相比,左心功能减退的患者心脏骤停复发的可能性较大,对抗心律失常药物的反应较差,死亡率较高。

急性心肌梗死早期的原发性心室颤动为非血流动力学异常引起者,经及时除颤易获复律成功。急性下壁心肌梗死并发的缓慢性心律失常或心室停顿所致的心脏骤停,预后良好。相反急性广泛前壁心肌梗死合并房室或室内阻滞引起的心脏骤停,预后往往不良。近年的研究证明,埋藏式心脏复律除颤器(implantable cardioverter defibrillator,ICD)能改善一些有高度猝死危险患者的预后。继发于急性大面积心肌梗死及血流动力学异常的心脏骤停,即时死亡率高达59% ~89%,心脏复苏往往不易成功。即使复苏成功,亦难以维持稳定的血流动力学状态。

七、心脏骤停与心肺复苏的展望

自2000年第一部国际心肺复苏指南发表后,科学循证的评价使指南成为临床推荐方案的支撑点,随着医学证据的不断完善充实,指南的更新已成为相关科学领域的关注点。2005年指南对重要技术指标做了重大更改,2010年指南再度更新了相关内容,修改了多方面问题。但这仍不是最完善的指南,今后还会有修改,更新。一个新指南的实行给出可能需要2~4年的时间。其障碍是教学的延迟(如需更新教材,培训教师,教具供应等),技术升级(如AED重新编程)和决策层面的问题(如有关机构,政府监管部门,医疗部门的协调与参与)。尽管再证据完善,共识一致的指南也难以依其解决任何情况下的所有问题,但随时掌握更新的主要内容,跟踪科学依据的进展,结合实际工作会不断提高我们心肺复苏的质量,降低心脏骤停患者的猝死率,推动我国心肺复苏事业的发展。

(刘 彬)

复习思考题

1. 急性左心衰竭的临床表现和处理原则是什么?
2. 不稳定型心绞痛有哪些临床特点?
3. 目前常用降血压药分为哪几类?
4. 如何鉴别心绞痛和急性心肌梗死?

案例分析题

1. 男性,31岁,阵发性头痛,烦躁,心悸,多汗,血压265/130mmHg,最可能的诊断是什么?

2. 男性,60岁,近3~4个月来常于上三楼、情绪激动、饱餐后出现胸前区压榨性疼痛,以胸骨后为明显,疼痛向左手内侧放射,每次发作时持续1~3分钟不等,休息后缓解或含服硝酸甘油后缓解,发作时心电图ST段水平下降≥0.05mv,T波低平,该病的诊断应为何种疾病?

3. 男性,64岁,高血压史5年,3小时前突发胸骨后持续疼痛,心电图未见异常Q波,$V_{1\sim3}$导联可见ST段呈弓背向上抬高,最可能的诊断为何种疾病?

第五篇　消化系统疾病

学习要点

急慢性胃炎、消化性溃疡、肝硬化、急性胰腺炎、急性阑尾炎、肠梗阻、胆道感染和胆石症、胃癌、肝癌、结肠癌的病因及临床表现；急慢性胃炎、消化性溃疡、肝硬化、急性胰腺炎、急性阑尾炎、肠梗阻、胆道感染和胆石症、胃癌、肝癌、结肠癌的诊断、治疗原则及预防；急慢性胃炎、消化性溃疡、肝硬化、急性胰腺炎、急性阑尾炎、肠梗阻、胆道感染和胆石症、胃癌、肝癌、结肠癌的发病机制及预后。

第一章　胃炎

胃炎指的是任何病因引起的胃黏膜炎症，常伴有上皮损伤和细胞再生。某些病因引起的胃黏膜病变主要表现为上皮损伤和上皮细胞再生而胃黏膜炎症缺如或很轻，此种胃黏膜病变宜称为胃病，但临床习惯上仍将本属于“胃病”的疾病归入“胃炎”中。胃炎按临床发病的缓急和病程的长短，分为急性胃炎和慢性胃炎。

知识链接

心理因素与消化系统疾病

心理因素影响着消化系疾病，最常见的心理因素是抑郁、焦虑等。如：心理波动可引起影响胃的生理功能；焦虑、忧伤引起消化性溃疡；生气引起腹泻等。它与消化系疾病互为因果，即心理因素可引起消化系疾病，消化系疾病可引起心理障碍性疾病。据报道消化科门诊中约有 50% ～80% 患者有或轻或重的心理障碍，心理疾病治愈后其相应疾病也不难治愈。可见保持良好的心理状态是多么重要，它是身体健康的基本因素。

第一节　急 性 胃 炎

急性胃炎是由多种病因引起的急性胃黏膜炎症。临床上急性发病，常表现为上腹部症状。内镜检查可见胃黏膜充血、水肿、出血、糜烂（可伴有浅表溃疡）等一过性病变。病理组织学特征为胃黏膜固有层见到以中性粒细胞为主的炎症细胞浸润。急性胃炎主要包括：①急性幽门螺杆菌感染引起的急性胃炎；②除幽门螺杆菌之外的病原体感染及（或）其毒素对胃黏膜损害引起的急性胃炎；③急性糜烂出血性胃炎。急性糜烂出血性胃炎临床常见，需要积极治疗，本节予以重点讨论如下：

一、病因和发病机制

引起急性糜烂出血性胃炎的常见病因有：

1. 药物　常见的有非甾体消炎药（NSAID）如阿司匹林、吲哚美辛等，某些抗肿瘤药如氟尿嘧啶，口服氯化钾或铁剂等。

2. 应激　严重创伤、大手术、大面积烧伤、颅内病变、败血症及其他严重脏器病变或多器官功能衰竭等均可引起胃黏膜糜烂、出血，严重者发生急性溃疡并大量出血。急性应激引起急性糜烂出血性胃炎的确切机制尚未完全明确，但一般认为应激状态下胃黏膜微循环不能正常运行而造成黏膜缺血、缺氧是发病的重要环节，由此可导致胃黏膜黏液和碳酸氢盐分泌不足、局部前列腺素合成不足、上皮再生能力减弱等改变，胃黏膜屏障因而受损。

3. 乙醇　乙醇具亲酯性和溶脂能力，高浓度乙醇因而可直接破坏胃黏膜屏障。

二、临床表现和诊断

1. 症状　多数症状轻微（如上腹不适或隐痛）或无症状，或症状被原发病掩盖，多数患者亦不发生有临床意义的急性上消化道出血。对服用NSAID（如阿司匹林、吲哚美辛等）患者或进行机械通气的危重患者进行胃镜检查，多数可发现胃黏膜急性糜烂出血性的表现，粪便隐血试验亦多呈阳性反应。临床上，急性糜烂出血性胃炎患者多以突然发生呕血和（或）黑粪的上消化道出血症状而就诊。据统计在所有上消化道出血病例中由急性糜烂出血性胃炎所致者约占10%～25%，是上消化道出血的常见病因之一。

2. 内镜检查　内镜可见以弥漫分布的多发性糜烂、出血灶和浅表溃疡为特征的急性胃黏膜病损。一般应激所致的胃黏膜病损以胃体、胃底为主，而NSAID或乙醇所致者则以胃窦为主。内镜检查宜在出血发生后24～48小时内进行，因病变（特别是NSAID或乙醇引起者）可在短期内消失，延迟胃镜检查可能无法确定出血病因。

3. 诊断　有近期服用NSAID史、严重疾病状态或大量饮酒患者，如发生呕血和（或）黑便，应考虑急性糜烂出血性胃炎的可能，确诊有赖急诊胃镜检查。

三、治疗和预防

1. 无症状者，针对原发病和病因采取防治措施。对处于急性应激状态的上述严重疾病患者，除积极治疗原发病外，应常规给予抑制胃酸分泌的H_2受体拮抗剂或质子泵抑制剂，或具有黏膜保护作用的硫糖铝作为预防措施；对服用NSAID的患者应视情况应用H_2受体拮抗剂、质子泵抑制剂或米索前列醇预防。

2. 发生上消化道大出血者，按上消化道出血治疗原则采取综合措施进行治疗，质子泵抑制剂或H_2受体拮抗剂静脉给药可促进病变愈合和有助止血，为常规应用药物。

第二节　慢性胃炎

慢性胃炎是由各种病因引起的胃黏膜慢性炎症。

一、分类

慢性胃炎的分类方法很多，我国2006年采纳了国际上新悉尼系统分类方法，将慢性胃炎分成非萎缩性(以往称浅表性)、萎缩性和特殊类型三大类。慢性非萎缩性胃炎是指不伴有胃黏膜萎缩性改变、胃黏膜层见以淋巴细胞和浆细胞为主的慢性炎症细胞浸润的慢性胃炎。根据炎症分布的部位,可再分为胃窦胃炎、胃体胃炎和全胃炎。慢性萎缩性胃炎是指胃黏膜已发生了萎缩性改变的慢性胃炎。慢性萎缩性胃炎又可再分为多灶萎缩性胃炎和自身免疫性胃炎两大类。前者萎缩性改变在胃内呈多灶性分布,以胃窦为主,多由幽门螺杆菌感染引起的慢性非萎缩性胃炎发展而来;后者萎缩改变主要位于胃体部,多由自身免疫引起的胃体胃炎发展而来。特殊类型胃炎种类很多,由不同病因所致,临床上较少见。

二、病因和发病机制

1. 幽门螺杆菌感染 幽门螺杆菌为慢性胃炎最主要病因。幽门螺杆菌具有鞭毛,能在胃内穿过黏液层移向胃黏膜,其释放尿素酶分解尿素产生 NH_3。保持细菌周围中性环境,幽门螺杆菌的这些特点有利于其在胃黏膜表面定植,引起细胞损害;其细胞毒素相关基因蛋白能引起强烈的炎症反应;其菌体胞壁还可作为抗原诱导免疫反应。这些因素的长期存在导致胃黏膜的慢性炎症。

2. 饮食和环境因素 长期幽门螺杆菌感染,在部分患者可发生胃黏膜萎缩和肠化生,即发展为慢性多灶萎缩性胃炎。流行病学研究显示,饮食中高盐和缺乏新鲜蔬菜水果与胃黏膜萎缩、肠化生以及胃癌的发生密切相关。

3. 自身免疫 自身免疫性胃炎以富含壁细胞的胃体黏膜萎缩为主;患者血液中存在自身抗体如壁细胞抗体,伴恶性贫血者还可查到内因子抗体;本病可伴有其他自身免疫病如桥本甲状腺炎、白癜风等。上述表现提示本病属自身免疫病。自身抗体攻击壁细胞,使壁细胞总数减少,导致胃酸分泌减少或丧失;内因子抗体与内因子结合,阻碍维生素 B_{12}吸收从而导致恶性贫血。

4. 其他因素 幽门括约肌功能不全时含胆汁和胰液的十二指肠液反流入胃,可削弱胃黏膜屏障功能。其他外源因素,如酗酒、服用 NSAID 等药物、某些刺激性食物等均可反复损伤胃黏膜。理论上这些因素均可各自或与幽门螺杆菌感染协同作用而引起或加重胃黏膜慢性炎症,但目前尚缺乏系统研究的证据。

三、临床表现

由幽门螺杆菌引起的慢性胃炎多数患者无症状;有症状者表现为上腹痛或不适、上腹胀、早饱、嗳气、恶心等消化不良症状,这些症状之有无及严重程度与慢性胃炎的内镜所见及组织病理学改变并无肯定的相关性。自身免疫性胃炎患者可伴有贫血,在典型恶性贫血时除贫血外还可伴有维生素 B_{12}缺乏的舌炎和腹泻等其他临床表现。

四、辅助检查

1. 胃镜及活组织检查 胃镜检查并同时取活组织作病理组织学检查是诊断慢性胃炎的最可靠方法。非萎缩性胃炎可见红斑(点、片状或条状)、黏膜粗糙不平、出血点/斑、黏膜水肿、渗出等基本表现。萎缩性胃炎有两种类型,即单纯萎缩性胃炎和萎缩性胃炎伴增生。前者主要表现为黏膜红白相间/白相为主、血管显露、色泽灰暗、皱襞变平甚至消失;后者主要表现为黏膜呈颗粒状或结节状。非萎缩性胃炎和萎缩性胃炎皆可见伴有糜烂(平坦或隆起)、出血、胆汁反流。病变可累及胃窦、胃体或全胃。由于内镜所见与活组织检查的病理表现不尽一致，因此诊断时应两者结合，在充分活检基础上以组织病理学诊断为准。建议活检时取2～5块(常用的取材部位为胃窦大、小弯，胃角和胃体下部小弯)组织且标本要够大(达到黏膜肌层)。

2. 幽门螺杆菌检测　活组织病理学检查时可同时检测幽门螺杆菌，并可在内镜检查时再多取1块活组织作快速尿素酶检查以增加诊断的可靠性。根除幽门螺杆菌治疗后，可在胃镜复查时重复上述检查，亦可采用^{13}C或^{14}C尿素呼气试验等常用方法检测。

3. 自身免疫性胃炎的相关检查　疑为自身免疫性胃炎者应检测血PCA和IFA，如为该病PCA多呈阳性，伴恶性贫血时IFA多呈阳性。血清维生素B_{12}浓度测定及维生素B_{12}吸收试验有助恶性贫血诊断。

4. 血清胃泌素G17、胃蛋白酶原Ⅰ和Ⅱ测定　属于无创性检查，有助判断萎缩是否存在及其分布部位和程度。近年国内已开始在临床试用。胃体萎缩者血清胃泌素G17水平显著升高、胃蛋白酶原Ⅰ和(或)胃蛋白酶原Ⅰ/Ⅱ比值下降；胃窦萎缩者血清胃泌素G17水平下降、胃蛋白酶原Ⅰ和胃蛋白酶原Ⅰ/Ⅱ比值正常；全胃萎缩者则两者均低。

五、诊断

确诊必须依靠胃镜检查及胃黏膜活组织病理学检查。幽门螺杆菌检测有助于病因诊断。怀疑自身免疫性胃炎应检测相关自身抗体及血清胃泌素。

六、治疗

1. 饮食　宜进易消化无刺激性的食物，忌烟酒、浓茶及咖啡，少吃过酸过甜食物及饮料，进食细嚼慢咽等。

2. 根除幽门螺杆菌　对于幽门螺杆菌引起的慢性胃炎是否应常规根除幽门螺杆菌尚缺乏统一意见。成功根除幽门螺杆菌可改善胃黏膜组织学、可预防消化性溃疡及可能降低胃癌发生的危险性、少部分患者消化不良症状也可取得改善。2006年中国慢性胃炎共识意见，建议根除幽门螺杆菌特别适用于：①伴有胃黏膜糜烂、萎缩及肠化生、异型增生者；②有消化不良症状者；③有胃癌家族史者。根除幽门螺杆菌可给予以铋剂为主的三联疗法如质子泵抑制剂或H_2受体拮抗剂、阿莫西林(羟氨苄青霉素)及甲硝唑，或者给予枸橼酸铋钾加两种抗生素为主的三联疗法，也可给予质子泵抑制剂、枸橼酸铋钾加两种抗生素组成的四联疗法。青霉素过敏者可用克拉霉素、庆大霉素、四环素及呋喃唑酮等，对因甲硝唑胃肠反应不能耐受者可改用替硝唑。

3. 对症治疗　有消化不良症状而伴有慢性胃炎的患者，症状与慢性胃炎之间并不存在明确的关系，因此症状治疗事实上属于功能性消化不良的经验性治疗，抑酸或抗酸药、促胃肠动力药、胃黏膜保护药、中药均可试用。这些药物除对症治疗作用外，对胃黏膜上皮修复及炎症也可能有一定作用。

4. 自身免疫性胃炎的治疗　目前尚无特异治疗，有恶性贫血时注射维生素B_{12}后贫血可获纠正。

5. 异型增生的治疗　异型增生是胃癌的癌前病变，应予高度重视。对轻度异型增生除给予上述积极治疗外，关键在于定期随访，通常6～12个月复查一次胃镜。对肯定的重度异型增生则宜予预防性手术，目前多采用内镜下胃黏膜切除术。

七、预后

感染幽门螺杆菌后少有自发清除，因此慢性胃炎常长期持续存在，少部分慢性非萎缩性胃炎可发展为慢性多灶萎缩性胃炎。极少数慢性多灶萎缩性胃炎经长期演变可发展为胃癌。流行病学研究显示，慢性多灶萎缩性胃炎患者发生胃癌的危险明显高于普通人群。由幽门螺杆菌感染引起的胃炎约15% ~20%会发生消化性溃疡。幽门螺杆菌感染引起的慢性胃炎还偶见发生胃黏膜相关淋巴组织淋巴瘤者。在不同地区人群中的不同个体感染幽门螺杆菌的后果如此不同，被认为是细菌、宿主和环境因素三者相互作用的结果，但对其具体机制至今尚未完全明了。

第二章 消化性溃疡

消化性溃疡主要指发生在胃和十二指肠的慢性溃疡,即胃溃疡(GU)和十二指肠溃疡(DU),因溃疡形成与胃酸/胃蛋白酶的消化作用有关而得名。溃疡的黏膜缺损超过黏膜肌层,不同于糜烂。本病可发生于任何年龄,但中年最为常见,DU多见于青壮年,而GU多见于中老年,后者发病高峰比前者约迟10年。男性患病比女性较多。临床上DU比GU为多见,两者之比约为2~3∶1,但有地区差异,在胃癌高发区GU所占的比例有增加。我国临床统计资料提示,消化性溃疡患病率在近十多年来亦开始呈下降趋势。

一、病因和发病机制

近年的研究已经明确,幽门螺杆菌和非甾体消炎药是损害胃十二指肠黏膜屏障从而导致消化性溃疡发病的最常见病因。少见的特殊情况,当过度胃酸分泌远远超过黏膜的防御和修复作用也可能导致消化性溃疡发生。

1. 幽门螺杆菌 幽门螺杆菌为消化性溃疡的重要病因。幽门螺杆菌在DU患者中的检出率为90%,GU为70%~80%。成功根除幽门螺杆菌后溃疡的复发率明显下降,改变溃疡的自然史。至于何以在感染幽门螺杆菌的人群中仅有少部分人(约15%)发生消化性溃疡,一般认为,这是幽门螺杆菌、宿主和环境因素三者相互作用的不同结果。对幽门螺杆菌引起GU的发病机制研究较少,一般认为是幽门螺杆菌感染引起的胃黏膜炎症削弱了胃黏膜的屏障功能,胃溃疡好发于非泌酸区与泌酸区交界处的非泌酸区侧,反映了胃酸对屏障受损的胃黏膜的侵蚀作用。

2. 非甾体消炎药(NSAID)。NSAID是引起消化性溃疡的另一个常见病因。NSAID引起的溃疡以GU较DU多见。溃疡形成及其并发症发生的危险性除与服用NSAID种类、剂量、疗程有关外,尚与高龄、同时服用抗凝血药、糖皮质激素等因素有关。通过削弱黏膜的防御和修复功能而导致消化性溃疡发病,损害作用包括局部作用和系统作用两方面,系统作用是主要致溃疡机制,主要是通过抑制环氧合酶(CoX)而起作用。NSAID和幽门螺杆菌是引起消化性溃疡发病的两个独立因素,至于两者是否有协同作用则尚无定论。

3. 胃酸和胃蛋白酶 消化性溃疡的最终形成是由于胃酸/胃蛋白酶对黏膜自身消化所致。因胃蛋白酶活性是pH依赖性的,在pH>4时便失去活性,因此在探讨消化性溃疡发病机制和治疗措施时主要考虑胃酸。无酸情况下罕有溃疡发生以及抑制胃酸分泌药物能促进溃疡愈合的事实均证实胃酸在溃疡形成过程中的决定性作用,是溃疡形成的直接原因。胃酸的这一损害作用一般只有在正常黏膜防御和修复功能遭受破坏时才能发生。

4. 其他因素 吸烟、遗传、急性应激、胃十二指肠运动异常等因素可能与消化性溃疡的发病有不同程度的关系。

概言之,消化性溃疡是一种多因素疾病,其中幽门螺杆菌感染和服用NSAID是已知的主要病因,溃疡发生是黏膜侵袭因素和防御因素失平衡的结果,胃酸在溃疡形成中起关键作用。

二、临床表现

上腹痛是消化性溃疡的主要症状，但部分患者可无症状或症状较轻以至不为患者所注意，而以出血、穿孔等并发症为首发症状。

1. 症状　上腹痛为主要症状，性质多为灼痛，亦可为钝痛、胀痛、剧痛或饥饿样不适感。多位于中上腹，可偏右或偏左。一般为轻至中度持续性痛。典型的消化性溃疡有如下临床特点：①慢性过程，病史可达数年至数十年；②周期性发作，发作与自发缓解相交替，发作期可为数周或数月，缓解期亦长短不一，短者数周、长者数年；发作常有季节性，多在秋冬或冬春之交发病，可因精神情绪不良或过劳而诱发；③发作时上腹痛呈节律性，表现为空腹痛即餐后2～4小时或（及）午夜痛，腹痛多为进食或服用抗酸药所缓解，典型节律性表现在DU多见。

部分患者无上述典型表现的疼痛，而仅表现为无规律性的上腹隐痛或不适。具或不具典型疼痛者均可伴有反酸、嗳气、上腹胀等症状。

2. 体征　溃疡活动时上腹部可有局限性轻压痛，缓解期无明显体征。

三、特殊类型的消化性溃疡

1. 复合溃疡　指胃和十二指肠同时发生的溃疡。DU往往先于GU出现。幽门梗阻发生率较高。

2. 幽门管溃疡　幽门管溃疡与DU相似，胃酸分泌一般较高。幽门管溃疡上腹痛的节律性不明显，对药物治疗反应较差，呕吐较多见，较易发生幽门梗阻、出血和穿孔等并发症。

3. 球后溃疡　Du大多发生在十二指肠球部，发生在球部远段十二指肠的溃疡称球后溃疡。多发生在十二指肠乳头的近端。具DU的临床特点，但午夜痛及背部放射痛多见，对药物治疗反应较差，较易并发出血。

4. 巨大溃疡　指直径大于2cm的溃疡。对药物治疗反应较差、愈合时间较慢，易发生慢性穿透或穿孔。胃的巨大溃疡注意与恶性溃疡鉴别。

5. 老年人消化性溃疡　近年老年人发生消化性溃疡的报道增多。临床表现多不典型，GU多位于胃体上部甚至胃底部、溃疡常较大，易误诊为胃癌。

6. 无症状性溃疡　约15%消化性溃疡患者可无症状，而以出血、穿孔等并发症为首发症状。可见于任何年龄，以老年人较多见；NSAID引起的溃疡近半数无症状。

四、辅助检查

1. 胃镜检查　是确诊消化性溃疡首选的检查方法。胃镜检查不仅可对胃十二指肠黏膜直接观察、摄像，还可在直视下取活组织作病理学检查及幽门螺杆菌检测，因此胃镜检查对消化性溃疡的诊断及胃良、恶性溃疡鉴别诊断的准确性高于X线钡餐检查。胃镜下消化性溃疡多呈圆形或椭圆形，也有呈线形，边缘光整，底部覆有灰黄色或灰白色渗出物，周围黏膜可有充血、水肿，可见皱襞向溃疡集中。

2. X线钡餐检查　适用于对胃镜检查有禁忌或不愿接受胃镜检查者。溃疡的X线征象有直接和间接两种：龛影是直接征象，对溃疡有确诊价值；局部压痛、十二指肠球部激惹和球部畸形、胃大弯侧痉挛性切迹均为间接征象，仅提示可能有溃疡。

3. 幽门螺杆菌检测　幽门螺杆菌检测应列为消化性溃疡诊断的常规检查项目，因为有无幽门螺杆菌感染决定治疗方案的选择。检测方法分为侵入性和非侵入性两大类。前者需通过胃镜检查取胃黏膜活组织进行检测，主要包括快速尿素酶试验、组织学检查和幽门螺杆菌培养；后者主要有^{13}C或^{14}C尿素呼气试验、粪便幽门螺杆菌抗原检测及血清学检查等常用方法检测。快速尿素酶试验是侵入性检查的首选方法，操作简便、费用低。

近期应用抗生素、质子泵抑制剂、铋剂等药物，因有暂时抑制幽门螺杆菌作用，会使上述检查（血清学检查除外）呈假阴性。

4. 胃液分析和血清胃泌素测定　一般仅在疑有胃泌素瘤时作鉴别诊断之用。

五、诊断和鉴别诊断

（一）诊断

慢性病程、周期性发作的节律性上腹疼痛，且上腹痛可为进食或抗酸药所缓解的临床表现是诊断消化性溃疡的重要临床线索。但应注意，一方面有典型溃疡样上腹痛症状者不一定是消化性溃疡，另一方面部分消化性溃疡患者症状可不典型甚至无症状，因此单纯依靠病史难以作出可靠诊断。确诊有赖胃镜检查。X线钡餐检查发现龛影亦有确诊价值。

（二）鉴别诊断本病主要临床表现为慢性上腹痛，当仅有病史和体检资料时，需与其他有上腹痛症状的疾病如肝、胆、胰、肠疾病和胃的其他疾病相鉴别。

1. 胃癌　内镜或X线检查见到胃溃疡，必须进行良性溃疡（胃溃疡）与恶性溃疡（胃癌）的鉴别。恶性溃疡的内镜特点为：①溃疡形状不规则，一般较大；②溃疡底部凹凸不平、苔污秽；③边缘呈结节状隆起；④周围皱襞中断；⑤胃壁僵硬、蠕动减弱（X线钡餐检查亦可见上述相应的X线征）。Ⅲ型（溃疡型）早期胃癌单凭内镜所见与良性溃疡鉴别有困难，放大内镜和染色内镜对鉴别有帮助，但最终必须依靠直视下取活组织检查鉴别。但须强调，疑为胃癌而一次活检阴性者，必须在短期内复查胃镜进行再次活检；即使内镜下为良性溃疡且活检阴性，仍有漏诊胃癌的可能，因此对初诊为胃溃疡者，必须在完成正规治疗后行胃镜复查，胃镜复查溃疡缩小或愈合不是鉴别良、恶性溃疡的最终依据，必须重复活检加以证实。

2. 功能性消化不良　有些患者常出现上腹痛、嗳气、反酸、恶心、呕吐、烧心、上腹饱胀及食欲减退等消化不良症状，易与消化性溃疡相混淆。部分患者可有典型的消化性溃疡症状，但内镜检查并无溃疡病灶。两者鉴别主要依靠内镜检查。

3. 慢性胆囊炎和胆石症　典型病例不难与消化性溃疡鉴别，前者疼痛与进油腻饮食有关，常位于右上腹并放射至肩背部，伴发热、黄疸。对症状不典型的患者，鉴别需借助腹部B超或行内镜下逆行胆管造影检查。

4. 胃泌素瘤亦称Zollinger Ellison综合征　是胰腺非B细胞瘤分泌大量胃泌素所致。肿瘤往往很小（<1cm），生长缓慢，半数为恶性。大量胃泌素可刺激壁细胞增生，分泌大量胃酸，使上消化道经常处于高酸环境，导致胃、十二指肠球部和不典型部位（十二指肠降段、横段、甚或空肠近端）发生多发性溃疡。胃泌素瘤与普通消化性溃疡的鉴别要点是该病溃疡发生于不典型部位，具难治性特点，有过高胃酸分泌及高空腹血清胃泌素（>200pg/ml，常>500pg/ml）。

六、并发症

1. 出血　溃疡侵蚀周围血管可引起出血。出血是消化性溃疡最常见的并发症，也是上消化道大出血最常见的病因（约占所有病因的50%）。

2. 穿孔 溃疡病灶向深部发展穿透浆膜层则并发穿孔。溃疡穿孔临床上可分为急性、亚急性和慢性三种类型,以第一种常见。急性穿孔的溃疡常位于十二指肠前壁或胃前壁,发生穿孔后胃肠的内容物漏入腹腔而引起急性腹膜炎。十二指肠或胃后壁的溃疡深至浆膜层时已与邻近的组织或器官发生粘连,穿孔时胃肠内容物不流入腹腔,称为慢性穿孔,又称为穿透性溃疡。这种穿透性溃疡改变了腹痛规律,变得顽固而持续,疼痛常放射至背部。邻近后壁的穿孔或游离穿孔较小,只引起局限性腹膜炎时称亚急性穿孔,症状较急性穿孔轻而体征较局限,且易漏诊。

3. 幽门梗阻 主要是由 DU 或幽门管溃疡引起。溃疡急性发作时可因炎症水肿和幽门部痉挛而引起暂时性梗阻,可随炎症的好转而缓解;慢性梗阻主要由于瘢痕收缩而呈持久性。幽门梗阻临床表现为:餐后上腹饱胀、上腹疼痛加重,伴有恶心、呕吐,大量呕吐后症状可以改善,呕吐物含发酵酸性宿食。严重呕吐可致失水和低氯低钾性碱中毒。可发生营养不良和体重减轻。体检可见胃型和胃蠕动波,清晨空腹时检查胃内有振水声。进一步作胃镜或 X 线钡剂检查可确诊。

4. 癌变 少数 GU 可发生癌变,DU 则否。GU 癌变发生于溃疡边缘,癌变率在 1% 左右。长期慢性 GU 病史、年龄在 45 岁以上、溃疡顽固不愈者应提高警惕。对可疑癌变者,在胃镜下取多点活检做病理检查;在积极治疗后复查胃镜,直到溃疡完全愈合;必要时定期随访复查。

七、治疗

本病确诊后一般采取综合性治疗措施,治疗的目的是消除病因、缓解症状、愈合溃疡、防止复发和防治并发症。针对病因的治疗如根除幽门螺杆菌,有可能彻底治愈溃疡病,是近年消化性溃疡治疗的一大进展。

(一)一般治疗

应保持乐观的情绪、规律的生活,避免过度劳累和精神紧张。注意饮食规律,少吃多餐,避免过饥过饱,忌粗糙和刺激性大的食物。戒烟、酒。服用 NSAID 者尽可能停用,即使未用亦要告诫患者今后慎用。

(二)药物治疗

1. 抑制胃酸分泌的药物 ①制酸药物(如氢氧化铝、氢氧化镁及胶体铝镁合剂等);②H_2受体拮抗剂(如西米替丁、雷尼替丁及法莫替丁等);③质子泵抑制剂(如奥美拉唑、兰索拉唑及潘托拉唑等)。

2. 保护胃黏膜的药物 硫糖铝和胶体铋目前已少用作治疗消化性溃疡的一线药物。枸橼酸铋钾(胶体次枸橼酸铋)因兼有较强抑制幽门螺杆菌作用,可作为根除幽门螺杆菌联合治疗方案的组分,但要注意此药不能长期服用,因会过量蓄积而引起神经毒性。米索前列醇具有抑制胃酸分泌、增加胃十二指肠黏膜的黏液及碳酸氢盐分泌和增加黏膜血流等作用,主要用于 NSAID 溃疡的预防,腹泻是常见不良反应,因会引起子宫收缩,故孕妇忌服。

3. 根除幽门螺杆菌治疗 指药物治疗结束后至少 4 周无幽门螺杆菌复发。对幽门螺杆菌感染引起的消化性溃疡,根除幽门螺杆菌不但可促进溃疡愈合,而且可预防溃疡复发,从而彻底治愈溃疡。因此,凡有幽门螺杆菌感染的消化性溃疡,无论初发或复发、活动或静止、有无合并症,均应予以根除幽门螺杆菌治疗。治疗方案见“慢性胃炎”章节。

(三)外科手术

由于内科治疗的进展,目前外科手术主要限于少数有并发症者,包括:①大量出血经内科治疗无效；②急性穿孔；③瘢痕性幽门梗阻；④胃溃疡癌变；⑤严格内科治疗无效的顽固性溃疡。

 知识链接

保持健康饮食习惯的重要性

保持健康的饮食习惯十分重要：不要吃得过快：要让食物充分咀嚼；不要吃得过饱：避免造成消化不良，暴饮暴食有时还可导致急性胃扩张、胃穿孔等严重疾患；不要边读（玩）边吃：避免阅读或玩时大量血液供脑，供胃肠消化吸收的血液相对减少，影响消化吸收，易致慢性胃病；不要常吃零食：常吃零食，会破坏胃消化酶分泌的正常规律，使胃得不到正常合理的休息，容易"积劳成疾"；不要贪吃冷食：尤其在夏天边喝冷饮边吃东西，会降低胃的温度，使胃的抗病能力下降；不要烟酒过度：吸烟可增加溃疡病和胃癌的发病率。饮酒过度，则可损伤胃黏膜，造成胃出血、胃穿孔等；不要食物过辣：经常进食辛辣食品，可刺激胃黏膜充血，久而久之，可导致慢性胃炎。

八、预后

由于内科有效治疗的发展，预后远较过去为佳，死亡率显著下降。死亡主要见于高龄患者，死亡的主要原因是并发症，特别是大出血和急性穿孔。

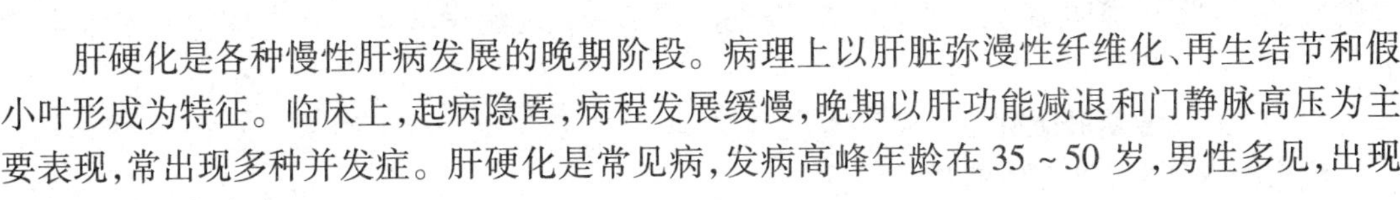

第三章　肝硬化

肝硬化是各种慢性肝病发展的晚期阶段。病理上以肝脏弥漫性纤维化、再生结节和假小叶形成为特征。临床上，起病隐匿，病程发展缓慢，晚期以肝功能减退和门静脉高压为主要表现，常出现多种并发症。肝硬化是常见病，发病高峰年龄在35～50岁，男性多见，出现并发症时死亡率高。

一、病因和发病机制

肝硬化病因很多，在我国以病毒性肝炎为主，欧美国家以慢性酒精中毒多见。

1. 病毒性肝炎　主要为乙型、丙型和丁型肝炎病毒感染，约占60%～80%，通常经过慢性肝炎阶段演变而来，急性或亚急性肝炎如有大量肝细胞坏死和肝纤维化可以直接演变为肝硬化，乙型和丙型或丁型肝炎病毒的重叠感染可加速发展至肝硬化。甲型和戊型病毒性肝炎不发展为肝硬化。

2. 慢性酒精中毒　在我国约占15%，近年来有上升趋势。长期大量饮酒（每日摄入酒精80g达10年以上），乙醇及其代谢产物（乙醛）的毒性作用，引起酒精性肝炎，继而可发展为肝硬化。

3. 非酒精性脂肪性肝炎　随着世界范围肥胖的流行，非酒精性脂肪性肝炎（NASH）的发病率日益升高。新近国外研究表明，约20%的非酒精性脂肪性肝炎可发展为肝硬化。据统计70%不明原因肝硬化可能由非酒精性脂肪性肝炎引起。

4. 胆汁淤积　持续肝内淤胆或肝外胆管阻塞时，高浓度胆酸和胆红素可损伤肝细胞，引起原发性胆汁性肝硬化或继发性胆汁性肝硬化。

5. 肝静脉回流受阻　慢性充血性心力衰竭、缩窄性心包炎、肝静脉阻塞综合征、肝小静脉闭塞病等引起肝脏长期淤血缺氧。

6. 遗传代谢性疾病　先天性酶缺陷疾病，致使某些物质不能被正常代谢而沉积在肝脏，如肝豆状核变性（铜沉积）、血色病（铁沉积）、α2-抗胰蛋白酶缺乏症等。

7. 工业毒物或药物　长期接触四氯化碳、磷、砷等或服用双醋酚汀、甲基多巴、异烟肼等可引起中毒性或药物性肝炎而演变为肝硬化；长期服用甲氨蝶呤（MTX）可引起肝纤维化而发展为肝硬化。

8. 自身免疫性肝炎　可演变为肝硬化。

9. 血吸虫病　虫卵沉积于门管区，引起纤维组织增生，导致窦前性门静脉高压．但由于再生结节不明显，故严格来说应称为之为血吸虫性肝纤维化。

10. 隐源性肝硬化　病因仍不明者约占5%～10%。

各种因素导致肝细胞损伤，发生变性坏死，进而肝细胞再生和纤维结缔组织增生，肝纤维化形成，最终发展为肝硬化。

二、临床表现

起病隐匿，病程发展缓慢，可隐伏数年至10年以上，但少数因短期大片肝坏死，可在数月后发展为肝硬化。临床表现差异很大,目前,临床上仍将肝硬化分为肝功能代偿期和肝功能失代偿期,但两期的界限并不分明。早期可无症状或症状轻微,当出现腹水或并发症时,临床上称之为失代偿期肝硬化。

(一) 代偿期肝硬化

症状轻且无特异性。可有乏力、食欲减退、腹胀不适等。患者营养状况一般,可触及肿大的肝脏、质偏硬,脾可肿大。肝功能检查正常或仅有轻度酶学异常。常在体检或手术中被偶然发现。

(二) 失代偿期肝硬化

临床表现明显,可发生多种并发症。

1. 肝功能减退的临床表现

(1) 全身症状 乏力为早期症状,其程度可自轻度疲倦至严重乏力。体重下降往往随病情进展而逐渐明显。少数患者有不规则低热,与肝细胞坏死有关,但注意与合并感染、肝癌鉴别。

(2) 消化道症状 食欲不振为常见症状,可有恶心、偶伴呕吐。腹胀亦常见,与胃肠积气、腹水和肝脾肿大等有关,腹水量大时,腹胀成为患者最难忍受的症状。腹泻往往表现为对脂肪和蛋白质耐受差,稍进油腻肉食即易发生腹泻。部分患者有腹痛,多为肝区隐痛,当出现明显腹痛时要注意合并肝癌、原发性腹膜炎、胆道感染、消化性溃疡等情况。

(3) 出血倾向 可有牙龈、鼻腔出血、皮肤紫癜,女性月经过多等,主要与肝脏合成凝血因子减少及脾功能亢进所致血小板减少有关。

(4) 与内分泌紊乱有关的症状 男性可有性功能减退、男性乳房发育,女性可发生闭经、不孕;可见蜘蛛痣和毛细血管扩张、肝掌。肝硬化患者糖尿病发病率增加。严重肝功能减退易出现低血糖。

2. 门静脉高压症状 脾大、侧支循环的建立和开放、腹水是门静脉高压症的三大临床表现。

(1) 脾大:脾脏一般呈轻、中度大,部分可达脐下,上消化道大出血时,脾可暂时缩小。晚期脾功能亢进可引起血白细胞、血小板和红细胞数量减少。

(2) 侧支循环的建立和开放:重要的三组侧支循环是食管下段和胃底静脉、腹壁静脉及痔静脉,侧支静脉曲张可引起上消化道出血、脐周静脉异常曲张及便血等。

(3) 腹水:是肝硬化失代偿期最突出的临床表现,大量腹水使腹部膨隆,状如蛙腹,甚至还有脐疝和胸腔积液。

3. 肝触诊 肝脏早期肿大可触及,质硬而边缘钝;后期缩小,肋下常触不到。半数患者可触及肿大的脾脏,常为中度,少数重度。

各型肝硬化起病方式与临床表现并不完全相同。如大结节性肝硬化起病较急,进展较快,门静脉高压症相对较轻,但肝功能损害则较严重;血吸虫病性肝纤维化的临床表现则以门静脉高压症为主,巨脾多见,黄疸、蜘蛛痣、肝掌少见,肝功能损害较轻,肝功能试验多基本正常。

三、并发症

1. 食管胃底静脉曲张破裂出血 为最常见并发症,多突然发生呕血和(或)黑便,常为大量出血,引起出血性休克,可诱发肝性脑病。在血压稳定、出血暂停时内镜检查可以确诊。

部分肝硬化患者上消化道大出血可由其他原因如消化性溃疡、门静脉高压性胃病引起，内镜检查可以鉴别。

2. 感染 肝硬化患者免疫功能低下，常并发感染，如呼吸道、胃肠道、泌尿道等而出现相应症状。有腹水的患者常并发自发性细菌性腹膜炎，是肝硬化常见的一种严重的并发症，其发病率颇高。病原菌多为来自肠道的革兰氏阴性菌。临床表现为发热、腹痛、短期内腹水迅速增加，体检发现轻重不等的全腹压痛和腹膜刺激征。血常规检查白细胞升高。部分患者上述临床表现不典型，而表现为肝功能迅速恶化，发生低血压或休克，可诱发肝性脑病，应予注意。

3. 肝性脑病 是本病最严重的并发症，亦是最常见的死亡原因，主要临床表现为性格行为失常、意识障碍、昏迷。

4. 电解质和酸碱平衡紊乱 肝硬化患者常见的电解质和酸碱平衡紊乱有：低钠血症、低钾低氯血症、呼吸性碱中毒、代谢性碱中毒、呼吸性碱中毒合并代谢性碱中毒等。

5. 原发性肝细胞癌 肝硬化特别是病毒性肝炎肝硬化和酒精性肝硬化发生肝细胞癌的危险性明显增高。当患者出现肝区疼痛、肝大、血性腹水、无法解释的发热时要考虑此病，血清甲胎蛋白升高及B超提示肝占位性病变时应高度怀疑，CT可确诊。必要时行肝动脉造影检查。

6. 肝肾综合征 是指发生在严重肝病基础上的肾衰竭，但肾脏本身并无器质性损害，故又称功能性肾衰竭。主要见于伴有腹水的晚期肝硬化或急性肝功能衰竭患者。HRS诊断时应与血容量不足引起的肾前性氮质血症、尿路梗阻、各种病因所致的器质性急、慢性肾衰竭鉴别。

7. 肝肺综合征 是指发生在严重肝病基础上的低氧血症，主要与肺内血管扩张相关而过去无心肺疾病基础。临床特征为严重肝病、肺内血管扩张、低氧血症/肺泡-动脉氧梯度增加的三联征。本症无有效治疗，预后差。

8. 门静脉血栓形成 近年发现该并发症并不少见。如果血栓缓慢形成，可无明显的临床症状。如发生门静脉急性完全阻塞，可出现剧烈腹痛、腹胀、便血、休克，脾脏迅速增大和腹水迅速增加。

四、辅助检查

1. 血常规 初期多正常，失代偿时可有轻重不等的贫血。感染时白细胞升高，但因合并脾功能亢进，需要与自身过去白细胞水平相比较。脾功能亢进时白细胞、红细胞和血小板计数减少。

2. 尿常规 一般正常，有黄疸时可出现胆红素，并有尿胆原增加。失代偿期尿中可出现蛋白、管型及血尿。

3. 粪常规 消化道出血时出现肉眼可见的黑便，门静脉高压性胃病引起的慢性出血，粪隐血试验阳性。

4. 肝功能试验 代偿期大多正常或仅有轻度的酶学异常，失代偿期发生普遍的异常，且其异常程度往往与肝脏的储备功能减退程度相关。转氨酶升高与肝脏炎症、坏死相关；一般为轻至中度升高，以ALT升高较明显，肝细胞严重坏死时则AST升高更明显；GGT及ALP也可有轻至中度升高。血清白蛋白下降、球蛋白升高，A/G倒置。凝血酶原时间不同程度延长，且不能为注射维生素K纠正。肝储备功能明显下降时出现总胆红素升高，结合胆红素及非结合胆红素均升高,仍以结合胆红素升高为主。

5. 血清免疫学检查　乙、丙、丁病毒性肝炎血清标记物,有助于分析肝硬化病因。甲胎蛋白(AFP)明显升高提示合并原发性肝细胞癌。但注意肝细胞严重坏死时AFP亦可升高,但往往伴有转氨酶明显升高,且随转氨酶下降而下降。自身免疫性肝炎引起的肝硬化可检出相应的自身抗体。

6. 影像学检查　CT和MRI检查可显示早期肝大,晚期肝左、右叶比例失调,右叶枯萎,左叶增大,肝表面不规则,脾大,腹水。超声显像亦可显示肝大小、外形改变和脾大,门静脉高压者门静脉主干内径>13mm,脾静脉内径>10mm。食管静脉曲张时行吞钡X线检查显示虫蚀样或蚯蚓状充盈缺损,纵行黏膜皱襞增宽;胃底静脉曲张时呈菊花样充盈缺损。

7. 肝穿刺活组织检查　具确诊价值,尤适用于代偿期肝硬化的早期诊断、肝硬化结节与小肝癌鉴别及鉴别诊断有困难的其他情况者。若见有假小叶形成,可确诊为肝硬化。

8. 腹腔镜检查　能直接观察肝、脾等腹腔脏器及组织,并可在直视下取活检,对诊断有困难者有价值。

9. 腹水检查　新近出现腹水者、原有腹水迅速增加原因未明者及疑似合并自发性腹膜炎者应做腹腔穿刺。肝硬化一般为漏出液;并发腹膜炎时则透明度降低,比重升高,白细胞数增多,以中性粒细胞为主,细菌培养可呈阳性;并发结核性腹膜炎时,则以淋巴细胞为主。腹水呈血性时应高度怀疑癌变,宜做细胞学检查。

五、诊断和鉴别诊断

1. 诊断　失代偿期肝硬化诊断并不困难,依据下列各点可作出临床诊断:①有病毒性肝炎、长期大量饮酒等病史;②有肝功能减退和门静脉高压的临床表现;③肝功能试验有血清白蛋白下降、血清胆红素升高及凝血酶原时间延长等指标提示肝功能失代偿;④B超或CT提示肝硬化以及内镜发现食管胃底静脉曲张。肝活组织检查见假小叶形成是诊断本病的金标准。

2. 鉴别诊断　肝硬化出现下列表现时,应与相关疾病鉴别。①肝脾大:应与慢性肝炎、血吸虫病、原发性肝癌、肝包虫病及华支睾吸虫病等鉴别;②腹水和腹胀:如结核性腹膜炎、腹腔内巨大肿瘤和巨大卵巢囊肿等鉴别;③上消化道出血:应与消化性溃疡、糜烂出血性胃炎、胃癌等鉴别;④肝性脑病:应与低血糖、尿毒症、糖尿病酮症酸中毒等鉴别;⑤肝肾综合征:应与慢性肾小球肾炎、急性肾小管坏死等鉴别。

六、治疗

本病目前无特效治疗,关键在于早期诊断,针对病因给予相应处理,阻止肝硬化进一步发展;对失代偿期需加强一般治疗和对症治疗,改善肝功能以及并发症的治疗;及至终末期则只能有赖于肝移植。

(一)一般治疗

1. 休息　代偿期患者宜适当减少活动、避免劳累、保证休息,失代偿期尤当出现并发症时患者需卧床休息。

2. 饮食　以高热量、高蛋白和维生素丰富而易消化的食物为原则。盐和水的摄入视病情调整。禁酒,忌用对肝有损害药物。有食管静脉曲张者避免进食粗糙、坚硬食物。肝功能严重损害或有肝性脑病先兆时,应限制或禁食蛋白质;有腹水者应少盐或无盐。

3. 支持疗法 病情重、进食少、营养状况差的患者，可通过静脉纠正水电解质平衡，适当补充营养，视情况输注白蛋白或血浆。

（二）抗纤维化治疗

尽管对抗纤维化进行了大量研究，目前尚无有肯定作用的药物。事实上，治疗原发病，以防止起始病因所致的肝脏炎症坏死，即可一定程度上起到防止肝纤维化发展的作用。对病毒复制活跃的病毒性肝炎肝硬化患者可予抗病毒治疗。中医药治疗肝硬化历史悠久，一般常用活血化瘀药为主，按病情辨证施治。

（三）腹水的治疗

治疗腹水不但可减轻症状，且可防止在腹水基础上发展的一系列并发症如自发性腹膜炎、肝肾综合征等。限制钠、水的摄入和利尿剂为腹水的一线治疗措施，放腹水加输注白蛋白疗法、腹水浓缩静脉回流术、经颈静脉肝内门体分流术及外科治疗（腹腔-颈内静脉分流术、胸导管颈内静脉吻合术）等为二线治疗措施。顽固性腹水是肝移植优先考虑的适应证。

（四）肝移植

是对晚期肝硬化尤其是肝肾综合征的最佳治疗，掌握手术时机及尽可能充分做好术前准备可提高手术存活率。

（五）并发症的治疗

1. 上消化道出血 应采取急救措施，包括禁食、静卧、加强监护、迅速补充有效血容量及采取有效的止血措施，并预防肝性脑病等。

2. 感染 并发自发性腹膜炎或败血症后，常迅速加重肝脏的损害，应积极加强支持治疗和应用广谱抗菌药物。强调早期、足量及联合应用抗生素治疗，若有感染性腹膜炎还应配合腹腔冲洗疗法。

3. 肝性脑病 肝硬化患者出现行为性格改变，特别是有肝性脑病诱因存在时，应及时诊断并采取治疗措施。

4. 肝肾综合征 在积极改善肝功能的前提下，可采取以下措施：迅速控制上消化道出血、感染等诱发因素；严格控制输液量，量出为入，纠正水、电解质和酸碱失衡；输注右旋糖酐、白蛋白或浓缩腹水回输等，提高血容量，改善肾血流，并加用利尿剂；避免强烈利尿、单纯大量放腹水及应用损害肾功能的药物；血管活性药物如八肽加压素、多巴胺可改善肾血流量，增加肾小球滤过率。

5. 肝肺综合征 本症目前无有效内科治疗，给氧只能暂时改善症状但不能改变自然病程。肝移植为唯一治疗选择。

七、预后

肝硬化的预后与病因、肝功能代偿程度及并发症有关。酒精性肝硬化、胆汁性肝硬化、肝淤血等引起的肝硬化，病因如能在肝硬化未进展至失代偿期前予以消除，则病变可趋静止，相对于病毒性肝炎肝硬化和隐源性肝硬化好。患者年龄越大预后越差；死亡原因常为肝性脑病、肝肾综合征、食管胃底静脉曲张破裂出血等并发症。肝移植的开展已明显改善了肝硬化患者的预后。

八、预防

主要针对引起肝硬化的病因进行预防，这些病因主要包括乙型和丙型病毒性肝炎、血吸虫病、酒精性肝炎等。对没有感染乙型和丙型肝炎病毒的人要避免或减少使用血液制品，预防与乙型和丙型肝炎患者的密切接触。家庭里有乙型和丙型肝炎患者，要加强餐具、共用生活用品的消毒等措施。与此同时，使用肝炎病毒疫苗、抗乙肝免疫球蛋白，增强抗肝炎病毒的免疫力，预防或者减少病毒性肝炎的发生。消灭钉螺，可终止血吸虫的传播；对于血吸虫病患者，要积极治疗。提倡限酒，此外，要积极治疗胆道疾患引起的肝内外胆汁郁积，尽可能改善慢性充血性心衰、肝静脉或下腔静脉阻塞等引起的循环障碍，预防或尽可能减少接触肝毒性的工业毒物和药物，改善营养情况等措施。

第四章　急性胰腺炎 

急性胰腺炎是多种病因导致胰酶在胰腺内被激活后引起胰腺组织自身消化、水肿、出血甚至坏死的炎症反应。临床以急性上腹痛、恶心、呕吐、发热和血胰酶增高等为特点。病变程度轻重不等，轻者以胰腺水肿为主，临床多见，病情常呈自限性，预后良好，又称为轻症急性胰腺炎。少数重者的胰腺出血坏死，常继发感染、腹膜炎和休克等多种并发症，病死率高，称为重症急性胰腺炎。

一、病因和发病机制

急性胰腺炎的病因甚多。常见的病因有胆石症、大量饮酒和暴饮暴食。

1. 胆石症与胆道疾病　胆石症、胆道感染或胆道蛔虫等均可引起急性胰腺炎，其中胆石症最为常见。急性胰腺炎与胆石关系密切，由于在解剖上大约70% ~80%的胰管与胆总管汇合成共同通道开口于十二指肠壶腹部，一旦结石嵌顿在壶腹部，将会导致胰腺炎与上行胆管炎。

2. 大量饮酒和暴饮暴食　大量饮酒引起急性胰腺炎的机制：①乙醇通过刺激胃酸分泌，使胰泌素与缩胆囊素分泌，促使胰腺外分泌增加；②刺激 Oddi 括约肌痉挛和十二指肠乳头水肿，胰液排出受阻，使胰管内压增加；③长期酒癖者常有胰液内蛋白含量增高，易沉淀而形成蛋白栓，致胰液排出不畅。

暴饮暴食使短时间内大量食糜进入十二指肠，引起乳头水肿和 Oddi 括约肌痉挛，同时刺激大量胰液与胆汁分泌，由于胰液和胆汁排泄不畅，引发急性胰腺炎。

3. 胰管阻塞　胰管结石或蛔虫、胰管狭窄、肿瘤等均可引起胰管阻塞，当胰液分泌旺盛时胰管内压增高，使胰管小分支和胰腺泡破裂，胰液与消化酶渗入间质，引起急性胰腺炎。

4. 手术与创伤　腹腔手术特别是胰胆或胃手术、腹部钝挫伤等可直接或间接损伤胰腺组织与胰腺的血液供应引起胰腺炎。

5. 内分泌与代谢障碍　任何引起高钙血症的原因，任何原因的高血脂，妊娠、糖尿病昏迷和尿毒症也偶可发生急性胰腺炎。

6. 感染　急性胰腺炎继发于急性传染性疾病者多数较轻，随感染痊愈而自行消退，如急性流行性腮腺炎、传染性单核细胞增多症、柯萨奇病毒、肺炎衣原体感染等。常可伴有特异性抗体浓度升高。沙门菌或链球菌败血症时可出现胰腺炎。

7. 药物　已知应用某些药物如噻嗪类利尿药、硫唑嘌呤、糖皮质激素、四环素、磺胺类等可直接损伤胰腺组织，可使胰液分泌或黏稠度增加，引起急性胰腺炎，多发生在服药最初2月，与剂量不一定相关。

8. 其他　少见因素有十二指肠球后穿透性溃疡、邻近乳头的十二指肠憩室炎、胃部手术后输入袢综合征、肾或心脏移植术后、血管性疾病及遗传因素等。

急性胰腺炎的发病机制尚未完全阐明。已有共识的是上述各种病因，虽然致病途径不同，但有共同的发病过程，即胰腺自身消化的理论。

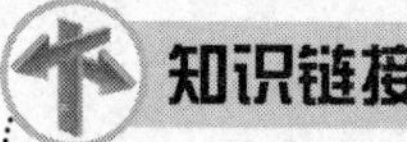

自身消化

各种胰酶在局部对胰腺及其周围组织产生"自身消化",造成组织细胞坏死,特别是磷脂酶A可产生有细胞毒性的溶血卵磷脂,后者可溶解破坏细胞膜和线粒体膜的脂蛋白结构,致细胞死亡。弹力蛋白酶可破坏血管壁和胰腺导管,使胰腺出血和坏死。胰舒血管素可使血管扩张,通透性增加。脂肪酶将脂肪分解成脂肪酸后,与钙离子结合形成脂肪酸钙,可使血钙降低。此外,细胞内胰蛋白酶造成细胞内的自身消化也与胰腺炎发生有关,人胰腺炎标本的电镜观察发现细胞内酶原颗粒增大和较大的自家吞噬体形成。胰液中的各种酶被激活后发挥作用的共同结果是胰腺和胰周组织广泛充血、水肿甚至出血、坏死,并在腹腔和腹膜后渗出大量的液体。

二、临床表现

急性胰腺炎常在饱食、脂餐或饮酒后发生。部分患者无诱因可查。其临床表现和病情轻重取决于病因、病理类型和诊治是否及时。

(一) 症状

1. 腹痛　为本病的主要表现和首发症状,突然起病,程度轻重不一,可为钝痛、刀割样痛、钻痛或绞痛,呈持续性,可有阵发性加剧,不能为一般胃肠解痉药缓解,进食可加剧。疼痛部位多在中上腹,可向腰背部呈带状放射,取弯腰抱膝位可减轻疼痛。水肿型腹痛3~5天即缓解。坏死型病情发展较快,腹部剧痛延续较长,由于渗液扩散,可引起全腹痛。极少数年老体弱患者可无腹痛或轻微腹痛。

2. 恶心、呕吐及腹胀　多在起病后出现,有时颇频繁,吐出食物和胆汁,呕吐后腹痛并不减轻。同时有腹胀,甚至出现麻痹性肠梗阻。

3. 发热　多数患者有中度以上发热,持续3~5天。持续发热一周以上不退或逐日升高、白细胞升高者应怀疑有继发感染,如胰腺脓肿或胆道感染等。

4. 低血压或休克　重症胰腺炎常发生。患者烦躁不安、皮肤苍白、湿冷等;有极少数休克可突然发生,甚至发生猝死。主要原因为有效血容量不足,缓激肽类物质致周围血管扩张,并发消化道出血。

5. 水、电解质、酸碱平衡及代谢紊乱　多有轻重不等的脱水,低血钾,呕吐频繁可有代谢性碱中毒。重症者尚有明显脱水与代谢性酸中毒,低钙血症,部分伴血糖增高,偶可发生糖尿病酮症酸中毒或高渗性昏迷。

(二) 体征

1. 轻症　患者腹部体征较轻,往往与主诉腹痛程度不十分相符,可有腹胀和肠鸣音减少,无肌紧张和反跳痛。

2. 重症　患者上腹或全腹压痛明显,并有腹肌紧张,反跳痛。肠鸣音减弱或消失,可出现移动性浊音,并发脓肿时可扪及有明显压痛的腹块。伴麻痹性肠梗阻且有明显腹胀,腹水多呈血性,其中淀粉酶明显升高。少数患者因胰酶、坏死组织及出血沿腹膜间隙与肌层渗入腹壁下,致两侧胁腹部皮肤呈暗灰蓝色,称Grey-Turner征;可致脐周围皮肤青紫,称Cullen征。患者因低血钙引起手足搐搦者,为预后不佳表现。

三、并发症

1. 局部并发症　①胰腺脓肿：重症胰腺炎起病2～3周后，因胰腺及胰周坏死继发感染而形成脓肿，此时高热、腹痛、出现上腹肿块和中毒症状；②假性囊肿：常在病后3～4周形成，系由胰液和液化的坏死组织在胰腺内或其周围包裹所致，多位于胰体尾部，大小为几毫米至几十厘米。

2. 全身并发症　重症胰腺炎常并发不同程度的多器官功能衰竭。①急性呼吸衰竭：即急性呼吸窘迫综合征，突然发作、进行性呼吸窘迫、发绀等，常规氧疗不能缓解；②急性肾衰竭：表现为少尿、蛋白尿和进行性血尿素氮、肌酐增高等；③心力衰竭与心律失常：心包积液、心律失常和心力衰竭；④消化道出血：上消化道出血多由于应激性溃疡或黏膜糜烂所致，下消化道出血可由胰腺坏死穿透横结肠所致；⑤胰性脑病：表现为精神异常（幻想、幻觉、躁狂状态）和定向力障碍等；⑥败血症及真菌感染：早期以革兰氏阴性杆菌为主，后期常为混合菌，且败血症常与胰腺脓肿同时存在；严重病例机体的抵抗力极低，加上大量使用抗生素，极易产生真菌感染；⑦高血糖：多为暂时性；⑧慢性胰腺炎：少数演变为慢性胰腺炎。

四、辅助检查

1. 白细胞计数　多有白细胞增多及中性粒细胞核左移。

2. 淀粉酶测定　血清（胰）淀粉酶在起病后6～12小时开始升高，48小时开始下降，持续3～5天。血清淀粉酶超过正常值3倍可确诊为本病。淀粉酶的高低不一定反映病情轻重，出血坏死型胰腺炎淀粉酶值可正常或低于正常。尿淀粉酶升高较晚，在发病后12～14小时开始升高，下降缓慢，持续1～2周，但尿淀粉酶值受患者尿量的影响。胰源性腹水和胸水中的淀粉酶值亦明显增高。

3. 血清脂肪酶测定　血清脂肪酶常在起病后24～72小时开始上升，持续7～10天，对病后就诊较晚的急性胰腺炎患者有诊断价值，且特异性也较高。

4. C反应蛋白　C反应蛋白是组织损伤和炎症的非特异性标志物。有助于评估与监测急性胰腺炎的严重性，在胰腺坏死时C反应蛋白明显升高。

5. 生化检查　暂时性血糖升高常见，持久的空腹血糖高于10mmol/L反映胰腺坏死，提示预后不良。高胆红素血症可见于少数患者。血清AST、LDH可增加。暂时性低钙血症（<2mmol/L）常见于重症急性胰腺炎。

6. 影像学检查　腹部B超是首选的影像学诊断方法，可发现胰腺肿大和胰周液体积聚。胰腺水肿时显示为均匀低回声，出现粗大的强回声提示有出血、坏死的可能。还可检查胆道有无结石，胆管有无扩张。但由于上腹部胃肠气体的干扰，可影响诊断的准确性。增强CT扫描不仅能诊断急性胰腺炎，以及附近器官是否累及，而且对鉴别水肿性和出血坏死性胰腺炎可以提供很有价值的依据。

五、诊断和鉴别诊断

（一）诊断

根据典型的临床表现和实验室检查，常可作出诊断。轻症的患者有剧烈而持续的上腹部疼痛，恶心、呕吐、轻度发热、上腹部压痛，但无腹肌紧张，同时有血清淀粉酶和（或）尿淀粉酶显著升高，排除其他急腹症者，即可以诊断。重症除具备轻症急性胰腺炎的诊断标准，且具有局部并发症(胰腺坏死、假性囊肿、脓肿)和(或)器官衰竭。由于重症胰腺炎病程发展险恶且复杂,关键是在发病48或72小时内密切监测病情和实验室检查的变化,综合评判。

(二) 鉴别诊断

1. 消化性溃疡 急性穿孔有较典型的溃疡病史,腹痛突然加剧,腹肌紧张,肝浊音界消失,X线透视见膈下有游离气体等可资鉴别。

2. 胆石症和急性胆囊炎 常有胆绞痛史,疼痛位于右上腹,常放射到右肩部,Murphy征阳性,血及尿淀粉酶轻度升高。B超及X线胆道造影可明确诊断。

3. 急性肠梗阻 腹痛为阵发性,腹胀,呕吐,肠鸣音亢进,有气过水声,无排气,可见肠型。腹部X线可见液气平面。

4. 心肌梗死 有冠心病史,突然发病,有时疼痛限于上腹部。心电图显示心肌梗死图像,血清心肌酶升高。血、尿淀粉酶正常。

六、治疗

治疗根据急性胰腺炎的分型、分期和病因选择恰当的治疗方法。

(一) 非手术治疗

适用于急性胰腺炎全身反应期、水肿性及尚无感染的出血坏死性胰腺炎。

1. 禁食、胃肠减压:持续胃肠减压可防止呕吐、减轻腹胀并增加回心血量。

2. 补液、防治休克:静脉输液,补充电解质,纠正酸中毒,预防治疗低血压,维持循环稳定,改善微循环。对重症患者应进行重症监护。

3. 镇痛解痉:在诊断明确的情况下给予止痛药,同时给予解痉药。禁用吗啡,以免引起Oddi括约肌痉挛。

4. 抑制胰腺分泌 抑酸和抑胰酶制剂;H_2受体阻滞剂(如西咪替丁)可间接抑制胰腺分泌;生长抑素(如octreotide)一般用于病情比较严重的患者;以及胰蛋白酶抑制剂等具有一定的疗效。

5. 营养支持 禁食期主要靠完全肠外营养。若手术附加空肠造瘘,待病情稳定,肠功能恢复后可经造瘘管输入营养液。当血清淀粉酶恢复正常,症状、体征消失后可恢复饮食。

6. 抗生素的应用 对重症急性胰腺炎,应经静脉使用致病菌敏感广谱抗生素。常见致病菌有大肠杆菌、绿脓杆菌、克雷白杆菌和变形杆菌等。

7. 中药治疗 呕吐基本控制后,经胃管注入中药,常用复方清胰汤加减。呕吐不易控制者可用药物灌肠。

(二) 内镜下Oddi括约肌切开术

适用于胆源性胰腺炎合并胆道梗阻或胆道感染者。行Oddi括约肌切开术及(或)放置鼻胆管引流。

(三) 手术治疗

适应证有:①胰腺坏死合并感染:在严密监测下考虑手术治疗,行坏死组织清除及引流术;②胰腺脓肿:可选择手术引流或经皮穿刺引流;③胰腺假性囊肿:视情况选择手术治疗、经皮穿刺引流或内镜治疗;④胆道梗阻或感染:无条件进行EST时予手术解除梗阻;⑤诊断未明确,疑有腹腔脏器穿孔或肠坏死者行剖腹探查术。

七、预后

急性胰腺炎的病程经过及预后取决于病变程度以及有无并发症。轻症常在一周内恢复,不留后遗症。重症病情凶险,预后差,病死率在20% ~40%。经积极抢救幸免于死者,多遗留不同程度的胰功能不全,极少数演变为慢性胰腺炎。影响预后的因素包括:年龄大、低血压、低白蛋白、低氧血症、低血钙及各种并发症。

八、预防

积极治疗胆道疾病、戒酒及避免暴饮暴食。

第五章 阑尾炎

知识链接

急性阑尾炎发病的牵涉痛

阑尾系膜短于阑尾本身,这使阑尾蜷曲。阑尾系膜内的血管,主要由阑尾动、静脉组成,经由回肠末端后方行于阑尾系膜的游离缘。阑尾动脉系回结肠动脉的分支,是一种无侧支的终末动脉,当血运障碍时,易导致阑尾坏死。阑尾静脉与阑尾动脉伴行,最终回流入门静脉。当阑尾炎症时,菌栓脱落可引起门静脉炎和细菌性肝脓肿。阑尾的淋巴管与系膜内血管伴行,引流到回结肠淋巴结。阑尾的神经由交感神经纤维经腹腔丛和内脏小神经传入,由于其传入的脊髓节段在第10、11胸节,所以当急性阑尾炎发病开始时,为脐周的牵涉痛,属内脏性疼痛。

第一节 急性阑尾炎

急性阑尾炎是最多见的急腹症。好发于青少年,男性多于女性。Fitz(1886)首先正确地描述本病的病史、临床表现和病理所见,并提出阑尾切除术是本病的合理治疗。早期诊治,恢复顺利,死亡率已降至0.1%以下。少数患者因病情变化多端可延误诊断或治疗不当,引起严重并发症。目前,由于外科技术、麻醉、抗生素的应用及护理等方面的进步,大多数患者能够早期就医、早期确诊、早期手术,收到良好的治疗效果。

一、病因

1. 阑尾管腔阻塞　是急性阑尾炎最常见的病因,阑尾管腔阻塞的最常见原因是淋巴滤泡的明显增生,约占60%,多见于年轻人。粪石也是阻塞的原因之一,约占35%。异物、炎性狭窄、食物残渣、蛔虫、肿瘤等则是较少见的病因。由于阑尾管腔细,开口狭小,系膜短使阑尾蜷曲,这些都是造成阑尾管腔易于阻塞的因素。阑尾管腔阻塞后阑尾黏膜仍继续分泌黏液,腔内压力上升,血运发生障碍,使阑尾炎症加剧。

2. 细菌入侵　由于阑尾管腔阻塞,细菌繁殖,分泌内毒素和外毒素,损伤黏膜上皮并使黏膜形成溃疡,细菌穿过溃疡的黏膜进入阑尾肌层。阑尾壁间质压力升高,妨碍动脉血流,造成阑尾缺血,最终造成梗死和坏疽。致病菌多为肠道内的各种革兰氏阴性杆菌和厌氧菌。

3. 阑尾穿孔　当阑尾基层坏死时出现阑尾穿孔,穿孔较慢时,穿孔的阑尾被肠管和大网膜包裹,形成周围脓肿。当过程较快时,则发生腹膜炎。

二、临床病理分型

根据急性阑尾炎的临床过程和病理解剖学变化,可分为四种病理类型。

1. 急性单纯性阑尾炎　属轻型阑尾炎或病变早期。病变多只限于黏膜和黏膜下层。

阑尾外观轻度肿胀，浆膜充血并失去正常光泽，表面有少量纤维素性渗出物。临床症状和体征均较轻。

2. 急性化脓性阑尾炎 常由单纯性阑尾炎发展而来。阑尾肿胀明显，浆膜高度充血，表面覆以纤维素性渗出物。阑尾周围的腹腔内有稀薄脓液，形成局限性腹膜炎。临床症状和体征较重。

3. 坏疽性及穿孔性阑尾炎 是一种重型的阑尾炎。阑尾管壁坏死或部分坏死，呈暗紫色或黑色。阑尾腔内积脓，压力升高，阑尾壁血液循环障碍。穿孔部位多在阑尾根部和尖端。穿孔如未被包裹，感染继续扩散，则可引起急性弥漫性腹膜炎。

4. 阑尾周围脓肿 急性阑尾炎化脓坏疽或穿孔，过程进展较慢，肠管和大网膜将阑尾包裹并形成粘连，形成炎性肿块或阑尾周围脓肿。

三、急性阑尾炎的转归

1. 炎症消退 一部分单纯性阑尾炎经及时药物治疗后炎症消退。大部分将转为慢性阑尾炎，易复发。

2. 炎症局限化 化脓、坏疽或穿孔性阑尾炎被大网膜包裹粘连，炎症局限，形成阑尾周围脓肿。需用大量抗生素或中药治疗，治愈缓慢。

3. 炎症扩散 阑尾炎症重，发展快，未予及时手术切除，又未能被大网膜包裹局限，炎症扩散，发展为弥漫性腹膜炎、化脓性门静脉炎、感染性休克等。

四、临床表现

主要依靠病史、临床症状、体检和实验室检查。

1. 症状

(1) 腹痛：典型的腹痛发作始于上腹，逐渐移向脐部，数小时(6 小时 ~ 8 小时)后转移并局限在右下腹。此过程的时间长短取决于病变发展的程度和阑尾位置。部分病例发病开始即出现右下腹痛。不同类型的阑尾炎其腹痛也有差异，如单纯性阑尾炎表现为轻度隐痛；化脓性阑尾炎呈阵发性胀痛和剧痛；坏疽性阑尾炎呈持续性剧烈腹痛；穿孔性阑尾炎因阑尾腔压力骤减，腹痛可暂时减轻，但出现腹膜炎后，腹痛又会持续加剧。

不同位置的阑尾炎，其腹痛部位也有区别，如盲肠后位阑尾炎疼痛在右侧腰部，盆位阑尾炎腹痛在耻骨上区，肝下区阑尾炎可引起右上腹痛，极少数左下腹部阑尾炎呈左下腹痛。

(2) 胃肠道症状：发病早期可能有厌食，恶心、呕吐也可发生，但程度较轻。有时可能发生腹泻。盆腔位阑尾炎，炎症刺激直肠和膀胱，引起排便、里急后重症状。弥漫性腹膜炎时可致麻痹性肠梗阻、腹胀、排气排便减少。

(3) 全身症状：早期乏力。炎症重时出现中毒症状，心率增快，发热，达 38℃左右。阑尾穿孔时体温会更高，达 39℃或 40℃。如发生门静脉炎时可出现寒战、高热和轻度黄疸。

2. 体征

(1) 右下腹压痛：是急性阑尾炎最常见的重要体征。压痛点通常位于麦氏点，可随阑尾位置的变异而改变，但压痛点始终在一个固定的位置上。发病早期腹痛尚未转移至右下腹时，右下腹便可出现固定压痛(图 5-8-5)。压痛的程度与病变的程度相关。老年人对压痛的反应较轻。当炎症加重，压痛的范围也随之扩大。当阑尾穿孔时，疼痛和压痛的范围可波及全腹。但此时，仍以阑尾所在位置的压痛最明显。可用叩诊来检查，更为准确。也可嘱患者左侧卧位,体检效果会更好。症状腹痛:典型的腹痛发作始于上腹,逐渐移向脐部,数小时(6~8小时)后转移并局限在右下腹。此过程的时间长短取决于病变发展的程度和阑尾位置。约70%~80%的患者具有这种典型的转移性腹痛的特点。部分病例发病开始即出现右下腹痛。不同类型的阑尾炎其腹痛也有差异,如单纯性阑尾炎表现为轻度隐痛;化脓性阑尾炎呈阵发性胀痛和剧痛;坏疽性阑尾炎呈持续性剧烈腹痛;穿孔性阑尾炎因阑尾腔压力骤减,腹痛可暂时减轻,但出现腹膜炎后,腹痛又会持续加剧。

(2) 腹膜刺激征:反跳痛,腹肌紧张,肠鸣音减弱或消失。这是壁层腹膜受炎症刺激出现的防卫性反应,提示阑尾炎症加重,出现化脓、坏疽或穿孔等病理改变。腹膜炎范围扩大,说明局部腹腔内有渗出或阑尾穿孔。但是,在小儿、老人、孕妇、肥胖、虚弱者或盲肠后位阑尾炎时,腹膜刺激征象可不明显。

(3) 右下腹包块:如体检发现右下腹饱满,触及一压痛性包块,边界不清,固定,应考虑阑尾周围脓肿的诊断。

(4) 其他体征:①结肠充气试验(Rousing征):患者仰卧位,用右手压迫左下腹,再用左手挤压近侧结肠,结肠内气体可传至盲肠和阑尾,引起右下腹疼痛者为阳性;②腰大肌试验(psoas征):患者左侧卧,使右大腿后伸,引起右下腹疼痛者为阳性。说明阑尾位于腰大肌前方,盲肠后位或腹膜后位;③闭孔内肌试验(obturator征):患者仰卧位,使右髋和右大腿屈曲,然后被动向内旋转,引起右下腹疼痛者为阳性。提示阑尾靠近闭孔内肌;④经肛门直肠指检:引起炎症阑尾所在位置压痛。压痛常在直肠右前方。当阑尾穿孔时直肠前壁压痛广泛。当形成阑尾周围脓肿时,有时可触及痛性肿块。

五、辅助检查

1. 实验室检查　大多数急性阑尾炎患者的白细胞计数和中性粒细胞比例增高。白细胞计数升高到10×10^9~20×10^9/L,可发生核左移。部分患者白细胞可无明显升高,多见于单纯性阑尾炎或老年患者。尿检查一般无阳性发现,炎性阑尾与输尿管或膀胱靠近时尿中可出现少数红细胞。

2. 影像学检查　①B超检查有时可发现肿大的阑尾或脓肿;②腹部平片可见盲肠扩张和液气平面,偶尔可见钙化的粪石和异物影,可帮助诊断;③螺旋CT扫描可获得与B超相似的效果,尤其有助于阑尾周围脓肿的诊断。但是必须强调,这些特殊检查在急性阑尾炎的诊断中不是必需的,当诊断不肯定时可选择应用。在有条件的单位,腹腔镜或后穹隆镜检查也可用于诊断急性阑尾炎并同时作阑尾切除术。

六、诊断及鉴别诊断

可根据转移性右下腹痛病史、临床症状、体征及相关检查结合,其诊断并不困难,许多急腹症的症状和体征与急性阑尾炎很相似,需与其鉴别。尤其当阑尾穿孔发生弥漫性腹膜炎时鉴别诊断则更难。有时需在剖腹探查术中才能鉴别清楚。需要与其鉴别的常见疾病有:

1. 胃十二指肠溃疡穿孔　穿孔溢出的胃内容物可沿升结肠旁沟流至右下腹部,容易误认为是急性阑尾炎的转移性腹痛。患者多有溃疡病史,表现为突然发作的剧烈腹痛。体征除右下腹压痛外,上腹亦有疼痛和压痛,腹壁板状强直等腹膜刺激症状也较明显。腹部X线检查如发现膈下有游离气体,则有助于鉴别诊断。

2. 妇产科疾病　在育龄妇女中特别要注意。异位妊娠破裂表现为突然下腹痛,常有急性失血症状和腹腔内出血的体征，有停经史及阴道不规则出血史。检查时宫颈举痛、附件肿块、阴道后穹隆穿刺有血。卵巢滤泡或黄体囊肿破裂的临床表现与异位妊娠相似，但病情较轻，多发病于排卵期或月经中期以后。急性输卵管炎和急性盆腔炎，下腹痛逐渐发生，可伴有腰痛。腹部压痛点较低，直肠指诊盆腔有对称性压痛。伴发热及白细胞计数升高，常有脓性白带，阴道后穹窿穿刺可获脓液，涂片检查细菌阳性。卵巢囊肿蒂扭转有明显而剧烈腹痛，腹部或盆腔检查中可扪及有压痛性的肿块。妇科 B 超检查均有助于诊断和鉴别诊断。

3. 急性肠系膜淋巴结炎　多见于儿童。往往先有上呼吸道感染史，腹部压痛部位偏内侧，范围不固定且较广，并可随体位变更。

4. 其他　右侧输尿管结石时多呈突然发生的右下腹阵发性绞痛，并向会阴部及外生殖器放射，尿中查到大量红细胞，腹部 B 超检查或 X 线平片可见结石阴影。急性胃肠炎时，恶心、呕吐和腹泻等消化道症状较重，无右下腹固定压痛和腹膜刺激体征。胆道系统感染性疾病，易与高位阑尾炎相混淆，但有明显绞痛、高热，甚至黄疸，常有反复右上腹痛史。右侧肺炎、胸膜炎时可出现反射性右下腹痛，但有呼吸系统的症状和体征。回盲部肿瘤、肠伤寒、克罗恩病、麦克耳(Meckel)憩室炎或穿孔、肠套叠等，亦需进行临床鉴别。

上述疾病各有特点，应仔细鉴别。如患者有持续性右下腹痛，不能用其他诊断解释以排除急性阑尾炎时，应密切观察或根据病情及时手术探查。

七、治疗

1. 非手术治疗　仅适用于单纯性阑尾炎及急性阑尾炎的早期阶段，患者不愿接受手术治疗或客观条件不允许，或伴有其他严重器质性疾病有手术禁忌者。

主要措施有：禁食或进流质饮食、静脉补液、全身应用有效的抗生素、密切观察病情变化。

2. 手术治疗　绝大多数急性阑尾炎一经确诊，应早期施行阑尾切除术。早期手术系指阑尾炎症还处于管腔阻塞或仅有充血水肿时就手术切除，此时手术操作较简易，术后并发症少。如化脓坏疽或穿孔后再手术，不但操作困难且术后并发症会明显增加。术前即应用抗生素，有助于防止术后感染的发生。

八、并发症及其处理

1. 急性阑尾炎的并发症

(1) 腹腔脓肿：是阑尾炎未经及时治疗的后果。在阑尾周围形成的阑尾周围脓肿最常见，也可在腹腔其他部位形成脓肿，常见部位有盆腔、膈下或肠间隙等处。临床表现有麻痹性肠梗阻的腹胀症状、压痛性包块和全身感染中毒症状等。B 超和 CT 扫描可协助定位。一经诊断即应在超声引导下穿刺抽脓冲洗或置管引流，必要时手术切开引流。由于炎症粘连较重，切开引流时应小心操作，防止副损伤，尤其注意避免肠管损伤。中药治疗阑尾周围脓肿有较好效果，可选择应用。阑尾脓肿非手术疗法治愈后其复发率很高。因此应在治愈后 3 个月左右择期手术切除阑尾，比急诊手术效果好。

(2) 内、外瘘形成：阑尾周围脓肿如未及时引流，少数病例脓肿可向小肠、大肠、膀胱、阴道或腹壁内穿破，形成各种内瘘或外瘘，此时脓液可经瘘管排出。X 线钡剂检查或经外瘘置管造影可协助了解瘘管走行，有助于选择相应的治疗方法。

(3) 化脓性门静脉炎：急性阑尾炎时阑尾静脉中的感染性血栓沿肠系膜上静脉至门静脉，导致化脓性门静脉炎症。临床表现为寒战、高热、剑突下压痛、轻度黄疸等。虽少见，如病情加重则会产生感染性休克和脓毒症，治疗延误可发展为细菌性肝脓肿。行阑尾切除并大剂量抗生素治疗有效。

2. 阑尾切除术后并发症

（1）切口感染：是最常见的术后并发症。在化脓或穿孔性急性阑尾炎中多见。术中加强切口保护、切口冲洗、彻底止血、消灭死腔等措施可预防切口感染。切口感染的临床表现：术后2～3日体温升高，切口胀痛或跳痛，局部红肿、压痛等。处理原则：可先行试穿抽出脓液，或于波动处拆除缝线，排出脓液，放置引流，定期换药。短期可治愈。

（2）出血：阑尾系膜的结扎线松脱，引起系膜血管出血。表现为腹痛、腹胀和失血性休克等症状。关键在于阑尾系膜结扎确切，系膜肥厚者应分束结扎，结扎线距切断的系膜缘要有一定距离。系膜结扎线及时剪除，不要再次牵拉以免松脱。一旦发生出血表现，应立即输血补液，紧急手术止血。

（3）粘连性肠梗阻：也是阑尾切除术后的较常见并发症，与局部炎症重、手术损伤、切口异物、术后卧床等多种原因有关。术后早期离床活动可适当预防此并发症。粘连性肠梗阻病情重者须手术治疗。

（4）阑尾残株炎：阑尾残端保留过长超过1cm，或者粪石残留，可出现术后残株炎，仍表现为阑尾炎的症状。也偶见术中未能切除病变阑尾，而将其遗留，术后炎症复发。应行钡剂灌肠透视检查以明确诊断。症状较重时应再次手术切除阑尾残株。

（5）粪瘘：极少见。产生术后粪瘘的原因有多种：如阑尾残端单纯结扎结扎线脱落、盲肠结核或癌症、盲肠组织水肿脆弱术中缝合时裂伤。粪瘘发生时如已局限化，可无弥漫性腹膜炎，类似阑尾周围脓肿的临床表现。如为非结核或肿瘤病变等，一般经非手术治疗粪瘘可闭合自愈。

第二节 慢性阑尾炎

慢性阑尾炎多由急性阑尾炎迁延转变而来，少数开始即为慢性过程。主要病变为阑尾壁不同程度的纤维化及慢性炎性细胞浸润。黏膜层和浆肌层可见淋巴细胞和嗜酸性细胞浸润。阑尾纤维组织增生，管壁变厚，甚至管腔狭窄、弯曲或闭塞，妨碍其排空，压迫阑尾壁内神经产生疼痛。

一、临床表现及诊断

既往有典型的急性阑尾炎发作史，甚至反复发作病史。剧烈活动或饮食不洁可诱发急性发作，呈现不规则右下腹隐痛或不适。症状可不重或不典型。

主要的体征是阑尾部位的局限性压痛，非急性发作时一般无肌紧张和反跳痛。部分患者于左侧卧位体检时可在右下腹扪及条索状肿块。

X线钡灌肠检查可较直接观察阑尾。可见阑尾腔内有充盈缺损或不充盈、充盈的阑尾位置不易移动或有压痛等。尾腔不规则，钡剂排出缓慢，72小时后透视阑尾腔中仍有钡剂残留，即可诊断为慢性阑尾炎。

二、治疗

诊断明确后需行阑尾切除术，并行病理检查证实诊断。慢性阑尾炎常粘连较严重，手术操作应细致。另外,当术中发现病变与诊断不符时,应探查附近脏器有无病变,以明确诊断。

第三节 特殊类型阑尾炎

一般成年人急性阑尾炎诊断多无困难,早期治疗的效果非常好。如遇到婴幼儿、老年人、妊娠妇女及 AIDS/HIV 患者患急性阑尾炎时,诊断和治疗均较困难,值得格外重视。

一、新生儿急性阑尾炎

新生儿阑尾呈漏斗状,不易发生由淋巴滤泡增生或者粪石所致的阑尾管腔阻塞。因此,新生儿急性阑尾炎很少见。又由于新生儿不能提供病史,其早期临床表现又无特殊性,仅有厌食、恶心、呕吐、腹泻和脱水等,发热和白细胞升高均不明显,因此术前难以早期确诊,穿孔率可高达 50% ~80%,死亡率也很高。诊断小儿急性阑尾炎需仔细耐心,取得患儿的信赖和配合,再经轻柔的查体,左、右下腹对比,仔细观察患儿对检查的反应,作出判断。治疗原则是早期手术,并配合输液、纠正脱水、应用广谱抗生素等。

二、小儿急性阑尾炎

小儿大网膜发育不全,不能起到足够的保护作用。患儿也不能清楚地提供病史。其临床特点:①病情发展较快且较重,早期即出现高热、呕吐等症状;②右下腹体征不明显、不典型,但有局部压痛和肌紧张,是小儿阑尾炎的重要体征;③穿孔率较高,并发症和死亡率也较高。诊断小儿急性阑尾炎须仔细耐心,取得患儿的信赖和配合,再经轻柔的检查,左、右下腹对比检查,仔细观察患儿对检查的反应,作出判断。治疗原则是早期手术,并配合输液、纠正脱水,应用广谱抗生素等。

三、妊娠期急性阑尾炎

较常见。尤其妊娠中期子宫的增大较快,盲肠和阑尾被增大的子宫推挤向右上腹移位,压痛部位也随之上移。腹壁被抬高,炎症阑尾刺激不到壁层腹膜,所以压痛、肌紧张和反跳痛均不明显。大网膜难以包裹炎症阑尾,腹膜炎不易被局限而易在腹腔内扩散。这些因素致使妊娠中期急性阑尾炎难于诊断,炎症发展易致流产或早产,威胁母子生命安全。治疗以早期阑尾切除术为主。妊娠后期的腹腔感染难以控制,更应早期手术。围手术期应加用黄体酮。手术切口需偏高,操作要轻柔,以减少对子宫的刺激。尽量不用腹腔引流。术后使用广谱抗生素。加强术后护理。临产期的急性阑尾炎如并发阑尾穿孔或全身感染症状严重时,可考虑经腹剖宫产术,同时切除病变阑尾。

四、老年人急性阑尾炎

随着社会老龄人口增多,老年人急性阑尾炎的发病率也相应升高。因老年人对疼痛感觉迟钝,腹肌薄弱,防御机能减退,所以主诉不强烈,体征不典型,临床表现轻而病理改变却很重,体温和白细胞升高均不明显,容易延误诊断和治疗。又由于老年人动脉硬化,阑尾动脉也会发生改变,易导致阑尾缺血坏死。加之老年人常伴发心血管病、糖尿病、肾功能不全等,使病情更趋复杂严重。一经诊断应及时手术,同时注意处理伴发的内科疾病。

五、AIDS/HIV 感染患者的阑尾炎

其临床症状及体征与免疫功能正常者相似，但不典型，此类患者白细胞不高，常被延误诊断和治疗。B 超和 CT 有助于诊断。阑尾切除术是主要的治疗方法，强调早期诊断并手术治疗，可获较好的短期生存，否则穿孔率较高（占 40%）。因此，不应将 AIDS 和 HIV 感染者视为阑尾切除的手术禁忌。

第六章　肠梗阻 

肠梗阻指肠内容物在肠道中通过受阻，为常见急腹症，可因多种因素引起。起病初梗阻肠段先有解剖和功能性改变，继则发生体液和电解质的丢失、肠壁循环障碍坏死和继发感染，最后可致毒血症休克死亡。如能及时诊断、积极治疗大多能逆转病情的发展以至治愈。

一、分类

（一）按发病原因

1. 机械性肠梗阻　最常见，由于种种原因引起肠腔变狭小，因而使肠内容通过障碍。①肠壁病变，如先天性肠道闭锁、狭窄、肿瘤、套叠、炎症等；②肠管受压，如粘连带、肠管扭转、嵌顿疝、肿瘤压迫等；③肠腔堵塞，如蛔虫团、粪块、胆石、异物等。

2. 动力性肠梗阻　由于神经抑制或毒素刺激导致肠壁肌肉运动紊乱，致使肠内容物不能运行，分为麻痹性和痉挛性两类。麻痹性多见，麻痹性是肠管失去蠕动功能，可以发生在急性弥漫性腹膜炎、腹部大手术后、腹膜后血肿、腹部创伤。痉挛性是由于肠壁肌肉过度、持续收缩所致，比较少见，如慢性铅中毒，急性肠炎等。

3. 血运性肠梗阻　肠系膜血管发生血栓或栓塞，引起肠管血液循环障碍，导致肠麻痹，失去蠕动功能，肠内容物不能运行。

（二）按局部病变

将肠梗阻分为单纯性肠梗阻与绞窄性肠梗阻，如肠壁血运正常，仅内容物不能通过，称为单纯性肠梗阻，而伴有肠壁血运障碍的肠梗阻，如肠扭转、肠套叠等常常合并肠系膜血管受压称为绞窄性肠梗阻。后者如不及时解除，将迅速导致肠壁坏死、穿孔，进而造成严重的腹腔感染、全身中毒，可发生中毒性休克，死亡率相当高。

（三）按梗阻部位

可分为高位肠梗阻、低位小肠梗阻和结肠梗阻。如果一段肠袢两端均受压造成梗阻又称之为闭袢型肠梗阻，结肠梗阻由于回盲瓣的存在也可称为闭袢型肠梗阻。这类梗阻肠腔内容物不能上下运行，造成肠腔高度膨胀，肠壁薄，张力大，容易发生肠壁坏死、穿孔。因此，闭袢型肠梗阻需紧急处理。

（四）按梗阻程度

可分为部分性肠梗阻与完全性肠梗阻。

（五）按发病缓急

可分为慢性肠梗阻与急性肠梗阻。

肠梗阻的分类是为了便于对疾病的了解和治疗上的需要，肠梗阻是处在不断的发展之中，在一定条件下可以转化。肠梗阻若不能得到及时适当的处理，病情可迅速发展、加重。单纯性可变为绞窄性，不完全可变成完全性，机械性可变为麻痹性。

二、病因

1. 机械性肠梗阻常见的病因有　肠外原因、肠管本身的原因及肠腔内原因。

（1）肠外原因：①粘连与粘连带压迫粘连可引起肠折叠扭转而造成梗阻，先天性粘连带较多见于小儿；腹部手术或腹内炎症产生的粘连是成人肠梗阻最常见的原因，但少数病例可无腹部手术及炎症史；②嵌顿性外疝或内疝；③肠扭转常由于粘连所致；④肠外肿瘤或腹块压迫。

（2）肠管本身的原因：①先天性狭窄和闭孔畸形；②炎症肿瘤吻合手术及其他因素所致的狭窄，例如炎症性肠病、肠结核、放射性损伤、肠肿瘤（尤其是结肠瘤）、肠吻合等；③肠套叠在成人较少见，多因息肉或其他肠管病变引起。

（3）肠腔内原因：由于成团蛔虫、异物或粪块等引起肠梗阻已不常见。巨大胆石通过胆囊或胆总管-直肠瘘管进入肠腔，产生胆石性肠梗阻的病例时有报道。

2. 动力性肠梗阻

（1）麻痹性：部大手术后腹膜炎、腹部外伤、腹膜后出血、某些药物肺炎、脓胸脓毒血症、低钾血症、或其他全身性代谢紊乱均可并发麻痹性肠梗阻。

（2）痉挛性：肠道炎症及神经系统功能紊乱均可引起肠管暂时性痉挛。

3. 血管性肠梗阻　肠系膜动脉栓塞或血栓形成和肠系膜静脉血栓形成为主要病因。

各种病因引起肠梗阻的频率随年代、地区、民族医疗卫生条件等不同而有所不同。例如：以前嵌顿疝所致的机械性肠梗阻的发生率最高，随着医疗水平的提高、预防性疝修补术得到普及，现已明显减少。而粘连所致的肠梗阻的发生率明显上升。

三、病理生理

肠梗阻的主要病理生理改变为肠膨胀、体液和电解质的丢失，以及感染和毒血症。这些改变的严重程度视梗阻部位的高低、梗阻时间的长短、以及肠壁有无血液供应障碍而不同。发生绞窄性肠梗阻往往还伴有肠壁、腹腔和肠腔内的渗血，绞窄的肠袢越长，失血量越大，亦是导致肠梗阻患者死亡的原因之一。

四、临床表现

（一）症状

肠梗阻共同症状是腹痛、呕吐、腹胀和肛门停止排气排便。

1. 腹痛　单纯性肠梗阻一般为阵发性绞痛，腹痛发作时伴有肠鸣，自觉“气块”在腹中窜动。如腹痛间歇期不断缩短，发展为持续性剧烈腹痛伴阵发性加剧．应考虑为绞窄性肠梗阻。

2. 腹胀　一般在梗阻发生一段时间后出现，其程度与梗阻部位有关。高位肠梗阻腹胀不明显，但有时可见胃型。低位肠梗阻及麻痹性肠梗阻腹胀显著，严重时可遍及全腹。结肠梗阻时，表现为腹周膨胀显著。腹部不均匀隆起，常是肠扭转的表现。

3. 呕吐　肠梗阻早期一般为反射性呕吐，呕吐物为食物或胃液。梗阻部位愈高，呕吐出现愈早、愈频繁。低位肠梗阻时，呕吐出现晚而少，呕吐物可呈粪样。如肠管有绞窄时，则呕吐物呈棕褐色或血性。麻痹性肠梗阻时，呕吐多呈溢出性。

4. 肛门停止排气排便　完全性肠梗阻，特别是低位梗阻时，患者多不再排气排便；但梗阻早期，特别是高位梗阻时，可因梗阻以下肠内残存粪便或气体，仍可自行排出或在灌肠后排出,不能因此而否定肠梗阻的存在。绞窄性肠梗阻时,可排出血性黏液样便。

(二)腹部体征

机械性肠梗阻常可见肠型、肠蠕动波和腹胀。单纯性肠梗阻腹壁软,有轻度压痛;绞窄性肠梗阻由于伴有腹膜炎,可有显著压痛和腹肌紧张,有时可扪及压痛性包块,常为绞窄的肠袢。腹腔内有较多渗出时,移动性浊音可呈阳性。听诊可闻及肠鸣音亢进,有气过水声或金属音,为机械性肠梗阻的表现。麻痹性肠梗阻时,肠鸣音减弱或消失。

(三)全身表现

梗阻早期患者全身情况改变不明显,梗阻晚期或绞窄性肠梗阻时,可有明显缺水征、感染中毒和休克征象,可表现为唇干舌燥、眼窝内陷、皮肤弹性差、尿少或无尿,严重时可出现脉搏细速、血压下降、面色苍白、四肢发凉等中毒和休克征象。

五、辅助检查

1. 实验室检查　血红蛋白值及血细胞比容可因缺水、血液浓缩而升高。尿比重也增高。查血气分析和血清 K^+、Na^+、Cl^-、尿素氮、肌酐的变化,可了解酸碱失衡、电解质紊乱和肾功能的状况。呕吐物和粪便中有大量红细胞或隐血阳性,应考虑有肠绞窄。此时,白细胞计数和中性粒细胞明显增高。

2. X 线检查　一般在肠梗阻发生 4~6 小时后,X 线立卧位片可见多数液平面及胀气肠袢。空肠胀气可显示"鱼肋骨刺"状。回肠则无此表现。结肠胀气位于腹部周边,显示结肠袋形。

六、诊断

对肠梗阻患者的诊断,必须明确下列几个问题。

1. 是否肠梗阻　根据腹痛、呕吐、腹胀和肛门停止排气排便四大症状和腹部出现肠型或蠕动波,有肠鸣音亢进等一般可诊断为肠梗阻。X 线检查对确定是否肠梗阻意义较大。

2. 机械性肠梗阻还是动力性肠梗阻　机械性肠梗阻具有上述表现,早期腹胀可不显著。麻痹性肠梗阻无肠蠕动亢进的表现,相反,仅有持续性腹胀,肠鸣音消失,多继发于腹腔内严重感染、腹膜后出血和腹部大手术等。X 线检查显示大、小肠全部充气扩张。痉挛性肠梗阻有发作性腹部绞痛,一般持续时间短,腹胀不明显,没有肠型及蠕动波,X 线检查结果阴性。

3. 单纯性还是绞窄性肠梗阻　绞窄性肠梗阻必须尽早手术治疗,因此这点极为重要。出现下列表现时应考虑绞窄性肠梗阻。

(1)腹痛剧烈,由阵发性转变为持续性,或在阵发性加重之间仍有持续性腹痛。且呕吐后腹痛不减轻。有时腰背部有牵拉样痛。

(2)早期即出现休克,并逐渐加重,经抗休克治疗改善不明显。

(3)有明显的腹膜刺激征和全身中毒症状,如脉率增加、体温升高,白细胞计数常超过 $18\times10^9/L$。

(4)腹部不对称性隆起或有压痛的孤立胀大肠袢。

(5)呕吐物、胃肠减压引流液、肛门排出物或腹腔穿刺液为血性。

(6) 腹部X线检查显示孤立胀大肠袢不因时间而改变位置,或肠间隙增宽,提示有大量的腹腔积液。

(7) 经积极的非手术治疗而无好转。

4. 是高位还是低位肠梗阻　高位小肠梗阻呕吐发生早而频繁,腹胀不明显,呕吐物为胃十二指肠液,迅速出现水、电解质酸碱平衡失调。低位小肠梗阻,腹痛较剧烈,多在脐周,呕吐迟而量少,呕吐物可有粪样物,腹胀明显多在脐区。结肠梗阻呕吐发生晚且不频繁,腹痛多在脐周。X线检查有助于鉴别,结肠梗阻扩大肠袢在腹部周围,盲肠胀气扩大显著,可见结肠袋。而低位小肠梗阻,扩张的肠袢在腹中部,呈"阶梯状"排列,结肠内无积气。

5. 完全性还是不完全性肠梗阻　完全性肠梗阻呕吐频繁,肛门完全停止排气排便,低位肠梗阻还有严重腹胀,X线检查显示梗阻以上肠袢充气扩张,梗阻以下结肠内无气体。不完全性肠梗阻呕吐轻或无呕吐,腹胀较轻,X线检查所见肠袢充气扩张均不明显,结肠内仍有气体存在。

6. 是什么原因引起梗阻　可根据肠梗阻不同类型的临床表现,参考年龄、病史、临床表现和X线检查等进行分析。我国肠梗阻以粘连、腹外疝、套叠、扭转和肠蛔虫为常见。因此,应了解患者腹部手术、外伤或炎症史,检查切口和可能发生腹外疝部位。新生儿以先天性肠道畸形为多见;2岁以内小儿则肠套叠多见;蛔虫性肠梗阻常发生于卫生条件差的农村或儿童,常有排虫史;老年人则以粪块堵塞、肿瘤或乙状结肠扭转多见。

七、治疗

肠梗阻治疗原则是矫正全身生理紊乱和解除梗阻,恢复肠道功能。方法依据其发生部位,类型和患者具体情况而定。

1. 基础疗法　是治疗的首要措施,无论手术与否均需采用。

(1) 禁食禁水、持续胃肠减压:吸出积聚在梗阻以上肠管内气体和液体,减轻肠腔膨胀,有利于肠壁血液循环的恢复,减少肠腔内细菌和毒素的吸收,以改善局部和全身情况。

(2) 纠正水、电解质和酸碱失衡:根据呕吐情况、缺水表现、血液浓缩和尿量及相对密度,结合血清钾、钠、氯和血气分析监测结果,制定补液计划。必要时可给予静脉营养,或输血浆、全血、血浆代用品等全身支持疗法。

(3) 防治感染和中毒:肠梗阻时,肠黏膜屏障功能受损导致肠道细菌移位,或是肠内细菌直接累及腹腔产生感染,应用抗肠道细菌,包括抗厌氧菌的抗生素,以防治常见腹部混合感染或肺部感染,减轻全身中毒症状。

(4) 其他:可采用镇静剂和解痉剂对症治疗,按急腹症处理原则选用止痛剂。

2. 解除梗阻

(1) 非手术疗法:主要适用于单纯性粘连性(特别是不完全性)肠梗阻,麻痹性或痉挛性肠梗阻,蛔虫或粪块、异物堵塞引起的肠梗阻,炎症性肠病所致不完全性肠梗阻以及肠套叠早期。

非手术疗法除上述基础疗法外,还包括:口服或胃肠道灌注生植物油,中医中药如复方大承气汤胃管内注入,肠套叠早期的低压空气或钡灌肠等。治疗过程中,应严密观察,如症状、体征反有加重，即应手术治疗。

（2）手术疗法：适用于各类绞窄性肠梗阻、肿瘤及先天性肠道畸形引起的肠梗阻以及非手术治疗无效的患者。具体手术方式应根据梗阻病因、性质、部位及患者全身情况决定。

 知识链接

肠梗阻手术后指导

待胃肠功能恢复，肛门排气后可进温流质饮食，宜少食多餐。如行肠切除者，禁食时间应在肛门排气1～2天后开始进流质饮食。术后6小时血压平稳取半卧位，以利于腹腔充分引流。鼓励患者早期下床活动（一般术后48小时后可试行下床），利于肠蠕动恢复，防止肠粘连。

八、预防

肠梗阻的病因，在很多方面是能预防的，如患蛔虫症的儿童应积极驱虫治疗、有疝者宜及时修补、腹部手术时操作轻柔，有报道术后在腹腔内放置羧甲基纤维素及口服维生素E可以减少肠粘连的发生。

九、预后

单纯性肠梗阻的死亡率约在3%左右而绞窄性肠梗阻则可达10%～20%，改善预后的关键在于早期诊断，及时处理。

第七章　胆道感染和胆石症

第一节　胆道感染

胆道感染主要是胆囊炎和不同部位的胆管炎，分为急性、亚急性和慢性炎症。胆道感染主要因胆道梗阻、胆汁淤滞造成，胆道结石是导致梗阻的最主要原因，而反复感染可促进结石形成并进一步加重胆道梗阻。

一、急性胆囊炎

急性胆囊炎胆囊管梗阻和细菌感染引起的炎症。约95%以上的患者有胆囊结石，称结石性胆囊炎；50%的患者无胆囊结石，称非结石性胆囊炎。近年来，随着国人的饮食习惯的改变和高龄化，城市人的胆囊结石发病率明显升高，故急性胆囊炎以城市居民为多，成年人发病率高，老年人发病率更高，肥胖女性发病率也高，据统计女：男为2∶1。

（一）病因

引起急性胆囊炎的常见原因包括：

1. 结石　在胆囊管嵌顿，引起梗阻，胆囊内胆汁淤积，浓缩的胆盐损害胆囊黏膜引起炎症。

2. 细菌感染　常见的致病菌为大肠杆菌、产气杆菌、铜绿假单胞菌等，大多从胆道逆行而来。

3. 化学刺激　高浓度胆汁酸盐刺激胆囊黏膜，引起急性炎症。

（二）病理

依炎症程度分为：

1. 单纯性胆囊炎　可见胆囊壁充血，水肿，上皮脱落，白细胞浸润，胆囊与周围并无粘连，解剖关系清楚，易于手术操作。属炎症早期，可吸收痊愈。

2. 化脓性胆囊炎　胆囊明显肿大、充血水肿、肥厚，表面可附有纤维素性脓性分泌物，炎症已波及胆囊各层，大量中性多核细胞浸润，有片状出血灶，黏膜发生溃疡，胆囊腔内充满脓液，并可随胆汁流入胆总管，引起Oddi括约肌痉挛，造成胆管炎、胆源性胰腺炎等并发症。此时胆囊与周围粘连严重，解剖关系不清，手术难度较大，出血亦多。

3. 坏疽性胆囊炎　胆囊过分肿大，导致胆囊血运障碍，胆囊壁有散在出血、灶性坏死、小脓肿形成或全层坏死，呈坏疽改变。

4. 胆囊穿孔　在坏疽性胆囊炎的基础上，胆囊底或颈部出现穿孔，常在发病后三天发生，其发生率约6%～12%，穿孔后可形成弥漫性腹膜炎、膈下感染、内或外胆瘘、肝脓肿等，但多被大网膜及周围脏器包裹，形成胆囊周围脓肿，呈现局限性腹膜炎征象。此时手术甚为困难，不得不行胆囊造瘘术。

（三）临床表现

1. 典型发病过程　表现为突发右上腹阵发性绞痛，常在饱餐、进油腻食物后，或在夜间

发作。疼痛常放射至右肩部、肩胛部和背部。伴恶心、呕吐、厌食等消化道症状。如病变发展，疼痛可转为持续性并阵发加剧。几乎每个急性发作患者都有疼痛，如无疼痛可基本排除本病。患者常有轻度发热，通常无畏寒，如出现明显寒战高热，表示病情加重或已发生并发症，如胆囊积脓、穿孔等，或合并有急性胆管炎。10% ~25% 的患者可出现轻度黄疸，可能是胆色素通过受损的胆囊黏膜进入循环。或邻近炎症引起 Oddi 括约肌痉挛所致。若黄疸较重且持续，表示有胆总管结石并梗阻可能。

2. 体格检查　右上腹可有压痛、反跳痛及肌紧张，Murphy 征阳性。有些患者可扪及肿大而有触痛的胆囊。如胆囊病变发展较慢，大网膜可粘连包裹胆囊，形成边界不清、固定的压痛性包块；如病变发展快，胆囊发生坏死、穿孔，可出现弥漫性腹膜炎表现。

（四）辅助检查

1. 实验室检查　85% 的患者有轻度白细胞升高（12×10^9 ~ 15×10^9/L）。血清转氨酶升高，AKP 升高较常见，1/2 患者有血清胆红素升高，1/3 患者血清淀粉酶升高。

2. B 超检查　可显示胆囊增大。囊壁增厚甚至有“双边”征，以及胆囊内结石光团，其对急性胆囊炎诊断的准确率为 65% ~90%。此外，如 99mTc ~ EHIDA 检查，急性胆囊炎由于胆囊管梗阻，胆囊不显影，其敏感性几乎达 100%；反之，如有胆囊显影，95% 的患者可排除急性胆囊炎。

（五）诊断及鉴别诊断

根据典型的临床表现，结合实验室及影像学检查，诊断一般无困难，但应注意与消化性溃疡穿孔、急性胰腺炎、高位阑尾炎、肝脓肿、结肠肝曲癌或憩室穿孔、右侧肺炎、胸膜炎和肝炎等疾病鉴别。

（六）治疗

对于急性胆囊炎的患者，一般经非手术治疗，症状多可缓解，以后再行择期手术。

1. 一般治疗　卧床休息，给易消化的流质饮食，忌油腻食物，严重者禁食、胃肠减压，静脉补充营养、水及电解质。

2. 解痉、镇痛药物治疗　阿托品 0. 5mg 或 654-Ⅱ5mg 肌注；硝酸甘油 0. 3mg ~0. 6mg 舌下含化；维生素 $K_3$8mg ~16mg 肌注；杜冷丁或等美散痛等镇痛，不宜用吗啡。

3. 抗菌治疗　可选用氨苄青霉素、环丙沙星、甲硝唑；还可选用氨基糖甙类或头孢菌素类抗生素，最好根据细菌培养及药敏试验结果选择抗生素。

4. 利胆　舒胆通、消炎利胆片或清肝利胆口服液口服，发作缓解后方可应用。

5. 外科治疗　发生坏死、化脓、穿孔、嵌顿结石者，应及时外科手术治疗，行胆囊切除或胆囊造瘘。

知识链接

急性胆囊炎发作的诱因

饱餐、吃过多油腻食物、劳累等均可诱发急性发作。因此为抑制胆囊收缩在急性期应禁食，静脉补给各种营养素。当可以进食时应食用纯碳水化合物的流食，内容包括米汤、果汁、果冻、藕粉、杏仁茶等。应禁食一切脂肪和刺激性的食物。待病情逐渐缓解可给低脂肪半流食或低脂肪软饭，少食多餐，并继续限制含脂肪多的食物。饮食清淡易消化，过于油腻的、辛辣、较甜的食物不可以。注意少量多餐、戒烟酒。

二、慢性胆囊炎

慢性胆囊炎系胆囊慢性病变，大多数合并胆囊结石，少数为非胆石性慢性胆囊炎。本病大多为慢性起病，亦可由急性胆囊炎反复发作而来。临床上可无特殊症状。

（一）病因及病理

1. 结石因素　约10%的慢性胆囊炎由此因素引起，原因是结石刺激胆囊壁发生炎症，还可继发细菌感染。

2. 运动功能障碍　运动功能障碍可渐渐演变为器质性病变。在迷走神经切除术后，胆囊的张力和动力出现变异，排空时间延长，胆囊增大，渐渐出现胆囊壁纤维化、增厚伴慢性炎性细胞浸润。

3. 感染　1/3患者的胆汁培养有细菌生长。细菌可经血液、淋巴或邻近组织器官炎症的直接蔓延，以及通过十二指肠乳头开口上行至胆囊等途径而感染。慢性胆囊炎亦可由于病毒感染引起，15%慢性胆囊炎患者过去有肝炎病史。真菌及寄生虫如蛔虫、肠假滴虫感染亦可导致慢性胆囊炎。

4. 代谢因素　在胆囊内注入某些胆盐溶液可形成慢性胆囊炎，这和胆汁酸成分改变的化学作用有关。胰液反流亦可引起化学性慢性胆囊炎。

5. 血管因素　胆囊壁血管病变可导致胆囊黏膜损害，胆囊浓缩功能和弹力减弱，出现纤维化。

6. 急性胆囊炎迁延而来。

（二）临床表现

患者常自觉右侧季肋部胀痛不适，轻者如针刺，重者可如刀割样绞痛，并可向右肩放射，易在饱餐或高脂肪饮食后诱发。同时伴有消化不良、恶心、呕吐、右上腹肌紧张、压痛、叩击痛，根据炎症的轻重可出现有不同程度的肌紧张。

（三）辅助检查

慢性胆囊炎发作时白细胞数升高，X线检查可发现阴性结石，胆囊壁强直，口胆或静胆造影可显示胆囊收缩功能不佳。B超检查胆囊壁粗糙、增厚。

（四）诊断及鉴别诊断

右上腹疼痛、压痛、肌紧张。炎症越明显，其症状亦越严重。X线及B超检查有助于对本病的诊断。

临床上注意与以下疾病鉴别：

1. 胃炎及溃疡病　胃炎常在餐后半小时左右疼痛发作，其程度多数并不剧烈。溃疡病呈节律性疼痛，一般持续时间较长，往往在一周以上。

2. 急性胰腺炎　疼痛、压痛多在左上腹，血清淀粉酶增高。但胆道疾病，常可同时诱发急性胰腺炎，须加注意。

3. 急性阑尾炎　高位急性阑尾炎可误为胆囊炎。但阑尾炎发病年龄一般较轻，过去无类似慢性发作史，可资鉴别。

（五）治疗

1. 内科治疗　主要是消炎利胆的方法。如消炎利胆片、利胆醇、舒胆通、去氢胆酸等，有些患者有效，但难根治。

2. 外科治疗　反复发作胆绞痛、胆囊无功能、有急性发作，尤其是伴有结石者，应手术治疗。80% 的胆囊癌合并有慢性胆囊炎胆石症，手术可起到预防胆囊癌的作用。

三、急性梗阻性化脓性胆管炎

急性梗阻性化脓性胆管炎是在胆道完全梗阻的基础上发生的严重化脓性感染，为急性胆管炎的严重阶段，又称为急性重症胆管炎。起病急、病情重，易合并胆源性脓毒症、中毒性休克和多器官功能衰竭，死亡率高。

（一）病因及病理

急性梗阻性化脓性胆管炎是胆管急性完全梗阻和化脓性感染的结果。梗阻的最常见原因是胆管结石，其次为胆道蛔虫和胆管狭窄，胆管及壶腹部肿瘤、原发性硬化性胆管炎、胆肠吻合术后、经 T 管造影或 PTC 术后亦可引起。

致病菌主要为革兰氏阴性菌（大肠杆菌、克雷伯菌、变形杆菌、铜绿假单胞菌）和革兰氏阳性菌（粪链球菌、肠球菌），合并厌氧菌感染者常见。在致病菌中，单一细菌感染约占 40%，两种细菌感染占 40%，三种或以上细菌感染者占 20%。

本病的基本病理变化是胆管完全梗阻和胆管内化脓性感染。梗阻部位可在肝外和肝内胆管。梗阻后胆管扩张，管壁黏膜充血水肿、增厚，形成溃疡。胆管内压力升高，有时可达 3.92kPa（$40cmH_2O$），胆管腔内充满脓液或脓性胆汁，高压的脓性胆汁可逆行入肝实质，造成肝脏急性化脓性感染，引起肝细胞坏死。肝实质充血肿大，甚至并发多发性胆源性细菌性肝脓肿。少数患者的脓性胆汁可穿越破碎的肝细胞进入肝窦，再循肝静脉至肺静脉，造成肺内胆砂性血栓。同时大量细菌和毒素进入血内，进一步发展成革兰氏阴性杆菌脓毒症、感染性休克和多系统器官功能衰竭。

（二）临床表现及诊断

1. 病史与症状　患者多有胆道疾病史。发病急骤，病情进展快。除具有一般胆道感染的 Charcot 三联征（腹痛、寒战高热、黄疸）外，还可出现休克、神经中枢系统受抑制表现，即 Reynolds 五联征。神经系统症状主要表现为神情淡漠、嗜睡、神志不清，甚至昏迷；合并休克时也可表现为躁动、谵妄等。

2. 体格检查　体温常持续升高达 39～40℃或更高。脉搏快而弱，达 120 次/分钟以上，血压降低，呈急性重病容，可出现皮下淤斑或全身发绀。剑突下及右上腹部有不同范围和不同程度的压痛或腹膜刺激征；可有肝大及肝区叩痛；有时可扪及肿大的胆囊。

（三）辅助检查

1. 实验室检查　白细胞计数升高，多高于 $20\times10^9/L$，中性粒细胞比例升高，胞质内可出现中毒颗粒。血小板计数降低，最低可达 10×10^9～$20\times10^9/L$；肝、肾功能受损，凝血酶原时间延长，低氧血症，失水，酸中毒和电解质紊乱。

2. 影像学检查　因病情危重，B 超最为实用，可在床旁进行。如患者情况允许，可行 CT、MRCP 检查。

（四）诊断

结合临床典型的五联征表现、实验室及影像检查可作出诊断。不具备典型五联征者，体温持续在 39℃以上，脉搏>120 次/分钟，白细胞>$20\times10^9/L$，血小板降低时，即应考虑为急性梗阻性化脓性胆管炎。

（五）治疗

原则是立即解除胆道梗阻并引流,及时地降低胆管内压力。有利于争取时间继续进一步治疗。

1. 非手术治疗　既是治疗手段,又作为术前准备。其措施主要有:①恢复血容量、抗休克;②禁食、胃肠减压、纠正水、电解质和酸碱平衡失调;③联合使用足量有效的广谱抗生素;④对症治疗,包括吸氧、降温、营养支持;⑤保护重要器官功能,如肾、肺、肝等脏器以及凝血功能;⑥密切监测患者生命体征及神志、尿量、中心静脉压变化。

2. 手术治疗　如经过短时间的非手术治疗(6 小时以内),患者仍无好转,应果断地边抗休克边进行手术治疗。手术的主要目的是抢救患者生命,故术式力求简单有效,一般通常采用胆总管切开减压、T 管引流。术中注意肝内胆管引流通畅,同时注意发现和处理肝内多发性脓肿。

3. 非手术胆管减压术　常用的方法有 PTCD 和 ENAD(经内镜鼻胆管引流术),如病情无改善,应及时改用手术治疗。

4. 后续治疗　如果患者一般情况恢复,宜在 1 ~3 月后根据病因选择彻底的手术治疗。

第二节　胆　石　症

胆石病指发生在胆囊和胆管内的结石,是常见病和多发病。我国胆石病约占胆道疾病的60%,女性多于男性。随着生活条件的不断提高,胆囊结石和胆固醇结石发生率已超过胆管结石及胆色素结石。

一、分类

1. 胆结石按所在部位分为胆囊结石、肝内外胆管结石和胆总管结石。

(1) 胆囊结石:多为胆固醇和混合性结石。胆石在胆囊内,一般不引起黄疸,也不产生绞痛(除非卡住胆囊管)。

(2) 肝内外胆管结石:多为胆红素结石。肝内胆管结石占胆石症的 15% 左右。由于胆石较小,呈泥沙样,容易往下流动,因此多数同时有胆总管结石。

(3) 胆总管结石:多见于胆红素结石。胆石可以原发于胆总管,也可以来自胆囊或肝内胆管。

2. 胆结石按病因分类

(1) 感染性结石:多发性、多面体、棕黄色的胆色素结石。

(2) 代谢性结石:有黄白色表面呈桑葚样的胆固醇结石。

(3) 潴留性结石:主要为卵圆形、棕黄色、质地脆软的色素结石。

(4) 混合性结石:同时具有感染和代谢两种外观特点的结石。

3. 根据胆结石化学成分分类,结石通常分为胆固醇结石、胆色素结石和混合型结石(二者的混合物)。

(1) 胆固醇结石:结石的主要成分为胆固醇,多呈椭圆形(单发者)或多面形(多发者),表面平滑或稍呈结节状,黄色或黄白色,质轻软,剖面呈放射状线纹,X 线平片上不显影。此种结石多在胆囊内,常为单个,体积较大,直径可达数厘米。此类结石在我国较欧美为少,其发生率大约不超过胆石症的 20%。

（2）胆色素性结石：结石成分以胆红素钙为主，可含少量胆固醇。多为泥沙样，质软而脆，有的如泥团状，有的如沙粒，为棕黑或棕红色，大小不等。因含钙少，X线平片上多不显影。砂粒状者大小为1～10mm，常为多个，多在肝内、外胆管中。

（3）混合性结石：由胆固醇、胆色素和钙盐等2种以上主要成分间隔而成。外形不一，为多面形颗粒，表面光滑，边缘钝圆，呈深绿或棕色，切面呈环层状或像树干年轮或呈放射状。因含钙质较多，在X线平片上有时显影（即称阳性结石）。多在胆囊内，亦可见于较大胆管中，大小、数目不等，常为多个，一般20～30个。以胆红素为主的混合性胆石在我国最多见，约占全部胆石症病例的90%以上。

4. 根据含钙盐量分为不透X线结石与可透X线结石两类。前者常称为阳性结石，后者为阴结石。

（1）阳性结石：10%～20%胆石是含钙的混合结石，平片可以显示，这种结石大多在胆囊内，常多个堆积在一起。其大小自砂粒至蚕豆大，呈圆形，多面形或菱形，犹如一串葡萄或一堆石榴子，个别结石很大。胆石是边缘致密而中间透明，但中心常有一个致密斑点。有的结石呈层状，有的显示为薄壳环形影，要仔细观察才不致遗漏。

（2）阴性结石：胆石中的80%～90%为阴性结石，平片不能见到，需造影才能显示。胆囊造影常显示为多数成堆充盈缺损，呈圆形或多面形，如石榴子样。有时结石过小或胆囊显影密度过高，卧位影常显示不清，需摄立位片或加压点片。

二、胆囊结石

胆囊结石主要为胆固醇结石或以胆固醇为主的混合性结石和黑色胆色素结石。主要见于成年人，发病率在40岁后随年龄增长而增高，女性多于男性。

（一）病因

1. 代谢因素　正常胆囊胆汁中胆盐、卵磷脂、胆固醇按比例共存于一稳定的胶态离子团中。一般胆固醇与胆盐之比为1∶20～1∶30之间，如某些代谢原因造成胆盐、卵磷脂减少或胆固醇量增加，当其比例低于1∶13以下时，胆固醇便沉淀析出，经聚合就形成较大结石。如妊娠后期、老年人，血内胆固醇含量明显增高，故多次妊娠者与老年人易患此病。又如肝功能受损者，胆酸分泌减少也易形成结石。先天性溶血患者，因长期大量红细胞破坏，可产生胆色素性结石。

2. 胆系感染　大量文献记载，从胆石核心中已培养出伤寒杆菌、链球菌、魏氏芽孢杆菌、放线菌等，足见细菌感染在结石形成上有着重要作用。细菌感染除引起胆囊炎外，其菌落、脱落上皮细胞等可成为结石的核心，胆囊内炎性渗出物的蛋白成分，可成为结石的支架。

3. 其他　如胆汁的淤滞、胆汁pH过低、维生素A缺乏等，也都是结石形成的原因之一。

（二）临床表现

约20%～40%的胆囊结石患者可终生无症状，仅在体格检查、手术和尸体解剖时偶然发现，称为静止性胆囊结石。症状出现与否和结石的大小、部位、是否合并感染、梗阻及胆囊的功能有关。有症状型胆囊结石的主要临床表现为：

1. 胆绞痛　是其典型表现，当饱餐、进油腻食物后胆囊收缩，或睡眠时体位改变，结石移位并嵌顿于胆囊壶腹部或颈部，胆囊排空胆汁受阻，胆囊内压力升高，胆囊强力收缩而发生绞痛。疼痛位于上腹部或右上腹部，呈阵发性，可向肩胛部和背部放射，多伴恶心、呕吐。

2. 胃肠道症状　进食后，特别是进油腻食物后，出现上腹部或右上腹部隐痛不适、饱胀,伴嗳气、呃逆等,常被误诊为"胃病"。

3. Mirizzi 综合征　持续嵌顿和压迫胆囊壶腹部和颈部的较大结石,可引起肝总管狭窄或胆囊胆管瘘,以及反复发作的胆囊炎、胆管炎及梗阻性黄疸,称 Mirizzi 综合征。诊断 Mirizzi 综合征的 3 个要点为:胆囊结石嵌顿于胆囊颈部;结石压迫和结石本身刺激引起嵌顿部位的炎症、纤维化导致肝总管的部分机械性梗阻;反复发作胆管炎或因阻塞引起胆管炎性肝硬化。其临床症状主要是右上腹痛、黄疸、发热等胆管炎的表现。其发病率约 0.7% ~ 1.1%。解剖学变异,尤其是胆囊管与肝总管平行是发生本病的重要条件。

4. 胆囊积液　胆囊结石长期嵌顿但未合并感染时,胆汁中的胆色素被胆囊黏膜吸收,并分泌黏液性物质,而致胆囊积液。积液呈透明无色,称为"白胆汁"。

5. 其他　①小结石随胆汁进入并停留于胆总管内成为胆总管结石;②进入胆总管的结石通过 Oddi 括约肌可引起损伤或嵌顿于壶腹部导致胰腺炎,称为胆源性胰腺炎;③因结石压迫引起胆囊炎症慢性穿孔,可造成胆囊十二指肠瘘或胆囊结肠瘘,大的结石通过瘘管进入肠道偶尔可引起肠梗阻称为胆石性肠梗阻;④结石及炎症的长期刺激可诱发胆囊癌变。

(三)诊断

有急性发作史的胆囊结石,一般根据临床表现不难作出诊断。但如无急性发作史,诊断则主要依靠辅助检查如 B 超检查可显示胆囊内光团及其后方的声影,诊断正确率可达 95% 以上。

(四)治疗

1. 手术治疗　做胆囊切除术,治疗效果良好。由于有同时存在继发性胆管结石的可能,因此有下列指征时应在术中探查胆总管。绝对探查指征:①胆总管内扪及结石;②手术时有胆管炎和黄疸表现;③术中胆管造影显示有胆管结石,胆总管扩张,直径超过 12mm,但少见患者胆管有扩张而无结石存在。此点在胆总管探查时的阳性率仅 35% 左右。此外,还有一些相对探查指征:①过去有黄疸病史;②胆囊内为小结石;③胆囊呈慢性萎缩性改变;④有慢性复发性胰腺炎病史。

2. 非手术疗法

(1) 口服溶石疗法:现在临床上使用的口服溶石药物主要有两种:鹅去氧胆酸和熊去氧胆酸。这两种药物通过降低胆汁胆固醇的分泌使胆汁去饱和,不饱和胆汁则具有溶解胆固醇的作用,使胆石表面的胆固醇分子不断地被溶解,胆石体积逐渐缩小以至完全溶解。

(2) 灌注溶石法:早在上个世纪末已有人研究胆总管探查术后残留结石的溶解问题,以后有不少学者做了大量的研究,发现了一些具有溶石作用的药物,将溶石药物注入到胆囊,取得了较好的疗效,但其溶石的确切效果尚待大量临床实践来证明。直到目前为止,尚未发现一种既能有效地溶解结石而又较为安全、副作用小的药物。

(3) 体外震波碎石:1983 年布伦德尔和恩德斯经动物实验体外震波对胆囊结石碎石成功,证实无严重副作用,并提出 ESWL 辅以溶石治疗,可以使胆囊结石患者免行胆囊切除手术。1985 年索尔布奇等首先将 ESWL 应用于临床,8 例胆囊结石和 1 例胆总管结石经治疗后都获得了满意的效果。近几年来国内亦有一些医院对此开展了研究和应用,并迅速积累了相当数量的病例和经验。当然,ESWL 不是对每一个胆囊结石患者都能适用,它具有一定的适应证。

(4) 经皮胆囊镜超声波碎石术:在超声波引导下先作经皮胆囊穿刺,然后再扩大穿刺针道并插入胆囊镜至胆囊，在胆囊镜直视下用超声波将结石粉碎，并将粉碎的结石吸出。术后胆囊内置入气囊引流管。因本方法在临床应用时间较短，其确切效果尚待进一步观察。

(5) 经皮经肝胆道镜胆囊取石：本方法是先在超声波引导下经皮经肝胆囊穿刺置管引流术，待1～2周后开始扩张至胆囊的肝内窦道，并逐步增粗引流导管至4mm～5mm，约3～5周后，坚实的窦道已经形成。此时经过该窦道可行胆囊胆道镜检查，并可用胆道镜将胆囊结石取出。

(6) 其他：如耳压疗法排石、中草药排石及耳针排石等。

(五) 预防

1. 由于胆囊结石的形成与胆汁中胆固醇浓度过饱和有关，因此，控制饮食中胆固醇的过多摄入是维持胆汁保持一定稳定性的重要手段；在日常生活中，合理调整膳食结构，少食含胆固醇较多的脂肪类食物，多食富含高蛋白的食物、蔬菜及新鲜水果，妊娠期妇女尤其要引起足够的重视；另外，平时要进行适当的体育锻炼，以防止脂肪在体内过度积存。

2. 每年应定期体检，包括肝胆B超检查，便于早期发现、早期治疗。

三、肝外胆管结石

肝外胆管结石分为原发性和继发性结石，指发生于左、右肝管汇合部以下的胆管结石。原发性结石是指在胆管内(包括肝内外胆管)形成的结石，多为胆色素结石或混合性结石；继发性结石是胆囊结石排至胆总管的结石，多为胆固醇结石，也有混合性结石。胆管结石多见于胆总管下方，多数会引起胆管炎，极少数单纯肝外胆管结石也可以无症状。

(一) 病理

主要有急性和慢性胆管炎、全身感染、肝损害和胆源性胰腺炎。

(二) 临床表现

肝外胆管结石的临床表现主要取决于有无感染和梗阻及程度。肝胆管结石一般无症状，胆管结石嵌顿在胆总管下端也可不引起腹痛，仅出现明显的黄疸、大便颜色变浅。当胆管结石合并急性胆管炎时，主要表现为Charcot三联征：腹痛、寒战高热、黄疸。

1. 症状

(1) 腹痛：多为剑突下及右上腹阵发性绞痛，或持续性疼痛阵发性加剧，可向右肩背部放射，伴恶心、呕吐。

(2) 寒战高热：约2/3的患者可出现寒战高热，一般表现为弛张热，体温可达39～40℃，为感染循胆道逆行扩散，细菌及毒素经肝静脉进入人体循环而引起全身性感染。

(3) 黄疸：胆管梗阻后可出现黄疸，其轻重取决于胆管梗阻的程度、部位、是否合并感染等因素。如为部分或间歇性梗阻，其黄疸轻且呈波动性。完全性梗阻，特别是合并感染时，则黄疸明显并呈进行性加重。

2. 体征　腹部体检可触及胆囊肿大，有触痛，右上腹不同程度压痛、肌紧张和反跳痛等腹膜炎体征，肝区叩击痛。

(三) 辅助检查

1. 实验室检查　胆管炎患者白细胞升高、中性粒细胞增高；血清胆红素及结合胆红素升高、血清转氨酶和〔或〕碱性磷酸酶升高；尿中胆红素升高，尿胆原降低或消失；粪便中尿胆原减少。

2. 影像学检查　首选B超检查，可发现胆管内结石及胆管扩张影像；CT能客观显示结石的位置、梗阻的部位以及有无肝脓肿存在;PTC、ERCP、MRCP 均可提供结石的部位、数量、大小,胆管有无解剖变异以及梗阻的部位和程度等。

(四)诊断

肝外胆管结石主要依据临床表现、典型的 charcot 三联征、借助实验室检查和影像学资料以明确诊断,并注意与肾绞痛、肠绞痛、壶腹癌和胰头癌等鉴别。

(五)治疗

肝外胆管结石的治疗方法主要以手术治疗为主,手术原则是取尽结石、去除结石和感染的病灶、解除胆道狭窄并保持胆汁通畅引流。但一般来说,宜行择期手术。如合并感染则应先用非手术治疗

1. 非手术治疗　禁食,如有呕吐、明显腹胀等可放置胃管;纠正水、电解质和酸碱平衡失调;解痉止痛,使用有效抗生素及利胆药物。也可同时应用简单有效的非手术引流,如超声引导下的经皮胆管穿刺引流、经内镜从十二指肠乳头插管的鼻胆管引流术。待症状控制后再行择期手术治疗。

2. 手术治疗　如感染不能控制,病情继续恶化,也应及时手术。有胆总管切开取石、T管引流术,胆肠吻合术,Oddi 括约肌成形术,内镜治疗。

四、肝内胆管结石

肝内胆管结石又称肝胆管结石,原发于肝内胆管,多为胆色素性结石,是我国常见而难治的胆道疾病。

(一)病因及病理

肝内胆管结石可弥漫于整个肝内胆管系统,也可局限于某肝叶或肝段的胆管内。由于肝左叶肝管较长呈水平方向行走,与肝总管成锐角,不利于胆汁的引流,故左叶结石多于右叶。其发病原因复杂,主要与肝内感染、胆汁淤积、胆道蛔虫等因素有关。

肝内胆管结石引起肝内胆管炎症,反复炎症导致狭窄,狭窄部位以上的胆管扩张、成囊状。结石长时间堵塞肝段、肝叶胆管,使该区域细胞坏死、纤维增生、肝组织萎缩。长期的胆管结石或炎症可诱发胆管癌。

(二)临床表现

1. 疼痛　轻者只有肝区隐痛不适。当肝内胆管结石所致慢性梗阻,胆汁引流不畅,胆管周围炎时,疼痛并不剧烈,但大多具有持续性,特别在夜间加重,常致患者不能入睡。此类症状,最易导致过多应用麻醉镇痛药物而成瘾。肝内胆管结石引起急性梗阻时,可引起腹部剧烈疼痛,疼痛多为剧烈胀痛,其放射部位因结石的位置而不同。右肝内胆管结石,常放射至右肩、背部。左侧肝内胆管结石,则放射至剑突下、下胸部。

2. 肝内胆管结石可以出现急性胆管炎表现　肝内胆管结石同时伴有胆总管结石,因此可出现反复发作的结石梗阻和急性胆管炎综合征,表现为腹痛、黄疸、寒颤发热三联征,五联征表现是指上述三联征加上休克、精神症状。

临床特点肝内胆管结石的症状虽然比较复杂,但可有以下特点:①有的肝内胆管结石患者疼痛不明显,而感染中毒症状较重,周期发作,有时当作疟疾而长期在内科治疗,久久不明发热原因;②肝内胆管结石患者的放射痛多在下胸部、剑突下或右肩胛角下方;③一侧肝内胆管结石可无黄疸或黄疸较轻;④肝内胆管结石全身中毒表现重,肝内有肿痛及压痛,急性发作后恢复较慢;⑤晚期常有脾大及门静脉高压,常有肝功能异常。

（三）诊断

除病史及临床表现外，主要依靠影像学检查，如 B 超、CT、PTC、MRCP 等，均能有助于肝内胆管结石的诊断，并能准确定位，指导治疗。

（四）治疗

肝内胆管结石主要采用手术治疗。治疗原则为尽可能取净结石、解除胆道狭窄及梗阻、去除结石部位和感染病灶、恢复和建立通畅的胆汁引流、防止结石的复发。胆管切开取石是最基本的方法；而胆肠吻合术决不能代替对胆管狭窄、结石等病灶的有效手术处理；局限于肝段、肝叶的结石，在确定没有其他部位结石的基础上，尤其是合并纤维化、萎缩和丧失功能时，可考虑做肝段、肝叶切除手术；而对于术后残留结石，可通过 T 管窦道插入纤维胆管镜取出残留结石，也可通过激光等方法将结石碎裂后取出。

（五）预防

1. 积极治疗肝外胆管结石的同时，预防肝内胆管结石的发生。明确诊断后应尽早手术探查胆总管，取净结石，通畅胆汁引流，同时早期应用敏感抗生素，积极有效地控制胆道感染。胆汁引流通畅和控制胆道感染是预防肝内胆管结石的重要环节。

2. 防治胆道蛔虫症。胆道蛔虫病是肝胆管结石的重要成因，对其防治不容忽视。

第八章　消化系统常见肿瘤

第一节　胃　　癌

胃癌在各种恶性肿瘤中居首位，好发年龄在55～70岁，男性发病率和死亡率高于女性，男女之比约为2∶1。胃癌的确切病因不十分明确，我国胃癌的发病率在不同地区之间有很大差异，北方地区的甘肃、宁夏、青海及东北等地高发，湖南、广西、广东以及云南、贵州、四川发病率较低。

一、病因和发病机制

胃癌的发生是一个多步骤、多因素进行性发展的过程。在正常情况下，胃黏膜上皮细胞的增殖和凋亡之间保持动态平衡。这种平衡的维持有赖于癌基因、抑癌基因及一些生长因子的共同调控。此外，环氧合酶-2在胃癌发生过程中亦有重要作用。当这种平衡一旦破坏，即癌基因被激活，抑癌基因被抑制，生长因子参与以及DNA-微卫星不稳定，使胃上皮细胞过度增殖又不能启动凋亡信号，则可能逐渐进展为胃癌。多种因素影响上述调控体系，共同参与胃癌发生。

1. 环境和饮食因素　某些环境因素，如火山岩地带、高泥碳土壤、水土含硝酸盐过多、微量元素比例失调或化学污染可直接或间接经饮食途径参与胃癌的发生。多吃新鲜水果和蔬菜、使用冰箱及正确贮藏食物，可降低胃癌的发生。经常食用霉变食品、咸菜、腌制烟熏食品，以及过多摄入食盐，可增加危险性。慢性胃炎及胃部分切除者胃酸分泌减少有利于胃内细菌繁殖，老年人因泌酸腺体萎缩常有胃酸分泌不足有利于细菌生长，胃内增加的细菌可促进亚硝酸盐类致癌物质产生，长期作用于胃黏膜将导致癌变。

2. 幽门螺杆菌感染　胃癌可能是Hp长期感染与其他因素共同作用的结果，其中Hp可能起先导作用。Hp诱发胃癌的可能机制有：Hp导致的慢性炎症有可能成为一种内源性致突变原；Hp可以还原亚硝酸盐，N-亚硝基化合物是公认的致癌物；Hp的某些代谢产物促进上皮细胞变异。

3. 遗传因素　胃癌有明显的家族聚集倾向，家族发病率高于人群2～3倍。一般认为遗传素质使致癌物质对易感者更易致癌。

4. 癌前状态　胃癌的癌前状态分为癌前疾病和癌前病变，前者是指与胃癌相关的胃良性疾病，有发生胃癌的危险性，后者是指较易转变为癌组织的病理学变化。癌前疾病包括慢性萎缩性胃炎、胃息肉、胃溃疡、残胃炎。癌前病变包括肠型化生、异型增生。

二、病理

（一）根据胃癌的进程

可分为早期胃癌和进展期胃癌。

1. 早期胃癌 是指病灶局限且深度不超过黏膜下层的胃癌，不论有无局部淋巴结转移。

2. 进展期胃癌 深度超过黏膜下层，已侵入肌层者称中期，侵及浆膜或浆膜外者称晚期胃癌。

（二）根据腺体的形成及黏液分泌能力

分为管状腺癌、黏液腺癌、髓样癌和弥散型癌。

1. 管状腺癌 癌细胞构成大小不等的腺管或腺腔，称乳突状腺癌。

2. 黏液腺癌 癌细胞产生的黏液在间质大量积聚，将细胞核推向一侧，称为印戒细胞癌。

3. 髓样癌 癌细胞大多不形成明显的管腔，呈条索状或团块状，一般分化较差。

4. 弥散型癌 癌细胞呈弥散分布，不含黏液也不聚集成团，无腺样结构，分化极差。

（三）根据癌细胞分化程度

分为高分化、中度分化和低分化三大类。

（四）根据肿瘤起源

将胃癌分为肠型胃癌和弥漫型胃癌。

1. 肠型胃癌 源于肠腺化生，肿瘤含管状腺体，多发生于胃的远端并伴有溃疡。

2. 弥漫型胃癌 弥漫型胃癌波及范围较广，与肠腺化生无关，无腺体结构，多见于年轻患者。

（五）根据肿瘤生长方式

将胃癌分为膨胀型、浸润型。

1. 膨胀型 癌细胞间有黏附分子，以团块形生长，预后较好，相当于上述肠型。

2. 浸润型 细胞以分散方式向纵深扩散，预后较差，相当于上述弥漫型。

需要注意的是，同一肿瘤中两种生长方式可以同时存在。

三、侵袭与转移

胃癌有四种扩散方式：

1. 直接蔓延侵袭至相邻器官 胃底贲门癌侵犯食管、肝及大网膜，胃体癌侵犯大网膜、肝及胰腺。

2. 淋巴结转移 一般先转移到局部淋巴结，再到远处淋巴结，胃的淋巴系统与锁骨上淋巴结相连接，转移到该处时称为 Virchow 淋巴结。

3. 血行播散 晚期患者可占60%以上，最常转移到肝脏，其次是肺、腹膜及肾上腺，也可转移到肾、脑、骨髓等。

4. 种植转移 癌细胞侵及浆膜层脱落入腹腔，种植于肠壁和盆腔，如种植于卵巢，称为 Krakenberg 瘤；也可在直肠周围形成一明显的结节状板样肿块。

四、临床表现

（一）症状

1. 早期胃癌多无症状，或者仅有一些非特异性消化道症状。因此，仅凭临床症状，诊断早期胃癌十分困难。

2. 进展期胃癌最早出现的症状是上腹痛，常同时伴有纳差，厌食，体重减轻。腹痛可急可缓，开始仅为上腹饱胀不适，餐后更甚，继之有隐痛不适，偶呈节律性溃疡样疼痛，但这种疼痛不能被进食或服用制酸剂缓解。患者常有早饱感及软弱无力。早饱感是指患者虽感饥饿,但稍一进食即感饱胀不适。早饱感或呕吐是胃壁受累的表现,皮革胃或部分梗阻时这种症状尤为突出。

3. 胃癌发生并发症或转移时可出现一些特殊症状,贲门癌累及食管下段时可出现吞咽困难。并发幽门梗阻时可有恶心呕吐,溃疡型胃癌出血时可引起呕血或黑粪,继之出现贫血。胃癌转移至肝脏可引起右上腹痛,黄疸和(或)发热;转移至肺可引起咳嗽、呃逆、咯血,累及胸膜可产生胸腔积液而发生呼吸困难;肿瘤侵及胰腺时,可出现背部放射性疼痛。

(二)体征

早期胃癌无明显体征,进展期在上腹部可扪及肿块,有压痛。肿块多位于上腹偏右相当于胃窦处。肿瘤转移至肝脏可致肝脏肿大及出现黄疸,甚至出现腹水。腹膜有转移时也可发生腹水,移动性浊音阳性。侵犯门静脉或脾静脉时有脾脏增大。有远处淋巴结转移时可扪及 Virchow 淋巴结,质硬不活动。肛门指检在直肠膀胱凹陷可扪及一板样肿块。

一些胃癌患者可以出现副癌综合征,包括反复发作的表浅性血栓静脉炎及过度色素沉着;黑棘皮症,皮肤褶皱处有过度色素沉着,尤其是双腋下;皮肌炎、膜性肾病、累及感觉和运动通路的神经肌肉病变等。

五、辅助检查

(一)实验室检查

缺铁性贫血较常见,系长期失血所致。如有恶性贫血,可见巨幼细胞性贫血。肝功能异常提示可能有肝转移。粪便隐血实验常呈持续阳性,有辅助诊断意义。胃液分析对胃癌的诊断意义不大,一般不列入常规检查。肿瘤血清学检查,如血清癌胚抗原可能出现异常,对诊断胃癌的意义不大,也不作为常规检查。但这些指标对于监测胃癌术后情况有一定价值。

(二)内镜检查

内镜检查结合黏膜活检,是目前最可靠的诊断手段。对早期胃癌,内镜检查更是最佳的诊断方法。

1. 早期胃癌　内镜下早期胃癌可表现为小的息肉样隆起或凹陷,癌灶直径小于 1cm 者称小胃癌,小于 0.5cm 者称微小胃癌。早期胃癌有时难于辨认,对可疑病灶行美蓝染色,癌性病变处将着色,有助于指导活检部位。

2. 进展期胃癌　在临床上较早期胃癌多见,大多可以从肉眼观察作出拟诊,肿瘤表面多凹凸不平,糜烂,有污秽苔,活检易出血;也可呈深大溃疡,底部覆有污秽灰白苔,溃疡边缘呈结节状隆起,无聚合皱襞,病变处无蠕动。

(三)超声内镜

是指将超声探头引入内镜的一种检查。能判断胃内或胃外的肿块,观察肿瘤侵犯胃壁的深度,有助于区分早期和进展期胃癌;还能了解有无局部淋巴结转移,可作为 CT 检查的重要补充。此外,超声内镜还可以引导对淋巴结的针吸活检,进一步明确肿瘤性质。

(四)X 线钡餐检查

应用气-钡双重对比法、压迫法和低张造影技术,采用高密度钡粉,能更清楚地显示黏膜结构,有利于发现微小病变。对怀疑早期胃癌的患者,应从多角度摄 X 片,仔细寻找微小病变。

六、诊断

主要依据内镜检查加活检以及X线钡餐。早期诊断是根治胃癌的前提。对下列情况应及早和定期胃镜检查:①40岁以上,特别是男性,近期出现消化不良、呕血或黑粪者;②慢性萎缩性胃炎伴胃酸缺乏,有肠化或不典型增生者;③良性溃疡但胃酸缺乏者;④胃溃疡经正规治疗2个月无效,X线钡餐提示溃疡增大者;⑤X线发现大于2cm的胃息肉者,应进一步做胃镜检查;⑥胃切除术后10年以上者。

七、并发症

1. 出血　约5%可发生大出血,表现为呕血和(或)黑粪,偶为首发症状。
2. 幽门或贲门梗阻　病变位于贲门或胃窦近幽门部时常发生。
3. 穿孔　较良性溃疡少见,多见于幽门前区的溃疡型癌。

八、治疗

1. 手术治疗　外科手术切除加区域淋巴结清扫是目前治疗胃癌的手段。胃切除范围可分为近端胃切除、远端胃切除及全胃切除。手术效果取决于胃癌的分期、浸润的深度和扩散范围。对那些无法通过手术治愈的患者,部分切除仍然是缓解症状最有效的手段,特别是有梗阻的患者。因此,即使是进展期胃癌,如果无手术禁忌证或远处转移,应尽可能手术切除。

2. 内镜下治疗　早期胃癌可在内镜下行电凝切除或剥离切除术。由于早期胃癌可能有淋巴结转移,故需对切除的癌变息肉进行病理检查,如癌变累及到根部或表浅型癌肿侵袭到黏膜下层,需追加手术治疗。

3. 化学治疗　早期胃癌且不伴有任何转移灶者,手术后一般不需要化疗。胃癌对化疗并不敏感,目前应用的多种药物以及多种给药方案的总体疗效评价很不理想,尚无标准方案。化疗失败与癌细胞对化疗药物产生耐药性或多药耐药性(MDR)有关。

九、预后

胃癌的预后直接与诊断时的分期有关。迄今为止,手术仍然是胃癌的最主要治疗手段,但由于胃癌早期诊断率低,大部分胃癌在确诊时已处于中晚期,5年生存率较低。提高早期诊断率将显著改善胃癌的5年生存率。

十、预防

由于胃癌病因未明,故缺乏有效的一级预防(病因预防)。多吃新鲜蔬菜和水果、少吃腌腊制品,可以降低胃癌发病。目前认为对有胃癌发生的高危因素如中、重度萎缩性胃炎,中、重度肠型化生,异型增生癌前病变者及有胃癌家族史者应予根除Hp治疗。二级预防的重点是早期诊断与治疗,在胃癌高发地区对高危人群定期普查,是一个可行的办法。

第二节　原发性肝癌

原发性肝癌是指由肝细胞或肝内胆管上皮细胞发生的恶性肿瘤。原发性肝癌是我国常见恶性肿瘤之一，其死亡率在消化系统恶性肿瘤中居第三位，仅次于胃癌和食管癌。其发病率有上升趋势，本病多见于中年男性，男女之比为2～5∶1。

一、病因和发病机制

尚未完全明确，根据高发区流行病学调查，可能与下列因素有关：

1. 病毒性肝炎　在我国，慢性病毒性肝炎是原发性肝癌诸多致病因素中最主要的病因。原发性肝癌患者中约1/3有慢性肝炎史，乙型病毒性肝炎和丙型病毒性肝炎与肝癌高发有关。

2. 肝硬化　在我国原发性肝癌主要在病毒性肝炎后肝硬化基础上发生；在欧美国家，肝癌常在酒精性肝硬化的基础上发生。

3. 黄曲霉毒素　流行病学调查发现粮食受到黄曲霉毒素污染严重的地区，人群肝癌发病率高，而黄曲霉毒素的代谢产物黄曲霉毒素B_1有强烈的致癌作用。

4. 饮用水污染　根据肝癌高发地区江苏启东的报道，饮用池塘水的居民肝癌发病率明显高于饮井水的居民，饮用水污染可能与肝癌有关。

5. 遗传因素　在同一种族中，肝癌的发病率也存在着很大的差别，常有家族聚集现象，但是否与遗传有关，还待进一步研究。

6. 其他　一些化学物质如亚硝胺类、偶氮芥类、有机氯农药、酒精等均是可疑的致肝癌物质。肝小胆管中的华支睾吸虫感染可刺激胆管上皮增生，为导致原发性胆管细胞癌的原因之一。

二、病理

（一）病理分型

1. 大体形态分型

（1）块状型：最多见，呈单个、多个或融合成块，直径≥5cm。大于10cm者称巨块型。多呈圆形，质硬，呈膨胀性生长，癌块周围的肝组织常被挤压，形成假包膜，此型易液化、坏死及出血，故常出现肝破裂、腹腔内出血等并发症。

（2）结节型：较多见，有大小和数目不等的癌结节，一般直径不超过5cm，结节多在肝右叶，与周围肝组织的分界不如块状形清楚，常伴有肝硬化。单个癌结节直径小于3cm或相邻两个癌结节直径之和小于3cm者称为小肝癌。

（3）弥漫型：最少见，有米粒至黄豆大的癌结节弥漫地分布于整个肝脏，不易与肝硬化区分，肝脏肿大不显著，甚至可以缩小，患者往往因肝功能衰竭而死亡。

2. 组织学分型

（1）肝细胞型：最为多见，约占原发性肝癌的90%。癌细胞由肝细胞发展而来，呈多角形排列成巢状或索状，在巢或索间有丰富的血窦，无间质成分。癌细胞核大、核仁明显、胞浆丰富、有向血窦内生长的趋势。

（2）胆管细胞型：较少见，癌细胞由胆管上皮细胞发展而来，腺样，纤维组织较多、血窦较少。

（3）混合型：最少见，具有肝细胞肝癌和胆管细胞癌两种结构，或呈过渡形态，既不完全像肝细胞肝癌，又不完全像胆管细胞癌。

（二）转移途径

1. 肝内转移　肝癌最早在肝内转移，易侵犯门静脉及分支并形成癌栓，脱落后在肝内引起多发性转移灶。如门静脉干支有癌栓阻塞，可引起或加重原有门静脉高压，形成顽固性腹水。

2. 肝外转移

（1）血行转移：最常见的转移部位为肺，因肝静脉中癌栓延至下腔静脉，经右心达肺动脉，在肺内形成转移灶。尚可引起胸、肾上腺、肾及骨等部位的转移。

（2）淋巴转移：转移至肝门淋巴结最为常见，也可转移至胰、脾、主动脉旁及锁骨上淋巴结。

（3）种植转移：少见，从肝表面脱落的癌细胞可种植在腹膜、横膈、盆腔等处，引起血性腹水、胸水。女性可有卵巢转移癌。

三、临床表现

原发性肝癌起病隐匿，早期缺乏典型症状。临床症状明显者，病情大多已进入中、晚期。本病常在肝硬化的基础上发生，或者以转移病灶症状为首发表现。

1. 肝区疼痛　是肝癌最常见的症状，半数以上患者有肝区疼痛，多呈持续性胀痛或钝痛。如病变侵犯膈，疼痛可牵涉右肩或右背部；如癌肿生长缓慢，则可完全无痛或仅有轻微钝痛。当肝表面的癌结节破裂，可突然引起剧烈腹痛，从肝区开始迅速延至全腹，产生急腹症的表现，如出血量大时可导致休克。

2. 肝脏肿大　肝脏呈进行性增大，质地坚硬，表面凸凹不平，常有大小不等的结节，边缘钝而不整齐，常有不同程度的压痛。肝癌突出于右肋弓下或剑突下时，上腹可呈现局部隆起或饱满；如癌位于膈面，则主要表现为膈肌抬高而肝下缘不下移。

3. 黄疸　一般出现在肝癌晚期，多为阻塞性黄疸，少数为肝细胞性黄疸。

4. 肝硬化征象　在失代偿期肝硬化基础上发病者有基础病的临床表现。（见肝硬化章节）

5. 全身性表现　有进行性消瘦、发热、食欲不振、乏力、营养不良和恶病质等。

6. 转移灶症状　如转移至肺、骨、脑、淋巴结、胸腔等处，可产生相应的症状。有时患者以转移灶症状首发而就诊。

7. 伴癌综合征　伴癌综合征系指原发性肝癌患者由于癌肿本身代谢异常或癌组织对机体影响而引起内分泌或代谢异常的一组症候群。主要表现为自发性低血糖症、红细胞增多症；其他罕见的有高钙血症、高脂血症、类癌综合征等。

四、并发症

1. 肝性脑病　常是原发性肝癌终末期的最严重并发症，约 1/3 的患者因此死亡。一旦出现肝性脑病均预后不良。

2. 上消化道出血　上消化道出血约占肝癌死亡原因的 15%，出血可能与以下因素有关：①因肝硬化或门静脉、肝静脉癌栓而发生门静脉高压，导致食管胃底静脉曲张破裂出血；②晚期肝癌患者可因胃肠道黏膜糜烂合并凝血功能障碍而有广泛出血。大量出血可加重肝功能损害，诱发肝性脑病。

3. 肝癌结节破裂出血　肝癌破裂可局限于肝包膜下，产生局部疼痛；如包膜下出血快速增多则形成压痛性血肿；也可破入腹腔引起急性腹痛和腹膜刺激征。大量出血可致休克，少量出血则表现为血性腹水。

4. 继发感染　患者因长期消耗或化疗、放射治疗等，抵抗力减弱，容易并发肺炎、败血症、肠道感染、褥疮等。

五、辅助检查

（一）肝癌标记物检测

1. 甲胎蛋白(AFP)　AFP现已广泛用于原发性肝癌的普查、诊断、判断治疗效果及预测复发。在生殖腺胚胎瘤、少数转移性肿瘤以及妊娠、活动性肝炎、肝硬化炎症活动期时AFP可呈假阳性，但升高不如肝癌明显。血清AFP浓度通常与肝癌大小呈正相关。血清AFP检查诊断肝细胞癌的标准为：①大于500μg/L持续4周以上；②AFP在200μg/L以上的中等水平持续8周以上；③AFP由低浓度逐渐升高不降。

2. 其他肝癌标志物　血清岩藻糖苷酶、r-谷氨酰转移酶同工酶、异常凝血酶原、碱性磷酸酶同工酶等有助于AFP阴性的原发性肝癌的诊断和鉴别诊断，但是不能取代AFP对原发性肝癌的诊断地位。

（二）影像学检查

1. 超声显像　实时B型超声显像是目前肝癌筛查的首选检查方法。它具有方便易行、价格低廉、准确及无创伤等优点，能确定肝内有无占位性病变以及提示病变的可能性质。B型超声检查对肝癌早期定位诊断有较大的价值，并有助于引导肝穿刺活检。彩色多普勒超声更有助了解占位性病变的血供情况，以判断其性质。

2. 电子计算机X线体层显像(CT)　能显示病变范围、数目、大小及其与邻近器官和重要血管的关系等，因此是肝癌诊断的重要手段，为临床疑诊肝癌者和确诊为肝癌拟行手术治疗者的常规检查。

3. 磁共振成像(MRI)　MRI有如下特点：能获得横断面、冠状面和矢状面3种图像；为非放射性检查，无需增强即能显示门静脉和肝静脉的分支；对肝血管瘤、囊性病灶、结节性增生灶等的鉴别有优点。必要时可采用。

4. 肝血管造影　选择性肝动脉造影是肝癌诊断的重要补充手段，该项检查为有创性，适用于：肝内占位性病变非侵入检查未能定性者；疑为肝癌而非侵入检查未能明确定位者；拟行肝动脉栓塞治疗者；施行配合CT检查的新技术。数字减影血管造影设备的普及，大大便利了该检查的开展。

（三）肝穿刺活体组织检查

超声或CT引导下细针穿刺行组织学检查是确诊肝癌的最可靠方法，但属侵入性检查，且偶有出血或针道转移的风险，上述非侵入性检查未能确诊者可视情况考虑应用。

六、诊断

有乙/丙型病毒性肝炎病史或酒精性肝病的中年、尤其是男性患者，有不明原因的肝区疼痛、消瘦、进行性肝脏肿大者，应考虑肝癌的可能，作血清AFP测定和有关影像学检查，必要时行肝穿刺活检，可获诊断。

七、鉴别诊断

原发性肝癌常需与继发性肝癌、肝硬化、肝脓肿等疾病进行鉴别。

1. 继发性肝癌　原发于呼吸道、胃肠道、泌尿生殖道、乳房等处的癌灶常转移至肝，大多为多发性结节，临床以原发癌表现为主，血清 AFP 检测一般为阴性。

2. 肝硬化　原发性肝癌常发生在肝硬化的基础上，二者的鉴别常有困难。若肝硬化病例有明显的肝大、质硬的大结节，或肝萎缩变形而影像检查又发现占位性病变，则肝癌的可能性很大，反复检测血清 AFP 或 AFP 异质体，密切随访病情，最终能做正确诊断。

3. 病毒性肝炎　病毒性肝炎活动时血清 AFP 往往呈短期低度升高，应定期多次随访测定血清 AFP 和 ALT，或联合检测 AFP 异质体及其他肝癌标志物并进行分析。

4. 肝脓肿　临床表现为发热、肝区疼痛、压痛明显，肿大肝脏表面平滑无结节。白细胞计数和中性粒细胞升高。多次超声检查可发现脓肿的液性暗区。必要时在超声引导下做诊断性穿刺或药物试验性治疗以明确诊断。

5. 肝局部脂肪浸润　肝局部脂肪浸润多见于肝硬化早期或糖尿病脂肪浸润时，CT 检查时肝局部密度减低，形似肿块，易与原发性肝癌相混淆。肝动脉造影病灶内血管无扭曲变形，根据此点可以明确诊断，有时必须做肝穿刺活检方能确诊。

6. 邻近肝区的肝外肿瘤　腹膜后的软组织肿瘤以及来自肾、肾上腺、胰腺、结肠等处的肿瘤也可在上腹部呈现肿块，容易混淆。超声检查和 AFP 检测有助于区别肿块的部位和性质。

7. 其他肝脏良恶性肿瘤或病变　肝血管瘤、肝囊肿、肝包虫病、肝腺瘤及局灶性结节性增生、肝内炎性假瘤等易与原发性肝癌混淆，可定期行超声、CT、MRI 等检查帮助诊断，必要时在超声引导下做肝穿刺组织学检查有助于诊断。

八、治疗

随着医学技术的进步以及人群体检的普及，早期肝癌和小肝癌的检出率和手术根治切除率逐年提高。早期肝癌尽量手术切除，不能切除者应采取综合治疗的模式。

1. 手术治疗　手术切除仍是目前根治原发性肝癌的最好手段，凡有手术指征者均应积极争取手术切除。由于手术切除仍有很高的复发率，因此术后宜加强综合治疗与随访。

2. 局部治疗　肝动脉化疗栓塞治疗为原发性肝癌非手术治疗的首选方案，疗效好，可提高患者的 3 年生存率；无水酒精注射疗法属于一种化学性治疗肝癌的方法，目前已被推荐为肿瘤直径小于 3cm，结节数在 3 个以内伴有肝硬化而不能手术治疗的主要治疗方法；物理疗法局部高温疗法常见的有微波组织凝固技术、射频消融、高功率聚焦超声治疗、激光等，另外冷冻疗法和直流电疗法也可以达到杀伤肝癌细胞的作用。

3. 放射治疗　目前趋向于用放射治疗联合化疗，如同时结合中药或其他支持疗法，效果更好。

4. 全身化疗　对肝癌较有效的药物以 CDDP 方案为首选，常用的化疗药物还有：阿霉素、5-FU、丝裂霉素等，一般认为单一药物疗效较差。

5. 生物和免疫治疗　目前单克隆抗体和酪氨酸激酶抑制剂类的各种靶向治疗药物等已被相继应用于临床，基因治疗和肿瘤疫苗技术近年来也在研究之中。

6. 综合治疗　由于患者个体差异和肿瘤生物学特性的不同，治疗过程要根据患者具体情况制定可行的治疗计划，合理地选择一种或多种治疗方法联合应用，尽可能去除肿瘤，修复机体的免疫功能，保护患者重要器官的功能。综合治疗目前已成为中晚期肝癌主要的治疗方法。

九、预后

下述情况预后较好：①瘤体小于5cm，能早期手术；②癌肿包膜完整，尚无癌栓形成；③机体免疫状态良好。如合并肝硬化或有肝外转移者、发生肝癌破裂、消化道出血、ALT显著升高的患者预后差。

十、预防

积极防治病毒性肝炎，注意食物清洁，预防粮食霉变，改进饮用水质，减少对各种有害物质的接触，是预防肝癌的关键。

第三节　结　肠　癌

结肠癌是胃肠道中常见的恶性肿瘤，以41～65岁发病率高，我国近20年来尤其在大城市，发病率明显上升，且有结肠癌多于直肠癌的趋势。

一、病因

结肠癌病因虽未明确，目前认为主要是环境因素与遗传因素综合作用的结果。

1. 环境因素　过多的动物脂肪及动物蛋白饮食，缺乏新鲜蔬菜及纤维素食品；缺乏适度的体力活动。

2. 遗传因素　遗传易感性在结肠癌的发病中也具有重要地位，如家族性结肠息肉综合征和家族遗传性非息肉病结肠癌。

3. 其他高危因素　大肠息肉（腺瘤性息肉）、炎症性肠病如溃疡性结肠炎可发生癌变、以及胆囊切除术后。

二、病理

1. 病理形态　分早期结肠癌和进展期结肠癌，前者是指癌瘤局限于大肠黏膜及黏膜下层，后者指肿瘤已侵入固有肌层。进展期结肠癌病理大体分为肿块型、浸润型和溃疡型3型。

2. 组织学分类　腺癌、黏液癌和未分化癌，以腺癌最多见。

3. 临床病理分期　结肠癌的不同期，预后不同。临床上习惯使用简明实用的Dukes结肠癌临床病理分期。结肠癌的中位发病年龄在我国比欧美提前约十年，且青年结肠癌比欧美多见，这是本病在我国的一个特点。

三、临床表现

结肠癌起病隐匿，早期常仅见粪便隐血阳性，随后出现下列临床表现。

1. 排便习惯与粪便性状改变　常为本病最早出现的症状。多以便血为突出表现，或有痢疾样脓血便伴里急后重。有时表现为顽固性便秘，大便形状变细。也可表现为腹泻与糊状大便，或腹泻与便秘交替，粪质无明显黏液脓血，多见于右侧结肠癌。

2. 腹痛　也是本病的早期症状，多见于右侧结肠癌。表现为右腹钝痛，或同时涉及右上腹、中上腹。因病变可使胃结肠反射加强，可出现餐后腹痛。结肠癌并发肠梗阻时腹痛加重或为阵发性绞痛。

3. 腹部肿块　肿块位置取决于癌的部位，大多坚硬，呈结节状，如癌肿穿透并发感染，肿块固定，且可有明显压痛。

4. 全身情况　可有贫血、低热，多见于右侧结肠癌。晚期患者有进行性消瘦、恶病质、腹水等。

左、右侧结肠癌临床表现有一定差异。一般右侧结肠癌以全身症状、贫血和腹部包块为主要表现；左侧结肠癌则以便血、腹泻、便秘和肠梗阻等症状为主。并发症见于晚期，主要有肠梗阻、肠出血及癌肿腹腔转移引起的相关并发症。左侧结肠癌有时会以急性完全性肠梗阻为首次就诊原因。

四、辅助检查

1. 粪便隐血检查　粪便隐血试验对本病的诊断虽无特异性，但方法简便易行，可作为普查筛检或早期诊断的线索。

2. 结肠镜检查　对结肠癌具确诊价值。通过结肠镜能直接观察全结肠的肠壁、肠腔的改变，并确定肿瘤的部位、大小，初步判断浸润范围，取活检可获确诊。

3. X线钡剂灌肠　最好采用气钡双重造影，可发现充盈缺损、肠腔狭窄、黏膜皱襞破坏等征象，显示癌肿部位和范围。对结肠镜检查因肠腔狭窄等原因未能继续进镜者，钡剂灌肠对肠镜未及肠段的检查尤为重要。

4. 其他影像学检查　CT主要用于了解结肠癌肠外浸润及转移情况，有助于进行临床病理分期，以制订治疗方案，对术后随访亦有价值。近年超声结肠镜应用，可观察结肠癌在肠壁浸润深度及周围淋巴结转移情况，对术前癌肿分期颇有帮助。

5. 其他检查　血清癌胚抗原对本病的诊断不具有特异性，但定量动态观察，对结肠癌手术效果的判断与术后复发的监视，均有价值。

五、诊断和鉴别诊断

1. 诊断　做到早期诊断本病。首先应做到对有症状就诊者不漏诊结肠癌的诊断，认识结肠癌的有关症状及早进行X线钡剂灌肠或结肠镜检查，是早期诊断的关键。

2. 鉴别诊断　一般按右侧或左侧结肠癌的临床表现，考虑和各有关疾病进行鉴别。

右侧结肠癌应注意和肠阿米巴病、肠结核、血吸虫病、阑尾病变、克罗恩病等鉴别。左侧结肠癌则须和痔、功能性便秘、慢性细菌性痢疾、血吸虫病、溃疡性结肠炎、克罗恩病、直肠结肠息肉、憩室炎等鉴别。结肠镜检查可资鉴别。

六、治疗

结肠癌的治疗关键在早期发现与早期诊断，从而能有根治机会。

1. 外科治疗　结肠癌的唯一根治方法是癌肿的早期切除。对有广泛癌转移者，如病变肠段已不能切除，则应进行捷径、造瘘等姑息手术。

2. 经结肠镜治疗　结肠腺瘤癌变和黏膜内的早期癌可经结肠镜用高频电凝切除。切除后的息肉回收做病理检查，如癌未累及基底部则可认为治疗完成；如累及根部，需追加手术，彻底切除有癌组织的部分。

对晚期结、直肠癌形成肠梗阻，患者一般情况差不能手术者，可用激光打通肿瘤组织，作为一种姑息疗法。

3. 化学药物治疗　早期癌根治后一般不需化疗。氟尿嘧啶(5-FU)至今仍是结肠癌化疗的首选药物,常与其他化疗药联合应用。

4. 放射治疗　用于结肠癌,术前放疗可提高手术切除率和降低术后复发率;术后放疗仅用于手术未达根治或术后局部复发者。但放疗有发生放射性结肠炎的危险。

5. 手术后的肠镜随访　鉴于术后可发生第二处原发结肠癌(异时癌),术中可能漏掉同时存在的第二处癌,故主张在术后3~6个月即行首次结肠镜检查。

七、预后

本病预后取决于早期诊断与手术根治。结肠癌预后较好,经根治手术治疗后,DukesA、B和C期的5年生存率分别约达80%、65%和30%。

八、预防

应积极防治结肠癌的前期病变。对结肠腺瘤性息肉,特别是家族性多发性肠息肉病,须及早切除病灶。对病程长的溃疡性结肠炎应注意结肠镜随访。应避免高脂肪饮食,多进富含纤维的食物,注意保持排便通畅。

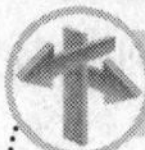

知识链接

结肠癌的预防和早期症状

治病不如防病,积极治疗不如早期发现。如有下列症状,应立即到医院去就诊。

1. 吞咽困难、胸骨后灼热感、食物反流。说明可能患有食管疾病。

2. 上腹部不适、灼热感、疼痛、厌食、恶心、呕吐、嗳气、反酸或黑便等。说明可能患有胃、十二指肠疾病。

3. 脐周疼痛、腹胀和腹泻、消化功能障碍、营养不良。说明患有小肠疾病。

4. 腹部一侧或双侧疼痛、腹泻或便秘、黏液、脓血便、里急后重、大便习惯改变等。说明可能患有结肠疾病。

5. 肝区不适或疼痛、肝大、肝区压痛、黄疸、门静脉高压、营养代谢障碍。说明可能患有肝脏疾病。

6. 有上腹绞痛和黄疸。说明可能患有胆道疾病。

7. 上腹痛和胰腺分泌障碍引起的小肠吸收不良和代谢紊乱,说明可能患有胰腺疾病。

8. 腹痛与压痛、腹壁抵抗和腹水。说明可能患有腹膜、肠系膜疾病。

(刘亚莉)

复习思考题

1. 典型消化性溃疡的临床特点是什么?常见的并发症有哪些?如何治疗?
2. 肝硬化门静脉高压可导致哪些临床表现?
3. 如何诊断及治疗急性胰腺炎?
4. 急性阑尾炎可分为哪四种病理类型?
5. 肠梗阻的共同临床特点是什么?

案例分析题

1. 男性,23岁。酒后剧烈呕吐,继之感胸骨下端疼痛,恶心、呕吐,吐出胃内容物伴鲜血300ml,患者面色苍白，出冷汗，脉搏126次/分，弱，血压11.97/7.98kPa(90/60mmHg)，诊断考虑哪种疾病可能性大?

2. 女性，28岁。间歇性上腹痛已3年，近来腹胀痛加重，伴有呕吐，吐出物为隔餐食物，抗酸剂治疗无效，检查腹部有振水音，转动体位症状不能缓解，此病例诊断为何种疾病?

3. 男，38岁，因车祸行肝破裂修补术，肝活检病理检查示假小叶形成。既往体健，1个月前B超检查肝脾未见异常。此患者现有何种疾病?

4. 一患者因腹痛10小时急诊，哪项检查有助于急性胰腺炎的诊断?

5. 男性，35岁，转移性右下腹痛2天，右下腹部压痛、肌紧张、反跳痛，肠鸣音减弱，白细胞计数及中性分类明显增高，其诊断首先考虑?

6. 男性，42岁，上腹隐痛不适，近一个多月来逐渐加重，服用制酸剂后有所改善，食欲尚可，粪便隐血(++)，胃肠钡餐摄片见胃小弯水平部黏膜纹理紊乱，胃壁僵直不规则，应考虑的诊断是何种疾病?

7. 男性，45岁，进行性消瘦，贫血、乏力、右下腹扪及包块，大便隐血试验阳性。最可能的诊断是何种疾病?

第六篇　泌尿系统疾病

学习要点

泌尿系统常见疾病的概念、临床表现、诊断与鉴别及治疗；泌尿系统常见疾病的病因与发病机制；泌尿系统常见疾病的流行病学、辅助检查；具有对泌尿系统常见疾病的正确诊断和进行有效治疗的能力；能正确解释尿液检查结果和肾功能检查的临床意义。

第一章　肾小球肾炎

第一节　急性肾小球肾炎

急性肾小球肾炎简称急性肾炎(acute glomerulonephritis，AGN)，是以急性肾炎综合征为主要临床表现的一组疾病，以急性起病，血尿、蛋白尿、水肿和高血压为特征的肾脏疾病，可伴有一过性肾功能不全。多见于链球菌感染后肾小球肾炎，其他细菌、病毒及寄生虫感染也可引起。本节主要介绍链球菌感染后急性肾小球肾炎。

一、病因及发病机制

本病常由β-溶血性链球菌“致肾炎菌株”感染后的免疫反应引起，常见于上呼吸道感染(多为扁桃体炎)、猩红热、皮肤感染(多为脓疱疮)等链球菌感染后。主要是由感染所诱发的免疫反应引起，导致免疫反应后可通过循环免疫复合物沉积于肾小球致病，或种植于肾小球的抗原与循环中的特异抗体相结合形成原位免疫复合物而致病。自身免疫反应也可能参与了发病机制。

二、临床表现

本病多见于儿童，男性多于女性。通常在前驱感染后1~3周(平均10天左右)起病，常有上呼吸道感染，呼吸道感染者的潜伏期较皮肤感染者短。起病较急，以水肿、血尿和蛋白尿最为多见，可有程度不等的高血压，一般为轻度或中度。另外，儿童常有发热，可高达39℃，可伴有畏寒。成人可有腰酸、腰痛，并可有恶心、呕吐、厌食、鼻出血、头痛及疲乏等症状。

三、辅助检查

1. 尿液检查　几乎全部患者都有肾小球源性血尿，约30%患者可有肉眼血尿。常为起病的首发症状。可伴有轻、中度蛋白尿,少数患者可呈肾病综合征范围的大量蛋白尿。尿沉渣除红细胞外,早期可见白细胞和上皮细胞稍增多,可有颗粒管型和红细胞管型。

2. 肾功能检查　肾功能可一过性受损,表现为血肌酐轻度升高。多于 1 ~2 周后尿量渐增,肾功能于利尿后数日可渐恢复正常。

3. 免疫学检查　动态观察血清 C3 及总补体的变化对诊断非常重要。起病初期补体下降,8 周内逐渐恢复正常。血清抗链球菌溶血素“O”滴度升高,提示近期内有过链球菌感染。

四、诊断及鉴别诊断

(一) 诊断

于链球菌感染后 1 ~3 周发生血尿、蛋白尿、水肿和高血压,甚至少尿及肾功能不全等急性肾炎综合征表现,伴血清 C3 下降,病情于发病 8 周内逐渐减轻或完全恢复正常者,临床上即可诊断为急性肾炎。若肾小球滤过率进行性下降或病情于 2 个月尚未见全面好转者应及时做肾活检,以明确诊断。

(二) 鉴别诊断

1. 系膜增生性肾小球肾炎　潜伏期较短,多于前驱感染后数日内出现血尿的急性肾炎综合征症状,且血清 C3 多正常。

2. 其他病原体感染后急性肾炎　常于感染的极期或感染后 3 ~5 天发病,病毒感染引起的临床症状较轻,血清补体多正常,水肿和高血压少见,肾功能正常,呈自限性发展过程。

3. 系膜毛细血管性肾小球肾炎　临床表现类似急性肾炎综合征,但蛋白尿明显,病变持续无自愈倾向。血清补体持续下降,8 周内不恢复。

4. 急进性肾小球肾炎　临床症状常较严重,多在早期出现少尿或无尿,肾功能持续进行性下降。

五、治疗

本病治疗以休息及对症治疗为主。急性肾衰竭患者可给予透析治疗,待其自然恢复。本病为自限性疾病,不宜使用糖皮质激素及细胞毒药物治疗。

1. 一般治疗　急性期卧床休息,待肉眼血尿消失、水肿消退及血压恢复正常。急性期应予低盐(每日 3g 以下)饮食。肾功能正常者不需限制蛋白质入量,并以优质动物蛋白为主,如鸡蛋、牛奶、鱼类和瘦肉等。明显少尿者应限制液体入量。

2. 感染灶的治疗　以往主张病初注射青霉素 10 ~14 天(过敏者可用大环内酯类抗生素),但其必要性现有争议。反复发作的慢性扁桃体炎,病情稳定后(尿蛋白少于+,尿沉渣红细胞少于 10 个/HP)可考虑做扁桃体摘除术。

3. 对症治疗　包括利尿消肿、降血压及预防心脑合并症的发生。

4. 透析治疗　发生急性肾衰竭有透析指征应及时行透析治疗。

5. 中医药治疗　予以祛风利水、清热解毒、凉血止血等治疗法则。

六、预后

绝大多数患者于 1 ~4 周内出现利尿、消肿、降压,尿检查也随之正常。血清 C3 在 8 周内渐恢复正常。多数患者可完全治愈。

第二节 慢性肾小球肾炎

慢性肾小球肾炎(简称慢性肾炎),是指蛋白尿、血尿、高血压、水肿为基本临床表现,起病方式各有不同,病情迁延,病变缓慢进展,可有不同程度的肾功能减退,最终将发展为慢性肾衰竭的一组肾小球病。由于本病的病理类型及病期不同,临床表现呈多样化。

一、病因及发病机制

绝大多数患者的病因尚不明确,由多种病因、不同病理类型的原发性肾小球疾病发展而来,仅少数由急性肾炎发展所致(直接迁延或临床痊愈若干年后再现)。其发病机制主要与原发病免疫炎症损伤有关;此外,其慢性进程还与大量蛋白尿、高血压、高血脂等非免疫因素有关。

二、临床表现

本病可发生于任何年龄,但以青中年为主,男性多见。多数起病缓慢、隐袭。临床表现差异较大,症状轻重不一,可有一个相当长的无症状尿异常期。临床表现以蛋白尿、血尿、高血压和水肿为基本症状。早期可有体倦乏力、腰部疼痛,纳差等,病情发展可渐有夜尿增多,肾功能有不同程度的减退,最终发展为尿毒症。

三、辅助检查

1. 尿液检查 患者早期有不同程度的蛋白尿和(或)血尿,尿沉渣镜检红细胞可增多,可见管型。

2. 血常规检查 多数患者在早期血常规正常或轻度贫血。白细胞和血小板计数多正常。

3. 肾功能检查 早期肾功能变化不明显。晚期肾小球功能受损,血肌酐与血尿素氮升高,内生肌酐清除率下降。

4. 肾穿刺活体组织检查 肾穿刺取活组织进行光镜、电镜及免疫荧光检查,可明确慢性肾炎的病变类型及病理类型,对于指导治疗、判断预后均有重要作用。

四、诊断及鉴别诊断

(一)诊断

凡尿化验异常(蛋白尿、血尿)、伴或不伴水肿及高血压史达三个月以上,无论有无肾功能损害均应考虑此病,在除外继发性肾小球肾炎和遗传性肾小球肾炎后,临床上可诊断为慢性肾炎。

(二)鉴别诊断

1. 继发性肾小球肾炎 如狼疮性肾炎、过敏性紫癜肾炎,根据相应的系统表现及特异性实验室检查,一般不难鉴别。

2. 原发性高血压肾损害 多有较长时间的高血压史而后才出现肾损害(即良性小动脉性肾硬化症)的表现;临床上远曲小管功能损伤(如尿浓缩功能减退、夜尿增多)多较肾小球功能损害早;同时伴有高血压靶器官(心、脑)的损害;尿改变轻微(微量至轻度蛋白尿,可有镜下血尿及管型);出现贫血与低蛋白血症较晚。

3. 隐匿性肾小球肾炎 以无症状蛋白尿和(或)单纯性血尿为临床表现。患者无水肿、高血压和肾功能损害。

五、治疗

治疗的主要目的是防止或延缓肾功能的进行性恶化,改善或缓解临床症状及防治心脑血管并发症,而不以消除尿红细胞和尿蛋白为目标。可采用综合治疗措施。

1. 积极控制高血压和减少尿蛋白 高血压和尿蛋白是加速肾小球硬化、促进肾功能恶化的重要因素,积极控制高血压和减少尿蛋白是两个重要的环节。高血压的治疗目标:力争把血压控制在理想水平(<130/80mmHg)。尿蛋白的治疗目标:争取减少至<1g/天。

 **知识链接**

ACEI 或 ARB 的其他作用

多年研究证实,ACEI 或 ARB 除具有降低血压作用外,同时还有减少尿蛋白和延缓肾功能恶化的肾脏保护作用。通常要达到减少蛋白尿的目的,应用剂量需要高于常规的降压剂量。

2. 限制食物中蛋白及磷入量 肾功能不全患者应限制蛋白及磷的入量,采用优质低蛋白饮食(<0.6g/kg)。

3. 糖皮质激素和细胞毒药物 肾炎为一临床综合征,其病因、病理类型及其程度、肾功能等变异较大,故此类药物是否应用,宜区别对待。一般不主张积极应用,但如果患者肾功能正常或仅轻度受损,肾脏体积正常,病理类型较轻(如早期膜性肾病、轻度系膜增生性肾炎等),尿蛋白较多,如无禁忌者可试用,无效者逐步撤去。

4. 避免加重肾脏损害的因素 感染、劳累、妊娠及应用肾毒性药物(如氨基糖苷类抗生素、含马兜铃酸的中药等)等均可能损害肾脏,应予以避免。

六、预后

慢性肾炎病情迁延,病变均为缓慢进展,最终进展为慢性肾衰竭。病变进展速度个体差异很大,病理类型为重要因素,但也与是否重视保护肾脏、治疗是否恰当及是否避免恶化因素有关。

第二章 尿路感染

尿路感染(urinary tract infection,UTI),简称尿感,是指各种病原微生物在尿路中生长、繁殖而引起的炎症性疾病。多见于育龄期妇女、老年人、免疫力低下及尿路畸形者。本章主要叙述由细菌感染所引起的尿路感染。

根据感染发生部位可分为上尿路感染和下尿路感染,前者系指肾盂肾炎,后者主要指膀胱炎。肾盂肾炎、膀胱炎又有急性和慢性之分。根据有无尿路功能或结构的异常,又可分为复杂性、非复杂性尿感。复杂性尿感是指伴有尿路引流不畅、结石、畸形、膀胱输尿管反流等结构或功能的异常,或在慢性肾实质性疾病基础上发生的尿路感染。不伴有上述情况者称为非复杂性尿感。

一、病因及发病机制

1. 病原微生物　革兰氏阴性杆菌为尿路感染最常见致病菌,其中以大肠埃希菌最为常见,约占全部尿路感染的85%,其次为克雷白杆菌、变形杆菌、柠檬酸杆菌、粪链球菌、铜绿假单胞菌和葡萄球菌等。约5%~10%的尿路感染由革兰氏阳性菌引起,主要是肠球菌和凝固酶阴性的葡萄球菌。

2. 感染途径　上行感染、血行感染、淋巴道感染和邻近组织感染的直接蔓延。上行感染约占尿路感染的95%。

3. 易感因素　尿路梗阻、膀胱输尿管反流、机体免疫力低下、神经源性膀胱、妊娠、性别和性活动、泌尿系统结构异常、遗传因素等。女性尿道较短(约4cm)而宽,距离肛门较近,开口于阴唇下方是女性容易发生尿路感染的重要因素。

是否发生尿路感染除与细菌的数量、毒力有关外,还取决于机体的防御功能。

二、临床表现

(一) 膀胱炎

占尿路感染的60%以上。主要表现为尿频、尿急、尿痛、排尿不适、下腹部疼痛等,部分患者迅速出现排尿困难。尿液常混浊,并有异味,约30%可出现血尿。一般无全身感染症状,少数患者出现腰痛、发热,但体温常不超过38.0℃。如患者有突出的系统表现,体温>38.0℃,应考虑上尿路感染。致病菌多为大肠埃希菌,约占75%以上。

(二) 肾盂肾炎

1. 急性肾盂肾炎可发生于各年龄段,育龄女性最多见。临床表现与感染程度有关,通常起病较急。

(1) 全身症状:发热、寒战、头痛、全身酸痛、恶心、呕吐等,体温多在38.0℃以上,多为弛张热,也可呈稽留热或间歇热。部分患者出现革兰氏阴性杆菌败血症。

(2) 泌尿系症状:尿频、尿急、尿痛、排尿困难、下腹部疼痛、腰痛等。腰痛程度不一,多为钝痛或酸痛。部分患者膀胱刺激症状不典型或缺如。

（3）体格检查：除发热、心动过速和全身肌肉压痛外，还可发现一侧或两侧肋脊角或输尿管点压痛和（或）肾区叩击痛。

2. 慢性肾盂肾炎　临床表现复杂，全身及泌尿系统局部表现均可不典型，有时仅表现为无症状性菌尿。半数以上患者可有急性肾盂肾炎病史，后出现程度不同的低热、间歇性尿频、排尿不适、腰部酸痛及肾小管功能受损表现，如夜尿增多、低比重尿等。病情持续可发展为慢性肾衰竭。急性发作时患者症状明显，类似急性肾盂肾炎。

（三）无症状细菌尿

无症状细菌尿是指患者有真性细菌尿，而无尿路感染的症状，可由症状性尿感演变而来或无急性尿路感染病史。致病菌多为大肠埃希菌，患者可长期无症状，尿常规可无明显异常，但尿培养有真性菌尿，也可在病程中出现急性尿路感染症状。

三、实验室和其他检查

（一）尿液检查

1. 常规检查　尿液常浑浊，可有异味。可有白细胞尿、血尿、蛋白尿。尿沉渣镜检白细胞>5 个/HP 称为白细胞尿，对尿路感染诊断意义较大；部分尿感患者有镜下血尿，尿沉渣镜检红细胞数多为 3～10 个/HP，呈均一性红细胞尿，极少数急性膀胱炎患者可出现肉眼血尿；蛋白尿多为阴性～微量。部分肾盂肾炎患者尿中可见白细胞管型。

2. 白细胞排泄率　准确留取 3 小时尿液，立即进行尿白细胞计数，所得白细胞数按每小时折算，正常人白细胞计数 $<2\times10^5$/小时，白细胞计数 $>3\times10^5$/小时为阳性，介于 $(2\sim3)\times10^5$/小时为可疑。

3. 细菌学检查

（1）涂片细菌检查：清洁中段尿沉渣涂片，革兰染色用油镜或不染色用高倍镜检查，计算 10 个视野细菌数，取其平均值，若每个视野下可见 1 个或更多细菌，提示尿路感染。本法设备简单、操作方便，检出率达 80%～90%，可初步确定是杆菌或球菌、是革兰氏阴性还是革兰氏阳性菌，对及时选择有效抗生素有重要参考价值。

（2）细菌培养：可采用清洁中段尿、导尿及膀胱穿刺尿做细菌培养，其中膀胱穿刺尿培养结果最可靠。清洁中段尿细菌定量培养 $\geq10^5$/ml，如临床上无尿感症状，则要求做两次中段尿培养，细菌数均 $\geq10^5$/ml，且为同一菌种，称为真性菌尿，可确诊尿路感染；尿细菌定量培养 $10^4\sim10^5$/ml，为可疑阳性，需复查；如 $<10^4$/ml，可能为污染。耻骨上膀胱穿刺尿细菌定性培养有细菌生长，即为真性菌尿。

尿细菌定量培养可出现假阳性或假阴性结果。假阳性主要见于：①中段尿收集不规范，标本被污染；②尿标本在室温下存放超过 1 小时才进行接种；③检验技术错误等。假阴性主要原因为：①近 7 天内使用过抗生素；②尿液在膀胱内停留时间不足 6 小时；③收集中段尿时，消毒药混入尿标本内；④饮水过多，尿液被稀释；⑤感染灶排菌呈间歇性等。

（二）血液检查

1. 血常规　急性肾盂肾炎时血白细胞常升高，中性粒细胞增多，核左移。血沉可增快。

2. 肾功能　慢性肾盂肾炎肾功能受损时可出现肾小球滤过率下降，血肌酐升高等。

（三）影像学检查

影像学检查如 B 超、X 线腹平片、静脉肾盂造影（intravenous pyelography，IVP）、排尿期膀胱输尿管反流造影、逆行性肾盂造影等，目的是了解尿路情况，及时发现有无尿路结石、梗阻、反流、畸形等导致尿路感染反复发作的因素。尿路感染急性期不宜做静脉肾盂造影，可做B超检查。对于反复发作的尿路感染或急性尿路感染治疗7～10天无效的女性应行IVP。男性患者无论首发还是复发，在排除前列腺炎和前列腺肥大之后均应行尿路X线检查以排除尿路解剖和功能上的异常。

四、诊断

（一）尿路感染的诊断

典型的尿路感染有尿路刺激征、感染中毒症状、腰部不适等，结合尿液改变和尿液细菌学检查，诊断不难。凡是有真性细菌尿者，均可诊断为尿路感染。无症状性细菌尿的诊断主要依靠尿细菌学检查，要求两次细菌培养均为同一菌种的真性菌尿。有研究表明，对伴有典型症状的女性诊断尿路感染时，菌落计数界限>10^2/ml，比>10^5/ml更具敏感性和特异性，但在男性提示尿路感染的菌落计数应当>10^3/ml。

对留置导尿管的患者出现典型的尿路感染症状、体征，且无其他原因可以解释，尿标本细菌培养菌落计数>10^3/ml时，应考虑导管相关性尿路感染的诊断。

（二）尿路感染的定位诊断

真性菌尿的存在表明有尿路感染，但不能判定是上尿路或下尿路感染，需进行定位诊断。

1. 根据临床表现定位　上尿路感染常有发热、寒战、甚至出现毒血症症状，伴明显腰痛，输尿管点和（或）肋脊点压痛、肾区叩击痛等。而下尿路感染，常以膀胱刺激征为突出表现，一般少有发热、腰痛等。

2. 根据实验室检查定位

出现下列情况提示上尿路感染：

（1）膀胱冲洗后尿培养阳性。

（2）尿沉渣镜检有白细胞管型，并排除间质性肾炎、狼疮性肾炎等疾病。

（3）尿N-乙酰-β-D-氨基葡萄糖苷酶（N-Acetyl-β-D-Glucosaminidase，NAG）升高、尿β2微球蛋白（β2-microglobulin，β2-MG）升高。

（4）尿渗透压降低。

3. 慢性肾盂肾炎的诊断　除反复发作尿路感染病史之外，尚需结合影像学及肾脏功能检查。

（1）肾外形凹凸不平，且双肾大小不等；

（2）静脉肾盂造影可见肾盂、肾盏变形，缩窄；

（3）持续性肾小管功能损害。

具备上述第（1）（2）条的任何一项再加第（3）条可诊断慢性肾盂肾炎。

五、鉴别诊断

不典型尿路感染要与下列疾病鉴别。

1. 尿道综合征　常见于妇女，患者有尿频、尿急、尿痛及排尿不适等尿路刺激症状，但多次检查均无真性细菌尿。

2. 肾结核　本病膀胱刺激症状更为明显，一般抗生素治疗无效，尿沉渣可找到抗酸杆菌，尿培养结核分枝杆菌阳性，而普通细菌培养为阴性。静脉肾盂造影可发现肾实质虫蚀样缺损等表现。部分患者伴有肾外结核，抗结核治疗有效，可资鉴别。

3. 慢性肾小球肾炎 慢性肾盂肾炎当出现肾功能减退、高血压时应与慢性肾小球肾炎相鉴别。后者多为双侧肾脏受累，且肾小球功能受损较肾小管功能受损突出，并常有较明确的蛋白尿、血尿和水肿病史；而前者常有尿路刺激征，细菌学检查阳性，影像学检查可表现为双肾不对称性缩小。

六、治疗

（一）一般治疗

急性期注意休息，多饮水，勤排尿。发热者给予易消化、高热量、富含维生素饮食。膀胱刺激征和血尿明显者，可口服碳酸氢钠片1g，每日3次，碱化尿液、缓解症状、抑制细菌生长，对应用磺胺类抗生素还可以增强药物的抗菌活性并避免尿路结晶形成。尿路感染反复发作者应积极寻找病因，及时去除诱发因素。

（二）抗感染治疗

知识链接

尿路感染抗生素的用药原则

①选用致病菌敏感的抗生素。无病原学结果前，一般首选对革兰氏阴性杆菌有效的抗生素，尤其是首发尿感。治疗3天症状无改善，应按药敏结果调整用药。②抗生素在尿和肾内的浓度要高。③选用肾毒性小，副作用少的抗生素。④单一药物治疗失败、严重感染、混合感染、耐药菌株出现时应联合用药。⑤对不同类型的尿路感染给予不同治疗时间。

1. 急性膀胱炎

（1）单剂量疗法：常用磺胺甲基异噁唑2.0g、甲氧苄啶0.4g、碳酸氢钠1.0g，1次顿服（简称STS单剂）；氧氟沙星0.4g，一次顿服；阿莫西林3.0g，一次顿服。

（2）短疗程疗法：目前更推荐此法，与单剂量疗法相比，短疗程疗法更有效；耐药性并无增高；可减少复发，增加治愈率。可选用磺胺类、喹诺酮类、半合成青霉素或头孢菌素等抗生素，任选一种药物，连用3天，约90%的患者可治愈。

停服抗生素7天后，需进行尿细菌定量培养。如结果阴性表示急性细菌性膀胱炎已治愈；如仍有真性细菌尿，应继续给予2周抗生素治疗。

对于妊娠妇女、老年患者、糖尿病患者、机体免疫力低下及男性患者不宜使用单剂量及短程疗法，应采用较长疗程。

2. 肾盂肾炎 首次发生的急性肾盂肾炎的致病菌80%为大肠埃希菌，在留取尿细菌检查标本后应立即开始治疗，首选对革兰氏阴性杆菌有效的药物。72小时显效者无需换药，否则应按药敏结果更改抗生素。

（1）病情较轻者：可在门诊口服药物治疗，疗程10～14天。常用药物有喹诺酮类（如氧氟沙星0.2g，每日2次；环丙沙星0.25g，每日2次）、半合成青霉素类（如阿莫西林0.5g，每日3次）、头孢菌素类（如头孢呋辛0.25g，每日2次）等。治疗14天后，通常90%可治愈。如尿菌仍阳性，应参考药敏试验选用有效抗生素继续治疗4～6周。

（2）严重感染全身中毒症状明显者：需住院治疗，应静脉给药。常用药物，如氨苄西林1.0～2.0g，每4小时一次；头孢噻肟钠2.0g，每8小时一次；头孢曲松钠1.0～2.0g，每12小时一次；左氧氟沙星0.2g，每12小时一次。必要时联合用药。氨基糖苷类抗生素肾毒性大，应慎用。经过上述治疗若好转，可于热退后继续用药3天再改为口服抗生素，完成2周疗程。治疗72小时无好转，应按药敏结果更换抗生素，疗程不少于2周。经此治疗，仍有持续发热者，应注意肾盂肾炎并发症，如肾盂积脓、肾周脓肿、感染中毒症等。

慢性肾盂肾炎治疗的关键是积极寻找并去除易感因素。急性发作时治疗同急性肾盂肾炎。

3. 无症状性菌尿　是否治疗目前有争议，一般认为有下述情况者应予治疗：①妊娠期无症状性菌尿；②学龄前儿童；③曾出现有症状感染者；④肾移植、尿路梗阻及其他尿路有复杂情况者。根据药敏结果选择有效抗生素，主张短疗程用药，如治疗后复发，可选长程低剂量抑菌疗法。

4. 妊娠期尿路感染　宜选用毒性小的抗菌药物，如阿莫西林、呋喃妥因或头孢菌素类等。孕妇的急性膀胱炎治疗时间一般为3～7天。孕妇急性肾盂肾炎应静脉滴注抗生素治疗，可用半合成广谱青霉素或第三代头孢菌素，疗程为两周。反复发生尿感者，可用呋喃妥因行长程低剂量抑菌治疗。

七、预防

1. 坚持多饮水、勤排尿，是最有效的预防方法。
2. 注意会阴部清洁。
3. 尽量避免尿路器械的使用，必须应用时，严格无菌操作。
4. 如必须留置导尿管，前3天给予抗生素可延迟尿感的发生。
5. 与性生活有关的尿感，应于性交后立即排尿，并口服一次常用量抗生素。
6. 膀胱-输尿管反流者，要“二次排尿”，即每次排尿后数分钟，再排尿一次。

第三章　肾病综合征

肾病综合征(nephrotic syndrome,NS)诊断标准是:①尿蛋白大于3.5g/天;②血浆白蛋白低于30g/L;③水肿;④血脂升高。其中①②两项为诊断所必需。

一、病因及发病机制

(一) 原发性和继发性肾病综合征

1. 原发性肾病综合征　指原发于肾脏本身的疾病所引起。按病理改变又分为微小病变型肾病、系膜毛细血管性肾炎、膜性肾炎、系膜增生性肾小球肾炎及局灶节段性肾小球硬化症。

2. 继发性肾病综合征　常继发于过敏性紫癜肾炎、系统性红斑狼疮肾炎、糖尿病肾病及肾淀粉样变性等。

(二) 发病机制

1. 大量蛋白尿　在正常生理情况下,肾小球滤过膜具有分子屏障及电荷屏障作用,这些屏障作用受损时致使原尿中蛋白含量增多,当其增多明显超过近曲小管回吸收量时,形成大量蛋白尿。在此基础上,凡增加肾小球内压力及导致高灌注、高滤过的因素(如高血压、高蛋白饮食或大量输注血浆蛋白)均可加重尿蛋白的排出。

2. 血浆蛋白变化　肾病综合征时大量白蛋白从尿中丢失,促进肝脏代偿性合成白蛋白增加,同时由于近端肾小管摄取滤过蛋白增多,也使肾小管分解蛋白增加。当肝脏白蛋白合成增加不足以克服丢失和分解时,则出现低白蛋白血症。此外,肾病综合征患者因胃肠道黏膜水肿导致饮食减退、蛋白质摄入不足、吸收不良或丢失,也是加重低白蛋白血症的原因。

除血浆白蛋白减少外,血浆的某些免疫球蛋白和补体成分、抗凝及纤溶因子、金属结合蛋白及内分泌激素结合蛋白也可减少,尤其是肾小球病理损伤严重,大量蛋白尿和非选择性蛋白尿时更为显著。患者易产生感染、高凝、微量元素缺乏、内分泌紊乱和免疫功能低下等并发症。

3. 水肿　肾病综合征时低白蛋白血症、血浆胶体渗透压下降,使水分从血管腔内进入组织间隙,是造成肾病综合征水肿的基本原因。

近年的研究表明,约50%患者血容量正常或增加,血浆肾素水平正常或下降,提示某些原发于肾内钠、水潴留因素在肾病综合征水肿发生机制中起一定作用。

4. 高脂血症　流行病学研究表明肾病综合征患者发生动脉硬化风险增加。高胆固醇和(或)高甘油三酯血症、血清中低密度脂蛋白、极低密度脂蛋白浓度增加,常与低蛋白血症并存。脂蛋白a也会增高,病情缓解时恢复正常。其发生机制与肝脏合成脂蛋白增加和脂蛋白分解减弱相关,目前认为后者可能是高脂血症更为重要的原因。

二、原发性肾病综合征的病理类型

1. 微小病变型肾病　儿童原发性肾病综合征病理改变多为微小病变型肾病,约占

80%～90%。光镜下肾小球基本正常，近曲小管上皮细胞可见脂肪变性。免疫病理检查阴性。特征性改变和本病的主要诊断依据为电镜下有广泛的肾小球脏层上皮细胞足突融合。

2. 系膜增生性肾小球肾炎　光镜下可见肾小球系膜细胞和系膜基质弥漫增生。免疫病理检查可将本组疾病分为 IgA 肾病及非 IgA 系膜增生性肾小球肾炎。前者以 IgA 沉积为主，后者以 IgG 或 IgM 沉积为主，均常伴有 C3 于肾小球系膜区或系膜区及毛细血管壁呈颗粒状沉积。电镜下显示系膜增生，在系膜区可见到电子致密物。

3. 系膜毛细血管性肾小球肾炎　光镜下较常见的病理改变为系膜细胞和系膜基质弥漫重度增生，可插入到肾小球基底膜和内皮细胞之间，使毛细血管袢呈"双轨征"。免疫病理检查常见 IgG 和 C3 呈颗粒状系膜区及毛细血管壁沉积。电镜下系膜区和内皮下可见电子致密物沉积。临床上常出现血尿、高血压与肾功能损害。糖皮质激素及细胞毒药物治疗可能仅对部分儿童病例有效，成人疗效差。

4. 膜性肾病　光镜下可见肾小球弥漫性病变，早期仅于肾小球基底膜上皮侧见少量散在分布的嗜复红小颗粒（Masson 染色）；进而有钉突形成（嗜银染色），基底膜逐渐增厚。免疫病理显示 IgG 和 C3 细颗粒状沿肾小球毛细血管壁沉积。电镜下早期可见肾小球基底膜上皮侧有排列整齐的电子致密物，常伴有广泛足突融合。膜性肾病约占我国原发性肾病综合征的 20%。本病极易发生血栓栓塞并发症，肾静脉血栓发生率可高达 40%～50%。

5. 局灶节段性肾小球硬化　光镜下可见病变呈局灶、节段分布，表现为受累节段的硬化（系膜基质增多、毛细血管闭塞、球囊粘连等），相应的肾小管萎缩、肾间质纤维化。免疫荧光显示 IgM 和 C3 在肾小球受累节段呈团块状沉积。电镜下可见肾小球上皮细胞足突广泛融合、基底膜塌陷，系膜基质增多，电子致密物沉积。

三、临床表现

肾病综合征常因劳累或上呼吸道感染诱发。起病可急可缓。临床主要表现为水肿。水肿为全身性，呈凹陷性，严重水肿可合并胸腔、腹腔及心包积液，导致胸闷、呼吸困难。水肿常伴有尿量减少。部分肾病综合征患者有血尿、高血压及肾功能损害。多数患者精神食欲差，营养不良。

四、并发症

常见的有感染、血栓形成及栓塞、急性肾损伤、蛋白质及脂肪代谢紊乱。

五、辅助检查

1. 尿常规　尿蛋白定性+++～++++，尿沉渣中可有红细胞及透明管型、颗粒管型。脂质尿为本病的特点之一。24 小时尿蛋白定量≥3. 5g，最高可达 40g/天。

2. 血液检查　血浆白蛋白明显降低<30g/L；血浆总胆固醇与低密度脂蛋白明显增高，甘油三酯及极低密度脂蛋白增高；血沉加快。

六、诊断和鉴别诊断

（一）诊断

诊断包括三个方面：①确诊是否为肾病综合征；②确认病因：必须首先除外继发性病因

和遗传性疾病，才能诊断为原发性肾病综合征；最好能进行肾活检，作出病理诊断；③判定有无并发症。

（二）需进行鉴别诊断的继发性肾病综合征病因主要包括以下疾病：

1. 过敏性紫癜肾炎　好发于青少年，有典型的皮肤紫癜，可伴关节痛、腹痛及黑便，多在皮疹出现后 1～4 周左右出现血尿和（或）蛋白尿，典型皮疹有助于鉴别诊断。

2. 系统性红斑狼疮肾炎　好发于青少年和中年女性，依据多系统受损的临床表现和免疫学检查可检出多种自身抗体，一般不难明确诊断。

3. 乙型肝炎病毒相关性肾炎　多见于儿童及青少年，以蛋白尿或肾病综合征为主要临床表现，常见的病理类型为膜性肾病，其次为系膜毛细血管性肾小球肾炎等。国内依据以下三点进行诊断：①血清乙型肝炎病毒抗原阳性；②有肾小球肾炎临床表现，并可除外狼疮性肾炎等继发性肾小球肾炎；③肾活检切片中找到乙型肝炎病毒抗原。我国为乙型肝炎高发区，对有乙型肝炎患者，儿童及青少年蛋白尿或肾病综合征患者，尤其为膜性肾病，应认真排除之。

4. 糖尿病肾病　好发于中老年，肾病综合征常见于病程 10 年以上的糖尿病患者。早期可发现尿微量白蛋白排出增加，以后逐渐发展成大量蛋白尿、甚至肾病综合征的表现。糖尿病病史及特征性眼底改变有助于鉴别诊断。

5. 肾淀粉样变性　好发于中老年，肾淀粉样变性是全身多器官受累的一部分。原发性淀粉样变性主要累及心、肾、消化道（包括舌）、皮肤和神经；继发性淀粉样变性常继发于慢性化脓性感染、结核、恶性肿瘤等疾病，主要累及肾脏、肝和脾等器官。肾受累时体积增大，常呈肾病综合征。肾淀粉样变性常需肾活检确诊。

七、治疗

（一）一般治疗

凡有严重水肿、低蛋白血症者需卧床休息。水肿消失、一般情况好转后，可起床活动。

给予正常量 0.8～1.0g/(kg·d) 的优质蛋白（富含必需氨基酸的动物蛋白）饮食。热量要保证充分，每日每公斤体重不应少于 126～147kJ（30～35kcal）。尽管患者丢失大量尿蛋白，但由于高蛋白饮食增加肾小球高滤过，可加重蛋白尿并促进肾脏病变进展，故目前一般不再主张应用。

水肿时应低盐（<3g/天）饮食。为减轻高脂血症，应少进富含饱和脂肪酸（动物油脂）的饮食，而多吃富含多聚不饱和脂肪酸（如植物油、鱼油）及富含可溶性纤维（如燕麦、米糠及豆类）的饮食。

（二）对症治疗

1. 利尿消肿

（1）利尿剂：常将噻嗪类利尿剂和潴钾利尿剂合用，如氢氯噻嗪 25～50mg 及氨苯蝶啶 50mg，口服，每日 2～3 次。或呋塞米（速尿）与螺内酯合用，各 20～40mg 口服，每日 2～3 次。

（2）提高血浆胶体渗透压：血浆或白蛋白等静脉输注均可提高血浆胶体渗透压，促进组织中水分回吸收并利尿，如继而用呋塞米 60～120mg 加于葡萄糖溶液中缓慢静脉滴注，有时能获得良好的利尿效果。但需注意不宜过多、过频。也可用不含钠的低分子右旋糖酐或淀粉代血浆，可暂时提高血浆胶体渗透压，并有利尿作用。

2. 减少尿蛋白　持续性大量蛋白尿本身可导致肾小球高滤过、加重肾小管-间质损伤、促进肾小球硬化，是影响肾小球病预后的重要因素。已证实减少尿蛋白可以有效延缓肾功能的恶化。

血管紧张素转换酶抑制剂或血管紧张素Ⅱ受体拮抗剂，除有效控制高血压外，均可通过降低肾小球内压和直接影响肾小球基底膜对大分子的通透性，有不依赖于降低全身血压的减少尿蛋白作用。用血管紧张素转换酶抑制剂或血管紧张素Ⅱ受体拮抗剂降尿蛋白时，所用剂量一般应比常规降压剂量大，才能获得良好疗效。

3. 降脂治疗　一般而言，存在高血脂症的肾病综合征患者因其发生心血管疾病的风险增高，可以考虑给予降脂药物治疗。

（三）抑制免疫与炎症反应

1. 糖皮质激素（简称激素）　通过抑制炎症反应、抑制醛固酮和抗利尿激素分泌，影响肾小球基底膜通透性等综合作用而发挥其利尿、消除尿蛋白的疗效。使用原则和方案一般是：①起始足量：常用药物为泼尼松 1mg/（kg · d），口服 8 周，必要时可延长至 12 周；②缓慢减药；足量治疗后每 2 ~ 3 周减原用量的 10%，当减至 20mg/天时病情易复发，应更加缓慢减量；③长期维持：最后以最小有效剂量（10mg/天）再维持半年左右。激素可采取全日量顿服或在维持用药期间两日量隔日一次顿服，以减轻激素的副作用。水肿严重、有肝功能损害或泼尼松疗效不佳时，可更换为甲泼尼龙（等剂量）口服或静脉滴注。因地塞米松半衰期长，副作用大，现已少用。

知识链接

患者对糖皮质激素的治疗反应类型

根据患者对糖皮质激素的治疗反应，可将其分为“激素敏感型”（用药 8 ~ 12 周内肾病综合征缓解）、“激素依赖型”（激素减药到一定程度即复发）和“激素抵抗型”（激素治疗无效）三类，其各自的进一步治疗有所区别。

长期应用激素的患者可出现感染、药物性糖尿病、骨质疏松等副作用，少数病例还可能发生股骨头无菌性缺血性坏死，需加强监测，及时处理。

2. 细胞毒药物　这类药物可用于“激素依赖型”或“激素抵抗型”的患者，协同激素治疗。若无激素禁忌，一般不作为首选或单独治疗用药。常用药物有：

（1）环磷酰胺：应用剂量为每日每千克体重 2mg，分 1 ~ 2 次口服；或 200mg，隔日静脉注射。累积量达 6 ~ 8g 后停药。

（2）盐酸氮芥：为最早用于治疗肾病综合征的药物，治疗效果较佳。因副作用大，目前临床上较少应用。

3. 环孢素　能选择性抑制 T 辅助细胞及 T 细胞毒效应细胞，已作为二线药物用于治疗激素及细胞毒药物无效的难治性肾病综合征。常用量为每日每千克体重 3 ~ 5mg，分两次空腹口服，服药期间需监测并维持其血浓度谷值为 100 ~ 200ng/ml。服药 2 ~ 3 个月后缓慢减量，疗程至少一年。副作用有肝肾毒性、高血压、高尿酸血症、多毛及牙龈增生等。停药后易复发，使其广泛应用受到限制。

4. 麦考酚吗乙酯　该药对部分难治性肾病综合征有效，常用量为 1.5 ~ 2g/天，分 2 次口服，共用 3 ~ 6 个月，减量维持半年。已广泛用于肾移植后排异反应，副作用相对较小。

八、预后

决定预后的主要因素包括:①病理类型。一般说来,微小病变型肾病和轻度系膜增生性肾小球肾炎的预后好。系膜毛细血管性肾小球肾炎及重度系膜增生性肾小球肾炎疗效不佳,预后差,较快进入慢性肾衰竭。对局灶节段性肾小球硬化影响预后的最主要因素是尿蛋白程度和治疗反应;②临床因素。大量蛋白尿、高血压和高血脂均可促进肾小球硬化,上述因素如长期得不到控制,则成为预后不良的重要因素;③存在反复感染、血栓栓塞并发症者常影响预后。

第四章　急性肾损伤 

急性肾损伤(acute kidney injury,AKI)以往称为急性肾衰竭(acute renal failure,ARF),是指由各种原因引起的肾功能快速下降而出现的临床综合征。可发生于既往无肾脏病者,也可发生在原有慢性肾脏病的基础上。与ARF相比,AKI的提出更强调对这一综合征早期诊断、早期治疗的重要性。尽管肾病学界对AKI日趋重视。但目前仍无特异治疗,死亡率高,是肾脏病中的危急重症。

AKI病因多种,根据病因发生的解剖部位不同可分为三大类:肾前性、肾性和肾后性。

一、病因及发病机制

1. 肾前性AKI　肾前性AKI最常见,由肾脏血流灌注不足所致,如果肾灌注量减少能在6小时内得到纠正,则血流动力学损害可以逆转,肾功能也可迅速恢复。但若低灌注持续,则可发生肾小管上皮细胞明显损伤,继而发展为急性肾小管坏死(acute tubular necrosis,ATN)。

2. 肾性AKI　按照损伤部位,肾性AKI可分为小管性、间质性、血管性和小球性。其中以ATN最为常见。本章主要介绍ATN。常见中毒性和缺血性损害引起ATN。但其发病机制仍未完全阐明,目前认为涉及小管、血管和炎症因子等方面。

3. 肾后性AKI　双侧尿路梗阻或孤立肾患者单侧尿路出现梗阻时可发生肾后性AKI。

二、临床表现

临床病程典型可分为三期:

(一)起始期

此期患者常遭受低血压、缺血、脓毒血症和肾毒素等因素影响,但尚未发生明显的肾实质损伤。在此阶段AKI是可预防的,但随着肾小管上皮细胞明显损伤,肾小球滤过率突然下降,则进入维持期。

(二)维持期

又称少尿期。许多患者可出现少尿(<400ml/天)和无尿(<100ml/天)。但也有些患者可没有少尿,尿量在400ml/天以上,称为非少尿性AKI,其病情大多较轻,预后较好。该期一般持续7~14天,但也可短至几天,长至4~6周。肾小球滤过率保持在低水平。然而,不论尿量是否减少,随着肾功能减退,可出现一系列临床上表现。

1. AKI的全身症状

(1) 消化系统:食欲减退、恶心、呕吐、腹泻、腹胀等,严重者可发生消化道出血。

(2) 呼吸系统:除感染外,因过度容量负荷导致急性肺水肿,表现为咳嗽、呼吸困难、憋气、胸痛等症状。

(3) 循环系统症状:多因少尿和未控制饮水,以致体液过多,出现高血压及心力衰竭表现;因毒素滞留、电解质紊乱、贫血及酸中毒引起各种心律失常及心肌病变。

(4) 神经系统症状:出现意识障碍、谵妄、躁动、抽搐、昏迷等尿毒症脑病症状。

（5）血液系统症状：可有出血倾向及轻度贫血现象。

需指出的是，感染是 AKI 常见而严重的并发症。在 AKI 同时或在疾病发展过程中还可合并多个脏器衰竭，死亡率很高。

2. 水、电解质和酸碱平衡紊乱

（1）代谢性酸中毒：主要是因为肾排酸能力减低，同时又因合并高分解代谢状态，使酸性产物明显增多。

（2）高钾血症：除肾排泄钾减少外，酸中毒、组织分解过快也是主要原因之一。在严重创伤、烧伤等所致横纹肌溶解引起的 AKI，每日血钾可上升 1.0～2.0mmol/L 以上。

（3）低钠血症：主要由水潴留过多引起的稀释性低钠。

（4）还可有低钙、高磷血症，但远不如慢性肾衰竭时明显。

（三）恢复期

从肾小管细胞再生、修复，直至肾小管完整性恢复称为恢复期。肾小球滤过率逐渐恢复正常或接近正常范围。少尿型患者开始出现利尿，可有多尿表现，每日尿量可达 3000～5000ml，或更多。常持续 1～3 周，继而逐渐恢复。与肾小球滤过率相比，肾小管上皮细胞功能（溶质和水的重吸收）的恢复相对延迟，常需数月后才能恢复。少数患者可遗留不同程度的肾脏结构和功能缺陷。

三、辅助检查

1. 血液检查　可有轻度贫血、血肌酐和尿素氮进行性上升，血清钾浓度升高，血 pH 值和碳酸氢根离子浓度降低，血清钠浓度正常或偏低，血钙降低，血磷升高。

2. 尿液检查　尿蛋白多为±～+，常以小分子蛋白为主。尿沉渣检查可见肾小管上皮细胞、上皮细胞管型和颗粒管型及少许红、白细胞等；尿比重降低且较固定，多在 1.015 以下；尿渗透浓度低于 350mOsm/kg H_2O，尿与血渗透浓度之比低于 1:1；尿钠含量增高，多在 20～60mmol/L；肾衰指数和钠排泄分数常大于 1。应注意尿液指标检查须在输液、使用利尿药、高渗药物前进行，否则会影响结果。

3. 影像学检查　尿路超声检查对排除尿路梗阻很有帮助。必要时 CT 等检查显示是否存在着与压力相关的扩张，如有足够的理由怀疑由梗阻所致，可做逆行性造影。CT、MRI 或放射性核素检查对发现血管病变有帮助，但要明确诊断仍需行肾血管造影。

4. 肾活检　是重要的诊断手段。在排除了肾前性及肾后性原因后，没有明确致病原因（肾缺血或肾毒素）的 AKI 都有肾活检的指征。

四、诊断与鉴别诊断

（一）诊断

根据原发病因，肾功能急速进行性减退，结合相应临床表现和实验室检查，一般不难作出诊断。但既往有关诊断标准并不统一。

AKI 诊断标准为：肾功能在 48 小时内突然减退，血清肌酐绝对值升高≥0.3mg/dl（26.5μmol/L），或 7 天内血清肌酐增至≥1.5 倍基础值，或尿量<0.5ml/（kg·小时），持续时间>6 小时。

（二）鉴别诊断

1. 肾前性少尿　有血容量不足或心衰病史，补充血容量后尿量即增多，尿常规检查变化不明显。

2. 肾后性少尿　有泌尿系结石、盆腔肿瘤或前列腺肥大等病史，突然完全无尿或间歇性无尿；肾绞痛，季肋部或下腹部疼痛；肾区叩击痛阳性，则膀胱区因积尿而膨胀，叩击呈浊音提示存在尿路梗阻的可能。B 超、X 线检查有助于诊断。

五、治疗

早期诊断、及时干预能最大限度地减轻肾损伤、促进肾功能恢复。

1. 尽早纠正可逆的病因　对于各种严重外伤、心力衰竭、急性失血等都应进行治疗，包括输血，等渗盐水扩容，处理血容量不足、休克和感染等。停用影响肾灌注或肾毒性的药物。存在尿路梗阻时，应及时采取措施去除梗阻。

2. 维持体液平衡　每日补液量应为显性失液量加上非显性失液量减去内生水量。由于非显性失液量和内生水量估计常有困难，每日大致的进液量，可按前一日尿量加 500ml 计算。发热患者只要体重不增加可增加进液量。

3. 饮食和营养　补充营养以维持机体的营养状况和正常代谢，有助于损伤细胞的修复和再生，提高存活率。AKI 患者每日所需能量应为 1.3 倍基础能耗量，即每公斤体重每日 147kJ（35kcal），主要由碳水化合物和脂肪供应；蛋白质的摄入量应限制为 0.8g/（kg · d），对于有高分解代谢或营养不良以及接受透析的患者蛋白质摄入量可放宽。尽量减少钠、钾、氯的摄入量。

4. 纠正高钾血症　血钾超过 6.5mmol/L，心电图表现为 QRS 波增宽等明显的变化时，应予以紧急处理，包括：①钙剂：10% 葡萄糖酸钙 10～20ml 稀释后静脉缓慢（5 分钟）注射；②11.2% 乳酸钠或 5% 碳酸氢钠 100～200ml 静滴，以纠正酸中毒并同时促进钾离子向细胞内流动；③50% 葡萄糖溶液 50～100ml 加胰岛素 6～12U 缓慢地静脉注射，可促进糖原合成，使钾离子向细胞内移动；④口服聚磺苯乙烯 15～30g，每日 3 次。以上措施无效、或为高分解代谢型 ATN 的高钾血症患者，透析是最有效的治疗。

5. 纠正代谢性酸中毒　应及时治疗，如血清 HCO_3^- 低于 15mmol/L，可选用 5% 碳酸氢钠 100～250ml 静滴。对于严重酸中毒患者，应立即透析。

6. 控制感染　感染是常见并发症，也是死亡的主要原因之一。应尽早使用抗生素，但不提倡预防使用抗生素。根据细菌培养和药物敏感试验选用无肾毒性或肾毒性低的药物，并按内生肌酐清除率调整用药剂量。

7. 肾脏替代疗法　严重高钾血症（>6.5mmol/L）、代谢性酸中毒（pH<7.15）、容量负荷过重对利尿剂治疗无效者、心包炎和严重脑病等都是透析治疗指征。AKI 的透析治疗可选择腹膜透析（PD）、间歇性血液透析（IHD）或连续性肾脏替代治疗（CRRT）。

8. 多尿期的治疗　多尿开始时，治疗仍应维持水、电解质和酸碱平衡，控制氮质血症和防止各种并发症。已施行透析的患者，应继续透析。多尿期 1 周后可见血肌酐和尿素氮水平逐渐降至正常范围，饮食中蛋白质摄入量可逐渐增加，并逐渐减少透析频率直至停止透析。

9. 恢复期的治疗　一般无需特殊处理，定期随访肾功能，避免使用肾毒性药物。

六、预后

AKI 预后与病因及并发症严重程度有关。如肾性 AKI 预后存在较大差异，无并发症者死亡率在10%~30%,合并多器官功能衰竭时死亡率高达30%~80%。

七、预防

积极治疗原发病,及时发现可能导致急性肾小管坏死的危险因素并加以去除,是预防发生AKI的关键。

第五章　慢性肾衰竭 

慢性肾衰竭(chronic renal failure,CRF)为各种慢性肾脏病持续进展的共同结局。它是以代谢产物潴留,水、电解质及酸碱代谢失衡和全身各系统症状为表现的一种临床综合征。我国慢性肾衰竭发病率约为100/百万人口,男女发病率分别占55%和45%,高发年龄为40～50岁。

一、定义和分期

各种原因引起的慢性肾脏结构和功能障碍≥3个月,包括肾小球滤过率(glomerular filtration rate,GFR)正常和不正常的病理损伤、血液或尿液成分异常,及影像学检查异常;或不明原因的GFR下降(<60ml/分钟)超过3个月,称为慢性肾脏病(chronic kidney diseases,CKD)。目前国际公认的慢性肾脏病分期依据美国肾脏基金会制定的指南分为1～5期,见表6-5-1。

表6-5-1　慢性肾脏病分期及建议

分期	特征	GFR[ml/(分钟·1.73m²)]	防治目标-措施
1	GFR正常或升高	≥90	CKD诊治;缓解症状;保护肾功能
2	GFR轻度降低	60～89	评估、延缓CKD进展;降低CVD(心血管病)风险
3a	GFR轻到中度降低	45～59	
3b	GFR中到重度降低	30～44	延缓CKD进展;评估、治疗并发症
4	GFR重度降低	15～29	综合治疗;透析前准备
5	ESRD	<15或透析	如出现尿毒症,需及时替代治疗

慢性肾衰竭(CRF)是指慢性肾脏病引起的肾小球滤过率(GFR)下降及与此相关的代谢紊乱和临床症状组成的综合征。慢性肾脏病囊括了疾病的整个过程,即CKD1期至CKD5期,部分慢性肾脏病在疾病进展过程中GFR可逐渐下降,进展至慢性肾衰竭。慢性肾衰竭代表慢性肾脏病中GFR下降至失代偿期的一部分群体,主要为CKD4～5期。本章节主要介绍慢性肾衰竭。

二、病因和发病机制

慢性肾脏病与慢性肾衰竭病因主要有糖尿病肾病、高血压肾小动脉硬化、原发性与继发性肾小球肾炎、肾小管间质病变(慢性间质性肾炎、慢性肾盂肾炎、尿酸性肾病、梗阻性肾病等)、肾血管病变、遗传性肾病(多囊肾病、遗传性肾炎)等。在发达国家,糖尿病肾病、高血压肾小动脉硬化是主要病因;在发展中国家,这两种病因仍位居原发性肾小球肾炎之后,但近年也有明显增高趋势,尤其在老年人群。

慢性肾衰竭的发病机制

1. 慢性肾衰竭进展的机制 尚未完全阐明，目前认为进展的机制可能与以下因素有关。

(1) 肾单位高滤过：研究认为慢性肾衰竭时残余肾单位肾小球出现高灌注和高滤过状态是导致肾小球硬化和残余肾单位进一步丧失的重要原因。高灌注和高滤过促进系膜细胞增殖和基质增加；损伤内皮细胞和增加血小板集聚；导致微动脉瘤的形成；引起炎性细胞浸润、系膜细胞凋亡等，因而肾小球硬化不断发展，肾单位进行性丧失。

(2) 肾单位高代谢：慢性肾衰竭时残余肾单位肾小管高代谢状况，是肾小管萎缩、间质纤维化和肾单位进行性损害的重要原因之一。高代谢所致肾小管氧消耗增加和氧自由基增多，小管内液 Fe^{2+} 的生成和代谢性酸中毒引起补体旁路途径激活和膜攻击复合物(C5b-9)的形成，均可造成肾小管-间质损伤。

(3) 肾组织上皮细胞表型转化的作用：在某些生长因子(如 TGF-β_1)或炎症因子的诱导下，肾小管上皮细胞、肾小球上皮细胞(如包曼囊上皮细胞或足突细胞)、肾间质成纤维细胞等均可转变为肌成纤维细胞，在肾间质纤维化、局灶节段性或球性肾小球硬化过程中起重要作用。

(4) 细胞因子和生长因子的作用：慢性肾衰竭肾组织内一些细胞因子和生长因子(如 TGF-β_1、白细胞介素-1、单个核细胞趋化蛋白-1、血管紧张素Ⅱ、内皮素-1 等)参与了肾小球和肾小管间质的损伤过程，并对细胞外基质增多中起重要作用。

(5) 其他：在多种慢性肾病动物模型中，均发现肾脏固有细胞凋亡增多与肾小球硬化、小管萎缩、间质纤维化有密切关系，提示细胞凋亡可能在慢性肾衰竭进展中起某种作用。此外，醛固酮过多也参与肾小球硬化和间质纤维化的过程。

2. 尿毒症症状的发生机制 尿毒症症状及体内各器官系统损害的原因主要有：

(1) 肾脏排泄和代谢功能下降，导致水、电解质和酸碱平衡失调，如水、钠潴留，高血压，代谢性酸中毒等。

(2) 尿毒症毒素的毒性作用。

(3) 肾脏的内分泌功能障碍。

另外，持续炎症状态、营养素的缺乏也可引起或加重尿毒症的症状。

三、临床表现

主要为代谢紊乱和各系统损害的表现。

(一) 水、电解质代谢紊乱

慢性肾衰竭时常出现酸碱平衡失调和各种电解质代谢紊乱，其中以代谢性酸中毒和水、钠平衡紊乱最为常见。

1. 代谢性酸中毒 为本病常见的临床表现，其严重程度常与肾衰竭程度一致。多数患者能耐受轻度慢性酸中毒，但如动脉血 $HCO_3^- < 15mmol/L$，则可有较明显症状，如食欲不振、呕吐、虚弱无力、呼吸深长等，与酸中毒时体内多种酶的活性受抑制有关。

2. 水、钠代谢紊乱 主要为水、钠潴留，可表现为不同程度的皮下水肿或(和)体腔积液，在临床相当常见；此时易出现血压升高、左心功能不全和脑水肿。少数患者由于长期低钠饮食、进食差、呕吐等，可出现低钠血症、低血容量状态，临床上需注意鉴别。

3. 钾代谢紊乱 当 GFR 降至 20～25ml/分钟或更低时，肾脏排钾能力逐渐下降，易出现高钾血症；尤其当钾摄入过多、酸中毒、感染、创伤、出血、输血等情况发生时，更易出现高钾

血症。严重高钾血症(血清钾>6.5mmol/L)需及时治疗抢救。有时由于钾摄入不足、胃肠道丢失过多、应用排钾利尿剂等因素,也可出现低钾血症。

4. 钙磷代谢紊乱　主要表现为钙缺乏和磷过多。钙缺乏主要与钙摄入不足、活性维生素D缺乏、高磷血症、代谢性酸中毒等多种因素有关,明显钙缺乏时可出现低钙血症。

5. 镁代谢紊乱　当GFR<20ml/分钟时,由于肾排镁减少,常有轻度高镁血症。患者常无任何症状,但不宜使用含镁的药物,如含镁的抗酸药、泻药等。低镁血症也偶可出现,与镁摄入不足或过多应用利尿剂有关。

(二) 蛋白质、糖类、脂类和维生素代谢紊乱

慢性肾衰竭患者蛋白质代谢紊乱一般表现为蛋白质代谢产物蓄积(氮质血症),也可有白蛋白、必需氨基酸水平下降等。糖代谢异常主要表现为糖耐量减低和低血糖症两种情况,前者多见。慢性肾衰竭患者中高脂血症相当常见。维生素代谢紊乱也相当常见。

(三) 心血管系统表现

心血管病变是慢性肾脏病患者的常见并发症和最主要死因,约45%～60%的患者死于本系统并发症。心血管异常主要包括高血压、左心室肥大、心力衰竭、尿毒症性心肌病、心包病变、血管钙化和动脉粥样硬化等。

(四) 呼吸系统症状

体液过多或酸中毒时均可出现气短、气促,严重酸中毒可致呼吸深长。体液过多、心功能不全可引起肺水肿或胸腔积液。由尿毒症毒素诱发的肺泡毛细血管渗透性增加、肺充血,可引起"尿毒症肺水肿",此时肺部X线检查可出现"蝴蝶翼"征。

(五) 胃肠道症状

主要表现有食欲不振、恶心、呕吐、口腔有尿味。消化道出血也较常见,发生率比正常人明显增高,多是由于胃黏膜糜烂或消化性溃疡所致。

(六) 血液系统表现

主要为肾性贫血和出血倾向。主要由于肾组织分泌促红细胞生成素减少所致,故称为肾性贫血;有出血倾向者可出现皮下或黏膜出血点、淤斑、胃肠道出血、脑出血等。其原因多与血小板功能降低有关。

(七) 神经肌肉系统症状

早期症状可有疲乏、失眠、注意力不集中,其后会出现性格改变、抑郁、记忆力减退、判断力降低。尿毒症时常有反应淡漠、谵妄、惊厥、昏迷、幻觉、精神异常等。周围神经病变主要以下肢远端感觉异常多见,最常见的是肢端袜套样分布的感觉丧失。

(八) 内分泌功能紊乱

内分泌紊乱有糖耐量异常和胰岛素抵抗,肾素、泌乳素、促黑色素激素等水平增高。甲状腺、性腺功能低下。

(九) 骨骼病变

肾性骨营养不良(即肾性骨病)相当常见,包括高转化性骨病、低转化性骨病(包括骨软化症和骨再生不良)和混合性骨病,以高转化性骨病最多见。

四、诊断和鉴别诊断

1. 诊断　依据病史、肾功能检查及相关临床表现诊断并不困难。临床医师应当十分熟悉慢性肾衰竭的病史特点,仔细询问病史和查体,并重视肾功能的检查,以尽早明确诊断,防止误诊。

2. 鉴别诊断　慢性肾衰竭与肾前性氮质血症的鉴别并不困难，在有效血容量补足48～72小时后肾前性氮质血症患者肾功能即可恢复，而慢性肾衰竭肾功能则难以恢复。

慢性肾衰竭与急性肾损伤的鉴别，多数情况下并不困难，往往根据患者病史即可作出鉴别。在患者病史欠详时，可借助于影像学检查（如B超，CT等）或肾图检查结果进行分析，如双肾明显缩小，或肾图提示慢性病变，则支持慢性肾衰竭的诊断。但需注意，慢性肾衰竭有时可发生急性加重或伴发急性肾损伤。

五、预防与治疗

（一）早期防治对策和措施

早期诊断、有效治疗原发疾病和去除导致肾功能恶化的因素，是慢性肾衰竭防治的基础，也是保护肾功能和延缓慢性肾脏病进展的关键。

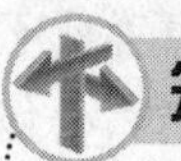

知识链接

慢性肾脏病患者的早期治疗策略

提高对慢性肾脏病的警觉，重视询问病史、查体和肾功能的检查，即使对正常人群，也需每年筛查一次，努力作到早期诊断。对诊断为慢性肾脏病的患者，要采取各种措施延缓、停止或逆转慢性肾衰竭发生，防止进展至终末期肾病。其基本对策是：坚持病因治疗；避免或消除肾功能急剧恶化的危险因素；阻断或抑制肾单位损害渐进性发展的各种途径，保护健存肾单位。

（二）营养治疗

限制蛋白质饮食是治疗的重要环节，能够减少含氮代谢产物生成，减轻症状及相关并发症，甚至可能延缓病情进展。非糖尿病肾病患者在CKD1～2期推荐蛋白入量0.8g/（kg·d）。从CKD3期起应开始低蛋白饮食治疗，推荐蛋白入量0.6g/（kg·d）。糖尿病肾病患者则从出现显性蛋白尿起就应该限制蛋白摄入，推荐蛋白入量0.8g/（kg·d）。一旦出现GFR下降，蛋白入量需降至0.6g/（kg·d）以下。在低蛋白饮食中，约50%的蛋白质应为高生物价蛋白，如蛋、瘦肉、鱼、牛奶等。在低蛋白饮食的基础上，可同时补充适量［0.1～0.2g/（kg·d）］的必需氨基酸和（或）α-酮酸。同时必须摄入足量热量，一般为125.6～146.5kJ/（kg·d）。

（三）慢性肾衰竭的药物治疗

1. 纠正酸中毒和水、电解质紊乱

（1）纠正代谢性中毒：主要为口服碳酸氢钠，轻者1.5～3.0g/天即可；中、重度患者3～15g/天，必要时可静脉输入。可将纠正酸中毒所需之碳酸氢钠总量分3～6次给予，在48～72小时或更长时间后基本纠正酸中毒。

（2）水钠紊乱的防治：为防止出现水、钠潴留需适当限制钠摄入量，一般氯化钠摄入量应不超过6～8g/天。有明显水肿、高血压者，钠摄入量一般说来2～3g/天（氯化钠摄入量5～7g/天），个别严重病例可限制为1～2g/天（氯化钠2.5～5g）。也可根据需要应用呋塞米利尿。对严重肺水肿急性左心衰竭者，常需及时给予血液透析或持续性血液滤过。

（3）高钾血症的防治：首先应积极预防高钾血症的发生。对已有高钾血症的患者，还应采取更积极的措施：①积极纠正酸中毒，除口服碳酸氢钠外，必要时（血钾>6mmol/L）可静脉给予碳酸氢钠10～25g,根据病情需要4～6小时后还可重复给予;②给予袢利尿剂,静脉或肌内注射呋塞米40～80mg(或布美他尼2～4mg),必要时将剂量增至100～200mg/次,静脉注射;③应用葡萄糖-胰岛素溶液输入(葡萄糖4～6g中,加胰岛素1单位);④口服聚磺苯乙烯,增加肠道钾排出;⑤对严重高钾血症(血钾>6.5mmol/L),应及时给予血液透析治疗。

2. 高血压的治疗　对高血压进行及时、合理的治疗,可以积极主动地保护靶器官(心、肾、脑等)。血管紧张素转化酶抑制剂(ACEI)、血管紧张素Ⅱ受体拮抗剂、钙通道拮抗剂、袢利尿剂、β受体阻滞剂、血管扩张剂等均可应用,以ACEI、ARB、CCB应用较为广泛。

3. 贫血的治疗和重组人促红细胞生成素的应用　如排除失血、造血原料缺乏等因素,血红蛋白<100g/L可考虑开始应用组人促红细胞生成素治疗。一般开始用量为每周80～120U/kg,分2～3次(或2000～3000U/次,每周2～3次),皮下或静脉注射;以皮下注射更为理想,既可达到较好疗效,又可节约用量1/4～1/3。

4. 低钙血症、高磷血症和肾性骨营养不良的治疗　当GFR<30ml/分钟时,除限制磷摄入外,可应用磷结合剂口服,以碳酸钙较好。对明显低钙血症患者,可口服骨化三醇(1,25-(OH)2D3),0.25μg/天,连服2～4周。

5. 防治感染　抗生素的选择和应用原则与一般感染相同,唯剂量要调整。在疗效相近的情况下,应选用肾毒性最小的药物。

(四) 肾脏替代治疗

当GFR小于10ml/分钟并有明显尿毒症表现,则应进行肾脏替代治疗。对糖尿病肾病患者,可适当提前至GFR10～15ml/分钟时安排替代治疗。肾脏替代治疗包括血液透析、腹膜透析和肾脏移植。血液透析和腹膜透析各有其优缺点,临床应用上可互为补充。肾移植是目前最佳的肾脏替代疗法,成功的肾移植可恢复正常的肾功能。

第六章 男性生殖系统感染

前列腺炎是男性生殖系统感染最常见的疾病之一。前列腺炎是指前列腺受到致病菌感染和(或)某些非感染因素刺激而出现的骨盆区域疼痛或不适、排尿异常、性功能障碍等临床表现。前列腺炎是成年男性的常见疾病,但50岁以下的成年男性患病率较高。有资料显示前列腺炎患者占泌尿外科门诊患者的8% ~25%;尸检中的患病率为24.3% ~44%。目前,前列腺炎的发病机制、病理生理改变尚不十分清楚。最近有许多学者都认为它不是一个单独的疾病,而是前列腺炎综合征。这些疾病各有各的病因、临床特点和预后。

根据目前对前列腺炎的基础和临床研究情况,1995年美国国立卫生研究院(NIH)提出新的分类方法,将前列腺炎分为四型:Ⅰ型,急性细菌性前列腺炎;Ⅱ型,慢性细菌性前列腺炎;Ⅲ型,慢性前列腺炎/慢性骨盆疼痛综合征;Ⅳ型,无症状性前列腺炎。以上分类方法较传统的分类方法有很大进步,在临床诊治中有一定的指导意义,但仍有待进一步完善。

一、急性细菌性前列腺炎

急性细菌性前列腺炎大多由尿道上行感染所致,如经尿道器械操作。血行感染来源于疖、痈、扁桃体、龋齿及呼吸道感染灶。也可由急性膀胱炎、急性尿潴留及急性淋菌性后尿道炎等的感染,尿液经前列腺管逆流引起。致病菌多为革兰氏阴性杆菌或假单胞菌,也有葡萄球菌、链球菌、淋球菌及衣原体、支原体等。前列腺腺泡有多量白细胞浸润,组织水肿。大部分患者治疗后炎症可以消退,少数严重者变为前列腺脓肿。

(一) 临床表现

发病突然,有寒战和高热,尿频、尿急,排尿痛。会阴部坠胀。可发生排尿困难或急性尿潴留。临床上往往伴发急性膀胱炎。

(二) 诊断

有典型的临床表现和急性感染史。直肠指检前列腺肿胀、压痛、局部温度升高,表面光滑,形成脓肿则有饱满或波动感。感染蔓延可引起精囊炎、附睾炎、菌血症,故禁忌作前列腺按摩或穿刺。常见的并发症有急性尿潴留、附睾炎、直肠或会阴瘘,血行感染可同时发生急性肾盂肾炎。尿沉渣检查有白细胞增多;血液和(或)尿细菌培养阳性。

(三) 治疗

积极卧床休息,输液,应用抗菌药物及大量饮水,并使用止痛、解痉、退热等药物,以缓解症状。如有急性尿潴留,避免经尿道导尿引流,应用耻骨上套管穿刺造瘘。

抗菌药物:常选用复方磺胺甲噁唑;喹诺酮类如环丙沙星、氧氟沙星;以及头孢菌素、妥布霉素、氨苄西林、红霉素等。如淋球菌感染可用头孢曲松。如厌氧菌感染则用甲硝唑。一个疗程7日,可延长至14日。

(四) 预后

一般良好,少数并发前列腺脓肿,则应经会阴切开引流。

二、慢性前列腺炎

慢性前列腺炎分为细菌性和非细菌性。

（一）慢性细菌性前列腺炎

大多数慢性前列腺炎患者没有急性炎症过程。其致病菌有大肠杆菌、变形杆菌、克雷伯菌属、葡萄球菌或链球菌等，也可由淋球菌感染，主要是经尿道逆行感染所致。组织学上前列腺分为内层与周围层，内层腺管为顺行性，而周围层腺管呈逆行倒流。射精时，如后尿道有感染，则有致病菌会大量挤向周围层。如排尿不通畅，感染的尿液也可经前列腺管逆流至前列腺组织内形成微结石，使感染更难控制。此外，前列腺腺上皮的类脂质膜是多种抗生素进入腺泡的屏障，也是慢性前列腺炎治疗不理想、难以根治的原因。

1. 临床表现

（1）排尿改变及尿道分泌物　尿频、尿急、尿痛，排尿时尿道不适或灼热。排尿后和便后常有白色分泌物自尿道口流出，俗称尿道口“滴白”。合并精囊炎时，可有血精。

（2）疼痛　会阴部、下腹隐痛不适，有时腰骶部、耻骨上、腹股沟区等也有酸胀感。

（3）性功能减退　可有阳痿、早泄、遗精或射精痛。

（4）精神神经症状　出现头昏、头胀、乏力、疲惫、失眠、情绪低落、疑虑、焦急等。

（5）并发症　可表现变态反应如虹膜炎、关节炎、神经炎、肌炎、不育等。

2. 诊断　慢性细菌性前列腺炎的诊断依据有：①反复的尿路感染发作；②前列腺按摩液中持续有致病菌存在。但是，临床上常难以明确。

（1）直肠指检：前列腺呈饱满、增大、质软、轻度压痛。病程长者，前列腺缩小、变硬、不均匀，有小硬结。同时应用前列腺按摩获取前列腺液送检验。

（2）前列腺液检查：前列腺液白细胞>10 个/高倍视野，卵磷脂小体减少，可诊断为前列腺炎。

知识链接

分段尿及前列腺液培养检查

检查前充分饮水，取初尿 10ml（voided bladder one，VB_1），再排尿 200ml 后取中段尿 10ml（voided bladder two，VB_2）。尔后，作前列腺按摩，收集前列腺液，完毕后排尿 10ml（voided bladder three，VB_3），均送细菌培养及菌落计数。菌落计数 $VB_3>VB_1$ 10 倍可诊断为细菌性前列腺炎。若 VB_1 及 VB_2 细菌培养阴性，VB_3 和前列腺液细菌培养阳性，即可确定诊断。此检查方法即 Meares-Stemey 的“四杯法”。

（3）B 超显示前列腺组织结构界限不清、混乱，可提示前列腺炎。膀胱镜检查可见后尿道、精阜充血、肿胀。

3. 治疗　治疗效果往往不理想。首选红霉素、复方磺胺甲噁唑、多西环素（强力霉素）等较强穿透力的抗菌药物。目前应用于临床的药物还有喹诺酮类、头孢菌素类等，亦可联合用药或交替用药，以防止耐药性。

综合治疗可采用：

（1）热水坐浴及理疗（如离子透入）可减轻局部炎症，促进吸收。

（2）前列腺按摩，每周 1 次，以引流炎性分泌物。

（3）忌酒及辛辣食物，避免长时间骑、坐，有规律的性生活。

（4）中医治疗，应用活血化瘀和清热解毒药物。

（二）慢性非细菌性前列腺炎

大多数慢性前列腺炎属此类，对此病的致病原未有统一意见。由其他微生物，如沙眼衣原体、支原体、滴虫、真菌、病毒等所致。发病可能与性生活无规律、勃起而不射精、性交中断或长途骑车、长时间坐位工作致盆腔及前列腺充血等有关。过量饮酒及辛辣食物常可加重前列腺炎症状。

1. 临床表现　类似慢性细菌性前列腺炎，所不同是没有反复尿路感染发作。体检与临床表现不一定相符。直肠指检前列腺稍饱满，质较软，有轻度压痛。前列腺液内白细胞>10个/高倍视野，但多次细菌涂片及培养都找不到细菌。用特殊的检测方法有时可获得关于衣原体、支原体的佐证。

临床上具有慢性前列腺炎的症状，尤其是盆腔、会阴部疼痛明显，而前列腺液检查正常，培养无细菌生长，称为前列腺痛。

2. 治疗　致病菌为衣原体、支原体则可用米诺环素、多西环素及碱性药物。其他可用红霉素、甲硝唑等。α-受体阻滞剂可以解痉、改善症状。此外，每日1次热水坐浴；每周1次前列腺按摩以及去除易造成盆腔、前列腺充血的因素，往往也可有良好的疗效。

（符逢春）

复习思考题

1. 急性肾小球肾炎的主要临床表现有哪些？
2. 高血压肾损害与慢性肾小球肾炎如何鉴别诊断？
3. 慢性肾小球肾炎的治疗原则与主要的治疗措施是什么？
4. 急性肾盂肾炎与膀胱炎各有什么特点？
5. 急性肾损伤高血钾的处理有什么？
6. 慢性肾衰竭的临床表现是什么？

第七篇　血液系统疾病

学习要点

缺铁性贫血、再生障碍性贫血、白血病、特发性血小板减少性紫癜的诊断、鉴别诊断和治疗原则；上述疾病的临床特征和治疗措施的异同点；上述疾病的病因和发病机制。

第一章　贫血

第一节　概　　述

贫血是指人体外周血细胞容积量减少，低于正常范围下限，不能运输足够的氧至组织而产生的综合征。由于红细胞容积测定较复杂，临床上常以血红蛋白(Hb)浓度来代替。我国血液病学家认为在我国海平面地区，成年男性 Hb 低于 120g/L，成年女性(非妊娠)Hb 低于 110g/L，孕妇 Hb 低于 100g/L，一般可认为贫血。

需要注意的是，高原地区居民的血红蛋白正常值较海平面居民为高；在血液被稀释或浓缩时都会影响 Hb，应防止误诊或漏诊。贫血在临床中比较常见，然而它不是一种独立疾病，而是各系统许多不同性质疾病的临床表现之一，一旦发现贫血，必须首先查明其发生原因。

（一）分类

1. 按贫血程度分类　根据血红蛋白的量和临床表现，贫血可分为四个等级：

(1) 轻度贫血：Hb 低于正常范围最低限但大于 90g/L，临床症状轻微。

(2) 中度贫血：Hb 为 60～90g/L，体力劳动后感到心慌、气短。

(3) 重度贫血：Hb 为 30～59g/L，卧床休息时也感到心慌、气短。

(4) 极重度贫血：Hb 小于 30g/L，常合并贫血性心脏病。

2. 按红细胞形态分类　主要是根据红细胞平均容积(MCV)、红细胞平均血红蛋白浓度(MCHC)，贫血可分为四类：

(1) 大细胞性贫血：MCV>100fl，MCHC 32%～35%。见于巨幼细胞贫血、伴网织红细胞大量增生的溶血性贫血、骨髓增生异常综合征、肝疾病。

(2) 正常细胞性贫血：MCV 80～100fl，MCHC 32%～35%。见于再生障碍性贫血、纯红细胞再生障碍性贫血、溶血性贫血、骨髓病性贫血、急性失血性贫血。

(3) 小细胞低色素性贫血：MCV<80fl，MCHC<32%。见于缺铁性贫血、铁粒幼细胞性贫血，珠蛋白生成障碍性贫血。

3. 按病因和发病机制分类

（1）红细胞生成减少性贫血

1）造血干祖细胞异常所致贫血：见于①再生障碍性贫血；②纯红细胞再生障碍性贫血；③先天性红细胞生成异常性贫血；④造血系统恶性克隆性疾病。

2）造血微环境异常所致贫血：见于①骨髓基质和基质细胞受损所致贫血；②造血调节因子水平异常所致贫血。

3）造血原料缺乏：造血原料是指造血细胞所必需的物质，如维生素 B_{12}、叶酸、蛋白质及微量元素（铁、铜、锌）等，任何一种原料缺乏都可能导致红细胞生成减少。见于：①巨幼红细胞性贫血；②缺铁性贫血。

（2）红细胞破坏过多性贫血

1）红细胞内在缺陷：①膜缺陷：遗传性球形红细胞增多症、阵发性睡眠性血红蛋白尿；②酶缺陷：葡萄糖-6-磷酸脱氢酶缺乏；③异常血红蛋白病：地中海贫血。

2）红细胞外在因素：①免疫因素：新生儿溶血、血型不合输血、自身免疫性溶血；②血管因素：血管炎、人工心脏瓣膜；③生物因素：毒蛇咬伤、疟疾、黑热病；④理化因素：大面积烧伤、血浆渗透压改变、苯及亚硝酸盐中毒。

（3）失血性贫血

根据失血速度分为急性和慢性。根据失血病因分为出凝血性疾病（如血友病）和非出凝血性疾病（如消化性溃疡）。慢性失血性贫血常合并缺铁性贫血。

（二）临床表现

贫血的病因，血液携氧能力下降的程度，血容量下降的程度，发生贫血的速度和血液、循环、呼吸等系统的代偿和耐受能力均会影响贫血的临床表现。

1. 一般表现　因肌肉缺氧所致全身软弱无力、疲乏、困倦，为最常见和最早出现的症状。

2. 皮肤黏膜　苍白是贫血时皮肤、黏膜的主要表现，受毛细血管的分布和血管舒缩状态等因素影响，以口唇、睑结合膜、手掌大小鱼际及甲床的颜色比较可靠。粗糙、缺少光泽甚至形成溃疡是皮肤、黏膜的另一种表现，可能与贫血的原发病有关。皮肤、黏膜黄染是溶血性贫血的表现。

3. 神经系统　由于大脑缺氧，头晕、头痛、耳鸣、眼花、失眠、多梦、注意力不集中、嗜睡等均为常见症状。晕厥甚至神志模糊可出现于严重贫血或发生急骤者，特别是老年患者。小儿贫血时可哭闹不安、躁动甚至影响智力发育。

4. 循环系统　心悸为最突出的症状之一。在心尖部或肺动脉瓣区可听到柔和的收缩期杂音，重者可听到舒张期杂音。严重贫血或原来有冠心病者，可引起心绞痛、心脏扩大、心律失常和心力衰竭。

5. 呼吸系统　轻度贫血，由于机体有一定的适应和代偿能力，轻微活动不增加呼吸次数，重度活动时呼吸增快；重度贫血时，即使安静休息也会有气促甚至端坐呼吸。

6. 消化系统　贫血时消化腺分泌减少甚至消化腺萎缩，导致食欲减退、腹胀、恶心、大便规律和性状改变等。缺铁性贫血可有吞咽异物感和异食癖，巨幼细胞贫血或恶性贫血可引起舌炎、牛肉舌等。

7. 泌尿生殖内分泌系统　贫血严重者，肾脏缺氧可有轻度蛋白尿及尿浓缩功能减低。长期贫血影响性激素的分泌，可使患者性欲减退，女性中常有闭经或月经过多等。急性溶血性贫血可发生游离血红蛋白堵塞肾小管，进而引起少尿、无尿、急性肾衰。

（三）实验室检查

1. 血液检查 Hb及RBC是确定贫血的可靠指标。根据Hb、RBC和HCT计算出MCV及MCHC有助于贫血的形态分类。外周血涂片检查可观察红细胞、白细胞及血小板数量及形态方面的改变，有无异常细胞及疟原虫等，可对贫血的性质、类型提供诊断线索。

2. 网织红细胞计数 网织红细胞计数可以帮助了解红细胞的增生情况以及作为判断缺铁性贫血疗效的早期指标，在贫血患者中应作为常规检查。正常成人的网织红细胞在外周血占0.5%～1.5%。网织红细胞增多常见于大出血后、缺铁性贫血的有效治疗后或溶血性贫血。网织红细胞减少常见于再生障碍性贫血。

3. 骨髓检查 任何不明原因的贫血都应作骨髓穿刺检查，必要时还应作骨髓活检。

4. 其他检查 根据患者的不同情况进一步进行血液生化检查、尿常规、大便隐血及寄生虫卵检查、免疫学、影像学以及分子生物学检查等。

（四）诊断

首先了解贫血发生的时间、速度、程度、并发症等，其次查明病因，只有明确病因，才能进行合理治疗。诊断步骤可分为三步：

1. 详细询问现病史 了解有无疲倦、乏力、头痛、晕厥、心悸、呼吸困难；有无出血史、呕血、黑便、酱油色尿；在妇女中有无月经过多、妊娠、生育（或流产）和哺乳情况；有无营养缺乏或偏食情况；工种和生活环境中有无与化学毒物或放射物质接触；起病前有无服用能引起贫血的药物；有无提示有慢性炎症、感染、肾病、肝病、恶性肿瘤、内分泌功能紊乱等疾病的症状；家族中有无地中海贫血、遗传性球形红细胞增多症等遗传性疾病患者。

2. 体格检查 除全面检查外，须注意有无皮肤、黏膜苍白，黄疸，紫癜或淤斑，淋巴结、肝、脾肿大，骨骼压痛，心脏扩大、杂音等。反甲和舌炎出现于严重的缺铁性贫血；舌乳头萎缩出现于维生素B_{12}缺乏。

3. 实验室检查 为确定是否贫血首先检查RBC、Hb、HCT。为进一步找出病因还应做骨髓检查、网织红细胞计数、MCV、MCH、MCHC以及血液生化检查，其他如尿常规、大便隐血及寄生虫卵、免疫学、影像学以及分子生物学等检查。

（五）治疗

1. 病因治疗 消除病因是治疗贫血的首要措施。原发病比贫血本身的危害严重得多，其治疗也比贫血更为重要。在病因诊断未明确时，不应乱投药物，增加诊断上的困难。

2. 支持治疗 加强营养，给予富含蛋白质和维生素饮食，注意休息，保持精神愉快。

3. 对症治疗 重症贫血或合并心肺功能不全患者应输红细胞，纠正贫血，改善缺氧状态；急性大量失血时，应尽快补充血容量；合并出血、感染者及时止血和抗感染治疗。

4. 药物治疗 常用治疗贫血的药物有铁剂、维生素B_{12}、叶酸、雄激素、糖皮质激素和免疫抑制剂，必须严格掌握各种药物的适应证，切忌滥用补血药。

5. 脾切除 脾功能亢进引起的贫血在脾切除后，症状迅速减轻，且能巩固疗效。但应有足够证据表示脾脏破坏更多的红细胞，否则不应轻率地进行手术。

6. 造血干细胞移植 主要用于急性再生障碍性贫血，如果移植成功，可能获得治愈。

第二节 缺铁性贫血

缺铁性贫血（iron deficient anemia，IDA）是指体内可用来制造血红蛋白的贮存铁缺乏，血红蛋白合成减少而引起的一种小细胞低色素性贫血。缺铁性贫血是临床上最常见的贫血，广泛地存在于世界各地，在经济不发达地区和钩虫病流行地区发病率最高。尤其多见于育龄期妇女（特别是孕妇）和婴幼儿。

（一）铁的代谢

铁是制造血红蛋白的原料，正常成人体内含铁量为3～5g，随年龄、性别、体重等而略有差异，成年男性50～55mg/kg，女性约为35～40mg/kg。

1. 铁的分布　体内铁分布有两种状态，其一是功能状态铁，包括血红蛋白铁（占体内铁67%）、肌红蛋白铁（占体内铁15%）、转铁蛋白铁（占体内铁0.12%）、含铁酶（占体内铁0.2%）；其二是贮存铁，以铁蛋白或含铁血黄素的形式贮存于肝、脾、骨髓等单核巨噬细胞系统中，随时供应血红蛋白的合成，占体内铁16%～21%。

2. 铁的来源和吸收　正常成人每天造血约需20～25mg铁，主要来自衰老的红细胞释放的铁和从食物中摄取铁，每天从食物中摄取铁1～1.5mg（孕、乳妇2～4mg）即可维持体内铁平衡。铁的吸收部位在十二指肠及空肠上段。含铁量较丰富的食物有海带、紫菜、木耳、香菇、动物肝脏、瘦肉、动物血、豆类等。谷类和大多数水果、蔬菜中含铁量较低，乳类含铁量极低。动物食物中的铁约20%能被吸收，植物食物铁吸收率仅1%。动物食物中肌红蛋白或血红蛋白中的血红素能以完整的分子直接被肠道吸收。植物中的铁需先在胃及十二指肠内转变成游离的二价铁后方能被吸收。胃液中盐酸能防止铁离子变成不溶于水的铁复合物，有利于铁吸收。维生素C和许多还原剂能使高铁还原成亚铁，帮助铁吸收。茶叶、咖啡和蛋黄会使铁的溶解度下降，吸收减少。

3. 铁的运转　血浆铁有来自小肠吸收的外源铁和衰老红细胞释放的内源铁。血浆铁要先经铜蓝蛋白氧化为高价铁后，与转铁蛋白结合后被输送至各组织，主要是转运到骨髓内的幼红细胞参与血红蛋白的合成。能与血浆铁结合的β_1球蛋白总量为总铁结合力。正常情况下转铁蛋白仅以总量的1/3与铁结合，称为血清铁。2/3的转铁蛋白尚未与铁结合但有潜在的结合力者，称为未饱和的铁结合力。血清铁饱和度是指总铁结合力中血清铁所占百分比。

4. 铁的贮存　体内多余的铁以铁蛋白或含铁血黄素的形式贮存于肝、脾、骨髓等器官的单核-巨噬细胞系统中，当机体需要铁增加或者排铁过多时，可以由贮存铁给予补充。临床上常用铁蛋白测定来衡量铁的贮存量。

5. 铁的排泄　人体每天铁的排泄量极微，一般不超过1mg，月经期妇女每日约2mg。主要是通过肠黏膜脱落的细胞随粪便排出，少量通过尿液、汗液、乳汁排出。在正常情况下，铁的吸收和排泄保持平衡状态。

（二）病因和发病机制

1. 病因

（1）铁的需要量增加而摄入不足：婴幼儿、青少年、月经过多、妊娠期或哺乳期的妇女，铁的需要量增多，如果食物中含铁量不足或偏食则易发生IDA。

（2）铁的吸收障碍：胃大部分切除术后，胃酸分泌不足且食物迅速进入空肠，食物中的铁没有经过十二指肠吸收，使铁吸收量减少。此外，长期腹泻、慢性肠炎等均可以引起IDA。

（3）铁丢失过多：慢性失血是缺铁性贫血最重要的原因。尤以消化道出血或妇女月经过多为主，常见疾病有消化性溃疡、胃癌、消化道息肉、钩虫病、食道和胃底静脉曲张破裂出血、痔出血、子宫肌瘤、功能性子宫出血，其他见于肺结核、肺癌、支气管扩张症引起的长期咯血等。

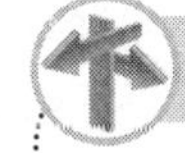

知识链接

铁缺乏症的三个阶段

铁缺乏症包括以下3个阶段，即储铁缺乏、缺铁性红细胞生成及缺铁性贫血，三者总称铁缺乏症。

2. 发病机制

（1）红细胞内缺铁：临床上分三个阶段。

1）贮存铁缺乏期：是缺铁初期，血清铁蛋白<12μg/L，骨髓含铁血黄素和铁粒幼细胞减少，血红蛋白和血清铁正常。

2）缺铁性红细胞生成期：贮存铁耗尽，血清铁蛋白和血清铁下降，总铁结合力增高，转铁蛋白饱和度下降，骨髓含铁血黄素和铁粒幼细胞缺乏，血红蛋白无明显减少。

3）缺铁性贫血期：血红蛋白明显减少，呈小细胞低色素性贫血。

（2）组织缺铁：含铁酶活性降低，许多组织细胞代谢和机能发生紊乱，导致患者精神、行为异常，儿童神经和智力发育损害，体力、免疫功能下降。组织学发现，上消化道迅速增殖的细胞对缺铁特别敏感，舌、食管、胃和小肠黏膜萎缩。颊黏膜变薄和上皮角化，咽喉黏膜萎缩，产生缺铁性吞咽困难。

（三）临床表现

1. 贫血表现　缺铁性贫血的发生较为缓慢，患者常能较好地适应，早期可无症状或症状轻。常见乏力、易倦、头昏、头痛、耳鸣、心悸、气促等，伴皮肤黏膜苍白、心率增快等。

2. 组织缺铁表现　精神行为异常，如烦躁、易怒、注意力不集中、反应迟滞和异食癖；体力和耐力下降；易感染；儿童生长发育迟缓、智力低下；口角炎、舌炎、舌乳头萎缩、缺铁性吞咽困难；皮肤干燥、角化和萎缩；毛发易折与脱落；指（趾）甲缺乏光泽、脆薄易裂、反甲（匙状指）。

3. 缺铁原发病表现　如消化性溃疡、肿瘤或痔疮导致的黑便、血便或腹痛不适，肠道寄生虫感染导致的腹痛或大便性状改变，妇女月经过多，肿瘤性疾病的消瘦，血管内溶血的血红蛋白尿等。

（四）实验室检查

1. 血象　呈小细胞低色素性贫血。MCV<80fl，平均红细胞血红蛋白量（MCH）<27pg，MCHC<32%。血涂片可见红细胞体积小，中央淡染区扩大。网织红细胞计数、白细胞和血小板计数大多正常。

2. 骨髓象　增生活跃或明显活跃；以红系增生为主，红系中以中、晚幼红细胞比例增多，粒系细胞和巨核细胞数量和形态均正常。用普鲁士蓝染色可见骨髓含铁血黄素（细胞外铁）减少，铁粒幼细胞（细胞内铁）减少，这是诊断早期缺铁的可靠依据。

3. 铁代谢检查

（1）血清铁及转铁蛋白饱和度测定：血清铁降低<8.95μmol/L；总铁结合力增高>64.44μmol/L，转铁蛋白饱和度低于15%。

（2）铁蛋白测定：缺铁时血清铁蛋白低于12μg/L（正常男性15～200μg/L，女性12～150μg/L）。血清铁蛋白是体内储存铁的一种形式，缺铁时首先减少的是贮存铁，继之血清铁才减少，所以血清铁蛋白是诊断缺铁性贫血最敏感、最可靠的指标。

4. 红细胞游离原卟啉(FEP)测定 FEP的增高表示血红素的合成有障碍。缺铁或铁利用障碍(如慢性疾病)时,FEP都会增高,全血FEP>0.9μmol/L。

(五) 诊断与鉴别诊断

1. 诊断要点

(1) 有导致缺铁的病因和临床表现。

(2) 小细胞低血色素性贫血:男性Hb<120g/L,女性Hb<110g/L,孕妇Hb<100g/L;MCV<80fl,MCH<27pg,MCHC<32%。

(3) 有缺铁的依据:血清铁蛋白<12μg/L;血清铁<8.95μmol/L、总铁结合力>64.44μmol/L、转铁蛋白饱和度<15%。

(4) 骨髓增生活跃,铁染色显示细胞内、外铁减少。

(5) 铁剂治疗有效。

2. 鉴别诊断

(1) 铁粒幼细胞性贫血:是由于幼红细胞线粒体内酶的缺乏,铁利用不良,不能合成血红素,因而有血红蛋白合成障碍,所以也有低色素性贫血,但无缺铁表现,血清铁蛋白增高,骨髓内含铁血黄素和铁粒幼细胞都明显增多,并出现特殊的环形铁粒幼细胞,有诊断意义。

(2) 地中海贫血:是由于构成血红蛋白的珠蛋白肽链合成异常所致,有家族史,有慢性溶血表现,为不同程度的小细胞低色素性贫血,血片中见较多靶形细胞,血清铁、骨髓含铁血黄素和铁粒幼细胞都明显增多,血红蛋白电泳异常。

(3) 慢性病性贫血:慢性炎症、感染或肿瘤引起的铁代谢异常性贫血。血清铁也是低的,但血清总铁结合力不增高反而降低,由于贮存铁增多,骨髓含铁血黄素明显增多,血清铁蛋白增多。一般可查出明确的感染灶或有肿瘤病史。

(六) 治疗

尽可能除去引起缺铁性贫血的原因,补充足够量的铁以供机体合成血红蛋白,补充体内铁的贮存量至正常水平。

1. 病因治疗 病因治疗对改善症状及防止复发,从而达到彻底治愈有重要意义。应积极治疗各种慢性失血性疾病;青少年和妇女要注意合理的膳食结构;寄生虫感染需要驱虫治疗等。

2. 铁剂治疗

(1) 口服铁剂:缺铁性贫血治疗首选口服铁剂。

1) 常用药物:包括有机铁和无机铁两类,①无机铁:硫酸亚铁0.3g,每日3次;②有机铁:富马酸亚铁0.2g,每日3次;琥珀酸亚铁0.1g,每日3次;多糖铁复合物150mg,每日2次。

2) 口服铁剂注意事项:①从小剂量开始,逐渐加至常规剂量,进餐时或饭后服,可以减少胃肠道刺激;②避免同时服用钙剂、四环素、碱性药、牛奶、咖啡及茶水等以免抑制铁剂的吸收;③为增加铁剂吸收可同时服用维生素C等。

3) 疗效观察:服药3天后患者自觉症状有所好转,网织红细胞计数开始升高,5~10天达到高峰,2周以后又降至正常范围内。血红蛋白于治疗2周后才逐渐上升,约2个月左右完全恢复正常。血红蛋白完全恢复正常后,小剂量铁剂治疗仍继续4~6个月,待血清铁蛋白恢复正常后停药,以补足体内铁贮存量。

4) 如果口服铁剂不能使贫血减轻,须考虑下列可能:①患者未按医嘱服药;②所患贫血可能不是缺铁性的,考虑诊断有误;③出血未得到纠正,失血量超过了新生成的量;④同时还有炎症、感染、恶性肿瘤等疾病干扰了骨髓对铁的利用;⑤有腹泻或肠蠕动过速,影响了铁的吸收。

(2)注射铁剂:若口服铁剂不能耐受或吸收障碍,可用右旋糖酐铁肌注。给铁的总剂量应准确计算,以免引起急性铁中毒。计算方法:注射铁的总需量(mg)=(需达到的血红蛋白浓度-患者的血红蛋白量浓度)×0.33×患者体重(kg)。首次给药量为50mg,如无不良反应,第二日可增至100mg,如仍无不良反应,以后每日100mg,直至总剂量给完。给药途径是深部肌内注射。右旋醣酐铁易发生注射局部疼痛,头痛、发热、荨麻疹等,甚至导致过敏性休克,用药过程中注意观察。

(七)预后

单纯营养不良者,易恢复正常。继发于其他疾病者,取决于原发病能否根治。

(八)预防

对婴幼儿及时添加富含铁的食品,如蛋类、肝等;对青少年纠正偏食,定期查、治寄生虫感染;对孕妇、哺乳期妇女可补充铁剂;对月经期妇女应防治月经过多。做好肿瘤和慢性出血性疾病的人群防治。

第三节 再生障碍性贫血

再生障碍性贫血(aplastic anemia,AA,简称再障)通常指原发性骨髓造血功能衰竭综合征,病因不明。主要表现为骨髓造血功能低下,全血细胞减少和贫血、出血、感染。免疫抑制剂治疗有效。

AA是一种比较常见的造血系统疾病,发病率在欧美为(4.7~13.7)/100万人口,日本为(14.7~24.0)/100万人口,我国为7.4/100万人口。可发生于各年龄段,男女发病率无明显差别。

(一)病因和发病机制

1. 病因 约半数以上找不到明显的病因,称为原发性再障;能查明原因者称为继发性再障,其发病与下列因素有关。

(1)化学因素

1)药物:一类是与药物剂量有关,剂量过大时任何人均能发生再障,如氮芥、环磷酰胺、巯嘌呤、白消安等抗肿瘤药物;另一类是与个人敏感性有关而与药物剂量无关,如氯霉素、保泰松、磺胺类等药物,其中氯霉素是药物引起再障最多见的病因。

2)化学毒物:长期接触苯、染发剂可引起骨髓抑制,长期与苯接触比一次大剂量接触的危险性更大。

(2)物理因素:骨髓是对放射线最敏感的组织。各种电离辐射如X线、放射性同位素等,由电离辐射诱发的骨髓衰竭呈剂量依赖性,全身照射1~1.5Gy,即可引起骨髓增生不良,抑制骨髓造血。

(3)生物因素:目前已知多种病毒与再障的发生有关,如肝炎病毒、EB病毒、巨细胞病毒等。各种严重感染也可能影响骨髓造血。

2. 发病机制 关于再障的发病机制现在仍不完全明了,目前有以下几种学说值得关注。

(1)造血干祖细胞缺陷(种子学说):包括量和质的异常。骨髓产生血细胞取决于有足够数量且机能正常的造血干细胞，干细胞必须能反复自我增殖更新以保持其恒定数量，同时又能向粒、红、巨核细胞各系列分化，从而不断形成大量成熟血细胞。再障患者骨髓造血干细胞体外培养显示，定向祖细胞减少，体外对造血生长因子反应差，免疫抑制治疗后造血恢复不完整，许多再障患者骨髓造血干细胞移植成功，提示骨髓的缺陷能够通过植入正常骨髓干细胞而矫正。因此，造血干细胞缺陷是再障发生的主要机制。

（2）造血微环境异常（土壤学说）：多能干细胞在特定的微环境条件下增殖更新。再障患者骨髓活检除发现造血干细胞减少，还有骨髓"脂肪化"、静脉窦壁水肿、毛细血管坏死，骨髓基质细胞体外培养生长情况差，基质细胞分泌的各种造血调控因子不同于正常人。

（3）免疫异常（虫子学说）：近年来的研究认为，再障患者T细胞功能异常，T细胞分泌的造血负调控因子明显增多，使造血干祖细胞增殖及分化受损；T细胞亚群失衡，细胞毒性T细胞直接杀伤造血干细胞，骨髓造血功能衰竭。多数患者使用免疫抑制剂治疗有效。

有人将造血干细胞，造血微环境和免疫反应之间的关系，比喻为"种子""土壤"和"虫子"之间的关系，可能还要加"肥料"，这几种成份中，可能任一成分缺陷都会导致再障的发生。

（二）临床表现

再障的主要临床表现为进行性贫血，出血及感染，其轻重与血细胞减少的程度及发展的速度有关。国内将再障分为急性型与慢性型，国外分为重型与非重型。

1. 重型再障　起病急，进展快，病情重，少数可由非重型AA进展而来。

（1）贫血：发病初期苍白、乏力、头昏、心悸和气短等贫血症状较轻但呈进行性加重。

（2）感染：多数患者有发热，体温常在39℃以上。以呼吸道感染最常见，其次有消化道、泌尿生殖道及皮肤、黏膜感染等。感染菌种以革兰氏阴性杆菌、金黄色葡萄球菌和真菌为主，常合并败血症。

（3）出血：皮肤可有出血点或大片淤斑，口腔黏膜有血泡，有鼻出血、牙龈出血、眼结膜出血等。深部脏器出血时可见呕血、咯血、便血、血尿、阴道出血、眼底出血和颅内出血，后者常危及患者的生命。

2. 非重型再障　起病和进展缓慢，贫血、感染和出血的程度较重型轻，也较易控制。久治无效者可发生颅内出血。

（三）实验室检查

1. 血象　全血细胞减少

2. 骨髓象

（1）重型再障：骨髓穿刺物中骨髓小粒很少，脂肪滴增多；骨髓有核细胞显著减少，粒系、红系及巨核细胞均明显减少或缺如。淋巴细胞、浆细胞、嗜碱性粒细胞等非造血细胞相对增多。

（2）非重型再障：骨髓增生不良部位，其骨髓象与重型相似或稍轻，但如抽取灶性增生部位的骨髓，则细胞数量的减少不一定明显，甚至幼红细胞可增多，但巨核细胞多缺如。

3. 骨髓活检　骨髓组织增生低下，红髓常被黄髓代替，而呈黄白色，是由于骨髓中脂肪细胞等非造血细胞增多而造血细胞显著减少，黄髓中可见有接近正常的增生灶，并有较多网状纤维，有时可见骨髓间质水肿和出血。

4. 发病机制检查　$CD4^+$细胞：$CD8^+$细胞比值减低，$Th_1:Th_2$型细胞比值增高，$CD8^+T$抑制细胞、$CD25^+T$细胞和$\gamma\delta TCR^+T$细胞比例增高，血清IFN-γ、TNF水平增高；骨髓细胞染色体核型正常，骨髓铁染色示贮铁增多，中性粒细胞碱性磷酸酶染色强阳性；溶血检查均阴性。

（四）诊断与鉴别诊断

1. 诊断

（1）AA 的诊断标准：①全血细胞减少，网织红细胞百分数<0.01，淋巴细胞比例增高；②一般无肝、脾肿大；③骨髓多部位增生减低，造血细胞减少，非造血细胞比例增高，骨髓小粒空虚。有条件者做骨髓活检，可见造血组织均匀减少；④除外引起全血细胞减少的其他疾病；⑤一般抗贫血治疗无效。

（2）AA 分型诊断标准

1）重型再障：发病急、贫血呈进行性加重、严重感染和出血。血象具备下述三项中两项：①网织红细胞绝对值$<15\times10^9/L$；②中性粒细胞$<0.5\times10^9/L$；③血小板$<20\times10^9/L$。骨髓增生广泛重度减低。

2）非重型再障：指达不到重型再障诊断标准的 AA。

2. 鉴别诊断

（1）急性白血病：白细胞减少和低增生性 AL 早期肝、脾、淋巴结不肿大，外周两系或三系血细胞减少，易与 AA 混淆。仔细观察血象及多部位骨髓，可发现原始粒、单、或原始淋巴细胞明显增多，如能发现白血病的融合基因对鉴别帮助更大。

（2）阵发性睡眠性血红蛋白尿：典型患者有血红蛋白尿发作，易鉴别。不典型者无血红蛋白尿发作，全血细胞减少，骨髓可增生减低，易误诊为 AA。但对其随访检查，终能发现酸溶血试验、蛇毒因子溶血试验或微量补体溶血敏感试验阳性。流式细胞仪检测骨髓或外周血细胞膜上的 CD55、CD59 表达明显下降。

（五）治疗

1. 支持治疗

（1）保护措施：注意个人和周围环境的清洁卫生，加强皮肤、口腔、会阴部清洁护理。各种注射、穿刺均应严格遵守无菌操作技术。重型再障需要保护性隔离。加强营养，避免外伤和剧烈运动。给予必要的心理护理。避免与可能引起骨髓损害的物质接触，禁用一切对骨髓抑制作用的药物。

（2）对症治疗

1）纠正贫血：输血是纠正贫血的一个重要措施，但不应滥用，以防止过多输血引起同种免疫输血反应。通常认为血红蛋白低于 60g/L，且患者对贫血耐受较差时，可输注红细胞。

2）控制感染：首先应及时采用经验性、大剂量广谱抗生素治疗，同时采集可疑感染部位的分泌物或血、尿、粪作细菌培养和药敏感试验，再根据药敏感试验结果更换有效的抗生素。长期广谱抗生素治疗可诱发真菌感染和肠道菌群失调，真菌感染可用两性霉素 B 等抗真菌药物。

3）控制出血：给予常规止血药，如酚磺乙胺、氨基乙酸等。输浓缩血小板对血小板减少引起的严重出血有效。当血小板输注无效时，可输 HLA 配型相配的血小板。肝脏疾病如有凝血因子缺乏时应予纠正。

4）护肝治疗：AA 常合并肝功能损害，应酌情选用护肝药物。

2. 针对发病机制的治疗

（1）免疫抑制剂治疗：能抑制 T 细胞，使其产生的造血负调控因子减少，解除对造血细胞的抑制和破坏，进而改善造血功能。

1）抗淋巴/胸腺细胞球蛋白(ALG/ATG)：用于重型再障。马 ALG10～15mg/(kg·天)连用5天或兔 ATG3～5mg/(kg·天)，连用5天；用药前需做过敏试验，严格控制输注速度，用药过程中用糖皮质激素防治过敏反应和血清病；可与环孢素组成强化免疫抑制方案。

2）环孢素：是一种T细胞功能调节药。用量为6mg/(kg·天)，疗程一般长于一年。用药期间注意定期检查肝、肾功能，消化道反应等，调整用药剂量和疗程。

3）其他：CD3单克隆抗体、环磷酰胺、甲泼尼龙、麦考酚吗乙酯等治疗重型再障。

（2）促造血治疗

1）雄激素：①司坦唑醇2mg，每日3次口服；②十一酸睾酮40～80mg，每日3次口服；③达那唑0.2g，每日3次口服；④丙酸睾酮100mg/天，肌注。应视药物的作用效果和不良反应，如男性化、肝功能损害等调整疗程及剂量。

2）造血生长因子：特别适用于重型再障。常用制剂有：①重组人粒系集落刺激因子5μg/(kg·d)，皮下注射，每日1次；②重组人红细胞生成素50～100U/(kg·d)，皮下注射，每周3次，根据血红蛋白的检查结果调整剂量。

（3）造血干细胞移植：对40岁以下、无感染及其他并发症、有合适供体的重型再障患者，可考虑造血干细胞移植。

知识链接

造血干细胞的来源及采集途径

造血干细胞的来源及采集途径有以下类型：异基因骨髓移植；同基因骨髓移植；外周血干细胞移植；脐带血移植。

（六）预后

治疗得当，非重型再障患者可缓解甚至治愈，仅少数发展为重型再障。重型再障发病急、病情重、以往病死率极高，大于90%以上；近10年来，造血生长因子的应用及干细胞移植使重型再障预后明显改善，但是仍约1/3患者死于感染和出血。

（七）预防

防止滥用对造血系统有损害的药物，特别是氯霉素、保泰松等，必须使用时，加强观察血象，及时采取适当措施。长期接触苯及其衍生物、放射线的人员，应严格执行劳动防护措施，严格遵守操作规程，防止有害的化学和放射性物质污染周围环境。

第二章 白血病 

知识链接

白血病的来源

1847 年德国病理学家鲁道夫·魏尔啸首次识别了白血病。白血病的病源是由于细胞内脱氧核糖核酸的变异形成的骨髓中造血组织的不正常工作。

白血病(leukemia)是一类造血干细胞的恶性克隆性疾病,因白血病细胞自我更新增强,增殖失控,分化障碍、凋亡受阻,而停滞在细胞发育的不同阶段。在骨髓和其他造血组织中,白血病细胞大量增生累积,使正常造血受抑制并浸润其他器官和组织。

(一) 发病情况

白血病是儿童和青年中最常见的恶性肿瘤。我国白血病发病率约为 3～4/10 万。在恶性肿瘤所致的死亡率中,居男性第 6 位和女性第 8 位;儿童及 35 岁以下成人中居第 1 位。

我国各类型白血病的发病情况:急性白血病(AL)比慢性白血病(CL)多见(约 5.5∶1),其中急性髓细胞白血病(简称急粒白血病或急粒,acute myeloid leukemia,AML)最多(1.62/10 万),其次为急性淋巴细胞白血病(简称急淋白血病或急淋,acute lymphoblastic leukemia,ALL)(0.69/10 万),慢性髓细胞白血病(简称慢粒白血病或慢粒,chronic myeloid leukemia,CML)(0.39/10 万),慢性淋巴细胞白血病(简称慢淋白血病或慢淋,chronic lymphoblastic leukemia,CLL)少见(0.05/10 万)。男性发病率略高于女性(1.81∶1)。

(二) 病因和发病机制

1. 病因　白血病的病因至今仍未完全明了,可能与下列因素有关。

(1) 生物因素:主要是病毒和免疫功能异常。成人 T 细胞白血病/淋巴瘤(ATL)可由人类 T 淋巴细胞病毒 I 型所致。病毒感染机体后,作为内源性病毒整合并潜伏在宿主细胞内,一旦在某些理化因素作用下,即被激活表达而诱发白血病;或作为外源性病毒由外界以横向方式传播感染,直接致病。部分免疫功能异常者,如某些自身免疫性疾病患者白血病危险度会增加。

(2) 化学因素:一些化学物质有致白血病的作用。如接触苯及其衍生物的人群白血病发生率高于一般人群。氯霉素、保泰松等诱发白血病的报告也可见到,但还缺乏统计资料。某些抗肿瘤的细胞毒药物如氮芥、环磷酰胺等,都公认有致白血病的作用。

(3) 物理因素:有确实证据可以肯定各种电离辐射可引起人类白血病。白血病的发生取决于人体吸收辐射的剂量,整个身体或部分躯体受到中等剂量或大剂量辐射后都可诱发白血病。日本广岛、长崎爆炸原子弹后,受严重辐射地区白血病的发病率是未受辐射地区的 17～30 倍。放射线工作者,经常接触放射线物质者白血病发病率明显增加。接受放射线诊断和治疗可导致白血病发生率增加。

(4) 遗传因素:家族性白血病约占白血病 7‰。单卵孪生子,如果一个人发生白血病,另一个人的发病率为1/5，比双卵孪生者高12倍。

（5）其他血液病：某些血液病最终可能发展为急性白血病，如骨髓增生异常综合征、阵发性睡眠性血红蛋白尿、淋巴瘤、多发性骨髓瘤等。

2. 发病机制　至今尚未完全阐明，可能是多种致病因素引起某些基因发生突变，导致白血病细胞株的形成，在免疫功能有缺陷时不能及时清除变异细胞，致白血病细胞株不断增殖而最终发病。

（三）分类

1. 根据白血病细胞的成熟程度和自然病程分类

（1）急性白血病（AL）：细胞分化停滞在较早阶段，多为原始细胞及早期幼稚细胞为主，疾病发展迅速，病程数月。

（2）慢性白血病（CL）：细胞分化停滞在较晚的阶段，多为成熟幼稚细胞和成熟细胞为主，发展缓慢，病程数年。

2. 根据主要受累的细胞系列分类

（1）AL分类：ALL和AML。

（2）CL分类：CML和CLL。

（3）少见类型的白血病：毛细胞白血病、幼淋巴细胞白血病等。

第一节　急性白血病

AL是造血干细胞的恶性克隆性疾病，发病时骨髓中异常的原始细胞及幼稚细胞（白血病细胞）大量增殖并抑制正常造血，广泛浸润肝、脾、淋巴结等各种脏器。表现为贫血、出血、感染和浸润等征象。

（一）分类

AL的分类方法有形态学、免疫学、细胞遗传学分类。国际上常用的是FAB（法、美、英）协作组修订的急性白血病分类诊断标准，将AL分AML及ALL两大类。

1. AML共分为8型

（1）M_0（急性髓细胞白血病微分化型）：骨髓中原始细胞>30%，核仁明显，无嗜天青颗粒及Auer小体，光镜下髓过氧化酶（MPO）及苏丹黑B阳性细胞<3%；在电镜下，MPO阳性。从形态学上无法归类，故称M_0型。

（2）M_1（急性粒细胞白血病未分化型）：原粒细胞（Ⅰ型+Ⅱ型，原粒细胞浆中无颗粒为Ⅰ型，出现少数颗粒为Ⅱ型）占骨髓非红系有核细胞的90%以上，其中至少3%以上细胞为MPO阳性。

（3）M_2（急性粒细胞白血病部分分化型）：原粒细胞（Ⅰ型+Ⅱ型）在非红系有核细胞中占30%～89%，单核细胞<20%，其他粒细胞>10%。

（4）M_3（急性早幼粒细胞白血病）：骨髓中以颗粒增多的早幼粒细胞为主，此类细胞在非红系有核细胞中>30%。

（5）M_4（急性粒-单核细胞白血病）：骨髓中原始细胞占非红系有核细胞的30%以上，各阶段粒细胞占30%～80%，各阶段单核细胞>20%。

（6）M_5（急性单核细胞白血病）：骨髓非红系有核细胞中原单核、幼单核及单核细胞≥80%。

(7) M_6(红白血病,EL):骨髓中幼红细胞≥50%,非红系有核细胞中原始细胞(Ⅰ型+Ⅱ型)≥30%。

(8) M_7(急性巨核细胞白血病):骨髓中原始巨核细胞≥30%,血小板抗原阳性,血小板过氧化酶阳性。

2. ALL 共分为 3 型

(1) L_1型:原始和幼淋巴细胞以小细胞(直径≤12μm)为主。

(2) L_2型:原始和幼淋巴细胞以大细胞(直径>12μm)为主。

(3) L_3型:原始和幼淋巴细胞以大细胞为主,大小较一致,细胞内有明显空泡,胞浆嗜碱性,染色深。

(二) 临床表现

多数患者起病急,进展快。有以突然高热,类似"感冒"为首发症状,也有些以严重出血为首发症状。少数患者起病较缓,表现为进行性贫血、低热。

1. 正常骨髓造血功能受抑制表现

(1) 贫血:部分患者因起病急,病程短,可无贫血表现。半数患者就诊时已有重度贫血,呈进行性发展。

(2) 发热:50%患者以发热为最早表现。热型不定,可呈低热,亦可高达 39～40℃以上。白血病本身可以发热,但高热多为继发感染引起。感染可发生在各个部位,口腔炎、牙龈炎、咽炎最常见;肺部感染、肛周炎、肛旁脓肿亦常见,严重时可致败血症。最常见致病菌为革兰氏阴性杆菌,如肺炎克雷伯杆菌、铜绿假单胞菌、大肠杆菌、产气杆菌等;革兰氏阳性球菌的发病率有所上升,如金黄色葡萄球菌、表皮葡萄球菌、粪链球菌等。长期应用抗生素者,可出现真菌感染,如念珠菌、曲霉菌、隐球菌等。因伴免疫功能缺陷,可有病毒感染,如带状疱疹病毒、单纯疱疹病毒感染等。

(3) 出血:以出血为早期表现者近 40%。出血可发生在全身各个部位,以皮肤瘀点、瘀斑、牙龈出血、鼻出血、月经过多为常见。严重者可有内脏出血,如咯血、呕血、便血和尿血等。颅内出血最为严重,多突然出现剧烈头痛、呕吐、昏迷、瞳孔不等大,成为 AL 主要死亡原因。出血主要原因是大量白血病细胞在血管中淤滞及浸润、血小板减少、凝血异常及感染等。

2. 白血病细胞增殖浸润的表现

(1) 肝、脾和淋巴结肿大:AL 患者肝、脾肿大一般为轻至中度,CML 急性病变患者可见巨脾。

(2) 骨骼和关节:常有胸骨下段局部压痛,关节、骨骼疼痛。发生骨髓坏死时,可以引起骨骼剧痛。

(3) 眼部:粒细胞白血病形成的粒细胞肉瘤或绿色瘤常累积骨膜,以眼眶部位最常见,可引起眼球突出、复视或失明。

(4) 口腔和皮肤:由于白血病细胞浸润可使牙龈增生、肿胀;皮肤可出现蓝灰色丘疹,局部皮肤隆起、变硬,呈紫蓝色结节。

(5) 中枢神经系统白血病:表现为头痛、头晕,呕吐、颈项强直,甚至抽搐、昏迷,侵犯脑神经时出现视力障碍、面瘫,可发生在急性白血病各个时期,但最常发生在化疗缓解期,临床上尤其以 ALL 最常见。由于化疗药物难以通过血脑屏障,隐藏在中枢神经系统的白血病细胞不能有效地被杀灭,因而引起。

(6) 睾丸:睾丸受浸润,出现无痛性肿大,多为一侧性,另一侧虽无肿大,但活检时往往也有白血病细胞浸润。睾丸白血病多见于 ALL 化疗缓解后的幼儿或青年,是白血病髓外复发的根源。

(三) 实验室检查

1. 血象　大多数患者白细胞增多,若白细胞总数>10×10^9/L 称为白细胞增多性白血病;少数患者白细胞总数<1.0×10^9/L 称白细胞不增多性白血病;白细胞增多者血片上可见数量不等的原始和幼稚细胞,白细胞不增多者很难找到原始细胞。患者有不同程度的正细胞性贫血,约 50% 患者血小板低于 60×10^9/L,晚期血小板往往极度减少。

2. 骨髓象　是诊断 AL 的主要依据和必做检查。FAB 协会组提出原始细胞≥骨髓有核细胞(ANC)的 30% 为 AL 的诊断标准,WHO 分类将骨髓原始细胞≥20% 定为 AL 的诊断标准。多数病例骨髓象有核细胞显著增生,以原始细胞为主,而成熟中间阶段细胞缺如,并残留少量成熟粒细胞,形成所谓"裂孔"现象。在原始和幼稚红细胞原始细胞≥50% 时,若非红系有核细胞(NEC)中原始细胞≥30%,即可诊断为 EL,不管这些原始细胞在 ANC 中是否有>30%。少数骨髓增生低下但原始细胞仍占 30% 以上者称为低增生性 AL。Auer 小体仅见于 AML,有独立诊断意义。

3. 细胞化学　白血病原始细胞形态学难以区分,可借助细胞化学检查(表 7-2-1)。

表 7-2-1　常见 AL 的细胞化学鉴别

	急淋白血病	急粒白血病	急单白血病
过氧化物酶(MPO)	(-)	分化差的原始细胞 (-)~(+) 分化好的原始细胞 (+)~(+++)	(-)~(+)
糖原染色(PAS)	(+)成块或颗粒状	(-)或(+),弥漫性淡红色	(-)~(+),弥漫性淡红色或颗粒状
非特异性酯酶(NEC)	(-)	(-)或(+),NaF 抑制<50%	(+),NaF 抑制≥50%
中性粒细胞碱性磷酸酶(NAP)	增加	减少或(-)	正常或增加

4. 免疫学检查　各种单克隆抗体问世,为白血病免疫学分型奠定了基础,提高了白血病诊断的准确性。根据白血病细胞免疫学标志,不仅可将 ALL 与 AML 区别,而且还可将急性 T 淋巴细胞和急性 B 淋巴细胞性白血病加以分别。

5. 染色体和基因检查　白血病常伴有特异的染色体和基因改变。应用高分辨染色体分带技术,约 80%~85% 白血病可检查出染色体异常,有助于诊断分型。

6. 生化检查

(1) 溶菌酶:白细胞中的单核系细胞和粒系细胞是溶菌酶唯一来源,血浆或血清中的溶菌酶是从白细胞崩解而来。急单和急粒单白血病显著升高,急粒可正常也可升高,而急淋则常低于正常。故测定溶菌酶有利于鉴别白血病类型。

(2) 尿酸:由于体内大量细胞的新生及死亡,嘌呤和嘧啶代谢异常,尿酸产生明显增多,大量尿酸经肾脏排出,导致急性肾衰竭。

(3) 电解质及酸碱平衡:白血病在治疗前以及治疗过程中常有低钠、低氯、低钙、高血钾或低血钾和代谢性酸中毒。

出现中枢神经系统白血病时,脑脊液压力增高,白细胞数增多,蛋白质增多。而糖定量减少。涂片中可找到白血病细胞。

(四) 诊断和鉴别诊断

1. 诊断

根据临床表现、血象和骨髓象特点,大部分病例可作出正确诊断。根据细胞形态、细胞化学、免疫学、染色体等技术,对急性白血病作出分型诊断,以便选择适当治疗方案。

2. 鉴别诊断

(1) 骨髓增生异常综合征:该病的 RAEB 及 RAEB-t 型除病态造血外,外周血中有原始和幼稚细胞,全血细胞减少和染色体异常,易与白血病相混淆。但骨髓中原始细胞小于 20%。WHO 分类法已将 RAEB-t(原始细胞 20% ~30%)划为 AL。

(2) 某些感染性引起的白细胞异常:如传染性单核细胞增多症,血象中出现异形淋巴细胞,但形态与原始细胞不同,血清中嗜异性抗体效价逐步上升,病程短,可自愈。百日咳、传染性淋巴细胞增多症、风疹等病毒感染时,血象中淋巴细胞增多,但淋巴细胞形态正常,病程良性。骨髓原幼细胞不增多。

(五) 治疗

白血病确诊后,每一例患者在年龄、性别、体质、白血病类型、血液学特征、细胞遗传学和分子生物学特征、细胞动力学及体内药物代谢周期等方面都千差万别,应按照患方的意愿、经济能力,设计和选择最佳的治疗方案。

急性白血病治疗包括两个重要环节:①改善患者一般状况,防治并发症,为抗白血病治疗创造条件;②大量杀灭白血病细胞,促进正常造血功能的恢复,使患者能长期存活,最终达到治愈目的。

1. 一般治疗

(1) 紧急处理高白细胞血症:当循环血液中白细胞数>100×10^9/L 称为高白细胞血症,>200×10^9/L 可发生“白细胞淤滞”,表现为呼吸困难、低氧血症、反应迟钝、言语不清、颅内出血等,是患者早期死亡的常见原因之一。高白细胞血症还可增加髓外白血病的发病率和复发率。处理措施有:①使用血细胞分离机,单采清除过高的白细胞(M_3型不首选);②同时给以化疗。

(2) 防治感染:白血病患者常伴有粒细胞减少,特别在化疗、放疗期间出现的粒细胞缺乏持续相当长时间。因而在化疗过程中必须强调无菌操作,有条件时患者应安置在无菌层流病房进行治疗。加强口咽、鼻腔、皮肤及肛门周围的清洁卫生。化疗前局灶性感染要予根除。在化疗同时可服用肠道不吸收的抗生素,以净化肠道细菌。接触患者和进行操作时,医护人员都要勤洗手,加强无菌概念。

在病原菌及感染部位尚未明确前,可试以抗生素经验治疗,待细菌培养和药敏试验报告后,再行调整治疗方案。

(3) 成分输血支持:严重贫血可吸氧、输浓缩红细胞维持 Hb>80g/L,但白细胞淤滞时,不宜急输红细胞以免进一步增加血黏度。如果因血小板计数过低而引起出血,需输注单采血小板悬液。在输血时,为防止异体免疫反应所致的无效输注和发热反应,可以采用白细胞滤器去除成分血中的白细胞。为预防输血相关移植物抗宿主病,须在输注前将含细胞成分的血液照射 25～30Gy,以灭活其中的淋巴细胞。

(4) 防治高尿酸血症肾病:由于白血病细胞大量破坏,特别在化疗时更甚,血清和尿中尿酸浓度增高,积聚在肾小管,引起阻塞而发生高尿酸血症肾病。应鼓励患者多饮水,给予碳酸氢钠碱化尿液,抑制尿酸生成用别嘌醇 100mg/次,每日 3 次口服。当患者出现少尿和无尿时,应按急性肾衰竭处理。

(5) 维持营养:白血病系严重消耗性疾病,特别是化疗、放疗的副作用引起患者消化道功能紊乱。应注意补充营养,维持水、电解质平衡,给患者高蛋白、高热量、易消化食物,必要时静脉补充营养。

2. 化学治疗　化疗是治疗白血病的重要手段。应用化疗药物尽快杀灭白血病细胞,使病情得到完全缓解。所谓完全缓解,即白血病的症状和体征消失,血象和骨髓象基本正常,血片中一般找不到白血病细胞,骨髓中原始粒细胞(原单+幼单或原淋+幼淋)≤5%,无 Aure 小体,无髓外白血病。

(1) 化疗原则

1) 联合用药:作用于细胞周期不同阶段的药物联合应用,以增强相互协同作用,最大程度地杀灭白血病细胞。

2) 早期用药:剂量要足,争取 1～2 疗程达到完全缓解。

3) 顺序用药:同样药物、同一剂量按不同顺序应用时,疗效和毒性各不相同,因此要注意化疗方案中的用药顺序。

4) 间歇用药:白血病细胞增殖周期约 5 天左右,所以化疗一个疗程须持续 7～10 天,每一个疗程结束后,间歇 1～2 周再进行下一个疗程。间歇的目的是使正常造血恢复,使处于休止期的白血病细胞进入增殖周期,有利于下一个疗程化疗药物的杀灭。休止期白血病细胞常是复发的根源。

5) 阶段用药:整个化疗过程分为诱导缓解和缓解后治疗两个阶段。诱导缓解的目的是通过化疗使白血病细胞被大量杀灭,机体正常造血恢复,达到完全缓解;缓解后治疗的目的是继续采用巩固、强化或维持化疗,轮换或交替使用不同的化疗方案,进一步消灭残留的白血病细胞,防止复发,延长缓解期和无病成活期,争取彻底缓解。

6) 个体化用药:根据白血病细胞生物学特性和白血病分型以及患者的年龄、性别、体质和对化疗药物的耐受性等实际情况灵活选用化疗方案。

(2) 常用化疗药物

1) 细胞周期非特异性药物:此类药物对增殖周期内、外的细胞均起到杀伤作用,其特点是作用快、杀伤力强、杀伤效应与剂量成正比。主要有环磷酰胺、柔红霉素、阿霉素、米托蒽醌等。

2) 细胞周期特异性药物:此类药物,只杀伤增殖周期某一时相的细胞,有高度选择性和特异性。由于只对增殖期细胞敏感,发挥作用慢,为时间依赖性药物。随给药时间延长而疗效增加。主要有阿糖胞苷、甲氨蝶呤、羟基脲、巯嘌呤、高三尖杉酯碱等。

(3) ALL 化疗方法

1) 诱导缓解治疗:长春新碱(VCR)和泼尼松(P)组成的 VP 方案是急淋诱导缓解的基本方案。①VP 方案:VCR 1～2mg,每周第 1 天静脉注射,P40～60mg/天,分 3 次口服,连用 2～3 周,完全缓解率儿童 80%～90%,成人 50%;②VLP 方案:在 VP 方案上加左旋门冬酰胺酶(L)6000U/(m^2·d),每日一次静脉滴注共 10 天;③VDP 方案:在 VP 方案上加柔红霉素(D)40mg/(m^2·d),每周第1~2天静脉注射;④VDLP方案:以上四种药联合,可使成人缓解率达70%以上,能提高患者长期无病生存时间,VDLP方案是目前大多数急性淋巴细胞性白血病采用的诱导方案。

2）缓解后治疗:急性淋巴细胞性白血病缓解后的巩固治疗方案目前尚无统一意见,可用原诱导缓解方案2~4疗程,或多种药物交替序贯应用。甲氨蝶呤和巯嘌呤联合是普遍采用的有效维持治疗方案,也可用依托泊苷、阿糖胞苷等。在巩固强化阶段,应积极进行中枢神经系统白血病的预防性治疗,鞘内注射甲氨蝶呤10mg,每周1次,至少6次。急性淋巴细胞性白血病巩固维持治疗需3年左右或更长时间。

（4）AML化疗方法

1）诱导缓解治疗:①DA方案:柔红霉素(D)30mg/(m^2·d),第1~3天,静脉注射,阿糖胞苷(A)100~150mg/(m^2·d),第1~7天,静脉滴注;②HA方案:高三尖杉酯碱(H)2~4mg/(m^2·d)和阿糖胞苷100~150mg/(m^2·d),均为每日1次静脉滴注,连用7天;③HOAP方案:在HA方案上加长春新碱第1天静脉注射,泼尼松口服连用7天;④M_3患者用全反式维A酸45~100mg/天,分3次口服。该药能诱导早幼粒细胞凋亡并使其分化为正常成熟的粒细胞。使M_3缓解率达85%。缓解后宜与化疗联合或交替巩固治疗,可显著提高无病生存期。⑤对维A酸无效或难治性M_3患者,可用三氧化二砷治疗,10mg/天静脉滴注,4周一个疗程。M_3的PML/RARa融合基因可能是三氧化二砷作用的“靶分子”之一,该药通过诱导白血病细胞凋亡达到缓解目的。

2）缓解后治疗:原则是早期用强烈的巩固、强化治疗,以缩短治疗时间。方法有:①用原诱导缓解方案巩固治疗4~6疗程;②以中等剂量的阿糖胞苷为主的强化治疗,阿糖胞苷可与柔红霉素、米托蒽醌、安吖啶任一药物联合应用;③以依托泊苷、米托蒽醌等新药组成联合方案。每1~2个月化疗1次,约1年左右。

（5）特殊病例化疗方法

1）难治、复发性白血病:有下列之一者为难治:①经标准方案化疗两个疗程未获完全缓解的初治病例;②第一次完全缓解后6个月内复发;③6个月以上复发,对标准化疗无效者;④两次以上复发者。有下列之一者为复发:①完全缓解后骨髓中原始细胞又>5%,但<20%,经有效治疗一个疗程仍未缓解者;②骨髓中原始细胞>20%;③髓外出现白血病细胞膜浸润者。治疗可用中剂量阿糖胞苷配合二线药物之一种,如米托蒽醌、依托泊苷、安吖啶、阿克拉霉素等,5~7天为一个疗程。取得完全缓解后,争取尽早作骨髓移植。白血病治疗失败的重要原因之一是多耐药,可使用一些药物使白血病细胞耐药逆转,如钙拮抗剂、环胞素、双嘧达莫、VitE、VitK、中药川芎嗪等。

2）中枢神经系统白血病的防治:①预防:通常在缓解后鞘内注射甲氨蝶呤10mg加地塞米松5mg,每周2次共3周。对ALL尤为重要;②治疗:确诊为中枢神经系统白血病时立即鞘内注射甲氨蝶呤和地塞米松,每周2次,同时并用头颅放射线照射,直至脑脊液恢复正常,然后改用每6~8周注射1次,随全身化疗结束而停用。如甲氨蝶呤不能耐受或疗效欠佳,也可改用阿糖胞苷25mg鞘内注射。

3）老年白血病:近年发病率有上升趋势,以急AML为常见。由于老年人组织器官衰退,对化疗耐受差,治疗应个体化,常规化疗方案的剂量应减少。过度虚弱无法接受联合化疗者,宜用小剂量阿糖胞苷静滴长期治疗,直至缓解。

3. 造血干细胞移植

近年来，造血干细胞移植治疗白血病已成为普遍采用的治疗手段，这种方法对于提高白血病的长期无病生存率、降低复发率有重要意义。临床研究表明，高危型白血病造血干细胞移植的疗效优于化疗。目前，临床开展新的干细胞移植技术，如 $CD34^{+}$ 分选的造血干细胞移植、HLA 配型不相合的造血干细胞移植、非清髓性造血干细胞移植等，为更多的白血病患者带来治愈的希望。

（六）预后

急性白血病若不经特殊治疗，平均生存期为 3 个月左右，短者甚至在诊断数天后即死亡。近年来由于治疗的进步，预后大为改观。儿童 ALL 完全缓解率达 97% ~100%，5 年无病生存率为 50% ~75%，成人 ALL 完全缓解率 80% 左右，5 年无病生存率为 50%。AML 完全缓解率为 70% ~85%，5 年无病生存率为 35% ~50%，部分患者获得治愈。影响预后因素主要为白血病的生物学特性的差别，如细胞类型、细胞数量、细胞遗传学及免疫学的不同。其次与患者的年龄、体质等有关。

（七）预防

保持个人卫生，增强体质，提高抗病力，预防病毒感染。长期接触苯及其衍生物、X 线、γ 射线的人员，应严格执行劳动防护措施，严格遵守操作规程，防止有害物质污染周围环境。防止滥用乙双吗啉、氯霉素、保泰松等药物，必须使用时，加强观察血象，及时采取适当措施。

第二节　慢性白血病

慢性白血病（CL），分为慢性髓细胞性白血病（CML）和慢性淋巴细胞白血病（CLL），分别简称慢粒和慢淋。主要表现是以淋巴结肿大为主，常伴有肝脾肿大，贫血及出血等症状，少数患者还伴有皮肤损害。本病中老年人居多，偶见青年，男性多于女性。

一、慢性髓细胞白血病

CML 是一种能发生在多能造血干细胞的恶性骨髓增生性疾病，主要涉及髓系。外周血粒细胞显著增多并有不成熟性，大量白血病细胞浸润引起脾脏明显肿大，病程发展缓慢，临床可分为三期：慢性期、加速期和最终急变期。

（一）临床表现

CML 在各年龄组均可发病，以中年人最多见，中位发病年龄为 53 岁，男性多于女性。起病缓慢，早期常无自觉症状。患者可因健康检查或因其他疾病就医时才发现血象异常或脾肿大而被确诊。

1. 慢性期（CP）　一般持续 1 ~4 年，患者有乏力、低热、多汗或盗汗、体重减轻等症状；脾大为最显著体征；部分患者有胸骨中下段压痛；当白细胞显著增高时，可有眼底充血及出血；白细胞极度增高时可发生“白细胞淤滞症”。

2. 加速期（AP）　有发热、虚弱、进行性体重下降、骨骼疼痛，逐渐出现贫血和出血，脾持续或进行性肿大。对原来治疗有效的药物无效，AP 可维持几个月到数年。

3. 急变期（BP/BC）　为 CML 的终末期，临床与 AL 类似。多数急粒变，少数为急淋变或急单变，偶有巨核细胞及红细胞等类型的急性变。急性变预后极差，往往在数月内死亡。

（二）实验室检查

1. 慢性期

（1）血象：白细胞总数显著增高，常超过20×10^9/L以上，可达100×10^9/L以上。血片中的中性细胞增多，原始细胞<10%，嗜酸、嗜碱性粒细胞常增高，有助于诊断。血小板、红细胞早期正常，晚期减少。

（2）骨髓象：骨髓增生明显活跃或极度活跃，粒：红比例增高，原始细胞<10%，嗜酸、嗜碱性粒细胞增多。红细胞相对减少。巨核细胞正常或增多，晚期减少。偶见Gaucher样细胞。

（3）细胞遗传学及分子生物学改变：约95%以上的CML细胞中出现Ph染色体。

（4）生化检查：血清及尿中尿酸浓度增高，血清乳酸脱氢酶增高。

2. 加速期 外周血或骨髓原始细胞≥10%，外周血嗜碱性粒细胞>20%，不明原因的血小板进行性减少或增加；出现Ph染色体以外的其他染色体；骨髓活检显示胶原纤维增生。

3. 急变期 外周血中原粒+早幼粒细胞>30%，骨髓中原始细胞或原淋+幼淋或原单+幼单>20%，原粒+早幼粒细胞>50%，出现髓外原始细胞浸润。

（三）诊断和鉴别诊断

1. 诊断 凡有不明原因的持续性白细胞数增高，根据典型的血象、骨髓象改变、脾肿大、Ph染色体阳性可做出诊断。对于临床上符合CML诊断条件而Ph染色体阴性者，应进一步作BCR/ABL融合基因检测。

2. 鉴别诊断

（1）其他原因引起的脾大：血吸虫病、慢性疟疾、黑热病、肝硬化、脾功能亢进等均有脾大。但各病均有原发病的临床特点，血象及骨髓象无CML的改变，Ph染色体及BCR-ABL融合基因阴性等。

（2）类白血病反应：常并发于严重感染、恶性肿瘤等基础疾病，并有相应原发病的临床表现。白细胞可到50×10^9/L，粒细胞胞浆中常有中毒颗粒和空泡，嗜酸性粒细胞和嗜碱性粒细胞不增多，NAP反应阳性，Ph染色体及BCR/ABL融合基因阴性。原发病控制后，白细胞恢复正常。

（四）治疗

CML治疗应着重于慢性期早期，避免疾病转化，力争细胞遗传学和分子生物学水平的缓解，一旦进入加速期或急变期则预后很差。

1. 细胞淤滞症紧急处理 采用血细胞分离机，单采除去大量白细胞。需并用羟基脲和别嘌醇。

2. 化学治疗

（1）羟基脲：为首选化疗药物。是细胞周期特异性抑制DNA合成的药物，起效快，但持续时间较短，用药后2～3天白细胞就迅速下降，停药后又很快回升。常用剂量为3g/天，分两次口服，待白细胞减至20×10^9/L左右时，剂量减半。降至10×10^9/L时，改为小剂量(0.5～1g/天)维持治疗。不良反应较白消安少。

（2）白消安：是一种烷化剂，作用于早期祖细胞，起效慢，但作用时间长。初始剂量为4～6mg/天，口服。当白细胞降至20×10^9/L时宜暂停药，待稳定后改小剂量(0.5～2mg/天)，使白细胞保持在$(7\sim10)\times10^9$/L。用药过量往往造成严重的骨髓抑制，且恢复较慢。个别患者即使剂量不大也可出现骨髓抑制，应提高警惕。长期用药可出现皮肤色素沉着，类似慢性肾上腺皮质功能减退的表现，精液缺乏及停经，肺纤维化等，现已少用。

（3）其他药物：上述药物无效时可考虑使用Ara-C、高三尖杉酯碱、环磷酰胺、砷剂等。

3. 干扰素-α(IFN-α)　剂量为300～500万U/(m^2·天),皮下或肌内注射,每周3～7次,持续用数月至数年不等。IFN-α具有抗细胞增殖作用,对Ph阳性细胞的抑制是缓慢的,故对白细胞过多者,宜在第1～2周并用羟基脲或小剂量阿糖胞苷。毒性反应有发热、寒战、流感样症状,食欲下降,肌肉及骨骼疼痛等。

4. 骨髓移植　同种异体骨髓造血干细胞移植是目前认为有希望治愈CML的方法。

(五) 预后

CML化疗后中位生存期约为39～47个月,5年生存率25%～50%,8年生存率8%～17%,个别可生存10～20年。

(六) 预防

同AL。

二、慢性淋巴细胞白血病

慢性淋巴细胞白血病(CLL)是一种单克隆性小淋巴细胞疾病。细胞以正常或高于正常的速率复制增殖,大量积聚在骨髓、血液、淋巴结和其他器官,最终导致正常造血功能衰竭的低度恶性疾病。

本病在我国、日本和东南亚国家发生率较低,而欧美发病率很高。

(一) 临床表现

1. 早期　起病隐匿,进展缓慢,肿瘤本身可引起疲倦、乏力、消瘦、食欲减退、低热等症状。由于免疫异常致免疫功能减退而发生各种感染,最常见的感染有呼吸道、皮肤、胃肠道、泌尿系统等,重者发生败血症。浅表淋巴结肿大常首先引起患者注意,随着病情的进展,可由小变大,由少增多,由局部至全身。多见于颈部、锁骨上、腋窝、腹股沟。肿大的淋巴结质地硬、无压痛、可移动。腹腔淋巴结肿大可引起腹痛,纵隔淋巴结肿大可引起咳嗽、声哑及呼吸困难等。50%～70%患者有轻至中度脾大,肝多为轻度肿大。

2. 晚期　骨髓造血功能受损,可出现贫血、血小板减少和粒细胞减少。由于免疫功能异常,部分患者出现自身免疫现象,如自身免疫性溶血、免疫性血小板减少性紫癜等。

(二) 实验室检查

1. 血象　持续淋巴细胞增多。白细胞>$10×10^9$/L,淋巴细胞占50%以上,绝对值≥$5×10^9$/L。大多数患者有白血病细胞,形态与成熟小淋巴细胞相同,胞浆少,胞核染色质呈凝块状;少数患者有淋巴细胞形态异常,胞体较大,不成熟,胞核有深切迹;偶可见原始淋巴细胞。随病情发展,血小板减少,贫血逐渐明显。

2. 骨髓象　有核细胞增生明显活跃或极度活跃,淋巴细胞显著增多,占40%以上,以成熟淋巴细胞为主,原始淋巴细胞一般不超过1%～2%。红系、粒系和巨核系均减少,伴有溶血时,幼红细胞可代偿增生。

3. 免疫学检查　淋巴细胞具有单克隆性。源于B细胞者,其轻链只有κ或λ链中的一种。抗人球蛋白试验阳性见于20%的病例,8%的患者出现自身免疫性溶血性贫血。

4. 染色体检查　常规显带1/3～1/2的患者有克隆性核型异常。由于CLL白血病细胞有丝分裂相较少,染色体异常检出率低,间期荧光原位杂交技术能明显提高异常检出率,80%的患者有染色体异常。

5. 基因突变　50%～60%的CLL发生免疫球蛋白重链可变区(IgVH)基因体细胞突变,IgVH突变发生于经历了抗原选择的记忆B细胞,此类病例生存期长;无IgVH突变者预后较差。

(三) 诊断和鉴别诊断

1. 诊断要点 结合临床表现,外周血中持续性单克隆性淋巴细胞>5×10^9/L,骨髓中小淋巴细胞≥40%,及根据免疫学标志,可以作出诊断和分类。

2. 鉴别诊断

(1) 病毒感染引起的淋巴细胞增多:是多克隆和暂时性的,淋巴细胞数随感染控制恢复正常。

(2) 淋巴瘤:CLL 后期淋巴结结构消失,与小淋巴细胞性淋巴瘤不能区别。目前 WHO 分类已将两者视为同一种病。一般概念认为两者实际上是一种病的两个方面。肿瘤细胞侵犯血液和骨髓时即为 CLL,只侵犯淋巴结而血液和骨髓未受影响者即为小淋巴细胞型淋巴瘤。

(四) 治疗

CLL 恶性程度大多不高,随访结果表明早期化疗并不能延长患者生存期,应根据临床分期、症状和疾病活动情况决定治疗方案。早期患者无需治疗,定期复查即可。出现以下情况说明病情高度活动应开始化疗:①体重减少≥10%、极度疲劳、发热(38℃)>2 周、盗汗;②进行性脾肿大或脾区疼痛;③淋巴结进行性肿大或直径>10cm;④进行性淋巴细胞增生,2 个月内增加>50%,或倍增时间<6 个月;⑤激素治疗后,自身免疫性贫血或血小板减少反应差;⑥骨髓进行性衰竭,贫血或血小板减少出现或加重。

1. 化疗 最常使用的药为苯丁酸氮芥,总治疗反应率 50% ~60%。剂量为 4 ~8mg/(m^2·天)口服,连用 4 ~8 周,期间需每周检查血象,调整药物剂量,以防骨髓过度受抑制。间接用药总量 0.4 ~0.7mg/kg,1 天或分成 4 天口服,根据骨髓恢复情况,每 2 ~4 周为一循环。氟达拉滨被认为是目前最有效的治疗 CLL 的单剂药物,总反应率达 80%,剂量 25 ~30mg/(m^2·天)静脉滴注,连用 3 天为一个疗程,间隔 4 周,重复一次,一般用药 4 ~6 疗程。

2. 免疫治疗 阿来组单抗是人源化的鼠抗人 CD52 单克隆抗体,几乎全部 CLL 细胞表面均有 CD52 表达。p53 缺失者对烷化剂、嘌呤类药物及 CD20 单抗耐药。

3. 化学免疫治疗 完全缓解率和生存率高于单用免疫治疗。

4. 造血干细胞移植 在缓解期行自体干细胞治疗 CLL 效果优于传统治疗,在随访至 4 年时,50% 复发。

(五) 预后

病程长短不等,有的长达 10 年以上,短者不超过 2 ~3 年,死亡原因有免疫功能低下所致贫血、出血、感染等。

(六) 预防

同急性白血病。

第三章　特发性血小板减少性紫癜

特发性血小板减少性紫癜(idiopathic thrombocytopenic purpura,ITP)是一组免疫介导的血小板过度破坏所致的出血性疾病。以广泛皮肤黏膜及内脏出血、血小板减少、骨髓巨核细胞发育成熟障碍、血小板生存时间缩短及血小板膜糖蛋白特异性自身抗体出现等为特征。

根据患者的发病年龄、临床表现、血小板计数、病程长短及预后分为急性型和慢性型,前者好发于儿童,后者多见于成人。

(一) 病因和发病机制

ITP的病因未明,可能与下列因素有关:

1. 感染　细菌或病毒感染与ITP发病有密切关系:①急性ITP患者,在发病前2周左右常有上呼吸道感染史;②慢性ITP患者,常因感染而致病情加重。

2. 免疫因素　免疫因素的参与可能是ITP发病的重要原因:①正常人的血小板输入ITP患者体内,其生存期明显缩短(12～24小时),而ITP患者血小板在正常人血清或血浆中,存活时间正常(8～10日),提示患者血浆中可能存在破坏血小板的某种物质;②50%～70%以上的ITP患者血浆及血小板表面可检测到抗血小板膜糖蛋白特异性自身抗体。

3. 脾　是自身抗体产生的主要部位,也是血小板破坏的重要场所。

4. 其他因素　ITP女性多见,且多发于40岁以前,推测ITP发病可能与雌激素有关。现已发现,雌激素可能有抑制血小板生成和(或)增强单核-巨噬细胞系统对与抗体结合之血小板吞噬的作用。

(二) 临床表现

1. 急性型　半数以上发生于儿童。

(1) 起病方式:多数在发病前1～2周有感染史,以上呼吸道感染、尤其是病毒感染居多。起病急骤,部分患者可有畏寒、寒战、发热。

(2) 出血:

1) 皮肤、黏膜出血:全身皮肤呈淤点、淤斑、紫癜,严重时可有血泡及血肿形成,出血部位分布不均,以四肢为多。黏膜出血有鼻出血、牙龈出血、口腔黏膜及舌出血。损伤及注射部位可渗血不止或形成大小不等的淤斑。

2) 内脏出血:当血小板低于$20\times10^9/L$时,可有内脏出血,如呕血、咯血、便血、尿血、阴道出血等。颅内出血可致意识障碍、瘫痪及抽搐,是本病致死的主要原因。

3) 其他:出血量过大,范围过于广泛者,可出现失血性贫血,甚至失血性休克。

2. 慢性型　主要见于成人。

(1) 起病方式:起病隐匿,一般无前驱症状。

(2) 出血倾向:多为皮肤、黏膜出血,如淤点、淤斑及外伤后出血不止等,鼻出血、牙龈出血亦甚常见。严重内脏出血较少见,但月经过多甚常见,在部分患者可为唯一临床症状。部分患者病情可因感染等而骤然加重,出现广泛、严重内脏出血。

(3) 其他:长期月经过多者,可出现失血性贫血。部分病程长达数年者,可有轻度脾大。

（三）实验室检查

1. 血象　血小板计数明显减少，血小板平均体积偏大，出血时间延长，血块收缩不良。

2. 骨髓象　急性型骨髓巨核细胞数正常或增多，慢性型骨髓巨核细胞一般明显增多；巨核细胞发育成熟障碍；有血小板形成的巨核细胞显著减少；红系及粒、单核系正常。

3. 血小板生存时间　90%以上的患者血小板生存时间明显缩短。

4. 其他　可有程度不等的正常细胞和小细胞低色素性贫血。

（四）诊断和鉴别诊断

1. 诊断

（1）广泛出血累及皮肤、黏膜及内脏。

（2）多次检验血小板计数减少。

（3）脾不大。

（4）骨髓检查巨核细胞数增多或正常，有成熟障碍。

（5）泼尼松或脾切除治疗有效。

（6）排除其他继发性血小板减少症。

2. 鉴别诊断

（1）特发性血小板减少性紫癜急性型与慢性型的鉴别（表7-3-1）。

表7-3-1　特发性血小板减少性紫癜急性型与慢性型鉴别

区别点	急性型	慢性型
年龄	2～6岁	20～40岁
性别	无差异	男：女之比约为1：4
诱因	发病前1～3周有感染史	无
起病	急	缓慢
出血	皮肤黏膜出血严重，内脏出血常见	较轻，内脏出血少见
血小板计数	常$<20\times10^9/L$	$30\sim80\times10^9/L$
巨核细胞	正常或增多，幼稚型，体积小，无血小板形成	明显增多，体积正常，血小板形成减少
病程	2～6周，最长6个月	数月至数年
预后	80%以上自然缓解	常反复发作

（2）本病确诊需排除继发性血小板减少症，如再生障碍性贫血、白血病、系统性红斑狼疮、脾功能亢进症、溶血性贫血、药物性免疫性血小板减少等。上述疾病导致的血小板减少均有原发病的特点，结合实验室检查可资鉴别。本病与过敏性紫癜的鉴别，后者血小板计数正常。

（五）治疗

1. 一般治疗　加强护理，避免外伤，尤其是头部损伤。禁用阿司匹林等一切影响血小板聚集的药物，以免加重出血。积极预防控制感染，给大剂量维生素C以减少出血倾向，并行止血药物的应用及局部止血，出血严重者输新鲜血或血小板。

2. 糖皮质激素 一般情况下为首选治疗，近期有效率约为80%。

（1）作用机制：①减少自身抗体生成及减轻抗原抗体反应；②抑制单核-巨噬细胞系统对血小板的破坏；③改善毛细血管通透性；④刺激骨髓造血及血小板向外周血的释放。

（2）用药原则：早期、大量、短程。

（3）剂量与用法：常用泼尼松1mg/(kg·天)，分次或顿服，病情严重者用等效量甲泼尼龙或地塞米松滴注，好转后改口服。待血小板升至正常或接近正常后，逐步减量（每周减5mg），减至5～10mg/天，减药要特别慢，最后以这个量维持治疗，持续3～6个月。

3. 脾切除

（1）适应证：①正规糖皮质激素治疗无效，病程迁延3～6个月；②糖皮质激素疗效维持量大于30mg/天；③对糖皮质激素应用禁忌者；④^{51}Cr扫描脾区放射指数增高。

（2）禁忌证：①年龄小于2岁；②妊娠期；③因其他疾病不能耐受手术。

4. 免疫抑制剂 不宜作为首选。

（1）适应证：①糖皮质激素或脾切除疗效不佳者；②有使用糖皮质激素或切脾禁忌证；③与糖皮质激素合用以提高疗效及减少糖皮质激素的用量。

（2）常用药物：①长春新碱：为最常用者。除免疫抑制外，还可能有促进血小板生成及释放的作用。每次1mg，每周1次，静脉注射，4～6周一个疗程；②环磷酰胺：50～100mg/天口服，3～6周一个疗程，出现疗效后渐减量，维持4～6周，或400～600mg/天静脉注射，每3～4周1次；③硫唑嘌呤：100～200mg/天口服，3～6周一个疗程，随后以25～50mg/天，维持8～12周，可导致粒细胞缺乏，应注意；④环孢素：主要用于难治性ITP的治疗，250～500mg/天口服，3～6周一个疗程，维持量50～100mg/天，可持续半年以上。

5. 其他

（1）达那唑：是一种合成雄激素。主要作用与免疫调节及抗雌激素有关，可使抗体生成减少，血小板数上升。该药与糖皮质激素有协同作用。

（2）氨肽素：每日1g，分次口服，有报道期有效率可达40%。

（六）预后

急性型的病程短，有自愈趋势，约80%患者可以缓解。50%患者可在6周内恢复，其余的在半年内完全恢复，6%～20%可转为慢性，病死率为1%。慢性型有10%～20%可以自愈，多数病程较长，呈周期性发作。个别严重患者，血小板极度减少，常会出现颅内出血，也是本病致死的主要原因。

（七）预防

积极参加体育锻炼，增强体质，提高抗病力。尽可能避免使用能引起血小板减少的药物，如阿司匹林、利福平等。保持个人卫生，预防各种感染。

（赵 敏）

复习思考题

1. 缺铁性贫血的诊断标准？
2. 再生障碍性贫血的治疗方法？
3. 急性白血病的临床表现、血常规和骨髓象特点是什么？
4. 特发性血小板减少性紫癜与过敏性紫癜的鉴别要点是什么？

案例分析题

1. 患者李某，女性，25 岁，面色苍白、头晕、乏力 1 年，加重伴心慌 1 个月。1 年前因月经过多出现头晕、乏力，面色苍白，未诊治。近 1 个月上述症状加重，并伴心慌。无发热、咳嗽、腹痛、腹泻，无尿血、便血，无关节及骨痛等。查体：T 36.5℃，P 100 次/分，R 20 次/分，BP 90/60mmHg 贫血貌，巩膜不黄，皮肤黏膜无出血点，浅表淋巴结不大，心肺(-)，腹软无压痛，肝脾肋下未触及。实验室检查：查 Hb 75g/L，MCV 76fl，MCH 28pg，MCHC 30%，WBC 6.2×10^9/L，分类 N 71%，L 29%，PLT 210×10^9/L，尿常规(-)，大便隐血(-)，血清铁 50μg/dl，总铁结合力 420μg/dl。

（1）诊断及诊断依据？

（2）进一步检查？

（3）治疗原则？

2. 患者孙某，男，20 岁，因皮肤淤点、淤斑 10 天，伴发热、咽痛 5 天。10 天前无明显诱因出现头面部、躯干、四肢皮肤出血点，未引起注意。5 天前渐出现鼻出血、齿龈出血，同时发热，体温达 39.2℃，伴咽痛、咳嗽、咯少量白痰，无胸痛。在当地医院就诊，血常规：血红蛋白 92g/L，红细胞 3.11×10^{12}/L，血小板 2.98×10^9/L，白细胞 1.16×10^9/L。为进一步诊治来我院。查体：T 39.7℃ P 98 次/分 R 21 次/分 BP 100/70mmHg，神清，急性病容，贫血貌，全身皮肤淤点、淤斑，浅表淋巴结无肿大，结膜苍白，巩膜无黄染，咽部明显充血，颈软，气管居中，甲状腺不大，胸骨无压痛，双肺呼吸音粗，无干湿啰音，心界不大，心率 98 次/分，律齐，各瓣膜区未闻及病理性杂音。腹软，无压痛，肝脾未触及，双肾区无叩击痛，双下肢无水肿。血常规：白细胞 1.10×10^9/L，淋巴细胞 82%，中性粒细胞 13%，血红蛋白 88g/L，红细胞 3.02×10^{12}/L，MCV 82.2fl，MCH 30.2pg，MCHC 36%，血小板 2.95×10^9/L，网织红细胞 0.001，血细胞比容 0.216。

（1）最可能的诊断是什么？

（2）还需要做什么检查？

第八篇　内分泌、风湿及代谢性疾病

学习要点

甲状腺功能亢进症、糖尿病、类风湿关节炎的概念和临床表现诊断方法；甲状腺功能亢进症、糖尿病、类风湿关节炎的治疗原则、治疗方法、适应证和不良反应；甲状腺功能亢进症、糖尿病、类风湿关节炎的病因和发病机制、实验室及辅助检查、鉴别诊断；以上三大疾病的健康教育和预防；培养内分泌及代谢性疾病、风湿疾病的诊治技能。

第一章　甲状腺功能亢进症

甲状腺功能亢进症（简称甲亢）是指甲状腺腺体本身产生甲状腺激素过多而引起的甲状腺毒症。很多疾病可导致甲状腺毒症临床表现，其病因主要是弥漫性毒性甲状腺肿（Graves 病），本节重点介绍 Graves 病。Graves 病（GD）其基本概念是在遗传的基础上受不明原因诱发的原发于甲状腺的自身免疫性炎症过程，导致甲状腺滤泡细胞增生，甲状腺激素合成、分泌增加，临床表现主要为：①甲状腺毒症；②弥漫性甲状腺肿；③眼征；④胫前黏液性水肿。该病发病以青年女性为主，女性发病率是男性的 1～6 倍。在老年和小孩症状不典型。

一、病因及发病机制

目前公认本病的发生与自身免疫有关，属于器官特异性自身免疫病，甲状腺的自身免疫炎症导致甲状腺滤泡细胞增生肥大，甲状腺激素合成分泌增加。

甲亢患者体内存在多种抗甲状腺的抗体，主要有 TSH 受体抗体（TRAb）、甲状腺球蛋白抗体（TGAb）、甲状腺细胞微粒体抗体（TMAb）或甲状腺过氧化酶抗体（TPOAb）等。TRAb 存在刺激型（TSAb）和抑制型（TBAb）两种亚型，在 Graves 病和慢性淋巴细胞浸润性甲状腺炎（桥本病）均可检出。Graves 病以 TSAb 为主，与促甲状腺激素（TSH）作用相似，刺激甲状腺滤泡细胞的增生和甲状腺激素的合成，桥本病以 TBAb 为主，封闭 TSH 受体，阻断 TSH 作用于 TSHR。自身抗体的产生与自身免疫活度有关，不受垂体-甲状腺轴的影响，但是 Graves 病时由于 TSAb 的作用，甲状腺分泌大量的甲状腺激素，致使循环中甲状腺激素增高，抑制垂体产生 TSH。而桥本病时循环中甲状腺激素减少，甲状腺激素对垂体的抑制减弱，分泌 TSH 增加。两型抗体的比例可随 Graves 病的病程延长或治疗发生改变。

此外，遗传、感染、精神创伤和应激等可能参与了 Graves 病的发生和发展。

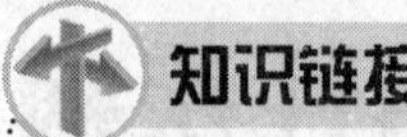

甲亢与糖尿病的关系

甲亢可以引起糖尿病,也可以和糖尿病同时存在。①甲亢引起糖尿病:甲状腺激素可以拮抗胰岛素的作用。甲亢时超生理的甲状腺激素含量拮抗胰岛素的作用更强,并且可以促进肠葡萄糖的吸收及糖原异生,因此引起血糖增高,导致糖尿病。这种糖尿病是由于甲亢引起,故称为继发性糖尿病。甲亢引起的糖尿病在甲亢病情控制后,不予降血糖药物治疗,血糖即可完全恢复正常。②甲亢和糖尿病并存:甲亢和糖尿病都和家族性遗传有关。这两种病的基因缺陷往往发生在同一对染色体上,因此可能会连锁在一起遗传给后代。临床上,两种病同时发生的病例并不少见。这种糖尿病属于原发性,在甲亢病情控制后,糖尿病依然存在,不予降血糖药物治疗,血糖不能降至正常。但是,甲亢可以加重糖尿病,使血糖进一步增高,故控制甲亢对减轻糖尿病也很重要。

二、临床表现

(一) 甲状腺毒症

1. 高代谢综合征 甲状腺激素分泌过多导致交感神经兴奋性增高和新陈代谢加速,患者常有疲乏无力、怕热多汗、皮肤潮湿、多食易饥、体重显著下降等。

2. 精神神经系统 表现为多言好动、焦躁易怒、紧张焦虑、失眠不安、记忆力减退、思想不集中,手和眼睑震颤。

3. 心血管系统 心悸气短、心动过速、第一心音亢进,脉压差增大。合并甲状腺功能亢进性心脏病时,出现心律失常、心脏增大和心力衰竭。

4. 消化系统 表现为稀便,重者会有肝大、肝功能异常,偶有黄疸。

5. 肌肉骨骼系统 主要是甲亢性周期性瘫痪。

6. 造血系统 周围血淋巴细胞比例增加,单核细胞增加,但是白细胞总数降低,可伴发血小板减少性紫癜。

7. 生殖系统 女性月经减少或经闭,男性阳痿。

(二) 甲状腺肿

大多数患者有程度不等的甲状腺肿大。甲状腺肿为弥漫性、对称性,质地不等,无压痛。甲状腺上下极可触及震颤,闻及血管杂音。

(三) 突眼

非浸润突眼表现为:轻度突眼、瞬目减少、眼裂增宽、抬头额纹消失、上睑迟落、惊恐眼神等。少数浸润性突眼患者表现为眼睑水肿、眼球突出(突眼度>18mm)常不对称,常伴有复视,严重者表现为眼胀、怕光、流泪、结膜充血、视力受损、角膜溃疡,重者出现全眼球炎和失明等。前者为良性突眼,与甲状腺功能亢进所致的神经兴奋性增高有关,后者为恶性突眼,与自身免疫有关。

三、实验室与辅助检查

(一) 甲状腺相关激素检查

包括总甲状腺素(TT_4)、总三碘甲状腺原氨酸(TT_3)、游离型 T_4(FT_4)、游离型 T_3(FT_3)和反映垂体-甲状腺轴张力的促甲状腺激素(TSH)。在甲亢初期和复发早期 TT_3上升较 TT_4快。故 TT_3,为早期治疗中疗效观察及停药后复发的敏感指标。FT_3 和 FT_4 直接反映甲状腺

功能状态，敏感性和特异性高。

（二）免疫学检查

常用TSAb、TGAb和TPOAb测定。

（三）影像学检查

1. 甲状腺^{131}碘摄取率（简称吸碘率）　甲状腺^{131}碘摄取率常受食物、含碘药物、抗甲状腺药物、ACTH、类固醇激素等药物的影响，测定前应当停用1～2个月。孕妇及哺乳妇女禁用该项检查。参考值：3小时及24小时分别为5%～25%和20%～45%，高峰出现在24小时，Graves病时3小时>25%，24小时>45%，且高峰前移。

2. 甲状腺摄^{99}锝或摄^{131}碘核素扫描（ECT）检查　Graves病时甲状腺摄^{99}锝ECT显示弥漫性摄锝增强。有助于与摄^{99}锝广泛稀疏性亚急性甲状腺炎、稀疏不均的慢性淋巴细胞浸润性甲状腺炎及表现为冷、凉、温、热结节性甲状腺疾病相鉴别。

3. CT和MRI　有助于甲状腺淋巴瘤和胸骨后甲状腺肿的诊断。

四、诊断及鉴别诊断

（一）诊断

诊断的程序是：第一步确定有无甲状腺毒症，即测定血清TSH和甲状腺激素的水平；第二步确定甲状腺毒症是否来源于甲状腺功能的亢进；第三步确定引起甲状腺功能亢进的原因。

1. 甲状腺功能亢进症的诊断　①高代谢症状和体征；②甲状腺肿伴或不伴血管杂音；③血清FT_4、TT_4增高、TSH减低。具备以上三项诊断即可成立。

2. GD的诊断　①甲亢诊断确立；②甲状腺弥漫性肿大（触诊和B超证实），少数病例可以无甲状腺肿大；③眼球突出和其他浸润性眼征；④胫前黏液性水肿；⑤TRAb、TSAb、TPOAb、TgAb阳性。以上标准中，①②项为诊断必备条件，③④⑤项为诊断辅助条件。

（二）鉴别诊断

1. 单纯性甲状腺肿　有甲状腺肿大但无甲亢表现；血清甲状腺激素正常；甲状腺摄^{131}碘率升高，但高峰不前移。

2. 神经症　有神经、精神症候群但无高代谢状态表现；甲状腺不大；血清甲状腺激素正常。

五、治疗

主要采用三种疗法，即抗甲状腺药物、放射性^{131}I治疗和手术治疗。

（一）抗甲状腺药物治疗

选择最广，为甲亢诊断后初次治疗的首选方案，但疗程长、治愈率仅为40%～60%。常用药物有丙硫氧嘧啶（PTU）和甲巯咪唑（MMI），其作用机制主要是抑制甲状腺激素的合成，对甲状腺激素的释放无作用。

1. 剂量与疗程　以PTU为例，如用MMI则剂量为PTU的1/10。①初治期：300～450mg/天，分3次口服，持续6～8周，每4周复查血清甲状腺激素水平一次。临床症状缓解后开始减药；②减量期：每2～4周减量一次，每次减量50～100mg/天，3～4个月减至维持量；③维持期：50～100mg/天，维持治疗1～1.5年。

2. 不良反应　治疗过程中需要密切监测抗甲状腺药物的毒副作用。最严重的不良反应有粒细胞减少，常发生于抗甲状腺药物治疗的2～3个月内，但可在任何时期发生，因此需要密切监测白细胞变化，一般每周检查一次。

（二）放射性^{131}碘治疗和甲状腺次全切除术

放射性^{131}碘治疗Graves病，安全性和有效率均已得到证实，且近年来适应年龄越来越小，常用于存在抗甲状腺药物治疗禁忌证、病情长期药物治疗不缓解或缓解后复发者，但禁用于妊娠甲亢和哺乳期妇女。由于外科手术本身存在许多风险，因此常不是Graves病首选治疗措施。外科手术常用于不适应抗甲状腺药物治疗者。

（三）其他药物治疗

属于非抗甲状腺药物。碘剂仅适用于甲亢危象、严重甲亢心脏病和甲亢甲状腺手术术前准备。β受体阻断剂可降低儿茶酚胺的作用、减轻甲状腺毒症症状、抑制外周组织T_4向T_3转化，适用于甲亢症状控制前、高动力性甲亢性心衰及甲亢危象的治疗。

第二章　糖尿病

糖尿病(diabetes mellitus,DM)是一组由遗传和环境因素共同引起的以糖代谢紊乱为主要临床表现的临床综合征。胰岛素缺乏和(或)作用缺陷引起糖类、脂肪、蛋白质、水和电解质等的代谢紊乱,以慢性高血糖为主要特征,其急性并发症有糖尿病酮症酸中毒(DKA)、高血糖高渗状态和乳酸性酸中毒,慢性并发症很多可致器官功能障碍和衰竭,甚至致残或致死。近年来糖尿病的患病人数迅速增加,发展中国家尤为明显,糖尿病已成为临床上主要内分泌代谢疾病。

一、糖尿病分型

目前国际上通用 WHO 糖尿病专家委员会提出的病因学分型标准(1999)(表 8-2-1)。妊娠糖尿病是指妊娠前无糖尿病,妊娠过程中出现的葡萄糖调节受损(IGR)或糖尿病状态,其发病基础可以是第一到第三类糖尿病的任何一种。

表 8-2-1　糖尿病的病因学分型标准

类型	病　因
1 型糖尿病	为胰岛 β 细胞破坏,常导致胰岛素缺乏 A. 自身免疫性　B. 特发性
2 型糖尿病	胰岛素抵抗为主伴胰岛素相对分泌不足到胰岛素分泌不足为主伴胰岛素抵抗
其他特殊类型糖尿病	包括:①胰岛 β 细胞功能遗传性缺陷;②胰岛素作用遗传性缺陷;③胰腺外分泌疾病;④内分泌病;⑤药物或化学品所致;⑥感染;⑦不常见的免疫介导糖尿病;⑧其他伴糖尿病先天性(遗传)综合征
妊娠期糖尿病	上述三类中的任何一种

二、病因及发病机制

病因迄今未明,发病机制复杂。不同类型的糖尿病病因及发病机制各异,同一种类型也存在非常显著的异质性。总的来说,遗传因素及环境因素共同参与其发病过程。

1. 1 型糖尿病　是指由于胰岛 β 细胞破坏和胰岛素绝对缺乏引起的糖尿病。

在多基因遗传因素的基础上,因病毒感染、化学毒性药物、饮食因素等外部因素引起体内自身免疫反应产生胰岛素细胞浆自身抗体、胰岛素自身抗体、谷氨酸脱羧酶自身抗体等破坏胰岛 β 细胞,胰岛 β 细胞逐渐消失,胰岛素渐减少或消失,最终发展成临床糖尿病。

2. 2 型糖尿病　胰岛素抵抗为主伴胰岛素相对分泌不足到胰岛素分泌不足为主伴胰岛素抵抗。在糖尿病遗传易感性基础上,加上肥胖、体力活动不足、化学毒物、热量过剩、人口老龄化等因素共同促发。①胰岛素抵抗:胰岛素受体及受体后的遗传缺陷(受体不敏感、数量少或受体后低效应)和肥胖(胰岛素受体少且不敏感)、老龄化(受体敏感性低下)等因素造成胰岛素抵抗，胰岛代偿性分泌过多的胰岛素，过重的负担最终导致β细胞功能下降而发病。②胰岛素分泌缺陷：β细胞遗传缺陷等因素造成胰岛素分泌不足。

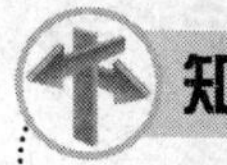 知识链接

糖尿病高危人群

①血缘亲属中有患糖尿病者，尤其是父母；②超重或肥胖者，尤其是腹部肥胖者；③年龄在45岁或以上者；④有妊娠糖尿病及(或)巨大儿(大于8斤)生产史者；⑤出生时和婴儿期低体重者；⑥习惯性体力活动减少者；⑦有高血压、冠心病、高甘油三酯及(或)低密度脂蛋白胆固醇血症者；⑧吸烟、酗酒者；⑨有过胰腺疾患或胆石症者；⑩以前检查发现过血糖偏高或糖耐量减低者。这部分人目前血糖虽然正常，但今后发生糖尿病的危险性较其他人群高。

三、临床表现

(一) 代谢紊乱症状群

糖尿病的表现常描述为“三多一少”，即多饮、多食、多尿及体重减轻。血糖升高后因渗透性利尿引起多尿，继而口渴多饮；外周组织对葡萄糖利用障碍，脂肪分解增多，蛋白质代谢呈负平衡，则渐见乏力、消瘦，儿童生长发育迟缓；为了补偿损失的糖、维持机体活动，患者易饥、多食。可有皮肤瘙痒，尤其外阴。血糖升高较快时可使眼房水、晶体渗透压改变而引起屈光改变导致视力模糊。许多患者无任何症状，仅于健康检查或因各种疾病就诊化验时发现高血糖。

(二) 并发症表现

1. 慢性并发症　糖尿病的慢性并发症可遍布全身各重要器官，有时在糖尿病诊断之前先发现并发症，并可成为诊断糖尿病的线索。

(1) 大血管并发症：表现为大、中、小动脉的粥样硬化性病变，常累及主动脉、冠状动脉、大脑动脉、肾动脉和肢体外周动脉，引起冠心病、缺血性和出血性脑血管病、肾动脉硬化和肢体动脉硬化等。外周动脉病变常以下肢动脉病变为主，出现下肢疼痛、间歇性跛行、感觉异常，严重者供血不足可导致肢体坏疽。

(2) 微血管并发症：微血管是指微小动脉和微小静脉之间、管腔直径在100μm以下的毛细血管及微血管网。微血管病变是糖尿病的特异性并发症，长期的血糖代谢紊乱可导致微循环障碍、微血管瘤形成和微血管基底膜增厚、玻璃样变性，是糖尿病微血管病变的典型改变。糖尿病微血管病变可累及全身几乎所有的微血管分布器官和组织，重要的微血管病变有糖尿病肾病和糖尿病性视网膜病。

1) 糖尿病肾病：常见于病史10年以上的患者，是1型糖尿病患者的主要死因。开始表现为微量蛋白尿，尿蛋白逐渐增加，并伴有浮肿和高血压，肾功能逐渐减退，最后出现尿毒症。

2) 糖尿病性视网膜病变：病程常超过10年，是失明的主要原因之一。眼底改变逐渐发展：Ⅰ期：微血管瘤、小出血点；Ⅱ期：出现硬性渗出；Ⅲ期：出现棉絮状软性渗出；Ⅳ期：新生血管形成、玻璃体积血；Ⅴ期：纤维血管增殖、玻璃体机化；Ⅵ期：牵拉性视网膜脱离、失明。以上Ⅰ～Ⅲ期为背景性视网膜病变，Ⅳ～Ⅵ期为增殖性视网膜病变(PDR)。当出现PDR时，常伴有糖尿病肾病及神经病变。

(3) 神经病变:以周围神经最为常见,通常为对称性,下肢较上肢严重,病情进展缓慢。开始表现为手套、袜子样感觉异常伴麻木、刺痛或烧灼样痛。后期可有运动神经受累,表现为肌张力、肌力减退以至肌萎缩和瘫痪,肌萎缩多见于手、足和大腿肌。腱反射早期亢进,后期减弱或消失。亦可出现自主神经改变,如瞳孔异常(缩小且不规则、调节反射存在、对光反射消失)、排汗异常(无汗或多汗)、直立性低血压、尿失禁或尿潴留,胃排空延迟、腹泻(饭后或午夜)、便秘等胃肠功能失调。

(4) 其他:糖尿病足可表现为足痛、溃疡、坏疽等。眼的其他改变有视网膜黄斑病、青光眼、白内障。

2. 急性严重代谢紊乱　糖尿病酮症酸中毒和高血糖高渗状态是本病的急性并发症,一些患者常以此为首发症状来就诊。

3. 感染性并发症　本病患者常发生疖、痈等皮肤化脓性感染,可反复发生,有时可引起败血症或脓毒血症。还常易患皮肤及其附属器官的真菌感染(足癣、甲癣、体癣、念珠菌性阴道炎),也好发尿路感染,合并肺结核的机会高于非糖尿病者。

四、实验室和辅助检查

1. 尿糖测定　尿糖阳性是诊断糖尿病的重要线索。老年、肾脏疾病可使肾糖阈升高,妊娠可使肾糖阈降低,还有少数先天性异常导致肾糖阈降低,影响尿糖测定准确性,故本项目可作为参考指标,不能作为糖尿病诊断依据。

2. 血糖测定　空腹、餐后以及随机血糖升高是当前诊断糖尿病的主要依据,也是糖尿病病情和疗效评价的重要指标,但应知道血糖值反映的是瞬间血糖。

3. 糖化血红蛋白(GHbA1)测定　GHbA1c 可反映过去大约 8～12 周总的血糖水平,成为糖尿病控制情况的监测指标之一。正常参考值范围为 3%～6%。

4. 葡萄糖耐量试验　对于血糖高于正常范围但又未达到糖尿病诊断标准者,须进行口服葡萄糖耐量试验(OGTT)。

5. 并发症的检查　根据病情需要选用血脂、肝肾功能等常规检查,急性严重代谢紊乱时的酮体、电解质、酸碱平衡检查,心、肝、肾、脑、眼科以及神经系统的各项辅助检查等。

五、诊断及鉴别诊断

糖尿病诊断以血糖异常升高作为依据,应注意单纯空腹血糖正常不能排除糖尿病的可能性,应加验餐后血糖,必要时进行 OGTT。诊断时应注意是否符合糖尿病诊断标准、分型、有无并发症和伴发病或加重糖尿病的因素存在。

(一) 诊断

目前国际上通用 WHO 糖尿病专家委员会提出的诊断标准(1999),要点如下:

1. 糖尿病诊断是基于空腹(FPG)、任意时间或 OGTT 中 2 小时血糖值(2hPG)。空腹指 8～10 小时内无任何热量摄入。任意时间指一日内任何时间,无论上一次进餐时间及食物摄入量。OGTT 采用 75g 无水葡萄糖负荷。糖尿病症状指多尿、烦渴多饮和难于解释的体重减轻。FPG 3.9～6.0mmol/L(70～108mg/dl)为正常;6.1～6.9mmol/L(110～125mg/dl)为空腹血糖调节受损(IFG);≥7.0mmol/L(126mg/dl)应考虑糖尿病。OGTT 2hPG<7.7mmol/L(139mg/dl)为正常糖耐;7.8～11.0mmol/L(140～199mg/dl)为糖耐量减低(IGT);≥11.1mmol/L(200mg/dl)应考虑糖尿病。

2. 糖尿病的诊断标准　糖尿病症状加任意时间血浆葡萄糖≥11.1mmol/L(200mg/dl),或FPG≥7.0mmol/L(126mg/dl),或OGTT 2hPG≥11.1mmol/L(200mg/dl)。需要重复一次确认,诊断才能成立。

3. 对于临床工作,推荐采用葡萄糖氧化酶法测定静脉血浆葡萄糖。如用全血或毛细血管血测定,不主张测定血清葡萄糖。

4. 对于无糖尿病症状、仅一次血糖值达到糖尿病诊断标准者,须在另一天复查核实而确定诊断。如复查结果未达到糖尿病诊断标准,应定期复查。IFG或IGT的诊断应根据3个月内的两次OGTT结果,用其平均值来判断。

(二) 鉴别诊断

1. 其他原因所致的尿糖阳性　肾性尿糖因肾糖阈降低所致,虽尿糖阳性,但血糖及OGTT正常。甲亢、胃空肠吻合术后,因碳水化合物在肠道吸收快,可引起进食后0.5～1小时血糖过高,出现尿糖,但FPG和餐后2小时血糖正常。

2. 药物对糖耐量的影响　噻嗪类利尿剂、呋塞米、糖皮质激素、口服避孕药、阿司匹林、三环类抗抑郁剂等可抑制胰岛素释放或拮抗胰岛素的作用,引起糖耐量降低,血糖升高,尿糖阳性。

六、治疗

治疗目的是使血糖达到或接近正常水平,纠正代谢紊乱,消除症状,防止或延缓并发症,保障生长发育,维持良好的社会活动能力,提高生活质量,延长寿命,降低死亡率。糖尿病综合防治主要包括五个方面:糖尿病教育、饮食治疗、体育锻炼、药物治疗(口服降糖药和胰岛素)、血糖监测。

(一) 糖尿病健康教育

是重要的基本治疗措施之一。应对患者和家属耐心宣教,使其认识到糖尿病是终身疾病,治疗需持之以恒;生活中应注意的事项、治疗药物的副作用、预防及处理等;学会简单的血糖、尿糖测定方法及胰岛素注射技术,医患配合使血糖达标,定期复查。

(二) 饮食治疗

是另一项糖尿病的基础治疗措施,应严格和长期坚持,其目的在于减轻胰岛负荷,维持理想体重,保障营养均衡,预防并发症。医学营养治疗方案:

1. 控制总热量　根据标准体重、生理需要及体力活动计算每日所需热量。

2. 合理营养搭配　碳水化合物占总热量的50%～60%,提倡用粗制米、面和一定量杂粮,忌食葡萄糖、蔗糖、蜜糖及其制品(各种糖果、甜糕点饼干、冰淇淋、含糖软饮料等);脂肪约占总热量的30%,蛋白质含量一般不超过15%。

3. 三餐能量分配　每日三餐的能量分配为1/5、2/5、2/5或1/3、1/3、1/3,4餐配可为1/7、2/7、2/7、2/7,但应当配合好药物治疗。

(三) 运动疗法

根据年龄、性别、体力、病情及有无并发症等不同条件选择适宜的、长期的运动方法。

(四) 口服药物治疗

治疗糖尿病的口服药主要有4类。

1. 促进胰岛素分泌剂　只适用于无急性并发症的2型糖尿病,不适用于1型糖尿病、有严重并发症的2型糖尿病、孕妇、哺乳期妇女、大手术围手术期、儿童糖尿病和全胰腺切除术后等。可分为2类。

（1）磺脲类:适用于非肥胖的2型糖尿病,凡有明显胰岛功能缺陷者(反复出现酮症)不适用。一般餐前半小时服用效果最佳,据病情从小剂量开始,注意与其他药物的相互作用。

不良反应:主要是低血糖反应、体重增加、消化道症状、过敏反应、肝脏和造血系统损害。

（2）格列奈类:模拟胰岛素生理性分泌,主要用于控制餐后高血糖。

2. 双胍类　适用于肥胖或超重的2型糖尿病患者的首选药物;1型糖尿病患者在有足够的胰岛素替代时;与磺脲类药物联合应用。

不良反应:胃肠道症状;过敏反应;乳酸性酸中毒。二甲双胍少见。

3. α葡萄糖苷酶抑制剂　适用于1、2型糖尿病患者。尤其适用于空腹血糖正常(或不太高)而餐后血糖明显升高者,可单独用药或与磺脲类、双胍类合用。

4. 胰岛素增敏剂　可单独或联合其他口服降糖药物治疗2型糖尿病患者,尤其胰岛素抵抗明显者。

（五）胰岛素治疗

1. 适应证　①1型糖尿病;②糖尿病酮症酸中毒、高血糖高渗状态和乳酸性酸中毒伴高血糖时;③各种严重的糖尿病急性或慢性并发症;④手术、妊娠和分娩;⑤2型糖尿病β细胞功能明显减退者;⑥某些特殊类型糖尿病。

2. 用法　①注射:胰岛素替代治疗主要采用皮下注射;②注射次数:1型糖尿病最好每日注射2～4次,2型糖尿病注射1～2次;③短效胰岛素餐前半小时注射,主要控制餐后血糖,而使用中效或长效胰岛素模拟基础胰岛素分泌;④胰岛素治疗应小剂量开始,根据血糖测定结果每3～5天调整剂量一次,指导取得最佳疗效。

3. 胰岛素副作用　低血糖最常见,其次为过敏反应,部分患者初期有水肿和视力模糊。

（六）自我检测血糖

是近10年来糖尿病患者管理方法的主要进展之一,为糖尿病患者和保健人员提供一种动态数据,为调整药物剂量提供依据。

七、预防

应在各级政府和卫生部门领导下,发动社会支持,共同参与糖尿病的预防、保健计划、治疗、教育。提倡健康生活,合理膳食,经常运动,防止肥胖。

第三章　类风湿关节炎

类风湿关节炎（rheumatoid arthritis，RA）是以致残性多关节滑膜炎为主要特征的自身免疫性疾病。本病临床表现为慢性、对称性、破坏性多关节炎，其中以双手、腕、膝和足关节受累最常见，还可伴有发热、贫血、皮下结节和淋巴结肿大等关节外表现，若不进行正规治疗，病情逐渐加重，严重者导致关节残毁畸形，丧失劳动能力。本病发病年龄30～50岁，女性约是男性的3倍。

一、病因和发病机制

RA是一种抗原驱动、T细胞介导的全身性自身免疫病。是与感染、遗传、内分泌失调、环境因素等多种因素综合作用的结果。

自身免疫反应造成的免疫损伤和修复是RA发生发展的基础。抗原多肽通过抗原递呈细胞激活T细胞，进而活化其他免疫细胞及滑膜成纤维细胞促使炎性细胞因子、自身抗体、氧自由基等炎症介质产生增多，引起滑膜炎、血管炎，进而使软骨和骨侵蚀和破坏。

二、临床表现

（一）关节表现

可分滑膜炎症状和关节结构破坏的表现，前者经治疗后有一定可逆性，但后者一经出现很难逆转。RA病情和病程有个体差异，从短暂、轻微的少关节炎到急剧进行性多关节炎均可出现。

1. 疼痛与压痛　是最早出现的症状，部位为指间关节、掌指关节、腕关节，其次是足趾、膝、踝、肘、肩等全身任何关节。多呈对称性、持续性，疼痛的同时伴有压痛。

2. 肿胀　多因关节腔内积液、滑膜增生、组织水肿所致。凡受累的关节均可肿胀，常见的部位为腕关节、掌指关节、近端指间关节、膝关节等，亦多呈对称性梭形肿胀。

3. 晨僵　关节僵硬和胶黏感，晨起明显，活动后减轻。持续时间至少1小时者意义较大。其他病因的关节炎也可出现晨僵，但不如本病明显和持久。

4. 关节畸形　病变晚期由于滑膜炎、软骨破坏、关节周围肌肉的萎缩、挛缩则使关节脱位和半脱位，导致关节破坏和畸形。常见的晚期关节畸形是腕和肘关节强直、掌指关节的半脱位、手指向尺侧偏斜和呈“天鹅颈”样及“纽扣花”样表现。

5. 骨质疏松　本病常见。

（二）关节外表现

1. 类风湿结节　是本病较常见的关节外表现，可见于5%～15%的患者，多位于关节隆突部及受压部位的皮下，如尺骨肘鹰嘴下方，膝关节及跟腱附近。其大小不一，直径由数毫米至数厘米、质硬、无压痛、对称性分布。亦可见于胸膜、肺、心包、心内膜。

2. 血管炎　重症类风湿、RF阳性的患者可出现血管炎。临床出现指（趾）坏疽、皮肤溃疡、紫癜、巩膜炎、角膜炎、视网膜血管炎、肝、脾、淋巴结肿大等。

3. 呼吸系统　肺间质纤维化和胸膜炎为常见症状。

4. 循环系统　心脏受累多见于RF阳性、有类风湿结节的患者，可出现心包炎、心内膜炎和心肌炎。

5. 神经系统损害　多引起血管炎、神经末梢变性及脱髓鞘病变。

6. 其他关节外症状　患者可伴有血管炎和淀粉样变引起的胃肠道、脾、胰腺、肾脏损害及干燥症。

三、实验室和其他辅助检查

（一）血象

有轻至中度贫血。活动期患者血小板可增高。白细胞及分类多正常。

（二）炎性标志物

血沉和C反应蛋白（CRP）常升高，并且和疾病的活动度相关。

（三）自身抗体

检测自身抗体有利于RA与其他炎性关节炎如银屑病关节炎、反应性关节炎和退行性关节炎的鉴别。RA新的抗体不断被发现，其中有些抗体诊断的特异性较RF明显提高，且可在疾病早期出现，如：

1. 类风湿因子　可分为IgM、IgG和IgA型RF。在常规临床工作中主要检测IgM型RF，它见于约70%的患者血清，其滴度一般与本病的活动性和严重性呈比例。但RF并非RA的特异性抗体，甚至在5%的正常人也可以出现低滴度的RF，因此RF阳性者必须结合临床表现，方能诊断本病。

2. 抗瓜氨酸滑蛋白抗体　指一类针对含有瓜氨酸化表位的自身抗体系统。抗环瓜氨酸肽（CCP）抗体、抗核周因子（APF）抗体、抗角蛋白抗体（AKA）以及抗丝聚蛋白抗体（AFA）等。这组抗体的靶抗原为细胞基质的聚角蛋白微丝蛋白，环瓜氨酸肽是该抗原中主要的成分，因此抗CCP抗体在此抗体谱中对RA的诊断敏感性和特异性高，已在临床中普遍使用。

（四）关节滑液

正常人关节腔内的滑液不超过3.5ml。在关节炎症时滑液增多，滑液中的白细胞明显增多达2000×10^{6}～$75\,000\times10^{6}$/L，以中性粒细胞为主，RF阳性。

（五）关节影像学检查

1. X线平片　对RA诊断、关节病变分期、病变演变的监测均很重要。初诊至少应摄手指及腕关节的X线片，早期可见关节周围软组织肿胀影、关节端骨质疏松（Ⅰ期）；进而关节间隙变窄（Ⅱ期）；关节面出现虫蚀样改变（Ⅲ期）；晚期可见关节半脱位和关节破坏后的纤维性和骨性强直（Ⅳ期）。诊断应有骨侵蚀或肯定的局限性或受累关节近旁明显脱钙。

2. CT及MRI　它们对诊断早期RA有帮助。MRI可以显示关节软组织早期病变，如滑膜水肿、骨破坏病变的前期表现骨髓水肿等。CT可以显示在X线片上尚看不出的骨破坏。

（六）关节镜及针刺活检

其病理改变有助于本病的诊断和治疗。

四、诊断和鉴别诊断

（一）诊断

本病的诊断主要依据病史、临床表现，结合血清学及影像学检查。目前RA的诊断仍沿用 ACR 1987 年修订的分类标准:①关节内或周围晨僵持续至少 1 小时;②至少同时有 3 个关节区软组织肿胀或积液;③腕、掌指、近端指间关节区中,至少 1 个关节区肿胀;④对称性关节炎;⑤有类风湿结节;⑥血清 RF 阳性(所用方法正常人群中不超过 5% 阳性);⑦X 线片改变(至少有骨质疏松和关节间隙狭窄)。符合以上 7 项中 4 项者可诊断为 RA(第 1 ~4 项病程至少持续6 周)。

(二) 鉴别诊断

RA 需与以下疾病进行鉴别:

1. 骨关节炎　为退行性骨关节病,本病多见于 50 岁以上者。主要累及膝、脊柱等负重关节。活动时关节痛加重,休息后减轻,晨僵小于半小时。可通常无游走性疼痛,大多数患者血沉正常,RF 阴性或低滴度阳性,抗 CCP 阴性。

2. 强直性脊柱炎　多见于青壮年男性,主要侵犯脊柱,当周围关节受累,特别是以膝、踝、髋关节为首发症状者,需与 RA 相鉴别。外周关节受累以非对称性的下肢大关节炎为主,极少累及手关节,骶髂关节炎具有典型的 X 线改变。可有家族史,90% 以上患者 HLA-B27 阳性。血清 RF 阴性。

3. 银屑病关节炎　本病多发生于皮肤银屑病后若干年,其中 30% ~50% 的患者表现为对称性多关节炎,与 RA 极为相似。具有特征性银屑疹和指甲病变,血清 RF 多阴性。

4. 系统性红斑狼疮　部分患者手指关节肿痛为首发症状,且部分患者 RF 阳性,而被误诊为 RA。然而本病的关节病变较 RA 为轻,关节外的系统性症状如蝶形红斑、脱发、蛋白尿等较突出。血清 ANA、抗双链 DNA(dsDNA)抗体等多种自身抗体阳性。

5. 其他病因的关节炎　风湿热的关节炎,肠道感染后或结核感染后反应性关节炎,均各有其原发病特点。

五、治疗

治疗原则包括:早期治疗、联合用药治疗、个体化治疗、功能锻炼,其中以药物治疗最为重要。

(一) 一般性治疗

包括休息、关节制动(急性期)、关节功能锻炼(恢复期)、物理疗法等。

(二) 药物治疗

根据药物性能,治疗 RA 的常用药物分为四大类,即非甾体消炎药(nonsteroidaldrug, NSAID)、改变病情抗风湿药(disease-modifying antirheumatic durg,DMARD)、糖皮质激素和植物药等。

1. 非甾体消炎药　具镇痛消肿作用,是改善关节炎症状的常用药,但不能控制病情,必须与改变病情抗风湿药同服。常用 NSAID 的剂量如下:①布洛芬:每日剂量为 0.6 ~2.4g,分 3 ~4 次服用;②双氯芬酸:每日剂量为 75 ~150mg,分 2 次服用;③萘丁美酮:长效抗风湿药,胃肠反应轻,每日剂量 1.0g;④美洛昔康:为倾向性 COX-2 抑制剂,每日剂量 7.5 ~22.5mg,分 1 ~2 次服用;⑤塞来昔布:为选择性 COX-2 抑制剂,每日剂量 200 ~400mg,分1 ~2 次服用,有磺胺过敏者禁用。

无论选择何种 NSAID,都会出现胃肠道不良反应,使用中必须加以注意,剂量都应个体化;只有在一种 NSAID 足量使用 1 ~2 周后无效才更改为另一种;应避免两种或两种以上 NSAID 同时服用;老年人宜选用半衰期短的 NSAID 药物,对有溃疡病史的老年人,宜服用选

择性 COX-2 抑制剂以减少胃肠道的不良反应。

2. DMARD 一般认为 RA 诊断明确都应使用,药物的选择和应用的方案要根据患者的病情活动性、严重性和进展而定。从临床研究疗效和费用等综合考虑,一般首选甲氨蝶呤(MTX),并将它作为联合治疗的基本药物。受累关节超过 20 个,起病两年内就出现关节骨破坏,RF 滴度持续很高,有关节外症状者应尽早采用 DMARD 联合治疗方案。各个 DMARD 有其不同的作用机制及不良反应,在应用时需谨慎监测。现将本类药物中常用者详述如下:

(1) MTX:本药抑制细胞内二氢叶酸还原酶,使嘌呤合成受抑制,同时具有抗炎作用。每周剂量为 7.5 ~ 20mg,以口服为主(1 日之内服完),亦可静注或肌注。4 ~ 6 周起效,疗程至少半年。不良反应有肝损害、胃肠道反应、骨髓受抑制和口角糜烂等,停药后多能恢复。

(2) 柳氮磺胺吡啶:剂量为每日 2 ~ 3g,分两次服用,由小剂量开始,会减少不良反应,对磺胺过敏者禁用。

(3) 来氟米特:主要抑制合成嘧啶的二氢乳清酸脱氢酶,使活化淋巴细胞的生长受抑。10 ~ 20mg/天。

(4) 羟氯喹和氯喹:前者每日 0.2 ~ 0.4g,分两次服。后者每日 0.25g,1 次服。长期服用可出现视物盲点,眼底有“牛眼”样改变,因此每 6 ~ 12 个月宜作眼底检测,少数患者服用氯喹后出现心肌损害。

3. 糖皮质激素 本药有强大的抗炎作用,在关节炎急性发作可给予短效激素,其剂量依病情严重程度而调整,一般应不超过泼尼松每日 10mg,可使关节炎症状得到迅速而明显地缓解,改善关节功能。有系统症状如伴有心、肺、眼和神经系统等器官受累的重症患者,可予泼尼松每日量为 30 ~ 40mg,症状控制后递减,以每日 10mg 或低于 10mg 维持。但由于它不能根治本病,停药后症状会复发。

4. 植物药制剂 常有的植物药制剂包括:①雷公藤多苷,有抑制淋巴、单核细胞及抗炎作用;②青藤碱;③白芍总苷等。

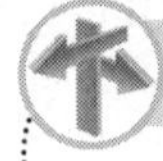
知识链接

RF 与细胞渗透修复疗法

类风湿关节炎的治疗,临床上传统治疗尚缺乏根治及改善症状的有效措施,在治疗中患者要面临上述许多药物的毒副反应,同时也增加了治疗风险。而生物细胞是一类具有自我更新能力的多功能细胞,生物细胞植入人体后,可替代已损伤的细胞进行修复,达到治疗目的,并且可在一些部位分泌细胞因子,促进机体的自我修复。是目前治疗较为有效的方法。

(三) 外科手术治疗

包括关节置换和滑膜切除手术,前者适用于较晚期有畸形并失去功能的关节。滑膜切除术可以使病情得到一定的缓解,但当滑膜再次增生时病情又趋复发,所以必须同时应用 DMARD。

(贯 真)

复习思考题

1. 甲状腺功能亢进的临床表现有什么?

2. 甲状腺功能亢进的诊断要点和治疗方法有什么？
3. 糖尿病分型及临床表现是什么？
4. 糖尿病的诊断要点和治疗原则是什么？
5. 类风湿关节炎的临床表现是什么？
6. 类风湿关节炎的治疗措施包括什么？

第九篇　运动系统疾病

学习要点

软组织损伤、骨折、关节脱位、关节病变和损伤、脊柱病变、骨质疏松症和手外伤的临床表现、诊断和治疗原则；上述疾病的鉴别诊断；上述疾病的病因和发病机制。

第一章　软组织损伤

第一节　软组织损伤

软组织损伤是骨伤科最多见的疾病。软组织的范围，包括人体的皮肤、皮下组织、肌肉、肌腱、筋膜、韧带、关节囊、骨膜和神经、血管等。上述组织在日常生活中如果受到强力撞击、扭转、牵拉、压迫，或者因为体质薄弱，劳累过度以及寒冷刺激等各种急性外伤或慢性劳损以及疾病病理等原因导致损伤，都称为软组织损伤。

软组织损伤根据它发生的原因分为扭伤类、挫伤类、碾压伤类；根据受伤的时间又可分为急性损伤和慢性损伤。所谓扭伤是指人体的关节在强力作用下，发生了超正常活动范围的活动，从而引起关节附近软组织的损伤。挫伤则是指人体在钝性外力打击下，引起受伤部位软组织的非开放性损伤。例如：胸部受到重物的挤压，造成的胸壁软组织损伤就属于挫伤。所谓碾压伤一般特指车辆全部或部分从人体碾过所形成的损伤，既可以是开放性损伤也可以是闭合性损伤。

所谓急性损伤是突然强力造成组织急性破坏和组织生理功能的暂时紊乱而产生损伤，又称新伤。慢性损伤是人体对长期、反复、持续的姿势或职业动作在局部产生的应力是以组织的肥大、增生为代偿，超越代偿能力即形成轻微损伤，累积、迁延而成慢性损伤。慢性劳损也属于这个范围。

一、急性软组织损伤

急性软组织损伤是指人体运动系统、皮肤以下骨骼之外的组织所发生的一系列急性挫伤或（和）裂伤，包括肌肉、韧带、筋膜、肌腱、滑膜、脂肪、关节囊等组织以及周围神经、血管的不同情况的急性损伤。这些组织受到外来或内在的不同致伤因素的作用，造成组织急性破坏和组织生理功能的暂时紊乱而产生损伤。急性软组织损伤一般是受外来的机械应力的作用，当应力作用达到一定的强度超过软组织承受负荷，即能诱发损伤，产生症状。

（一）病因

急性软组织损伤多因钝性或锐性暴力致伤，包括擦伤、扭伤、挫伤、跌扑伤或撞击伤，造成机体局部皮下软组织撕裂出血或渗出。

（二）临床表现

1. 疼痛　与暴力的性质和程度、受伤部位神经的分布及炎症反应的强弱有关。

2. 肿胀　因局部软组织内出血或（和）炎性反应渗出所致。

3. 功能障碍　引起肢体功能或活动的障碍。

4. 伤口或创面　据损伤的暴力性质和程度可以有不同深度的伤口或皮肤擦伤等。

（三）诊断

1. 详细询问受伤时间、原因和受伤情况，是否为挤压伤，伤后有无尿闭、尿少及血尿；曾接受过何种治疗，疗效如何。

2. 注意有无休克或身体其他部位的损伤，有无挤压综合征（以肢体或躯干肿胀、肌红蛋白尿及高血钾等为特点的急性肾衰竭）。

3. 详查受伤部位，注意创口的大小、形状、出血情况、受伤程度及范围，皮肤有无淤斑、水疱，皮温有无改变，指（趾）端循环情况，肌肉有无缺血性坏死，伤肢是否肿胀、皮肤紧张和发硬、能否活动，有无感觉障碍。

4. 严重创伤（包括挤压伤）或全身症状严重者，应每日查血、尿常规，记录尿量，必要时做血、尿生化检验（包括肌红蛋白）、心电图及肾功能等。

（四）鉴别诊断

主要是注意有无合并肢体、肋骨、颅骨骨折，以及合并颅内损伤、血气胸、腹内脏器损伤的可能，予以X片、CT等检查鉴别排查。如合并有神经、大血管、肌腱、关节囊损伤，可于2周后检查肌电图、彩色多普勒、MRI予以确诊。

（五）一般过程

1. 无伤口且未伤及神经、大血管、肌腱、关节囊的软组织挫伤，疼痛一般经过对症处理，3～7天逐渐好转消失，部分患者需要2周左右恢复，少数患者经过2周治疗后，疼痛仍未减轻，或出现麻木，肢体无力，肿胀明显，关节活动明显障碍等情况，应注意有无合并神经、大血管、肌腱、关节囊损伤的可能，并进一步检查。

2. 局部肿胀情况视受伤部位稍有迟缓，一般致密结缔组织水肿消退较快，同样为2周左右基本消失。

3. 如有全身多处明显挫伤的患者，应注意小便情况，警惕“肌红蛋白尿”，急性肾衰竭的可能。

（六）治疗

1. 如有休克首先治疗休克。

2. 如有出血，应立即止血。轻微或中度出血，可采用加压包扎或填塞法止血；四肢大血管出血，先用止血带并准备尽快手术止血，术前应每30分钟放松止血带1次。失血较多时，应及时输液输血。出血不止时，应紧急手术止血。疼痛较重者，可给哌替啶或吗啡，也可给其他镇静剂、镇痛药。有骨折时，应适当固定伤肢。

3. 有筋膜间隙综合征和挤压综合征者，应及时处理。

4. 严重闭合性挫伤的治疗

（1）早期在肢体周围放置冰袋或行冷敷，待出血停止（一般在24～48小时后），改用热敷,促进局部淤血吸收。必要时,予抗生素防治感染。

(2) 若水肿严重,影响肢体血液循环、动脉搏动减弱者,应早期切开减张,将皮肤、深筋膜和肌膜纵行多处切开,然后用生理盐水纱布条疏松填充引流。若中毒症状严重,保留患肢将危及生命,应考虑截肢。

5. 开放性创伤,除表浅的擦伤及小的刺伤外,应尽早做清创术处理。

(1) 根据伤情、创口位置、大小及形状,选用氯胺酮静脉麻醉、局部麻醉、臂丛神经阻滞、椎管内麻醉或吸入麻醉。

(2) 清创术步骤及注意点:①解除急救包扎,创口内暂时填塞无菌纱布,创口周围先用肥皂水、清水(必要时用汽油或乙醚)洗去皮肤的血渍和污垢,剃除毛发。然后取出填塞物,清除创口内异物,用大量生理盐水冲洗创口数次,拭干后再用无菌纱布覆盖创口,用碘酊及乙醇消毒创口周围皮肤,并铺以无菌巾;②除大出血外,不应在缚止血带下清创,以免影响对组织活力的辨别;③充分切开皮肤和深筋膜,彻底暴露伤道。切开方向与肌纤维、大血管和神经的走向一致,必要时在深筋膜切口两端各加一横切口,以解除其张力;④沿创口边缘切除皮肤(一般不超过0.2~0.6cm)及皮下组织,注意勿损伤重要血管及神经。头皮、面部及手部的皮肤除确已坏死者外,应尽量保留,凡已失去活力的组织,均应全部切除;⑤清除伤道内一切肉眼可见的异物,如致伤异物已进入深部组织,不宜寻找时间过长,以免损伤过多的组织或扩大污染范围;⑥如发现神经或肌腱损伤,可根据具体情况考虑缝合或行定位缝合;⑦彻底清创后,再用生理盐水冲洗创口,以清除一切微小异物、血块、组织碎片,并止血。

(3) 创口缝合:按致伤原因、伤后时间、创口部位、污染程度及平时条件等,考虑创口应否行一期缝合。①伤后6~8小时内经彻底清创后一般可行初期缝合。损伤6~8小时以后清创者,可不行初期缝合而用生理盐水纱布松填,待3天后无继发感染时再行延期缝合。但不应机械地受时间限制,应根据创伤部位及性质等酌情决定。如受伤后24~72小时内的头皮、颈部及颜面部损伤以及胸、腹、关节腔等,虽受伤时间较长,如无明显感染,清创后仍可考虑行初期缝合。若创面过大、组织破坏过多、污染严重或为战伤,虽早期施行清创术,也不应行初期缝合;②头部损伤经彻底清创后,创口不应有颅骨暴露,应用松动的头皮覆盖。面部损伤彻底处理后,争取初期缝合,如有感染可能,可将皮肤行定位缝合;③手部伤不应使肌腱和神经暴露,须用肌肉和松动的皮瓣覆盖。如创口较大不能缝合时,宜及早植皮;④较浅的贯通伤,如出入口接近,可将伤道间表面的组织切开,变两个创口为一个,清创后可根据平战时条件决定是否行初期缝合。伤道很深的贯通伤,须分别处理出入口,不应行初期缝合;⑤缝合时,应注意消除死腔,逐层缝合,缝后创口应无张力。

(4) 清创后的处理:①行初期缝合的创口,必要时可置橡皮片引流,术后24~48小时拔除;面部及手部创口不宜放引流;②缝合的创口,如有感染或出血现象时,应立即拆除缝线,以利引流或止血;如无感染的创口,可不更换敷料,待适当时间拆线;③未缝合的创口,如无感染,可在术后3~8天行延期缝合;有感染者,给予药物治疗及创口局部处理;④酌情应用抗生素,但创口内不用磺胺药或抗生素;⑤创面深、血液循环差者,可酌情采用高压氧治疗;久治不愈的创面,可用表皮生长因子(EGF)或成纤维细胞生长因子(FGF)促进愈合;创面大、愈合困难者,视情况植皮。

6. 预防破伤风常规处理　开放性创伤或伤前未经全程免疫者,脱敏注射精制破伤风抗毒素1500~3000U。

二、慢性软组织损伤

急性软组织损伤疾患通过治疗，大多可以治愈，有一部分未经正规治疗则转化成慢性。但多数慢性软组织损伤起病即表现为慢性。

（一）损伤特点

1. 作用强度微小　这种强度常常被人们视为微不足道或正常范围，例如看书时保持颈部位置肌肉用的张力很微小。

2. 长时期存在　这种微小的作用长期存在下来，人们认为运动或暴力能造成损伤，而这么微小的力量不会造成损伤，因此发病常常因为职业、爱好、生活习惯等引起，缺乏正确的保健意识和保健措施。例如电脑操作员、长时间织毛衣的人等会觉得颈部不适，往往等到症状明显时才感觉发病了，也会因没有正确对待及没有有效的治疗而长期存在。

3. 潜伏性强　常在不知不觉中发病，但不知是什么原因造成，这是种静力潜伏现象，在日常生活中经常出现。如久坐在椅子上，当站立时下肢感觉酸麻。

（二）病理机制

静态残余张力学说。残余张力是主观的肌收缩冲动终止，肌肉仍不能按意愿回到预定的舒张状态，仍残余，其发生在持续静力足够长时间后，有的数小时，有的甚至成年累月，如会计、车工、打字员等。它是一个缓慢的过程，力的载荷速度很慢，受力点主要是肌腱和骨连接面，主要是骨膜部位，如出现骨质增生、韧带增生肥厚、椎管狭窄等，其危害性很大，范围广，是现代文明社会引起慢性运动性疾病的主要原因之一。

其病理变化复杂，以综合形式表现症状。其病理变化是长时期逐渐形成的，短期内不易观察到，待症状明显时，已经出现了器质性改变（如骨刺）。其慢性作用涉及到多组织、多系统及整体，表现症状复杂，给研究和治疗增加了难度。

（三）临床表现

起病缓慢，积累性损伤会使肌肉纤维、微细血管、韧带轻度撕裂和出血，人体在进行修复过程中会发生结疤和粘连。造成局部疼痛和功能障碍。常见症状：

1. 患部酸痛或胀痛，部分刺痛或灼痛。
2. 劳累时加重，休息时减轻；适当活动和经常改变体位时减轻，活动过度又加重。
3. 患部活动受限。
4. 患部有压痛点。
5. 患部外形无异常。

（四）治疗

1. 中药治疗　中药在治疗慢性软组织损伤方面疗效显著，副作用小。可应用活血化瘀、消肿止痛和接骨续筋等中药。这些药可促进新生血管再生，有利于创伤局部血液循环的重建，加速炎症的消退。

2. 物理治疗　可应用中小剂量的超短波和红外线进行治疗。超短波作用于人体后，周围血液中的白细胞数及中性粒细胞数增多，增强了抗菌能力，并能解除局部肌肉痉挛，起到止痛及消炎作用，能够缓解和消除对神经根组织的刺激和压迫症状；红外线能加速体液循环，为机体的细胞活动提供激活能量，从而调节机体的功能，加强了超短波在消炎、消肿、镇痛方面的作用，从而较快地达到满意的治疗效果。

3. 运动治疗　可采取主动运动和被动运动方式。主动运动就是用动态的休息来消除静态的疲劳,如健身运动就是消除慢性软组织损伤的一种方法;被动运动就是由他人或机器来帮助肌肉运动,如推拿按摩、牵引、跑步器锻炼等。

4. 针灸疗法　针灸治疗,以活血化瘀、行气止痛为治疗原则,取穴以局部为主。

第二节　肌 筋 膜 炎

肌筋膜炎是指因寒冷,潮湿、慢性劳损而使肌筋膜及肌组织等软组织发生的无菌性炎症,而出现的一系列临床症状。是身体富有白色纤维组织,如筋膜、肌膜、韧带、肌腱、腱鞘、骨膜及皮下组织等的一种非特异性变化。是一种临床常见,而又常被忽略或误诊的痛症。

(一) 发病机制

潮湿、寒冷的气候环境,是最多见的原因之一,湿冷可使肌肉血管收缩,缺血、水肿引起局部纤维浆液渗出,最终形成纤维织炎;慢性劳损为另一重要发病因素,肌肉,筋膜受损后发生纤维化改变,使软组织处于高张力状态,从而出现微小的撕裂性损伤,最后又使纤维样组织增多、收缩,挤压局部的毛细血管和末稍神经出现疼痛;其他如病毒感染、风湿症的肌肉变态反应等都是诱因。

(二) 分类及症状

1. 肩背肌筋膜炎　是发生于肩背部肌肉、筋膜等组织的一种非特异性炎症疾病。因有肩背和颈部症状,易与颈椎病相混。主要症状有颈、肩和背部疼痛僵硬,沉重如山,颈部活动不灵和肩臂酸困及麻木等;阴雨、潮湿、风寒、劳累、扭伤等可使症状加重;患处肌肉发僵、压之酸痛或触及索状物,揉压患处感到舒适或症状减轻。

2. 腰肌筋膜炎　急性期患者腰部疼痛剧烈,有烧灼感,腰部活动时症状加重,局部压痛较显著(多在病变肌肉的起止点处),有的患者体温升高,血液检查可见白细胞增高。急性发作后,少数患者可获得症状完全消退,多数会遗留疼痛,或相隔数月、数年以后再次发作。慢性病例表现为腰部酸痛,肌肉僵硬,有沉重感,常在天气变化时(如阴雨天)、夜间或潮湿地域时疼痛加重,每天晨起腰部酸痛加重,稍加活动可缓解,劳累后又加重。腰部压痛广泛,多无局限性压痛,腰功能活动可正常,但活动时腰部酸痛明显。

3. 颈背肌筋膜炎　颈背肌筋膜炎又称颈背纤维织炎或肌肉风湿症,一般是指筋膜、肌肉、肌腱和韧带等软组织的无菌性炎症,引起颈背部疼痛、僵硬、运动受限及软弱无力等症状,常累及斜方肌、菱形肌和肩胛提肌等。确切病因尚不十分明了,临床观察认为与轻微外伤、劳累及受寒等有关。主要症状有颈背部酸痛不适,肌肉僵硬,或有重压感,向一侧或两侧背部与肩胛之间放射;晨起或天气变化及受凉后症状加重,活动后则疼痛减轻,常反复发作;急性发作时,局部肌肉紧张、痉挛,颈背部活动受限。

4. 足底筋膜炎　足底筋膜炎是运动引起的慢性损伤,最常见的原因是经常长时间走路(包括登山健身、徒步旅行、逛商店等活动),连续走上几天,就很容易引起足底的慢性损伤,从而导致足底筋膜炎;另外,鞋跟太硬造成对足跟的压迫,也能引起足底筋膜炎;经常穿高跟鞋也会加重足底的损伤。足底筋膜炎多是单脚发病,除了足跟疼痛外,另有部分患者感到足弓或前足疼痛。患者最痛苦的是在每天早上起床的时候,当脚刚接触地面、准备站起来的一瞬间,疼痛非常剧烈。(这是由于足底肌腱一整夜没有机会得到伸展,在下床起身时受到突然牵扯,所以马上就痛到极点。)

（三）诊断

1. 局部疼痛、发凉、麻木、肌肉痉挛和运动障碍。

2. 疼痛常于清晨发作,活动、热敷后减轻或消失。

3. 有明显的局限性压痛。

4. 用普鲁卡因痛点注射后疼痛消失。

（四）辅助检查

X线检查常无异常。实验室检查抗“O”或血沉正常或稍高。

（五）治疗

1. 一般治疗　解除病因,注意保暖,局部热敷,防止受凉。急性期注意休息。

2. 药物治疗　消炎镇痛药(如吲哚美辛、布洛芬。应严格控制使用皮质激素类药物)、维生素类药物(维生素E及B_1对原发性肌筋膜炎有一定疗效),中药等。

3. 微波理疗、按摩治疗。

（六）预防

避免诱因,预防为主。建议患者早期可以用中医药、热敷、按摩等方法来预防。临床治疗要彻底,防止复发。注意保暖,局部热敷,防止受凉。

第三节　肱骨外上髁炎

是一种肱骨外上髁处,伸肌总腱起点附近的慢性损伤性炎症,总称为肱骨外上髁炎。但其受累结构仅包括骨膜、腱膜、关节滑膜等,而骨质并无实质性损害,因网球运动员易发生此种损伤,故俗称“网球肘”。

（一）病因及病理

1. 在前臂过度旋前或旋后位,被动牵拉伸肌(握拳、屈腕)和主动收缩伸肌(伸腕)将对肱骨外上髁处的伸肌总腱起点产生较大张力,如长期反复这种动作即可引起该处的慢性损伤。因此,凡需反复用力活动腕部的职业和生活动作均可导致这种损伤,如网球、羽毛球、乒乓球运动员、钳工、厨师和家庭妇女等。少数情况下,平时不做文体活动的中、老年文职人员,因肌肉软弱无力,即使是短期提重物也可发生肱骨外上髁炎。

2. 肱骨外上髁炎的基本病理变化是慢性损伤性炎症。虽然炎症较局限,但其炎症的范围每个患者却不尽相同:有的仅在肱骨外上髁尖部,是以筋膜炎、骨膜炎为主;有的在肱骨外上髁与桡骨头之间是以肌筋膜炎或肱桡关节滑膜炎为主。此外,尚发现伸肌总腱深处有一细小血管神经束穿过肌腱和筋膜时被卡压,周围有炎症细胞浸润及瘢痕组织形成,成为产生症状的病理基础。

（二）临床表现

1. 有明显的职业因素,近期劳累史。

2. 逐渐出现肘关节外侧疼痛,握拳伸腕时加重,持物及拧毛巾困难。

3. 肱骨外上髁及桡骨头部位有非常局限、敏锐压痛点。

4. 伸肌牵拉试验阳性:伸肘,握拳,屈腕,然后前臂旋前,引起肘外侧疼痛为阳性。

（三）诊断

根据病史、症状和典型体征常可做出诊断。

（四）治疗

1. 限制腕关节的活动，尤其是限制用力握拳伸腕动作是治疗和预防复发的基本原则。

2. 压痛点注射醋酸泼尼松龙或复方倍他米松注射液1ml和2%利多卡因1～2ml的混合液，只要注射准确，均能取得极佳的近期效果。疗效是否巩固，与能否适当限制腕关节活动关系很大。

3. 对不能间断训练的运动员，应适当减少运动量，并避免反手击球，同时在桡骨头下方伸肌上捆扎弹性保护带，以减少肌腱起点处的牵张应力。

4. 非手术治疗对绝大多数患者有效，故少有需手术治疗者。偶尔对早期治疗不当，病程长、症状顽固者，施行伸肌总腱起点剥离松解术或卡压神经血管束切除结扎术。

第四节 跟 腱 炎

在奔跑时，腓肠肌收缩使足跟抬高，前半足触地，跟腱由于受到反复暴力牵拉引起炎症反应即致跟腱炎。

下坡奔跑，因为落地远和加速距离长，前足撞击地面产生的应力比在平地时大得多。而上坡奔跑时，由于足跟比前半足位置低，因此腓肠肌必须做更大的功来抬高足跟。柔软的鞋跟使足跟在鞋内过度移动，导致后半足不稳定。跟腱止点的不稳定，引起跟腱张力不稳定，增加跟腱撕裂的可能性。如果鞋底过于坚硬，第一跖趾关节不能弯屈，会使跟腱承受更大的张力。跟腱炎的生物力学因素包括过度内旋，足跟着地过远，膝内翻（O形腿），腘肌和腓肠肌僵硬，跟腱张力过大，弓形足以及足跟内翻畸形。

（一）病因

病因尚不清楚。运动员可发生此类病变，运动不多的中老年人也可发生。可能与跟腱受到反复应力作用后发生微小撕裂有关。运动鞋的不合适，局部磨损也可能引起此症。还可由类风湿关节炎、强直性脊柱炎等引起。

（二）临床表现

主要为足跟后部疼痛。开始在活动多后感到疼痛，以后可转为持续性疼痛。于跟腱两侧缘压痛，晚期跟腱部常出现梭形肿大，能摸到跟腱粗大而硬。让患者单足提踵困难或引发疼痛。患有跟腱炎的人，常常会在早上起床后迈第一步时，感觉跟腱特别疼痛。

（三）治疗

1. 运动员应停止跑步，垫高鞋跟减少跟腱张力，只要不引起疼痛即应加强腘绳肌弹性练习，穿软底鞋以保证第一跖趾关节的屈曲。但鞋跟要坚硬。若跟腱无疼痛，可做足趾抬高练习以增加跟腱肌力。跟腱愈合前应避免快速上下坡跑步。

2. 物理治疗是关键　最关键的方法是在膝关节伸直的情况下让腓肠肌伸展，以及在膝关节略弯屈的情况下让比目鱼肌伸展。力量加强训练、超声疗法以及电刺激疗法也都可以被应用于物理治疗之中。消炎药物可以加速痊愈。用一个脚跟抬高器来对局部进行矫形有时可以帮助跟腱的放松。将踝关节固定在自然状态（90°）的夜间夹板可以帮助防止小腿肌肉的紧绷。在一些严重的情况下，行走时可能需要借助一些器械的帮助来减少跟腱上的张力。

3. 通过局部药物注射治疗　如曲安奈德注射液等。

在治疗上，急性期应注意休息，局部可采用冷敷、垫高鞋跟减少跟腱张力，还可局部外敷药物和口服消炎镇痛药物以促进局部炎症消退。此外,患者还可以配合局部超声疗法以及电刺激疗法等物理治疗。症状严重者可进行局部封闭治疗缓解疼痛,但应注意避免反复封闭引起跟腱断裂。非手术治疗6月以上症状仍不减轻时,则可以考虑手术治疗,切除止点部炎性组织、滑囊和退变的跟腱及增生的跟骨后上结节。

大多数跟腱炎患者都可以完全恢复,但这需要很长的时间,因为跟腱在每一步的行走中都会受到牵拉。因此,跟腱炎的预防和保养尤为重要,应加强小腿和踝关节处的肌肉、肌腱和韧带的力量,养成良好的运动习惯,如运动前先热身、运动后也要进行适当的放松活动。此外,穿大小合适的鞋子也能避免跟腱部因反复摩擦引发的跟腱炎。

(四) 预防

1. 热身运动:在运动之前用低强度的有氧运动进行热身。

2. 加强力量:重负荷小腿运动能够让跟腱承受更大的力量。

3. 身体强化:增强式训练可以提高小腿和踝关节处的肌肉、肌腱和韧带的运动水平。小腿伸展运动可以提高肌腱的柔韧性。进行一些提高身体平衡能力的运动,锻炼身体感受能力。

第五节 复杂区域疼痛综合征

复杂区域疼痛综合征是难治性神经病理性疼痛疾病之一,其发生机制仍不清楚。目前认为,复杂区域疼痛综合征的产生和维持是多种因素共同作用的结果。复杂区域疼痛综合征定义为"一种继发于创伤等伤害性事件后疼痛综合征,包括区域性疼痛,感觉改变(如痛觉超敏),温度异常,汗分泌异常,皮肤颜色改变和水肿。"

(一) 分类和诊断标准

1. 分类 复杂区域疼痛综合征有两种类型:复杂区域疼痛综合征Ⅰ,与反射性交感神经失调相符而无确切的神经损伤;复杂区域疼痛综合征Ⅱ,涉及明确的神经损伤。

2. 诊断标准 1994年国际疼痛学会制定了复杂区域疼痛综合征的诊断标准。

(1) 复杂区域疼痛综合征Ⅰ(反射性交感神经营养不良):①具有初始的伤害性时间或引起活动受限的原因;②持续性疼痛、感觉异常或痛觉过敏,与任何刺激不成比;③疼痛区域出现水肿、皮肤血流改变,或汗腺分泌异常;④排除引起同等程度疼痛和功能障碍的其他情况。诊断必须符合2~4条标准。

(2) 复杂区域疼痛综合征Ⅱ(灼痛):①神经损伤后出现持续性疼痛、感觉异常或痛觉过敏,但不一定局限于受损神经的分布区;②疼痛区域出现水肿、皮肤血流改变或泌汗分泌异常;③排除引起同等程度疼痛和功能障碍的其他情况。诊断必须符合所有标准。

(二) 流行病学

复杂区域疼痛综合征平均发病年龄36~46岁,以女性居多(60%~81%)。上肢的发生率为44%~61%,下肢为39%~51%。引起复杂区域疼痛综合征的病因:骨折占16%~46%,韧带拉伤或扭伤占10%~29%,手术后占3%~24%,挫伤和挤压伤占8%~18%,病因不清占2%~17%。儿童和青少年复杂区域疼痛综合征发病率很低,且特征与成人不同:受累肢体:成人上肢>下肢,儿童和青少年下肢>上肢(6:1);性别:成人女性多见(2.4:1),儿童和青少年男性为主(7:1);预后:成人长期残废较常见,儿童和青少年绝大多数康复良好。

（三）临床表现

1. 感觉系统症状和体征　主要表现为难以忍受的疼痛和痛觉过敏。大多数患者疼痛为烧灼样、钻心样、针刺样或发射性并定位于深部组织。痛觉过敏常由机械刺激、关节活动和暴露于冷环境诱发，异常疼痛由非伤害性触觉刺激诱发。感觉缺失较常见。

2. 自主系统症状和体征　主要表现血管运动或泌汗功能改变。多数患者出现患肢水肿，可由负重、疼痛刺激、温度改变和流体静水压所加重。患肢与对侧正常肢体的温差超过1℃。59%的患者都有发汗异常，其中94%发汗增加。患侧皮肤区域颜色可为蓝色、紫色或苍白。

3. 运动系统和营养障碍症状和体征　运动功能障碍包括虚弱、活动度降低、震颤、肌张力异常和肌震挛，肌力常常降低。24%～60%的患者有震颤。患者也可出现肌张力异常和肌震挛。营养障碍常表现为患肢指甲和毛发的异常减少或增多、过度角化和皮肤菲薄。

4. 肌筋膜功能失调　大多数病例（56%～60%）存在肌筋膜功能失调，尤其是上肢受累时，且与病程相关。

（四）评估标准

1. 疼痛评估　疼痛评估是至关重要的。大多数临床研究把单次视觉模拟评分作为主要的疼痛评定标准。

2. 皮肤温度评估　用红外线热能相机测量比较患侧手指与对侧相应手指的皮肤温度发现，仅在42%的复杂区域疼痛综合征Ⅰ型患者中观察到了患侧与健侧有系统温差（>1℃）。在热平衡环境中，复杂区域疼痛综合征Ⅰ型患者中可能存在系统温差。但这由于缺乏特异性而不能作为诊断依据。

3. 运动评估　主动活动度分为四类（正常、损伤、严重损伤、失用）。肌电图和神经传导也被用来测试运动功能。

4. 自主功能评估　自主功能可通过水肿分级（5分量表：无水肿、局部水肿、局部严重水肿、全身水肿、全身严重水肿）、皮肤温度和颜色变化以及排汗情况来评价。泌汗功能可通过发汗试验来评估。定量的泌汗轴突反射试验是通过乙酰胆碱诱发出汗来评估局部的自主功能，而温度调节发汗试验是定性评估由体温升高引起的局部发汗功能。

（五）治疗

由于复杂区域疼痛综合征的疼痛机制还不清楚，治疗十分困难。多科医师（如心理医师、内科医师、肿瘤科医师、神经科医师和疼痛药物顾问）之间的密切合作有助于提高疗效。指导原则以3个主导部分为中心：康复、疼痛治疗、心理治疗。

1. 康复/理疗　康复是复杂区域疼痛综合征治疗的基石。理疗、疼痛治疗和心理治疗将有利于康复的进程。①充分镇痛、鼓励和教育患者对疾病过程的认识；②增加患者柔韧性：先从轻微的主动运动范围开始，需要拉伸、加强和姿势校正，必要时需扳机点注射、电刺激和肌松剂。控制水肿需要抬高患处、逆行按摩和使用Jobst加压泵；③功能锻炼：包括负重、摩擦技能、等长加强、有氧锻炼和体位正常化。

2. 心理治疗　疼痛持续时间大于2个月的复杂区域疼痛综合征患者应当接受心理评估，以确定和治疗心理失调如焦虑、抑郁或人格改变。心理咨询、行为矫正、生物反馈、放松疗法、集体疗法和自我催眠可提高患者的能动性和处理事情的能力。

3. 疼痛治疗

（1）药物治疗：研究证明，皮质类固醇治疗对复杂区域疼痛综合征早期有效。复杂区域疼痛综合征早期皮下注射或经鼻喷洒降钙素是有益的。

(2) 微创技术:干扰交感神经系统和肾上腺素能受体功能(如交感神经阻滞、静脉区域阻滞和躯体神经阻滞)被提倡用于治疗交感维持性疼痛的复杂区域疼痛综合征患者。神经阻滞主要是缓解疼痛以利于理疗和功能的恢复。

(3) 有创技术:如果患者康复效果或疼痛缓解不理想,则需进一步有创治疗。如患者对交感神经阻滞有一定反应,则需硬膜外置管提供长期的躯体或交感神经阻滞。①鞘内用药:对肌张力显著异常、对神经刺激无反应、长期患病或需姑息治疗的患者选择鞘内用药可显著缓解疼痛和促进康复;②神经刺激:是治疗复杂区域疼痛综合征最后的选择。复杂区域疼痛综合征Ⅰ型可刺激双侧脊神经,复杂区域疼痛综合征Ⅱ型可刺激外周神经,可产生长期的疼痛缓解和生活质量的提高;③交感神经切除术:常规复杂区域疼痛综合征治疗方法无效的复杂区域疼痛综合征患者可考虑手术或实验性治疗。对交感维持性疼痛患者应先考虑射频和神经毁损手术。

(4) 实验性治疗:刺激大脑深部和运动皮质可考虑作为一种实验性治疗。大脑刺激包括刺激下丘脑感觉神经核和(或)室周灰质或导水管周围灰质。硬膜外刺激运动皮质治疗中枢痛与深部脑刺激相比具有更安全、更简单和创伤更小的优点。

第二章　骨折

第一节　骨 折 总 论

骨的完整性或连续性中断称骨折。

（一）病因及发病机制

1. 病因

（1）直接暴力：暴力直接作用于骨骼，使其骨折。如打伤、撞伤及火器伤等。多为开放性骨折，伴有软组织损伤。

（2）间接暴力：暴力经传导、杠杆、旋转等作用，在作用点远处发生骨折。如走路滑倒手掌撑地，可发生桡骨远端骨折或肱骨髁上伸直型骨折。

（3）肌肉牵拉：肌肉突然猛烈收缩，在肌肉附着处可发生骨折。如骤然跪倒时，股四头肌的猛烈收缩，可发生髌骨骨折。

（4）疲劳骨折：由于长期、反复直接或间接地受到积累性损伤，可致骨骼的某一点发生骨折。如长途行军可引起第二、三跖骨骨折。

（5）病理骨折：由于骨骼本身的疾病，如骨肿瘤、骨髓炎等，骨骼的支持力减弱，只遭受轻微外力即可导致骨折。

2. 骨折愈合过程

骨折愈合过程一般分3期：

（1）血肿炎症机化期：骨折导致骨髓腔内、骨膜下和周围软组织内出血，形成血肿。伤后6～8小时血肿即开始凝结成含有网状纤维的血块。骨折端由于损伤和局部血液供应中断，可致部分软组织和骨组织坏死，引起局部无菌性炎症反应。中性粒细胞和吞噬细胞、成纤维细胞等从四周侵入血肿的骨坏死区，逐渐清除血凝块、坏死软组织和死骨，而使血肿机化形成肉芽组织。这一过程大约在骨折2周后完成。

骨折端骨外膜的成骨细胞在伤后不久即活跃增生，1周后开始形成与骨干平行的骨样组织，并逐渐延伸增厚。骨内膜在稍晚时也发生同样改变（图9-2-1）。

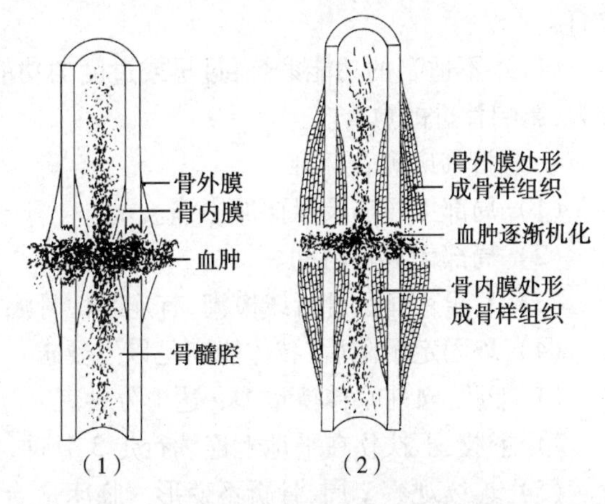

图9-2-1　骨折愈合过程的血肿炎症机化期

（2）骨折后血肿形成期：血肿逐渐机化；骨内、外膜处开始形成骨样组织。

（3）原始骨痂形成期：由骨内、外膜的成骨细胞在断端形成的骨样组织逐渐钙化而成新生骨，即膜内化骨。膜内化骨形成内外骨痂。断端间和髓腔内的纤维组织逐渐转化为软骨组织，随着成骨细胞侵入软骨基质，软骨细胞发生变性而凋亡，软骨基质经钙化而成骨，即软骨内成骨。软骨内成骨形成环状骨痂和髓腔内骨痂，即为连接骨痂。此阶段一般需4～8周。

（4）骨板形成塑形期：原始骨痂中新生骨小梁逐渐增粗，排列逐渐规则和致密。骨折端的坏死骨经破骨和成骨细胞的侵入，完成死骨清除和新骨形成的爬行替代过程。原始骨痂被板层所替代，使骨折部位形成坚强的骨性连接，这一过程约需8～12周。

3. 影响骨折愈合的因素

（1）年龄：儿童生长活跃，骨折愈合较成人快。同样是股骨干骨折，新生儿一般2周即坚固愈合，成人则需3个月左右。

（2）骨折部位的血供：这是决定骨折愈合快慢的重要因素，血供良好的松质骨部骨折愈合较快，而血供不良的部位骨折则愈合速度缓慢，甚至发生延迟愈合、不愈合或缺血性骨坏死。故胫骨下1/3骨折，腕舟骨、距骨和股骨颈的囊内骨折愈合均差。

（3）感染：开放性骨折感染后发生化脓性骨髓炎，有死骨形成和软组织坏死，影响骨折愈合。

（4）软组织损伤：火器伤、枪弹伤所引起的骨折、软组织的严重损伤，骨折愈合较慢；闭合性骨折的软组织损伤较轻，骨折愈合较快。

（5）软组织嵌入：两骨折端若有肌肉、肌腱、骨膜、韧带等软组织嵌入，均影响骨折愈合。

（6）健康情况：患有营养不良、糖尿病、钙磷代谢紊乱、恶性肿瘤等疾病，均可使骨折延迟愈合。

（7）手法复位粗暴：反复多次的手法复位、牵引过度导致骨折断端发生分离、内外固定不准确或不牢固都可以影响骨折愈合。

（8）过度牵引：过度牵引可以使两骨断端间的距离增大，骨痂不易跨越断端，影响骨折愈合；牵引过度也可使血管痉挛，影响局部血液供应，从而影响骨折的愈合。

（9）不合理的固定：外固定范围不够、位置不当，或内固定不够牢固，都会在不同的阶段增加骨折端应力，干扰骨痂生长，不利于骨折的正常愈合。

（10）手术操作的影响：切开复位时，软组织和骨膜剥离过多影响骨折段血供，可能导致骨折延迟愈合或不愈合，应在严格的手术指征情况下使用，并尽可能少地干扰和破坏局部血液供应；在粉碎性骨折中，过多地去除碎骨片，可以造成骨缺损，都可影响骨折愈合。

（11）不适当的功能锻炼：过早或过度的功能锻炼，可以使骨端间产生剪力、成角或扭转应力，影响骨折的愈合。

4. 骨折临床愈合标准

（1）局部无压痛及纵向叩击痛。

（2）局部无异常活动。

（3）X线片显示骨折线模糊，有连续性骨痂通过骨折线。

（4）外固定解除后，肢体能满足以下要求：

1）上肢：向前平伸持重1kg达1分钟者。

2）下肢：不扶拐在平地上连续行走3分钟，并不少于30步者。

（5）连续观察2周，骨折不变形。临床愈合时间为最后一次复位之日至观察达到临床愈合之日所需的时间。

（二）临床表现

1. 分类

（1）按骨折处是否与外界相通分类：

1）开放性骨折：骨折处皮肤或黏膜破裂，骨折端与外界相通。

2）闭合性骨折：骨折处皮肤或黏膜完整，骨折端不与外界相通。

（2）按骨折形态分类

1）不完全骨折：裂缝骨折、青枝骨折。

2）完全骨折：横骨折、斜骨折、螺旋骨折、粉碎骨折等（图 9-2-2）。

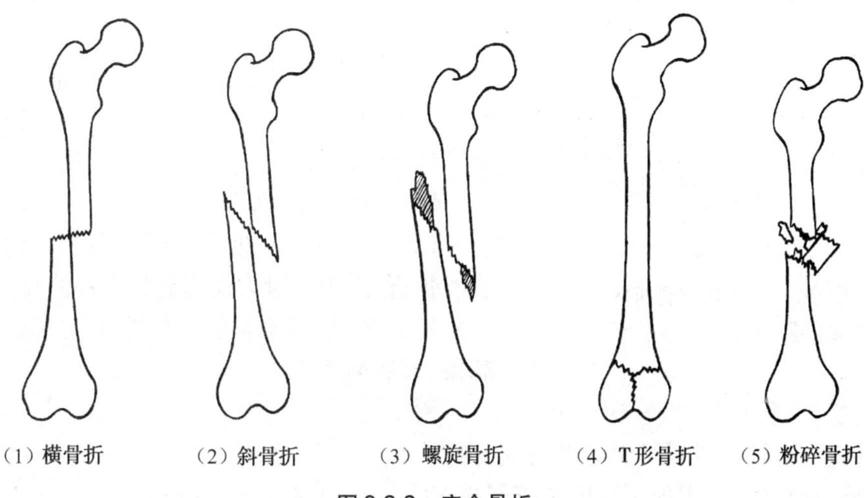

图 9-2-2 完全骨折

（3）按骨折时间分类

1）新鲜骨折：损伤后即来治疗的骨折，一般指 2 ~3 周以内的骨折。

2）陈旧骨折：伤后 3 周以上治疗的骨折。

2. 骨折移位的类型

（1）侧方移位：远侧骨折段移向侧方。以近侧骨折为基准，远侧骨折段的移位方向称为向前、向后、向内或向外侧移位。

（2）成角移位：两骨折段之轴线交叉成角，以角顶的方向称为向前、向后、向内或向外成角。

（3）旋转移位：远侧骨折段围绕骨的纵轴而旋转。

（4）分离移位：两骨折段在纵轴上互相分离，形成间隙。

（5）短缩移位：两骨折段互相重叠或嵌插，骨长度因而缩短。

3. 骨折的全身表现

（1）休克：多见于严重的多发骨折、开放性骨折的患者。因大面积软组织损伤，骨折端大量出血，剧烈疼痛或并发其他脏器损伤，可导致休克（图 9-2-3）。

（2）体温升高：严重损伤，出血量较大，在血肿吸收时，体温可略有升高。通常不超过 38℃。开放性骨折如持续性发热，应考虑继发感染的可能。

4. 骨折的局部表现

（1）疼痛和压痛：触诊骨折部位有明显局限压痛，固定后疼痛可减轻。

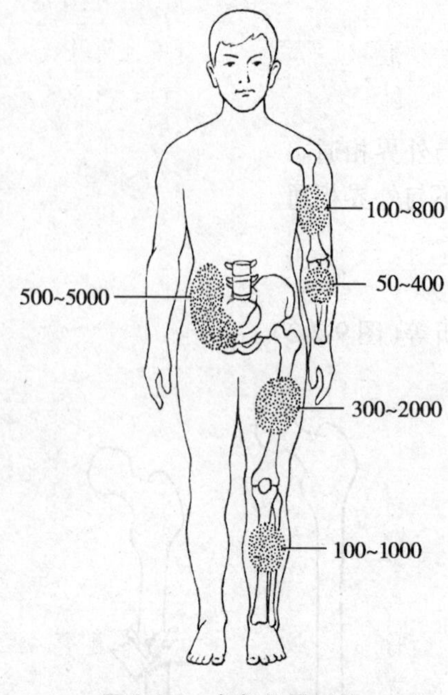

图 9-2-3 各部位骨折的失血量(ml)

(2) 局部肿胀:由于骨膜、骨髓腔及周围软组织内的血管破裂出血,导致血肿。周围软组织损伤后的组织反应,发生水肿。

(3) 功能障碍:骨折后由于肢体的支架功能部分或完全丧失,带来肢体功能障碍。

5. 骨折的特有体征

(1) 畸形:骨折移位(成角、短缩、旋转等)后,伤肢形态改变。

(2) 异常活动:正常情况下肢体不能活动的部位,骨折后出现不正常的活动。

(3) 骨擦音或骨擦感:骨折后,断端互相摩擦时,可产生骨擦音或骨擦感。一般不实施此项检查,以免加重损伤。

6. 骨折常见并发症

(1) 休克:多发生于长骨干骨折、骨盆骨折及多发骨折,因出血量大而引起失血性休克。

(2) 感染:污染重的开放性骨折易发生化脓性感染、厌氧菌感染。

(3) 脏器损伤:

1) 肺损伤:肋骨骨折可引起气胸、血胸。

2) 肝、脾损伤:严重的下胸壁及腹部的直接暴力,可引起肝、脾破裂。

3) 直肠、泌尿系统损伤:多见于骨盆骨折,可损伤尿道、膀胱。骶尾骨骨折可能刺破直肠。

(4) 重要血管损伤:肱骨髁上骨折可伤及肱动脉;股骨髁上骨折可伤及腘动脉。

(5) 脊髓损伤:发生于脊柱颈段或胸、腰段的骨折和脱位,可造成损伤平面以下的截瘫。

(6) 周围神经损伤:上肢骨折可造成桡神经、正中神经、尺神经的损伤;下肢腓骨颈骨折可造成腓总神经损伤。

(7) 脂肪栓塞:骨折后,折端处血肿压力过大,骨髓被破坏,脂肪滴进入了破裂的静脉窦内,可引起肺栓塞、脑栓塞。

(8) 坠积性肺炎:骨折患者长期卧床不起,易引起坠积性肺炎,严重时可危及生命。

(9) 压疮:截瘫、严重外伤及老年患者,由于长期卧床,身体骨突部受压,易引起皮肤血供障碍,形成压疮。

(10) 损伤性骨化(骨化性肌炎):关节或关节附近的骨折,特别是肘关节,骨膜剥离后,形成骨膜下血肿,如处理不当,在关节附近的软组织内有广泛的机化、骨化,将影响关节活动功能。

(11) 创伤性关节炎:关节内骨折未准确复位,畸形愈合后,由于关节面不平整,可引起创伤性关节炎。

(12) 关节僵硬:患肢由于长时间固定,可使关节内外组织发生纤维粘连,关节囊及周围肌肉、肌腱挛缩,关节活动可有不同程度的障碍,称关节僵硬。

(13) 缺血性骨坏死:骨折后,切断了骨的血液供应而致骨坏死称缺血性骨坏死。常见的有股骨头缺血性骨坏死。

(14) 缺血性肌挛缩:上、下肢体的重要动脉损伤后或包扎过紧超过一定时限,肢体血液供应不足,肢体的肌群因缺血而坏死、机化、形成瘢痕组织,逐渐挛缩,形成爪形手或爪形足(图9-2-4)。

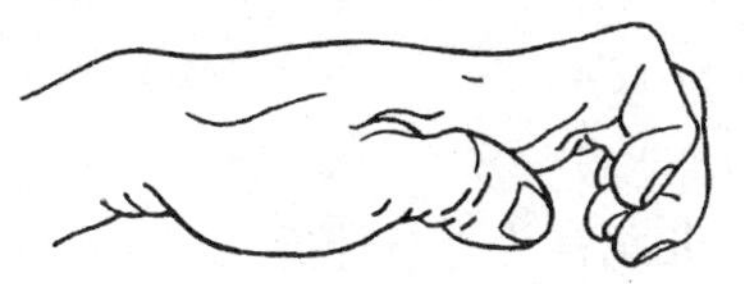

图9-2-4 前臂缺血性肌挛缩后的典型畸形——爪形手

(15) 骨筋膜室综合征:指骨、骨间膜、肌间隔和深筋膜形成的骨筋膜室内的肌肉和神经因急性缺血而产生的一系列早期症状和体征。最常发生于前臂掌侧和小腿。根据其缺血程度不同而导致以下情况:

1) 濒临缺血性肌挛缩:缺血早期,及时处理血液供应后,可不影响肢体功能。

2) 缺血性肌挛缩:见(14)条。

3) 坏疽:广泛、长时间完全缺血,大量肌肉坏疽,毒素可进入血循环,导致休克、急性肾衰竭等。

(三) 辅助检查

X线检查可确诊有无骨折、骨折的移位情况等,对治疗有重要参考价值。一般包括正、侧位或斜位,并包括相邻关节。有时要加摄特殊体位,或与健侧相应部位对比的X线片。

(四) 治疗

1. 骨折急救处理 骨折的急救要求用最简易而有效的方法抢救生命,保护患肢,安全而迅速运送患者至医院。

(1) 首先要注意全身情况:检查生命体征,排除内脏损伤、大出血及休克等严重损伤和并发症,如有休克,应先抗休克治疗,然后再处理骨折局部。

(2) 妥善处理伤口:如有伤口出血,局部加压包扎止血。如果还不能止血,可使用止血带,但必须记录时间,定时松开,防止严重并发症发生。包扎时尽量用消毒敷料或清洁敷料包扎,以避免加重感染。

(3) 妥善固定:妥善固定骨折肢体,是骨折急救处理中重要的一环,它可避免在搬运时再次损伤软组织、血管、神经,也可减轻疼痛,预防休克的发生。在固定时,可以就地取材,如树枝、木棍等,可将受伤的上肢与躯干固定在一起,如是下肢可与健肢一并固定起来。如怀疑脊柱骨折患者,不可扶患者坐起,应卧硬木板担架。

(4) 迅速转送:妥善固定后,患者要迅速转送至医院,争取时间及早处理。

2. 骨折治疗原则 复位、固定、康复治疗是骨折治疗的三大原则。

(1) 复位:是将移位的骨折段恢复正常或近乎正常的解剖关系,重建骨的支架作用。它是治疗骨折的首要步骤,也是骨折固定和康复治疗的基础。早期正确的复位,是骨折愈合过程顺利进行的必要条件。

(2) 固定:即将骨折维持在复位后的位置,使其在良好对位情况下达到牢固愈合,是骨折愈合的关键。

(3) 康复治疗:是在不影响固定的情况下,尽快地恢复患肢肌、肌腱、韧带、关节囊等软组织的舒缩活动。早期合理的功能锻炼,可促进患肢血液循环,消除肿胀;减少肌萎缩、保持肌肉力量;防止骨质疏松、关节僵硬和促进骨折愈合,是恢复患肢功能的重要保证。

第二节　常见骨折

一、锁骨骨折

锁骨骨折是临床上最为常见的骨折之一，青少年多见，儿童常为青枝骨折。

(一) 病因及发病机制

锁骨骨折常由间接暴力引起，当突然摔倒时，肩部着地或向前以手或肘部着地，暴力传导致锁骨而发生骨折，儿童青枝骨折多见，成年人多为斜行或粉碎性骨折，好发部位在锁骨中段。而直接外力可造成不同部位的骨折，严重的骨折或移位可造成位于锁骨下的动脉和臂丛神经损伤。

知识链接

锁骨的形态与功能

锁骨为一弧形管状骨，横置于胸壁前上方外侧，侧架于胸骨与肩峰之间，内侧端形成胸锁关节，外侧端形成肩锁关节，将肩胛带连于躯干上部，不仅支持并使肩部组织离开胸壁参与上肢运动，还能保持肩关节的正常位置，保护臂丛神经和锁骨下血管。

(二) 临床表现及诊断

1. 有明显的外伤史。

2. 锁骨处可出现肿胀、淤斑、局部隆起畸形，可触及骨擦感及骨擦音，亦可触及骨折端。局部压痛明显，上肢不能上举或后伸，在儿童的青枝骨折发生后，上述体征不明显。

3. 如有血管、神经损伤，早期上肢可有剧烈疼痛，桡动脉搏动减弱或消失，手部皮肤苍白、发凉、麻木、感觉和运动功能的改变。

4. X线检查，可明确骨折部位、类型以及移位情况。

(三) 治疗

1. 儿童的青枝骨折及成人的无移位骨折可不作特殊治疗，仅用三角巾悬吊患肢3～6周即可开始活动。

2. 有移位骨折的治疗原则是复位、固定和康复治疗，复位的方法有手法复位8字绷带固定、牵引复位固定和手术切开复位克氏针或钢板内固定等。

3. 有血管、神经损伤症状者，应立即作臂丛阻滞麻醉，手术探查血管、神经，做相应处理，同时行骨折切开复位内固定。尽可能避免缺血性肌挛缩或肢体坏死的发生。

二、肱骨外科颈骨折

肱骨外科颈骨折是指解剖颈下2～3cm处的骨折。依据移位和骨块分离情况分为一部分至四部分骨折，以中、老年人多见。

(一) 病因及发病机制

肱骨外科颈为肱骨大结节、小结节移行为肱骨干的交界部位，是松质骨与密质骨的交接处，位于解剖颈下2～3cm，是骨质相对薄弱处，臂丛神经和腋血管在其内侧通过。

由于此处骨质相对薄弱，易发生骨折。中、老年人，骨质疏松者，发生率更高，分离型骨折常可导致肱骨头缺血性坏死。

（二）临床表现及诊断

1. 有外伤史。

2. 肩部疼痛、肿胀、皮下淤血斑，上肢活动受限。主动和被动活动常使疼痛加剧，完全骨折可触及骨擦音和骨擦感。

3. X线片可明显见到骨折线和头颈移位或骨折块分离情况。

（三）治疗

1. 无移位骨折　不需复位，用三角巾悬吊3～4周即可。

2. 二至四部分骨折　因有移位常需手术切开复位，依据情况选择螺丝钉或解剖型钢板等作内固定治疗。老年人酌情行人工肱骨头置换术，以避免肱骨头缺血坏死而导致肩关节功能障碍。

三、肱骨干骨折

肱骨干骨折指在肱骨外科颈以下1～2cm至肱骨髁上2cm之间发生的骨折，成年人多见。

（一）病因及发病机制

肱骨干骨折可由直接或间接暴力所引起。常见的有粉碎性骨折、横行骨折、斜行或螺旋形骨折。由于许多肌肉的附着点均在肱骨上，所以一旦骨折发生，常会因为肌肉的牵拉，导致骨折端移位，短缩或旋转畸形，在肱骨中下1/3后外侧桡神经沟内有桡神经走行，紧贴骨面下行，此处骨折容易发生桡神经损伤。

（二）临床表现及诊断

1. 有外伤史。

2. 伤后上臂立刻出现疼痛、肿胀、皮肤淤斑、畸形、上肢活动障碍，用手触之有异常活动、骨擦感。

3. 如果伴有桡神经损伤，可出现“垂指、垂腕”征，腕关节、各手指掌指关节不能背伸，伸拇指障碍、前臂旋后障碍，手背桡侧皮肤，特别是虎口区感觉减退或消失。

4. X线片可明确骨折类型、部位和移位方向。

（三）治疗

1. 急诊处理　先临时用夹板固定，以防损伤加重，并可减轻疼痛。

2. 手法复位后用小夹板或石膏固定治疗，适用于肱骨横形骨折，一般需6～8周。

3. 对斜形、螺旋形和粉碎性骨折，可采用有限接触钢板内固定治疗，近年来较多的采用交锁髓内钉内固定，可控制骨折段旋转和重叠移位，有利于骨折愈合。

4. 伴有桡神经损伤的骨折常需切开复位内固定，手术过程中，重点要探查桡神经损伤的程度，要求完整地修复神经外膜或神经束膜，以保证术后神经支配区域的功能恢复，在内固定的过程中要求将桡神经显露清晰并牵开保护，避免加重损伤。

四、肱骨髁上骨折

肱骨髁上骨折指肱骨干与肱骨髁的交界处发生的骨折。可分为伸直型和屈曲型两种。多见于儿童，且多为伸直型，故以伸直型肱骨髁上骨折为例。

（一）病因及发病机制

肱骨髁上部位在肱骨下端，扁而宽，此处前方有冠状窝，后方有鹰嘴窝，骨质薄弱，最重要的是解剖因素即肱骨干轴线与肱骨髁轴线之间有30°~50°的前倾角。如跌倒时手掌着地，暴力经前臂传到肘部，将肱骨髁推向后上方，同时由上向下的体重和冲力将肱骨干下部推向前下方，致使发生肱骨髁上部位伸直型骨折，而肱动脉、静脉及正中神经从肘窝部经肱二头肌腱膜下进入前臂，近骨折端向前移位，血管神经很容易被骨折断端刺伤或挤压在腱膜与骨折端之间，引起骨筋膜室综合征或正中神经挫伤。

（二）临床表现及诊断

1. 肘部疼痛肿胀，肘关节呈半屈曲位畸形。

2. 肘前窝饱满并向前突出，肘部向后突出，肘前可触及骨折断端，有反常活动和骨擦音。

3. 如有血管损伤，早期可有剧烈疼痛，桡动脉搏动减弱或消失，手部皮肤苍白、发凉、麻木。

4. 如有神经损伤，相应部位感觉减退或丧失，功能障碍。

5. X线检查可明确骨折部位、类型以及移位情况。

（三）治疗

1. 手法复位后外固定　如受伤时间短，肘部肿胀较轻，桡动脉搏动正常者，可在臂丛麻醉或全麻下手法复位，手法复位后用长臂后石膏托屈肘位固定。

2. 持续骨牵引　如受伤后时间久，肘部肿胀严重，表皮已有张力性水疱形成，血管、神经虽无损伤，但桡动脉搏动减弱者，可作尺骨鹰嘴牵引。牵引期间可作臂丛神经麻醉或肌注血管扩张剂，以解除血管痉挛。继续严密观察3~5天，待肿胀消退，可再行手法复位加外固定。

3. 手术探查血管、神经并行骨折切开复位内固定　肘部严重肿胀，桡动脉搏动消失，患肢剧痛、苍白、麻木、发凉，被动伸直时有剧烈疼痛者，应立即作臂丛阻滞或肌注血管扩张剂，解除肱动脉的痉挛。如仍不能改善，则行急诊手术探查血管、神经，作相应处理，骨折切开复位交叉钢针或解剖钢板内固定。

五、尺桡骨干双骨折

尺桡骨干双骨折是常发生的骨折之一。尺骨、桡骨位于前臂，极易造成损伤，以青少年多见。

（一）病因及发病机制

前臂由尺骨、桡骨共同组成支架，连接肱骨及腕骨，有较好的旋转功能，腕和手的伸屈肌肉、肌腱均在前臂，易造成损伤。直接暴力、间接暴力均易导致尺桡骨骨折，一旦骨折，往往造成部分或全部的功能丧失。尺桡骨双骨折，常发生在不同平面上，在肌肉的牵拉下，折端移位明显，手法复位十分困难。

（二）临床表现及诊断

1. 有外伤史。

2. 受伤后前臂出现疼痛、肿胀及功能障碍，局部压痛，严重者前臂畸形，可触及骨擦感。

3. X线片可明确骨折的部位、类型及移位的程度。临床上还可见尺骨上1/3骨折合并桡骨头脱位，即孟氏（Monteggia）骨折；桡骨下1/3骨折合并下尺桡关节脱位，即盖氏（Galeazzi）骨折，表现同前，其共同特点是不容易复位，而且外固定不稳定，往往会造成比较严重的功能障碍，手术复位内固定比较理想。

（三）治疗

1. 骨折如果移位轻微或无移位，可不必强行复位，只需适当外固定治疗，直到骨折愈合。

2. 有移位骨折的治疗多采用手术切开复位髓内钉或钢板螺钉内固定，合并有肌腱、神经、血管损伤者术中一并处理。

六、桡骨下端骨折

桡骨下端骨折是指距桡骨下端关节面3cm以内的骨折。这个部位是松质骨与密质骨的交界处，为解剖薄弱处，一旦遭受外力，容易骨折。儿童的同样损伤为桡骨下端骨骺分离。

（一）病因及发病机制

多由间接暴力所致，当跌倒时，前臂旋前，腕关节背伸，手掌撑地，即可引起伸直型桡骨下端骨折，称 Colles 骨折。如果跌倒时手背着地，腕部在屈曲位发生的桡骨下端骨折，称 Smiths 骨折。

（二）临床表现及诊断

以伸直型桡骨下端骨折为例：

1. 腕关节疼痛、肿胀、局部压痛和功能障碍。

2. 因远折段向背侧移位，侧面可见典型的“银叉”畸形，正面看呈“枪刺刀”畸形（图 9-2-5）。也可同时伴有下尺桡关节脱位及尺骨茎突骨折。

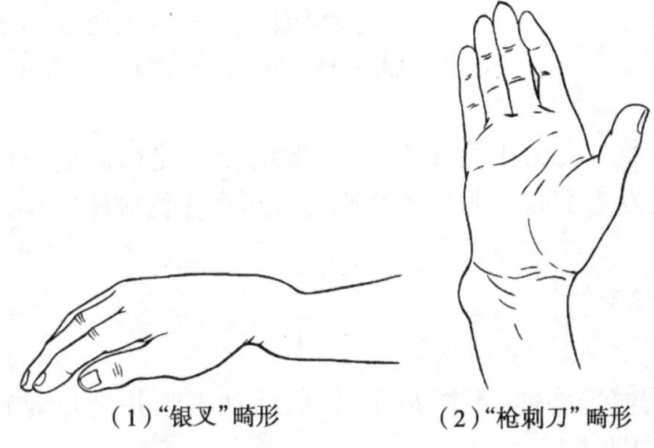

图 9-2-5 伸直型桡骨下端骨折后手的畸形

3. X 线片可了解骨折类型及移位情况。

（三）治疗

1. 手法复位 用2%利多卡因血肿内注射，局部麻醉下手法复位。

2. 外固定 复位后，可用小夹板或前臂石膏托，腕关节屈曲轻度尺偏位固定，10～14 日后换功能位石膏，继续固定 4 周。

3. 严重粉碎骨折移位明显，桡骨下端关节面破坏，多采用小 T 型或斜 T 型钢板手术内固定治疗。

七、股骨颈骨折

股骨颈骨折是老年人常见的损伤，以女性为多，偶可见于中年或儿童。

（一）病因及发病机制

股骨颈骨折的发生多为摔倒时，扭转肢体，外旋暴力传导至股骨颈。老年人较小的暴力即可引起骨折，诱发及相关因素包括骨质疏松、神经肌肉反应和协调能力下降、居住条件、饮酒、长期服用镇静或抗焦虑药物等；年轻人的股骨颈骨折常因严重暴力引起，多合并胸、腹、颅脑和四肢等其他部位的损伤。股骨上段又是受力较大的部位，在日常生活、运动和工作中的重复受载和劳损，常可导致各种疲劳性损伤和组织退变。

股骨颈骨折按骨折线的部位分为：股骨头下骨折、经股骨颈骨折、股骨颈基底骨折 3 类（图 9-2-6）。

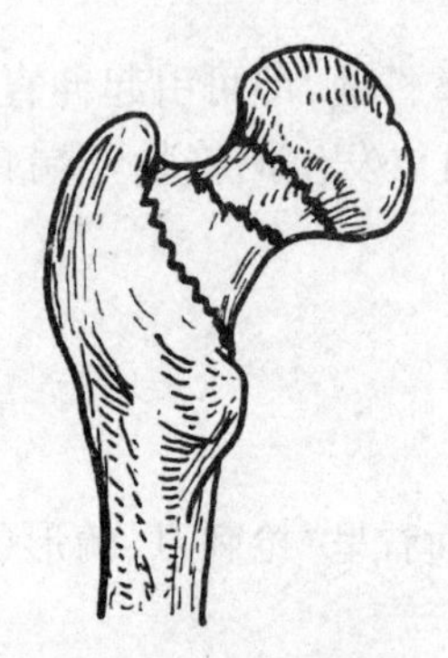

图 9-2-6　股骨颈骨折的分类

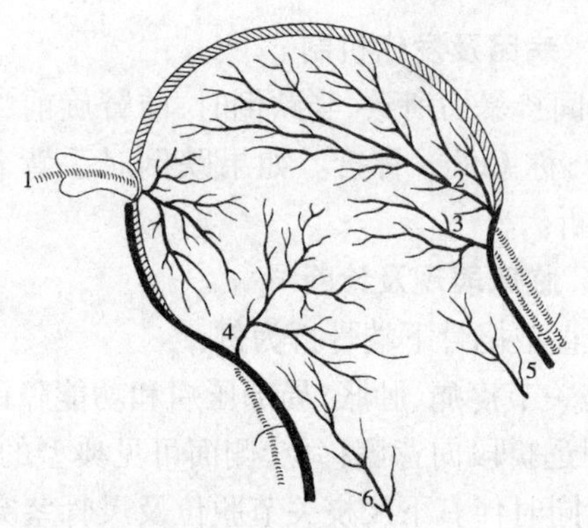

图 9-2-7　股骨头的血液供应

1. 小凹动脉；2. 骺外侧动脉；3. 干骺端上侧动脉；4. 干骺端下侧动脉；5、6. 滋养动脉升支

股骨头下及经股骨颈骨折由于旋股内、外动脉的分支受伤最重，对股骨头血供影响大，股骨头缺血性骨坏死的发生率高。股骨颈基底部骨折血液供应影响小，骨折较易愈合（图 9-2-7）。

（二）临床表现及诊断

1. 有外伤病史。

2. 受伤后患者出现髋部疼痛、不能站立、患肢活动困难并呈外旋畸形。伤后伴有腹股沟中点处压痛、下肢纵向叩击痛。

3. 无移位的骨折，伤后局部疼痛轻微，肢体活动不受限，仍能够行走，体检时体征很少，除腹股沟中点处轻微压痛外，缺乏其他骨折的确切表现；数日后疼痛逐渐加重，负重、行走出现困难。此种情况常表明，受伤时为稳定型骨折，以后发展为移位型骨折而出现功能障碍。部分患者甚至可无外伤史。

4. X 线片可明确骨折的类型和稳定性。某些老年人股骨颈无移位的骨折难以立即在 X 线片上发现。疑有骨折者应 CT 检查，必要时卧床或避免负重，1～2 周后再次摄片检查。

（三）治疗

1. 无明显移位外展嵌插骨折，行持续牵引 6～8 周。并保持患肢外展中立位，3 个月后考虑扶拐下地行走，6 个月后弃拐行走。

2. 有移位的股骨颈骨折，可先行皮肤牵引或胫骨结节骨牵引，3～7 日后行手术治疗。

3. 手术方法　①年龄较轻或基底骨折者，常用 3 枚加压空心螺纹钉固定；②65 岁以上患者的股骨头下骨折或经股骨颈骨折有明显移位或旋转者，如全身情况许可，可行人工股骨头假体置换术或人工全髋关节置换术治疗。

八、股骨干骨折

股骨干骨折是指转子下、股骨髁上这一段骨干的骨折。是一种常见的骨折，一般由强烈的外伤暴力所致，多见于青壮年体力劳动者。

（一）病因及发病机制

股骨干是人体最大、结构最坚强的管状骨，周围又有大量肌肉及筋膜包绕，因此，只有遭受强大暴力后才能引起骨折，如机动车辆的直接碾压或撞击、机械挤压、重物打击及火器伤等均可引起。高处坠落到不平地面所产生的杠杆及扭曲传导暴力亦可导致股骨干骨折。儿童股骨干骨折通常为直接暴力引起，且多为闭合性损伤，也包括产伤。神经损伤更常见于直接的贯通伤，如火器伤和切割伤。

骨折的类型是依据暴力的性质和作用方向决定，直接暴力垂直作用于骨的长轴可产生横形或短斜形的骨折，有局部软组织损伤，如沿着股骨长轴的暴力损伤，可引起髋和膝关节的损伤。老年人的损伤常是旋转暴力引起，形成一个长斜形或螺旋形骨折，并有轻度的粉碎，股骨干骨折粉碎的程度，常与损伤时直接作用在股骨的能量有关。

（二）临床表现及诊断

1. 有明确的外伤史。
2. 患肢剧烈疼痛、肿胀、下肢不能活动。
3. 肢体缩短或成角畸形。
4. 可触及骨擦音或异常活动。
5. 股骨干骨折，尤其是下 1/3 骨折，易压迫或损伤腘动脉，故应检查足背动脉和胫后动脉搏动；患者如失血过多，可出现失血性休克。
6. X 线检查能够显示骨折的类型、特点及骨折移位方向。X 线片应包括股骨的全长及上下髋膝关节。

（三）治疗

1. 急诊处理　先临时用夹板固定，以防损伤加重，并可减轻疼痛。同时要观察生命体征预防休克。

2. 手法复位　复位后用夹板固定再作牵引、维持复位，适用于股骨横行骨折，一般需 8～12 周，对斜行、螺旋形和粉碎性骨折，可行持续骨牵引 6～8 周，再改用大腿皮肤牵引 4～6 周。

3. 牵引　5 岁以下儿童骨折可作垂直悬吊牵引 3～4 周，超过 5 岁儿童，可采用下肢皮牵引 4～6 周。

4. 髓内钉内固定　髓内固定在股骨骨折的治疗中占有重要地位。它是一个负荷分担装置，能传递应力到骨上，适用于股骨上、中 1/3 短斜行与横行骨折、股骨多段骨折、股骨中上 1/3 陈旧性骨折、骨折延迟愈合或不愈合等情况。长斜行与螺旋形骨折则不宜采用髓内钉固定。

5. 交锁髓内钉内固定　可用于不适合常规髓内钉治疗的股骨粉碎性骨折、骨缺损和髓腔峡部以外的骨折。长骨两断端用螺钉行交锁髓内钉固定，阻止了断端顺针向滑动而造成嵌插，并可有效控制旋转，稳定性较普通髓内钉好。

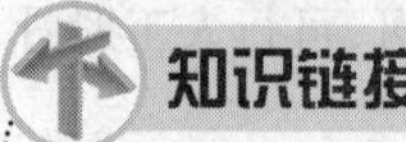

"脊柱与四肢内固定计算机辅助导航系统"

"脊柱与四肢内固定计算机辅助导航系统"已应用于临床，医生可通过该系统得到脊柱或四肢骨折部位的正、侧位图像，红外线跟踪仪随即能通过电脑显示骨折部位的立体三维影像，并与X线影像完全配准叠合。这种三维重建图像，还可让医生做仿真操作，在电脑显示屏上模拟出"手术效果图"，医生能完全清楚地掌握骨折所处的位置、方向并能计算出固定骨折部位的钢针长度。

应用髓内钉固定长骨骨折时，骨科医生在该导航系统指引下能准确地插入锁钉。运用该系统不仅显著提高了手术安全性和速度，而且还减少了医生和患者在以往使用X线反复定位时的射线伤害。

6. 加压钢板内固定　适用于股骨上、中、下1/3横行与短缩形骨折。加压钢板较宽厚，螺钉粗，固定力较强，不需外固定；有轴向加压力，有利于骨折愈合。但是，用加压钢板行坚强内固定后，对骨折处产生应力遮挡，骨折处得不到生理性的重力刺激，外骨痂较少，造成钢板固定部位的骨萎缩，在钢板末端正常骨质与萎缩骨质交界处容易折断或在去钢板后发生再骨折。故钢板取出后，仍需适当保护3～6个月，以免折断。

九、髌骨骨折

髌骨骨折中年多见，青少年很少发生。

（一）病因及发病机制

髌骨骨折可分为四个基本类型，即横断、粉碎、纵形和撕脱型。

髌骨骨折是膝部最常见的骨折。髌骨位于膝前皮下，易受直接或间接暴力损伤。直接暴力如膝前着地的摔伤、膝部撞击伤等；间接暴力如股四头肌剧烈收缩，在髌骨上的瞬时应力集中所造成的骨折，多伴有内侧和外侧关节囊扩张部广泛撕裂。大多数间接暴力而致的是横行骨折，直接暴力所致的为粉碎性骨折。髌骨骨折的最大影响是膝关节伸膝装置失去连续性和髌股关节的动作不协调。

（二）临床表现及诊断

1. 有外伤史。

2. 伤后膝部肿胀、疼痛、不能主动伸膝。

3. 检查见浮髌试验阳性，有时可触及髌骨断端或骨折裂隙。

4. 摄X线片时应采用膝关节侧位及斜位，而不用前后位。侧位虽然对判明横断骨折以及骨折块分离最为有用，但不能了解有无纵形骨折以及粉碎骨折的情况。斜位可常规采用外旋45°位或内旋45°位。如临床高度怀疑有髌骨骨折而斜位及侧位X线片均未显示时，可再摄髌骨轴位X线片或作CT检查。

（三）治疗

1. 无移位的骨折　无论是何种类型，如X线片未显示移位，均可非手术治疗。单纯使用长腿前后石膏托即可获得有效的固定，膝关节置于10°屈膝位，以避免因长期完全伸直所引起的不适，甚至腓总神经麻痹。如关节肿胀明显，可先穿刺抽出积血、包扎，然后固定。

2. 有分离的横行骨折　以手术治疗为首选。横行或有小部分粉碎骨折者，多存在两个主要骨块，较易对合，且对合固定一般较稳定。应用较广泛的是AO张力带缝合术，即双克氏针纵向贯穿两骨折块结合钢丝环绕法。目前，有许多改良的方法。

3. 有移位的粉碎骨折 此类骨折复位及固定均有一定困难,可先以双半环髌骨周围缝合法缝合,在拉紧的过程中同时复位,边收缩拉紧,边平整复位。

4. 镍钛记忆合金聚髌器兼有复位与固定的作用。由于材料本身的性能以及爪形的特点,使其能多方向、向心性持续自动地向骨断端间施加聚合加压力。

十、胫腓骨骨折

胫腓骨骨折在全身长骨骨折中发生率最高,且多数为开放性骨折,合并症多,其中以胫腓骨双骨折最多见,其次为胫骨干骨折,单独腓骨骨折少见。

(一)病因及发病机制

胫骨居小腿内侧,传达由上而下的重力,是支持体重的主要骨骼。两端抗压能力差,胫骨骨干为密质骨,内有髓腔,抗压能力强。在中 1/3 和下 1/3 交接处,骨形转变、易发生骨折,此处发生骨折时,滋养动脉容易断裂,且由于周围没有肌肉包绕,从骨膜来的血液供应不足,容易引起骨折延迟愈合。腓骨为细长管状骨,是小腿肌肉附着的重要骨骼。腓骨头下方的细小部位为腓骨颈,此处有腓总神经绕过,为腓总神经损伤的好发部位。腓骨的血供来自三种动脉:滋养动脉、干骺端动脉、骨膜动脉。胫腓骨之间有坚韧的骨间膜相连,其周缘又有较坚实的深筋膜包绕,一旦骨筋膜室内压力增高,缓冲余地很少,很容易发生骨筋膜室综合征。

胫腓骨骨折的常见原因有:①直接暴力,指外力直接撞击所致,多见于交通事故、工矿事故、地震及战伤。一般多为开放性及粉碎性骨折。骨折线呈横断型、短斜型或粉碎型。两骨折线多在同一平面,骨折端多有重叠、成角、旋转移位。如胫骨中下 1/3 处发生骨折时,由于骨的滋养血管损伤,血运较差,加上覆盖少,该处骨折易发生骨感染、延迟愈合及不愈合;②间接暴力,主要为扭曲暴力,多见于生活及运动伤,骨折多为螺旋形或斜形,以闭合性骨折常见,如从高处坠落、强力旋转扭伤等所致的骨折。

胫腓骨骨折依据骨折后局部是否稳定而分为以下两型:①稳定型,指不伴有胫腓关节脱位的胫骨单骨折,或腓骨单骨折;在胫腓骨双骨折中,至少胫骨为横形或微斜形,表明骨折复位后,断面相对稳定者;胫骨或腓骨横形或单折伴有胫腓关节脱位者;②不稳定型,指胫腓骨双骨折,其骨折线呈斜形,螺旋形及粉碎型者,或伴有胫腓关节脱位的胫骨非横形骨折。

(二)临床表现及诊断

1. 症状 胫骨的位置浅表,伤后局部症状明显,即伤肢疼痛并出现肿胀,活动受限,小腿畸形等。

2. 体征 局部压痛,异常活动,成角外旋畸形。检查时,应注意有无重要血管神经的损伤,每个胫腓骨骨折的患者需记录踝关节背伸、跖屈,足趾的背伸、跖屈以及足的皮肤感觉等神经系统的情况,须检查足背动脉和胫后动脉有无搏动。并要注意小腿软组织的肿胀程度,尤其是触诊张力大、牵拉相关肌肉引起疼痛时,应立即行骨筋膜室压力的检测及监测,及时发现筋膜间隔综合征并予以解除。

3. 考虑血管损伤时,可做下肢血管造影以明确诊断。怀疑腓总神经损伤时,应做肌电图或其他无损伤性电生理检查。

4. 影像学检查 小腿骨折要常规摄小腿的正侧位 X 线片。X 线片长度应包括相应的膝、踝关节,以了解上下关节面的关系,尤其是在复位后,长度不够的 X 线片有时可能遗漏高位的腓骨骨折。

（三）治疗

胫腓骨干骨折的治疗目的是矫正成角、旋转畸形，恢复胫骨上、下关节面的平行关系，恢复肢体长度。选择治疗方法必须考虑到软组织损伤和对软组织造成的进一步损伤，一般要求在冠状面上向前成角畸形不应超过5°，向后成角对功能影响较大，应予纠正，短缩畸形应在1cm以内。

1. 无移位的胫腓骨干骨折　采用小夹板或石膏固定。有移位的横形或短斜形骨折采用手法复位，小夹板或石膏固定。固定期间应注意夹板和石膏的松紧度，并定时行X线检查，发现移位应随时进行夹板调整，或重新石膏固定，6～8周可扶拐负重行走。

2. 不稳定的胫腓骨干双骨折　可采用跟骨牵引，克服短缩畸形后，施行手法复位，小夹板固定。牵引中注意观察肢体长度，避免牵引过度而导致骨不愈合。6周后，去除牵引，改用小腿功能支架固定，或行石膏固定，可下地负重行走。

3. 不稳定的胫腓骨干双骨折　在以下情况时，采用切开复位内固定：①手法复位失败；②严重粉碎性骨折或双段骨折；③污染不重，受伤时间较短的开放性骨折。在直视下复位成功后，可选择钢板螺钉或髓内针固定。首先固定好胫骨，然后另做切口，复位固定腓骨。若固定牢固，术后4～6周可负重行走。软组织损伤严重的开放性胫腓骨干双骨折，在进行彻底的清创术后，选用钢板螺钉或髓内针固定，同时作局部皮瓣或肌皮瓣转移覆盖创面，不使内固定物或骨质暴露，或在复位后，采用外固定器固定，既稳定骨折，又便于术后换药。

4. 单纯胫骨干骨折　由于有完整腓骨的支撑，多不发生明显移位，用石膏固定6～8周后可下地活动。

5. 单纯腓骨干骨折　若不伴有胫腓上、下关节分离，亦不需特殊治疗。为减少下地活动时疼痛，用石膏固定3～4周。

十一、踝关节骨折

踝关节骨折较为多见，踝部骨折并踝部韧带损伤，常影响踝关节的稳定性与灵活性。踝关节的稳定性是由骨性结构和韧带系统以及通过踝关节的肌肉动力作用共同完成的。

（一）病因及发病机制

踝部骨折多由间接暴力引起。大多数是在踝跖屈位，暴力传导引起骨折。由于间接暴力的大小，作用方向，踝关节所处的姿势各不相同，因此发生不同类型的骨折。有时暴力直接打击也可发生复杂性骨折。踝部骨折的分类方法很多，但从临床应用角度，将Davis-Weber和Lange-Hanson分类法结合的分类方法更为实用。

1. Ⅰ型内翻内收型　当踝关节在极度内翻位受伤时（旋后），暴力作用通过外侧副韧带传导致外踝，引起胫腓下韧带平面以下的外踝骨折。若暴力作用并未因外踝骨折而衰减，继续传导致距骨，使其撞击内踝，引起内踝自下而上的斜形骨折。

2. Ⅱ型分为两个亚型　①外翻外展型：踝关节遭受间接暴力，在极度外翻位受伤，或重物打击外踝，使踝关节极度外翻，暴力经内侧副韧带传导，牵拉内踝而发生骨折。若暴力作用继续传导，距骨极度外翻撞击外踝和后踝，使外踝发生由下而斜向上外的斜形骨折，并同时发生后踝骨折，骨折多在胫腓下韧带平面；②内翻外旋型：暴力作用于外踝，首先导致外踝粉碎性骨折和后踝骨折，但胫腓下韧带完整。暴力继续传导，踝外旋力量使内侧副韧带牵拉内踝，导致内踝撕脱骨折。

Ⅱ型骨折均为三踝骨折。胫腓下韧带完整，不发生踝关节脱位是此型骨折的特征。

3. Ⅲ型外翻外旋型 踝关节遭受外翻(旋前)暴力时,使内侧副韧带紧张,导致内踝撕脱骨折。若暴力作用不衰减,使距骨撞击外踝,导致胫腓下韧带断裂,发生胫腓下关节分离。若暴力继续作用,经胫腓骨间膜传导,引起胫腓下韧带平面以上腓骨的斜型或粉碎型骨折,有时暴力传导可达腓骨上端,发生高位腓骨骨折,临床上常因对这种损伤机制认识不足而漏诊(图 9-2-8)。

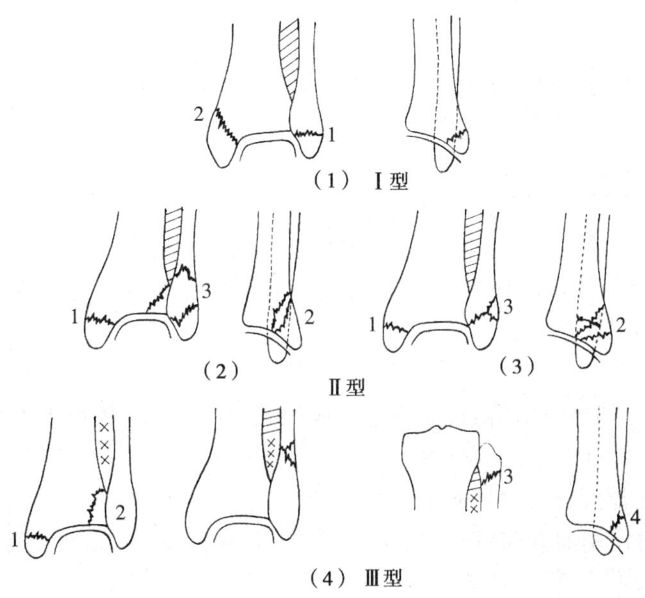

图 9-2-8 踝部骨折的分类(Davis-Weber 和 Lauge-Hansen 法)

图中 1、2、3、4 数字系指伤力发生的顺序

(二)临床表现及诊断

1. 踝部受伤后,局部肿胀、淤斑、压痛和功能障碍是踝关节骨折的主要临床表现。

2. 出现内翻或外翻畸形、可在骨折处扪到局限性压痛。

3. 诊断时须拍三个方位的踝关节 X 线片,包括踝关节前后位、踝关节内旋 20°的前后位及踝关节侧位 X 线片。

4. 踝关节骨折多合并韧带损伤,必要时可行踝关节 MRI 检查,以明确诊断。

(三)治疗

踝关节结构复杂,暴力作用的机制及骨折类型多样,按一般的原则,先手法复位,失败后则采用切开复位的方式治疗,如果不对损伤机制、移位方向、踝关节稳定性等多种因素进行仔细分析,则可能加重骨折移位,导致新的损伤,为今后的治疗及功能恢复带来困难。治疗的原则是恢复踝关节的结构及稳定性为原则,灵活选择治疗方案。

1. 无移位的和无胫腓下关节分离的单纯内踝或外踝骨折,在踝关节内翻(内踝骨折时)或外翻(外踝骨折时)位石膏固定 6~8 周,固定期可进行功能锻炼。

2. 有移位的内踝或外踝单纯骨折,由于骨折块移位导致附着的韧带松弛,手法复位难以成功,即使复位成功也难以维持韧带张力,应切开复位,松质骨螺钉内固定或可吸收螺钉固定。

3. 胫腓下关节分离常在内、外踝损伤时出现,应首先手术修复内、外侧副韧带,复位、固定骨折，才能使胫腓下关节稳定。为防止术后不稳定，在进行韧带修复、固定骨折的同时，用螺钉固定下胫腓关节，石膏固定6～8周。

4. Ⅰ型骨折为双踝骨折，为恢复韧带的张力，一般均应行切开复位，松质骨螺钉内固定或用高分子材料制成的可吸收螺钉固定。

5. Ⅱ型骨折为三踝骨折，内踝骨折采用松质骨螺钉或可吸收螺钉内固定，外踝骨折常需采用钢板固定。影响胫骨1/3～1/4关节面的后踝骨折也需用松质骨螺钉或可吸收螺钉内固定。

6. Ⅲ型骨折除需对内踝行切开复位、内固定外，外踝或腓骨骨折也应行钢板螺钉内固定，固定腓骨是保证胫腓下端稳定性的重要方法

十二、脊柱骨折

脊柱骨折十分常见，可合并脱位，其中胸腰段脊柱骨折最为常见。脊柱骨折可并发脊髓或马尾神经损伤，特别是颈椎骨折、脱位合并有脊髓损伤能严重致残，甚至危及生命。

（一）病因及分类

1. 病因

（1）间接暴力：如高空坠落，头部着地常致颈椎的损伤，足、臀着地引起胸腰椎损伤。

（2）直接暴力：枪伤、车祸等所致。

2. 分类　脊柱骨折分类比较复杂

（1）根据暴力作用的方向可分为屈曲型损伤、过伸型损伤、屈曲旋转型损伤、垂直压缩型损伤，其中屈曲型损伤最为常见。

（2）根据是否合并脱位可分为单纯性压缩骨折、椎体压缩骨折合并附件骨折和脱位、脊椎脱位。

（3）根据骨折的稳定性可分为稳定型骨折、不稳定型骨折。

（二）临床表现及诊断

1. 有严重外伤史如重物打击或者高处坠落，跳水受伤等。

2. 颈椎损伤后，头颈部疼痛，不能活动，轻者常用双手扶住头部，重者四肢活动障碍，呼吸困难、尿潴留，高热。胸腰椎骨折后，患者局部疼痛，腰背部肌肉痉挛，不能站立，翻身困难，感觉腰背软弱无力。由于腹膜后血肿对自主神经的刺激，可引起肠蠕动减弱，腹胀腹痛，便秘。如伴有脊髓损伤，则出现下肢瘫痪，尿潴留。

3. X线检查有助于确定损伤部位、类型和移位情况，但是X线检查有其局限性，不能显示椎管内受压情况。有神经症状均需做CT检查，必要时做MRI检查，可看到椎体骨折出血所致的病变、脊髓是否受压和脊髓有无损伤，损伤的脊髓可表现出异常高信号。

（三）治疗

1. 脊柱骨折因损伤的暴力大，往往伴有严重的复合伤，应积极治疗，以抢救患者生命为先。

2. 根据脊柱骨折损伤的程度、部位、类型不同，治疗也各不相同。

（1）稳定型：胸、腰椎的单纯压缩骨折，椎体压缩不到1/3者，可平卧木板床，在骨折部垫以薄枕，使脊柱过伸，数日后即可进行腰背肌锻炼。

（2）明显移位或不稳定型：胸、腰椎骨折和骨折脱位明显移位或不稳定，以及胸腰椎粉碎骨折、脱位，可做手术切开复位或脊柱融合术，增加脊柱的稳定性，避免新的移位或脊髓再

损伤。

（3）颈椎骨折或脱位移位较轻者：可作颌枕牵引复位，重量不超过3～5kg。复位后，用头颈胸石膏固定3个月。有明显挤压、脱位或半脱位者，可作颅骨持续牵引，重量一般3～5kg，必要时可增加至6～10kg。复位后可用头颈胸石膏固定或支架固定，时间3个月。有骨折、脱位并有关节突绞锁者，可行切开复位内固定手术。

十三、骨盆骨折

骨盆骨折是一种严重外伤，多由直接暴力所致。常见于交通事故和塌方。骨盆骨折多伴有合并症或多发伤。最严重的是创伤性失血性休克及盆腔脏器损伤，常常危及生命。

（一）病因及分类

1. 病因　骨盆骨折多为直接暴力撞击、挤压骨盆或从高处坠落冲撞所致。运动时突然用力过猛，起于骨盆的肌肉突然猛烈收缩，亦可造成其起点处的骨盆撕脱骨折。低能量损伤所致的骨折大多不破坏骨盆环的稳定，但是，中、高能量损伤，特别是机动车交通伤多不仅限于骨盆，在骨盆环受到破坏的同时常合并广泛的软组织伤、盆内脏器伤或其他骨骼及内脏伤。

2. 分类

（1）骨盆边缘撕脱性骨折：发生于肌肉猛烈收缩而造成骨盆边缘肌附着点撕脱性骨折，骨盆环不受影响。最常见的有①髂前上棘撕脱骨折；②髂前下棘撕脱骨折；③坐骨结节撕脱骨折。

（2）骶尾骨骨折：①骶骨骨折；②尾骨骨折。

（3）骨盆环单处骨折。

（4）骨盆环双处骨折伴骨盆变形。

（二）临床表现及诊断

1. 患者有严重外伤史，尤其是骨盆受挤压的外伤史。

2. 疼痛广泛，活动下肢或坐位时加重。局部肿胀，在会阴部、耻骨联合处可见皮下淤斑，压痛明显。骨盆挤压及分离试验阳性。

3. 患侧肢体缩短，如骶髂关节有脱位，患侧髂后上棘较健侧明显凸起，与棘突间距离也较健侧缩短。

4. X线检查　骨盆后前位X线平片检查一般可明确骨折部位、骨折类型及其移位情况。

5. CT检查　在多个平面上清晰显示骶髂关节及其周围骨折或髋臼骨折的移位情况。骨盆CT三维重建检查，更能从整体显示骨盆损伤后的全貌。

（三）并发症

骨盆骨折常伴有严重并发症，而且常较骨折本身更为严重，应引起重视。常见的有：

1. 腹膜后血肿　骨盆各骨主要为松质骨，邻近又有许多动脉、静脉丛，血液供应丰富。骨折可引起广泛出血，巨大血肿可沿腹膜后疏松结缔组织间隙蔓延至肠系膜根部、肾区与膈下，还可向前至侧腹壁。如为腹膜后主要大动脉、静脉断裂，患者可以迅速致死。

2. 腹腔内脏损伤　分实质性脏器损伤与空腔脏器损伤。实质脏器损伤为肝、肾与脾破裂，表现为腹痛与失血性休克；空腔脏器损伤指充气的肠曲在暴力与脊柱的夹击下可以爆破穿孔或断裂，表现为急性弥漫性腹膜炎。

3. 膀胱或后尿道损伤　尿道的损伤远比膀胱损伤多见，坐骨支骨折容易并发后尿道损伤。

4. 直肠损伤　较少见，是会阴部撕裂的后果，女性伤员常伴有阴道壁的撕裂。直肠破裂如发生在腹膜反折以上可引起弥漫性腹膜炎；如在反折以下，则可发生直肠周围感染。

5. 神经损伤　主要是腰骶神经丛与坐骨神经损伤。

（四）治疗

1. 应根据全身情况决定治疗步骤，有腹内脏器损伤及泌尿道损伤者应行腹腔手术。

2. 重度骨盆骨折送入外科监控室治疗。有休克时应积极抢救，各种危及生命的合并症应首先处理。

3. 骨盆骨折本身的处理

（1）骨盆边缘性骨折：无移位者不必特殊处理。髂前上、下棘撕脱骨折可于髋、膝屈曲位卧床休息 3 ~4 周；坐骨结节撕脱骨折，则在卧床休息时采用大腿伸直、外旋位。只有极少数骨折片翻转移位明显者才需手术处理。髂骨翼部骨折只需卧床休息 3 ~4 周，即可以下床活动；但也有主张对移位者采用长螺钉或钢板螺钉内固定。

（2）骶尾骨骨折：都采用非手术治疗，以卧床休息为主，骶部垫气圈或软垫。3 ~4 周疼痛症状逐渐消失。有移位的骶骨骨折，可将手指插入肛门内，将骨折片向后推挤复位，但再移位者很多。

（3）骨盆环单处骨折：由于这类骨折无明显移位，只需卧床休息，症状缓解后即可下床活动。

（4）单纯性耻骨联合分离且较轻者：可用骨盆兜悬吊固定。

（5）骨盆环双处骨折伴骨盆环断裂：手术复位及内固定，再加上外固定支架。

第三章　关节脱位 

第一节　概　　述

关节面失去正常的对合关系称关节脱位，失去部分正常对合关系称为半脱位。关节脱位多发生于青壮年。四肢大关节中以肩、肘关节脱位为最常见，髋关节次之，膝关节脱位则少见。

（一）病因及分类

1. 病因　关节脱位是由于直接或间接暴力作用于关节，使骨与骨之间相对关节面正常关系破坏，发生移位。

2. 分类

（1）按原因：分为创伤性脱位、病理性脱位、先天性脱位及麻痹性脱位。

（2）按脱位程度：分为全脱位及半脱位。

（3）按远侧骨端的移位方向：分为前脱位、后脱位、侧方脱位和中央脱位等。

（4）按脱位时间和发生次数：分为急性、陈旧性（如脱位3周以上而未复位者）和习惯性脱位（一个关节多次脱位）等。

（5）按脱位是否有伤口与外界相通：分为闭合性脱位与开放性脱位。

（二）临床表现及诊断

创伤性关节脱位只有当关节囊、韧带和肌腱等软组织撕裂或伴有骨折时方能发生脱位。具有一般损伤的症状和脱位的特殊性表现。

1. 一般症状

（1）疼痛明显：活动患肢时损伤处疼痛加重。

（2）肿胀：因出血、水肿使关节明显肿胀。

（3）功能障碍：关节脱位后结构失常，关节失去正常活动功能。

2. 特殊表现

（1）畸形：关节脱位后肢体出现旋转、内收或外展和外观变长或缩短等畸形，与健侧不对称。关节的正常骨性标志发生改变。

（2）弹性固定：关节脱位后，未撕裂的肌肉和韧带可将脱位的肢体保持在特殊的位置，被动活动时有一种抵抗和弹性的感觉。

（3）关节盂空虚：最初的关节盂空虚较易被触知，但肿胀严重时则难以触知。

3. X线检查　关节正侧位片可确定有无脱位、脱位的类型和有无合并骨折，防止漏诊和误诊。

（三）并发症

早期全身可合并多发伤、内脏伤和休克等合并伤，局部可合并骨折和神经血管损伤，应详细检查，及时发现和处理。晚期可发生骨化肌炎，骨缺血坏死和创伤性关节炎等。

1. 骨折　多发生在骨端关节面或关节边缘部，少数可合并同侧骨干骨折。

2. 神经损伤　较常见，多因压迫或牵拉引起，如肩关节脱位可合并腋神经损伤，肘关节脱位可引起尺神经损伤等。

3. 血管伤　多因压迫或牵拉引起，如肘关节脱位，可有肱动脉受压。膝关节脱位时腘动脉可受牵拉和压迫，其中少数可有断裂。

4. 骨化肌炎　多见于肘关节和髋关节脱位后。

5. 骨缺血性坏死　如髋关节脱位后可引起股骨头缺血性坏死，但多在受伤1～2月后才能从X线片上看出。

6. 创伤性关节炎　如脱位合并关节内骨折、关节软骨损伤、陈旧性脱位、骨缺血性坏死等，晚期都容易发生创伤性关节炎。

（四）治疗

1. 伤后在麻醉下尽早手法复位　适当固定，以利软组织修复，及时功能锻炼，以恢复关节功能。早期复位容易成功，功能恢复好；复位晚则困难大，效果差。复位中切忌粗暴，要注意防止副损伤，如骨折、血管和神经损伤等。复位必须达到解剖复位，复位后及时正确的固定是保证软组织损伤修复和防止再脱位的重要措施。一般固定3周后，开始活动，以利功能恢复。

2. 手术复位的适应证　对手法复位失败或陈旧性脱位，特别是合并大血管损伤者，应行手术复位，如合并有神经损伤，在手法复位后观察1～3个月，大多数可自行恢复，如神经功能无恢复，即应手术探查神经。

3. 开放性关节脱位的处理　应争取在6～8小时内进行清创术，在彻底清创后，将脱位整复，缝合关节囊，修复软组织，缝合皮肤，橡皮条引流48小时，石膏固定于功能位3～4周，选用适当抗生素以防感染。

第二节　常见关节脱位

一、肩关节脱位

肩关节脱位好发于青壮年，多由间接暴力所致。

（一）病因及发病机制

最常见的损伤是跌倒时，手掌撑地、肢体外旋，外展、外旋的力量同时作用于肱骨头，使肱骨头突破关节囊而发生脱位。另一种损伤机制是患者向后跌倒时，肱骨后方直接撞击硬物上，所产生的向前暴力亦可形成肩关节前脱位，临床上以前脱位常见，故以此为例。

（二）临床表现及诊断

1. 有外伤病史。

2. 局部疼痛、肿胀，肩关节活动障碍。伤肢呈弹性固定于轻度外展内旋位，肘屈曲，患者常用健侧手托住患侧前臂。

3. 检查时可发现患肩呈方肩畸形，肱骨头脱出于喙突下，三角肌塌陷，肩峰明显突出，肩部失去圆形正常轮廓，原肩胛盂处空虚（图9-3-1）。

4. 搭肩试验（Dugas征）阳性，即患侧肘部贴胸壁时，手掌搭不到健侧肩部，或手掌搭在健侧肩部时，肘部无法贴近胸壁。

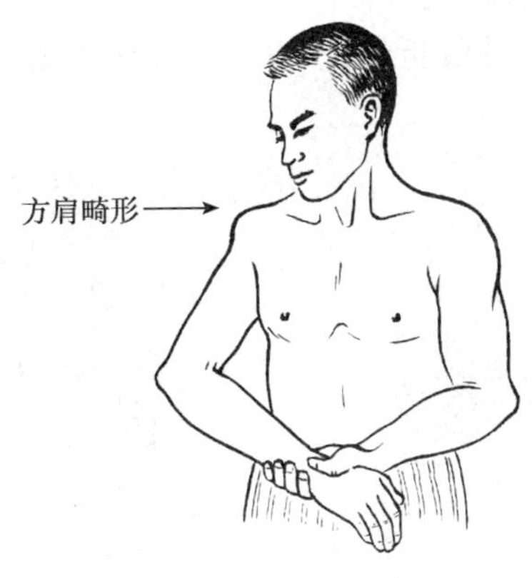

图 9-3-1　肩关节前脱位患者的姿势及方肩畸形

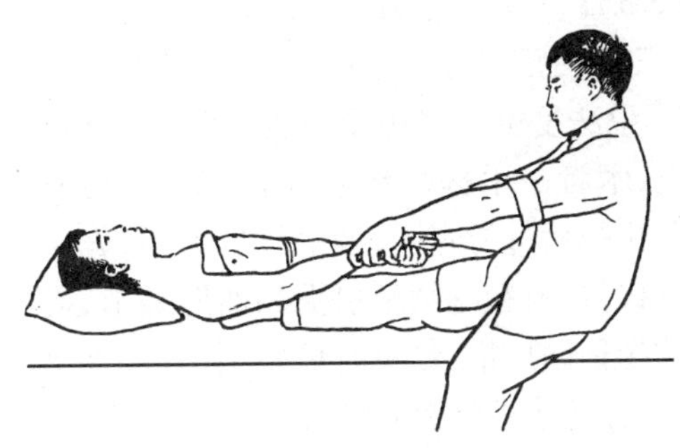

图 9-3-2　肩关节前脱位 Hippocrates 法复位

5. X 线检查可确定脱位的类型及有无合并骨折，必要时 CT 检查。

（三）治疗

1. 复位　手法复位为主，复位时可给予适当麻醉。临床常用足蹬法（hippocrates 法）。患者仰卧，术者位于患侧，双手握住患肢腕部，足跟置于患侧腋窝，两手用稳定持续的力量牵引，牵引中，足跟向外推挤肱骨头，同时旋转，内收上臂即可复位。复位时可听到响声，提示复位成功，再作 Dugas 征检查，应由阳性转为阴性（图 9-3-2）。

2. 固定　复位后用三角巾悬吊上肢，肘关节屈曲 90°，腋窝处放置棉垫，一般固定 3 周，如合并大结节骨折者，再延长 1～2 周。

3. 对于骨折块卡在关节间隙中影响复位或伴有血管神经损伤者，可采用切开复位术。

二、肘关节脱位

肘关节脱位以后脱位最为常见，大多发生于青壮年，由传达暴力和杠杆作用所造成。故以此型为例。

（一）病因及发病机制

患者跌倒时用手撑地，关节在半伸直位，作用力沿尺、桡骨长轴向上传导，使尺、桡骨上端向近侧冲击，并向上后方移位。当传达暴力使肘关节过度后伸时，尺骨鹰嘴冲击肱骨下端的鹰嘴窝产生一种有力的杠杆作用，使止于喙突上的肱肌和肘关节囊前壁撕裂。肱骨下端继续前移，尺骨鹰嘴向后移，形成肘关节后脱位。由于暴力方向不同，尺骨鹰嘴除向后移位外，有时还可向内侧或外侧移位，有些患者可合并喙突骨折。肱肌被剥离，形成血肿，肘关节脱位可合并肱骨内上髁骨折，有时骨折片嵌在关节内阻碍复位，可有尺神经损伤。

（二）临床表现及诊断

1. 有外伤史。

2. 脱位的特殊表现　肘部明显后突畸形，肘窝部饱满，前臂外观变短，尺骨鹰嘴后突，肘后部空虚和凹陷，前臂处于半屈位，并有弹性固定，只有微小的被动活动度。肘后骨性标志关系改变，在正常情况下肘伸直位时，尺骨鹰嘴和肱骨内、外上髁三点呈一直线，屈肘时则呈一等腰三角形。脱位时上述关系被破坏，肱骨髁上骨折时三角关系保持正常，此征是鉴别二者的要点。

3. 合并有神经损伤　手部感觉和运动功能有相应的改变。

4. X线检查　肘关节正侧位片可显示脱位类型、合并骨折情况，并与髁上骨折相区别（图9-3-3）。

（三）治疗

1. 手法复位　多用牵引复位法，在臂丛麻醉下，术者一手握住伤肢前臂、旋后，使肱二头肌松弛后进行牵引，助手行反牵引，先纠正侧方移位，再在继续牵引下屈曲肘关节，同时将肱骨稍向后推，复位时可感到响声，如已复位，骨性标志即恢复正常，肘关节可正常活动，如果一人操作，可用膝肘复位法或椅背复位法。

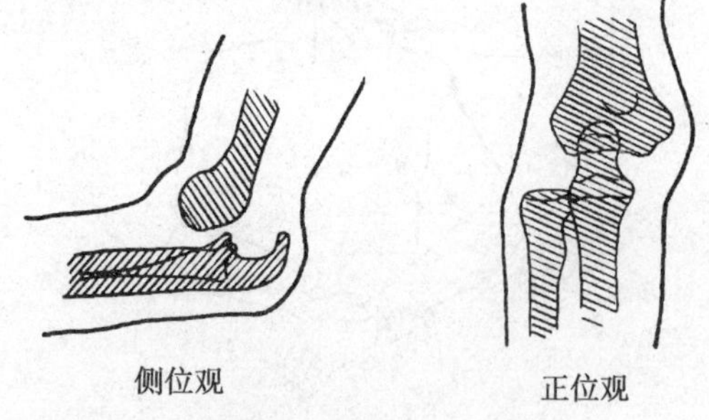

图9-3-3　肘关节后脱位合并桡侧脱位的畸形

2. 固定　用长臂石膏托固定肘关节于屈曲90°，再用三角巾悬吊胸前2～3周。

3. 手术　肘关节脱位合并肱骨内上髁骨折或桡骨小头骨折，手法复位失败者，可行手术复位，成人可作桡骨小头切除。伴有血管神经损伤者，亦可行手术复位神经血管探查修补术。

三、桡骨头半脱位

桡骨头半脱位多见于5岁以下儿童。

（一）病因及发病机制

5岁以下的儿童桡骨颈处的环状韧带为一薄弱的纤维组织，一旦儿童的前臂被用力向上提拉，桡骨头即向远端滑移，牵拉停止后，肱桡关节已回复原位，而环状韧带上缘却卡在肱桡关节内，即称“桡骨头半脱位”。

（二）临床表现及诊断

1. 有上肢牵拉病史。

2. 肘部疼痛，活动受限，拒绝别人触摸。

3. 局部无肿胀，无畸形，肘关节略屈曲，以桡骨头处压痛最明显。

4. X线检查阴性。

（三）治疗

手法复位，不需麻醉，由一位医生操作即可，先缓慢屈肘至90°，一手握住腕部，一手托住肘部，拇指按压在桡骨头部位，作前臂旋前、旋后活动，反复数次，可听到轻微的弹响声，疼痛消失，肘关节旋转、屈伸活动正常说明已复位。复位后不必固定，但须注意不可再用力牵拉，以免复发（图9-3-4）。

四、髋关节脱位

髋关节脱位多由强大暴力造成。可分三类：股骨头停留在髂、坐骨结节连线的前方者为前脱位；停留在该线后方者为后脱位；股骨头被挤向中线，冲破髋臼底部或穿过髋臼底部裂隙进入盆腔者为中心脱位。其中以后脱位为最常见，故以后脱位为例。

（一）病因及发病机制

多由间接暴力引起。当髋关节屈曲90°时，如果过度的内收并内旋股骨干，则使股骨颈前缘紧接髋臼前缘形成以此为支点的杠杆。当股骨干继续内旋并内收时，股骨头因受杠杆

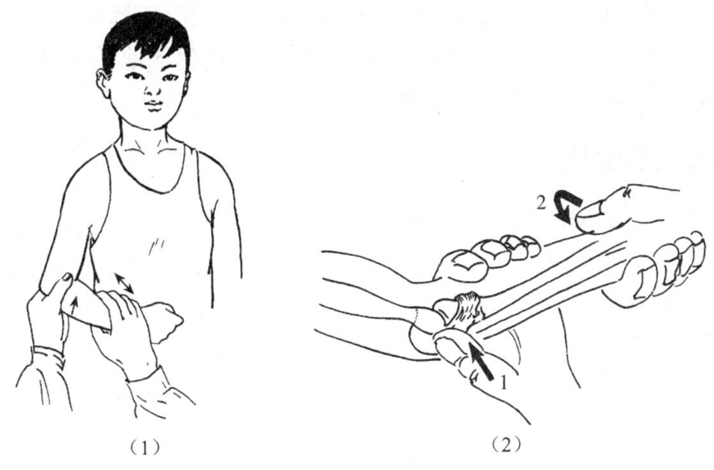

图 9-3-4 桡骨头半脱位的复位方法

(1)拇指直接按在桡骨小头处;(2)将前臂作旋后、旋前活动

作用而离开髋臼,可造成后脱位。若髋关节在屈曲和轻度内收位,同样外力可使髋臼顶部后缘骨折,股骨头向后脱位。

(二)临床表现及诊断

1. 有明确外伤史,通常暴力很大。

2. 患侧髋关节呈明显屈曲、内收、内旋畸形。

3. 患肢有 3 ~7cm 的短缩。

4. 可以在臀部摸到脱出的股骨头,大转子明显上移。

5. X 线片可见股骨头位于髋臼的外上方。

(三)治疗

髋关节后脱位,应在全身麻醉或腰麻下行手法复位。如髋臼发生大片骨折或骨折片夹在股骨头与髋臼之间,则应采用手术切开复位。

1. 问号法 在腰麻下,患者仰卧,助手固定骨盆,髋、膝屈曲至 90°,术者一手握住患肢踝部,另一前臂放在腘窝处向上牵引,开始先使髋关节屈曲、内收、内旋(使股骨头离开髂骨),然后一面持续牵引,一面将关节外旋、外展、伸直、使股骨头滑入髋臼而复位(助手可协助将股骨头推入髋臼)。因为复位时股部的连续动作呈"?"形,似一问号,故称"问号法"复位,左侧后脱复位时,股部的连续动作如一个正"问号",反之,右侧后脱位为一反"问号"。

2. 提拉法(Allis 法) 患者仰卧,助手的动作和术者的位置同上法,复位时术者先将患侧髋和膝关节屈至 90°,使髂股韧带和膝屈肌松弛,然后一手握住小腿向下压,另一前臂套住膝后部向上牵拉,使股骨头向前移位接近关节囊后壁破口,同时向内外旋转股骨干,使股骨头滑入髋臼,助手可同时将股骨头向髋臼推挤复位。复位时常可听到或感到一明显响声(图 9-3-5)。

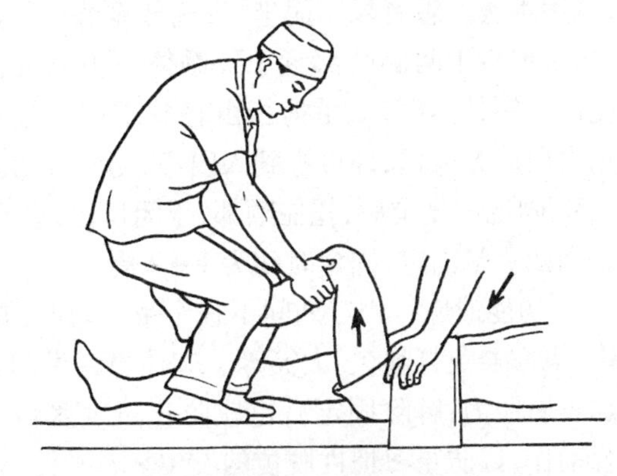

图 9-3-5 提拉法

3. 复位后的处理 复位后可用绷带将双踝暂时捆在一起，于髋关节伸直位下将患者搬运至床上，患肢作皮肤牵引或穿丁字鞋2～3周，4周后扶双拐下地活动，待6～8周后，进行X线检查，显示无股骨头坏死时再负重走路。

五、颞下颌关节脱位

颞下颌关节脱位是临床的常见病。颞下颌关节又称下颌关节，是由颞骨的关节结节、关节凹与下颌骨的髁状突及关节盘组成，该关节主要做咬合活动、又能左右滑动，以适应于饮食、语言、表情等各种活动。

（一）病因及发病机制

该关节脱位多见于老年女性，发病与体质虚弱、肌肉韧带松弛及张口过大有关。

（二）临床表现及诊断

1. 患者张口过大病史，伤后局部轻度肿胀疼痛，功能障碍，即下颌下垂、口半开、不能主动张开与闭合、言语不清、吞咽困难、流涎不止。

2. 关节畸形，即颊前突、下齿位于上齿之前，咬肌痉挛向前突起，颜面扁平、面颊增长，耳屏前方凹陷，耳屏前方触诊可触到关节凹，颧弓下可触到髁状突，单侧脱位则口角歪斜，患侧低于健侧。

3. X线检查，如直接暴力造成关节脱位者，要做X线检查，目的是确定诊断和排除骨折。

（三）治疗

1. 内复位法 即患者坐位，助手立于患者背后，用双手固定患者头部，或患者坐凳靠墙，让患者肌肉放松。术者站立于患者前方，用无菌纱布包住两手拇指，伸入患者口腔内，分别置于双侧下臼齿咬合面上，向下按压下臼齿，其余四指在两侧托住下颌角及下颌体，复位时，先向下后方按压下臼齿，逐渐用力，当感到下颌骨有移动感时，四指托住下颌骨向后上方端提，使髁状突滑入关节凹内，可闻及入臼声，两拇指立即滑向两侧腮部，整复即告成功。整复单侧脱位时，复位法与上述方法基本相同，在整复时健侧稍用力，而患侧用力向后下按压，同时将下颌体向后上端托，即可复位（图9-3-6）。

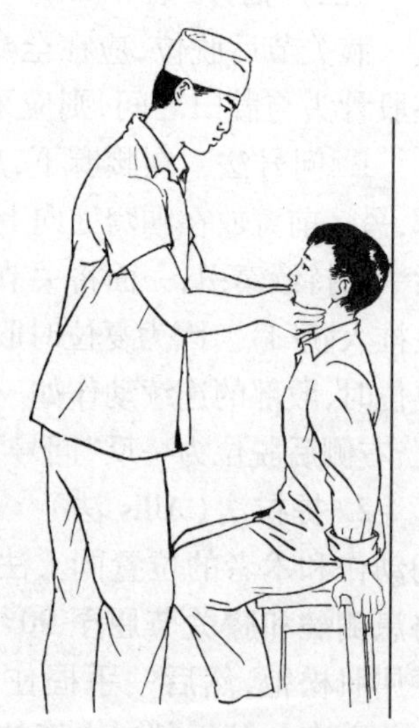

图9-3-6 颞下颌关节脱位口内复位时患者与术者的位置

2. 口腔外复位法 对年老体弱韧带松弛者或习惯性脱位者，可用本法。患者靠墙而坐，头枕部靠墙，术者立于患者正前方，两手拇指于两侧腮部置于下颌体与下颌支前缘交界处，四指托住下颌骨体部，双手拇指由轻到重向下按压下颌支，并慢慢用力向后方推送，即可听到入臼声，复位成功。

3. 固定 复位后，托住颏部，于闭口位，进行固定。固定方法是用四头带固定，固定时间为1～2周。

4. 功能锻炼 固定期间不宜作张口动作，或咬嚼硬食物的动作，也应避免打呵欠、大笑等。应让患者做闭口咬合动作，以增加咬肌肌力，解除固定后也应防止过度张口，多作一些闭口咬合动作，以防止习惯性脱位的发生。

第四章 关节病变和损伤 

第一节 粘连性肩关节囊炎

粘连性肩关节囊炎过去称为肩周炎或冻结肩，由于该名词定义不确切，且与病理变化有差距，故目前认为以粘连性肩关节囊炎命名为准确。

(一) 病因及病理

1. 肩部原因 ①本病大多发生在40岁以上中老年人，软组织退行性变，对各种外力的承受能力减弱是基本因素；②长期过度活动，姿势不良等所产生的慢性致伤力是主要的激发因素；③上肢外伤后肩部固定过久，肩周组织继发萎缩、粘连，可使发病率上升5～10倍；④肩部急性挫伤、牵拉伤后因治疗不当等。

2. 肩外因素 ①颈椎病、心、肺、胆道疾病发生的肩部牵涉痛，因原发病长期不愈使肩部肌持续性痉挛、缺血而形成炎性病灶，转变为真正的粘连性肩关节囊炎；②糖尿病（尤其是胰岛素依赖性糖尿患者）、反射性交感神经营养不良、结缔组织疾病、基质金属蛋白酶减少等均与本病有密切关系值得深入研究。

成纤维细胞和成肌细胞增生、Ⅰ型和Ⅳ型胶原增多使关节囊慢性纤维化而增厚。此外，加上滑膜充血、水肿最终导致关节囊腔粘连、狭窄。喙肱韧带呈束带状增厚挛缩是外旋受限的主要原因。电镜可见肩袖间隙处关节囊大量成纤维细胞增生，胶原纤维增粗、排列紊乱、扭曲。

(二) 临床表现和诊断

1. 症状 发病迟缓、病程长。本病多发生于中、老年人，女性较男性为多，常发生于左肩。逐渐加重的肩部疼痛及关节活动障碍是临床主要症状，疼痛可放射至颈部或上臂中段。夜间疼痛常加重，以致夜不能眠，患肢疼痛严重时不能梳头、洗脸、穿衣。

2. 检查 可见肩部肌肉萎缩，冈上肌腱、肱二头肌长、短头肌腱及三角肌前、后缘均有压痛。肩关节主动与被动活动均受限，尤以外展、外旋、后伸受限最明显，前屈受限较少。

3. X线 可见关节腔变窄和轻度骨质疏松。

(三) 鉴别诊断

1. 肩袖损伤 ①60岁以上老人，肩颈痛，肩关节无力；②被动活动范围基本正常；③疼痛弧；④落臂征；⑤B超、MRI有特征性表现。

2. 肩峰撞击综合征 ①肩外侧痛；②外展、上举障碍；③X线片、骨关节位置异常；④B超、MRI排除肩袖损伤。

3. 肩关节不稳 ①外伤史（骨折脱位）；②肩周痛、无力；③影像检查可见肱骨头或关节盂部分缺失；④关节镜可见骨或关节囊损伤征。

4. 颈椎病 ①有神经根刺激症状；②被动活动大致正常；③X线片，斜位相应椎间孔狭窄；④电生理阳性发现。

5. 其他　①永久起搏器后肩周痛;②肩胛背神经卡压综合征;③锁骨外端骨折,锁骨沟钢板使用后;④胸腔内炎症、肿瘤。

（四）治疗

治疗目的:缓解疼痛,恢复功能。

1. 早期给予理疗、针灸、适度的推拿按摩,可改善症状。

2. 痛点局限时,可局部注射醋酸泼尼松龙或复方倍他米松注射液,能明显缓解疼痛。

3. 疼痛持续、夜间难以入睡时,可短期服用非甾体消炎药,并加以适量口服肌松弛剂。

4. 无论病程长、短,症状轻、重,均应每日进行肩关节的主动活动,活动以不引起剧痛为限。

5. 对症状持续且重者,以上治疗无效时,在麻醉下采用手法或关节镜松解粘连,然后再注入类固醇或透明质酸钠,可取得满意疗效。

6. 肩外因素所致粘连性肩关节囊炎除局部治疗外,还需对原发病进行治疗。

第二节　踝关节扭伤

（一）解剖概要

踝关节关节囊纤维层增厚形成韧带,主要有三组:①内侧副韧带,又称三角韧带,是踝关节最坚强的韧带。主要功能是防止踝关节外翻;②外侧副韧带,起自外踝,分三束分别止于距骨前外侧,距骨外侧和距骨后方,是踝部最薄弱的韧带;③下胫腓韧带,又称胫腓横韧带有两条,分别于胫腓骨下端的前方和后方将胫骨、腓骨紧紧地连接在一起,加深踝穴的前、后方,稳定踝关节。若内侧副韧带损伤,将出现踝关节侧方不稳定。若外侧副韧带损伤,将出现踝关节各方向不稳定。

（二）病因

在下台阶时,或在高低不平的路上行走,踝关节处于跖屈位,遭受内翻或外翻暴力时,使踝部韧带过度牵拉,导致韧带部分损伤或完全断裂,也可导致韧带被拉长撕脱骨折、踝关节或胫腓下关节半脱位、全脱位。若急性韧带损伤修复不好,韧带松弛易致复发性损伤,导致踝关节慢性不稳定。

（三）临床表现与诊断

踝部扭伤后出现疼痛,肿胀,皮下淤斑,活动踝关节疼痛加重。检查可以发现伤处有局限性压痛点,踝关节跖屈位加压,使足内翻或外翻时疼痛加重,即应诊断为踝部韧带损伤。对韧带部分损伤、松弛或完全断裂的诊断有时比较困难。在加压情况下的极度内翻位行踝关节正位X线摄片,可发现外侧关节间隙显著增宽,或在侧位片上发现距骨向前半脱位,多为外侧副韧带完全损伤。踝关节正、侧位摄片可发现撕脱骨折。

（四）治疗

1. 急性损伤应立即冷敷,以减少局部出血及肿胀程度。48小时后可局部理疗,促进组织愈合。韧带部分损伤或松弛者,在踝关节背屈90°位,极度内翻位(内侧副韧损伤时)或外翻位(外侧副韧带损伤时)靴形石膏固定,或用宽胶布、绷带固定2~3周。

2. 韧带完全断裂合并踝关节不稳定者,或有小的撕脱骨折片,也可采用靴形石膏固定4~6周,或直接修复断裂的韧带。

3. 若有骨折片进入关节,可切开复位,固定骨折片,术后用石膏靴固定3~4周,游离小骨片无法固定，可预取出。

4. 对反复损伤副韧带松弛、踝关节不稳定者，宜长期穿高帮鞋，保护踝关节。

5. 后期由于慢性不稳定，可致踝关节脱位，关节软骨退变致骨关节炎，可在关节内注射药物如玻璃酸钠等，或采用关节成形术治疗。

第三节　膝关节韧带损伤

（一）解剖概要

膝关节的关节囊松弛薄弱，关节的稳定性主要依靠韧带和肌肉。以内侧副韧带最为重要，它位于股骨内上髁与胫骨内髁之间，有深浅两层纤维。浅层成三角形，甚为坚韧；深层纤维与关节囊融合，部分并与内侧半月板相连。外侧副韧带起于股骨外上髁，它的远端呈腔性结构，与股二头肌腱汇合成联合肌腱结构，一起附着于腓骨小头上。外侧副韧带与外侧半月板之间有滑囊相隔。膝关节伸直时两侧副韧带拉紧，无内收、外展与旋转动作；膝关节屈曲时，韧带逐渐松弛，膝关节的内收、外展与旋转动作亦增加。

前交叉韧带起自股骨髁间窝的外侧面（即股骨外侧髁的内侧面），向前内下方止于胫骨髁间嵴的前方。当膝关节完全屈曲和内旋胫骨时，此韧带牵拉最紧，防止胫骨向前移动。后交叉韧带起自股骨深间窝的内侧面（即股骨内侧髁的外侧面），向后下方止于胫骨髁间嵴的后方。膝关节屈曲时可防止胫骨向后移动。

（二）损伤机制及病理变化

1. 内侧副韧带损伤　为膝外翻暴力所致，当膝关节外侧受到直接暴力，使膝关节猛烈外翻，便会撕断内侧副韧带。当膝关节半屈曲时，小腿突然外展外旋也会使内侧副韧带断裂。内侧副韧带损伤多见于运动创伤，如足球、滑雪、摔跤等竞技项目。

2. 外侧副韧带损伤　主要为膝内翻暴力所致。因外侧方髂胫束比较强大，单独外侧副韧带损伤少见。如果暴力强大，髂胫束和腓总神经都难免受损伤。

3. 前交叉韧带损伤　膝关节伸直位下内翻损伤和膝关节屈曲位下外翻损伤都可以使前交叉韧带断裂。一般前交叉韧带很少会单独损伤，往往合并有内、外侧韧带与半月板损伤，但在膝关节过伸时，有可能会单独损伤前交叉韧带。另外，暴力来自膝关节后方，胫骨上端的力量也可使前交叉韧带断裂。前交叉韧带损伤亦多见于竞技运动。

4. 后交叉韧带损伤　无论膝关节处于屈曲位或伸直位，来自前方的使胫骨上端后移的暴力都可以使后交叉韧带断裂。后交叉韧带损伤少见，通常与前交叉韧带同时损伤，单独后交叉韧带损伤更为少见。

韧带的损伤可以分为扭伤（即部分纤维断裂），部分韧带断裂，完全断裂和联合性损伤。例如前交叉韧带断裂可以同时合并有内侧副韧带与内侧半月板损伤，称为“三联伤”。韧带断裂的部分又可分成韧带体部断裂、韧带与骨骼连接处断裂与韧带附着处的撕脱性骨折。第一种损伤愈合慢且强度差；以第三种愈合后最为牢固。

（三）临床表现

都有外伤病史。以青少年多见，男性多于女性。以运动员最为多见。受伤时有时可听到韧带断裂的响声，很快便因剧烈疼痛而不能再继续运动或工作。膝关节处出现肿胀、压痛与积液（血），膝部肌痉挛，患者不敢活动膝部，膝关节处于强迫体位，或伸直，或屈曲。膝关节侧副韧带的断裂处有明显的压痛点，有时还会摸到蜷缩的韧带断端。

1. 侧方应力试验　在急性期做侧方应力试验是很疼痛的，最好于痛点局部麻醉后进行操作。在膝关节完全伸直位与屈曲20°~30°位置下作被动膝内翻与膝外翻动作，并与对侧作比较。如有疼痛或发现内翻外翻角度超出正常范围并有弹跳感时，提示有侧副韧带扭伤或断裂。

2. 抽屉试验　也建议在麻醉下进行操作。膝关节屈曲90°，小腿垂下，检查者用双手握住胫骨上段作拉前和推后动作，并注意胫骨结节前后移动的幅度。前移增加表示前交叉韧带断裂，后移增加表示后交叉韧带断裂。由于正常膝关节在膝关节屈曲90°位置下胫骨亦能有轻度前后被动运动，故需将健侧与患侧作对比。单独前交叉韧带断裂时，胫骨前移幅度仅略大于正常，若前移明显增加，说明可能还合并有内侧副韧带损伤。

3. 轴移试验　本试验用来检查前交叉韧带断裂后出现的膝关节不稳定。患者侧卧，检查者站在一侧，一手握住踝部，屈曲膝关节到90°，另一手在膝外侧施力，使膝处于外翻位置，然后缓慢伸直膝关节，至屈曲30°位时觉疼痛与弹跳，是为阳性结果。这主要是在屈膝外翻姿势下，胫骨外侧平台向前错位，股骨外髁滑向胫骨平台的后方。在伸直过程中股骨外髁突然复位而产生疼痛。

（四）辅助检查

普通X线平片检查只能显示撕脱的骨折块。为显示有无内、外侧副韧带损伤，可摄应力位平片。即在膝内翻和膝外翻位置下摄片。这个位置是很痛的，需于局部麻醉后进行。在X线片上比较内、外侧间隙张开情况。一般认为两侧间隙相差4mm以下为轻度扭伤，4~12mm为部分断裂，12mm以上为完全性断裂，可能还合并有前交叉韧带损伤。

MRI检查可以清晰地显示出前、后交叉韧带的情况，还可以发现意料不到的韧带结构损伤与隐匿的骨折线。

关节镜检查对诊断交叉韧带损伤十分重要。75%急性创伤性关节血肿可发现为前交叉韧带损伤，其中2/3病例同时伴有内侧半月板撕裂，1/5有关节软骨面缺损。

（五）治疗

1. 内侧副韧带损伤　内侧副韧带扭伤或部分性断裂（深层）可以保守治疗，用长腿管型石膏固定4~6周。完全断裂者应及早修补。如有半月板损伤与前交叉韧带损伤者也应在手术时同时进行处理。

2. 外侧副韧带损伤　外侧副韧带断裂者应立即手术修补。

3. 前交叉韧带损伤　凡不满2周的前交叉韧带断裂，应争取手术缝合。如果在韧带体部断裂植材料最好再移植一根肌腱以增强交叉韧带的稳定性。一般选用髌韧带的中1/3作为移对部分断裂者，可以缝合断裂部分，再石膏制动4~6周。目前主张在关节镜下做韧带缝合手术。

4. 后交叉韧带损伤　对断裂的后交叉韧带是否要缝合以往有争论，目前的意见偏向于在关节镜下早期修复。

第四节　骨关节病

骨关节病是一种常见的慢性关节疾病。其主要病变是关节软骨的退行性变和继发性骨质增生。多见于中老年人，女性多于男性。好发于负重较大的膝关节、髋关节、脊柱及手指关节等部位，该病亦称为骨关节炎、退行性关节病、增生性关节炎等。

（一）病因病理

1. 病因

（1）先天性关节解剖异常，如韧带松弛，活动过度，关节面位置或形状异常。

（2）儿童时期发生的关节结构改变，如扁平髋、股骨上端骨骺滑脱。

（3）损伤或机械性磨损，如关节内损伤或骨折、骨折后对位不良、习惯性脱位、职业病引起的关节长期损伤。

（4）结晶体沉积性关节内病变，如痛风等。

（5）代谢异常使软骨变性，如褐黄病。

（6）关节内的骨缺血性坏死。

（7）其他促使软骨磨损的原因，如关节感染、血友病性关节炎、神经原性关节病。

（8）医源性因素，如长期不恰当地使用皮质激素等引起的骨关节炎。

2. 病理

（1）最早的病损是关节软骨的显微改变，表现为异染性物质的减少，软骨细胞减少，脂肪变性，胶原的原纤维改变，关节面不规则。以后的形态改变为在软骨的局限性软化，表面呈片块状和原纤维形成。在X线片上表现为骨赘或骨刺。

（2）滑膜的变化是后期现象，包括纤维变性、肥厚和炎症。它很少会发生类风湿关节炎那样的炎性病理变化。滑膜绒毛可以增大，并有新的绒毛生长。这些绒毛可形成软骨。

（3）关节囊的纤维组织可变得较稠密。与关节缘连接处的关节囊可变为纤维软骨或透明软骨。在滑膜下有时可出现骨性结节引起骨性强直。

（二）分类

骨关节病可分原发性和继发性两类，正常的关节发病原因不明，而逐渐发生退行性变，称为原发性骨关节病，病变以下肢关节及脊柱最常见；由某种已知原因导致软骨破坏或关节结构改变，日后因关节面摩擦或承受压力不平衡等因素，造成退行性改变者称继发性骨关节病。

（三）临床表现

1. 受累部位　最常见受累部位依次是远端指间关节、近端指间关节、第一掌指关节、髋、膝、第一跖趾关节、颈椎和腰椎，其他部位较少见。

2. 症状

（1）关节疼痛：早期疼痛较轻，多在活动时发生，休息后缓解。后期则休息时也痛，且常有夜间痛发生。疼痛与活动有关，休息可减轻疼痛，而活动，尤其是负重可使之加剧，疼痛有时与气候有关，当天气突变，疼痛也会加重。

（2）局限性晨僵：是骨性关节炎的常见症状，活动后缓解，一般不严重，且时间短，常为数分钟，极少超过30分钟。

（3）关节活动受限：为缓慢进展性，早期较轻微，仅在晨起或久坐后觉活动不灵便，稍事活动后可恢复。随着病情进展，逐渐加重，以致受累关节活动范围减小。

3. 体征

（1）关节肿大：可由滑膜渗出、中度积液所致，肿大的另外原因是由于关节周围肌肉萎缩及关节周围骨赘。如膝关节发病可出现浮髌试验阳性。

（2）触痛：多见于良性炎症期，尤其是滑膜有炎症时。

（3）活动响声：关节活动时有各种不同响声，如吱嘎声、摩擦声，一般不伴疼痛。

(4) 畸形:后期患者常见关节畸形,如膝关节可发生膝内翻或膝外翻;手指远侧指间关节侧方增粗,形成 heberden 结节。

(5) 关节功能紊乱:早期仅表现活动受限,随着病情进展,活动范围明显减小,甚至固定于某一关节位置。

4. 影像学检查　X 线平片仍为本病的常规检查,可见关节间隙狭窄,不对称,关节边缘有骨赘形成,软骨下骨质硬化和变形,关节面不平整,软骨下骨有硬化和囊变,关节腔内积液等。CT 常能显示 X 线检查不能显示的一些关节重叠结构。MRI 可显示早期软骨病变,半月板、韧带等关节结构的异常,有利于骨性关节病的早期诊断(图 9-4-1)。

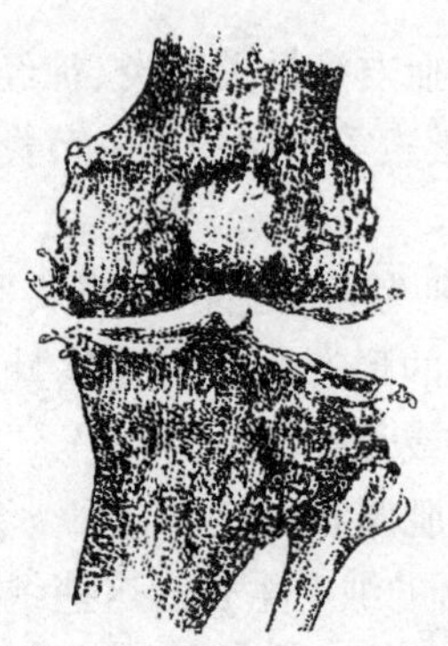
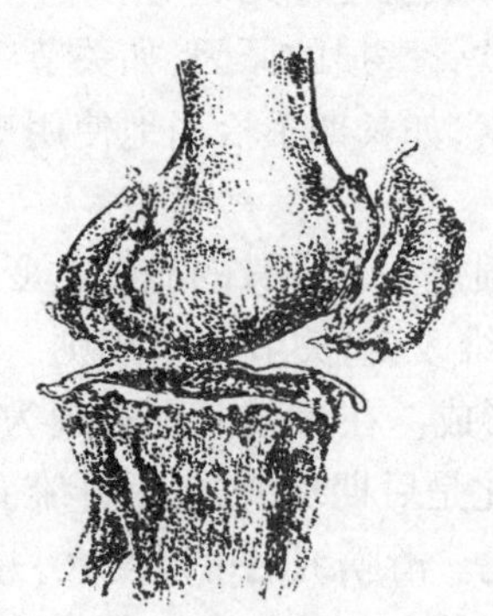

图 9-4-1　膝骨关节炎时 X 线片征象

关节间隙不对称,边缘骨质增生和骨赘形成,骨端有囊性变。正位片可见膝内翻畸形

(四) 诊断与鉴别诊断

1. 诊断　根据年龄、受累部位、症状、体征和放射线检查,一般不难。

2. 鉴别诊断

(1) 类风湿关节炎:本病常呈对称性,以双手近端指间关节、掌指关节和腕关节受累者最多见,也可累及膝、踝、肘及肩关节,多关节受累,呈对称性,表现为关节疼痛、压痛、肿胀及活动受限,极少累及远端指间关节。晨僵常大于 1 小时,症状早起较重,活动后缓解。可有皮下类风湿结节。滑液检查示炎症性滑液表现,X 线示软组织肿胀、骨质稀疏、关节间隙狭窄、囊性变、半脱位和强直。血清类风湿因子常阳性。

(2) 痛风性关节炎:中老年男性多见,表现为发作性关节红、肿、热、痛,疼痛剧烈,多于午夜发作,往往于 24 小时内达到高峰。受累关节以下肢关节为主,常见于第一跖趾关节,也可累及足背、踝及膝关节,具有自限性。血尿酸水平升高,久病患者 X 线检查在受累关节处可见穿凿样损害。

(五) 治疗

随着年龄的增长,自然的病程演变一般不能逆转,传统的治疗可解除病痛,改善症状,改进活动范围,增强关节稳定,缓解病情的进程。新近出现的调节软骨代谢的药物,可能阻止以致逆转软骨的降解,达到改变病情的目的。但是,目前软骨保护剂的研究尚停留在体外实验和动物模型阶段。

1. 患者教育　应让患者明白,不是每个 40 岁或 50 岁以上的人都会罹患本病,要教育患者消除或避免致病因素,如适当休息、减肥。避免机械性损伤,减轻受累关节负荷,进行肌肉锻炼以增加关节稳定性等。骨性关节炎未必一定是进展性的，病情也不一定随年龄的增加而必然加重。必须在医生指导下用药，滥用镇痛剂和非甾体消炎药乃至肾上腺皮质激素，不但不能控制病情，甚至会发生肾衰竭或无菌性骨坏死。

2. 物理疗法　在缓解疼痛治疗中占重要地位，尤其对药物不能缓解者。应用热疗、水疗、红外线、超短波、电刺激等，急性期可止痛、消肿，慢性期可改善关节功能，增强局部血液循环。

3. 中医针灸、按摩、推拿可有一定效果。

4. 体育疗法　适当的关节活动，患者主动进行保持关节最大活动度的运动，以增强肌力，改善关节的稳定性和活动度。

5. 药物治疗

（1）快作用缓解症状药：此类药物主要是止痛和改善症状，镇痛剂、非甾体消炎药和局部注射糖皮质激素属于此类。应注意全身使用糖皮质激素对骨关节炎绝对没有必要，局部注射也不宜反复使用，同一部位 2 次注射间隔至少 2 个月以上。

（2）慢作用缓解症状药：此类药物见效慢，但停药后疗效仍能持续一定时间。口服硫酸软骨素，关节内注射玻璃酸钠属于此类。

（3）活血化瘀中草药：内服以及外敷、熏洗、浸泡等可缓解症状，延缓病程。

6. 手术治疗　骨性关节炎的手术治疗包括骨赘切除术、关节清理术、关节成形术和人工关节置换术。手术方式的选择需按病情以及患者的年龄、职业和生活习惯而定（图 9-4-2）。

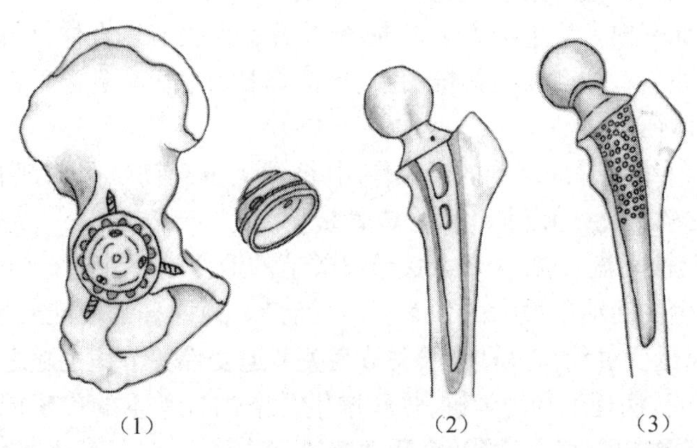

图 9-4-2　髋关节置换示意图

(1)髋臼置换；(2)带骨水泥人工股骨头置换；(3)无骨水泥人工股骨头置换

第五章　脊柱病变

第一节　颈　椎　病

颈椎病指颈椎间盘退行性变,及其继发性椎间关节退行性变所致脊髓、神经、血管损害而表现的相应症状和体征。

（一）病因病理

1. 病因　颈椎病的致病因素很多,可分为内因、外因和继发因素。内因有颈部先天性骨关节结构畸形、椎管狭窄、肥胖、糖尿病。外因有颈部急慢性损伤、姿势不良等。继发因素有颈椎骨关节的退行性变、椎间盘突出、关节囊松弛、韧带肥厚和骨化等。

颈椎病发病机制至今尚不清楚,一般认为颈椎病的发生与椎间关节退变、骨质增生压迫脊髓或神经根、椎动脉等因素有关。

颈椎位于较为固定的胸椎和头颅之间,在承重的情况下既要经常活动,又需要保持头部的平衡,颈椎椎体在脊柱中的体积最小,但活动度最大,容易产生劳损。其中第4~5椎间和第5~6椎间活动度最大,应力集中,最容易发生退行性变。办公室工作人员或长期低头工作者更容易发生颈部劳损。从生物力学来讲,颈椎有5个关节复合体:1个椎间盘、2个关节突关节和2个钩椎关节。神经根与钩椎关节、椎间盘比邻,很容易受两者退变的影响,产生相应的临床症状和体征。

2. 病理　由于纤维环外周纤维的牵拉作用,椎体上下缘韧带附着部的骨膜发生牵伸性骨膜下血肿,血肿先软骨化,随之骨化而形成骨赘。

(1) 关节退变:椎间盘、钩椎关节及关节突关节的退变是一种随年龄增长而进行的长期病理过程。首先发生在活动量最大的颈5~6椎间盘。颈椎日常活动或过度劳累将使椎间关节产生损伤,加速退变过程,骨质增生、关节突关节退变性关节病也随之发生。

(2) 骨质增生:从病理生物力学讲,骨质增生是增加骨承重的代偿措施,退变过程不是单纯的退化,而具有重建的性质。当一个活动节段重建稳定之后,势必将增加其相邻节段的活动范围与载荷,加速这些节段的退变进程。椎体后缘增生及突出的椎间盘组织可以压迫硬脊膜、脊髓前动脉、脊髓及神经根、根动脉、椎动脉及其伴行的交感神经。节段性不稳定容易因劳损使椎间关节产生创伤性关节炎,加重已存在的骨性压迫,并具有炎性刺激作用。

(3) 椎动脉受压:颈椎过伸位不稳定使椎管矢状径及椎间孔变狭窄,也可能加重压迫程度。节段性不稳定存在时,往往因头颈位置偶然变动而引起椎间错动,可能刺激交感神经或椎动脉。

（二）分型

1. 神经根型颈椎病

2. 脊髓型颈椎病

3. 椎动脉型颈椎病

4. 交感神经型颈椎病

（三）临床表现

患者年龄多在中年或中年以上，男性居多，好发部位依次为 $C_{5\sim6}$、$C_{4\sim5}$、$C_{6\sim7}$。其中，神经根型常见，脊髓型和椎动脉型次之，交感神经型临床症状及体征复杂，诊断较困难。可有两种或两种以上类型同时存在的病例。

1. 神经根型颈椎病　较多见，发病率最高（占50%～60%）。主要是由于椎间盘向后外侧突出，钩椎关节或椎间关节增生、肥大，刺激或压迫神经根所致。先有颈痛及颈部僵硬，继而向肩部及上肢放射。咳嗽、打喷嚏及活动时，疼痛加剧。上肢有沉重感，皮肤可有麻木、过敏等感觉异常，上肢肌力和手握力减退。检查可见颈部肌痉挛，颈肩部压痛，颈部和肩关节活动可有不同程度受限，有颈神经根受累的相应神经定位体征。上肢牵拉试验阳性：检查者一手扶患侧头部，另一手握患侧腕部外展上肢，双手反向牵引，诱发已受压的神经根出现放射痛与麻木感（图9-5-1）。

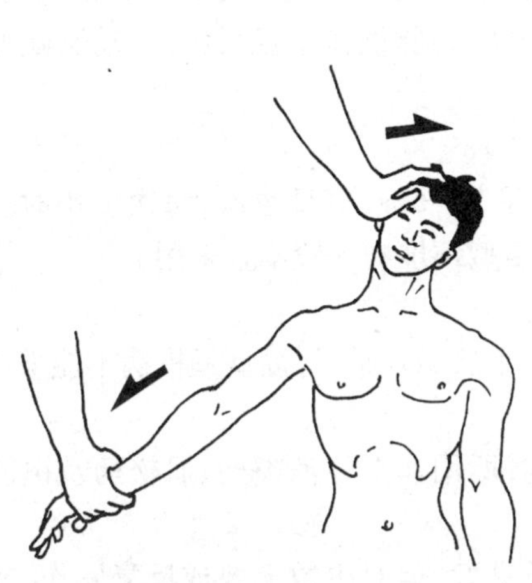

图 9-5-1　臂丛神经牵拉试验

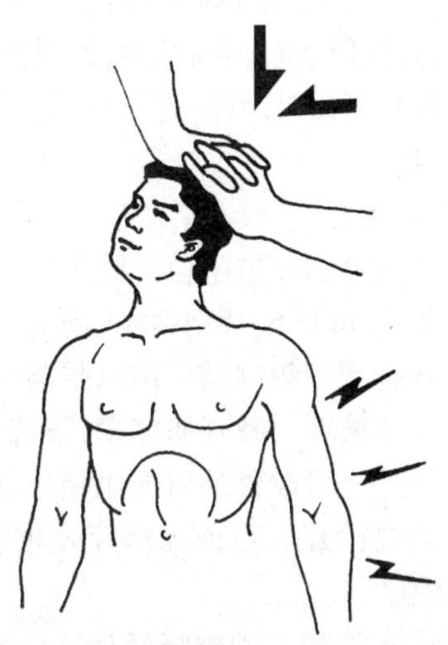

图 9-5-2　压头试验（Spurling 征）

压头试验阳性：患者端坐头后仰并偏向患侧，检查者用手掌在其头顶加压，出现颈痛并向患手放射（图9-5-2）。

X线正侧位片显示颈椎生理前凸减小或消失，椎间隙变窄，骨质增生，钩椎关节增生；左右斜位片可见椎间孔变形、缩小；过伸过屈位可见颈椎不稳等征象。

2. 脊髓型颈椎病　约占颈椎病发病率的10%～15%。脊髓受压的主要原因是后突的髓核、椎体后缘的骨赘、肥厚的黄韧带及钙化的后纵韧带等。脊髓受压早期，由于压迫物来自脊髓前方，侧束、锥体束损害表现最明显。可有上肢症状，手部发麻活动不灵活，特别是精细活动失调，握力减退。或有下肢症状，下肢发麻步态不稳，有踩棉花样的感觉等，躯干有紧束感。随病情加重发生自下而上的上运动神经元性瘫痪。X线片表现与神经根型相似。脊髓造影、CT、MRI可显示脊髓受压的情况。脑脊液动力学试验显示椎管有梗阻征象，脑脊液蛋白定量稍高于正常值。

3. 椎动脉型颈椎病　颈椎横突孔骨性纤维性狭窄，上关节突增生肥大，颈椎失稳等都可直接刺激、牵拉或压迫椎动脉，或颈交感神经兴奋，反射性地引起椎动脉的痉挛等均是本型颈椎病的病因。临床表现有眩晕、头痛、视物障碍、猝倒等，当头部活动时可诱发或加重。

4. 交感神经型颈椎病　发病机制尚不清楚，临床表现较复杂。可有交感神经兴奋症状，如头痛或偏头痛、头晕、恶心、呕吐、视物模糊、心跳加速、心律不齐、血压升高以及耳鸣、听力下降。也可出现交感神经抑制症状，如头昏、眼花、流泪、鼻塞、心动过缓、血压下降以及胃肠胀气等。

颈椎病除上述四种类型外，两种或两种以上类型的症状同时出现，有人将此称为“复合型”。

（四）诊断

颈椎病的诊断主要根据病史、体检、特别是神经系统检查，以及X线片（正侧位、左右斜位，前屈后伸位）改变进行诊断。必要时可辅以脊髓造影、椎动脉造影、CT和MRI等影像检查。仅有X线改变而无临床表现者，不能诊断为颈椎病，只可视为颈椎退行性改变。

某些非典型病例应注意与相似疾病鉴别：神经根型颈椎病与肩周炎、腕管综合征、胸廓出口综合征、肌萎缩型侧索硬化症、神经根肿瘤等相鉴别；脊髓型颈椎病与后纵韧带骨化症、颈椎骨折、脱位、结核和肿瘤所致脊髓压迫症相鉴别；椎动脉型和交感神经型颈椎病，临床表现有很多方面相似，可一起与眩晕及神经官能症、冠状动脉供血不足、锁骨下动脉缺血综合征相鉴别。

（五）治疗

1. 颌枕牵引　取坐位或卧位，头微屈，牵引重量2～6kg，每日数次，每次1小时。也可行持续牵引，每日6～8小时，2周为一个疗程。脊髓型颈椎病一般不宜采用。

2. 颈托或围领制动　用以限制颈椎过度活动。

3. 推拿按摩　减轻肌痉挛，改善局部血循环。手法需轻柔，脊髓型颈椎病不能采用。

4. 理疗　可改善颈肩部血循环，松弛肌肉。

5. 药物治疗　目前无治疗颈椎病的特效药物，所用非甾体消炎药、肌松药及镇静剂皆系对症治疗。

6. 手术治疗　颈椎病经保守治疗大部分疗效良好，但对少数无效或反复发作，或脊髓型颈椎病压迫症状进行性加重者，适宜手术治疗。手术可分前路手术、前外侧手术及后路手术三种。手术解除对脊髓、神经根和椎动脉的压迫，同时行椎体间植骨融合术，以稳定脊柱。

第二节　腰椎间盘突出症

腰椎间盘突出症是因椎间盘变性，纤维环破裂，髓核突出刺激或压迫神经根、马尾神经所表现的一种综合征，是腰腿痛最常见的原因之一。腰椎间盘突出症中以腰$_{4\sim5}$腰$_5$～骶$_1$间隙发病率最高，约占90%～96%。

（一）病因病理

椎间盘在脊柱的负荷与运动中承受最大的应力。在20岁以后椎间盘开始持续渐进性退变。随年龄增长，髓核水分减少，弹性降低，椎间盘结构松弛，软骨板囊性变，退行性变是腰椎间盘突出的基本因素。腰椎间盘退变、突出与以下因素有关：①外伤：当脊柱轻度负荷和快速旋转时，可引起纤维环水平状破裂，而压应力主要使软骨终板破裂；②职业：汽车驾驶员长期处于坐位和颠簸状态，易使椎间盘退变而诱发椎间盘突出；③妊娠：妊娠期间整个韧带系统处于松弛状态，体重增加，负荷加重，后纵韧带松弛更易使椎间盘膨出；④遗传因素：

椎间盘突出症有家族性发病报告。印第安人、非洲黑人发病率较其他民族明显低;⑤腰骶椎先天异常:腰椎骶化、骶椎腰化使下腰椎承受异常应力,易于发生腰椎间盘突出。

腰部急性损伤也可造成椎间盘突出。下腰椎负重大,活动范围也大,故腰椎间盘突出多发生在腰4~5、腰5~骶1间隙,少数为两个椎间盘同时突出,偶尔见到腰3~4椎间盘突出。椎间盘突出后,该节段即失去稳定。随着椎间盘的退变加重,椎间隙和椎间孔变窄,椎体缘发生骨赘,应力移至椎间关节和脊柱周围软组织,发生椎间关节的骨关节炎、黄韧带损伤及肥厚,以及腰肌慢性损伤,进一步加重腰腿痛。

椎间盘的生理退变最早始于软骨终板,表现为软骨终板变薄且不完整,纤维环失去附着点而变薄,促进了纤维环和髓核的变性和退变。纤维环虽坚固,但过度承载可引起邻层纤维环交叉处相互摩擦,导致纤维环变性和透明变性,纤维环由内向外发生环状和放射状裂隙,纤维环松弛,弹性降低,当椎体受外力冲击时,变性的纤维环可部分地呈环形或放射形断裂,髓核内容物可由裂缝突出。如表浅纤维仍保持完整,髓核由裂缝中突出,顶着未断裂的纤维板层而呈一丘状突起;如后侧纤维环板层完全断裂,髓核可突入椎管;如纤维环部分撕裂,脱落的碎片也进入椎管,挤压或刺激脊神经产生相应节段的症状。

(二)分型

腰椎间盘突出症的分型方法较多,根据椎间盘向后突出的位置不同,一般可将其分成两型。

1. 侧突型　突出的椎间盘位于中线偏外,神经根的前方,往往压迫相应的一条神经根。如腰4~5椎间盘突出压迫腰5神经根,腰5~骶1椎间盘突出压迫骶1神经根。

2. 中央型　突出的椎间盘位于中线,可压迫马尾神经、累及两侧神经根。根据病理变化和CT、MRI所见可分四型:①膨隆型:纤维环部分破裂,表层完整,髓核因压力,局限或一致性地向椎管隆起;②突出型:纤维环完全破裂,髓核突向椎管,仅有后纵韧带或一层纤维膜覆盖;③脱垂游离型:破裂突出的椎间盘组织或碎块脱入椎管,完全游离;④Schmorl结节型:指髓核经上下软骨板裂隙突入椎体松质骨内,一般不产生症状。

(三)临床表现

1. 症状

(1)腰痛:由于髓核突出压迫纤维环外层及后纵韧带所致,故早期仅有腰痛,常表现为急性剧痛或慢性隐痛。当髓核突破纤维环和后纵韧带,腰痛反而可减轻。

(2)坐骨神经痛:绝大部分患者是腰4~5、腰5~骶1椎间盘突出,当髓核突破纤维环和后纵韧带,其产生的化学物质的刺激及自身免疫反应使神经根发生无菌性炎症、突出的髓核压迫或牵张炎症的神经根引起静脉回流受阻,加重水肿、受压的神经根缺血,三方面都会引发坐骨神经痛。从下腰部向臀部、大腿后方、小腿外侧,直至足背或足外侧,并可伴麻木感。可因咳嗽、大便或打喷嚏时腹压增高,而使疼痛加剧。

(3)马尾神经受压:中央型突出的髓核或脱垂游离的椎间盘组织可压迫马尾神经,引起鞍区感觉异常,大、小便功能障碍。

2. 体征

(1)腰椎侧突:是腰椎缓解神经根受压,减轻疼痛的姿势性代偿畸形。如髓核突出在神经根外侧,上身向健侧弯屈,腰椎凸向患侧,可松弛受压的神经根,髓核突出在神经根内侧,上身向患侧弯屈,腰椎凸向健侧可缓解疼痛(图9-5-3)。

(2)腰部活动受限:几乎全部患者都有不同程度的腰部活动受限,但以前屈受限最

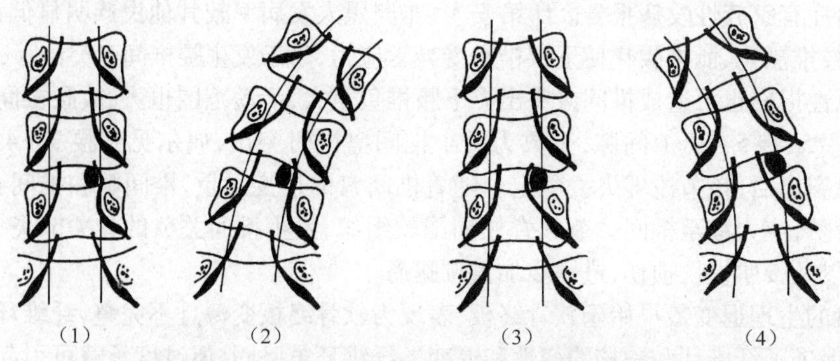

图 9-5-3　姿势性脊柱侧凸与缓解神经根受压的关系

(1)椎间盘突出在神经根内侧时;(2)神经根所受压力可因脊柱凸向健侧而缓解;
(3)椎间盘突出在神经根外侧时;(4)神经根所受压力可因脊柱凸向患侧而缓解

明显。

(3) 压痛:在相应的病变间隙,棘突旁侧 1cm 处有深压痛、叩痛,并可引起下肢放射痛。

(4) 直腿抬高试验及加强试验阳性:患者仰卧、伸膝、被动抬高患肢,抬高在 60°以内,即出现放射痛,称直腿抬高试验阳性。缓缓放下患肢,待放射痛消失,再被动背伸踝关节,如出现坐骨神经痛,称为加强试验阳性。

(5) 感觉、肌力、腱反射改变:腰 5 神经根受损时,小腿前外侧及足背内侧痛觉、触觉减退,约 70% ~75% 趾背伸力减弱。骶 1 神经根受损时,外踝附近及足外侧痛觉、触觉减退,踝反射减弱或消失。

3. 影像检查　X 线片有重要鉴别诊断意义。脊髓造影可间接显示有无椎间盘突出和突出程度。CT 和 MRI 因其无损伤,可显示椎管的形态,椎间盘的大小和方向等,对本病有较大诊断价值,目前已普遍采用。

(四) 诊断

腰椎间盘突出症的患者,根据病史、症状、体征,以及 X 线片上相应神经节段有椎间盘退行性表现者即可作出诊断。结合 X 线造影、CT、MRI 等方法,能准确地作出病变间隙、突出方向、突出物大小、神经受压情况及主要引起症状部位的诊断。如仅有 CT、MRI 表现而无临床表现,不应诊断本病。

腰椎间盘突出症应注意与腰肌劳损、第 3 腰椎横突综合征、脊椎滑脱、神经根及马尾肿瘤、腰椎管狭窄症、梨状肌综合征、腰椎结核或肿瘤、盆腔疾病等鉴别。

(五) 治疗

1. 非手术疗法　多数初次发作,症状较轻的患者可采用此法缓解症状或治愈。

(1) 绝对卧硬板床休息:此法可减除机械性负荷,解除大部分疼痛。卧床包括大、小便均不应下床或坐起,一般卧床 4 周或至症状缓解后戴腰围下床活动,3 个月内不做弯腰持物动作,酌情进行腰背肌锻炼。

(2) 持续牵引:可采用骨盆水平牵引,牵引重量 7 ~15kg,抬高床脚,持续约 2 周。

(3) 皮质类固醇硬膜外封闭:硬膜外穿刺置管,常用醋酸泼尼松龙 75mg,加 1% 利多卡因至 20ml,分 4 次注药,每隔 5 ~10 分钟注药 1 次,每周封闭 1 次,3 次为一个疗程。

(4) 推拿:若患者选择适当,手法正确,则效果较好。中央型椎间盘突出则不宜推拿。

(5) 髓核化学溶解术:X 线透视下用长针穿刺至椎间隙,注入蛋白溶解酶,溶解髓核,使椎间内压力降低或突出髓核缩小达到缓解症状的目的。

2. 经皮髓核切吸术　该手术可快速解除因髓核突出而造成的神经压迫症状，是一种安全、有效、经济的治疗手段。医生在C型臂X线机引导下，利用一套穿刺引导系统经皮穿刺达到椎间盘中央，再经此送入髓核切除器械，将髓核切割、冲洗、吸出，从而减轻了椎间盘内压达到缓解症状的目的。

3. 手术治疗　诊断明确，症状严重，定位体征确切，经严格非手术治疗无效，或有马尾神经受损应考虑行髓核摘除术。常用的术式有椎板间开窗髓核摘除术、半椎板切除髓核摘除术、全椎板切除髓核摘除术等。

知识链接

椎 间 盘 镜

椎间盘镜是目前国际上较先进的其中一种脊柱外科微创手术方式。该系统将先进的科技和临床完美结合，为患者提供了一种损伤低、疗程短、安全可靠的治疗方法。可除去突出的髓核组织、肥厚的黄韧带及增生内聚的关节突等神经致压因素，从而获得根治的疗效。

第三节　强直性脊柱炎

强直性脊柱炎是脊椎的慢性进行性炎症，多见于青少年，侵及骶髂关节、关节突、附近韧带和近躯干的大关节，导致纤维性或骨性强直和畸形。本病属血清阴性反应的结缔组织疾病。

（一）病因病理

1. 病因　强直性脊柱炎的病因目前尚不清楚，认为可能与下列因素有关。

（1）遗传因素：本病在不同民族中发病率的差异很大，美国白人和黑人发病率之比为9.4∶1。强直性脊柱炎患者亲属中发病率比一般人约高30倍。强直性脊柱炎患者HLA-B27阳性率高达90%以上。强直性脊柱炎比类风湿关节炎具有更强的家族遗传倾向。这说明遗传因素对本病起着决定性作用。应该明确正常人群中亦有4%～6%呈HLA-B27阳性，因此HLA-B27阳性的人，不一定患强直性脊柱炎，医生从来不单独依据HLA-B27阳性来诊断本病，也说明在发病因素中还有其他因素起作用。

（2）感染因素：研究发现不少男性强直性脊柱炎患者合并有前列腺炎。另外有一些研究发现，本病患者中溃疡性结肠炎和局限性肠炎的发病率较一般人高，从而推测致病因素可能是感染。最近有学者研究认为，感染源可能是肠道肺炎克雷伯杆菌。他们在实验中发现，无论是强直性脊柱炎患者大便肺炎克雷伯杆菌培养阳性率，还是血清抗肺炎克雷伯杆菌抗体水平，均显著高于对照组。

（3）其他致病因素：包括病毒感染、外伤、甲状腺疾病、肺结核、局部感染等，但都缺乏足够的证据。

综上所述，目前尚无一种学说能够阐明强直性脊柱炎的全部病因，只能认为可能是在遗传基础上，加上感染等多方面的影响而发病。

2. 病理　强直性脊柱炎病理的特征性改变是韧带附着端病，病变原发部位是韧带和关节囊的附着部，即肌腱端的炎症，导致韧带骨赘形成、椎体方形变、椎骨终板破坏、跟腱炎和其他改变。因为肌腱端至少在生长期是代谢活跃部位，是幼年发生强直性脊柱炎的一个理想区域，至于为何好发于肌腱端，仍不明了。

病变最初从骶髂关节逐渐发展到骨突关节炎及肋椎关节炎，脊柱的其他关节由上而下相继受累。强直性脊柱炎周围关节的滑膜改变为以肉芽肿为特征的滑膜炎。滑膜小血管周围有巨噬细胞、淋巴细胞和浆细胞浸润、滑膜增厚，经数月或数年后，受累滑膜有肉芽组织形成。关节周围软组织有明显的钙化和骨化，韧带附着处均可形成韧带骨赘，不断向纵向延伸，成为两个直接相邻椎体的骨桥，椎旁韧带同椎前韧带钙化，使脊椎呈“竹节状”。

随着病变的进展，关节和关节附近有较显著的骨化倾向。早期韧带、纤维环、椎间盘、骨膜和骨小梁为血管性和纤维性组织侵犯，被肉芽组织取代，导致整个关节破坏和附近骨质硬化；经过修复后，最终发生关节纤维性强直和骨性强直，椎骨骨质疏松，肌萎缩和胸椎后凸畸形。椎骨软骨终板和椎间盘边缘的炎症，最终引起局部骨化。

亦有病变侵犯心脏、肺脏者，导致主动脉前膜增厚、纤维化，引起房室传导阻滞。肺部成纤维细胞浸润，进而发展至肺泡间纤维化伴玻璃样变。

（二）临床表现

1. 本病好发于16～30岁的青、壮年，男性占90%，有明显的家族史。

2. 早期患者感到双侧骶髂关节及下腰部疼痛，向臀部和大腿放射，腰部僵硬不能久坐。活动时加剧，休息后缓解。骶髂关节处有深压痛及夜痛。晨起时，脊柱僵硬（图9-5-4），起床活动后可略有缓解。患者为了缓解疼痛，常呈蜷曲体位。

3. 进展期，病程间歇性发展，活动范围受到很大限制。若病变逐渐向上发展，累及胸椎和肋椎关节时，胸部扩张活动受限，导致肺活量减少，并可有束带状胸痛，咳嗽或打喷嚏时加重。病变累及颈椎时，则头部活动困难。

4. 晚期脊柱僵硬可致躯干和髋关节屈曲。为缓解疼痛，患者常弯腰屈胸，最终可发生驼背畸形，严重者可强直于90°屈曲位，不能平视，视野仅限于足下。典型体态是胸椎后凸，骨性强直而头部前伸。由于颈、腰部不能旋转，侧视时必须转动全身。若髋关节受累则呈摇摆步态。个别患者则为自上而下型，始自颈椎，逐渐向下延伸，因而开始为颈椎僵硬，然后波及胸椎和腰椎，称Bechterew病，容易波及神经根而发生上肢瘫痪、呼吸困难，预后较差。

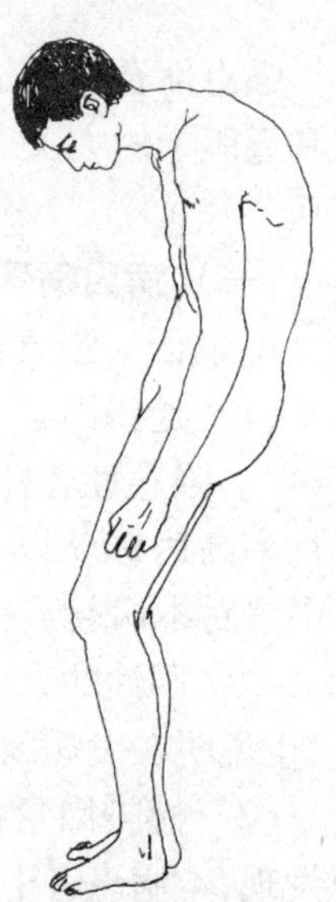

图9-5-4 强直性脊柱炎外观

（三）辅助检查

1. 实验室检查　类风湿因子试验阴性，HLA-B27多为阳性。急性期白细胞增多，有时继发贫血，血沉加速，尿17-酮皮质激素升高。

2. X线检查　对强直性脊柱炎的诊断有极为重要的意义，约98%～100%病例早期即有骶髂关节的X线改变，是本病诊断的重要依据。

（1）X线检查：早期表现为骶髂关节炎，病变一般在骶髂关节的中下部开始，为两侧性。开始多侵犯髂骨侧，进而侵犯骶骨侧。继而可侵犯整个关节，边缘呈锯齿状，软骨下有骨硬化，骨质增生，关节间隙变窄。最后关节间隙消失，发生骨性强直。

（2）脊柱病变的X线表现：早期为普遍性骨质疏松，椎间小关节及椎体骨小梁模糊（脱钙），由于椎间盘纤维环附带椎骨上角和下角的破坏性侵蚀，椎体呈“方形椎”，腰椎的正常前弧度消失而变直，可引起一个或多个椎体压缩性骨折。病变发展至胸椎和颈椎椎间小关节，椎间盘间隙发生钙化，纤维环和前纵韧带钙化、骨化、韧带骨赘形成，使相邻椎体连合，形成椎体间骨桥，呈特征性的"竹节样脊柱"。

(3) 骨化也可累及髋关节、胸锁关节、颞颌关节，耻骨联合和胸骨柄、软骨也可骨化。

3. 早期X线检查阴性时，但临床高度可疑病例，可行放射线核素扫描，CT或MRI检查，以发现早期对称性骶髂关节病变。

(四) 诊断

强直性脊柱炎的患者，根据病史、症状、体征，以及实验室检查、X线片、CT检查即可作出诊断。

强直性脊柱炎应注意与类风湿关节炎、骶髂关节结核、致密性骨炎、脊椎骨性关节炎相鉴别。

(五) 治疗

强直性脊柱炎目前尚无根治的方法。治疗的目的是解除疼痛，防止畸形和改善功能。

1. 药物

(1) 非甾体消炎药：这类药物起效较快，能在较短时间内控制疼痛，是应用最广泛的药物。常用的品种有双氯酚酸、布洛芬等，它们常见的副作用为消化道不良反应。有消化道溃疡及出血史的患者应慎用这些药物，必要时合用胃黏膜保护剂。

(2) 慢性作用药物：常用的有柳氮磺胺吡啶、甲氨蝶呤等。这类药物起效较慢，需用药3个月左右才发生作用，所以称之为慢性作用药物。应用这些药物治疗强直性脊柱炎，有可能减缓或阻止病情的发展。这些药物的副作用也较多，除了消化道反应外，还可引起白细胞减少、皮疹等。

(3) 糖皮质激素：糖皮质激素作为治疗强直性脊柱炎的一类药物，具有很强的消炎、镇痛作用，但由于其不能控制强直性脊柱炎的病情发展，且有较多的副作用，应不作为治疗强直性脊柱炎的首选药物。

(4) 雷公藤多甙：国内最初用雷公藤酊治疗强直性脊柱炎，有消炎止痛作用，每日用12%雷公藤酊15～30ml，分3次饭后服用，病情控制后(约3～6月)，改用维持量，每日或隔日服5～10ml。以后用雷公藤的半提纯品多苷片20mg，每日3次口服。副作用有胃肠反应、白细胞减少、月经紊乱及精子活力降低等，停药后可恢复。

2. 矫正畸形　疼痛缓解后，防止驼背畸形发展，可考虑外用矫形支具。有严重驼背畸形者，如检查发现病情已停止或基本停止发展，体温、血沉正常或接近正常，同时心肺功能良好，则可施行截骨矫形术，即在腰2～3部位将椎骨后部附件，包括椎板、棘突及关节突进行楔形切除，然后进行复位及内固定。还可以在多个平面施行截骨。髋、膝关节已融合有屈曲畸形者，根据患者情况可施行人工关节置换术或截骨术。

第四节　腰椎小关节病

腰椎小关节病亦称腰椎关节突综合征，其实质尚不完全清楚。临床上有命名为腰椎小关节滑膜嵌顿、腰椎小关节紊乱或腰椎小关节半脱位，以及第五腰神经后内侧支挤压综合征等。

(一) 病因病理

腰椎的关节突关节由上一腰椎椎骨的下关节突与下一腰椎椎骨的上关节突构成。关节突的表面覆以薄层的透明软骨。腰椎后关节囊坚实，从腰椎后关节囊造影所示呈哑铃形，造影剂多集中在上、下两端，而关节间隙中无造影剂，说明上、下关节突的关节面咬合紧密。但在退变时关节囊可容纳3ml液体。有23%～32%腰椎关节突关节不对称。黄韧带参与关节囊纤维层的组成，多裂肌的纤维，从上关节突发出到下一椎骨的棘突，其中一些纤维加入后关节囊，加强其强度并使关节囊紧张。关节囊外的神经为脊神经脊膜支原发后支发出的关节支。关节囊内的窦椎神经对疼痛不太敏感。腹侧关节囊滑膜层的上下两端滑膜组织边缘部向内突起称为脂肪襞，内含脊神经脊膜支纤维。此脂肪襞起缓冲作用，随年龄老化而纤维化。当关节突软骨退变时，其后2/3部分出现与关节面方向平行的裂纹，软骨细胞逐渐增生形成与关节囊相连的软骨性半月形模板状结构，其可增加关节的稳定性，有类似于膝关节内半月板的功能。腰椎关节突关节的功能主要是保持脊柱的稳定而不是主要承受负重；测定关节突关节承受压应力不足200kg，约占承受腰椎运动节段各种载荷的16%～20%。增加载荷，关节突仅增加较少压力。关节突使脊柱保持正常直立位。当腰椎前屈、背伸和侧屈时防止旋转。腰椎的关节突关节运动范围不同，其中以腰4～5活动范围最大，故此节段的关节囊较厚。

X线片检查，26～45岁有15%关节突关节退变，而45岁以上此关节骨关节炎高达60%。当椎间盘退变时椎间隙较原宽度狭窄近10mm，则出现明显的上、下关节突对合失常。这种椎间盘和小关节的退变以及韧带、关节囊等支持结构的松弛，导致椎间关节活动度增加，以腰4～5关节突关节最为明显，使原先紧密对合的上、下关节突，在正常活动时出现间隙。而这种关节不稳，关节囊松弛往往两侧严重度不一。当某一种运动时，关节突间隙突然增大，关节囊内滑膜层绒毛或脂肪襞嵌于关节突间隙之间，关节突关节半脱位，则出现突然腰痛症状。女性除正常生理退变因素外，妊娠、经期等全身激素性因素亦可引起韧带和关节囊的松弛，导致滑膜嵌顿和关节突关节半脱位。亦有认为当腰部由半屈曲位突然变为直立位时，第5腰椎下关节突因滑动幅度过大，下关节突缘压迫走行于骶骨上关节突下缘之第5腰神经后内侧支的神经时出现症状。

脊神经脊膜支原发后支的内侧支，支配关节囊及关节的滑膜，退变时关节突关节刺激关节囊，通过原发后支返回中枢神经系统产生牵涉痛，表现下肢放射痛。此外，神经根紧靠椎弓根关节囊的后方，退变时的机械性压迫或无菌性炎症刺激亦可产生疼痛。

（二）临床表现

1. 患者多为中年人，女性多见。

2. 既往无明显外伤史，多在正常活动时突然发病。患者常诉弯腰取物，或转身取物时突然腰部剧痛，不敢活动。这种第一次发作后，以后可经常发作，1年中或1月中发病数次。以致有的患者诉说，不敢弯腰扫地、不敢弯腰端盆或不敢挂窗帘等。

3. 有腰部慢性劳损史或外伤史者发病较多，芭蕾舞演员、京剧演员等经常腰部练功者常患腰部小关节紊乱。

4. 患者初次发作疼痛较重，腰骶部广泛疼痛、有时向臀部放射，腰部活动明显受限，不能指出确切疼痛部位。反复发作者腰部疼痛较轻，疼痛呈突然发作，自觉腰部突发绞锁感，腰部当即不敢活动。某些患者间歇性发作可持续多年，当就诊时可诉反复腰椎“脱位”。

5. 亦有缓慢发作者，逐渐感到腰背部僵硬，不能活动，尤以晨起为重。有臀部、髋部疼痛和大腿痛，无肢体麻木。检查时脊柱向痛侧侧弯，腰部痛侧出现保护性肌痉挛。在腰4～5或腰3～4棘突旁或骶髂关节有压痛点。反复发作的患者腰椎前屈不受限而后伸时或向健侧弯即感疼痛加重。直腿抬高试验为阴性，无坐骨神经放射痛及神经体征。

6. X线腰椎摄片可示腰椎侧弯,腰椎或椎间盘退变,腰椎不稳或退行性滑脱等征象。CT示关节突增生、骨赘形成、关节面硬化、半脱位和关节囊钙化等。但非此病特有影像征象。

（三）诊断

腰椎小关节病的患者,根据病史、症状、体征,以及X线片、CT对相应阶段腰椎小关节的检查即可作出诊断。

腰椎小关节病应注意与腰间盘突出症、腰椎滑脱、棘上韧带劳损等鉴别。

（四）治疗

1. 腰椎关节突综合征急性发作时,出现腰部突发交锁感,骨盆牵引可减轻症状,缓解疼痛。就诊时腰部疼痛严重、活动明显受限,推拿复位可取得良好的效果。按摩手法缓解肌肉痉挛、解除滑膜嵌顿、整复关节突关节半脱位后,患者当即如正常人一般活动。

2. 未经复位的患者,绝对卧床休息后,嵌压的第5腰神经后内侧支或滑膜组织和移位的关节突,亦可逐渐恢复原位。嵌压的组织反应性水肿逐渐消退,一般在2～3周后恢复正常。

3. 疼痛剧烈者或缓慢发作者在C型臂X线导引下,穿刺至发病关节突关节腔内,注入醋酸泼尼松龙25mg和2%利多卡因2ml,可使疼痛立即解除,腰部活动恢复正常。此不仅作为治疗方法,亦可证实系关节突综合征所致的疼痛。

4. 药物镇痛剂辅助治疗可减轻患者急性剧痛,常用非甾体消炎药有吡罗昔康(炎痛喜康),双氯芬酸(扶他林),布洛芬等。

第六章　骨质疏松症

骨质疏松症(osteoporosis,OP)是一种以骨量降低和骨组织微结构破坏为特征,导致骨脆性增加和易于骨折的代谢性骨病。按病因可分为原发性和继发性两类。继发性 OP 的原发病因明确,常由内分泌代谢疾病(如性腺功能减退症、甲亢、甲旁亢、库欣综合征、1 型糖尿病等)或全身性疾病引起。Ⅰ型原发性 OP 即绝经后骨质疏松症(PMOP),发生于绝经后女性。Ⅱ型原发性 OP 即老年性 OP,见于老年人。

(一) 病因和危险因素

正常成熟骨的代谢主要以骨重建形式进行。更年期后,男性的骨密度(BMD)下降速率一般慢于女性,因为后者除增龄外,还有雌激素缺乏因素的参与。凡使骨吸收增加和(或)骨形成减少的因素都会导致骨丢失和骨质量下降,脆性增加,直至发生骨折。

1. 骨吸收因素

(1) 性激素缺乏:雌激素缺乏使破骨细胞功能增强,骨丢失加速,这是 PMOP 的主要病因;而雄激素缺乏在老年性 OP 的发病率中起了重要作用。

(2) 活性维生素 D 缺乏和甲状旁腺素(PTH)增高:由于高龄和肾功能减退等原因致肠钙吸收和 $1,25(OH)_2D_3$生成减少,PTH 呈代偿性分泌增多,导致骨转换率加速和骨丢失。

(3) 细胞因子表达紊乱:骨组织的 IL-1、IL-6 和肿瘤坏死因子(TNF)增高,而护骨素(OPG)减少,导致破骨细胞活性增强和骨吸收。

2. 骨形成因素

(1) 峰值骨量降低:青春发育期是人体骨量增加最快的时期,约在 30 岁左右达到峰值骨量(PBM)。PBM 主要由遗传因素决定,并与种族、骨折家族史、瘦高身材等临床表象,以及发育、营养和生活方式等相关联。性成熟障碍致 PBM 降低,成年后发生 OP 的可能性增加,发病年龄提前。PBM 后,OP 的发生主要取决于骨丢失的量和速度。

(2) 骨重建功能衰退:可能是老年性 OP 的重要发病原因。成骨细胞的功能与活性缺陷导致骨形成不足和骨丢失。

3. 骨质量下降　骨质量主要与遗传因素有关,包括骨的几何形态、矿化程度、微损伤累积、骨矿物质与骨基质的理化与生物学特性等。骨质量下降导致骨脆性和骨折风险增高。

4. 不良的生活方式和生活环境　OP 和 OP 性骨折的危险因素很多,如高龄、吸烟、制动、体力活动过少、酗酒、跌倒、长期卧床、长期服用糖皮质激素、光照减少、钙和维生素 D 摄入不足等。蛋白质摄入不足、营养不良和肌肉功能减退是老年性 OP 的重要原因。危险因素越多,发生 OP 和 OP 性骨折的几率越大。

(二) 临床表现

1. 骨痛和肌无力　轻者无症状,仅在 X 线摄片或 BMD 测量时被发现。较重患者常诉腰背疼痛、乏力或全身骨痛。骨痛通常为弥漫性,无固定部位,检查不能发现压痛区(点)。乏力常于劳累或活动后加重,负重能力下降或不能负重。四肢骨折或髋部骨折时肢体活动明显受限,局部疼痛加重,有畸形或骨折阳性体征。

2. 骨折 因轻微活动、创伤、弯腰、负重、挤压或摔倒后发生骨折。多发部位为脊柱、髋部和前臂，其他部位亦可发生，如肋骨、盆骨、肱骨甚至锁骨和胸骨等。脊柱压缩性骨折多见于 PMOP 患者，可单发或多发，有或无诱因，其突出表现为身材缩短；有时出现突发性腰痛，卧床而取被动体位。髋部骨折多在股骨颈部，以老年性 OP 患者多见，通常于摔倒或挤压后发生。第一次骨折后，患者发生再次或反复骨折的几率明显增加。

3. 并发症 驼背和胸廓畸形者常伴胸闷、气短、呼吸困难，甚至发绀等表现。肺活量、肺最大换气量和心排血量下降，极易并发上呼吸道和肺部感染。髋部骨折者常因感染、心血管病或慢性衰竭而死亡。

（三）诊断与鉴别诊断

1. 诊断 详细的病史和体检是临床诊断的基本依据，但确诊有赖于 X 线片检查或 BMD 测定，并确定是低骨量或严重 OP（OP 伴一处或多处骨折）。OP 性骨折的诊断主要根据年龄、外伤骨折史、临床表现以及影像学检查确立。正、侧位 X 线片（必要时可加特殊位置片）确定骨折的部位、类型、移位方向和程度；CT 和 MRI 对椎体骨折和微细骨折有较大诊断价值；CT 三维成像能清晰显示关节内或关节周围骨折；MRI 对鉴别新鲜和陈旧性椎体骨折有较大意义。

2. 鉴别诊断

（1）老年性 OP 与 PMOP 的鉴别：在排除继发性 OP 后，老年女性患者要考虑 PMOP、老年性 OP 或两者合并存在等可能，可根据既往病史、BMD 和骨代谢生化指标测定结果予以鉴别。

（2）内分泌性 OP：根据需要，选择必要的生化或特殊检查逐一排除。甲旁亢者的骨骼改变主要为纤维囊性骨炎，早期可仅表现为低骨量或 OP。测定血 PTH、血钙和血磷一般可予鉴别，如仍有困难可行特殊影像学检查或动态试验。其他内分泌疾病均因本身的原发病表现较明显，鉴别不难。

（四）治疗

1. 一般治疗

（1）改善营养状况：补给足够的蛋白质有助于 OP 和 OP 性骨折的治疗，但伴有肾衰竭者要选用优质蛋白饮食，并适当限制其的摄入量。多进富含异黄酮类食物对保存骨量也有一定作用。

（2）补充钙剂和维生素 D：不论何种 OP 均应补充适量钙剂，使每日元素钙的总摄入量达 800～1200mg。除增加饮食钙含量外，尚可补充碳酸钙、葡萄糖酸钙、枸橼酸钙等制剂。同时补充维生素 D400～600IU/天。非活性维生素 D 主要用于 OP 的预防，而活性维生素 D 可促进肠钙吸收，增加肾小管对钙的重吸收，抑制 PTH 分泌，故可用于各种 OP 的治疗。骨化三醇或阿法骨化醇的常用量 0.25μg/天，应用期间要定期监测血钙磷变化，防止发生高钙血症和高磷血症。

（3）加强运动：多从事户外活动，加强负重锻炼，增强应变能力，减少骨折意外的发生。运动的类型、方式和量应根据患者的具体情况而定。

（4）纠正不良生活习惯和行为偏差：提倡低钠、高钾、高钙和高非饱和脂肪酸饮食，戒烟忌酒。

（5）避免使用致 OP 药物：如抗癫痫药、苯巴比妥、卡巴马嗪、扑米酮、丙戊酸钠、拉莫三嗪、氯硝西泮等。

（6）对症治疗：有疼痛者可给予适量非甾体消炎药，如阿司匹林，每次 0.3～0.6g，每日不超过 3 次；或吲哚美辛（消炎痛）片，每次 25mg，每日 3 次；或桂美辛（吲哚拉新）每次 150mg，3 次/天；或塞来昔布，每次 100～200mg，每日 1 次。发生骨折或遇顽固性疼痛时，可应用降钙素制剂。骨畸形者应局部固定或采用其他矫形措施防止畸形加剧。骨折者应给予牵引、固定、复位或手术治疗，同时应辅以物理康复治疗，尽早恢复运动功能。

2. 特殊治疗

（1）性激素补充治疗

1）雌激素补充治疗

治疗原则：雌激素补充治疗主要用于 PMOP 的预防，有时也可作为治疗方案之一。雌激素补充治疗的原则是：①确认患者有雌激素缺乏的证据；②优先选用天然雌激素制剂（尤其是长期用药时）；③青春期及育龄期妇女的雌激素用量应使血雌二醇的目标浓度达到中、晚卵泡期水平（150～300pg/ml 或 410～820pmol/L），绝经后 5 年内的生理性补充治疗目标浓度为早卵泡期水平（40～60pg/ml）；④65 岁以上的绝经后妇女使用时应选择更低的剂量。

禁忌证：①子宫内膜癌和乳腺癌；②子宫肌瘤或子宫内膜异位；③不明原因阴道出血；④活动性肝炎或其他肝病伴肝功能明显异常；⑤系统性红斑狼疮；⑥活动性血栓栓塞性病变；⑦其他情况，如黑色素瘤、阴道流血、血栓栓塞史、冠心病、血卟啉症和镰状细胞性贫血等。伴有严重高血压、糖尿病、胆囊疾病、偏头痛、癫痫、哮喘和乳腺增生者慎用雌激素制剂。

常用制剂和用量：①微粒化 17-β-雌二醇，或戊酸雌二醇 1～2mg/天；②炔雌醇 10～20μg/天；③替勃龙 1.25～2.5mg/天；④尼尔雌醇 1～2mg/周；⑤雌二醇皮贴剂 0.05～0.1mg/天。雌、孕激素合剂或雌、孕、雄激素合剂的用量小；皮肤贴剂可避免药物首经肝及胃肠道；鼻喷雌激素制剂具有药物用量低、疗效确切等优点。

注意事项：①雌激素补充治疗的疗程一般不超过 5 年，治疗期间要定期进行妇科和乳腺检查；如子宫内膜厚度>5mm，必须加用适当剂量和疗程的孕激素；反复阴道出血者宜减少用量或停药；②一般口服给药，伴有胃肠、肝胆、胰腺疾病者，以及轻度高血压、糖尿病、血甘油三酯升高者应选用经皮给药；以泌尿生殖道萎缩症状为主者宜选用经阴道给药；③青春期和育龄期妇女的雌、孕激素的配伍可选用周期序贯方案，绝经后妇女可选用周期或连续序贯方案、周期或连续联合方案。

2）雄激素补充治疗：用于男性 OP 的治疗。天然的雄激素主要有睾酮、雄烯二酮及二氢睾酮，但一般宜选用雄酮类似物苯丙酸诺龙（19-去甲 17-苯丙酸睾酮）或司坦唑醇（吡唑甲睾酮）。雄激素对肝有损害，并常导致水钠潴留和前列腺增生，因此长期治疗宜选用经皮制剂。

（2）选择性雌激素受体调节剂（SERM）和选择性雄激素受体调节剂（SARM）：SERM 主要适应于 PMOP 的治疗，可增加 BMD，降低骨折发生率，但偶可导致血栓栓塞性病变。SARM 具有较强的促合成代谢作用，有望成为治疗老年男性 OP 的较理想药物。

（3）二膦酸盐：二膦酸盐抑制破骨细胞生成和骨吸收，主要用于骨吸收明显增强的代谢性骨病（如变形性骨炎、多发性骨髓瘤、甲旁亢等），亦可用于高转换型原发性和继发性 OP、高钙血症危象和骨肿瘤的治疗，对类固醇性 OP 也有良效。

常用的有三种：①依替膦酸二钠（1-羟基乙膦酸钠）400mg/天：于清晨空腹时口服，服药 1 小时后方可进餐或饮用含钙饮料，一般连服 2～3 周。通常需隔月一个疗程；②帕米膦酸钠（3-氨基-1 羟基乙膦酸钠）：用注射用水稀释成 3mg/ml 浓度后加入生理盐水中，缓慢静脉滴

注(不短于6小时),每次15~60mg,每月注射1次,可连用3次,此后每3月注射1次或改为口服制剂。本药的用量要根据血钙和病情而定,两次给药的间隔时间不得少于1周;③阿仑膦酸钠(4-氨基-1羟丁基乙膦酸钠)的常用量为10mg/天,服药期间无需间歇;或每周口服1次,每次70mg。

用药期间需补充钙剂,偶可发生浅表性消化性溃疡;静脉注射可导致二膦酸盐钙螯合物沉积,有血栓栓塞性疾病、肾功能不全者禁用。治疗期间追踪疗效,并监测血钙、磷和骨吸收生化标志物。

(4) 降钙素:降钙素为骨吸收的抑制剂,主要适用于:①高转换型OP;②OP伴或不伴骨折;③变形性骨炎;④急性高钙血症或高钙血症危象。

主要制剂:①鲑鱼降钙素为人工合成鲑鱼降钙素,每日50~100U,皮下或肌内注射,有效后减为每周2~3次,每次50~100U;②鳗鱼降钙素为半人工合成的鳗鱼降钙素,每周肌注2次,每次20U,或根据病情酌情增减;③降钙素鼻喷剂,100IU/天,其疗效与注射剂相同。

孕妇和过敏反应者禁用。应用降钙素制剂前需补充数日钙剂和维生素D。

(5) 甲状旁腺素(PTH):小剂量PTH可促进骨形成,增加骨量。对老年性OP、PMOP、雌激素缺乏的年轻妇女和糖皮质激素所致的OP均有治疗作用。PTH可单用(400~800U/天),疗程6~24个月,或与雌激素、降钙素、二膦酸盐或活性维生素D联合应用。

(6) 其他药物:小剂量氟化钠等。

3. OP性骨折的治疗 治疗原则包括复位、固定、功能锻炼和抗OP治疗。

(五) 预防

加强卫生宣教,早期发现OP易感人群,以提高PBM值,降低OP风险。提倡运动和充足的钙摄入。成年后的预防主要包括降低骨丢失速率与预防骨折的发生。妇女围绝经期和绝经后5年内是治疗PMOP的关键时段。

第七章　手外伤

手外伤是临床上很常见的损伤。常导致手的主要功能捏、握、抓、夹、提等部分或全部丧失。手部解剖复杂,组织结构精细,损伤后能否及时正确地修复,是手部功能恢复的关键。

(一) 病因及发病机制

1. 刺伤　如钉、针、竹尖、小玻璃片等刺伤。进口小、损伤深,可将异物带入深部组织,导致深部组织感染。

2. 锐器伤　如刀、玻璃、电锯等切割。伤口一般较整齐,污染较轻,出血多,可造成深部骨骼、肌腱、神经、血管的断裂,甚至导致断指或断肢。

3. 钝器伤　如重物砸伤,高速转动叶片伤等。重物或打击直接作用于手指或手掌,使受伤部位的皮肤、指甲和深部组织损害。严重的毁损常使重要组织不可修复,亦可造成断肢或断指。

4. 撕脱伤　如脱粒机、高速离心机等。可导致广泛皮肤撕脱、多发骨折和关节脱位。

5. 火器伤　如弹片伤、爆炸伤。伤口不整齐,污染严重,损伤范围广,常伴有灼伤,大面积皮肤缺损,软组织损伤和多发性骨折。由于坏死组织多,污染严重,容易发生感染。

(二) 检查及诊断

1. 皮肤损伤的检查

(1) 了解创口的部位和性质:推断深部肌腱、神经、血管等损伤的可能性。

(2) 皮肤损伤的估计:能否直接缝合,是否需要植皮或者转移皮瓣。

(3) 皮肤活力的判断:皮肤的颜色、温度,边缘出血状况,撕脱皮瓣的状况。

2. 肌腱损伤的检查　肌腱损伤表现手的休息位(手所处一种自然静止的姿势)发生改变。屈指肌腱的检查方法为:固定伤指中节,让患者主动屈曲远端指间关节,若不能屈曲为指深屈肌断裂;固定被检查的伤指外的其他3个手指,让患者主动屈曲近侧指间关节,若不能屈曲则为指浅屈肌腱断裂;前臂及手背部伸肌腱断裂,则手指的掌指关节不能伸展。

3. 神经损伤的检查　详见周围神经损伤。

4. 血管损伤的检查　了解手部主要血管有无损伤,损伤的性质和程度。手部血循环状况和血管损伤可通过手指的颜色、温度、毛细血管回流试验和血管搏动来判断。如皮肤苍白、皮温低于正常、指腹瘪陷、毛细血管回流缓慢或者消失,动脉搏动消失,则为动脉损伤。如皮肤青紫发暗,肿胀,毛细血管回流加快,动脉搏动良好,则为静脉回流障碍。

5. 骨与关节损伤的检查　手部骨与关节损伤后,除局部肿胀、疼痛、功能障碍外,可出现手指短缩,旋转或者成角畸形,可伴有骨擦音和异常活动。X线摄片检查为手外伤的常规检查,可以观察骨折的部位、类型和移位,关节损伤的情况及有无脱位,对于容易漏诊的不全骨折和关节内骨折尤为重要。

(三) 治疗

治疗原则是预防感染、促进损伤的组织修复及闭合创面。具体处理如下:

1. 现场急救　主要是止血带捆扎或敷料压迫止血,无菌敷料或布类包扎创口减少污染，临时固定避免加重损伤，及时转送医院。

2. 彻底清创　应该在伤后 6～8 小时内进行，12 小时内污染不重的创口，清创后亦可闭合伤口。清创越早，感染机会越少，疗效越好。清创可以使一个受污染的创口变成清洁伤口，提高创口的一期愈合率。

手术应在良好的麻醉和止血带控制下进行，术者戴无菌手套，用无菌刷蘸消毒肥皂水，刷洗创面周围皮肤及伤肢，创面内用生理盐水冲洗，无菌纱布擦干，常规消毒，铺无菌巾。

用刀、剪切去失活组织，由浅及深，分层进行。清创后，彻底止血，生理盐水再次冲洗，1‰苯扎溴铵（新洁尔灭）浸泡创面数分钟，生理盐水冲净。

3. 正确处理深部组织损伤　恢复重要组织骨关节、肌腱、神经的连续性，尽快恢复功能。

（1）骨关节损伤：骨端清创后，直视下复位，根据骨折类型选用克氏针交叉、微型加压螺钉或指骨钢板进行内固定。关节脱位清创后复位，缝合修复关节囊以稳定关节，如有缺损，用周围健康组织覆盖关节。

（2）肌腱损伤：肌腱损伤，有良好的皮肤覆盖时，均应进行一期修复。

前臂及手部伸肌腱断裂应一期修复，如吻合处在腕背，应将腕背韧带及腱鞘切除，以减少粘连；前臂及手掌屈侧肌腱断裂也应修复，但腕管内多发肌腱断裂，则只修复指深屈肌及拇长屈肌，并应将腕横韧带切除；手指屈肌腱在腱鞘内损伤时，如为单纯指浅屈肌损伤，可不修复。指深屈肌腱损伤应修复，并将覆盖吻合处之腱鞘切除一段。如深浅腱同时损伤，只修复深肌腱并切除一段腱鞘及指浅屈肌腱。

肌腱缝合法很多，常用的有双“十”字缝合法、编织缝合法、Bunnell 缝合法、Kessler 缝合法等。具体应用根据肌腱损伤的情况以及术者技术和手术条件来决定（图 9-7-1）。

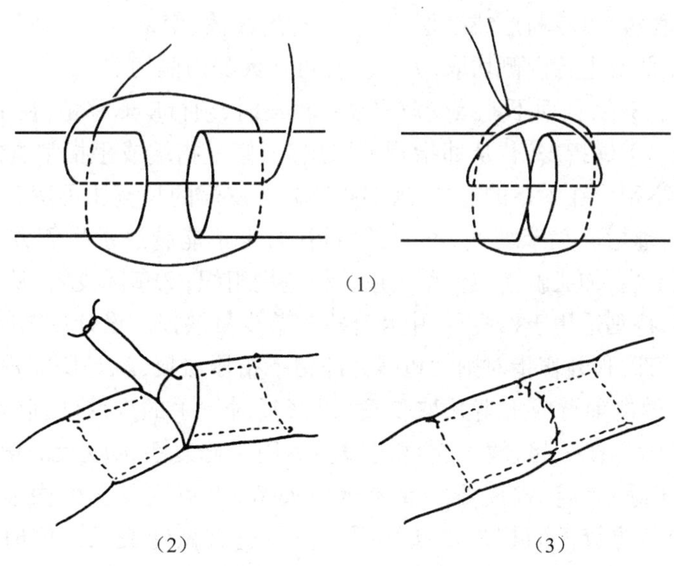

图 9-7-1　肌腱缝合法

（1）双“十”字缝合法；（2）Kessler 法；（3）改良 Kessler 法

（3）神经损伤：神经损伤争取一期吻合修复，一期修复有利于感觉及运动功能的恢复。缺损较大，可作二期神经移植进行修复。

（4）血管损伤：手部血液循环的主要血管损伤应立即修复，尽量恢复充足的血液供应，有利于其他损伤组织的功能恢复。腕部尺、桡动脉单独损伤时，手的存活可能不成问题，但有条件仍应进行修补。

4. 创口的闭合　开放性手部损伤，有相当病例存在皮肤缺损问题，根据创口部位、性质采用直接缝合、Z字形缝合、游离植皮、转移皮瓣移植覆盖创面等，应尽早一期闭合，少数污染严重，受伤时间长，感染可能性大的创口，在清除异物和坏死组织后用生理盐水湿敷，观察3～5天，行延期清创缝合或植皮。

 知识链接

负压封闭引流技术（VSD）

负压封闭引流技术（VSD）是一种处理各种复杂创面和用于深部引流的全新方法，相对于现有各种外科引流技术而言VSD技术是一种革命性的进展。该技术于1992年由德国ULM大学创伤外科Fleischmann博士所首创，最先用于骨科领域治疗软组织缺损和感染性创面。1994年，裘华德教授等在国内率先引进这一新型引流技术。近年来国内外诸多学者将其应用于各种急慢性复杂创面的治疗或促进移植皮肤的成活方面取得了良好的效果。

常用闭合创面的方式如下：

（1）伤口直接缝合：是最简便的方法。但张力不应太大，以免影响局部血运。有些伤口虽也可勉强缝合，但常采取一些辅助措施，如减张切口、缩短骨端等以减少张力。如伤口与皮纹垂直，或垂直跨越关节掌背侧伤口，平行指蹼或与肌腱纵行重叠的伤口，可利用Z、V或Y字成形术的方法改变原伤口的方向，避免发生挛缩。

（2）皮片植皮：是闭合创面的常用方法。如创面内无皮质骨、关节软骨及肌腱等组织暴露，均可接受皮片移植，以厚断层或全层为佳，具有耐摩擦、挛缩少、感觉恢复好等优点。小的皮片可从前臂掌侧及上臂内侧切取，大的皮片可从大腿内侧切取。

（3）带蒂皮瓣移植：创面不能接受游离皮片植皮时，须行皮瓣移植，在手部损伤中，常用以下几种皮瓣移植：①邻指皮瓣：从邻指背侧取皮瓣，修复指端或手指掌侧的创面。因手指末梢血运较好，皮瓣蒂可在手指的近端、远端或侧方。皮瓣的长宽比可达2∶1。但皮瓣边缘切口线不能垂直跨越指间关节背侧，不能影响指蹼，也不能越过手指侧方中线。剥离皮瓣时，勿伤及指背关节囊，伸肌腱上应保留一层疏松腱周组织；②鱼际皮瓣：从大鱼际部切取皮瓣，修复指端缺损，特别适用于修复示、中及环指末节少量缺损。设计皮瓣时，可直接将伤指残端按压在大鱼际部，移开伤指时则大鱼际处即留下指压血痕，就是所需皮瓣大小及位置；③臂交叉皮瓣：从健侧前臂或上臂采取皮瓣，以修复对侧手的皮肤缺损，在皮瓣移植过程中，须将两臂交叉固定在一起，故称交臂皮瓣。适用于修复手部较大的皮肤缺损，或手指的套状皮肤撕脱伤等。应注意皮瓣不要跨越肘关节，以免皮肤发生瘢痕挛缩；④腹部皮瓣：用以修复手或前臂较大面积的皮肤缺损。在不适宜做臂交叉皮瓣时，可选用腹部皮瓣。有扁平皮瓣、管状皮瓣和袋状皮瓣三种。袋状皮瓣适用于手部套状撕脱伤，即先将手部创面埋入腹部袋状皮瓣中，6周后将伤手取出，创面上保留一层有血运的软组织，再在此基底行游离植皮以闭合创面；⑤游离皮岛：是将一块带有血管的游离皮瓣移植到皮肤缺损区，并与受皮区附近的血管直接吻合，皮瓣可立即恢复血液循环。其优点可缩短疗程及解除带蒂皮瓣转移过程中特殊体位所引起的痛苦。常用的部位有髂腹股皮瓣、胸三角皮瓣及足背皮瓣。

5. 术后处理

（1）包扎和固定：游离皮肤的伤口应加压包扎。手部固定于功能位，但缝合神经、肌腱，则需在神经、肌腱松弛位固定，利于修复。

（2）合理应用抗生素预防感染，对于检创换药有渗出或感染者，取渗出物做细菌培养加药敏，选敏感抗生素应用。

（3）肌注破伤风抗毒素 1500IU。

（4）医生指导下，正确功能锻炼。

（赵 敏）

复习思考题

1. 软组织损伤的临床表现有哪些？如何治疗？
2. 骨折的定义、临床表现及治疗原则？
3. 关节脱位的定义、分类、临床表现、并发症及治疗？
4. 粘连性肩关节囊炎的临床表现有哪些？需要与哪些疾病鉴别？
5. 腰间盘突出症的临床表现？非手术治疗主要方法有哪些？

案例分析题

1. 患者曲某，男，50 岁，因跌倒后左手掌着地致左肘部疼痛、肿胀、畸形 2 小时入院。查体：肘后肿胀，肘后三角关系存在，上臂明显缩短畸形。因患者不合作，未能进行神经及血管功能检查。

（1）最可能的诊断及诊断依据？

（2）该患者可能有哪些损伤？为此需要进行哪些物理检查？

2. 患者张某，男性，38 岁。车祸致伤，左大腿肿胀、疼痛、功能障碍 3 小时就诊。查体：左大腿肿胀，局部有压痛，纵向叩击痛阳性，外观畸形，可触及骨擦感。左股骨干正侧位 X 片示：左股骨干中段横形低密度骨折影像，远折端向内后移位，近折端向前外移位。

（1）请做出诊断及诊断依据？

（2）需与哪些疾病相鉴别？

（3）治疗原则是什么？

3. 郎某，男，44 岁，由于乘坐公共汽车，右腿搁在左大腿上，突遇车祸，向前冲撞倒地，右髋疼痛，活动障碍。查体：右下肢短缩，呈屈曲内收，内旋畸形。

（1）首先考虑诊断何病？

（2）诊断依据？

4. 魏某，男性，40 岁，常因加重的颈肩痛而影响工作和睡眠，有时并发头昏、耳鸣、耳痛，双手臂常有放射痛。查体：拇指痛、温觉痛减退，牵拉试验阳性，肱二头肌反射消失。

（1）可能的诊断是什么？

（2）诊断依据是什么？

（3）治疗原则是什么？

第十篇　神经系统疾病

学习要点

神经系统疾病的临床特征、诊断和鉴别诊断、治疗原则；脑血栓形成和脑出血的病因、临床特征和治疗措施的异同点；癫痫、颅脑损伤、脊髓损伤、周围神经损伤、帕金森病、阿尔茨海默病、多发硬化症的病因和发病机制；具有诊治常见神经系统疾病的基本能力，能使用常用器械、仪器、设备进行基本诊疗操作；培养救死扶伤、尊重患者、团队协作为患者服务的职业道德素质；能开展农村社区常见神经系统疾病的教育、健康检查、管理、预防等卫生工作。

第一章　概述

神经系统是人体结构中最精细也是最重要的系统，它主要接受身体内外环境变化的信息，经综合分析后再通过神经和体液对全身各系统进行调整，使人体能保持内环境稳定及与外环境的适应。神经系统由中枢神经系统和周围神经系统两个部分组成，中枢神经系统包括脑和脊髓，主要功能是分析综合体内外环境传来的信息，周围神经系统包括脑神经和脊神经，主要功能是传递神经冲动。神经系统疾病包括由于感染、血管病变、外伤、肿瘤、中毒、变性、遗传、免疫障碍、代谢障碍、营养缺乏等原因所致的神经、骨骼肌系统的病变，临床主要表现为感觉、运动、反射等异常，当大脑受损时也可同时出现意识障碍。

知识链接

神经系统的功能和病症分类

神经系统是人体内的一个重要系统，它协调人体内部各器官的功能以适应外界环境的变化，起着“司令部”的作用。凡是能够损伤和破坏神经系统的各种情况都会引起神经系统疾病。例如头部外伤会引起脑震荡或脑挫裂伤；细菌、真菌和病毒感染会造成各种类型的脑炎或脑膜炎等。可以将神经系统疾病症状分为两类：一类是刺激症状，表现为疼痛、麻木；另一类是破坏症状，表现为瘫痪。

（一）神经系统的结构和功能

1. 中枢神经系统　包括脑和脊髓，脑分为大脑、间脑、脑干和小脑。

（1）大脑：由大脑半球、基底节、侧脑室组成，大脑的表面为大脑皮质并形成脑沟和脑回。额叶位于中央沟前方和外侧裂上方，该区与随意运动、语言、精神活动有关；顶叶位于中央沟之后、顶枕沟之前和外侧裂延线的上方，为大脑皮质感觉区，主管对侧躯体感觉，同时也是视觉性语言中枢所在；颞叶位于大脑外侧裂的下方，顶枕裂前方，与记忆、精神、行为和内脏功能有关；枕叶位于顶枕沟和枕前切迹连线的后方，为视觉中枢。

（2）间脑：位于两侧大脑半球之间。包括丘脑、上丘脑、下丘脑和底丘脑。丘脑是各种感觉（嗅觉除外）传导的皮质下中枢和中继站，其对运动系统、感觉系统、边缘系统、上行网状系统和大脑皮质的活动发生起着重要影响；下丘脑是调节内脏活动和内分泌活动的皮质下中枢，下丘脑对体温、摄食、水盐平衡和内分泌活动进行调节，同时也参与情绪活动。

（3）脑干：上与间脑下与脊髓相连，包括中脑、脑桥和延髓。是心血管运动中枢、血压反射中枢、呼吸中枢及呕吐中枢所在地。脑干分布有大部分脑神经核及上行和下行的神经传导纤维，同时也与睡眠和觉醒有关。

（4）小脑：位于颅后窝，小脑幕下方，脑桥及延髓的背侧。小脑的中央为小脑蚓部，两侧为小脑半球，其主要功能是维持躯体平衡，控制步态和姿势，调节肌张力和协调随意运动的准确性。

（5）脊髓：呈微扁圆柱体，位于椎管内，上端与脑干相连，下端以圆锥终止于 L_1 椎体下缘，并以终丝固定于骶骨盲管。脊髓由含有神经细胞的灰质和含上、下传导束的白质组成。脊髓发出 31 对脊神经分布于四肢和躯干。脊髓是各种运动和感觉的初级中枢和重要的反射中枢，正常的脊髓活动是在大脑的控制下进行的，但当脊髓失去大脑控制后，仍能自主完成一定的反射功能。

2. 周围神经系统　包括脑神经、脊神经。

（1）脑神经：为与脑相连的周围神经，共 12 对，有感觉和运动纤维，主要支配头面部。脑神经的排列顺序是以出入脑的部位前后次序而得的，用罗马数字依次命名（表 10-1-1）。

表 10-1-1　脑神经的主要解剖及生理功能

脑神经	进出颅部位	连接脑部位		功能
嗅神经（Ⅰ）	筛孔	端脑	嗅球	司嗅觉
视神经（Ⅱ）	视神经孔	间脑	视交叉	司视觉
动眼神经（Ⅲ）	眶上裂	中脑	脚间窝	支配上睑提肌、上直肌、下直肌、内直肌、下斜肌及瞳孔括约肌
滑车神经（Ⅳ）	眶上裂	中脑	前髓帆	支配上斜肌
三叉神经（Ⅴ）	第一支　眶上裂 第二支　圆孔 第三支　卵圆孔	脑桥	脑桥臂	司面、鼻及口腔皮肤黏膜感觉，支配咀嚼肌
展神经（Ⅵ）	眶上裂	脑桥延髓沟	中部	支配外直肌
面神经（Ⅶ）	内耳门-茎乳孔	脑桥延髓沟	外侧部	支配面部表情、泪腺、唾液腺，司舌前 2/3 味觉及外耳道感觉
前庭蜗神经（Ⅷ）	内耳门	脑桥延髓沟	外侧部	司听觉及平衡觉
舌咽神经（Ⅸ）	颈静脉孔	延髓	橄榄后沟上部	司舌后 1/3 味觉、咽部感觉，支配咽肌和唾液分泌
迷走神经（Ⅹ）	颈静脉孔	延髓	橄榄后沟中部	支配咽、喉肌和胸腹腔内脏运动
副神经（Ⅺ）	颈静脉孔	延髓	橄榄后沟下部	支配胸锁乳突肌和斜方肌
舌下神经（Ⅻ）	舌下神经管	延髓	前外侧沟	支配舌肌

（2）脊神经：为与脊髓相连的周围神经，每对脊神经借前根和后根连于一个脊髓节段。前根属运动纤维，后根属感觉纤维，因此脊神经为混合性，一般含有躯体感觉纤维、躯体运动纤维、内脏传入纤维和内脏运动纤维4种成分。共有31对，其中颈神经（C）8对，胸神经（T）12对，腰神经（L）5对，骶神经（S）5对，尾神经1对。每条脊神经都以两个根起于脊髓，背侧的后根为传入的感觉神经纤维，腹侧的前根为传出的运动神经纤维，两根经过硬脊膜囊穿过硬膜，行至椎间孔处后根膨大成为脊神经节，内含感觉神经纤维的细胞体，自脊神经节向外，前后根会合，出椎间孔，形成脊神经。脊神经前根支配肌肉运动，$C_4 \sim T_1$ 前根组成臂丛，主要支配上肢肌肉；$L_2 \sim S_2$ 组成腰骶丛，主要支配下肢肌肉。脊神经在皮肤的分布有明显的节段性（图10-1-1），这种分布规律在临床上对于脊髓损伤的节段的定位判断有重要的应用价值。

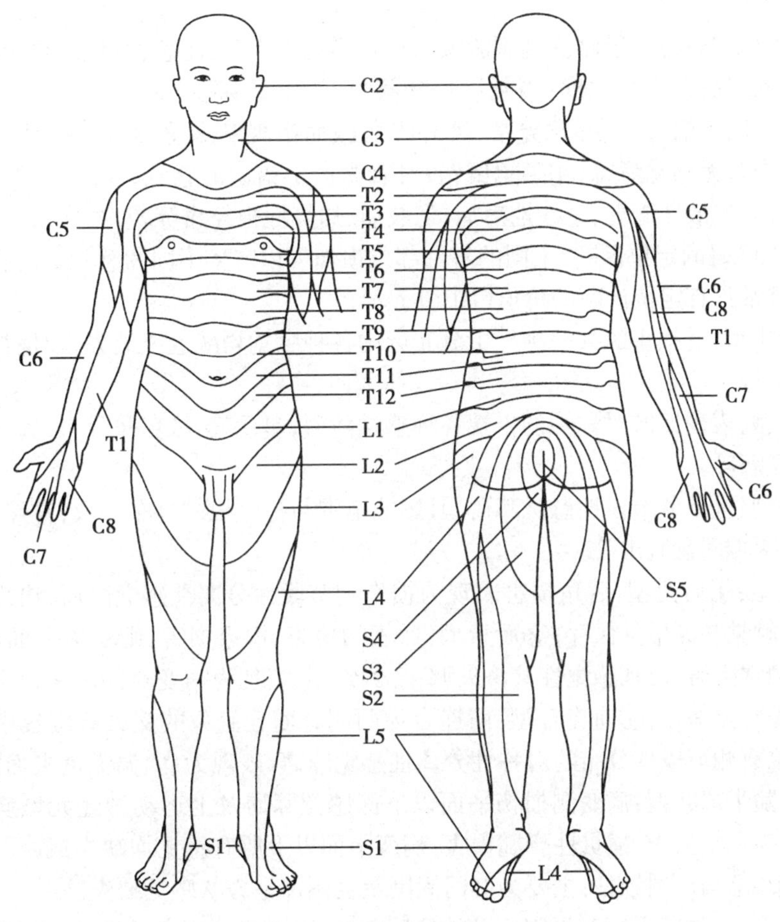

图10-1-1 脊神经节段皮肤分布示意图

（二）神经系统损害的主要表现

神经系统损害后产生相应的临床症状，常见症状或体征有感觉障碍、运动障碍、意识障碍、平衡障碍、认知障碍等，根据不同的表现形式，有助于在临床上作出定位诊断。

1. 感觉障碍 感觉包括一般感觉和特殊感觉（视觉、听觉、味觉）。一般感觉包括浅感觉（痛、温、触觉）、深感觉（运动觉、位置觉、振动觉）、复合感觉（实体辨别觉、体表图形觉、两点辨别觉、皮肤定位觉）。

（1）感觉传导径路：各种感觉的传导路均由3个向心的感觉神经元相连而成，后根神经节为Ⅰ级神经元，痛温觉Ⅱ级神经元为脊髓后角细胞，换神经元后交叉至对侧；深感觉、精细触觉纤维进入脊髓后先在同侧脊髓后索上行至延髓薄束核、楔束核，换神经元后交叉至对侧。丘脑外侧核为Ⅲ级神经元，再将感觉刺激投射至大脑皮质的感觉中枢。

（2）节段性感觉支配：每一脊神经后根的输入纤维来自一定的皮肤区域（图10-1-1），此种节段性支配现象于胸段最为明显，如乳头水平为T_4，剑突水平为T_6，肋缘水平为T_8，平脐为T_{10}，腹股沟为T_{12}和L_1。

（3）感觉障碍的分类：

1）抑制性症状：感觉径路破坏时功能受抑制，出现感觉缺失或感觉减退，常见①完全性感觉缺失：一部位各种感觉缺失；②分离性感觉障碍：某部位出现某种感觉障碍而该部位其他感觉保持者。

2）刺激性症状：感觉径路受到刺激或兴奋性增高时出现：①感觉过敏：给予轻微的刺激却引起强烈的感觉；②感觉过度：当刺激达到阈值时，感受到强烈的、定位不明确的不适感觉，持续一段时间才消失；③感觉异常：无外界刺激而出现麻木感、触电感、针刺感、蚁行感等，但客观检查时无感觉障碍；④感觉倒错：对刺激产生错误的感觉；⑤疼痛：常见有局部疼痛、放射性疼痛、扩散性疼痛、牵涉性疼痛、幻肢痛、灼烧性神经痛等。

（4）感觉障碍的定位诊断：不同的解剖部位损伤可以产生不同的感觉障碍类型，典型的感觉障碍类型常具有定位诊断的价值（图10-1-2）

1）神经干型：受损害的某一神经干分布区内各种感觉均减退或消失，如桡神经麻痹、股外侧皮神经炎等。

2）末梢型：表现四肢对称性的末端各种感觉障碍，呈手套-袜套样分布，远端重于近端，如多发性神经病等。

3）后根型：呈单侧节段性感觉障碍，其影响范围与神经根的分布一致，常伴有剧烈的放射性疼痛，如腰椎间盘脱出等。

4）髓内型：①后角型：后角损害表现为损伤侧节段性分离性感觉障碍，出现病变侧痛、温觉障碍，而触觉和深感觉保存；②后索型：后索的薄束、楔束损害，则受损平面以下深感觉障碍和精细触觉障碍，出现感觉性共济失调；③侧索型：表现为病变对侧平面以下痛、温觉缺失而触觉和深感觉保存；④前连合型：前连合为两侧脊髓丘脑束的交叉纤维集中处，损害时出现受损部位双侧节段性分布的对称性分离性感觉障碍，表现为痛、温觉消失而深感觉和触觉存在；⑤脊髓半离断型：病变侧损伤平面以下深感觉障碍及上运动神经元瘫痪，对侧损伤平面以下痛、温觉缺失；⑥横贯性脊髓损害：病变平面以下所有感觉均缺失或减弱，平面上部可能有过敏带；⑦马尾圆锥型：主要为肛门周围及会阴部呈鞍状感觉缺失。

5）脑干型：一侧脑干病变损害三叉神经感觉核、脊髓丘脑侧束，病灶同侧面部和对侧半身的感觉障碍，称交叉性感觉障碍。

6）丘脑型：损害时出现对侧偏身完全性感觉缺失或减退。

7）内囊型：对侧偏身感觉障碍，常伴对侧偏瘫和偏盲，称为三偏综合征。

8）皮质型：受损时有两个特点：①出现病灶对侧的复合感觉障碍；②对侧单肢体的感觉减退或缺失。

2. 运动障碍　神经运动系统由上运动神经元（即锥体系统）、下运动神经元、锥体外系统和小脑系统四部分组成。随意运动的功能主要由上、下运动神经元完成，锥体外系统和小脑对随意运动起协调和校正作用。

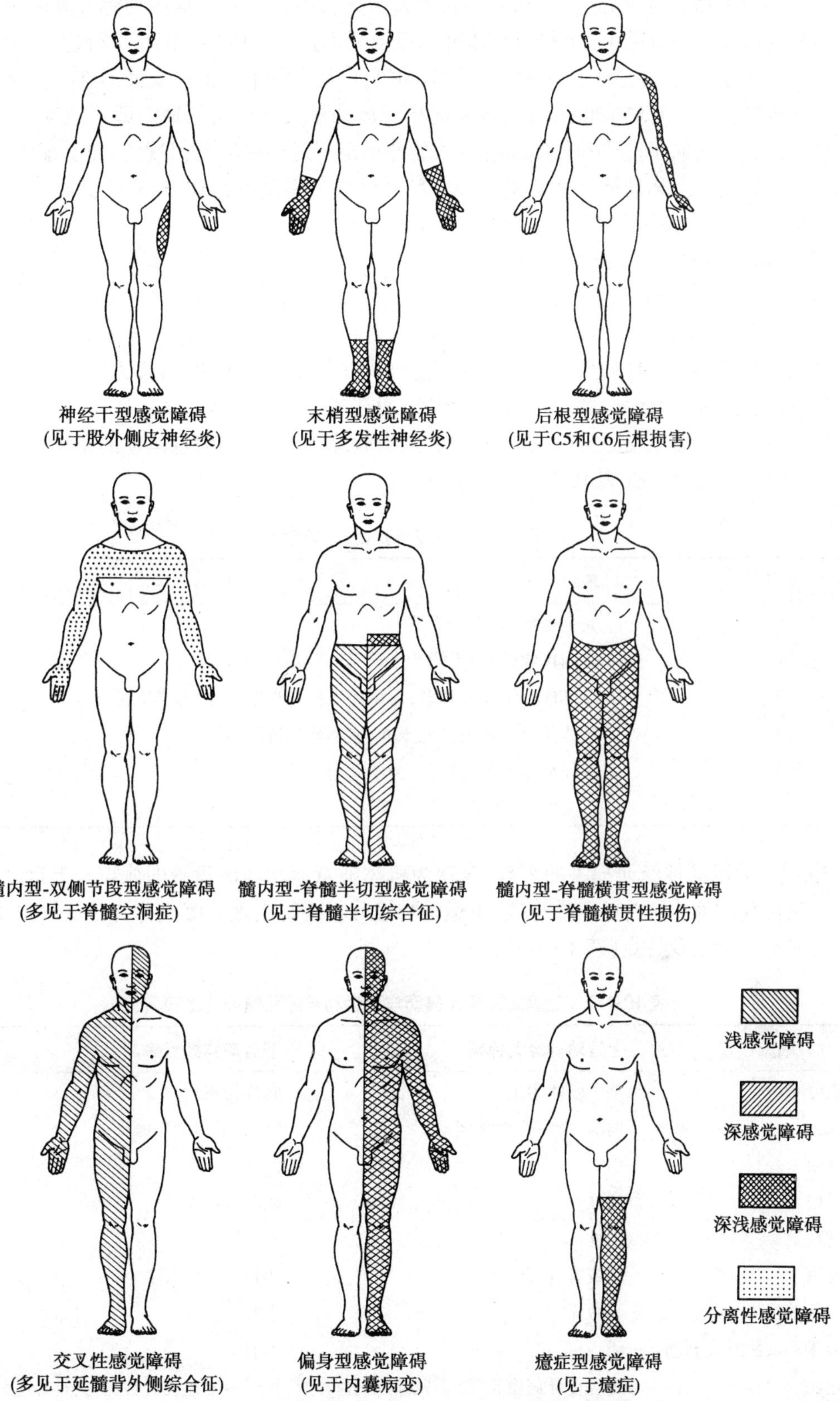

图 10-1-2 各种类型感觉障碍分布

（1）运动系统传导通路：上运动神经元为大脑皮质中央前回的锥体细胞及其轴突组成的皮质脑干束和皮质脊髓束（统称为锥体束），经内囊下行。皮质脑干束在下行途中，分别在相应平面交叉至对侧，终止于相应的脑神经运动核；皮质脊髓束经椎体交叉后在下行途中逐次终止于脊髓前角。脊髓前角运动细胞和脑神经运动核及其发出的轴突即下运动神经元。上运动神经元的功能是发放和传递随意运动的冲动至下运动神经元，并控制和支配其活动；下运动神经元则在上运动神经元的支配和小脑及锥体外系统的协调下，将随意运动的冲动传递至神经-肌肉接头部位及运动终板，引起肌肉的收缩。

（2）运动系统损害的表现：

1）肌张力改变：肌张力是肌肉松弛状态的紧张度和被动运动时遇到的阻力。①肌张力减低：表现为肌肉松弛柔软，被动运动阻力减低，关节活动范围扩大。见于下运动神经元病变、小脑病变、某些肌源性病变以及脑和脊髓急性病变的休克期等；②肌张力增高：表现为肌肉较硬，被动运动阻力增加，关节运动范围缩小，见于锥体系和锥体外系病变。

2）肌力改变：肌力是主动运动时肌肉的最大收缩力，是维持随意运动的主要动力。肌力0～5级的六级分级法（表10-1-2）

表10-1-2　肌力的六级记录法

分级	表　现
0	完全瘫痪，肌肉无收缩
1	肌肉可收缩，但不能产生动作
2	肢体能在床面上移动，但不能抵抗自身重力，即不能抬起
3	肢体能抵抗重力离开床面，但不能抵抗阻力
4	肢体能做抗阻力动作，但不完全
5	正常肌力

3）上、下运动神经元损害的表现：表现为机体随意运动功能障碍即瘫痪。上运动神经元损害时出现的瘫痪称为痉挛性瘫痪，下运动神经元损害时出现的瘫痪称为弛缓性瘫痪，临床上二者有不同表现特点（表10-1-3）。

表10-1-3　上运动神经元瘫痪与下运动神经元瘫痪的比较

临床检查	上运动神经元瘫痪	下运动神经元瘫痪
瘫痪分布	整个肢体为主	肌群为主
肌张力	增高，呈痉挛性瘫痪	降低，呈弛缓性瘫痪
浅反射	消失	消失
腱反射	增强	减弱或消失
病理反射	阳性	阴性
肌萎缩	无或有轻度废用性萎缩	明显
皮肤营养障碍	多数无障碍	常有
肌束颤动或肌纤维颤动	无	可有
肌电图	神经传导速度正常，无失神经电位	神经传导速度异常，有失神经电位

（3）运动系统损害的定位：

1）上运动神经元损害：皮质运动中枢的局限性病变常表现为单个肢体或面部的中枢性瘫痪，称单瘫；内囊病变出现对侧面部及上下肢体的中枢性瘫痪，称偏瘫；一侧脑干病变损害同侧脑神经运动核而出现下运动神经元脑神经瘫痪，对侧躯体的上运动神经元瘫痪，称为交叉性瘫痪；脊髓颈膨大以上损害为四肢瘫，颈膨大以下受损表现为截瘫（图10-1-3）。

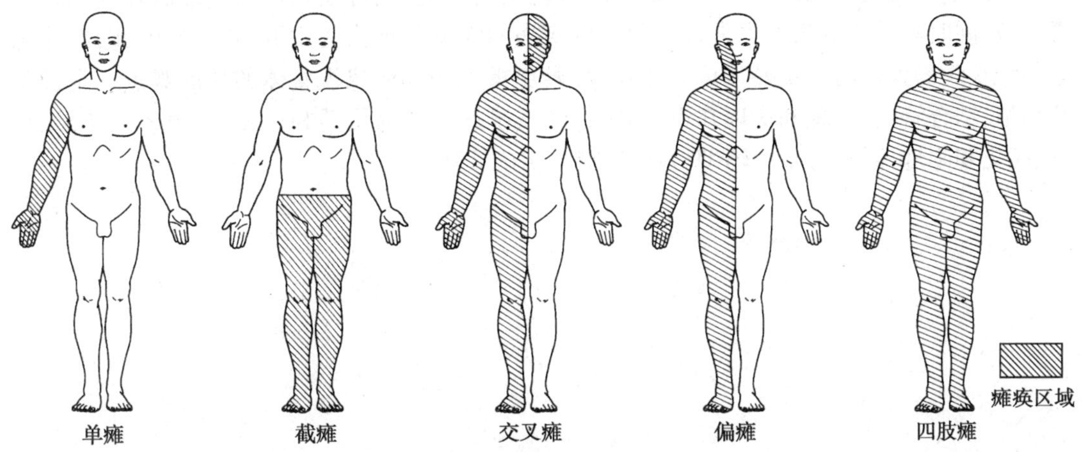

图10-1-3 瘫痪的几种常见形式

2）下运动神经元损害：脊髓前角运动细胞受损为相应节段支配区的周围性瘫痪，无感觉障碍；前根损害与前角相似，但因多伴有后根受累，可出现神经根痛和节段性感觉障碍；周围神经为混合神经，受损后常有该神经分布区的肌萎缩和感觉障碍。

3. 意识障碍 意识是指个体对周围环境及自身状态的感知能力。意识障碍可分为觉醒度下降和意识内容变化两方面。

（1）以觉醒度下降为主的意识障碍：

1）嗜睡：是意识障碍的早期表现。患者表现为睡眠时间过度延长，但能被叫醒，醒后可勉强配合检查及回答简单问题，停止刺激后又进入睡眠状态。

2）昏睡：比嗜睡较重的意识障碍。患者处于沉睡状态，正常的外界刺激不能使其觉醒，须经高声呼唤或较强刺激时可唤醒，回答问题含糊而不完全，停止刺激后又很快入睡。

3）昏迷：是最为严重的意识障碍。患者意识完全丧失，各种强刺激不能使其觉醒。根据严重程度分为三级：①浅昏迷：意识活动及精神活动丧失，对声、光刺激无反应，仅于强疼痛刺激时出现痛苦表情或回避运动，但不能觉醒。瞳孔对光反射、吞咽反射、咳嗽反射仍然存在。生命体征无明显改变；②中昏迷：对外界的正常刺激均无反应，对强刺激的防御反射，角膜反射和瞳孔对光反射减弱，大小便潴留或失禁，生命体征已有改变；③深昏迷：对任何刺激均无反应，全身肌肉松弛，眼球固定，瞳孔散大，各种反射均消失，大小便多失禁。生命体征已有明显改变，呼吸不规则，血压或有下降。

（2）以意识内容改变为主的意识障碍：

1）意识模糊：表现为意识范围缩小，注意力减退，活动减少，情感反应淡漠，语言不连贯，常有定向力障碍。

2）谵妄：患者认知、注意力、定向、记忆力均有障碍，思维迟钝；常有紧张、兴奋不安，错觉、幻觉多见，其形象生动而逼真，以至有恐惧、外逃或者伤人行为，常有睡眠觉醒周期紊乱。

病情多呈波动性，昼轻夜重。

（3）特殊类型的意识障碍：包括去皮质综合征、无动性缄默症、植物状态等。

意识障碍可由不同的病因引起，任何原因导致大脑皮质弥漫性损害或者脑干上行网状激活系统被阻断，都可以产生意识障碍。任何疾病产生意识障碍均提示病情进入危重状态。

（三）神经系统疾病的诊断原则

神经系统疾病常见的症状可以是神经系统疾病引起，也可以是神经系统以外的病理损害导致，同时本系统的疾病也常以其他系统疾病的常见表现作为主诉而就诊，因此，在作出本系统疾病的诊断时一定要强调整体观念，避免重视局部而忽视整体的片面观点。全面了解病情，结合解剖、生理和病理知识，确定神经系统病变的部位，同时须结合患者的年龄、性别、病史和阳性体征，必要的辅助检查等资料，明确诊断。

第二章　脑血管疾病

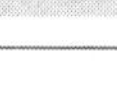

第一节　概　　述

脑血管疾病(cerebrovascular disease,CVD)是指由各种原因导致的急慢性脑血管病变。脑卒中是指由于急性脑循环障碍所致的局限或全面性脑功能缺损综合征,或称急性脑血管病事件。

知识链接

脑血管疾病的危害

CVD 是一种严重危害人类健康的常见病、多发病。其发病之快、恢复之慢、死亡之多(约占所有疾病的10%)、致残之重(50% ~70% 的存活者遗留瘫痪、失语等严重残疾),给人们带来巨大的身心痛苦和经济损失。脑血管疾病与心血管疾病和癌症成为引起当今人类死亡率最高的三大疾病。

(一)脑血管疾病分类

脑血管疾病的几种分类方法:①依据神经功能缺失持续时间,不足 24 小时者称为短暂性脑缺血发作(TIA),超过 24 小时者称为脑卒中;②依据病情严重程度分为小卒中、大卒中和静息性卒中;③依据病理性质可分为缺血性卒中和出血性卒中;前者又称脑梗死,包括脑血栓形成和脑栓塞;后者包括脑出血和蛛网膜下腔出血。

(二)脑血液供应

脑的血液由两条颈内动脉和两条椎动脉供应。两条颈内动脉供应大脑半球前 3/5 部分(额叶、顶叶、颞叶、基底节等)的血液,其主要分支有大脑前动脉和大脑中动脉。两条椎动脉入颅后在脑桥下部合为基底动脉,故称椎-基底动脉系统,主要供应大脑半球后 2/5(枕叶、颞叶底部、丘脑等)及脑干、小脑的血液,其主要分支有大脑后动脉、小脑前下动脉、小脑后下动脉等。两条颈内动脉和两条椎-基底动脉系统借助于前、后交通动脉沟通形成脑底动脉环(图 10-2-1),此环沟通了两侧脑的血液供应,当某处供应减少时,可以起到代偿调节作用。

(三)脑血液循环调节

正常成人脑重约 1500g,占体重的 2% ~3%,流经脑组织的血液 750 ~1000ml/分钟,占每分心搏出量的 20%,表明脑血液供应极丰富,脑代谢极旺盛。脑组织耗氧量占全身耗氧量的 20% ~30%,能量主要来源于糖有氧代谢,几乎无能量储备。因此脑组织对缺血、缺氧十分敏感,氧分压显著下降或血流量显著减少都会出现脑功能严重损害。

(四)脑血管病的病因

1. 血管壁病变　动脉粥样硬化和高血压性动脉硬化最常见,其次为结核、梅毒、结缔组织疾病和钩端螺旋体等病因所致的动脉炎,再次为先天性血管病如动脉瘤、血管畸形和先天性狭窄,外伤、颅脑手术、插入导管和穿刺等导致的血管损伤,以及药物、毒物和恶性肿瘤等

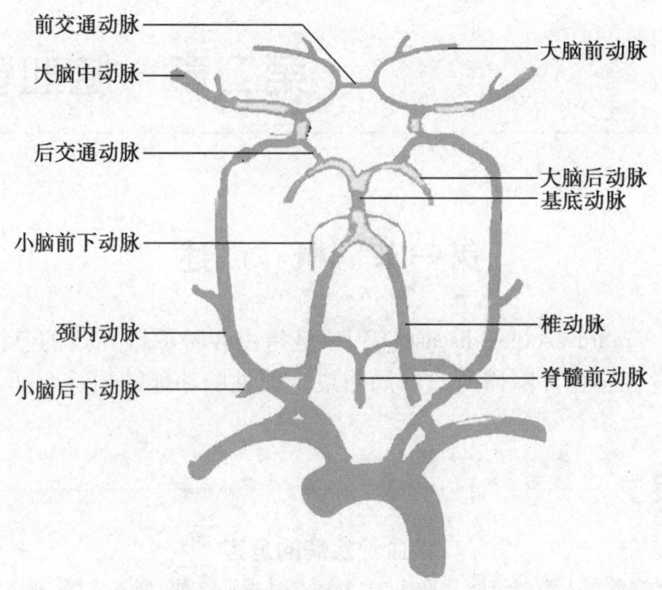

图 10-2-1　脑部各动脉分支示意图

导致的血管病损。

2. 心脏病及血流动力学改变　如高血压、低血压或血压急骤波动，心功能障碍、传导阻滞、心脏瓣膜病、心肌病、心房纤颤等。

3. 血液成分和血液流变学改变　如红细胞增多症、高黏血症、血液病等。

4. 其他　各种栓子、脑血管痉挛、脑血管受压和外伤等，部分脑卒中病因不明。

（五）危险因素

1. 高血压　是最重要和独立的脑卒中危险因素。无论收缩压或（和）舒张压增高都增加脑卒中发病率，且与脑出血或脑梗死发病风险均呈正相关，控制高血压可显著降低脑卒中发病率。

2. 心脏病　如心瓣膜病、冠心病、心肌梗死和心功能不全等均可增加 TIA、缺血性脑卒中发病率，有效防治心脏病可降低脑卒中事件发生率。

3. 糖尿病　糖尿病与微血管或大血管病变、高脂血症有密切关系，糖尿病或糖耐量异常患者发生卒中可能性较一般人群成倍增加，是缺血性和出血性脑卒中的重要危险因素，高血糖可进一步加重卒中后脑损害。

4. TIA 和脑卒中史　约 20% 的脑梗死患者有 TIA 史，TIA 患者脑卒中年发生率为 1% ~ 15%，TIA 愈频繁，脑卒中风险愈高。有卒中史者 CVD 复发率较一般人群高 4 倍。

5. 吸烟和酗酒　吸烟可提高血浆纤维蛋白原含量，增加血黏度及血管壁损伤；尼古丁刺激交感神经可使血管收缩、血压升高；卒中风险与吸烟量及持续时间相关，戒烟 2 年后卒中风险才会降低；酗酒者卒中发病率是一般人群 4 ~ 5 倍，更易引起脑出血；但少量饮酒可能对预防卒中有益。

6. 高脂血症　可增加血黏度，加速脑动脉硬化进程。高胆固醇血症，特别是低密度脂蛋白水平增加与缺血性脑卒中有关；高甘油三酯血症也与卒中发病有关。

7. 高同型半胱氨酸血症　是动脉粥样硬化、缺血性卒中和 TIA 的独立危险因素，原因不明的青年或老年缺血性卒中要考虑本病可能。血浆中半胱氨酸水平随年龄增长，并与红细胞叶酸和维生素 B_{12}水平成反比，应给予叶酸和维生素 B_{12}治疗。

8. 其他　体力活动减少、饮食（高盐及动物油高摄入）、超重、药物滥用、口服避孕药、感染、眼底动脉硬化、无症状性颈动脉杂音等均与脑卒中发生有关，这些危险因素是可以干预的，若能对其中某些确定的危险因素给予有效干预，可降低脑卒中发病率。但高龄、性别、种族、气候和卒中家族史等危险因素是无法干预的。

（六）预后

卒中预后受多种因素影响，最重要的是病变性质、病因、严重程度和患者年龄等。大多数急性期存活患者仍保持独立功能，约 15% 的患者需要照看。因卒中多发于中老年，10 年存活率约为 35%。

（七）预防

包括一级预防和二级预防。一级预防是有卒中倾向、尚无卒中病史的个体预防脑卒中的发生，二级预防是已发生卒中或有 TIA 病史的个体预防脑卒中复发。这两种预防都能显著降低脑卒中或 TIA 发病率。脑卒中预防应针对主要危险因素进行综合防治。

第二节　短暂性脑缺血发作

短暂性脑缺血发作（transient ischemic attack，TIA）是指因脑血管病变引起的短暂性、局限性脑功能缺失或视网膜功能障碍，临床症状一般持续 10～20 分钟，多在 1 小时内缓解，最长不超过 24 小时，不遗留有神经功能缺损症状，结构性影像学检查无责任病灶。

（一）病因及发病机制

1. 由于血流呈分层流动，散落在血流中的微栓子，可反复将同一来源的微栓子循血流进入视网膜或脑小动脉，可造成微栓塞，引起局部缺血症状。

2. 脑动脉硬化狭窄可形成血流漩涡，刺激脑小动脉血管壁痉挛可引起神经组织的局限性缺氧。

3. 血液成分的改变、头部血流的改变、心律失常、急性血压过低等也可能触发 TIA。

（二）临床表现

TIA 好发于 50～70 岁，男性较多。起病突然，迅速出现局限性神经功能缺失症状体征，数分钟达到高峰，持续数分或十余分钟缓解，不遗留后遗症；反复发作，每次发作症状相似。常合并高血压、糖尿病、心脏病和高脂血症等。

1. 颈动脉系统 TIA

（1）常见症状：对侧单肢和面部的发作性轻瘫。

（2）特征性症状：①眼动脉交叉瘫（病变侧单眼一过性黑蒙、失明和（或）对侧偏瘫及感觉障碍）和 Horner 交叉瘫（病变侧 Horner 征、对侧偏瘫）；②主侧半球受累出现失语症。

（3）可能出现的症状：病变对侧可出现偏身感觉障碍及同向偏盲。

2. 椎-基底动脉系统 TIA

（1）常见症状：眩晕、平衡障碍、眼球运动异常和复视。

（2）特征性症状：①跌倒发作：突然四肢无力而跌倒，一般不伴有意识丧失；②短暂性全面遗忘症：发作性短暂记忆丧失；③双眼视力障碍。

（3）可能出现的症状：构音障碍、吞咽困难、共济失调、交叉瘫。

（三）辅助检查

1. 血常规及生化检查是必要的。

2. 脑电图(EEG)、电子计算机X射线断层扫描技术(CT)或磁共振成像(MRI)检查大多正常，部分病例(发作时间>60分钟者)于弥散加权MRI可见片状缺血灶。数字减影血管造影(DSA)可见颈内动脉粥样硬化斑块、狭窄等。

3. 彩色经颅多普勒(TCD)脑血流检查可显示血管狭窄、动脉粥样硬化斑，发作频繁的TIA患者可行微栓子监测。单光子发射计算机断层扫描(SPECT)可发现局部脑灌流量减少程度及缺血部位，正电子发射断层扫描(PET)可显示局灶性代谢障碍。

（四）诊断及鉴别诊断

1. 诊断

（1）50岁以上老年人，有动脉粥样硬化症的表现。

（2）突然的、短暂的局灶性神经功能缺失发作。

（3）常有反复发作史，每次发作症状相似。

（4）发作间歇期无神经系统体征。

2. 鉴别诊断　TIA有时易被误诊为晕厥、低血糖、内耳眩晕症、局限性癫痫等，需认真分析病史，结合相关检查，才能明确诊断。

（1）晕厥：见于较虚弱的患者，常在站立、惊恐或体位突变时发生，面色苍白、出虚汗、短暂意识丧失、脉弱、血压下降，平卧后脸色转红，脉搏有力、意识恢复。可因迷走神经兴奋性增高、颈动脉窦过敏、心脏病等引起。

（2）低血糖症：空腹或剧烈运动后发病，先有心悸、头昏、出汗、恶心、烦躁等症，饮用适量糖水或注射高渗葡萄糖后迅速缓解，发作时血糖明显降低。

（3）美尼尔病：以眩晕、恶心、呕吐为主要症状，易与椎-基底动脉系统TIA混淆。但每次发作时间较长，可达数小时至数天，常有耳鸣、耳阻塞感，反复发作后听力减退等症状，除眼球震颤外，无其他神经系统定位体征，发病年龄多在50岁以下。

（4）局限性癫痫：发作性肢体抽搐或麻木，持续时间短，数秒钟或数分钟后缓解，可有癫痫病史，脑电图多有异常，CT或MRI检查可发现脑内局灶性病变。

（五）治疗

TIA治疗目的是消除病因、减少及预防复发、保护脑功能。对短时间内反复发作的病例应采取有效治疗，防止脑梗死发生。

1. 病因治疗　病因明确应尽可能针对病因进行治疗，控制脑卒中危险因素，如动脉粥样硬化、高血压、糖尿病、高脂血症和颈椎病等，消除微栓子来源和血液动力学障碍，戒除烟酒，坚持体育锻炼等。

2. 药物治疗　预防进展或复发，防治TIA后再灌注损伤，保护脑组织。

（1）抗血小板聚集剂：减少微栓子及TIA复发。①阿司匹林：75～150mg/天，餐后服用，仍有TIA时可加大剂量；②盐酸噻氯匹定：125～250mg，1～2次/天，口服；③氯吡格雷：75mg/天，口服；④双嘧达莫25～50mg，3次/天，口服。

（2）抗凝药物：用于心源性栓子引起TIA、预防TIA复发和一过性黑蒙发展为卒中。可用肝素和口服华法林等。

（3）血管扩张药：尼克占替诺600～900mg静脉滴注；扩容药低分子右旋糖酐500ml静脉滴注，可扩充血容量、稀释血液和改善微循环。

(4) 降纤治疗:对有高纤维蛋白血症的 TIA 患者。

(5) 脑保护治疗:缺血再灌注使钙离子大量内流引起细胞内钙超载,可加重脑组织损伤,可用钙通道拮抗剂如尼莫地平、氟桂利嗪等治疗。

(6) 其他:包括中医中药如丹参、川芎、红花等。

3. 外科治疗 对有颈动脉或椎-基底动脉严重狭窄(>70%)的 TIA 患者,经抗血小板聚集治疗和(或)抗凝治疗效果不佳或病情有恶化趋势者,可酌情选择血管内介入治疗、动脉内膜切除术或动脉搭桥术治疗。

(六) 预后

未经治疗或治疗无效的病例,部分发展为脑梗死,部分继续发作,部分可自行缓解。

(七) 预防

预防 TIA 复发应重视高血压、糖尿病、高脂血症和心脏病等致病因素的治疗,纠正不良生活习惯吸烟和过量饮酒,适当运动。已发生 TIA 的患者或高危人群可长期服用抗血小板药,阿司匹林预防 TIA 和缺血性卒中已有 20 余年历史,目前仍是最主要预防性用药,我国推荐阿司匹林预防卒中及 TIA 剂量为 75 ~ 150mg/天,也可用噻氯匹定 125 ~ 250mg/天,口服。

第三节 脑血栓形成

脑血栓形成(cerebral thrombosis,CT)是脑梗死最常见的类型,约占全部脑梗死的 60%。是在各种原因引起的血管壁病变基础上,脑动脉主干或分支动脉管腔狭窄、闭塞或血栓形成,引起脑局部血流减少或供血中断,脑组织缺血、缺氧性坏死,出现局灶性神经系统症状和体征。

脑梗死(cerebral infarct,CI)是缺血性卒中的总称,包括脑血栓形成、腔隙性脑梗死和脑栓塞等,约占全部脑卒中的 70%,是脑血液供应障碍引起缺血、缺氧,导致局限性脑组织缺血性坏死或脑软化。

(一) 病因及发病机制

1. 动脉粥样硬化 是本病最常见的病因,常伴有高血压,与动脉粥样硬化互为因果,糖尿病和高脂血症也可加速动脉粥样硬化的进程。脑动脉因粥样硬化使血管壁受损、管腔狭窄、闭塞,或在狭窄的基础上形成血栓,造成脑局部急性缺血、缺氧、导致脑组织软化、坏死。

2. 其他 少见的原因有动脉炎(如结缔组织病和细菌、病毒、螺旋体感染等)及药源性(如可卡因、安非他明)所致,红细胞增多症、血小板增多症、血液高凝状态等。

(二) 病理及病理生理

1. 病理 脑梗死发生率颈内动脉系统约占 4/5,椎-基底动脉系统约为 1/5。闭塞的血管依次为颈内动脉、大脑中动脉、大脑后动脉、大脑前动脉及椎-基底动脉等。

脑缺血性病变的病理分期:①超早期(1 ~ 6 小时):病变脑组织变化不明显,可见部分血管内皮细胞、神经细胞及星形胶质细胞肿胀,线粒体肿胀空化;②急性期(6 ~ 24 小时):缺血区脑组织苍白和轻度肿胀,神经细胞、胶质细胞及内皮细胞呈明显缺血改变;③坏死期(24 ~ 48 小时):大量神经细胞脱失,胶质细胞坏死,中性粒细胞、淋巴细胞及巨噬细胞浸润,脑组织明显水肿;④软化期(3 日 ~ 3 周):病变区液化变软;⑤恢复期(3 ~ 4 周后):液化坏死脑组织被格子细胞清除,脑组织萎缩,小病灶形成胶质瘢痕,大病灶形成中风囊,此期持续数月至 2 年。

2. 病理生理 脑组织对缺血、缺氧损伤非常敏感，阻断血流30秒钟脑代谢即发生改变，1分钟后神经元功能活动停止，脑动脉闭塞导致缺血超过5分钟后就发生脑梗死；梗死病灶系由其中心的缺血中心区和其周围的缺血半暗带组成。缺血中心区由于脑血流量严重不足或完全缺血致脑细胞死亡。而缺血半暗带内，由于侧支循环存在，仍可获得部分血液供给，尚有大量的神经细胞存活，如在有效时间内及时恢复血液供应，则脑代谢得以恢复，神经细胞可以存活并可恢复功能。但实际上不尽然，存在一个有效时间（一般为3～6个小时），即再灌注时间窗问题。如再通超过再灌注时间窗，则脑损伤继续加剧，此现象称之为再灌注损伤。

（三）临床表现

1. 发病特点 多见于50岁以上患有动脉粥样硬化的老年人，多伴有高血压、冠心病、糖尿病。1/4患者有TIA发作病史，或头昏、头痛等前驱症状。多数安静休息或睡眠时发生，少数在活动中发病。多数症状经数小时至1～2天达高峰。一般意识清楚，生命体征稳定，偏瘫、失语等神经系统局灶体征明显；但大面积梗死，可有意识不清，甚至出现脑疝，导致死亡。

2. 临床类型

（1）完全性卒中：发生缺血性卒中后神经功能缺失症状体征较严重、较完全，进展较迅速，常于数小时内（<6h）达到高峰。

（2）进展性卒中：缺血性卒中发病后神经功能缺失症状较轻微，但呈渐进性加重，在48小时内仍不断进展，直至出现较严重的神经功能缺损。

（3）可逆性缺血性神经功能缺失：缺血性卒中发病后神经功能缺失症状较轻，但持续存在，可在3周内恢复。

3. 临床表现 因闭塞血管和梗死区部位不同而异。

（1）颈内动脉闭塞综合征：①病变对侧偏瘫、偏身感觉障碍，优势半球病变有失语；②颈内动脉近端血栓影响眼动脉，出现同侧一过性视力障碍和Horner征。检查可见患侧颈内动脉搏动减弱或消失，多普勒超声除提示颈内动脉狭窄或闭塞外，还可见颞浅动脉血流呈逆向运动，脑血管造影可明确显示颈内动脉狭窄或闭塞。

（2）大脑中动脉闭塞综合征：①大脑中动脉主干闭塞，出现对侧偏瘫、偏身感觉障碍和同向性偏盲，优势半球受累还可出现失语，梗死面积大症状严重者可引起颅内压增高、昏迷，甚至死亡；②皮质支闭塞，偏瘫及偏身感觉障碍以面部及上肢为重，优势半球受累可有失语。

（3）大脑前动脉闭塞综合征：①出现对侧下肢运动及感觉障碍，因旁中央小叶受累排尿不易控制；②深穿支闭塞时，内囊前肢和尾状核缺血，出现对侧中枢性面舌瘫及上肢瘫；③双侧大脑前动脉闭塞时，可出现淡漠、欣快等精神症状及双侧脑性瘫痪。

（4）大脑后动脉闭塞综合征：①对侧同向性偏盲及一过性视力障碍如黑蒙等，优势半球受累除皮质感觉障碍外，还可出现失语、失读、失认、失写等症状；②深穿支阻塞累及丘脑和上部脑干，出现丘脑综合征，表现为对侧偏身感觉障碍（如感觉异常、感觉过度、丘脑痛；锥体外系症状如手足徐动、舞蹈、震颤等；还可出现动眼神经麻痹、小脑性共济失调）。

（5）椎-基底动脉闭塞综合征：①眩晕、眼颤、复视、构音障碍、吞咽困难、共济失调、交叉瘫痪症状；②基底动脉主干闭塞时出现四肢瘫、延髓麻痹、意识障碍，常迅速死亡；③脑桥基底部梗死时出现闭锁综合征，患者意识清楚，因四肢瘫、双侧面瘫、球麻痹，不能言语、不能进食，不能做各种动作，只能以眼球上下运动来表达自己的意愿。

（四）辅助检查

1. 常规检查　血和尿常规、血糖、血脂、血液流变学、心电图等。

2. CT 检查　发病 6 小时内多正常，24～48 小时后梗死区出现低密度灶（图 10-2-2）。

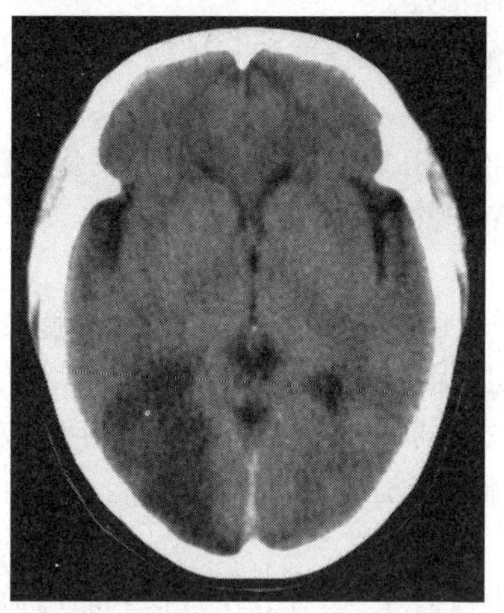

图 10-2-2　CT 扫描示低密度脑梗死病灶

3. MRI 检查　发病 6～12 小时后可显示梗死灶，并能发现脑干、小脑或 CT 不能显示的小病灶。

4. 脑血管造影　可显示血栓形成的部位、程度及侧支循环情况。

5. 经颅多普勒检查　可发现血管狭窄、血流异常。

6. 腰椎穿刺检查　仅在无条件进行 CT 检查，临床又难以区别脑梗死与脑出血时进行，一般脑血栓形成患者脑脊液压力、常规及生化检查正常，但有时仍不能据此就诊为脑梗死。

（五）诊断及鉴别诊断

1. 诊断

（1）发病年龄多较高，多有动脉硬化、高血压及糖尿病等。

（2）发病前可有 TIA 病史。

（3）多在安静状态下发病，常在睡醒后发现症状。

（4）症状多在几小时或更长时间内逐渐加重；多数患者意识清楚，而偏瘫、失语等神经系统局灶性体征明显。

（5）脑脊液多正常。

（6）CT 检查早期多正常，在 24～48 小时后出现低密度影。

（7）还应认真寻找病因和卒中的危险因素（高血压、糖尿病、心脏病、高脂血症、吸烟等）。

2. 鉴别诊断

（1）与脑栓塞及脑出血的鉴别（表 10-2-1）。

表 10-2-1　脑血栓形成与脑栓塞及脑出血的鉴别诊断

	脑血栓形成	脑栓塞	脑出血
发病年龄	多在 60 岁以上	青壮年多见	多在 60 岁以下
常见病因	动脉粥样硬化	风湿性心脏病	高血压，动脉粥样硬化
起病状态	安静或睡眠中	不定	活动中
起病急缓	较缓	最急	急
TIA 病史	常有	可有	多无
偏瘫	多见	多见	多见
CT 检查	脑内低密度病灶	脑内低密度病灶	脑内高密度病灶
脑脊液	多正常	多正常	血性

（2）颅内占位病变：颅内肿瘤、硬膜下血肿和脑脓肿可呈卒中样发病，出现偏瘫等局灶性体征，但颅内肿瘤一般进展较慢，硬膜下血肿可有外伤史，脑脓肿多有感染表现。脑脊液

或 CT、MRI 检查有助于鉴别。

（六）治疗

1. 治疗原则

（1）超早期治疗：为获得最佳疗效应力争超早期溶栓治疗。

（2）个体化治疗：根据患者年龄、缺血性卒中类型、病情严重程度和基础疾病等采取最适当的治疗。

（3）整体化治疗：要考虑脑与心脏及其他器官功能的相互影响，积极防治并发症，注重对症、支持疗法，并进行早期康复治疗，及时预防性干预卒中的危险因素。

2. 急性期治疗

（1）一般处理：患者需卧床休息，注意防治褥疮及呼吸道感染，维持水、电解质平衡及心肾功能，起病 24～48 小时后仍不能自行进食者，应鼻饲，以保证入量及营养。

（2）调整血压：脑血栓患者急性期的血压应维持在发病前平时所测的或患者年龄应有的稍高水平。一般不应使用降血压药物，以免减少脑血流灌注量加重梗死。

（3）超早期溶栓治疗：

1）静脉溶栓疗法：溶栓应在起病 6 小时内进行，6 小时后疗效不佳，并有较大的出血危险性。常用药物有尿激酶 50 万～150 万 IU 溶于生理盐水 100～200ml，在 1 小时内静脉滴注；重组组织型纤溶酶原激活剂（rt-PA），一次用量 0.9mg/kg，最大量剂量<90mg，先予 10% 的剂量静脉推注，其余剂量在 1 小时内静脉滴注；亦可用链激酶等。

溶栓适应证：①急性缺血性卒中，无昏迷；②发病 3 小时内，在 MRI 指导下可延长至 6 小时；③年龄 18～80 岁；④CT 未显示低密度病灶，已排除颅内出血；⑤患者本人或家属同意。

禁忌证：①CT 证实有颅内出血；②神经功能障碍非常轻微或迅速改善；③发病超过 3 小时或无法确定；④伴有明显癫痫发作；⑤既往有颅内出血、动静脉畸形或颅内动脉瘤病史；⑥最近 3 个月内有颅内手术、头外伤或卒中史，最近 21 天内有消化道、泌尿系等内脏器官活动性出血史，最近 14 日内有外科手术史，最近 7 日内有腰椎穿刺或动脉穿刺史；⑦有明显出血倾向：血小板计数 $<100\times10^9/L$；⑧CT 显示低密度灶>1/3 大脑中动脉供血区。

溶栓并发症：①梗死灶继发出血：尿激酶是非选择性纤维蛋白溶解剂，激活血栓及血浆内纤溶酶原，有诱发出血潜在风险，用药后应监测凝血时间及凝血酶原时间；②溶栓也可导致致命的再灌注损伤和脑水肿；③溶栓再闭塞率高达 10%～20%，机制不清。

2）动脉溶栓疗法：作为卒中紧急治疗，可在 DSA 直视下进行超选择介入动脉溶栓。尿激酶动脉溶栓合用小剂量肝素静脉滴注，可能对出现症状 3～6 小时的大脑中动脉分布区卒中患者有益。

（4）抗凝治疗：可用于进展性卒中、溶栓治疗后短期应用防止血栓扩展和新血栓形成再闭塞。常用肝素、低分子肝素和华法林。

（5）抗血小板治疗：发病后 48 小时内给予口服阿司匹林 100～300mg/天，可降低死亡率和复发率，但不要同时在进行溶栓及抗凝治疗时应用，以免增加出血的风险。常用药物有阿司匹林和氯吡格雷。

（6）降纤治疗：通过降解血中纤维蛋白原，增强纤溶系统活性，抑制血栓形成，疗效尚不明确。可选用降纤酶、巴曲酶和安克洛酶等。

（7）防治脑水肿：用于梗死面积大病情严重时。常用 20% 甘露醇 125～250ml/次，快速静滴，每日 2～4 次，连用 7～10 天。

(8) 脑保护治疗:还无公认的可行的实施方案,可用的制剂有钙通道阻滞剂、镁离子、自由基清除剂(过氧化物歧化酶、维生素 E 和维生素 C 等)。

(9) 外科手术治疗:大面积脑梗死致颅内高压、脑疝危及生命时,可行开颅减压术。

(10) 中医药治疗:一般采取活血化瘀、通经活络治疗原则,可用丹参、川芎、红花、鸡血藤、地龙等。

3. 恢复期治疗　早期对瘫痪肢体进行康复训练,避免出现关节挛缩、肌肉萎缩和骨质疏松,对失语患者需加强言语康复训练,以促进神经功能恢复。同时用针灸、理疗,服用促神经代谢药物如 ATP、吡硫醇等,服用血管扩张剂、钙离子拮抗剂、抗血小板聚集剂以防复发。

(七) 预后

本病的病死率约 10%,致残率达 50% 以上。存活患者中 40% 以上可能复发,且复发次数越多,病死率和致残率越高。

(八) 预防

对有明确的缺血脑卒中危险因素,如高血压、糖尿病、心房纤颤和颈动脉狭窄等应尽早进行预防性治疗。抗血小板药阿司匹林 50 ~ 100mg/天、噻氯匹定 250mg/天对脑卒中二级预防有肯定效果,推荐应用;长期用药中要有间断期,出血倾向者慎用。

第四节　脑　栓　塞

脑栓塞(cerebral embolism)是各种栓子随血流进入颅内动脉使血管腔急性闭塞,引起相应供血区脑组织缺血坏死及功能障碍,约占脑梗死的 15% ~20%。

(一) 病因及发病机制

1. 病因　根据栓子来源可分为:①心源性:占脑栓塞的 60% ~75%,常见病因为慢性心房纤颤,栓子主要来源是风湿性心脏病、心内膜炎赘生物及附壁血栓脱落等,以及心肌梗死、心房黏液瘤、心脏手术(如瓣膜置换)、心脏导管、二尖瓣脱垂和钙化、先天性房室间隔缺损来自静脉的反常栓子等;②非心源性:如动脉粥样硬化斑块脱落、肺静脉血栓或血凝块、骨折或手术时脂肪栓和气栓、血管内治疗时血凝块或血栓脱落等;颈动脉纤维肌肉发育不良是节段性非动脉硬化性血管病变,可发生脑栓塞,女性多见;肺感染、败血症、肾病综合征的高凝状态等可引起脑栓塞;③原因不明:约 30% 的脑栓塞不能明确原因。

2. 发病机制　成人脑血流量约占心输出量的 20%,脑栓塞发病率占全身动脉栓塞的 50%,估计约 90% 的心源性栓子停留于脑部,脑栓塞常为全身动脉栓塞性疾病首发表现,两侧大脑半球发生栓塞的机会基本相等。如不消除栓子来源,脑栓塞可反复发生,约 2/3 的复发脑栓塞发生在首次脑栓塞后 1 年内。

(二) 病理

脑栓塞常见于颈内动脉系统,大脑中动脉尤多见,椎-基底动脉系统少见,脑栓塞病理改变与脑血栓形成基本相同。由于栓子常多发、易破碎,有移动性或可能带菌,栓塞性脑梗死多为多灶性,可伴脑炎、脑脓肿、局限性动脉炎和细菌性动脉瘤等。脂肪和空气栓子常导致脑内多发小栓塞,寄生虫性栓子在栓塞处可发现虫体或虫卵。除多发性脑梗死,躯体其他部位如肺、脾、肾、肠系膜、皮肤和巩膜等亦可发现栓塞证据。脑栓塞合并出血性梗死发生率约 30%,可能由于栓塞血管内栓子破碎向远端前移,恢复血流后栓塞区缺血坏死的血管壁在血压作用下发生出血。骤然发生的脑栓塞易伴脑血管痉挛,导致脑缺血损伤,较血栓性脑梗死严重。

（三）临床表现

1. 脑栓塞可发生于任何年龄，以青壮年多见。多在活动中急骤发病，无前驱症状，局灶性神经体征在数秒至数分钟达到高峰，多表现完全性卒中，意识清楚或轻度意识模糊，颈内动脉或大脑中动脉主干栓塞导致大面积脑梗死，可发生严重脑水肿、颅内压增高，甚至脑疝和昏迷；椎-基底动脉系统栓塞常发生昏迷。个别病例局灶性体征稳定或一度好转后又出现加重提示栓塞再发或继发出血。

2. 约4/5的脑栓塞发生于前循环，特别是大脑中动脉，出现偏瘫、偏身感觉障碍、失语或局灶性癫痫发作等，偏瘫以面部和上肢较重。椎-基底动脉系统受累约占1/5，表现眩晕、复视、交叉瘫或四肢瘫、共济失调、饮水呛咳、吞咽困难及构音障碍等。

3. 大多数患者伴有风湿性心脏病、冠心病和严重心律失常等，或心脏手术、长骨骨折、血管内介入治疗等栓子来源病史，以及肺栓塞（气急、发绀、胸痛、咯血和胸膜摩擦音等），肾栓塞（腰痛、血尿等），肠系膜栓塞（腹痛，便血等），皮肤栓塞（出血点或淤斑）等体征。

（四）辅助检查

1. CT和MRI检查　可显示缺血性梗死或出血性梗死改变，合并出血性梗死高度支持脑栓塞诊断。许多患者继发出血性梗死临床症状并未加重，发病3～5日内复查CT可早期发现继发梗死后出血，及时调整治疗方案。

2. 脑脊液检查　一般压力正常，压力增高提示大面积脑梗死。出血性梗死脑脊液常规检查可呈血性或镜下红细胞；感染性脑栓塞如亚急性细菌性心内膜炎脑脊液细胞数增高，早期中性粒细胞为主，晚期淋巴细胞为主；脂肪栓塞脑脊液可见脂肪球。

3. 心电图　应作为常规检查，确定心肌梗死、风湿性心脏病、心律失常等证据。脑栓塞作为心肌梗死首发症状并不少见，更须注意无症状性心肌梗死。

4. 超声检查　超声心动图检查可证实存在心源性栓子，颈动脉超声检查可评价颈动脉管腔狭窄程度及动脉斑块，对证实颈动脉源性栓塞有提示意义。

（五）诊断及鉴别诊断

1. 诊断　根据骤然起病，出现偏瘫、失语等局灶性体征，可伴癫痫性发作，数秒至数分钟达到高峰，有心源性等栓子来源，可做出临床诊断。如合并其他脏器栓塞更支持诊断，CT和MRI检查可确定脑栓塞部位、数目及是否伴发出血等。

2. 鉴别诊断　应注意与脑血栓形成、脑出血鉴别（表10-2-1），极迅速的起病过程和栓子来源可提供脑栓塞的诊断证据。

（六）治疗

1. 脑栓塞治疗　与脑血栓形成治疗原则基本相同，主要是改善循环、减轻脑水肿，防止出血、减小梗死范围。注意在合并出血性梗死时，应停用溶栓、抗凝和抗血小板药，防止出血加重。

2. 原发病治疗　针对性治疗原发病有利于脑栓塞病情控制和防止复发。对感染性栓塞应使用抗生素，并禁用溶栓和抗凝治疗，防止感染扩散；对脂肪栓塞，可采用肝素、5%碳酸氢钠及脂溶剂，有助于脂肪颗粒溶解；有心律失常者，予以纠正；空气栓塞者可进行高压氧治疗。

3. 抗凝治疗　房颤或有再栓塞风险的心源性疾病、动脉夹层或高度狭窄的患者可用肝素预防再栓塞或栓塞继发血栓形成。

（七）预后

脑栓塞急性期病死率为5%～15%，多死于严重脑水肿、脑疝、肺部感染和心力衰竭。心肌梗死所致脑栓塞预后较差，存活的脑栓塞患者多遗留严重后遗症。如栓子来源不能消除，10%～20%的脑栓塞患者可能在病后1～2周内再发，再发病死率高。

（八）预防

主要是针对可能的病因，早期诊断，早期治疗，积极预防。

第五节　脑　出　血

脑出血（intracerebral hemorrhage，ICH）指原发性非外伤性脑实质内出血，发病率为每年60～80/10万，在我国约占全部卒中的20%～30%，急性期病死率为30%～40%。

（一）病因及发病机制

高血压合并小动脉硬化是脑出血的最常见的病因。其可能机制是：

1. 高血压使脑小动脉中形成微动脉瘤。在血压骤升时微动脉瘤可能破裂引起脑出血。

2. 高血压可加重、加速脑小动脉玻璃样变或纤维样坏死，高血压可促使这种有病变的小动脉内膜破裂形成夹层动脉瘤，继而破裂出血。

3. 脑动脉壁薄弱，缺乏外弹力层，随年龄增长及病变加重，脑小动脉弯曲成螺旋状，深穿支动脉成为出血主要部位。

（二）病理

1. 高血压性脑出血症状的产生主要由于血肿形成所引起的脑水肿、脑组织受压、软化、坏死等。

2. 出血灶呈现不规则的空腔，充满血液，周围是坏死脑组织、出血性软化带和炎细胞浸润。

3. 出血侧大脑半球肿胀明显，可致该侧脑室明显变形以及向对侧推移、变形和形成脑疝。脑疝是脑出血最常见的直接致死原因。

4. 急性期后，小出血灶形成胶质瘢痕，大出血灶形成中风囊。

（三）临床表现

ICH好发年龄在50～70岁，男性略多，冬春季易发，多有高血压史。起病急，通常在活动和情绪激动时发病，往往在数分钟到数小时内病情发展到高峰。常突然感到头部剧烈疼痛、呕吐，重者昏迷，大、小便失禁。临床症状因出血部位及出血量不同而异，分述如下：

1. 基底节区出血　壳核和丘脑为最常见的出血部位，由于损及内囊故称内囊出血。典型可见“三偏”体征，即偏瘫、偏身感觉障碍和偏盲。大量出血可出现意识障碍，也可穿破脑组织进入脑室。

（1）偏瘫：出血灶对侧的肢体发生瘫痪，上下肢瘫痪较均等。

（2）偏身感觉障碍：出血灶对侧偏身的感觉缺失。

（3）偏盲：在患者意识状态能配合检查时还可发现病灶对侧同向偏盲，主要是经过内囊的视辐射受累所致。可出现双眼凝视病灶侧。

（4）主侧大脑半球病变常伴失语症。

2. 脑桥出血

（1）数秒至数分钟内进入昏迷、呕吐、四肢瘫痪、去大脑强直发作。双侧针尖样瞳孔、固定于正中位。

（2）中枢性高热，桥脑出血常阻断下丘脑对体温的正常调节而使体温严重上升。

（3）中枢性呼吸困难和眼球浮动。通常48小时内死亡。

（4）小量出血表现交叉性瘫痪（出血侧面部瘫痪和对侧上下肢弛缓性瘫痪）或共济失调性轻偏瘫，两眼向病灶对侧凝视。

3. 小脑出血

（1）数分钟内出现枕部剧烈头痛、眩晕、呕吐，无肢体瘫痪。

（2）大量出血在12～24小时进入昏迷和脑干受压征象，可因枕骨大孔疝死亡。

（3）轻症表现病变侧肢体动作共济失调，眼球震颤等。

4. 原发性脑室出血

（1）小量脑室出血：表现头痛、呕吐、脑膜刺激征和脑脊液血性，常意识清醒或一过性障碍。

（2）大量脑室出血：迅速昏迷、频繁呕吐、四肢弛缓性瘫痪、去大脑强直、针尖样瞳孔，多迅速死亡。

（四）辅助检查

1. CT检查　为首选，显示圆形或卵圆形均匀高密度血肿，边界清楚（图10-2-3），并可确定血肿部位、大小、形态，以及是否破入脑室、血肿周围水肿带和占位效应等。

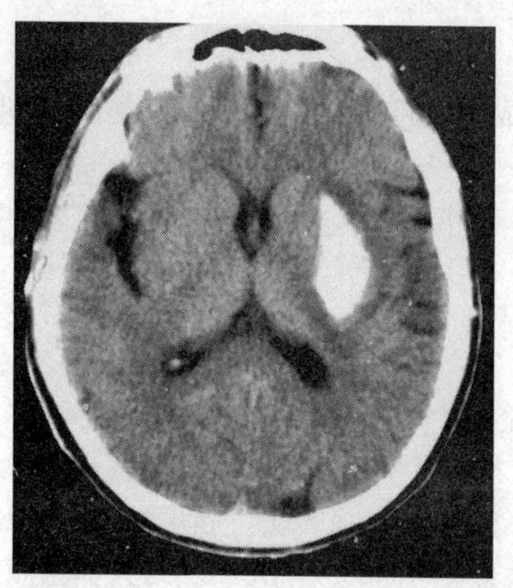

图10-2-3　CT显示左侧壳核出血高密度病灶

2. MRI检查　可发现CT不能确定的脑干或小脑小量出血，能分辨病程4～5周后CT不能辨认的脑出血，区别陈旧性脑出血与脑梗死，显示血管畸形流空现象。

3. 脑脊液检查　脑出血患者一般无需进行腰椎穿刺检查，以免诱发脑疝形成，如需要排除颅内感染和蛛网膜下腔出血，可谨慎进行。

4. 数字减影脑血管造影（DSA）　脑出血一般不需要进行DSA检查，除非疑有血管畸形、血管炎又需要外科手术或血管介入治疗时才考虑进行。

（五）诊断及鉴别诊断

1. 诊断　典型病例多为50岁以上，有高血压史。情绪激动及体力活动时突然发病，进展迅速，有不同程度的意识障碍及头痛、呕吐等颅内压增高症状，有偏瘫、失语等脑局灶体征，结合头颅CT可迅速明确诊断。

2. 鉴别诊断

（1）脑梗死：小量出血与脑梗死相似，而重症脑梗死可出现明显高颅压症状甚至脑疝，又与脑出血难以鉴别，此时需靠头颅CT以明确诊断。

（2）外伤性脑出血：是闭合性头部外伤所致，发生于受冲击颅骨下或对冲部位，外伤史可提供诊断线索，CT可显示血肿。

（3）发病突然，迅速昏迷，局灶体征不明显的患者，应与引起昏迷的全身性疾病如糖尿病、肝性昏迷、尿毒症、急性酒精中毒、低血糖、药物中毒、CO中毒等鉴别，从病史、相关实验室检查和头部CT检查可提供诊断线索。

（六）治疗

积极合理的治疗可挽救患者生命、减少神经功能残疾程度和降低复发率。

1. 内科治疗　急性期的治疗原则：保持安静，防止继续出血；积极抗脑水肿，减低颅压；调整血压；加强护理，防治并发症。

（1）控制水肿，降低颅内压：脑出血后，脑水肿逐步加重，常在3～5天内达高峰，引起脑疝，危及生命。常用甘露醇125～250ml静滴，每6～8小时1次。为防止反跳性颅内压增高，可间隔加用利尿剂。有冠心病、心肌梗死、肾功能不全者慎用。胶体脱水剂如血浆白蛋白50～100ml静点，每日1次，作用较持久。地塞米松对防治脑水肿及清除自由基有益，但有效证据不充分，不可长期使用。

（2）调整血压：急性期对高血压性脑出血，降压不可过速、过低，舒张压较低，脉压过大者不宜用降压药。对伴有视乳头水肿、视网膜出血，恶性高血压患者，使舒张压降到100mmHg左右。急性期后常规用药控制血压。

（3）止血治疗：止血药物如6-氨基乙酸、氨甲苯酸、立止血等对高血压动脉硬化性出血的作用不大。如果有凝血功能障碍，可针对性给予止血药物治疗，如肝素治疗并发的脑出血可用鱼精蛋白中和，华法林治疗并发的脑出血可用维生素K_1拮抗。

（4）抗感染治疗：脑出血发病初期除非有并发感染，一般不常规应用抗菌药物。如昏迷时间较长，虽已重视护理但仍难免有部分患者并发肺部、泌尿系统感染，应及时发现并尽可能查明致病菌以利于抗菌药物的正确选用。

（5）保证营养和维持水电解质平衡：每日液体输入量按尿量加500ml计算，高热、多汗、呕吐或腹泻的患者还需适当增加入液量。注意防止低钠血症，以免加重脑水肿。

（6）防治并发症：有抽搐发作时，可给安定10mg肌内注射或静脉注射，必要时可重复。禁用吗啡、哌替啶等抑制呼吸中枢的药物；对中枢性高热应予退热药和物理降温；防治下肢深静脉血栓形成。

2. 外科治疗　一般来说，当ICH病情危重致颅内压过高，内科保守治疗效果不佳时，应及时进行外科手术治疗。

（1）手术适应证：①脑出血患者颅内压增高伴脑干受压体征，如脉缓、血压升高、呼吸节律变慢、意识水平下降等；②小脑半球血肿量≥10ml，血肿破入第四脑室或脑池受压消失，出现脑干受压症状或急性阻塞性脑积水征象者；③重症脑室出血导致梗阻性脑积水；④脑叶出血，特别是脑动静脉畸形所致和占位效应明显者。

（2）手术禁忌证：脑干出血、大脑深部出血、淀粉样血管病导致脑叶出血不宜手术治疗。多数脑深部出血病例可破入脑室而自发性减压，且手术会造成正常脑组织破坏。

3. 康复治疗　脑出血患者病情稳定后，宜尽早进行康复治疗，对神经功能恢复，提高生活质量有益。

（七）预后

脑出血通常在短时间内停止，一般不复发。预后与出血量、部位、病因及全身状况有关，脑干、丘脑及大量脑室出血预后差。血肿与周围脑水肿联合占位效应可导致脑疝和致命性预后。脑出血病死率较高，约半数病例死于病后2日内；部分患者可生活自理或恢复工作。

（八）预防

1. 稳血压　必须早期发现并及时治疗高血压，定期检查，确诊后就应坚持服药治疗，以降低及稳定血压，防止反跳及过度波动。

2. 调情志　保持乐观情绪，避免过于激动。

3. 戒烟酒　烟和酒都能使血管收缩、心跳加快、血压上升、加速动脉硬化，有高血压、冠心病、脑动脉硬化症的人，尤应戒烟酒。

4. 择饮食　饮食要注意低脂、低盐、低糖。少吃动物的脑、内脏，多吃蔬菜、水果、豆制品，配适量瘦肉、鱼、蛋等。

5. 避劳累　体力劳动和脑力劳动不要过于劳累，超负荷工作可诱发脑出血。

6. 防便秘　大便燥结，排便用力，不但腹压升高，血压和颅内压也同时上升，极易使脆弱的小血管破裂而引发脑出血。故要预防便秘，多吃一些富含纤维的食物，如青菜、芹菜、韭菜及水果等。适当的运动及早晨起床前腹部自我保健按摩，或用药物如麻仁丸、蜂蜜口服，开塞露、甘油外用，可有效防治便秘。

第三章　癫痫 

癫痫是多种原因导致的脑部神经元高度同步化异常放电的临床综合征，临床表现具有发作性、短暂性、重复性和刻板性的特点。根据异常放电神经元的位置和波及范围不同，发作时表现形式各异，可有感觉、运动、意识、精神、行为、自主神经等功能障碍或兼有之。每次发作或每种发作的短暂过程称为痫性发作，一个患者可以有一种或数种形式的痫性发作。在癫痫中，由特定的症状和体征组成的特定癫痫现象称为癫痫综合征。

知识链接

世界癫痫病日的由来

为什么将2月14日这个充满爱意的一天，定为世界癫痫病日呢？原来，有一位著名的癫痫病治疗专家，名叫Valentine，这位科学家为癫痫治疗事业做出过巨大的贡献。国际抗癫痫联盟为了纪念这位伟大的科学家，设立了世界癫痫日，而Valentine恰好与情人节Valentine's Day名，所以将2月14日定为世界癫痫日。

（一）分类

1. 按病因分类

（1）症状性癫痫：是各种明确的中枢神经系统结构损伤或功能异常所致，如脑外伤、脑肿瘤、脑血管疾病、中枢神经系统感染、寄生虫、遗传代谢性疾病、神经系统变性疾病、药物和毒物等。

（2）特发性癫痫：病因尚未清楚，目前的检查手段未能确定脑内有器质性病变或功能异常。主要由遗传因素所致，多在儿童或青年期首次发病，具有特征性临床表现及脑电图特点。

（3）隐源性癫痫：临床表现提示为症状性癫痫，但不能找出明确病因，这类患者约占全部癫痫病例数的60%～70%。

2. 按发作特点和表现分类　目前应用最广泛的是国际抗癫痫联盟（ILAE）1981年癫痫发作分类和1989年癫痫综合征分类（表10-3-1）。

（二）病因

1. 年龄因素　特发性癫痫往往与年龄有密切关系，如婴儿痉挛症常在1岁内起病，儿童期失神癫痫多在6～7岁为发病高峰，青春期后常表现为肌阵挛癫痫。

2. 遗传因素　特发性癫痫的近亲中，患病率2%～6%；在症状性癫痫患者的近亲中，患病率为1.5%，均高于一般人口。

3. 睡眠因素　癫痫发作与睡眠-觉醒周期有密切关系，如婴儿痉挛症常在睡前或醒后发作，全面性强直-阵挛发作常在清晨醒后发生。

4. 内环境因素　内分泌失调、电解质紊乱和代谢异常等均可影响神经元放电阈值，导致癫痫发作。如少数患者通常在经期和排卵期发作频繁，提示可能与内分泌改变有关。睡

表 10-3-1 国际抗癫痫联盟(ILAE,1981)癫痫发作分类

发作类型	具体表现
1. 部分性发作	(1) 单纯部分性发作: 运动性发作:局灶性运动性、旋转性、Jackson、姿势性、发音性 感觉性发作:特殊感觉(嗅觉、视觉、味觉、听觉) 躯体感觉(痛、温、触、运动、位置觉) 眩晕 自主神经性发作:(心慌、烦渴、排尿感等) 精神症状性发作:言语障碍、记忆障碍、认知障碍、情感变化、错觉、结构性幻觉 (2) 复杂部分性发作 单纯部分性发作后出现意识障碍:单纯部分性发作后出现意识障碍、自动症 开始即有意识障碍:仅有意识障碍、自动症 (3) 部分性发作继发全面发作 单纯部分性发作继发全面发作 复杂部分性发作继发全面发作 单纯部分性发作继发复杂部分性发作再继发全面性发作
2. 全面性发作	(1) 失神发作:典型失神发作 不典型失神发作 (2) 强直性发作 (3) 阵挛性发作 (4) 强直阵挛性发作 (5) 肌阵挛发作 (6) 失张力发作
3. 不能分类的发作	

眠缺乏、疲劳、饥饿、便秘、饮酒、激动以及各种一过性代谢紊乱、过敏反应等,都可能激发患者的癫痫发作。

(三) 发病机制

癫痫的发病机制复杂尚未完全阐明。目前认为神经元结构异常、神经元细胞膜内外电解质紊乱、电位改变以及各种神经递质的平衡失调等均与癫痫发作有关。

(四) 临床表现

癫痫发作多具有发作性、短暂性、重复性和刻板性等特点。由于异常放电神经元的位置和波及范围不同,发作时脑功能失调的表现形式也各异,使癫痫发作可有不同的表现类型。

1. 部分性发作 临床表现和脑电图提示发作源于一侧大脑皮质的局灶性异常放电。据有无意识改变又分以下三类:

(1) 单纯部分性发作:发作时患者意识始终存在,发作时间短,一般不超过 1 分钟,起止均突然,可起病于任何年龄。

(2) 复杂部分性发作:伴有意识障碍,临床表现多样。特点为发作起始出现各种精神症状或特殊感觉症状,随后出现意识障碍或自动症或遗忘症,有时发作一开始即为意识障碍。占成人癫痫发作的 50% 以上,由于大多数为颞叶病变引起,故又称为颞叶癫痫。

(3) 部分性发作继发全面性发作:单纯部分性发作可发展为复杂部分性发作,单纯或者

复杂部分性发作可泛化为全面性强直阵挛发作。

2. 全面性发作　最初的临床表现和脑电图都提示发作起源于双侧脑部神经元广泛性异常放电,意识丧失常为早期表现。

(1) 全面强直-阵挛发作(GTCS):又称大发作,以意识丧失和双侧强直后出现阵挛是此型发作的主要临床特征。早期出现意识丧失、突然跌倒,其后续过程分为强直期、阵挛期、发作后期。

(2) 强直性发作:多见于弥漫性脑损害的儿童及少年期,睡眠中发作较多。表现为强直-阵挛性发作中强直期相似的全身骨骼肌强直性收缩,常伴有明显的自主神经症状,如面色苍白等,发作持续数秒至数十秒。

(3) 阵挛性发作:仅见于婴幼儿,表现为全身重复性阵挛性抽搐伴意识丧失,之前无强直期。

(4) 失神发作:也称小发作,主要起病于儿童期,进入青春期前停止。典型发作为意识短暂中断和正在进行的动作突然停止,持续约 5~10 秒,发作和终止均突然,无先兆和局部症状,患者停止当时活动,呼之不应,两眼瞪视不动,手中持物可能坠落,但一般不会跌倒,事后立即清醒,继续原先活动,对发作无记忆,每日可发作数次至数百次。

(5) 肌阵挛发作:快速、短暂、触电样肌肉收缩,可遍及全身,也可限于某个肌群或某个肢体,常成簇发生,声、光等刺激可诱发,可以见于任何年龄。

(6) 失张力发作:是姿势性张力丧失所致。部分或全身肌肉张力突然降低导致垂颈、张口、肢体下垂或躯干失张力跌倒或猝倒发作,持续数秒至 1 分钟,时间短者意识障碍可不明显,发作后立即清醒和站起。

(五) 辅助检查

1. 一般检查　血常规、血糖、血钙、大便虫卵、脑脊液检查,了解有无贫血、低血糖、低钙及寄生虫等。

2. 脑电图(EEG)检查　脑电图是诊断癫痫最重要、最有效的辅助检查方法。对癫痫的定位、分型、抗癫痫药物的选择、预后判断均有较大的价值。

3. 神经影像学检查　包括 CT、MRI,可确定脑的结构异常和病变,对于诊断和分类以及病因的明确有十分重要的作用。MRI 较敏感,特别是冠状位和海马体积测量能较好地显示海马病变。

4. 神经病理学检查　对手术切除的癫痫病灶进行的病理检查,可以确定癫痫病因是由脑瘤、瘢痕、血管畸形、硬化、炎症、发育异常或其他异常引起。

(六) 诊断和鉴别诊断

1. 诊断　诊断应遵循三个步骤:

(1) 是否为痫性发作:诊断的依据主要是病史,特别是家属或目击者对发作过程的详细而可靠的描述,判断发作是否具有不同癫痫类型的"个性"特点,发作是否具有发作性、短暂性、间歇性和刻板性等"共性"特征,辅以脑电图痫性放电证据并排除其他发作性疾病即可确诊。

(2) 明确癫痫发作类型和癫痫综合征的类型:通过完整和详尽的病史采集、发作的表现特征、脑电图特征或脑电监测、视频脑电图、神经影像学等检查结果进行分析判断。但确有少数患者其发作类型难以从病史得到明确的答案,需要动态观测。

(3) 判断病因:进一步明确是特发性还是症状性,是脑器质性病变还是全身代谢性疾病所致。通过详细病史询问、全面身体检查后,对所怀疑的病因进行选择性检查以进一步明确。

2. 鉴别诊断

(1) 晕厥:为脑血流灌注短暂全面下降,缺血缺氧所致意识瞬时丧失和跌倒。多有明显的诱发因素,如久站、剧痛、情绪激动等,常有头昏、眼前发黑、胸闷、心悸、无力等先兆表现,但意识恢复迅速,一般不超过15秒,无发作后的意识模糊出现,脑电图检查正常。

(2) 假性癫痫发作:又称癔症样发作,是一种非癫痫性的发作性疾病,是由心理障碍而非脑电紊乱引起的脑部功能异常。可有运动、感觉和意识模糊等类似癫痫发作症状,难以区分。发作时脑电图上无相应的痫性放电,抗癫痫治疗无效。

(3) 低血糖症:当血糖低于2mmol/L时可以产生局部癫痫样抽动或四肢强直发作,伴有意识丧失,常见于使用降糖药的Ⅱ型糖尿病患者,口服或静脉注射葡萄糖后迅速缓解。

(七) 治疗

目前,癫痫的治疗以药物为主,药物治疗应达到三个目的:控制发作或最大限度地减少发作次数;长期治疗无明显不良反应;使患者保持或恢复原有的生理、心理和社会功能状态。

1. 药物治疗

(1) 一般原则:

1) 确定是否用药:人一生中偶发一至数次癫痫的几率高达5%,且39%癫痫患者有自发性缓解倾向,故并非每个癫痫患者都需要用药。对于偶然发病和未查清病因和发作类型前也不宜用药。一般来说,半年内发作2次以上,诊断明确者应当及早使用抗癫痫药物(AEDs)。

2) 正确选择药物:根据癫痫发作类型合理选用药物,70%~80%新诊断癫痫患者可以通过服用一种AEDs控制癫痫发作,所以治疗初始的药物选择非常关键,可以增加治疗成功的可能性;如选药不当,不仅治疗无效,而且会导致癫痫发作加重。

3) 尽可能单药治疗:AEDs治疗的基本原则即是尽可能单药治疗。单药治疗应从小剂量开始,缓慢增量至能最大程度地控制癫痫发作而无不良反应或不良反应很轻,即为最低有效剂量;如不能有效控制癫痫发作,则满足部分控制,也不能出现不良反应。

4) 坚持长期规律用药:AEDs治疗控制发作后必须坚持长期服用。间断用药和不规则用药不利于控制病情,甚至可以诱发癫痫持续状态。

5) 增减药物、停药及换药原则:①增减药物:增药可适当的快,减药一定要慢,必须逐一增减,以利于确定评估疗效和毒副作用;②换药:当一种药物达到最大耐受剂量并经2~3个月观察仍未能控制发作或因不良反应而不能继续应用时,应改用次选药物。方法是在原药逐渐减量的同时逐渐增加新药的剂量至控制发作并停用原药,换药期间应有5~7天的过渡期;③停药:应遵循缓慢和逐渐减量停药的原则。停药前必须经过缓慢减量的过程。根据患者情况并参考脑电图变化逐渐减量,减量过程要半年至1年的时间且无发作,才能完全停用AEDs,以免停药后复发。减量过程中若有复发,则需要重新给药。

6) 合理的联合治疗:对于少数先后使用2种单药正规治疗均不能控制发作以及特殊需要时,可以考虑合理的联合治疗。联合用药时,不宜合用化学结构相同的药物,如苯巴比妥与扑痫酮;副作用相同的药物不宜联用,如苯妥英钠和丙戊酸钠均可导致肝损害。一般以不超过3种药物为宜。

7) 掌握用药方法:AEDs主要为口服使用,大多数药物产生胃肠道反应,应饭后服。对于发作多在夜晚和清晨的患者,用药可以集中在下午和入睡前。剂量较大的药物可以在睡前服用，以减少白天的镇静作用。

8）监测不良反应：观察药物的不良反应，及早发现药物的毒副作用。多数不良反应为暂时性的，缓慢减量后可以明显减少。出现严重反应时应减量或者停药、换药。用药前和用药期间应定时检查血、尿常规及肝、肾功能，发现损害便于及时采取相应的处理措施。

（2）控制发作：

1）发作期治疗：一般癫痫发作时间较短，任何药物都无法立即控制本次发作。除了持续状态外，发作本身对患者生命的威胁不大。发作期的处理原则是采取保护性措施以预防外伤和防止并发症，而不是立即用药。GTCS 发作时应立即使患者就地躺下侧卧，移开周围尖锐危险物品，迅速解开衣领和腰带，通畅呼吸。用毛巾或外裹纱布的压舌板塞入齿间，以防舌被咬伤，必要时托起下颌，用舌钳牵拉舌体，防止舌根后坠。抽搐时不得用力按压肢体以免骨折、关节脱臼，也不可强行喂水、灌药，以免误吸。现场守护并保护患者，待抽搐停止后，将头转向一侧，便于分泌物流出，避免窒息。

2）癫痫持续状态的处理：

迅速控制发作：是治疗的关键。可依次选用下列药物之一：①地西泮：为首选用药，地西泮用 10 ~ 20mg 静脉注射，每分钟不超过 2mg，有效后再将地西泮 60 ~ 100mg 溶于 5% 葡萄糖生理盐水中，于 12 小时内缓慢静脉滴注。出现呼吸抑制时需立即停止注射，必要时加用呼吸兴奋剂；②苯妥英钠：用 0.3 ~ 0.6g 加入 500ml 生理盐水中，以不超过 50mg/分钟的速度静脉滴注，有低血压、心律失常、呼吸功能障碍者慎用；③10% 水合氯醛：20 ~ 30ml 加等量植物油保留灌肠。经上述药物控制发作后，应用苯巴比妥 0.1 ~ 0.2g 每日 2 次肌内注射，巩固和维持。同时鼻饲抗癫痫药，达稳态浓度后逐渐停用苯巴比妥。

一般措施：①对症处理：保持呼吸道通畅，吸氧，必要时气管插管或切开，尽可能对患者进行监护；②建立静脉通道：静脉注射生理盐水维持；③积极预防并发症：脑水肿可用 20% 甘露醇 125 ~ 250ml 快速静滴；应用抗生素防治感染；高热可给予物理降温；纠正代谢紊乱，纠正酸中毒，并给予营养支持治疗。

发作间歇期的治疗：主要是使用抗癫痫药物（AEDs），常用抗癫痫药物（表 10-3-2）。

表 10-3-2 常用抗癫痫药物适应证、常用剂量与不良反应

药物	有效发作类型	成人剂量（mg/天）		常见不良反应
		起始量	维持量	
苯妥英钠	GTCS、部分性发作	200	300 ~ 500	恶心、贫血、小脑及脑干萎缩
卡马西平	部分性、复杂部分性发作	200	600 ~ 1200	低血钠、头晕、恶心、肝损害
苯巴比妥	单纯部分性、复杂部分性发作	30	60 ~ 90	疲劳、抑郁、骨质疏松、皮疹、肝损害
扑痫酮	GTCS、单纯部分性、复杂部分性发作	60	750 ~ 1500	疲劳、抑郁、骨质疏松、皮疹、血小板减少
丙戊酸钠	GTCS 合并典型失神发作首选、部分性发作	200	600 ~ 1800	恶心、体重增加、脱发、肝损害、血小板减少
乙琥胺	单纯失神发作	500	750 ~ 1500	恶心、嗜睡、骨髓损害
拉莫三嗪	部分性发作、GTCS、失神发作	25	100 ~ 300	头晕、攻击、皮疹、再障、肝损害

2. 手术治疗　患者经过长时间正规单药治疗，或先后用两种 AEDs 达到最大耐受剂量，以及经过一次正规的、联合治疗仍不见效，可考虑手术治疗。

手术适应证：主要适用于起源于一侧颞叶的难治性复杂部分性发作，如致痫灶靠近大脑皮质、可为手术所及且切除后不会产生严重的神经功能缺陷，疗效较好。

（八）预后

癫痫的预后受很多因素的影响，如病因、年龄、发作类型、脑电图表现、治疗情况等。未经治疗的患者 5 年自然缓解率在 25% 以上，合理而正规的药物治疗，发作完全控制率为 50% ~85%。

（九）预防

预防癫痫应从三方面：第一是着眼于病因，预防癫痫的发生。第二是控制发作。避免癫痫的诱发因素和进行综合性治疗。第三是减少癫痫对患者躯体、心理和社会的不良影响。

第四章　颅脑损伤 

第一节　概　　述

颅脑损伤多见于交通、工矿等事故，自然灾害，爆炸、火器伤、坠落、跌倒以及各种锐气、钝器对头部的伤害；常与身体其他部位的损伤复合存在。颅脑损伤可分为头皮损伤、颅骨损伤与脑损伤，三者虽皆可单独发生，但须警惕其合并存在；其中，预后起决定性作用的是脑损伤的程度及其处理效果。

第二节　头 皮 损 伤

头皮是颅脑部防御外界暴力的表面屏障，具有较大的弹性和韧性，对压力和牵张力均有较强的抗力。故而暴力可以通过头皮及颅骨传入颅内，造成脑组织的损伤，而头皮却完整无损或有轻微的损伤。头皮的结构与身体其他部位的皮肤有明显的不同，表层毛发浓密、血运丰富，皮下组织结构致密，有短纤维隔将表层、皮下组织层和帽状腱膜层连接在一起，三位一体不易分离，其间富含脂肪颗粒，有一定保护作用。帽状腱膜与颅骨骨膜之间有一疏松的结缔组织间隙，使头皮可赖以滑动，故有缓冲外界暴力的作用。

头皮损伤是原发性颅脑损伤中最常见的一种，它的范围可由轻微擦伤到整个头皮的撕脱伤，其意义在于头皮损伤有助于颅脑损伤的部位及轻重的判断。头皮损伤往往都合并有不同程度的颅骨及脑组织损伤，可作为颅内感染的入侵门户及引起颅内的继发性病变，所以头皮损伤后的重建已越来越受到重视。

（一）病因

当近于垂直的暴力作用在头皮上，由于有颅骨的衬垫，常致头皮挫伤或头皮血肿，严重时可引起挫裂伤；近于斜向或切线的外力，因为头皮的滑动常导致头皮的裂伤、撕裂伤，但在一定程度上又能缓冲暴力作用在颅骨上的强度。

按常见暴力作用方式可分为：

1. 打击与冲撞　打击是运动着的外物击伤头部。因致伤物的速度与大小不同，可造成不同的损伤。如致伤物体积大速度慢，常造成头皮挫伤和血肿，体积大速度快则造成头皮挫裂伤；体积小而速度快者则常致头皮小裂伤，同时常伴有穿透性颅脑损伤。冲撞是运动着的头部撞击于外物，常见于车祸、跌伤、坠落伤。凡冲撞于面积宽阔而平坦的外物时，若速度慢，常致头皮挫伤和血肿；如冲撞速度快则常造成头皮裂伤且伴相邻头皮挫伤及颅骨骨折；而冲撞于面积狭窄形状较尖锐的外物时，易造成头皮裂伤。

2. 切割与穿戳　切割是由于锋利的物体作用于头皮所致，往往造成边缘整齐的头皮裂伤。穿戳是由于尖锐的外物作用于头部所致，往往造成规则或不规则的头皮裂伤，且常伴开放性颅脑外伤。

3. 摩擦和牵扯 摩擦是由于暴力呈切线方向作用于头部所致,常造成头皮擦伤及挫伤,重者可引起部分头皮撕脱伤;牵扯是由于头皮受到强大的牵拉力作用所致,主要见于女工发辫卷入转动的机轮中,常成大片头皮或全头皮的严重撕脱伤。

4. 挤压 是由相对方向的暴力同时作用于头部所致,常见于楼板挤压和产伤。除造成着力部位的头皮挫伤及血肿外,常合并颅骨骨折或脑外伤。

(二)临床表现

1. 头皮血肿 头皮富含血管,遭受钝性打击或碰撞后,可使组织内血管破裂出血,而头皮仍属完整。头皮出血常在皮下组织中、帽状腱膜下或骨膜下形成血肿,其所在部位和类型有助于分析致伤机制,并能对颅骨和脑的损伤作出估计。

(1)皮下血肿:头皮的皮下组织层是头皮的血管、神经和淋巴汇集的部位,伤后易于出血、水肿。由于血肿位于表层和帽状腱膜之间,受皮下纤维隔限制而有其特殊表现:体积小、张力高;疼痛十分显著;扪诊时中心稍软,周边隆起较硬,往往误为凹陷骨折。

(2)帽状腱膜下血肿:帽状腱膜下层是一疏松的蜂窝组织层,其间有连接头皮静脉和颅骨板障静脉以及颅内静脉窦的导血管。当头部遭受斜向暴力时,头皮发生剧烈的滑动,引起层间的导血管撕裂,出血较易扩散,常致巨大血肿。故其临床特点是:血肿范围宽广,严重时血肿边界与帽状腱膜附着缘一致,前至眉弓,后至枕外粗隆与上项线,两侧达颧弓部,恰似一顶帽子顶在患者头上。血肿张力低,波动明显,疼痛较轻,有贫血外貌。婴幼儿巨大帽状腱膜下血肿,可引起休克。

(3)骨膜下血肿:颅骨骨膜下血肿,除婴儿因产伤或胎头吸引助产所致者外,一般都伴有颅骨线形骨折。出血来源多为板障出血或因骨膜剥离而致,血液集积在骨膜与颅骨表面之间,其临床特征是:血肿周界止于骨缝,这是因为颅骨在发育过程中,将骨膜夹嵌在骨缝之内,故鲜有骨膜下血肿超过骨缝者,除非骨折线跨越两块颅骨时,但血肿仍将止于另一块颅骨的骨缝。

2. 头皮裂伤 头皮属特化的皮肤,含有大量的毛囊、汗腺和皮脂腺,容易隐藏污垢、细菌,容易招致感染。然而头皮血液循环十分丰富,虽然头皮发生裂伤,只要能够及时施行彻底的清创,感染并不多见。在头皮各层中,帽状腱膜是一层坚韧的腱膜,它不仅是维持头皮张力的重要结构,也是防御浅表感染侵入颅内的屏障。当头皮裂伤较浅,未伤及帽状腱膜时,裂口不易张开,血管断端难以退缩止血,出血反而较多。若帽状腱膜断裂,则伤口明显裂开,损伤的血管断端随伤口退缩、自凝,故而较少出血。

(1)头皮单纯裂伤:常因锐器的刺伤或切割伤,裂口较平直,创缘整齐无缺损,伤口的深浅多随致伤因素而异,除少数锐器直接穿戳或劈砍进入颅内,造成开放性颅脑损伤者外,大多数单纯裂伤仅限于头皮,有时可深达骨膜,但颅骨常完整无损,也不伴有脑损伤。

(2)头皮复杂裂伤:常为钝器损伤或因头部碰撞在外物上所致,裂口多不规则,创缘有挫伤痕迹,创内裂口间尚有纤维相连,没有完全断离,即无“组织挫灭”现象,头皮挫裂伤创口若出现“组织挫灭”,常暗示系金属类或有棱角的器具所致。伤口的形态常能反映致伤物的大小和形状。这类创伤往往伴有颅骨骨折或脑损伤,严重时亦可引起粉碎性凹陷骨折或孔洞性骨折穿入颅内,故常有毛发、布屑或泥沙等异物嵌入,易致感染。检查伤口时慎勿移除嵌入颅内的异物,以免引起突发出血。

(3)头皮撕裂伤:大多为斜向或切线方向的暴力作用在头皮上所致,撕裂的头皮往往是舌状或瓣状,常有一蒂部与头部相连。头皮撕裂伤一般不伴有颅骨和脑损伤,但并不尽然,

偶尔亦有颅骨骨折或颅内出血。这类患者失血较多,但较少达到休克的程度。

3. 头皮撕脱伤　头皮撕脱伤是一种严重的头皮损伤,几乎都是因为留有发辫的妇女不慎将头发卷入转动的机轮而致。由于表皮层、皮下组织层与帽状腱膜三层紧密相接在一起,故在强力的牵扯下,往往将头皮自帽状腱膜下间隙全层撕脱,有时连同部分骨膜也被撕脱,使颅骨裸露。头皮撕脱的范围与受到牵扯的发根面积有关,严重时可达整个帽状腱膜的覆盖区,前至上眼睑和鼻根,后至发际,两侧累及耳郭甚至面颊部。患者大量失血,可致休克,但较少合并颅骨骨折或脑损伤。

(三)治疗

1. 头皮血肿

(1)皮下血肿:皮下血肿多在数天后自行吸收,无需特殊治疗,早期给予冷敷以减少出血和疼痛,24~48小时之后改为热敷以促进血肿吸收。

(2)帽状腱膜下血肿:对较小的血肿可采用早期冷敷、加压包扎,24~48小时后改为热敷,待其自行吸收。若血肿巨大,则应在严格皮肤准备和消毒下,分次穿刺抽吸后加压包扎,尤其对婴幼儿患者,须间隔1~2天穿刺1次,并根据情况给予抗生素。血肿不消失或继续增大者,在排除颅骨骨折及颅内损伤后,可经套管针置入引流管引流数天,也可切开清除血肿并止血,严密缝合伤口,加压包扎,并应用抗生素预防感染。血肿合并感染者应切开引流。婴幼儿的帽状腱膜下血肿可导致全身有效循环血量不足,必要时尚需补充血容量之不足。

(3)骨膜下血肿:早期仍以冷敷为宜,但忌用强力加压包扎,以防血液经骨折缝流向颅内,引起硬脑膜外血肿,较大者应在严格备皮和消毒情况下施行穿刺,抽吸积血1~2次即可恢复。若反复积血则应及时行CT扫描或其他辅助检查。对较小的骨膜下血肿,亦可采用先冷敷,后热敷待其自行吸收的方法;但对婴幼儿骨膜下血肿,往往为时较久即有钙盐沉着,形成骨性包壳,难以消散,对这种血肿宜及时穿刺抽吸,在密切观察下小心加压包扎。

2. 头皮裂伤应急症处理,将伤口加压包扎止血,进行清创缝合术。

(1)头皮单纯裂伤:处理的原则是尽早施行清创缝合,即使伤后逾时24h,只要没有明显的感染征象,仍可进行彻底清创一期缝合,同时应给予抗菌药物及破伤风抗毒素(TAT)注射。

清创缝合方法:剃光裂口周围至少8cm以内的头皮,在局麻或全麻下,用灭菌清水冲洗伤口,然后用消毒软毛刷蘸肥皂水刷净创部和周围头皮,彻底清除可见的毛发、泥沙及异物等,再用生理盐水至少500ml以上,冲净肥皂泡沫。继而用灭菌干纱布拭干创面,以碘酒、酒精消毒伤口周围皮肤,对活跃的出血点可用压迫或钳夹的方法暂时控制,待清创时再一一彻底止血。常规铺巾后由外及里分层清创,创缘修剪不可过多,以免增加缝合时的张力。残存的异物和失去活力的组织均应清除,术毕缝合帽状腱膜和皮肤。若直接缝合有困难时可将帽状腱膜下疏松层向周围行分离,施行松解术之后缝合;必要时亦可将裂口作S形、三叉形或瓣形延长切口,以利缝合,一般不放皮下引流条。伤口较大且污染明显者,缝合后应作低位戳口置引流条,并于24小时后拔除。伤后已2~3天者也可一期清创缝合或部分缝合加引流。术后抗菌治疗并预防性肌内注射TAT1500U(皮试阴性后)。

(2)头皮复杂裂伤:处理的原则亦应及早施行清创缝合,并常规用抗生素及TAT。

清创缝合方法:术前准备和创口的冲洗清创方法如上所述。由于头皮挫裂伤清创后常伴有不同程度的头皮残缺,应注意头皮小残缺的修补方法。

对复杂的头皮裂伤进行清创时,应做好输血的准备。机械性清洁冲洗应在麻醉后进行,以免因剧烈疼痛刺激引起心血管的不良反应。对头皮裂口应按清创需要有计划地适当延长,或作附加切口,以便创口能够一期缝合或经修补后缝合。创缘修剪不可过多,但必须将已失去血供的挫裂皮缘切除,以确保伤口的愈合能力。对残缺的部分,可采用转移皮瓣的方法,将清创创面闭合,供皮区保留骨膜,以中厚断层皮片植皮覆盖之。

(3) 头皮撕裂伤:由于撕裂的皮瓣并未完全撕脱,常能维持一定的血液供应,清创时切勿将相连的蒂部扯下或剪断。有时看来十分窄小的残蒂,难以提供足够的血供,但却出乎意料的使整个皮瓣存活。

清创缝合方法:已如前述,原则上除小心保护残蒂之外,应尽量减少缝合时的张力,可采用帽状腱膜下层分离,松解裂口周围头皮,然后予以分层缝合。若张力过大,应首先保证皮瓣基部的缝合,而将皮瓣前端部分另行松弛切口或转移皮瓣加以修补。

3. 头皮撕脱伤的处理　应首先积极采取止血、止痛、抗休克等措施。用无菌敷料覆盖创面加压包扎止血,并保留撕脱的头皮备用,争取在12h内送往有条件的医院清创。根据患者就诊时间的早迟、撕脱头皮的存活条件、颅骨是否裸露以及有无感染迹象而采用不同的方法处理。

(1) 头皮瓣复位再植:即将撕脱的头皮经过清创后行血管吻合,原位再植。仅适于伤后2~3小时,最长不超过6小时、头皮瓣完整、无明显污染和血管断端整齐的病例。分组行头部创面和撕脱头皮冲洗、清创,然后将主要头皮供应血管,颞浅动、静脉或枕动静脉剥离出来,行小血管吻合术,若能将其中一对动、静脉吻合成功,头皮瓣即能成活。由于头皮静脉菲薄,断端不整,常有一定困难。

(2) 清创后自体植皮:适于头皮撕脱后不超过6~8小时,创面尚无明显感染、骨膜亦较完整的病例。将头部创面冲洗清创后,切取患者腹部或腿部中厚断层皮片,进行植皮。亦可将没有严重挫裂和污染的撕脱皮瓣仔细冲洗、清创,剃去头发,剔除皮下组织包括毛囊在内,留下表皮层,作为皮片回植到头部创面上,也常能成活。

(3) 晚期创面植皮:头皮撕脱伤为时过久,头皮创面已有感染存在,则只能行创面清洁及交换敷料,待肉芽组织生长后再行晚期邮票状植皮。若颅骨有裸露区域,还需行外板多处钻孔,间距约1cm左右,使板障血管暴露,以便肉芽生长,覆盖裸露之颅骨后,再行种子式植皮,消灭创面。

近年来,推广应用皮肤扩张技术,将硅胶制皮肤扩张囊埋藏在伤口邻近的正常头皮,于囊内间隔几天注入水,使囊逐渐扩大,头皮随之缓缓扩张。一般经1~2个月,利用扩张的皮肤覆盖修复缺损。采用这一方法修复大的头皮缺损效果满意。

第三节　颅骨骨折

颅骨骨折是指颅骨受暴力作用所致颅骨结构改变。颅骨骨折的伤者,不一定都合并严重的脑损伤;没有颅骨骨折的伤者,可能存在严重的脑损伤。

(一) 分类

1. 按骨折部位分为颅盖骨折与颅底骨折。
2. 按骨折形态分为线形骨折与凹陷骨折。
3. 按骨折与外界是否相通,分为开放性骨折与闭合性骨折。

（二）病因与发病机制

颅骨骨折的发生是因为暴力作用于头颅所产生的反作用力的结果，如果头颅随暴力作用的方向移动，没有形成反作用力，则不致引起骨折。由于颅骨抗牵拉强度恒小于抗压缩强度，故当暴力作用时，总是承受牵张力的部分先破裂。如果打击面积小，多以颅骨局部形变为主；如果着力面积大，可引起颅骨整体变形，常伴发广泛脑损伤。

（三）病理生理

颅盖骨折即穹窿部骨折，其发生率以顶骨及额骨为多，枕骨和颞骨次之。颅盖骨折有三种主要形态，即线形骨折、粉碎骨折和凹陷骨折。骨折的形态、部位和走向与暴力作用方向、速度和着力点有密切关系。线形骨折的骨折线常通过上矢状窦、横窦及脑膜血管沟，可导致颅内出血。凹陷性骨折常为接触面较小的钝器打击或头颅碰撞在凸出的物体上所致，着力点附近颅骨多全层陷入颅内，可有脑受压的症状和体征。

颅底骨折以线形为主，可仅限于某一颅窝，亦可横行穿过两侧颅底或纵行贯穿颅前、中、后窝。由于骨折线常累及副鼻窦、岩骨或乳突气房，使颅腔和窦腔交通而形成隐形开放性骨折，故可引起颅内继发感染。

额部前方受击，易致颅前窝骨折，骨折线常经鞍旁而达枕骨；额前外侧受击，骨折线可横过中线经筛板或向蝶鞍而至对侧颅前窝或颅中窝；顶前区受击，骨折线延至颅前窝或颅中窝；顶间区受击，可引起经颅中窝至对侧颅前窝的骨折线；顶后区受力，骨折线指向颅中窝底部，并向内横过蝶鞍或鞍背达对侧；枕部受力，骨折线可经枕骨向岩骨延伸，或通过枕骨大孔而折向岩尖至颅中窝或经鞍旁至颅前窝。

（四）临床表现

1. 线形骨折　颅盖骨的线形骨折发生率最高，主要靠颅骨 X 线摄片确诊。单纯线形骨折本身并不需处理，但其重要性在于因骨折而引起的脑损伤或颅内出血，尤其是硬膜外血肿，常因骨折线穿越脑膜中动脉而致出血，尤以儿童较多。当骨折线穿过颞肌或枕肌在颞骨或枕骨上的附着区时，可出现颞肌或枕肌肿胀而隆起，这一体征亦提示该处有骨折发生。颅底骨折绝大多数是线形骨折，多为颅盖骨折延伸到颅底，个别为凹陷骨折，也可由间接暴力所致。按其发生部位分为：颅前窝、颅中窝、颅后窝骨折。

（1）颅前窝骨折：累及眶顶和筛骨，可有鼻出血、眶周广泛淤血斑（“熊猫眼”征）以及广泛球结膜下淤血斑等表现。若脑膜、骨膜均破裂，则合并脑脊液鼻漏，使颅腔与外界交通，故有感染可能，应视为开放性损伤。脑脊液鼻漏早期多呈血性，须与鼻衄区别。此外，前窝骨折还常有单侧或双侧嗅觉障碍，眶内出血可致眼球突出，若视神经受波及或视神经管骨折，尚可出现不同程度的视力障碍。

（2）颅中窝骨折：若累及蝶骨，可有鼻出血或合并脑脊液鼻漏，脑脊液经蝶窦由鼻孔流出。若累及颞骨岩部，可损伤内耳结构或中耳腔，患者常有第Ⅶ、Ⅷ脑神经损伤，表现为听力障碍和面神经周围性瘫痪，脑膜、骨膜及鼓膜均破裂时，则合并脑脊液耳漏，脑脊液经中耳由外耳道流出；若鼓膜完整，脑脊液则经咽鼓管流往鼻咽部，可误认为鼻漏。若累及蝶骨和颞骨的内侧部，可能损伤垂体或第Ⅱ、Ⅲ、Ⅳ、Ⅴ、Ⅵ脑神经。若骨折伤及颈动脉海绵窦段，可因动静脉瘘的形成而出现搏动性突眼及颅内杂音；破裂孔或颈内动脉管处的破裂，可发生致命性的鼻出血或耳出血。

（3）颅后窝骨折：累及颞骨岩部后外侧时，多在伤后 1～2 日出现乳突部皮下淤血斑（Battle 征）。若累及枕骨基底部，可在伤后数小时出现枕下部肿胀及皮下淤血斑；枕骨大孔或岩尖后缘附近的骨折，可合并后组脑神经（第Ⅸ-Ⅻ脑神经）损伤。

2. 凹陷骨折　凹陷骨折多见于额、顶部，一般单纯性凹陷骨折，头皮完整，不伴有脑损伤，多为闭合性损伤，但粉碎凹陷骨折则常伴有硬脑膜和脑组织损伤，甚至引起颅内出血。闭合性凹陷骨折儿童较多，尤其是婴幼儿颅骨弹性较好，钝性的致伤物，可引起颅骨凹陷，但头皮完整无损，类似乒乓球样凹陷，亦无明显的骨折线可见。患儿多无神经机能障碍，但当凹陷区较大较深，可有脑受压症状和体征。

（五）诊断与鉴别诊断

1. 诊断

（1）颅盖骨折：对闭合性颅盖骨折，若无明显凹陷仅为线形骨折时，单靠临床征象难以确诊，常需行 X 线检查方可明确。即使对开放性骨折，如欲了解骨折的具体情况，特别是骨折碎片进入颅内的位置和数目，仍有赖于 X 线摄片检查。

（2）颅底骨折：颅底骨折绝大多数都是由颅盖部骨折线延伸至颅底而致，少数可因头颅挤压伤所造成。颅底骨折的诊断主要依靠临床表现，X 线平片不易显示颅底骨折，对诊断无所益。CT 扫描可利用窗宽和窗距的调节清楚显示骨折的部位，不但对眼眶及视神经管骨折的诊断有帮助，还可了解有无脑损伤，故有重要价值。对脑脊液漏有疑问时，可收集流出液作葡萄糖定量检测来确定。有脑脊液漏存在时，实际属于开放性脑损伤。

2. 鉴别诊断

（1）头皮血肿：皮下血肿一般体积小，有时因血肿周围组织肿胀隆起，中央反而凹陷，易误认为凹陷性颅骨骨折，需用颅骨 X 线摄片作鉴别。

（2）眼眶损伤：眼眶损伤可以引起眶周淤斑，也可表现为“熊猫眼”，应注意与颅骨骨折相鉴别。有眼部外伤史，眶内、结膜下出血及眼球内陷或眼球运动障碍等均提示眶周损伤，如上颌骨、颧骨等骨折。可行 CT 予以鉴别。

（3）中耳炎及鼻炎：中耳炎，尤其是慢性中耳炎可有耳流脓的表现，鼻炎常有流清水涕的表现，这些都应与颅骨骨折引起的脑脊液耳漏和鼻漏鉴别。鉴别的要点包括：外伤史、是否发热、流出液体的性状等。

（六）治疗

1. 急救处理

（1）保持呼吸道通畅：简单的方法是把下颌向前推拉，侧卧，吸除呼吸道分泌物和呕吐物，也可插管过度换气。

（2）抢救休克：强调早期足量的输血和通畅气路是治疗的两大原则。火器性穿通伤可急症输血。

（3）严重脑受压的急救：伤员在较短时间内出现单侧瞳孔散大或很快双瞳变化，呼吸转慢，估计不能转送至手术医院时，则应迅速扩大穿通伤入口，创道浅层血肿常可涌出而使部分伤员获救，然后再考虑转送。

（4）创伤包扎：现场抢救只作伤口简单包扎，以减少出血，有脑膨出时，用敷料绕其周围，保护脑组织以免污染和增加损伤。强调直接送专科处理，但已出现休克或已有中枢衰竭征象者，应就地急救，不宜转送。尽早开始大剂量抗生素治疗，应用 TAT。

2. 颅盖骨折的治疗　颅盖骨折的治疗原则是手术复位。

手术指征：

（1）骨折片陷入颅腔的深度在 1cm 以上。

（2）大面积的骨折片陷入颅腔，因骨性压迫或并发出血等引起颅内压增高者。

（3）因骨折片压迫脑组织，引起神经系统体征或癫痫者。位于大静脉窦部的凹陷骨折如引起神经系统体征或颅内压增高者也应手术整复或摘除陷入之骨折。若缺损过大，则应留待日后择期修补。术前必须作好充分的输血设备，以防止骨折整复时大出血。术后应密切观察以防出血。

3. 颅底骨折的治疗　颅底骨折多数无需特殊治疗，而要着重处理合并的脑损伤和其他并发损伤。耳鼻出血和脑脊液漏，不可堵塞或冲洗，以免引起颅内感染。多数脑脊液漏能在两周左右自行停止。持续四周以上或伴颅内积气经久不消时，应及时手术，进行脑脊液瘘修补，封闭瘘口。对碎骨片压迫引起的视神经或面神经损伤，应尽早手术去除骨片。伴脑脊液漏的颅底骨折属于开放伤，需给予抗生素治疗。

（七）预后

颅骨骨折的预后主要取决于骨折的部位、并发症存在与否及处理是否及时。如果颅骨骨折没有造成血管破裂、脑膜损伤及颅脑损害等其他并发症，保守治疗后大部分愈合较好。如果存在并发症，未及时处理，则可能导致预后不良。

（八）预防

颅骨是容纳和保护脑组织的器官，骨质较厚，一般小的暴力不会造成颅骨骨折，较大的暴力或作用点在颅骨薄弱区才会导致颅骨的骨折。预防方面，矿业、建筑业等行业的从业人员，应佩戴安全头盔，严格遵守从业规范；在遭遇暴力时，应注意保护头部，特别是颞部。因颞部骨骼较薄，且有脑膜中动脉走行，这里骨折容易导致脑膜中动脉破裂，引起急性的硬膜外血肿，出血量大，有出现脑疝的风险。

第四节　脑　损　伤

脑损伤是指头颅部、特别是脑受到外来暴力打击所造成的脑部损伤，又称头损伤或脑外伤，可导致意识障碍、记忆缺失及神经功能障碍。脑损伤是一种发病率高、死亡率高、致残率高的损伤。

（一）病因及发病机制

交通事故、工伤事故、意外坠落、运动损伤、失足跌倒是平时产生脑损伤的常见原因，难产和手术助产时引起的婴儿颅脑损伤也偶有所见；枪伤、炸伤等火器伤，以及车祸事故、工事和建筑物倒塌则是战时脑损伤的主要原因。

（二）病理生理

脑损伤因头部遭受外界暴力打击所造成。暴力作用于头部的方式有直接暴力与间接暴力两种，以前者更为常见。暴力直接作用于脑组织可引起脑的加速性损伤、减速性损伤或挤压性损伤。间接暴力是指外力作用于身体部位，经传递达于头部，并引起脑间接损伤。常见的如坠落时臀部着地所受到的暴力，可经脊柱传递到达枕骨髁部，引起颅底骨折和脑损伤。躯干受到暴力打击时由于惯性作用而引起的脑挥鞭样损伤、胸部遭受挤压导致的脑损伤也是典型的间接损伤。

按外伤后脑组织是否与外界相通，临床上将脑损伤分为闭合性脑损伤与开放性脑损伤两类，以前者更为多见。闭合性脑损伤多为头部接触较钝物体或间接暴力所致，头皮、颅骨和硬脑膜三者中至少有一项保持完整，因而脑组织与外界不相沟通，无脑脊液漏；开放性脑损伤多由锐器或火器直接造成，头皮、颅骨和硬脑膜三者均有破损，颅腔与外界沟通，有脑脊液漏。

在脑损伤的全部病理生理过程中，脑组织不仅可因暴力的直接作用产生原发性损伤，还可出现继发性损伤而使伤情复杂化。原发性脑损伤是暴力作用于头部时直接造成的脑损害，局部脑损伤如脑震荡、脑挫裂伤，弥漫性脑损伤如原发性脑干损伤、弥漫性轴索损伤等。原发性脑损伤其病变性质与严重程度在受伤当时已经决定，并立即出现相应的临床症状与体征。继发性脑损伤指在受伤一定时间后在原发性损伤基础上出现的脑病变，主要有脑水肿、颅内血肿、脑压增高、脑移位和脑疝等，其症状和体征是在伤后逐步出现或加重，因而有别于原发性脑损伤，且其严重程度并不一定与原发性脑损伤的严重程度一致。

（三）临床表现

脑损伤的表现呈多样性与多变性，但其受伤后常见症状与体征仍有一定的共性，具体表现在以下几个方面：

1. 意识障碍　绝大多数脑损伤患者有不同程度的即刻出现的意识丧失。依伤情不同，意识障碍的程度可不等，可表现为嗜睡、昏睡、浅昏迷或深昏迷等。意识障碍程度与脑损伤程度相一致，如昏迷程度深、持续时间长，提示重型脑损伤；反之则提示轻型脑损伤。意识障碍还提示脑损伤的病理类型，如伤后即发昏迷，多为原发性脑损伤所致；清醒后又昏迷，多为继发性脑损伤如脑水肿、血肿等所致。

2. 头痛、呕吐　头皮损伤及颅骨骨折可有伤处局部的疼痛。颅内高压时，头痛常呈持续性胀痛，呕吐常为频繁的、喷射状的呕吐。

3. 生命体征的改变　体温、脉搏、呼吸、血压、心率也可以反映脑损伤的程度。不同类型的脑损伤其生命体征的变化也不一致。如颅内血肿形成时，常出现呼吸深慢、脉压增大、心率减慢、血压升高；脑挫裂伤时，脉搏与呼吸不仅不减慢，反而加快；出现枕骨大孔疝时，早期即可出现呼吸节律紊乱，甚至呼吸骤停；脑干、下丘脑受损，常有中枢性高热。

4. 眼部征象　眼部症状与体征对伤情判断和预后估计有重要意义，因此应特别注意观察瞳孔大小、光反射和眼球活动、眼底的改变。如一侧瞳孔先缩小，继而散大，光反射迟钝和消失，而另一侧瞳孔正常，提示脑疝；一旦双侧瞳孔均散大，光反射消失，提示濒危状态。颅内高压时，常伴有视乳头水肿或视神经萎缩。

5. 神经系统局灶症状与体征　依病变的部位不同可出现单肢瘫、偏瘫或四肢瘫、感觉障碍、失语、共济失调等。如一侧大脑半球损伤时，可出现对侧上肢或下肢或上下肢的中枢性瘫痪，伴感觉障碍；内囊损伤可出现对侧的“三偏”综合征，即偏瘫、偏盲与偏身感觉障碍。

6. 脑疝　颅内高压进一步发展致各腔室间压力不均，推压部分脑组织向解剖间隙移位，引起脑疝的发生。最常见的脑疝有小脑幕切迹疝和枕骨大孔疝等。一旦出现脑疝，若不及时全力抢救，很快导致死亡。

知识链接

脑损伤性癫痫

由脑损伤引起的癫痫称为脑损伤性癫痫，脑损伤性癫痫主要见于外伤和产伤。外伤最多见于各种事故，通常情况下，颅脑损伤程度越重，癫痫发生率越高，开放性颅脑损伤的癫痫发生率较闭合性者为高。癫痫发生与外伤部位亦有关系，以大脑额叶皮质运动区及颞叶，尤其是颞叶内侧面损伤发生率为更高。此外，与受伤者的年龄、遗传因素及有无颅内血肿、感染、粉碎性或凹陷性骨折等也有一定的关系。

（四）常见脑损伤的类型

除上述共性表现外，各型脑损伤可有自己的特点。下面分述临床上常见类型的脑损伤。

1. 脑震荡　脑震荡主要表现为伤后立即发生短暂的意识障碍，一般不超过半小时，清醒后多数患者并有近事性遗忘而不能叙述当时的受伤经过。神经系统检查无阳性体征，脑脊液检查无红细胞，CT检查颅内无异常发现。一般认为脑震荡是最轻微的一种脑损伤。

2. 脑挫裂伤　脑挫裂伤包括脑挫伤与脑裂伤两部分，但实际上是同一种病变不同程度的表现，往往同时存在，临床上常难以区别，因而将其统称为脑挫裂伤。

临床表现主要有不同程度的意识障碍、与损伤部位相关的局灶症状和体征，如偏瘫、失语及颅内压增高的症状与体征等。CT检查可了解损伤部位、范围、脑水肿程度及中线结构移位情况，损伤部位表现为低密度脑水肿区内可见多发散在的点、片状高密度出血灶，病变广泛则有占位效应。

3. 弥漫性轴索损伤　是一种脑实质的弥漫性损伤。既可单独存在，也可与其他脑损伤并存，临床上并不少见。多因车祸导致头部的加速运动，造成脑白质广泛性轴索损伤。病理特征是伤后出现轴索肿胀和轴索回缩球。其主要表现为广泛的脑挫裂伤，伴以点、片状出血灶。病变可分布于大脑半球、胼胝体、小脑或脑干。弥漫性轴索损伤患者伤后通常立即昏迷，而且昏迷程度深、持续时间长，一般无中间意识清醒（或好转）期。CT或MRI检查显示弥漫性脑肿胀，灰质和白质界限不清，脑室脑池受压，但占位效应常轻微，中线移位不明显；弥漫性轴索损伤所引起的病理改变常难以恢复，且至今仍缺乏有效治疗手段，不仅死亡率高，而且是导致脑损伤患者伤后植物生存状态和严重神经功能障碍的重要原因。

4. 原发性脑干损伤　临床上相当常见。虽可单独出现，但常与其他部位脑挫裂伤同时存在，多数情况下它是广泛性脑挫裂伤的一个组成部分。主要病理表现是脑干表面挫裂伤和脑干内点、片状出血，病理变化如脑干神经组织结构紊乱、轴突断裂、挫伤或软化等。MRI检查有助于明确诊断，了解损伤部位与范围。

原发性脑干损伤的主要表现：①伤后立即出现意识障碍，特点是昏迷程度深，持续时间长和恢复过程慢，甚至终生昏迷不醒；②早期出现脑干损伤的症状与体征：如呼吸、循环功能紊乱，严重者可迅速导致生命中枢衰竭而死亡；常出现眼球活动与瞳孔变化，严重者表现为眼球固定；出现双侧病理反射，严重时处于急性脑休克状态，各种深浅反射与病理反射均不能引出，待病情稳定后方才出现；中脑受损时可出现去大脑强直。

5. 颅内血肿　颅内血管损伤出血是脑损伤的常见表现之一。如果出血在颅腔内某一部位积聚形成占位性病变，即为颅内血肿。颅内血肿是脑损伤后常见和重要的继发性病变之一。血肿达到一定体积，可以压迫脑组织，引起颅内压增高和相应的局灶性症状。若不及时处理，其症状往往呈进行性加重，最终导致脑疝形成而危及生命。

颅内血肿按血肿来源和部位分为硬膜外血肿、硬膜下血肿和脑内血肿，以硬膜外和硬膜下者为常见。按伤后血肿症状出现的时间可将颅内血肿分为急性、亚急性和慢性三种，以急性者为常见。血肿可单发，也可多发。颅内血肿最具特征性的临床表现是其意识障碍的演变过程具有外伤后原发性昏迷、中间意识清醒（或好转）期和继发性昏迷三个阶段。CT检查可明确部位、出血量、脑室受压情况及中线移位情况等。

（五）辅助检查

1. X线平片　判断骨折、颅线分离、颅内积气、颅内异物。

2. CT扫描　可以显示血肿、挫伤、水肿的存在及范围，也看到骨折、积气等，必要时可多次动态扫描，以追踪病情变化。但后颅窝部位常有伪影干扰，显像欠佳。

3. MRI　虽然在急性期极少使用，但如后颅窝病变在CT显示不佳时要考虑应用。对颅内软组织结构显像优于CT，可用在病情稳定后判断受伤范围和估计预后。

4. 腰椎穿刺　可以测定颅内压和化验脑脊液。颅脑损伤伴有蛛网膜下腔出血时可以通过腰椎穿刺释放血性脑脊液，同时又是一种重要的治疗手段。

5. 脑血管造影　已较少用脑损伤诊断，但当怀疑有血管病变时应及时应用该检查。

6. 其他检查手段　超声波、脑电图、放射性核素成像等意义不大，很少直接用于脑损伤的诊断。

（六）诊断

根据患者有受伤经过、全身及神经系统体检发现上述的各种表现，脑损伤的诊断较易确立。

（七）治疗

脑损伤患者首诊在脑外科。脑损伤临床治疗原则是在密切观察病情的基础上，根据损伤程度及性质进行处理。早期治疗的重点是及时处理继发性脑损伤，着重于脑疝的预防和早期发现，特别是颅内血肿的发现与处理。对原发性脑损伤的处理主要是对已发生的昏迷、高热等的护理和对症治疗，预防并发症。有手术指征则及时手术，以尽早解除脑受压。

1. 病情观察　主要观察患者的意识、瞳孔、生命体征、神经系统体征等。较重的脑损伤患者应进入监护病房，以便于观察。动态的病情观察有助于鉴别原发性和继发性脑损伤，有助于早期发现脑疝，并有助于判断治疗的效果与及时调整治疗方案。

2. 特殊检查　包括头颅CT或MRI扫描、颅内压监测及脑电图、脑诱发电位检查等。

3. 脑水肿的治疗　主要是进行脱水治疗。常用药物如20%甘露醇、呋塞米及白蛋白等。皮质激素的使用仍有争议。脱水过程中要注意监测水、电解质、酸碱平衡及肾功能等。

4. 手术治疗　开放性脑损伤原则上应尽早行清创缝合术，使之成为闭合性脑损伤。闭合性脑损伤的手术主要针对颅内血肿或重度脑挫裂伤合并脑水肿引起的颅内压增高并脑疝，其次为颅内血肿引起的局灶性脑损害。常用的手术方式包括开颅血肿清除术、去骨瓣减压术、钻孔探查术、脑室引流术、钻孔引流术等。

5. 对症治疗与并发症的处理

（1）高热：常见原因为脑干或下丘脑损伤以及呼吸道、泌尿系或颅内感染等。高热造成脑组织相对性缺氧，加重脑的损害，故须采取积极降温措施。常用物理降温法有冰帽，或头、颈、腋、腹股沟等处放置冰袋或敷冰水毛巾等。如体温过高，物理降温无效或引起寒战时，需采用冬眠疗法。常用氯丙嗪及异丙嗪各25mg或50mg肌注或静脉慢注，用药20分钟后开始物理降温，保持直肠温度36℃左右，依照有无寒战及患者对药物的耐受性，可每4～6小时重复用药，一般维持3～5天。冬眠药物可降低血管张力，并使咳嗽反射减弱，故须注意掌握好剂量以维持血压。

（2）躁动：观察期间的伤员突然变得躁动不安，常为意识恶化的预兆，提示有颅内血肿或脑水肿可能；意识模糊的患者出现躁动，可能为疼痛、颅内压增高、尿潴留、体位或环境不适等原因引起，须先寻找其原因作相应的处理，然后，才考虑给予镇静剂。

（3）蛛网膜下腔出血：为脑裂伤所致。有头痛、发热及颈强直等表现，可给予解热镇痛药作为对症治疗。伤后2～3天，当伤情趋于稳定后，为解除头痛，可每日或隔日作腰椎穿刺，放出适量血性脑脊液，直至脑脊液清亮为止。受伤早期当颅内血肿不能排除，或颅内压明显增高脑疝不能排除时，禁忌作腰椎穿刺，以免促使脑疝形成或加重脑疝。

（4）外伤性癫痫：任何部位脑损伤可发生癫痫，但以大脑皮层运动区、额叶、顶叶皮层区受损发生率最高。早期（伤后1个月以内）癫痫发作的原因常是颅骨凹陷性骨折、蛛网膜下腔出血、颅内血肿和脑挫裂伤等；晚期癫痫（伤后1个月以上）发作主要由脑瘢痕、脑萎缩、脑内囊肿、蛛网膜炎、感染及异物等引起。苯妥英钠每次0.1g，每日3次用于预防发作，癫痫发作时用地西泮10～20mg静脉缓慢注射，如未能制止抽搐，须再重复注射，直至制止抽搐，然后将地西泮加入10%葡萄糖溶液内静脉滴注，每日用量不超过100mg，连续3日。癫痫完全控制后，应继续服药1～2年，必须逐渐减量后才能停药。突然中断服药，常是癫痫发作的诱因。

（5）消化道出血：为下丘脑或脑干损伤引起应激性溃疡所致，大量使用皮质激素也可诱发。除了输血补充血容量、停用激素外，应用质子泵抑制剂奥美拉唑40mg静脉注射，每8～12小时1次，直至出血停止，然后用H_2受体拮抗剂雷尼替丁0.4g或西咪替丁0.8g静脉滴注，每日1次，连续3～5天。

（6）尿崩：为下丘脑受损所致，尿量每日>4000ml，尿比重<1.005。给予垂体后叶素首次2.5～5U皮下注射，记录每小时尿量，如超过200ml/小时，追加1次用药。也可采用醋酸去氨加压素静脉注射、口服或鼻滴剂。较长时间不愈者，可肌注长效的鞣酸加压素油剂。尿量增多期间，须注意补钾，定时监测血电解质。意识清楚的伤员因口渴能自行饮水补充，昏迷伤员则须根据每小时尿量来调整静脉或鼻饲的补液量。

（7）急性神经源性肺水肿：可见于下丘脑和脑干损伤。主要表现为呼吸困难、咳出血性泡沫痰、肺部满布水泡音；血气分析显示PaO_2降低和$PaCO_2$升高。患者应取头胸稍高位，双下肢下垂，以减小回心血量；气管切开，保持呼吸道通畅，吸入经过水封瓶内95%乙醇的40%～60%浓度氧，以消除泡沫；最好是用呼吸机辅助呼吸，行呼气终末正压换气；并给予呋塞米40mg，地塞米松10mg，毛花苷丙（西地兰）0.4mg和50%葡萄糖40ml静脉注射，以增加心输出量、改善肺循环和减轻肺水肿。

（八）预后

一旦发生，脑损伤患者病情变化快，伤情复杂，轻型的颅脑损伤可因病情变化未能及时发现而导致严重的后果；而较为严重的脑损伤，却可能因救治及时，观察护理精心而得到治愈和康复。

（九）预防

本病由外伤引起，目前尚无有效预防措施。

第五章 脊髓损伤

脊髓损伤是脊柱骨折的严重并发症，由于椎体的移位或碎骨片突出于椎管内，使脊髓或马尾神经产生不同程度的损伤。胸腰段损伤使下肢的感觉与运动产生障碍，称为截瘫；而颈段脊髓损伤后，双上肢也有神经功能障碍，为四肢瘫痪，简称"四瘫"。

（一）病因及分类

按脊髓损伤的部位和程度分为：

1. 脊髓震荡　与脑震荡相似，脊髓震荡是最轻微的脊髓损伤。脊髓遭受强烈震荡后立即发生弛缓性瘫痪，损伤平面以下感觉、运动、反射及括约肌功能全部丧失。因在组织形态学上并无病理变化发生，只是暂时性功能抑制，在数分钟或数小时内即可完全恢复。

2. 脊髓挫伤与出血　为脊髓的实质性破坏，外观虽完整，但脊髓内部可有出血、水肿、神经细胞破坏和神经传导纤维束的中断。脊髓挫伤的程度有很大的差别，轻的为少量的水肿和点状出血，重者则有成片挫伤、出血，可有脊髓软化及瘢痕的形成，因此预后极不相同。

3. 脊髓断裂　脊髓的连续性中断，可为完全性或不完全性，不完全性常伴有挫伤，又称挫裂伤。脊髓断裂后恢复无望，预后恶劣。

4. 脊髓受压　骨折移位，碎骨片与破碎的椎间盘挤入椎管内可以直接压迫脊髓，而皱褶的黄韧带与急速形成的血肿亦可以压迫脊髓，使脊髓产生一系列脊髓损伤的病理变化。及时去除压迫物后脊髓的功能可望部分或全部恢复；如果压迫时间过久，脊髓因血液循环障碍而发生软化、萎缩或瘢痕形成，则瘫痪难以恢复。

5. 马尾神经损伤　第 2 腰椎以下骨折脱位可产生马尾神经损伤，表现为受伤平面以下出现弛缓性瘫痪。马尾神经完全断裂者少见。

此外，各种较重的脊髓损伤后均可立即发生损伤平面以下弛缓性瘫痪，这是失去高级中枢控制的一种病理生理现象，称之为脊髓休克。2～4 周后这一现象可根据脊髓实质性损害程度的不同而发生损伤平面以下不同程度的痉挛性瘫痪。因此，脊髓休克与脊髓震荡是两个完全不同的概念。

（二）临床表现

1. 脊髓损伤　在脊髓休克期间表现为受伤平面以下出现弛缓性瘫痪，运动、感觉、反射及括约肌功能丧失。2～4 周后逐渐演变成痉挛性瘫痪，表现为肌张力增高，腱反射亢进，并出现病理性锥体束征。胸段脊髓损伤表现为截瘫，颈段脊髓损伤则表现为四肢瘫。上颈椎损伤的四肢瘫均为痉挛性瘫痪，下颈椎损伤的四肢瘫由于脊髓颈膨大部位和神经根的毁损，上肢表现为弛缓性瘫痪，下肢仍为痉挛性瘫痪。

2. 脊髓圆锥损伤　正常人脊髓终止于第 1 腰椎体的下缘，因此第 1 腰椎骨折可发生脊髓圆锥损伤，表现为会阴部皮肤鞍状感觉缺失，括约肌功能丧失致大小便不能控制和性功能障碍，两下肢的感觉和运动仍保留正常。

3. 马尾神经损伤　马尾神经起自第 2 腰椎的骶脊髓，一般终止于第 1 骶椎下缘。马尾神经损伤很少为完全性的。表现为损伤平面以下弛缓性瘫痪，有感觉及运动功能障碍及括约肌功能丧失，肌张力降低，腱反射消失，没有病理性锥体束征。

4. 脊髓损伤后各种功能丧失的程度可以用截瘫指数来表示。"0"代表功能完全正常或接近正常；"1"代表功能部分丧失；"2"代表功能完全丧失或接近完全丧失。一般记录肢体自主运动、感觉及两便的功能情况，相加后即为该患者的截瘫指数，如某患者自主运动完全丧失，而其他两项为部分丧失，则该患者的截瘫指数为2+1+1=4。三种功能完全正常的截瘫指数为0；三种功能完全丧失则截瘫指数为6。从截瘫指数可以大致反映脊髓损伤的程度、发展情况，便于记录，还可比较治疗效果。

（三）并发症

1. 呼吸衰竭与呼吸道感染　这是颈脊髓损伤的严重的并发症。

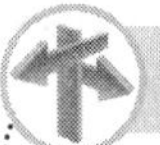 **知识链接**

气管切开的适应证

在20世纪50年代，颈脊髓损伤的死亡率几乎达到100%，随着对呼吸生理认识的进展和呼吸机的不断革新，使生存率逐渐提高。气管切开可以减少呼吸道死腔，及时吸出呼吸道内分泌物，安装呼吸机进行辅助呼吸，还可以经气管给以药物；然而气管切开后为护理工作带来很大的困难，因此何时作气管切开最为适宜目前尚未定论，一般认为下列病员应作气管切开：①上颈椎损伤者；②出现呼吸衰竭者；③呼吸道感染痰液不易咳出者；④已有窒息者。选用合适的抗生素与定期翻身拍背有助于控制肺部感染。

2. 泌尿生殖道的感染和结石　由于括约肌功能的丧失，伤员因尿潴留而需长期留置导尿管，容易发生泌尿道的感染与结石，男性患者还会发生附睾炎。

3. 压疮　截瘫患者长期卧床，皮肤知觉丧失，骨隆突部位的皮肤长时间受压于床褥与骨隆突之间而发生神经营养性改变，皮肤出现坏死，称为压疮。压疮最常发生的部位为骶部、股骨大粗隆、髂嵴和足跟等处。

4. 体温失调　颈脊髓损伤后，自主神经系统功能紊乱，受伤平面以下皮肤不能出汗，对气温的变化丧失了调节和适应能力，常易产生高热，可达40℃以上。

（四）辅助检查

1. X线检查　显示脊椎伤的改变，间接来估计脊髓损伤程度。

2. MRI检查　可清晰显示脊椎、椎间盘、黄韧带、椎管内出血及脊髓的改变。

3. 诱发电位检查

（五）诊断

根据患者有受伤经过、临床症状和辅助检查，可明确诊断。

（六）治疗

1. 合适的固定，防止因损伤部位的移位而产生脊髓的再损伤，一般先采用颌枕带牵引或持续的颅骨牵引。

2. 减轻脊髓水肿和继发性损害的方法：

（1）地塞米松，10～20mg静脉滴注，连续应用5～7天后，改为口服，每日3次，每次0.75mg，维持2周左右。

（2）20%甘露醇250ml，静脉滴注，每日2次，连续5～7天。

（3）甲泼尼龙冲击疗法：每公斤体重30mg，1次给药，15分钟静脉注射完毕，休息45分钟，在以后23小时内以5.4mg/(kg·h)剂量持续静脉滴注，本法只适用于受伤后8小时以内者。

（4）高压氧治疗。

3. 并发症的防治　保持呼吸道通畅，必要时做气管切开，物理降温和药物降温，留置导尿管冲洗膀胱，定时翻身。

4. 手术治疗　手术只能解除对脊髓的压迫和恢复脊柱的稳定性，目前还无法使损伤的脊髓恢复功能。手术的途径和方式视骨折的类型和致压物的部位而定。

手术的指征是：①脊柱骨折-脱位有关节突交锁者；②脊柱骨折复位不满意，或仍有脊柱不稳定因素存在者；③影像学显示有碎骨片凸出至椎管内压迫脊髓者；④截瘫平面不断上升，提示椎管内有活动性出血者。

MRI 显示脊髓内有出血者可在脊髓背侧正中切开脊髓至中央沟，清除血块与积液，有利于水肿的消退。

手术后的效果术前难以预料，一般而言，手术后截瘫指数可望至少提高一级，对于完全性瘫痪而言，提高一级并不能解决多少问题，对于不完全性瘫痪而言，提高一级意味着可能改善生活质量。为此，对于不完全性瘫痪者更应持积极态度。这一原则更适用于陈旧性病例。

（七）预防

为了避免出现脊髓损伤事故，规定了一些预防措施，如工地必须头戴安全帽；游泳应在指定安全区跳水；高空作业必须有安全带和防坠落网；矿井中应防止塌方事故；汽车开动后要用安全带和安全气囊、限制车速。总之不按安全规范去冒险，其后果是严重的。

第六章 周围神经损伤

周围神经损伤是指周围神经干或其分支受到外界直接或间接力量作用而发生的损伤。周围神经多为混合性神经,包括运动神经、感觉神经和自主神经。损伤后的典型表现为运动障碍、感觉障碍和自主神经功能障碍。

(一)病因及发病机制

造成周围神经损伤的原因诸多,大多可以分为两大类:一是解剖因素,二是损伤因素。损伤因素中既有开放性又有闭合性。

1. 解剖因素　周围神经在解剖学通道中,有一段或一点受某些坚韧的、狭窄的组织结构压迫或肢体在活动过程中,神经不断遭受摩擦而致神经损伤。例如斜角肌间隙狭窄压迫臂丛神经、正中神经在腕管受压、肿瘤压迫等。

2. 损伤因素　主要指外力直接或间接导致的神经损伤。主要有神经摩擦伤、切割伤、挤压伤、医源性神经损伤、电击伤、放射性伤、火器伤及缺血性神经损伤等。

(二)临床表现

周围神经损伤后,主要临床特点为受损伤神经支配的运动、感觉、交感神经及反射等功能出现不同程度的障碍。周围神经在不同的部位损伤引起的功能障碍也是不同的,损伤越接近近端,对神经功能的影响越大,损伤平面越靠近远端,对神经功能的影响相对较小,行神经修复术后效果也较好。上肢神经损伤常为臂丛神经损伤、正中神经损伤、尺神经损伤、桡神经损伤等;下肢神经损伤常为股神经损伤、坐骨神经损伤、胫神经损伤、腓总神经损伤等。上肢神经损伤远较下肢神经损伤为多。

1. 运动功能障碍　神经损伤,其所支配的肌肉呈弛缓性瘫痪,主动运动、肌张力及反射均消失,随着时间的延长,肌肉逐渐发生萎缩,程度和范围与神经损伤的程度和部位有关。从而导致日常生活、家务活动及工作能力下降。由于关节活动的肌力平衡失调,出现一些特殊的畸形,如桡神经损伤出现垂腕畸形,尺神经损伤出现爪形手畸形等。

2. 感觉功能障碍　可因神经损伤的部位和程度不同而有不同的表现。如局部麻木、刺痛、灼痛、感觉过敏、感觉减退、感觉消失或实体感消失等。因直径大的纤维比直径小的纤维易受压伤,故与直径大的纤维有关的触觉、本体感觉和实体觉比直径小的纤维有关的温度觉和痛觉易减退。痛觉增加常与损伤局部直接受压有关。

3. 疼痛　疼痛是周围神经损伤后的主要临床特点之一,可发生在神经损伤后的各个阶段。主要表现有:灼性神经痛,刺激性神经痛,还有幻觉痛及神经瘤引起的残端疼痛等。

4. 皮肤营养性改变　神经损伤后,其支配区皮肤无汗,光泽消失,表面粗糙并出现脱屑,指甲可发生嵴状突起。坐骨神经或胫神经损伤在足底的负重区可出现压迫性溃疡,常见于第五跖骨头的隆起部位皮肤。由于皮肤的痛觉减退或消失,易发生冻伤或烫伤。

5. 血管功能障碍　周围神经损伤后由于交感纤维同时受到了损伤,损伤神经支配的肢体血管的收缩及舒张功能减弱,最常见于正中神经、尺神经及胫神经损伤后。最初表现为损伤神经支配区皮肤发红、干燥、发亮。数日后逐渐转为皮肤发凉,自觉怕冷。外界温度低时,患肢温度也随之下降，正常肢体浸入冷水中后，出现血管收缩现象，皮温也随之降低，但离开冷水后肢体温度很快恢复。而神经损伤的肢体浸入冷水后，很少出现血管收缩现象，皮温无明显的升降，离开冷水后皮温恢复较慢。

6. 骨质疏松　周围神经损伤与中枢神经损伤一样，可以引起支配的肢体发生骨质疏松。最常见于周围神经的高位完全性损伤，如全臂丛神经损伤、坐骨神经高位损伤等。神经损伤的时间越长，患肢的骨质疏松越明显，主要表现为骨皮质变薄，髓腔扩大。故周围神经损伤的肢体晚期易发生骨折。

（三）辅助检查

神经电生理检查即肌电检查和体感诱发电位，对于判断神经损伤的部位和程度，以及帮助观察损伤神经再生及恢复情况有重要的帮助。

（四）诊断

1. 病史　有无明确的外伤史，注意损伤的部位，特别注意常见能引起周围神经损伤部位，如肩关节脱位并发腋神经损伤、肱骨干骨折并发桡神经损伤、肘部损伤并发尺神经及正中神经损伤等。注意询问有无运动功能及感觉功能障碍。

2. 体征　检查患者的运动感觉障碍的分布区域，典型的畸形如正中神经在肘上损伤可出现猿手畸形；桡神经在臂中部损伤可出现腕下垂；尺神经在前臂损伤可出现爪状指；腓总神经在腓骨颈平面损伤可出现足下垂等。

3. 叩击试验（Tinel 征）　Tinel 征既可帮助判断神经损伤的部位，亦可检查神经修复后，再生神经纤维的生长情况。即按压或叩击神经干，局部出现针刺性疼痛，并有麻痛感向神经支配区放射为阳性，表示为神经损伤的部位。或从神经修复处向远端沿神经干叩击，Tinel 征阳性则是神经恢复的表现。

4. 汗腺功能的检查　汗腺功能的检查对神经损伤的诊断和神经功能恢复的判断亦有重要的意义。手指触摸局部皮肤的干、湿和显微镜放大观察指端出汗情况虽然可帮助作出判断，但化学方法的检查则更为客观。

（1）碘淀粉实验：即在患肢检查部位涂抹 2.5% 碘酒，待其干燥后再铺以淀粉，若有汗则局部变为蓝色。

（2）茚三酮试验：即将患手指腹压在涂有茚三酮试纸上，出现蓝紫色指纹，则表示有汗。还可用固定液将指纹形态固定并将其保存，以供日后多次检查进行对比观察。无汗表示神经损伤，从无汗到有汗表示神经功能恢复，而且恢复早期为多汗。

5. 神经电生理检查

（五）治疗

1. 治疗原则　神经损伤的治疗原则是尽可能早地恢复神经的连续性。

（1）闭合性损伤：大部分闭合性神经损伤属于神经传导功能障碍和神经轴索断裂，多能自行恢复。因此，需观察一定时间，如仍无神经功能恢复表现，或已恢复部分神经功能，但停留在一定水平后不再有进展，或主要功能无恢复者，则应行手术探查。观察时间一般不超过 3 个月，最好每月做一次电生理检测，如连续 2 次无进步则不必再等待。观察期间应进行必要的药物和物理治疗及适当的功能锻炼，防止肌萎缩、关节僵硬和肢体畸形。

（2）开放性损伤：切割伤，创口整齐且较清洁，神经断端良好而无神经缺损，闭合伤口后估计不会发生感染，有一定技术和设备条件，均应一期进行神经缝合。碾压伤和撕脱伤致神经缺损而不能缝合，断端不整齐且难以估计损伤的范围，应将两神经断端与周围组织固定，

以防神经回缩,留待二期行神经修复。火器伤,受高速震荡,神经损伤范围和程度不易确定,不宜行一期处理。未行一期缝合的神经断伤,在创口愈合后3~4周即应手术。创口感染者,在愈合后2~3个月进行。开放性损伤,神经连续性存在,神经大部功能或重要功能丧失,伤后2~3个月无明显再生征象者,应立即手术探查。

2. 手术方法 神经损伤的修复方法有以下几种:

(1) 神经缝合法:是将神经两断端缝合,适用于神经切割的一期缝合和未经缝合的神经断伤,切除两断端的瘢痕后,在无张力下缝合。

(2) 神经移植术:神经缺损过大,采用神经缝合时克服张力的各种方法仍不能直接缝合时,应进行神经移植。

(3) 神经松解术:神经受牵拉、压迫、慢性磨损,使神经与周围组织粘连或神经内瘢痕形成,需行松解减压术。

(4) 神经移位术:神经近端毁损性损伤,无法进行修复者,采用功能不重要的神经,将其切断,其近端移位到功能重要的损伤神经远端,以恢复肢体的重要功能。

(5) 神经植入术:神经远端在其进入肌肉处损伤,无法进行缝接时,可将神经近端分成若干神经束,分别植入肌组织内,可通过再生新的运动终板或重新长入原运动终板,恢复部分肌肉功能。

(六) 预防

本病没有特别有效的预防措施,早发现早治疗是本病防治的关键。

第七章 帕金森病

帕金森病(Parkinson's disease,PD)又称为震颤麻痹,是一种常见于中老年的神经变性疾病。临床上以静止性震颤、运动迟缓、肌强直和姿势步态障碍为主要特征。据统计,我国65岁以上人群中患病率为1000/10万,并随年龄增长而增高,男性略多于女性。帕金森病的致残率较高,国外报道发病1~5年后,致残率为25%;5~9年时达66%;10~14年时超过80%。帕金森病越来越受到医学界的重视,且成为康复领域中的一个重要内容之一。

帕金森综合征按病因分类可分为尚不明原因的特发性帕金森病、继发于脑炎、脑动脉硬化、药物、锰及一氧化碳中毒的继发性帕金森综合征和出现在不同神经系统疾病中的症状性帕金森综合征(又称帕金森叠加综合征)三种。

(一)病因及发病机制

特发性帕金森病的病因迄今未明,发病机制可能与下列因素有关:

1. 遗传因素　绝大多数PD患者为散发性,约10%的患者有家族史,呈不完全外显的常染色体显性遗传或隐性遗传。双胞胎一致性研究显示,在某些年轻(<40岁)患者中遗传因素可能起重要作用。

2. 环境因素　流行病学调查显示,长期接触杀虫剂、除草剂或某些工业化学品等可能是PD发病的危险因素。

3. 年龄老化　PD主要发生于中老年人,40岁以前发病少见,提示老龄与发病有关。

目前普遍认为,PD并非单一因素所致,多种因素可能参与其中。遗传因素可使患病易感性增加,只有与环境因素及衰老的相互作用下,通过氧化应激、线粒体功能衰竭、钙超载、兴奋性氨基酸毒性作用、细胞凋亡、免疫异常等机制才导致黑质多巴胺(DA)能神经元大量变性丢失而发病。

(二)病理

主要病理改变是含色素神经元变性丢失,黑质致密部DA能神经元尤著,出现临床症状时此处DA能神经元丢失50%以上,症状明显时丢失更严重。

(三)临床表现

PD多于60岁以后发病,偶有20岁以上发病。起病隐匿,缓慢进展。初发症状以震颤最多,其次为步行障碍、肌强直和运动迟缓。症状常自一侧上肢开始,逐渐波及同侧下肢、对侧上肢及下肢,常呈"N"字型进展,有的病例症状先从一侧下肢开始。常表现为:

1. 静止性震颤　是PD最常见的初发症状,常表现为从一侧上肢远端开始,呈"搓丸样",节律4~6次/秒,静止时出现,精神紧张时加重,随意动作时减轻,睡眠时消失。随病情发展而波及同侧下肢及对侧上下肢,最后可出现下颌、唇、舌及头部的震颤。

2. 肌强直　肢体及躯干的屈肌群和伸肌群均受累,因此肌张力增高呈现为始终一致的强直样,如铅管样强直,若合并有肢体震颤则表现为齿轮状强直。因四肢、躯干、颈部、面部的肌肉均发生强直,故患者表现为一种特殊姿势:头部前倾,躯干俯屈,前臂内收,肘关节屈曲,腕关节和指间关节伸直,拇指对掌,髋及膝关节略屈曲。

3. 运动迟缓　表现为各种主动运动减少、变慢。因面肌活动减少，双眼常凝视，瞬目少，笑容出现和消失减慢，而呈现“面具脸”；因手的动作迟缓，致手指精细动作如扣纽扣、系鞋带等困难，书写时字越写越小，呈“写字过小征”。

4. 姿势步态异常　站立时躯体屈曲前倾，行走时启动困难，一旦迈出一步后即以小步态向前冲，不能及时停步或转弯，称慌张步态。此外，行走时上肢摆动减少或缺如，上下肢的连带动作障碍。

5. 其他症状　自主神经症状较多见，如面部皮脂分泌多、常便秘、多汗、流涎，个别患者出现体位性低血压。此外，患者性格常固执，病后可出现抑郁，有的患者出现精神错乱、易激动或痴呆表现。

（四）辅助检查

本病的辅助检查无特异性。

1. 生化检测　采用高效液相色谱（HPLC）可检出脑脊液 HVA 水平降低。

2. 基因检测　在少数家族性 PD 患者，采用 DNA 印迹技术、PCR、DNA 序列分析等可能发现基因突变。

3. 功能影像学检测　采用 PET 或 SPECT 用特定的放射性核素检测，疾病早期可显示 PD 患者脑内多巴胺转运体（DAT）功能显著降低，D_2 型 DA 受体（D_2R）活性在早期超敏，后期低敏，DA 递质合成减少；对 PD 早期诊断、鉴别诊断及监测病情进展有一定价值。

4. 血及脑脊液常规检查无异常，CT、MRI 检查也无特征性所见。

（五）诊断及鉴别诊断

1. 诊断

（1）中老年发病，缓慢进行性的病程。

（2）静止性震颤、肌强直、运动迟缓、姿势步态障碍中至少具备两项，前两项必须具备一项。

（3）对左旋多巴制剂反应良好。

（4）无直立性低血压、进行性核上性眼肌麻痹、小脑体征、锥体系损害等。

（5）排除继发性帕金森综合征（如血管性、药物等所致）。

（6）起病时或病程中症状表现为双侧分布或程度上不对称。

2. 鉴别诊断

（1）特发性震颤：发病年龄早，1/3 有家族史。震颤以运动性或姿势性为特征，饮酒后或服普萘洛尔后震颤减轻，不伴肌强直或运动迟缓。

（2）继发性帕金森综合征：主要有脑炎后帕金森综合征，药物或中毒性帕金森综合征（如服用吩噻嗪类及丁酰苯类药等），动脉硬化性帕金森综合征（多发性脑梗死引起，有高血压、动脉硬化及卒中史）。

（3）老年性震颤：见于老年人，四肢、下颌及舌等均可受累，震颤主要出现在随意运动中（非静止性），且速率更快、节律更规则及幅度更小为特征，一般无肌强直，但常伴有痴呆。

（4）多系统萎缩：是一种进行性变性疾病，主要累及基底节、脑桥、橄榄核、小脑及自主神经系统，可有帕金森病样症状，多数患者对左旋多巴不敏感。

（5）抑郁症：可伴表情贫乏、言语单调、自主运动减少，可类似 PD，且两者常在同一患者并存。但抑郁症无肌强直和震颤，抗抑郁药试验治疗可能有助于鉴别。

（六）治疗

本病早期无需特殊治疗，应鼓励患者进行适度的活动和体育锻炼，若疾病影响患者的日常生活和工作能力则需药物治疗。

1. 药物治疗　本病以药物治疗为主，但药物治疗仅能改善症状，不能阻止病情发展，需要终身服药。

（1）补充多巴制剂：以左旋多巴为最基本用药，从小剂量开始，视症状控制情况增加，直至症状明显改善而副作用尚轻为止，最大不应超过 250mg，3～4 次/天。同类药物有多巴复合剂如多巴丝肼片（美多巴）、卡左双多巴（帕金宁）及卡左双多巴控释片（息宁）等，其中美多巴为目前临床最常用药。此类药物对震颤、强直、运动迟缓等均有较好疗效，常见急性不良反应为恶心、呕吐、低血压、不安和意识模糊等；迟发并发症包括症状波动、异动症和精神症状等。

（2）抗胆碱能药：对震颤和强直效果较好，但对运动迟缓的作用较弱。常用药物：①苯海索 1～2mg 口服，3 次/天。②丙环定 2.5mg 口服，3 次/天，逐渐增至 20～30mg/天。不良反应有口干、便秘、尿潴留、幻觉等，因此青光眼及前列腺肥大患者禁用。

（3）DA 受体激活剂：过去较常用溴隐亭，但此药不良反应较大，近年较常用培高利特，后者药效强于溴隐亭，且作用时间长，亦从小量开始服用。培高利特：开始 0.025mg/天，每隔 5 日增加 0.025mg，一般有效剂量 0.375～1.5mg/天，最大不超过 2.0mg/天。

（4）单胺氧化酶 B 抑制剂：可抑制神经元内 DA 分解代谢，增加脑内 DA 含量。常用盐酸司来吉兰片（思吉宁）：2.5～5mg 口服，2 次/天，宜早、午服用，傍晚服用可引起失眠。不良反应有失眠、口干、胃纳减退和直立性低血压等，胃溃疡患者慎用。

（5）其他药物：如金刚烷胺可促进 DA 在突触前合成与释放；苯海拉明可起镇静作用及轻微抗胆碱作用；儿茶酚-氧位-甲基转移酶抑制剂与美多巴合用有协同治疗作用。

2. 手术治疗　丘脑底核或苍白球毁损术或切除术；脑深部电刺激适用于对药物治疗失效、不能耐受或出现异动症的患者，且年龄尚轻，症状以震颤、强直为主且偏于一侧者效果较好。

3. 细胞移植与基因治疗　是近年来已在探索中的一种理想的新疗法。

4. 康复治疗　对患者进行语言、进食、走路及日常生活训练和指导，对 PD 症状的改善有明显帮助，并能改善生活质量。晚期卧床者应加强护理，减少并发症。

（七）预后

本病是一种慢性进展性疾病，目前尚无根治方法，多数患者发病数年尚能继续工作，也有迅速发展致残者。基本晚期由于严重肌强直、全身僵硬终至卧床不起。本病本身并不危及生命，肺炎、骨折等各种并发症是常见的死因。

（八）预防

1. 防治脑动脉硬化。

2. 避免或减少接触对人体神经系统有毒的物质，如一氧化碳、二氧化碳、锰、汞等。

3. 避免或减少应用奋乃静、利血平、氯丙嗪等诱发震颤麻痹的药。

4. 加强体育运动及脑力活动，延缓脑神经组织衰老。

第八章　阿尔茨海默病 

阿尔茨海默病（Alzheimer disease，AD），是发生于老年和老年前期、以进行性认知功能障碍和行为损害为特征的中枢神经系统退行性病变，是老年期痴呆的最常见类型，约占老年期痴呆的50%。临床上表现为记忆力障碍、失语、失用、失认、视空间能力损害、抽象思维和计算力损害、人格和行为的改变等。首先由阿尔茨海默（1907）描述。据统计，AD发病率随年龄增高，65岁以上患病率约5%，85岁以上20%，AD通常为散发，约5%的AD患者有明确家族史。

（一）病因及发病机制

AD病因迄今不明，可能与遗传和环境因素有关。

1. 病因

（1）遗传：研究表明，受累者的亲属与普通人群相比，患AD的危险性增高。

（2）病毒感染：这是一个始终无法排除的致病因素。

2. 发病机制　各种致病因素导致了代谢异常和β-淀粉样蛋白（Aβ）生成增加。可溶性Aβ寡聚体和Aβ的沉积形式都具有广泛的神经毒性作用。Aβ假说认为是Aβ启动了AD的发病过程，并在AD的发生发展中起关键作用。其他病理生理变化如tau蛋白过度磷酸化、蛋白激酶激活、氧化应激、自由基形成、细胞内钙离子稳态破坏、诱导凋亡、慢性炎症、补体激活等都是Aβ毒性作用的结果。脑中Aβ水平增加与突触丧失或功能下降相关，也与认知能力下降相关。

（二）临床表现

1. 早期表现　AD起病隐匿。

（1）记忆障碍：是AD典型首发征象，主要是近记忆障碍，当天发生的事、刚做过的事或说过的话不能记忆，熟悉的人名记不起，忘记约会，常只被家人注意到；随后出现远记忆受损、时间及地点定向障碍。

（2）认知障碍：表现掌握新知识、熟练运用语言及社交能力下降，不能讲完整语句，口语量减少，出现错语症，交谈能力减退，阅读理解受损，最后完全失语；失计算表现算错帐，最后连最简单计算也不能进行；视空间定向障碍表现穿外套时手伸不进袖子，迷路或不认家门，不会用最常用物品如筷子、汤匙等。患者不能正常工作或家庭理财。常见原始反射，出现额叶步态障碍如小步、缓慢和拖曳步态，屈曲姿势，阔基底步态及起步困难等。

2. 晚期表现　患者丧失以往的社交风度，如坐立不安、不修边幅和卫生不佳。精神症状突出，如抑郁、淡漠、焦躁或欣快、精神病伴偏执狂等；主动性减少，自言自语，害怕单独留在家里；出现片断妄想和古怪行为；忽略进食或贪食，常见失眠或夜间谵妄。部分病例出现癫痫发作。检查可见锥体外系肌强直和运动迟缓。AD罕见的晚期特点包括肌阵挛、尿便失禁、痉挛、Babinski征和轻偏瘫等，以后出现缄默症和卧床状态等，典型者出现症状后5～10年死亡。

（三）辅助检查

至今尚无确诊AD的特殊检查方法，但可排除其他与AD相似的疾病。

1. 头颅 CT 或 MRI　是最重要的常规辅助检查。早期可能正常，随病情进展，脑萎缩、脑室扩大和脑沟增宽有明显加重的趋势。脑室扩大较脑沟增宽更具有意义，认知功能下降与脑室扩大的速度有关。由于正常老年人在神经影像学上也可表现脑室扩大和脑沟增宽，而临床诊断可能性大的 AD 患者的 CT 或 MRI 却可能正常，因此 CT 和 MRI 对本病的诊断虽有一定价值，但必须结合临床才能做出正确诊断。定量磁共振成像（QMRI）技术检查内嗅皮质体积比检查海马体积对早期诊断更有意义。

2. 脑电图　早期正常或仅有波幅下降和节律减慢。随病情发展，背景脑电为低和中波幅不规则活动。在额叶逐渐重叠有明显的 θ 活动，快活动消失，慢活动可不对称。

3. 诱发电位　反映注意和决定反应时程的听诱发电位的有关成分、潜伏期延长。短和长潜伏期的视诱发反应延迟，反应波幅不正常。事件相关电位 P300 明显延长，波幅明显降低。

4. 神经心理学检查　检查有助于证明认知和记忆缺陷及其程度，但无助于病因诊断。有时有明显遗传史的 AD 家族成员中，用神经心理测试可查出早期改变并推测可能发生 AD。

5. 生化标志检测　尚无诊断 AD 的特异性生化检测指标。检测脑脊液（CSF）中的生化标志可能具有重要意义。AD 患者 CSF 中 Aβ40 和 Aβ42 均降低，tau 蛋白升高。CSF 中 Aβ 及 tau 蛋白的联合检查对 AD 的诊断可能具有重要价值。

（四）诊断及鉴别诊断

1. 诊断　主要根据患者详细病史、临床症状、精神量表检查及相关基因突变检测等，诊断准确性为 85%～90%。目前临床常用的诊断标准包括：疾病国际分类第 10 版（ICD-10），美国精神病学会精神障碍诊断和统计手册（DSM-IV-R），美国神经病学、语言障碍和卒中-老年性痴呆和相关疾病学会（NINCDS-ADRDA）等标准。

AD 诊断标准包括：①发病年龄 40～90 岁，多在 65 岁以后；②临床症状确认痴呆，神经心理测试 MMSE 量表等支持痴呆；③进行性加重的近记忆及其他智能障碍；④必须有 2 种或 2 种以上认知功能障碍；⑤无意识障碍，可伴精神、行为异常；⑥排除可导致进行性记忆和认知功能障碍的脑病。

2. 鉴别诊断

（1）老年性健忘：健忘发生时患者已经完成学习过程，将消息储存在脑中，只是由于回忆启动困难而难以完成回忆过程，通过暗示回忆可得到改善，见于痴呆和正常老人。出现遗忘的患者，由于其学习过程受损，信息根本未进入信息库得以储存，因而无回忆可言，暗示不能改善记忆，仅见于痴呆。

（2）抑郁症：误诊为痴呆的最常见原因（老年痴呆和抑郁均增多，或痴呆又常伴抑郁）。明确诊断前，任何可疑的抑郁都应治疗。

（五）治疗

目前尚无特效治疗可逆转脑功能缺损或阻止病情进展。对症治疗可用：

1. 胆碱乙酰转移酶抑制剂　针对 AD 脑胆碱能神经元通路变性和 AChE 耗损，可轻微改善认知功能。①他克林 10mg 口服，4 次/天，6 周后可加至 20mg，4 次/天口服，肝脏毒性较明显；②多奈哌齐 5mg 睡前口服，4～6 周加至 10mg，由于每日 1 次用药和副作用较轻，常被选用；③利斯的明 1.5～6mg 口服，2 次/天；④加兰他敏 4～12mg 口服，2 次/天，副作用有恶心、呕吐、腹泻、厌食等。

2. 抗精神病药、抗抑郁药及抗焦虑药　对控制 AD 伴发的行为异常有作用。抗精神病药可用如利培酮 2 ~ 4mg/天口服，副作用有帕金森综合征、静坐不能、迟发性运动障碍等；抗抑郁药如氟西汀 10 ~ 20mg，早餐时口服，西酞普兰 10 ~ 20mg/天口服；抗焦虑药可用丁螺环酮 5mg，分 3 次口服。

3. 神经保护性治疗　可用维生素 E 和单胺氧化酶抑制剂司林吉兰，有延缓 AD 进展的轻微疗效证据。

4. 鼓励患者　尽量维持生活能力和参与社会活动，加强家庭和社会对患者的照顾和帮助，进行康复治疗和训练。定向障碍和视空间障碍的患者应减少外出，以防意外。

（六）预后

早期诊断可使患者从容地计划从工作岗位退休，安排理财，与医生和家人讨论未来医疗问题。晚期患者需要照看，防止鲁莽行为自伤或伤及家人。病程通常持续 5 ~ 10 年，常死于营养不良、肺部感染和压疮等并发症。

（七）预防

1. 饮食均衡，避免摄取过多的盐分及动物性脂肪。
2. 戒烟限酒，生活有规律，适度运动。
3. 预防动脉硬化、高血压和肥胖等。
4. 小心别跌倒，头部摔伤会导致痴呆。
5. 要积极用脑，预防脑力衰退。

第九章 多发性硬化

多发性硬化(multiple sclerosis,MS)是以中枢神经系统白质炎性脱髓鞘病变为主要特点的自身免疫病。本病最常累及的部位为脑室周围白质、视神经、脊髓、脑干和小脑,主要临床特点为中枢神经系统白质散在分布的多病灶与病程中呈现的缓解复发,症状和体征的空间多发性和病程的时间多发性。

(一) 病因及发病机制

病因和发病机制至今尚未完全明确,近几年的研究提出了病毒感染、自身免疫、遗传倾向、环境因素及个体易感因素综合作用的多因素学说。

1. 病毒感染　研究发现,本病最初发病或以后的复发,常有一次急性感染。MS 患者不仅麻疹病毒抗体效价增高,其他多种病毒抗体效价也增高。感染的病毒可能与中枢神经系统(CNS)髓鞘蛋白或少突胶质细胞存在共同抗原,即病毒氨基酸序列与 MBP 等神经髓鞘组分的某段多肽氨基酸序列相同或极为相近,推测病毒感染后体内 T 细胞激活并生成病毒抗体,可与神经髓鞘多肽片段发生交叉反应,导致脱髓鞘病变。

2. 自身免疫学说　实验性变态反应性脑脊髓炎(EAE),其免疫发病机制和病损与 MS 相似,如针对自身髓鞘碱性蛋白(MBP)产生的免疫攻击,导致中枢神经系统白质髓鞘的脱失,出现各种神经功能的障碍。同时临床上应用免疫抑制药或免疫调节药物对 MS 治疗有明显的缓解作用,从而提示 MS 也可能是一种与自身免疫有关的疾病。

3. 遗传学说　研究发现,多发性硬化患者约 10% 有家族史,患者第 1 代亲属中多发性硬化发病几率较普通人群增高 5～15 倍;单卵双胞胎中,患病几率可达 50%。

4. 环境因素　流行病资料表明,接近地球两极地带,特别是北半球北部高纬度地带的国家,本病发病率较高。MS 高危地区包括美国北部、加拿大、冰岛、英国、北欧、澳洲的塔斯马尼亚岛和新西兰南部,患病率为 40/10 万或更高。赤道国家发病率小于 1/10 万,亚洲和非洲国家发病率较低,约为 5/10 万。我国属于低发病区,与日本相似。

5. 其他　诱发因素感染、过度劳累、外伤、情绪激动,以及激素治疗中停药等,均可促发疾病或促使本病复发或加重。

(二) 病理

特征性病理改变是中枢神经系统白质内多发性脱髓鞘斑块,多位于侧脑室周围,伴反应性胶质增生,也可有轴突损伤。病变可累及大脑白质、脊髓、脑干、小脑和视神经。脑和脊髓冠状切面肉眼可见较多粉灰色分散的形态各异的脱髓鞘病灶,大小不一,直径 1～20mm,以半卵圆中心和脑室周围,尤其是侧脑室前角最多见。镜下可见急性期髓鞘崩解和脱失,轴突相对完好,少突胶质细胞轻度变性和增生,可见小静脉周围炎性细胞浸润。病变晚期轴突崩解,神经细胞减少,代之以神经胶质形成的硬化斑。

(三) 临床表现

1. 年龄和性别　起病年龄多在 20～40 岁,10 岁以下和 50 岁以上患者少见,男女患病之比约为 1∶2。

2. 起病形式　以亚急性起病多见,急性和隐匿起病仅见于少数病例。

3. 临床特征　绝大多数患者在临床上表现为空间和时间多发性。空间多发性是指病变部位的多发,时间多发性是指缓解-复发的病程。

4. 临床症状和体征　由于MS患者大脑、脑干、小脑、脊髓可同时或相继受累,故其临床症状和体征多种多样。MS的体征常多于症状,MS的临床经过及其症状体征的主要特点如下:

(1) 肢体无力:最多见,大约50%的患者首发症状包括一个或多个肢体无力。运动障碍一般下肢比上肢明显,可为偏瘫、截瘫或四肢瘫,其中以不对称瘫痪最常见。

(2) 感觉异常:浅感觉障碍表现为肢体、躯干或面部针刺麻木感,异常的肢体发冷、蚁走感、瘙痒感以及尖锐、烧灼样疼痛及定位不明确的感觉异常。

(3) 眼部症状:常表现为急性视神经炎或球后视神经炎,多为急性起病的单眼视力下降,有时双眼同时受累。眼底检查早期可见视乳头水肿或正常,以后出现视神经萎缩。约30%的病例有眼肌麻痹及复视。眼球震颤多为水平性或水平加旋转性。

(4) 共济失调:30%～40%的患者有不同程度的共济运动障碍。

(5) 发作性症状:是指持续时间短暂、可被特殊因素诱发的感觉或运动异常。发作性的神经功能障碍每次持续数秒至数分钟不等,频繁、过度换气、焦虑或维持肢体某种姿势可诱发,是MS特征性的症状之一。强直痉挛、感觉异常、构音障碍、共济失调、癫痫和疼痛不适是较常见的MS发作性症状。

(6) 精神症状:在MS患者中较常见,多表现为抑郁、易怒和脾气暴躁,部分患者出现欣快、兴奋,也可表现为淡漠、嗜睡、强哭强笑、反应迟钝、智能低下、重复语言、猜疑和被害妄想等。可出现记忆力减退、认知障碍。

(7) 其他症状:膀胱功能障碍是MS患者的主要痛苦之一,包括尿频、尿急、尿潴留、尿失禁,常与脊髓功能障碍合并出现。MS尚可伴有周围神经损害和多种其他自身免疫性疾病,如风湿病、类风湿综合征、干燥综合征、重症肌无力等。

(四) 临床分型

美国多发性硬化学会1996年根据病程将该病分为以下四型(表10-9-1),该分型与多发性硬化的治疗决策有关。

表10-9-1　多发性硬化的临床分型

病程分型	临床表现
复发-缓解型(R-R)	临床最常见,约占85%,疾病早期出现多次复发和缓解,可急性发病或病情恶化,之后可以恢复,两次复发间病情稳定
继发进展型(SP)	R-R型患者经过一段时间可转为此型,患病25年后80%的患者转为此型,病情进行性加重不再缓解,伴或不伴急性复发
原发进展型(PP)	约占10%,起病年龄偏大(40～60岁),发病后轻偏瘫或轻截瘫在相当长时间内缓慢进展,发病后神经功能障碍逐渐进展,出现小脑或脑干症状
进展复发型(PR)	临床罕见,在原发进展型病程基础上同时伴急性复发

(五) 辅助检查

脑脊液检查、诱发电位和磁共振成像三项检查对MS的诊断具有重要意义。

1. 脑脊液(CSF)检查 可为MS临床诊断提供重要证据。

(1) CSF单个核细胞(MNC)数:轻度增高或正常,一般在$15\times10^6/L$以内,约1/3急性起病或恶化的病例可轻至中度增高,通常不超过$50\times10^6/L$,超过此值应考虑其他疾病而非MS。

(2) IgG鞘内合成检测:MS的CSF-IgG增高主要为CNS内合成,是CSF重要的免疫学检查。

2. 诱发电位 包括视觉诱发电位(VEP)、脑干听觉诱发电位(BAEP)和体感诱发电位(SEP)等,50%~90%的MS患者可有一项或多项异常。

3. MRI检查 分辨率高,可识别无临床症状的病灶,使MS诊断不再只依赖临床标准。可见大小不一类圆形的T_1低信号、T_2高信号,常见于侧脑室前角与后角周围、半卵圆中心及胼胝体,或为融合斑,多位于侧脑室体部;脑干、小脑和脊髓可见斑点状不规则T_1低信号及T_2高信号斑块;病程长的患者多数可伴脑室系统扩张、脑沟增宽等脑白质萎缩征象。

(六)诊断及鉴别诊断

1. 诊断 基于临床资料:①从病史和神经系统检查,表明中枢神经系统白质内同时存在着两处以上的病症;②起病年龄在10~50岁之间;③有缓解与复发交替的病史,两次发作的间隔至少1个月,每次持续24小时以上,或缓慢进展方式而病程至少6个月以上;④可排除其他疾病。如符合以上四项,可诊断为"临床确诊的多发性硬化";如①、②中缺少一项,可诊断为"临床可能的多发性硬化";如仅为一个发病部位,首次发作,诊断为"临床可疑的多发性硬化"。目前国内外多采用的诊断标准是在1983年华盛顿召开的关于多发性硬化诊断专题会议上制定的,即Poser诊断标准(表10-9-2)

表10-9-2 Poser(1983年)的诊断标准

临床分类	诊断标准(符合其中一条)
临床确诊MS	①病程中两次发作和两个分离病灶临床证据;②病程中两次发作,一处病变临床证据和另一部位亚临床证据
实验室检查支持确诊MS	①病程中两次发作,一处病变临床证据,CSF OB/IgG(+);②病程中一次发作,两个分离病灶临床证据,CSF OB/IgG(+);③病程中一次发作,一处病变临床证据和另一病变亚临床证据,CSF OB/IgG(+)
临床可能MS	①病程中两次发作,一处病变临床证据;②病程中一次发作,两个不同部位病变临床证据;③病程中一次发作,一处病变临床证据和另一部位病变亚临床证据
实验室检查支持可能MS	病程中两次发作,CSF OB/IgG,两次发作需累及CNS不同部位,须间隔至少一个月,每次发作需持续24小时

2. 鉴别诊断

(1) 急性播散性脑脊髓炎:急性播散性脑脊髓炎首次发作时与多发性硬化难以鉴别,但前者多发生在感染或疫苗接种后,起病较多发性硬化急且凶险,常伴有意识障碍、高热、精神症状等,病程比多发性硬化短,多无缓解复发病史。

(2) 颈椎病导致脊髓压迫症:可表现进行性痉挛性截瘫伴后索损害,应注意与脊髓型MS鉴别,脊髓MRI可确诊。

（七）治疗

多发性硬化治疗的主要目的是抑制炎性脱髓鞘病变进展，防止急性期病变恶化及缓解期复发，晚期采取对症和支持疗法，减轻神经功能障碍带来的痛苦。

1. 复发-缓解（R-R）型多发性硬化

（1）急性期治疗：①皮质类固醇：是多发性硬化急性发作和复发的主要治疗药物，有抗炎和免疫调节作用，可促进急性复发的恢复和缩短复发期病程，但不能改善恢复程度。长期应用不能防止复发，且可出现严重不良反应。甲泼尼龙（MPL）：可减轻炎症和水肿，目前主张在多发性硬化的急性活动期使用，大剂量短程疗法最常用，成人中至重症复发病例用 1g/天加于 5% 葡萄糖 500ml 静脉滴注，连用 3～5 日，然后改口服泼尼松 60mg/天，4～6 周逐渐减量至停药。泼尼松：80mg/天口服，1 周，依次减量为 60mg/天，5 日，40mg/天，5 日；随后每 5 日减 10mg；4～6 周为一个疗程；通常用于发作较轻的患者。使用皮质类固醇药物治疗过程中，注意定期检查电解质、血糖、血压，常规补钾、补钙和使用抗酸剂保护胃黏膜；②静脉注射免疫球蛋白（IVIG）：0.4g/（kg·d），连续 3～5 天。对降低 R-R 型患者复发率有肯定疗效，但最好在复发早期应用。可根据病情需要每月加强治疗 1 次，用量仍为 0.4g/（kg·d），连续 3～6 个月；③血浆置换（PE）：PE 主要用于对大剂量皮质类固醇治疗不敏感的 MS 患者。目前对 PE 治疗的确切机制、疗效的持续时间及对复发的影响尚不明确，可能的作用机制与清除自身抗体有关。

（2）缓解期治疗：美国 FDA 批准的 4 大类药物用于 RRMS 稳定期，干扰素、醋酸格拉替雷、那他株单抗、芬戈莫德。

2. 继发进展（SP）型和进展复发型（PR）MS 治疗

（1）2000 年美国 FDA 批准米托蒽醌应用于 SP 型 MS，常见副作用包括：恶心、秃发、白细胞减少和贫血症等。心肌毒性是米托蒽醌的另一常见副作用，故使用米托蒽醌治疗 MS 必须对患者进行严密监护左室射血分数并定期测定血常规及肝功能等。

还可使用其他免疫抑制剂如甲氨蝶呤、环磷酰胺、环孢霉素 A 等，能减轻多发性硬化的症状，但对 MRI 显示的脱髓鞘病灶无减少趋势，仅用于肾上腺糖皮质激素治疗无效的患者。

（2）最近临床及 MRI 研究提示，IFN-β1a 及 IFN-β1b 可降低继发进展型多发性硬化病情进展速度。确诊的 SPMS 可用 IFN-β1a 44μg，2～3 次/周，皮下注射。

（3）造血干细胞移植：造血干细胞移植治疗的原理是进行免疫重建，使中枢神经系统对免疫耐受，以达到治疗目的，但只有在其他治疗手段无效的情况下才考虑应用。

3. 原发进展型多发性硬化　采用特异性免疫调节治疗无效，主要是对症治疗。血浆置换对暴发病例可能有用，但随机对照试验显示对慢性病例疗效不佳。

4. 对症治疗

（1）疲劳症状：应保证足够的卧床休息，避免过劳，尤其在急性复发期。疲劳是许多患者常见的主诉，有时用金刚烷胺或选择性 5-羟色胺再摄取抑制剂如氟西汀、西酞普兰等可能有效。

（2）膀胱、直肠功能障碍：氯化氨基甲酰甲基胆碱对尿潴留可能有用，无效时可间断导尿。监测残余尿量是预防感染的重要措施。尿失禁可选用溴丙胺太林。

（3）严重痉挛性截瘫和大腿痛性屈肌痉挛：口服巴氯芬或安置微型泵及内置导管鞘内注射可能有效。

（八）预后

急性发作后患者至少可部分恢复，但复发的频率和严重程度难于预测。提示预后良好的因素包括女性、40 岁以前发病、临床表现视觉或体感障碍等，出现锥体系或小脑功能障碍提示预后较差。尽管最终可能导致某种程度功能障碍，但大多数 MS 患者预后较乐观，约半数患者发病后 10 年只遗留轻度或中度功能障碍，病后存活期可长达 20～30 年，但少数可于数年内死亡。

（九）预防

应积极锻炼，提高机体抵抗力，避免受凉，防治感染。减少脂肪的摄入，保持情绪稳定，劳逸结合。

（赵　敏）

复习思考题

1. 脑血栓形成、脑栓塞及脑出血的鉴别诊断是什么？
2. 脑梗死急性期的治疗方法有哪些？
3. 癫痫治疗的一般原则是什么？
4. 帕金森病的临床特点是什么？

案例分析题

1. 患者王某，男，68 岁，既往有高血压史 15 年，血压最高时达 180/120mmHg，平日血压控制不理想，间断服降压药，否认有糖尿病和冠心病房颤病史。今晨 7 点在步行上班途中，突然出现右侧头痛，呕吐 1 次，左侧上下肢无力，不能行走，上午 8 时来就诊，查 200/120mmHg，神志清，双眼向右侧同视，左侧鼻唇沟平坦，口角低垂，示齿时口角明显牵向右侧，伸舌时舌尖偏向左侧。左侧上下肢肌力均为 2 级，左侧偏身痛温觉迟钝，左侧 Babinski 征(+)。

（1）诊断及诊断依据？

（2）需与哪些疾病进行鉴别？

（3）为明确诊断需做哪些辅助检查？

（4）治疗原则？

2. 李某，男，17 岁，5 年前无明显诱因突然出现意识丧失、倒地后四肢抽搐、口吐白沫，呼之不应，发作 10 分钟左右恢复正常。间断发作数次，发作间歇如常人。3 年前在当地医院看病，诊断为“癫痫”。给予“扑痫酮”口服治疗后未在出现类似发作。1 周前因在外地参加比赛忘记带药而停药。就诊前 2 个小时，患者突然出现“癫痫”的表现，频繁抽搐，大小便失禁，意识持续不清。

（1）诊断及诊断依据？

（2）如何治疗？

第十一篇　其他疾病

第一章　妇产科常见疾病

学习要点

妇产科常见疾病的临床表现、诊断、治疗的基本知识；妇产科常见疾病的病原学、病因、发病机制、鉴别诊断；妇产科常见疾病的并发症、辅助检查、预后等相关内容；具有对妇科常见疾病的正确诊断和进行有效治疗的能力。

第一节　前庭大腺炎及前庭大腺囊肿

一、前庭大腺炎

病原体侵入前庭大腺引起炎症，称为前庭大腺炎。此病育龄妇女多见，幼女及绝经后期妇女少见。

知识链接

前庭大腺位置

前庭大腺位于两侧大阴唇后1/3深部，腺管开口于处女膜与小阴唇之间，在性交、分娩等情况污染外阴部时易发生炎症。

1. 病原体　主要病原体为葡萄球菌、大肠埃希菌、链球菌、肠球菌。随着性传播疾病发病率的增加，淋病奈瑟菌及沙眼衣原体已成为常见病原体。急性炎症发作时，病原体首先侵犯腺管，导致前庭大腺导管炎，腺管开口往往因肿胀或渗出物凝聚而阻塞，脓液不能外流、积存而形成脓肿，称为前庭大腺脓肿。

2. 临床表现　炎症多为一侧。初起时局部肿胀、疼痛、灼热感，行走不便，有时会致大小便困难。检查见局部皮肤红肿、发热、压痛明显，患侧前庭大腺开口处有时可见白色小点。当脓肿形成时，疼痛加剧，脓肿直径可达3～6cm，局部可触及波动感。部分患者出现发热等全身症状，腹股沟淋巴结可呈不同程度增大。当脓肿内压力增大时，表面皮肤变薄，脓肿自行破溃，若破孔大，可自行引流，炎症较快消退而痊愈；若破孔小，引流不畅，则炎症持续不消退，并可反复急性发作。

3. 治疗　急性炎症发作时，需卧床休息，局部保持清洁。可取前庭大腺开口处分泌物进行细菌培养，确定病原体。根据病原体选用口服或肌内注射抗生素。也可选用清热、解毒中药局部热敷或坐浴。脓肿形成后需行切开引流及造口术，并放置引流条。

二、前庭大腺囊肿

1. 病因 前庭大腺囊肿系因前庭大腺腺管开口部阻塞，分泌物积聚于腺腔而形成。前庭大腺管阻塞的原因有：①前庭大腺脓肿消退后，腺管阻塞，脓液吸收后由黏液分泌物所代替；②先天性腺管狭窄或腺腔内黏液浓稠，分泌物排出不畅，导致囊肿形成；③前庭大腺管损伤，如分娩时会阴与阴道裂伤后瘢痕阻塞腺管口，或会阴后-侧切开术损伤腺管。前庭大腺囊肿可继发感染，形成脓肿并反复发作。

2. 临床表现 前庭大腺囊肿多由小逐渐增大，囊肿多为单侧，也可为双侧。若囊肿小且无感染，患者可无自觉症状，往往于妇科检查时方被发现；若囊肿大，患者可有外阴坠胀感或性交不适。检查见囊肿多呈椭圆形，大小不等，位于外阴部后下方，可向大阴唇外侧突起。

3. 治疗 行前庭大腺囊肿造口术取代以前的囊肿剥出术，造口术方法简单、损伤小，术后还能保留腺体功能。手术方法还能采用 CO_2 激光或微波行囊肿造口术。

第二节 宫颈炎症

宫颈炎症是常见的女性下生殖道炎症。正常情况下，宫颈具有多种防御功能，包括黏膜免疫、体液免疫及细胞免疫，是阻止下生殖道病原体进入上生殖道的重要防线，但宫颈也容易受性交、分娩及宫腔操作的损伤，且宫颈管单层柱状上皮抗感染能力较差，容易发生感染。宫颈炎症包括宫颈阴道部及宫颈管黏膜炎症。因宫颈阴道部鳞状上皮与阴道鳞状上皮相延续，阴道炎症可引起宫颈阴道部炎症。临床多见的宫颈炎是宫颈管黏膜炎。若宫颈管黏膜炎症得不到及时彻底治疗，可引起上生殖道炎症。

一、病因及病原体

宫颈炎的病原体：①性传播疾病病原体：淋病奈瑟菌及沙眼衣原体，主要见于性传播疾病的高危人群；②内源性病原体：部分宫颈炎的病原体与细菌性阴道病、生殖支原体感染有关。但部分患者的病原体不清楚。沙眼衣原体及淋病奈瑟菌均感染宫颈管柱状上皮，沿黏膜面扩散引起浅层感染，病变以宫颈管明显。除宫颈管柱状上皮外，淋病奈瑟菌还常侵袭尿道移行上皮、尿道旁腺及前庭大腺。

二、临床表现

大部分患者无症状。有症状者主要表现为阴道分泌物增多，呈黏液脓性，阴道分泌物刺激可引起外阴瘙痒及灼热感。此外，可出现经间期出血、性交后出血等症状。若合并尿路感染，可出现尿急、尿频、尿痛。妇科检查见宫颈充血、水肿、黏膜外翻，有黏液脓性分泌物附着甚至从宫颈管流出，宫颈管黏膜质脆，容易诱发出血。若为淋病奈瑟菌感染，因尿道旁腺、前庭大腺受累，可见尿道口、阴道口黏膜充血、水肿以及多量脓性分泌物。

三、诊断

出现两个特征性体征，显微镜检查阴道分泌物白细胞增多，即可做出宫颈炎症的初步诊

断。宫颈炎症诊断后，需进一步做衣原体及淋病奈瑟菌的检测。

1. 两个特征性体征，具备一个或两个同时具备：

（1）于宫颈管或宫颈管棉拭子标本上，肉眼见到脓性或黏液脓性分泌物。

（2）用棉拭子擦拭宫颈管时，容易诱发宫颈管内出血。

2. 白细胞检测　可检测宫颈管分泌物或阴道分泌物中的白细胞，后者需排除引起白细胞增高的阴道炎症。

（1）宫颈管脓性分泌物涂片作革兰染色，中性粒细胞>30 个/高倍视野。

（2）阴道分泌物湿片检查，白细胞>10 个/高倍视野。

3. 病原体检测　应作衣原体及淋病奈瑟菌的检测，以及有无细菌性阴道病及滴虫阴道炎。检测淋病奈瑟菌常用的方法有：①分泌物涂片革兰染色，查找中性粒细胞内有无革兰氏阴性双球菌。由于宫颈分泌物的敏感性、特异性差，不推荐用于女性淋病的诊断方法；②淋病奈瑟菌培养，为诊断淋病的金标准方法。③核酸检测，包括核酸杂交及核酸扩增，尤其核酸扩增方法诊断淋病奈瑟菌感染的敏感性及特异性高。检测沙眼衣原体常用的方法有：①衣原体培养，因其方法复杂，临床少用；②酶联免疫吸附试验检测沙眼衣原体抗原，为临床常用的方法；③核酸检测，包括核酸杂交及核酸扩增，尤以后者为检测衣原体感染敏感、特异的方法。但应做好质量控制，避免污染。

由于宫颈炎也可以是上生殖道感染的一个征象，因此，对宫颈炎患者应注意有无上生殖道感染。

四、治疗

主要为抗生素药物治疗。有性传播疾病高危因素的患者，尤其是年轻女性，未获得病原体检测结果即可给予治疗，方案为阿奇霉素 1g 单次顿服；或多西环素 100mg，每日 2 次，连服 7 日。对于获得病原体者，针对病原体选择抗生素。

1. 单纯急性淋病奈瑟菌性宫颈炎　主张大剂量、单次给药，常用药物有第三代头孢菌素，如头孢曲松钠 250mg，单次肌注，或头孢克肟 400mg，单次口服；氨基糖苷类的大观霉素 4g，单次肌内注射。

2. 沙眼衣原体感染所致宫颈炎　治疗药物主要有四环素类，如多西环素 100mg，每日 2 次，连服 7 日；红霉素类，主要有阿奇霉素 1g 单次顿服，或红霉素 500mg，每日 4 次，连服 7 日；喹诺酮类，主要有氧氟沙星 300mg，每日 2 次，连服 7 日；左氧氟沙星 500mg，每日 1 次，连服 7 日。由于淋病奈瑟菌感染常伴有衣原体感染，因此，若为淋菌性宫颈炎，治疗时除选用抗淋病奈瑟菌药物外，应同时应用抗衣原体感染药物。

3. 对于合并细菌性阴道病者，同时治疗细菌性阴道病，否则将导致宫颈炎持续存在。

4. 随访　治疗后症状持续存在者，应告知患者随诊。对持续性宫颈炎症，需了解有无再次感染性传播疾病，性伙伴是否已进行治疗，阴道菌群失调是否持续存在。对无明显病因的持续性宫颈炎症，尚无肯定有效的治疗方法。

第三节　盆腔炎性疾病

盆腔炎性疾病（PID）是指女性上生殖道的一组感染性疾病，主要包括子宫内膜炎、输卵管炎、输卵管卵巢脓肿、盆腔腹膜炎。炎症可局限于一个部位，也可同时累及几个部位，以输卵管炎、输卵管卵巢炎最常见。盆腔炎性疾病多发生在性活跃期、有月经的妇女，初潮前、绝经后或未婚妇女很少发生盆腔炎性疾病。若发生盆腔炎性疾病也往往是邻近器官炎症的扩散。盆腔炎性疾病若未能得到及时、彻底治疗，可导致不孕、输卵管妊娠、慢性盆腔痛以及炎症反复发作，从而严重影响妇女的生殖健康，且增加家庭与社会经济负担。

（一）病原体及其致病特点

盆腔炎性疾病的病原体有外源性及内源性两个来源，两种病原体可单独存在，但通常为混合感染，可能是衣原体或淋病奈瑟菌感染造成输卵管损伤后，容易继发需氧菌及厌氧菌感染。

1. 外源性病原体　主要为性传播疾病的病原体，如沙眼衣原体、淋病奈瑟菌。其他有支原体，包括人型支原体、生殖支原体以及解脲支原体。据西方国家报道，盆腔炎性疾病的主要病原体是沙眼衣原体及淋病奈瑟菌。在美国，40% ~50% 盆腔炎性疾病由淋病奈瑟菌引起，10% ~40% 盆腔炎性疾病可分离出沙眼衣原体，对下生殖道淋病奈瑟菌及沙眼衣原体的筛查及治疗已使盆腔炎性疾病发病率下降。在我国，淋病奈瑟菌、沙眼衣原体引起的盆腔炎性疾病明显增加，已引起人们重视，但目前尚缺乏大宗流行病学资料。

2. 内源性病原体　来自原寄居于阴道内的菌群，包括需氧菌及厌氧菌，可以仅为需氧菌或仅为厌氧菌感染，但以需氧菌及厌氧菌混合感染多见。主要的需氧菌及兼性厌氧菌有金黄色葡萄球菌、溶血性链球菌、大肠埃希菌；厌氧菌有脆弱类杆菌、消化球菌、消化链球菌。厌氧菌感染的特点是容易形成盆腔脓肿、感染性血栓静脉炎，脓液有粪臭并有气泡。据文献报道，70% ~80% 盆腔脓肿可培养出厌氧菌。

（二）感染途径

1. 沿生殖道黏膜上行蔓延　病原体侵入外阴、阴道后，或阴道内的菌群沿宫颈黏膜、子宫内膜、输卵管黏膜，蔓延至卵巢及腹腔，是非妊娠期、非产褥期盆腔炎性疾病的主要感染途径。淋病奈瑟菌、沙眼衣原体及葡萄球菌等，常沿此途径扩散（图 11-1-1）。

2. 经淋巴系统蔓延　病原体经外阴、阴道、宫颈及宫体创伤处的淋巴管侵入盆腔结缔组织及内生殖器其他部分，是产褥感染、流产后感染及放置宫内节育器后感染的主要感染途径。链球菌、大肠埃希菌、厌氧菌多沿此途径蔓延（图 11-1-2）。

3. 经血循环传播　病原体先侵入人体的其他系统，再经血循环感染生殖器，为结核菌感染的主要途径（图 11-1-3）。

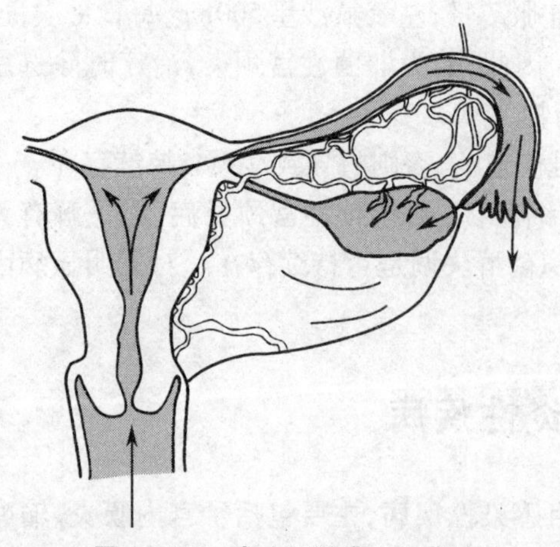

图 11-1-1　炎症经黏膜上行蔓延

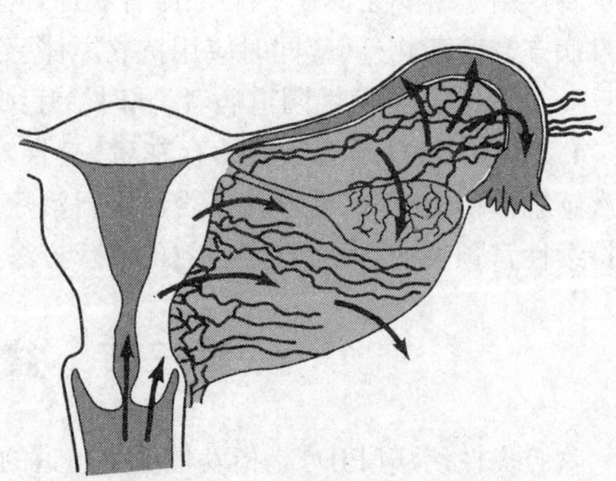

图 11-1-2　炎症经淋巴系统蔓延

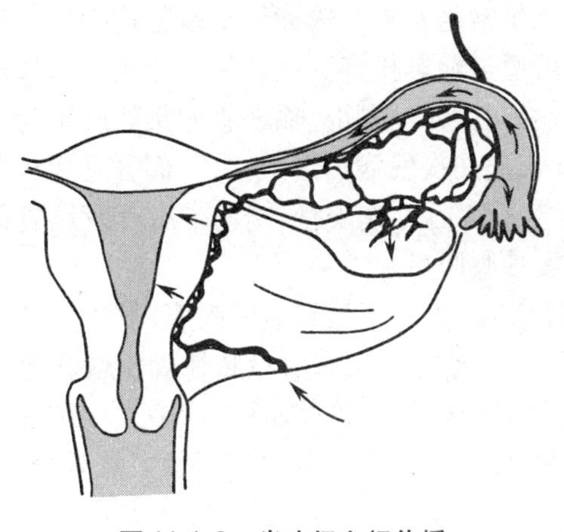

图 11-1-3　炎症经血行传播

4. 直接蔓延　腹腔其他脏器感染后，直接蔓延到内生殖器，如阑尾炎可引起右侧输卵管炎。

（三）高危因素

了解高危因素利于盆腔炎性疾病的正确诊断及预防。

1. 年龄　据美国资料，盆腔炎性疾病的高发年龄为 15～25 岁。年轻妇女容易发生盆腔炎性疾病可能与频繁性活动、宫颈柱状上皮生理性向外移位、宫颈黏液机械防御功能较差有关。

2. 性活动　盆腔炎性疾病多发生在性活跃期妇女，尤其是初次性交年龄小、有多个性伴侣、性交过频以及性伴侣有性传播疾病者。

3. 下生殖道感染　下生殖道感染如淋病奈瑟菌性宫颈炎、衣原体性宫颈炎以及细菌性阴道病与盆腔炎性疾病的发生密切相关。

4. 宫腔内手术操作后感染　如刮宫术、输卵管通液术、子宫输卵管造影术、宫腔镜检查等，由于手术所致生殖道黏膜损伤、出血、坏死，导致下生殖道内源性菌群的病原体上行感染。

5. 性卫生不良　经期性交、使用不洁月经垫等均可使病原体侵入而引起炎症。此外，低收入群体不注意性卫生保健，阴道冲洗者盆腔炎性疾病的发生率高。

6. 邻近器官炎症直接蔓延　如阑尾炎、腹膜炎等蔓延至盆腔，病原体以大肠埃希菌为主。

7. 盆腔炎性疾病再次急性发作　盆腔炎性疾病所致的盆腔广泛粘连、输卵管损伤、输卵管防御能力下降，容易造成再次感染，导致急性发作。

（四）病理及发病机制

1. 急性子宫内膜炎及子宫肌炎　子宫内膜充血、水肿，有炎性渗出物，严重者内膜坏死、脱落形成溃疡。镜下见大量白细胞浸润，炎症向深部侵入形成子宫肌炎。

2. 急性输卵管炎、输卵管积脓、输卵管卵巢脓肿　急性输卵管炎症因病原体传播途径不同而有不同的病变特点。

（1）炎症经子宫内膜向上蔓延：首先引起输卵管黏膜炎，输卵管黏膜肿胀、间质水肿及充血、大量中性粒细胞浸润，严重者输卵管上皮发生退行性变或成片脱落，引起输卵管黏膜粘连，导致输卵管管腔及伞端闭锁，若有脓液积聚于管腔内则形成输卵管积脓。淋病奈瑟菌及大肠埃希菌、类杆菌以及普雷沃菌除直接引起输卵管上皮损伤外，其细胞壁脂多糖等内毒素引起输卵管纤毛大量脱落，导致输卵管运输功能减退、丧失。因衣原体的热休克蛋白与输卵管热休克蛋白有相似性，感染后引起的交叉免疫反应可损伤输卵管，导致严重输卵管黏膜结构及功能破坏，并引起盆腔广泛粘连。

（2）病原菌通过宫颈的淋巴播散：通过宫旁结缔组织，首先侵及浆膜层发生输卵管周围炎，然后累及肌层，而输卵管黏膜层可不受累或受累极轻。病变以输卵管间质炎为主，其管腔常可因肌壁增厚受压变窄，但仍能保持通畅。轻者输卵管仅有轻度充血、肿胀、略增粗；严重者输卵管明显增粗、弯曲，纤维素性脓性渗出物增多，造成与周围组织粘连。

卵巢很少单独发炎，白膜是良好的防御屏障，卵巢常与发炎的输卵管伞端粘连而发生卵巢周围炎，称为输卵管卵巢炎，习称附件炎。炎症可通过卵巢排卵的破孔侵入卵巢实质形成卵巢脓肿，脓肿壁与输卵管积脓粘连并穿通，形成输卵管卵巢脓肿。输卵管卵巢脓肿可为一侧或两侧病变，约半数是在可识别的急性盆腔炎性疾病初次发病后形成，另一部分是屡次急性发作或重复感染而形成。输卵管卵巢脓肿多位于子宫后方或子宫、阔韧带后叶及肠管间粘连处，可破入直肠或阴道，若破入腹腔则引起弥漫性腹膜炎。

3. 急性盆腔腹膜炎　盆腔内器官发生严重感染时，往往蔓延到盆腔腹膜，发炎的腹膜充血、水肿，并有少量含纤维素的渗出液，形成盆腔脏器粘连。当有大量脓性渗出液积聚于粘连的间隙内，可形成散在小脓肿；积聚于直肠子宫陷凹处形成盆腔脓肿，较多见。脓肿前面为子宫，后方为直肠，顶部为粘连的肠管及大网膜，脓肿可破入直肠而使症状突然减轻，也可破入腹腔引起弥漫性腹膜炎。

4. 急性盆腔结缔组织炎　病原体经淋巴管进入盆腔结缔组织而引起结缔组织充血、水肿及中性粒细胞浸润。以宫旁结缔组织炎最常见，开始局部增厚，质地较软，边界不清，以后向两侧盆壁呈扇形浸润，若组织化脓形成盆腔腹膜外脓肿，可自发破入直肠或阴道。

5. 败血症及脓毒血症　当病原体毒性强、数量多、患者抵抗力降低时，常发生败血症。发生盆腔炎性疾病后，若身体其他部位发现多处炎症病灶或脓肿者，应考虑有脓毒血症存在，但需经血培养证实。

（五）临床表现

可因炎症轻重及范围大小而有不同的临床表现。轻者无症状或症状轻微。常见症状为下腹痛、发热、阴道分泌物增多。腹痛为持续性，活动或性交后加重。若病情严重可有寒战、高热、头痛、食欲缺乏。月经期发病可出现经量增多、经期延长。若有腹膜炎，出现消化系统症状如恶心、呕吐、腹胀、腹泻等。若有脓肿形成，可有下腹包块及局部压迫刺激症状；包块位于子宫前方可出现膀胱刺激症状，如排尿困难、尿频，若引起膀胱肌炎还可有尿痛等；包块位于子宫后方可有直肠刺激症状；若在腹膜外可致腹泻、里急后重感和排便困难。若有输卵管炎的症状及体征并同时有右上腹疼痛者，应怀疑有肝周围炎。

患者体征差异较大，轻者无明显异常发现，或妇科检查仅发现宫颈举痛或宫体压痛或附件区压痛。严重病例呈急性病容，体温升高，心率加快，下腹部有压痛、反跳痛及肌紧张，叩诊鼓音明显，肠鸣音减弱或消失。盆腔检查：阴道可见脓性臭味分泌物；宫颈充血、水肿，将宫颈表面分泌物拭净，若见脓性分泌物从宫颈口流出，说明宫颈管黏膜或宫腔有急性炎症。穹隆触痛明显，须注意是否饱满；宫颈举痛；宫体稍大，有压痛，活动受限；子宫两侧压痛明显，若为单纯输卵管炎，可触及增粗的输卵管，压痛明显；若为输卵管积脓或输卵管卵巢脓肿，可触及包块且压痛明显，不活动；宫旁结缔组织炎时，可扪及宫旁一侧或两侧片状增厚，或两侧宫骶韧带高度水肿、增粗，压痛明显；若有盆腔脓肿形成且位置较低时；可扪及后穹隆或侧穹隆有肿块且有波动感，三合诊常能协助进一步了解盆腔情况。

（六）诊断

根据病史、症状、体征及实验室检查可做出初步诊断。由于盆腔炎性疾病的临床表现差异较大，临床诊断准确性不高（与腹腔镜相比，阳性预测值为65%～90%）。理想的盆腔炎性疾病诊断标准既要敏感性高，能发现轻微病例，又要特异性强避免非炎症患者应用抗生素。但目前尚无单一的病史、体征或实验室检查，既敏感又特异。由于临床正确诊断盆腔炎性疾病比较困难，而延误诊断又导致盆腔炎性疾病后遗症的产生，2006年美国疾病控制中心

(CDC)推荐的盆腔炎性疾病的诊断标准(表11-1-1)旨在提高对盆腔炎性疾病的认识,对可疑患者做进一步评价,及时治疗,减少后遗症的发生。

表11-1-1 盆腔炎性疾病的诊断标准(2006年美国CDC诊断标准)

诊断标准	
最低标准(minimμm criteria)	宫颈举痛或子宫压痛或附件区压痛
附加标准(additional criteria)	体温超过38.3℃(口表) 宫颈或阴道异常黏液脓性分泌物 阴道分泌物0.9%氯化钠溶液涂片见到大量白细胞 红细胞沉降率升高 血C-反应蛋白升高 实验室证实的宫颈淋病奈瑟菌或衣原体阳性
特异标准(specific criteria)	子宫内膜活检组织学证实子宫内膜炎 阴道超声或核磁共振检查显示输卵管增粗、输卵管积液,伴或不伴有盆腔积液、输卵管卵巢肿块,以及腹腔镜检查发现盆腔炎性疾病征象

最低诊断标准提示性活跃的年轻女性或者具有性传播疾病的高危人群若出现下腹痛,并可排除其他引起下腹痛的原因,妇科检查符合最低诊断标准,即可给予经验性抗生素治疗。

附加标准可增加诊断的特异性,多数盆腔炎性疾病患者有宫颈黏液脓性分泌物,或阴道分泌物0.9%氯化钠溶液涂片中见到白细胞,若宫颈分泌物正常并且镜下见不到白细胞,盆腔炎性疾病的诊断需慎重。

特异标准基本可诊断盆腔炎性疾病,但由于除B型超声检查外,均为有创检查或费用较高,特异标准仅适用于一些有选择的病例。腹腔镜诊断盆腔炎性疾病标准包括:①输卵管表面明显充血;②输卵管壁水肿;③输卵管伞端或浆膜面有脓性渗出物。腹腔镜诊断输卵管炎准确率高,并能直接采取感染部位的分泌物做细菌培养,但临床应用有一定局限性。并非所有怀疑盆腔炎性疾病的患者均能接受这一检查,对轻度输卵管炎的诊断准确性降低。此外,对单独存在的子宫内膜炎无诊断价值。

在做出盆腔炎性疾病的诊断后,需进一步明确病原体。宫颈管分泌物及后穹隆穿刺液的涂片、培养及核酸扩增检测病原体,虽不如通过剖腹探查或腹腔镜直接采取感染部位的分泌物做培养及药敏准确,但临床较实用,对明确病原体有帮助。涂片可作革兰染色,若找到淋病奈瑟菌可确诊,除查找淋病奈瑟菌外,可以根据细菌形态为选用抗生素及时提供线索;培养阳性率高,并可做药敏试验。除病原体检查外,还可根据病史(如是否为性传播疾病高危人群)、临床症状及体征特点初步判断病原体。

(七)鉴别诊断

盆腔炎性疾病应与急性阑尾炎、输卵管妊娠流产或破裂、卵巢囊肿蒂扭转或破裂等急症相鉴别。

(八)治疗

主要为抗生素药物治疗,必要时手术治疗。抗生素治疗可清除病原体,改善症状及体征,减少后遗症。经恰当的抗生素积极治疗,绝大多数盆腔炎性疾病能彻底治愈。抗生素的治疗原则:经验性、广谱、及时及个体化。根据药敏试验选用抗生素较合理,但通常需在获得实验室结果前即给予抗生素治疗,因此,初始治疗往往根据经验选择抗生素。由于盆腔炎性疾病的病原体多为淋病奈瑟菌、衣原体以及需氧菌、厌氧菌的混合感染,需氧菌及厌氧菌又有革兰氏阴性及革兰氏阳性之分,故抗生素的选择应涵盖以上病原体,选择广谱抗生素以及联合用药。在盆腔炎性疾病诊断 48 小时内及时用药将明显降低后遗症的发生。具体选用的方案根据医院的条件、患者的接受程度、药物价格以及药物有效性等综合考虑。

1. 门诊治疗 若患者一般状况好,症状轻,能耐受口服抗生素,并有随访条件,可在门诊给予口服或肌内注射抗生素治疗。常用方案:①氧氟沙星 400mg 口服,每日 2 次,或左氧氟沙星 500mg 口服,每日 1 次,同时加服甲硝唑 400mg,每日 2 ~ 3 次,连用 14 日;②头孢曲松钠 250mg 单次肌注,或头孢西丁钠 2g,单次肌注,同时口服丙磺舒 1g,然后改为多西环素 100mg,每日 2 次,连用 14 日,可同时口服甲硝唑 400mg,每日 2 次,连用 14 日;或选用其他第三代头孢菌素与多西环素、甲硝唑合用。

2. 住院治疗 若患者一般情况差,病情严重,伴有发热、恶心、呕吐;或有盆腔腹膜炎;或输卵管卵巢脓肿;或门诊治疗无效;或不能耐受口服抗生素;或诊断不清,均应住院给予抗生素药物治疗为主的综合治疗。

(1) 支持疗法:卧床休息,半卧位有利于脓液积聚于直肠子宫陷凹而使炎症局限。给予高热量、高蛋白、高维生素流食或半流食,补充液体,注意纠正电解质紊乱及酸碱失衡。高热时采用物理降温。尽量避免不必要的妇科检查以免引起炎症扩散,有腹胀应行胃肠减压。

(2) 抗生素药物治疗:给药途径以静脉滴注收效快。

常用的配伍方案如下:

1) 第二代头孢菌素或相当于第二代头孢菌素的药物及第三代头孢菌素或相当于第三代头孢菌素的药物:如头孢西丁钠 2g,静注,每 6 小时 1 次;或头孢替坦二钠 2g,静注,每 12 小时 1 次;加多西环素 100mg,每 12 小时 1 次,静脉或口服。其他可选用头孢呋辛钠、头孢唑肟钠、头孢曲松钠、头孢噻肟钠。临床症状改善至少 24 小时后转为口服药物治疗,多西环素 100mg,每 12 小时 1 次,连用 14 日。对不能耐受多西环素者,可用阿奇霉素替代,每次 500mg,每日 1 次,连用 3 日。对输卵管卵巢脓肿的患者,可加用克林霉素或甲硝唑,从而更有效的对抗厌氧菌。

2) 克林霉素与氨基糖苷类药物联合方案:克林霉素 900mg,每 8 小时 1 次,静滴;庆大霉素先给予负荷量(2mg/kg),然后给予维持量(1.5mg/kg),每 8 小时 1 次,静滴。临床症状、体征改善后继续静脉应用 24 ~ 48 小时,克林霉素改为口服,每次 450mg,1 日 4 次,连用 14 日;或多西环素 100mg,口服,每 12 小时 1 次,连服 14 日。

3) 喹诺酮类药物与甲硝唑联合方案:氧氟沙星 400mg 静滴,每 12 小时 1 次;或左氧氟沙星 500mg 静滴,每日 1 次。甲硝唑 500mg 静滴,每 8 小时 1 次。

4) 青霉素类与四环素类药物联合方案:氨苄西林/舒巴坦 3g,静注,每 6 小时 1 次,加多西环素 100mg,每日 2 次,连服 14 日。

(3) 手术治疗:主要用于治疗抗生素控制不满意的 TOA 或盆腔脓肿。手术指征有:

1) 药物治疗无效:TOA 或盆腔脓肿经药物治疗 48 ~ 72 小时,体温持续不降,患者中毒症状加重或包块增大者,应及时手术,以免发生脓肿破裂。

2) 脓肿持续存在:经药物治疗病情有好转,继续控制炎症数日(2 ~ 3 周),包块仍未消失但已局限化,应手术切除,以免日后再次急性发作。

3) 脓肿破裂:突然腹痛加剧,寒战、高热、恶心、呕吐、腹胀,检查腹部拒按或有中毒性休

克表现，应怀疑脓肿破裂。若脓肿破裂未及时诊治，死亡率高。因此，一旦怀疑脓肿破裂，需立即在抗生素治疗的同时行剖腹探查。

手术可根据情况选择经腹手术或腹腔镜手术。手术范围应根据病变范围、患者年龄、一般状态等全面考虑。原则以切除病灶为主。年轻妇女应尽量保留卵巢功能，以采用保守性手术为主；年龄大、双侧附件受累或附件脓肿屡次发作者，行全子宫及双附件切除术；对极度衰弱危重患者的手术范围须按具体情况决定。若盆腔脓肿位置低、突向阴道后穹隆时，可经阴道切开排脓，同时注入抗生素。

3. 中药治疗　主要为活血化瘀、清热解毒药物，如银翘解毒汤、安宫牛黄丸或紫雪丹等。

（九）盆腔炎性疾病后遗症

若盆腔炎性疾病未得到及时正确的治疗，可能会发生一系列后遗症，即盆腔炎性疾病后遗症(PID)。主要病理改变为组织破坏、广泛粘连、增生及瘢痕形成，导致：①输卵管阻塞、输卵管增粗；②输卵管卵巢粘连形成输卵管卵巢肿块；③若输卵管伞端闭锁、浆液性渗出物聚积，形成输卵管积水或输卵管积脓或输卵管卵巢脓肿的脓液吸收，被浆液性渗出物代替形成输卵管积水或输卵管卵巢囊肿(图 11-1-4)；④盆腔结缔组织表现为主、骶韧带增生、变厚，若病变广泛，可使子宫固定。

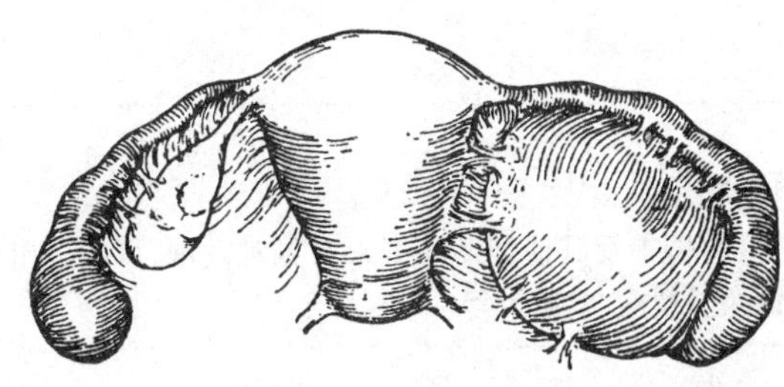

图 11-1-4　输卵管积水(左)、输卵管卵巢囊肿(右)

1. 临床表现

(1) 不孕：输卵管粘连阻塞可致不孕。急性盆腔炎性疾病后不孕发生率为 20% ~30%。

(2) 异位妊娠：盆腔炎性疾病后异位妊娠发生率是正常妇女的 8 ~10 倍。

(3) 慢性盆腔痛：炎症形成的粘连、瘢痕以及盆腔充血，常引起下腹部坠胀、疼痛及腰骶部酸痛，常在劳累、性交后及月经前后加剧。文献报道约 20% 急性盆腔炎发作后遗留慢性盆腔痛。慢性盆腔痛常发生在盆腔炎性疾病急性发作后的 4 ~8 周。

(4) 盆腔炎性疾病反复发作：由于盆腔炎性疾病造成的输卵管组织结构的破坏，局部防御机能减退，若患者仍处于同样的高危因素，可造成盆腔炎的再次感染导致反复发作。有盆腔炎性疾病病史者，约 25% 将再次发作。

2. 妇科检查　若为输卵管病变，则在子宫一侧或两侧触到呈索条状增粗输卵管，并有轻度压痛；若为输卵管积水或输卵管卵巢囊肿，则在盆腔一侧或两侧触及囊性肿物，活动多受限；若为盆腔结缔组织病变，子宫常呈后倾后屈，活动受限或粘连固定，子宫一侧或两侧有片状增厚、压痛，宫骶韧带常增粗、变硬，有触痛。

3. 治疗　盆腔炎性疾病后遗症需根据不同情况选择治疗方案。不孕患者多需要辅助生育技术协助受孕。对慢性盆腔痛，尚无有效的治疗方法，对症处理或给予中药、理疗等综合治疗，治疗前需排除子宫内膜异位症等其他引起盆腔痛的疾病。对盆腔炎性疾病反复发作者，在抗生素药物治疗的基础上可根据具体情况选择手术治疗。输卵管积水者需行手术治疗。

（十）随访

对于抗生素治疗的患者，应在 72 小时内随诊，明确有无临床情况的改善。患者在治疗后的 72 小时内临床症状应改善，如体温下降，腹部压痛、反跳痛减轻，宫颈举痛、子宫压痛、附件区压痛减轻。若此期间症状无改善，需进一步检查，重新进行评价，必要时行腹腔镜或手术探查。对沙眼衣原体以及淋病奈瑟菌感染者，可在治疗后4～6周复查病原体。

（十一）预防

1. 注意性生活卫生，减少性传播疾病。对沙眼衣原体感染高危妇女筛查和治疗可减少盆腔炎性疾病发生率。虽然细菌性阴道病与盆腔炎性疾病相关，但检测和治疗细菌性阴道病能否降低盆腔炎性疾病发生率至今尚不清楚。

2. 及时治疗下生殖道感染。

3. 加强公共卫生教育，提高公众对生殖道感染的认识及预防感染的重要性。

4. 严格掌握妇科手术指征，作好术前准备，术时注意无菌操作，预防感染。

5. 及时治疗盆腔炎性疾病，防止后遗症发生。

第四节　痛　　经

痛经为妇科最常见的症状之一，是指行经前后或月经期出现下腹部疼痛、坠胀，伴有腰酸或其他不适，症状严重影响生活质量者。痛经分为原发性和继发性两类，原发性痛经是指生殖器官无器质性病变的痛经，占痛经90%以上；继发性痛经是指盆腔器质性疾病引起的痛经。本节仅叙述原发性痛经。

知识链接

继发性痛经

继发性痛经是因盆腔器质性疾病导致的痛经。盆腔检查及其他辅助检查常有异常发现，可以找出继发痛经的原因。常见的疾病有子宫腺肌症、子宫内膜异位症、盆腔炎等。

（一）病因

原发性痛经的发生主要与月经时子宫内膜前列腺素（PG）含量增高有关。研究表明，痛经患者子宫内膜和月经血中PGF_{2a}和PGE_2含量均较正常妇女明显升高。PGF_{2a}含量增高是造成痛经的主要原因。PGF_{2a}和PGE_2是花生四烯酸脂肪酸的衍生物，在月经周期中，分泌期子宫内膜前列腺素浓度较增生期子宫内膜高。月经期因溶酶体酶溶解子宫内膜细胞而大量释放，使PGF_{2a}及PGE_2含量增高。PGF_{2a}含量高可引起子宫平滑肌过强收缩，血管挛缩，造成子宫缺血、缺氧状态而出现痛经。此外，原发性痛经还受精神、神经因素影响，疼痛的主观感受也与个体痛阈有关。增多的前列腺素进入血循环，还可引起心血管和消化道等症状。无排卵的增生期子宫内膜因无孕酮刺激，所含前列腺素浓度很低，通常不发生痛经。

（二）临床表现

主要特点表现为：①原发性痛经在青春期多见，常在初潮后1～2年内发病；②疼痛多自月经来潮后开始，最早出现在经前12小时，以行经第1日疼痛最剧烈，持续2～3日后缓解，疼痛常呈痉挛性，通常位于下腹部耻骨上，可放射至腰骶部和大腿内侧；③可伴有恶心、呕吐、腹泻、头晕、乏力等症状，严重时面色发白、出冷汗；④妇科检查无异常发现。

（三）诊断与鉴别诊断

根据月经期下腹坠痛，妇科检查无阳性体征，临床即可诊断。诊断时需与子宫内膜异位症、子宫腺肌病、盆腔炎性疾病引起的继发性痛经相鉴别。继发性痛经常在初潮后数年方出现症状，多有月经过多、不孕、放置宫内节育器或盆腔炎性疾病病史，妇科检查有异常发现，必要时可行腹腔镜检查加以鉴别。

（四）治疗

1. 一般治疗　应重视精神心理治疗，阐明月经时轻度不适是生理反应，消除紧张和顾虑有缓解效果。疼痛不能忍受时可辅以药物治疗。

2. 药物治疗

（1）前列腺素合成酶抑制剂：通过抑制前列腺素合成酶的活性减少前列腺素产生，防止过强子宫收缩和痉挛，从而减轻或消除痛经。该类药物治疗有效率可达80%。月经来潮即开始服药效佳，连服2～3日。美国FDA批准的用于治疗痛经的药物有布洛芬、酮洛芬、甲氯芬那酸、双氯芬酸、甲芬那酸、萘普生。布洛芬200～400mg，每日3～4次，或酮洛芬50mg，每日3次。

（2）口服避孕药：通过抑制排卵减少月经血前列腺素含量。适用于要求避孕的痛经妇女，疗效达90%以上。

（符逢春）

复习思考题

1. 子宫颈炎的临床表现是什么？
2. 何为盆腔炎性疾病？主要表现是什么？
3. 痛经的临床表现及治疗包括什么？

第二章　病毒性肝炎

学习要点

各型病毒性肝炎的病原学种类、流行病学特点及治疗原则；病毒性肝炎的临床表现、诊断、预后；病毒性肝炎的病理变化、预防途径；病毒性肝炎患者的问诊；患者的治疗及预防；能与患者及家属进行良好的沟通，开展病毒性肝炎的健康教育。

病毒性肝炎是由多种肝炎病毒引起的，以肝脏损害为主的一组全身性传染病。目前按病原学明确分类的有甲型、乙型、丙型、丁型、戊型五型肝炎病毒。临床表现主要是食欲减退、疲乏无力，厌油、肝脏肿大及肝功能损害，部分病例出现发热及黄疸；但多数为无症状感染者。乙型、丙型、丁型多呈慢性病程，少数患者可发展为肝硬化或肝癌，极少数病例可呈重型肝炎的临床过程，主要经血液、体液等胃肠外途径传播；甲型和戊型主要表现为急性感染，经粪口传播。

一、病原学

病毒性肝炎的病原体是肝炎病毒，目前已经证实甲、乙、丙、丁、戊五型肝炎病毒是病毒性肝炎的致病因子。不排除仍有未发现的肝炎病毒存在。

（一）甲型肝炎病毒（HAV）

是一种 RNA 病毒，属微小核糖核酸病毒科，HAV 存在于患者的血液、粪便及肝胞浆中。感染后血清中抗-HAVIgM 抗体很快出现，在 2 周左右达高峰。然后逐渐下降，在 8 周之内消失，是 HAV 近期感染的血清学证据；抗-HAVIgG 抗体产生较晚，在恢复期达高峰，可持久存在，具有保护性。

（二）乙型肝炎病毒（HBV）

是一种 DNA 病毒，属嗜肝 DNA 病毒科，是直径 42nm 的球形颗粒。又名 Dane 颗粒，有外壳和核心两部分。HBV 的抗原复杂，其外壳中有表面抗原，核心成分中有核心抗原和 e 抗原，感染后可引起机体的免疫反应，产生相应的抗体。

1. 乙型肝炎表面抗原（HBsAg）和表面抗体（抗-HBs）　HBsAg 存在于病毒颗粒的外壳以及小球形颗粒和管状颗粒。于感染后 2～12 周，丙氨酸氨基转移酶（ALT）升高前，即可由血内测到，一般持续 4～12 周，至恢复期消失，但感染持续者可长期存在。HBsAg 无感染性而有抗原性，能刺激机体产生抗-HBs，在 HBsAg 自血中消失后不久或数星期或数月，可自血中测到抗-HBs，抗 HBs 出现后其滴度逐渐上升，并可持续存在多年。抗-HBs 对同型感染具有保护作用。近期感染者所产生的抗-HBs 属 IgM，而长期存在血中的为抗-HbsIgG。

2. 乙型肝炎核心抗原（HBcAg）和核心抗体（抗-HBc）　HBcAg 主要存在于受染的肝细胞核内，复制后被释至胞浆中，由胞浆中形成的 HBsAg 包裹，装配成完整的病毒颗粒后释放

入血。血液中一般不能查到游离的 HbcAg，血中的 Dane 颗粒经去垢剂处理后可以查到其核心部分的 HBcAg 和 DNA 聚合酶。

抗-HBc，在 HBsAg 出现后 2～5 周，临床症状未出现前，即可由血内测到。早期出现者主要是抗-HBcIgM，其滴度迅速上升并保持高滴度，至 HBsAg 消失后，抗-HBcIgM 滴度即迅速降低。抗-HBcIgM 一般在血内维持 6～8 个月，是近期感染的重要标志；但在慢性活动型肝炎患者血中亦可测到，抗-HBcIgG 出现较迟，但可长期存在。抗-HBc 对 HBV 感染无保护作用。血清中抗-HBcIgM 阳性表明体内有 HBV 复制，且有肝细胞损害；若抗-HbcIgG 阳性且滴度高，伴以抗-HBs 阳性，则为乙型肝炎恢复期；若抗-HBcIgG 呈低滴度，抗-HBcIgM 阴性，而抗-HBs 阳性，则是既往感染的标志。

3. 乙型肝炎 e 抗原（HBeAg）和 e 抗体（HbeAb）　HBeAg 是以隐蔽形式存在 HBV 核心中的一种可溶性蛋白。在感染 HBV 后，HBeAg 可与 HBsAg 同时或稍后出现于血中，其消失则稍早于 HbsAg。HBeAg 仅存在于 HBsAg 阳性者的血液中，通常伴有肝内 HBVDNA 的复制，血中存在较多 Dane 颗粒和 HBVDNA 聚合酶活性增高，因此，HBeAg 阳性是病毒活动性复制的重要指标，传染性高。急性肝炎患者若 HBeAg 持续阳性 10 周以上，则易于转为持续感染。

抗-Hbe 在 HBeAg 消失后很短时间内即在血中出现，其出现表示病毒复制已减少，传染降低。但抗-Hbe 阳性者的血清中仍可查到少数 Dane 颗粒，且在患者肝细胞核内可检出整合的 HBVDNA 片断。抗-Hbe 在临床恢复后尚可持续存在 1～2 年。

（三）丙型肝炎病毒（HDV）

是一种具有脂质外壳的 RNA 病毒。HCV 感染者血中的 HCV 浓度极低，抗体反应弱而晚，血清抗-HCV 在感染后平均 18 周阳转，至肝功能恢复正常时消退，而慢性患者抗-HCV 可持续多年。

（四）丁型肝炎病毒（HDV）

是一种缺陷的嗜肝单链 RNA 病毒，需要 HBV 的辅助才能进行复制，因此 HDV 仅见于 HBV 同时或重叠感染。感染 HDV 后，血液中可出现抗-HDV，急性患者中抗-HDIgM 一过性升高，仅持续 10～20 天，无继发性抗-HDVIgG 产生；而在慢性患者中抗-HDVIgM 升高多为持续性，并有高滴度的抗-HDVIgG。急性患者若抗-HDVIgM 持续存在预示丁型肝炎的慢性化，且表明 HDVAg 仍在肝内合成。前已知 HDV 只有一个血清型。HDV 有高度的传染性，及很强的致病力。HDV 感染可直接造成肝细胞损害。

（五）戊型肝炎病毒（HEV）

为直径 27～34nm 的小 RNA 病毒。HDV 存在于潜伏末期及发病初期的患者粪便中。

二、流行病学

（一）传染源

1. 甲型肝炎　主要传染源是急性患者和隐性患者。病毒主要通过粪便排出体外，自发病前 2 周至发病后 2～4 周内的粪便具有传染性，而以发病前 5 天至发病后 1 周最强，潜伏后期及发病早期的血液中亦存在病毒。唾液，胆汁及十二指肠液亦均有传染性。当血清 HAV 出现时，粪便排毒基本停止。

2. 乙型肝炎　传染源是急、慢性患者和病毒携带者。病毒存在于患者的血液及各种体液（汗、唾液、泪液、乳汁、羊水、阴道分泌物、精液等）中。急性患者自发病前 2～3 个月即开始具有传染性,并持续于整个急性期。HBsAg(+)的慢性患者和无症状携带者中凡伴有HBeAg(+),或抗-HBcIgM(+),或DNA聚合酶活性升高或血清中HBVDNA(+)者均具有传染性。

3. 丙型肝炎　传染源是急、慢性患者和无症状病毒携带者。病毒存在于患者的血液及体液中。

4. 丁型肝炎　传染源是急、慢性患者和病毒携带者。HBsAg携带者是HDV的保毒宿主和主要传染源。

5. 戊型肝炎　传染源是急性及亚临床型患者。以潜伏末期和发病初期粪便的传染性最高。

(二) 传播途径

1. 甲型肝炎主要经粪、口途径传播。粪便中排出的病毒通过污染的手、水、苍蝇和食物等经口感染,以日常生活接触为主要方式,通常引起散发性发病,如水源被污染或生食污染的水产品(贝类动物),可导致局部地区暴发流行。通过注射或输血传播的机会很少。

2. 乙型肝炎的传播途径包括

(1) 输血及血制品以及使用污染的注射器或针头等。

(2) 母婴垂直传播(主要通过分娩时吸入羊水,产道血液,哺乳及密切接触,通过胎盘感染者约5%。)

(3) 生活上的密切接触。

(4) 性接触传播。

(5) 其他尚有经吸血昆虫(蚊、臭虫、虱等)叮咬传播的可能性。

3. 丙型肝炎的传播途径与乙型肝炎相同而以输血及血制品传播为主,且母婴传播不如乙型肝炎多见。

4. 丁型肝炎的传播途径与乙型肝炎相同。

5. 戊型肝炎通过粪、口途径传播,水源或食物被污染可引起暴发流行;也可经日常生活接触传播。

(三) 人群易感性

人类对各型肝炎普遍易感,各种年龄均可发病。

1. 甲型肝炎　感染后机体可产生较稳固的免疫力,在本病的高发地区,成年人血中普遍存在甲型肝炎抗体,发病者以儿童居多。

2. 乙型肝炎　高发地区新感染者及急性发病者主要为儿童,成人患者则多为慢性迁延型及慢性活动型肝炎;在低发地区,由于易感者较多,可发生流行或暴发。

3. 丙型肝炎　发病以成人多见,常与输血与血制品、药瘾注射、血液透析等有关。

4. 丁型肝炎　易感者为HBsAg阳性的急、慢性肝炎及或无症状携带者。

5. 戊型肝炎　各年龄普遍易感,感染后具有一定的免疫力。各型肝炎之间无交叉免疫,可重叠感染先后感染。

(四) 流行病学特征

病毒性肝炎的分布遍及全世界,但在不同地区各型肝炎的感染率有较大差别。我国属于甲型及乙型肝炎的高发地区,但各地区人群感染率差别较大。

1. 甲型肝炎　全年均可发病,而以秋冬季为发病高峰,通常为散发;发病年龄多在14岁以下,在托幼机构,小学校及部队中发病率较高,且可发生大的流行;如水源被污染或生吃污染水中养殖的贝壳类动物食品,可在人群中引起暴发流行。

2. 乙型肝炎　见于世界各地,人群中 HBsAg 携带率以西欧、北美及大洋洲最优(0.5%以下),而以亚洲与非洲最高6% ~10%,东南亚地区达10% ~20%;我国人群 HBsAg 携带率约 10%,其中北方各省较低西南方各省较高,农村高于城市。乙型肝炎的发病无明显季节性;患者及 HBsAg 携带者男多于女;发病年龄在低发区主要为成人,在高发区主要为儿童而成人患者多为慢性肝炎;一般散发,但常见家庭集聚现象。

3. 丙型肝炎　见于世界各国,主要为散发,多见于成人尤以输血与血制品者、药瘾者、血液透析者、肾移植者、同性恋者等;发病无明显季节性,易转为慢性。

4. 丁型肝炎　在世界各地均有发现,但主要聚集于意大利南部,在我国各省市亦均存在。

5. 戊型肝炎　发病与饮水习惯及粪便管理有关。常以水媒流行形式出现,多发生于雨季或洪水泛滥之后,由水源一次污染者流行期较短(约持续数周),如水源长期污染,或通过污染环境或直接接触传播则持续时间较长。发病者以青壮年为多,儿童多为亚临床型。

三、发病机制

病毒性肝炎的发病机制目前未能充分阐明。

1. 甲型肝炎病毒在肝细胞内复制的过程中仅引起肝细胞轻微损害,在机体出现一系列免疫应答(包括细胞免疫及体液免疫)后,肝脏出现明显病变,表现为肝细胞坏死和炎症反应。HAV 通过被机体的免疫反应所清除,因此,一般不发展为慢性肝炎,肝硬化或病毒性携带状态。

2. 乙型肝炎病毒感染肝细胞并在其中复制,一般认为并不直接引起肝细胞病变,但 HBV 基因整合于宿主的肝细胞染色体中,可能产生远期后果。乙型肝炎的肝细胞损伤主要是通过机体一系列免疫应答所造成,其中以细胞免疫为主。机体免疫反应的强弱及免疫调节机能是否正常与乙型肝炎临床类型及转归有密切关系。

3. 对丙型及戊型肝炎的发病机制目前了解很少。一些研究提示,丙型和戊型肝炎的发病机制有免疫系统的参与,肝细胞损伤主要是由免疫介导的。

4. 丁型肝炎病毒与 HBV 重叠感染导致 HDV 大量复制,明显多于 HDV 与 HBV 联合感染者。HDV 对肝细胞具有直接致病性,乙型肝炎伴有 HDV 感染,尤其以二者重叠感染者,肝细胞损伤明显加重。

各型病毒性肝炎之间无交叉免疫。HDV 与 HBV 联合感染或重叠感染可加重病情,易发展为慢性肝炎及重型肝炎,尤以 HDV 重叠感染于慢性乙型肝炎者。HAV 或 HBV 重叠感染也使病情加重,甚至可发展为重型肝炎。

四、病理变化

各型肝炎的肝脏病理改变基本相似。各种临床类型的病理改变如下。

(一) 急性肝炎

肝脏肿大,表面光滑。肝细胞变性和坏死,肝细胞气球样变和嗜酸性变最常见。门管区炎症细胞浸润,坏死区肝细胞增生,网状支架和胆小管结构正常。黄疸型病变较非黄疸型重,有明显的肝细胞内胆汁淤积。急性肝炎如出现碎屑状坏死,提示极可能转为慢性。甲型和戊型肝炎,在门管区可见较多的浆细胞;乙型肝炎门管区炎症不明显;丙型肝炎滤泡样淋巴细胞聚集和较明显的脂肪变性。

（二）慢性肝炎

1. 慢性迁延型肝炎　肝脏大多较正常为大，质较软。镜下改变有以下3类：

（1）慢性小叶性肝炎：以肝细胞变性、坏死及小叶内炎性细胞侵润为主。门管区改变不明显。

（2）慢性间隔性肝炎：有轻度的肝细胞变性及坏死，伴以小叶内炎性细胞浸润。门管区纤维组织伸展入小叶内，形成间隔，间隔内炎性细胞很少，无假小叶形成。

（3）慢性门脉性肝炎：肝细胞变性较轻，有少数点状坏死，偶见嗜酸性小体。门管区有多数炎性细胞浸润，门管区增大。但无界板破坏或碎屑状坏死。

2. 慢性活动型肝炎　肝脏体积增大或不大，质中等硬度。镜下改变可分为中、重二型。

（1）中型慢性活动型肝炎：小叶周边有广泛的碎屑状坏死和主动纤维间隔形成。小叶内肝细胞变性及坏死均较严重，可见融合性坏死或桥形坏死以及被动性间隔形成。小叶结构大部保存。

（2）重型慢性活动肝炎：桥形坏死范围更广泛，可累及多数小叶并破坏小叶完整性。

（三）重型肝炎

1. 急性重型肝炎　肝脏体积明显缩小，边缘变薄，质软、包膜皱缩。镜下见到广泛的肝细胞坏死消失，遗留细胞网支架，肝窦充血。有中性、单核、淋巴细胞及大量吞噬细胞浸润。部分残存的网状结构中可见小胆管淤胆。有的病例严重的弥漫性肝细胞肿胀为主，细胞相互挤压呈多边形，小叶结构紊乱，小叶中有多数大小不等的坏死灶，肿胀的肝细胞间有明显的毛细胆管淤胆。

2. 亚急性重型肝炎　肝脏体积缩小或不缩小，质稍硬，肝脏表面和切面均有大小不等的再生结节。镜下可见新旧不等的大片坏死和桥形坏死，网织支架塌陷，有明显的门管区集中现象。残存的肝细胞增生成团，呈假小叶样结构。

3. 慢性重型肝炎：在慢性活动型肝炎或肝硬化病变的基础上，有新鲜的大块或亚大块坏死。

（四）淤胆型肝炎

有轻度急性肝炎的组织学改变，伴以明显的肝内淤胆现象。毛细胆管及小胆管内有胆栓形成，肝细胞浆内亦可见到胆色素淤滞。小胆管周围有明显的炎性细胞浸润。

五、临床表现

各型肝炎的潜伏期长短不一。甲型肝炎为2~6周（平均1个月）；乙型肝炎为6周~6个月（一般约3个月）；丙型肝炎为5~12周（平均7.8周）。

（一）急性肝炎

1. 急性黄疸型肝炎　病程可分为3个阶段。

（1）黄疸前期：多以发热起病，伴以全身乏力，食欲不振，厌油，恶心，甚或呕吐，常有上腹部不适、腹胀、便泌或腹泻；少数病例可出现上呼吸道症状，或皮疹，关节痛等症状。尿色逐渐加深，至本期末尿色呈红茶样。肝脏可轻度肿大，伴有触痛及叩击痛。化验：尿胆红素及尿胆原阳性，血清丙氨酸氨基转移酶（ALT）明显升高。本期一般持续3~7天。

（2）黄疸期：尿色加深，巩膜及皮肤出现黄染，且逐日加深，多于数日至2周内达高峰，然后逐渐下降。在黄疸出现后发热很快消退，而胃肠道症状及全身乏力则见增重，但至黄疸即将减轻前即迅速改善。在黄疸明显时可出现皮肤瘙痒,大便颜色变浅,心动过缓等症状。儿童患者黄疸较轻,且持续时间较短。本期肝大达肋缘下1～3cm,有明显触痛及叩击痛,部分病例且有轻度脾肿大。肝功能改变明显。本期持续约2～6周。

(3)恢复期:黄疸消退,精神及食欲好转。肿大的肝脏逐渐回缩,触痛及叩击痛消失。肝功能恢复正常。本期约持续1～2个月。

2. 急性无黄疸型肝炎　起病大多徐缓,临床症状较轻,仅有乏力、食欲不振、恶心、肝区痛和腹胀,溏便等症状,多无发热,亦不出现黄疸。肝常肿大伴触痛及叩击痛;少数有脾肿大。肝功能改变主要是ALT升高。不少病例并无明显症状,仅在普查时被发现。多于3个月内逐渐恢复。部分乙型及丙型肝炎病例可发展为慢性肝炎。

(二)慢性肝炎

1. 慢性迁延型肝炎　急性肝炎病程达半年以上,仍有轻度乏力、食欲不振、腹胀、肝区痛等症状,多无黄疸。肝大伴有轻度触痛及叩击痛。肝功检查主要是ALT单项增高。病情延迁不愈或反复波动可达1年至数年,但病情一般较轻。

2. 慢性活动性肝炎　既往有肝炎史,目前有较明显的肝炎症状,如倦怠无力、食欲差、腹胀、溏便、肝区痛等,面色常晦暗,一般健康情况较差,劳动力减退。肝大质较硬,伴有触痛及叩击痛,脾多肿大。可出现黄疸、蜘蛛痣、肝掌及明显痤疮。肝功能长期明显异常,ALT持续升高或反复波动,白蛋白降低,球蛋白升高,丙种球蛋白及IgG增高,凝血酶原时间延长,自身抗体及类风湿因子可出现阳性反应,循环免疫复合物可增多而补体C3、C4可降低。部分病例出现肝外器官损害,如慢性多发性关节炎、慢性肾小球炎、慢性溃疡性结肠炎、结节性多动脉炎、桥本氏甲状腺炎等。

(三)重型肝炎

1. 急性重型肝炎　亦称暴发型肝炎。特点是:起病急,病情发展迅猛,病程短(一般不超过10天)。患者常有高热,消化道症状严重(厌食、恶心、频繁呕吐,鼓肠等)、极度乏力。在起病数日内出现神经、精神症状(如性格改变,行为反常、嗜睡、烦躁不安等)。体检有扑翼样震颤、肝臭等,可急骤发展为肝昏迷。黄疸出现后,迅速加深。出血倾向明显(鼻衄、淤斑、呕血、便血等)。肝脏迅速缩小。亦出现浮肿、腹水及肾功不全。实验室检查:外周血白细胞计数及中性粒细胞增高,血小板减少;凝血酶原时间延长,凝血酶原活动度下降,纤维蛋白原减少。血糖下降;血氨升高;血清胆红素上升,ALT升高,但肝细胞广泛坏死后ALT可迅速下降,形成“酶胆分离”现象。尿常规可查见蛋白及管型,尿胆红素强阳性。

2. 亚急性重型肝炎　起病初期类似一般急性黄疸型肝炎,但病情进行性加重,出现高度乏力,厌食、频繁呕吐、黄疸迅速加深,血清胆红素升达>171.0μmol/L(10mg/dl),常有肝臭,顽固性腹胀及腹水(易并发腹膜炎),出血倾向明显,常有神经、精神症状,晚期可出现肝肾综合征,死前多发生消化道出血,肝性昏迷等并发症。肝脏缩小或无明显缩小。病程可达数周至数月,经救治存活者大多发展为坏死后肝硬化。实验室检查:肝功能严重损害,血清胆红素迅速升高,ALT明显升高,或ALT下降与胆红素升高呈“酶肝分离”;血清白蛋白降低,球蛋白升高,白、球蛋白比例倒置,丙种球蛋白增高;凝血酶原时间明显延长,凝血酶原活动度下降;胆固醇酯及胆碱脂明显降低。

3. 慢性重型肝炎　在慢性活动性肝炎或肝硬化的病程中病情恶化,出现亚急性重型肝炎的临床表现。预后极差。

（四）淤胆型肝炎

亦称毛细胆管型肝炎或胆汁淤积型肝炎。起病及临床表现类似急性黄疸型肝炎，但乏力及食欲减退等症状较轻而黄疸重且持久，有皮肤瘙痒等梗阻性黄疸的表现。肝脏肿大。大便色浅。转肽酶、碱性磷酸酶以及5-核苷酸酶等梗阻指标升高。ALT多为中度升高。尿中胆红素强阳性而尿胆原阴性。

可能影响肝炎病情的某些因素有年龄和妊娠。儿童病例的病情一般较轻，病程较短恢复完全。但1岁以内婴儿罹患肝炎时病情较重，易于发生为重症肝炎或肝硬化；老年人罹患肝炎多为黄疸型，淤胆多见，且持续时间较长，重型肝炎发生率较高，病死率亦较高。妊娠妇女合并肝炎者常发生黄疸，病情一般较重；妊娠晚期合并病毒性肝炎易发生重型肝炎，病死率较高，且易引起早产、死胎、新生儿窒息，胎儿先天畸形等；产程中及产后易发生大量出血。

六、并发症

肝内并发症多发生于HBV和HCV感染，主要有肝硬化、肝细胞癌、脂肪肝。肝外并发症包括胆道炎症、胰腺炎、糖尿病、甲状腺功能亢进、再生障碍性贫血、溶血性贫血、心肌炎、肾小球肾炎、肾小管性酸中毒等。

不同病原所致重症肝炎均可发生严重并发症，主要有肝性脑病、上消化道出血、肝肾综合征、感染等。

七、诊断

（一）临床诊断

1. 急性肝炎

（1）急性无黄疸型肝炎：症状及肝功损害均较轻，必须对流行病学资料、症状、体征及化检检查进行综合分析。①流行病学资料：半年内有无与确诊的病毒性肝炎患者密切接触史，尤其是家族中有无肝炎患者有重要参考价值。半年内有无接受输血或血制品史，或消毒不严格的注射史或针刺史。有无水源、食物污染史等；②症状：近期内出现的持续数日以上的、无其他原因可解释的乏力、食欲减退、厌油、腹胀、溏便和肝区痛等；③体征：近期内肝脏肿大且有触痛，叩击痛。可伴脾脏轻度肿大；④化验：主要为ALT活力增高。病原学检查阳性。凡化验阳性，且其他3项中有2项阳性，或化验与症状或化验与体征明显阳性，且能排除其他疾病者，可诊断为急性无黄疸型肝炎。凡单项ALT增高，或仅有症状、体征或仅有流行病学资料及其他3项中之一项均为疑似患者。疑似患者若病原学诊断阳性且除外其他疾病，可以确诊。

（2）急性黄疸型肝炎：根据急性发病具有急性肝炎的症状、体征、化验异常，且血清胆红素在17μmol/L以上，尿胆红素阳性，并排除其他原因引起的黄疸，可作出诊断。

2. 慢性肝炎

（1）慢性迁延型肝炎：有确诊或可疑急性肝炎的病史，病程超过半年仍有轻度症状，伴有血清ALT升高或并有其他肝功能轻度损害。或肝活体组织检查符合迁延型肝炎之诊断。

（2）慢性活动性肝炎：既往有肝炎史，或急性肝炎病程迁延，超过半年，而目前有较明显的肝炎症状；肝大，质中等硬度以上可伴有蜘蛛痣，面色晦暗、肝掌及脾肿大；血清ALT活力持续增高或反复波动，血清胆红素长期或反复增高，伴有白蛋白减低，球蛋白升高，白、球蛋白比例异常，或丙种球蛋白增高；可出现自身抗体或肝外损害。或肝活体组织检查符合慢性肝炎的组织学改变。

3. 重型肝炎　凡急性、慢性肝炎或肝硬化患者出现高热、极度乏力、严重的消化道症状，黄疸进行加深，出血倾向、神经精神症状，肝脏进行性缩小，肝细胞明显损害，凝血酶原时间明显延长者，均应考虑为重型肝炎。

4. 淤胆型肝炎　起病急，有持续3周以上的肝内梗阻性黄疸的症状及体征，肝炎症状较轻，肝脏肿大较明显；肝功化验主要表现为梗阻性黄疸的化验结果；并可除外其他肝内、外梗阻性黄疸者，可诊断为急性淤胆型肝炎。在慢性肝炎基础上出现上述表现者，可诊断为慢性淤胆型肝炎。

（二）病原学诊断

1. 甲型肝炎　①急性期血清抗-HAV IgM 阳性；②急性期及恢复期双份血清抗-HAV 总抗体滴度呈4倍以上升高；③急性早期的粪便免疫电镜查到 HAV 颗粒；④急性早期粪便中查到 HAVAg。具有以上任何一项阳性即可确诊为 HAV 近期感染；⑤血清或粪便中检出 HAV RNA。

2. 乙型肝炎

（1）现症 HBV 感染：具有以下任何一项即可作出诊断：①血清 HBsAg 阳性；②血清 HBV DNA 阳性或 HBV DNA 聚合酶阳性；③血清抗-HBcIgM 阳性；④肝内 HBcAg 阳性及（或）HBsAg 阳性，或 HBV DNA 阳性。

（2）急性乙型肝炎：具有以下动态指标中之一项者即可诊断。①HBsAg 滴度由高到低，消失后抗-HBs 阳转；②急性期血清抗-HBc IgM 呈高滴度，而抗-HBc IgG（-）或低滴度。

（3）慢性乙型肝炎：临床符合慢性肝炎，且有现症 HBV 感染的一种以上阳性指标。

（4）慢性 HBsAg 携带者：无任何临床症状或体征，肝功能正常，血清 HBsAg 检查持续阳性达6个月以上者。

3. 丙型肝炎

（1）排除诊断法：凡不符合甲型、乙型、戊型病毒性肝炎诊断标准，并除外 EB 病毒，巨细胞病毒急性感染（特异性 IgM 抗体阴性）及其他已知原因的肝炎，如药物性肝炎，酒精性肝炎等，流行病学提示为非经口感染者，可诊断为丙型肝炎。

（2）特异性诊断：血清抗-HCV 或 HCV RNA 阳性者。

4. 丁型肝炎　与 HBV 同时或重叠感染。

（1）血清中抗-HDV-IgM 阳性，或抗-HDV 阳性，或 HDVAg 阳性。

（2）血清中 HDV RNA 阳性。

（3）肝组织内 HDVAg 阳性。

5. 戊型肝炎

（1）排除诊断法：凡有符合甲型、乙型、丙型、丁型、巨细胞病毒、EBV 急性感染及其他已知原因的肝炎，流行病学证明经口感染者，可诊断为戊型肝炎。

（2）特异性诊断：急性期血清抗-HEV-IgM 阳性，或急性期粪便免疫电镜找到 HEV 颗粒，或急性期抗-HEV 阴性而恢复期阳转者。

八、鉴别诊断

（一）急性黄疸型肝炎

1. 黄疸前期　应与上呼吸道感染、传染性单核细胞增多症、风湿热及胃肠炎等相鉴别。

2. 黄疸期　应与其他可引起黄疸的疾病相鉴别，如药物性肝炎，钩端螺旋体病、传染性单核细胞增多症、胆囊炎、胆石症等。

（二）无黄疸型肝炎及慢性肝炎

应与可引起肝（脾）肿大及肝功损害的其他疾病相鉴别，如慢性血吸虫病、华支睾吸虫病，药物性或中毒性肝炎，脂肪肝等。

（三）慢性肝炎黄疸持续较久者

须与肝癌，胆管癌，胰头癌等相鉴别。

（四）重型肝炎

应与其他原因引起的严重肝损害，如药物中毒、暴发性脂肪肝等进行鉴别。此外，在急性重型肝炎临床黄疸尚不明显时，应注意与其他原因引起的消化道大出血，昏迷、神经精神症状相鉴别。

九、预后

1. 急性肝炎　预后大多良好。甲型及戊型肝炎患者大多数能在3个月内恢复健康，但戊型肝炎少数病例可发展为重型肝炎；孕妇病情重，病死率较甲型肝炎为高。乙型肝炎约10%～15%发展为慢性肝炎。丙型肝炎发展为慢性肝炎的比例更高，约40%～50%。HDV重叠感染于乙型肝炎者使病情加重，且易发展为慢性肝炎、肝硬化、肝细胞性肝癌。

2. 慢性肝炎　慢性迁延型肝炎的预后较好，但其中少数可能发展为慢性活动型肝炎、肝硬化或肝癌。慢性活动型肝炎的预后较差，可发展为肝硬化或重型肝炎。

3. 重型肝炎　预后差，病死率高。存活者常发展为坏死后肝硬化。

4. 无症状HBsAg携带者　预后一般良好。但部分病例在长期后可能发展为肝硬化或肝癌。

十、治疗

病毒性肝炎为目前尚无可靠而满意的抗病毒药物治疗。一般采用综合疗法，以适当休息和合理营养为主，根据不同病情给予适当的药物辅助治疗，同时避免饮酒、使用肝毒性药物及其他对肝脏不利的因素。

（一）急性肝炎

多为自限性疾病。若能在早期得到及时休息，合理营养及一般支持疗法，大多数病例能在3～6个月内临床治愈。

1. 休息　发病早期必须卧床休息，至症状明显减轻、黄疸消退、肝功能明显好转后，可逐渐增加活动量，以不引起疲劳及肝功能波动为度。在症状消失，肝功能正常后，再经1～3个月的休息观察，可逐步恢复工作。但仍应定期复查1～2年。

2. 营养　发病早期宜给易消化，适合患者口味的清淡饮食，但应注意含有适量的热量、蛋白质和维生素，并补充维生素C和B族维生素等。若患者食欲不振，进食过少，可由静脉补充葡萄糖液及维生素C。食欲好转后，应给含有足够蛋白质、碳水化合物及适量脂肪的饮食，不强调高糖低脂饮食，不宜摄食过多。

3. 药物治疗　辅以药物对症及恢复肝功能，药物不宜太多，以免增加肝脏负担。一般不采用抗病毒治疗，急性丙型肝炎则例外，因为急性丙型肝炎容易转为慢性，早期应用抗病毒治疗可降低转慢率。可选用干扰素或长效干扰素加用利巴韦林治疗。

（二）慢性肝炎

根据患者具体情况采用综合性治疗方案，包括合理的休息和营养，心理平衡，改善和恢复肝功能，调节机体免疫力，抗病毒、抗纤维化等治疗。

1. 休息 在病情活动期应适当卧床休息；病情好转后应注意动静结合；至静止期可从事轻工作；症状消失，肝功能恢复正常达3个月以上者，可恢复正常工作，但应避免过劳，且须定期复查。

2. 营养 应进高蛋白饮食；热量摄入不宜过高，以防发生脂肪肝；也不宜食过量的糖，以免导致糖尿病。

3. 抗病毒药物治疗 药物有α-干扰素、聚肌苷酸、阿糖腺苷、无环鸟苷等。

（三）重型肝炎（肝衰竭）

因病情发展快、病死率高，应积极进行抢救。治疗原则为：依据病情发展的不同时期（早、中、晚期）予以支持、对症、抗病毒等内科综合治疗为基础，早期免疫控制，中、晚期预防并发症及免疫调节为主，辅以人工肝支持系统疗法，争取适当时期进行肝移植手术。

十一、预防

（一）管理传染源

1. 报告和登记 对疑似，确诊，住院，出院，死亡的肝炎病例均应分别按病原学进行传染病报告，专册登记和统计。

2. 隔离和消毒 急性甲型及戊型肝炎自发病日算起隔离3周；乙型及丙型肝炎隔离至病情稳定后可以出院。各型肝炎宜分室住院治疗。对患者的分泌物、排泄物、血液以及污染的医疗器械物品均应进行消毒处理。

3. 对儿童接触者管理 对急性甲型或戊型肝炎患者的儿童接触者应进行医学观察45天。

4. 献血员管理 献血员应在每次献血前进行体格检查，检测ALT及HBsAg（用RPHA法或ELISA法），肝功能异常HBsAg阳性者不得献血。有条件时应开展抗-HCV测定，抗-HVC阳性者不得献血。

5. HBsAg携带者和管理 HBsAg携带者不能献血，可照常工作和学习，但要加强随访，应注意个人卫生和经期卫生，以及行业卫生，以防其唾液、血液及其他分泌物污染周围环境，感染他人；个人食具，刮刀修面用具，漱洗用品等应与健康人分开。HBeAg阳性者不可从事饮食行业，饮用水卫生管理及托幼工作。HBsAg阳性的婴幼儿在托幼机构中应与HBsAg阴性者适当隔离，HBeAg阳性婴幼儿不应入托。

（二）切断传播途径

1. 加强饮食卫生管理，水源保护、环境卫生管理以及粪便无害化处理，提高个人卫生水平。

2. 加强各种医疗器械的消毒处理，注射实行一人一管，或使用一次性注射器，医疗器械实行一人一用一消毒。

加强对血液及血液制品的管理，做好制品的HBsAg检测工作，阳性者不得出售和使用。非必要时不输血或血液制品。洗漱用品及食具专用。接触患者后肥皂和流动水洗手。保护婴儿切断母婴传播是预防重点，对HBsAg阳性尤以HBeAg亦呈阳性的产妇所产婴儿，出生后须迅即注射乙型肝炎特异免疫球蛋白及（或）乙型肝炎疫苗。

（三）保护易感人群

目前在国内使用的甲肝疫苗有甲肝纯化灭活疫苗和减毒活疫苗两种甲型肝炎。接种乙型肝炎疫苗是我国预防和控制乙型肝炎流行的最关键措施。“重组戊型肝炎疫苗”是我国著名专家夏宁邵教授带领的研究组研制，成为世界上第一个用于预防戊型肝炎的疫苗。目前，对于丙、丁型肝炎尚缺乏特异性免疫预防措施。

（刘亚莉）

复习思考题

1. 各种肝炎病毒引起急性肝炎的临床特点和诊断标准是什么？
2. 慢性病毒性肝炎可分为哪几类？分别有什么表现？
3. 乙型肝炎病毒血清标志物（俗称“两对半”）各有什么临床意义？
4. 各型肝炎的预后如何？

案例分析题

1. 35 岁女性，手术后二个月出现腹胀，乏力，ALT 200U/L，手术时输血 800ml，化验甲肝抗体（-），HBsAg（-），抗 HBc（+），抗 HBs（+），抗 HCV（+），诊断应考虑何种疾病？诊断依据是什么？

2. 男性，发现乙肝 2 年，出现乏力，腹胀，食欲不振，病情不稳定，查体：慢性肝病容，肝肋下触及 1.0cm，质中等，脾界扩大，血清 ALT200U/L，白蛋白 3.5g/L，球蛋白 3.6g/L，应诊为何种疾病？诊断依据是什么？

3. 患者 20 岁，发热 37.5℃，伴周身乏力，食欲不振，尿色加深如深茶样，化验肝功 ALT 500U/L，胆红素 80μmol/L，抗 HAVIgM（+），HBsAg（+），抗 HBcIgG（+），应诊为何种疾病？诊断依据是什么？

第三章　外科疾病 

学习要点

常见外科感染、烧伤、休克的临床表现、诊断、治疗要点；常见外科周围血管疾病的临床表现、诊断、治疗要点；常见皮肤病的临床表现、诊断、治疗要点；能运用所学知识辨析和初步处理常见外科感染、烧伤、休克。

第一节　外科感染性疾病

感染是指病原体（主要是细菌和真菌等）入侵机体引起的局部或全身炎症反应。外科感染一般指发生在组织损伤、空腔器官梗阻和手术后的感染，它包括两大类：非特异性和特异性感染。非特异性感染，又称化脓性感染或一般感染，常见致病菌有葡萄球菌、链球菌、大肠埃希菌等，常见疾病有疖、痈、蜂窝织炎、急性乳腺炎、急性阑尾炎等。特异性感染如结核病、破伤风、气性坏疽等，因致病菌不同，可有独特的表现。

根据病程长短感染可分为急性、亚急性和慢性感染。病程在 3 周以内为急性感染，超过 2 个月为慢性感染，介于两者之间者称为亚急性感染。感染亦可按发生条件来分类，如条件性（机会性）感染、二重感染（菌群交替）、医院内感染等。

外科感染的发生受到致病菌的毒力、局部及全身的抵抗力、及时和正确的治疗等因素的影响。近年来很多研究关注到肠道细菌易位与外科感染的关联。在危重患者，大量的细菌易位并产生内毒素，引发机体过度的炎症反应，甚至可以发展为多器官功能衰竭。

外科感染处理的关键在于恰当的外科干预和抗菌药物的合理应用。去除感染灶、通畅引流是外科治疗的基本原则，任何一种抗菌药物都不能取代切开引流等外科处理。一般来说，抗菌药物在外科感染治疗中仅起到辅助作用。

一、疖、痈、蜂窝织炎

（一）疖

疖又称疔疮，是单个毛囊及其周围组织的急性细菌性化脓性炎症，常扩散到皮下组织。

1. 病因及病理　病菌以金黄色葡萄球菌为主，偶可由表皮葡萄球菌或其他病菌致病。好发于颈项、头面、背部等毛囊与皮脂腺丰富的部位，与皮肤不洁、擦伤、皮下毛囊与皮脂腺分泌物排泄不畅或机体抵抗力降低有关。因金黄色葡萄球菌的毒素含凝固酶，脓栓形成是其感染的一个特征。多个疖同时或反复发生在身体各部，称为疖病。常见于营养不良的小儿或糖尿病患者。

2. 临床表现　初起时，局部皮肤有红、肿、痛的小硬结（直径<2cm）。数日后肿痛范围

扩大,小硬结中央组织坏死、软化,出现黄白色的脓栓,触之稍有波动;继而大多脓栓可自行脱落、破溃流脓。脓液流尽炎症逐步消退后,即可愈合。有的疖(无头疖)无脓栓,其炎症则需经抗炎处理后消退。

面疖特别是鼻、上唇及周围所谓“危险三角区”的疖,症状明显,病情严重,特别是由于处理不当如被挤压时,病菌可经内眦静脉、眼静脉进入颅内海绵状静脉窦,引起化脓性海绵状静脉窦炎,出现颜面部进行性肿胀,可有寒战、高热、头痛、呕吐、昏迷等,病情严重,死亡率很高。

3. 诊断及鉴别诊断　依据临床表现,本病易于诊断。如有发热等全身反应,应作血常规检查。老龄或疖病患者还应检查血糖和尿糖,作脓液细菌培养及药物敏感试验。

需与疖病作鉴别诊断的有:皮脂囊肿(俗称粉瘤)感染,痤疮轻度感染以及痈等。痤疮病变小并且顶端有点状凝脂,痈病变范围大,可有数个脓栓,除有红肿疼痛外,全身症状也较重。

4. 治疗　以局部治疗为主。全身症状明显者,面部疖及并发急性淋巴管炎和淋巴结炎者应给予抗菌药物治疗。

(1) 早期促使炎症消退:红肿阶段可选用热敷、超短波、红外线等理疗措施,也可敷贴加油调成糊状的中药金黄散、玉露散或鱼石脂软膏。

(2) 局部化脓时及早排脓:疖顶见脓点或有波动感时,用石炭酸点涂脓点或用针头将脓栓剔出,或作切开引流。禁忌挤压,以免引起扩散。出脓后敷以呋喃西林、湿纱条或以化腐生肌的中药膏,直至病变消退。

(3) 抗菌治疗:若有发热、头痛、全身不适等全身症状,面部疖或并发急性淋巴结炎、淋巴管炎时,可选用青霉素或磺胺类等抗菌药物治疗,或用清热解毒中药方剂等。有糖尿病者应给予降糖药物或胰岛素等相应治疗措施。

5. 预防　保持皮肤清洁,暑天或在炎热环境中生活工作,应避免汗渍过多,勤洗澡和及时更换内衣,婴儿更应注意保护皮肤,避免表皮受伤。

(二) 痈

痈指多个相邻毛囊及其周围组织的急性细菌性化脓性炎症,也可由多个疖融合而成。多见于成年人,常发生于颈、背等厚韧皮肤部。中医称“疽”(图 11-3-1)。

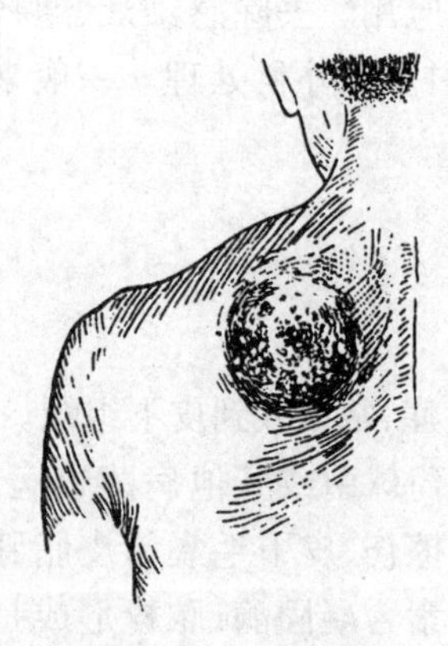

图 11-3-1　背部痈

1. 病因及病理　致病菌以金黄色葡萄球菌为主。感染与皮肤不洁、擦伤、机体抵抗力降低有关。炎症常从毛囊底部开始,沿阻力较小的皮下组织蔓延,再沿深筋膜向外周扩展,上传至毛囊群而形成多个脓头(图 11-3-2)。由于有多个毛囊同时发生感染,痈的炎症浸润范围大,病变累及深层皮下结缔组织,使其表面皮肤血运障碍甚至坏死;自行破溃常较慢,全身反应较重。随着时间迁延,还可能有其他病菌进入病灶形成混合感染,甚至发展为脓毒症。糖尿病患者容易患痈。

2. 临床表现　初起为小片皮肤硬肿、色暗红、界线不清,其中可有数个凸出点或脓点,疼痛较轻,但有畏寒、发热、食欲减退和全身不适。随后局部病灶的皮肤硬肿范围增大,周围呈现浸润性水肿,引流区域淋巴结肿大,局部疼痛加剧,全身症状加重。随着病变部位脓点增大、增多,中心处可破溃出脓、坏死脱落、溶解、塌陷,形似“火山口”,其中含脓液和大量坏死组织。

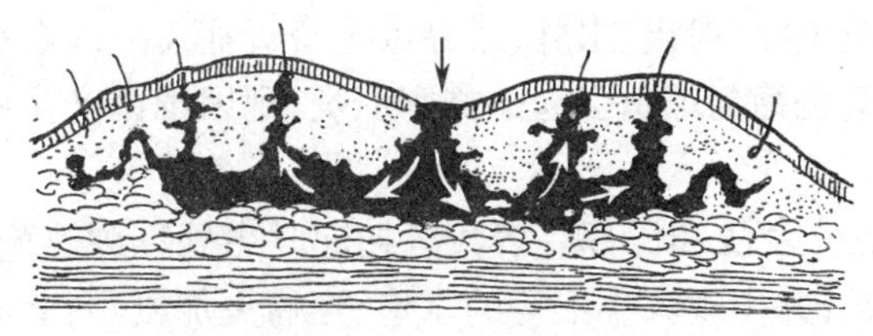
图 11-3-2 痈的切面(黑色为脓液)

其间皮肤可因组织坏死呈紫褐色,但肉芽增生比较少见,很难自行愈合。延误治疗病变继续扩大加重,出现严重的全身反应。唇痈容易引起颅内化脓性海绵状静脉窦炎,危险性更大。

3. 诊断 本病诊断不难。血常规检查白细胞计数明显增加;可作脓液细菌培养与药物敏感试验,为选择抗菌药物提供依据。注意患者有无糖尿病、低蛋白血症、心脑血管病等。

4. 治疗 注意休息,加强营养,必要时补液及应用镇痛剂,选用有效抗生素,控制糖尿病。病情重者,可考虑应用血浆及蛋白。可先选用青霉素、红霉素或磺胺类抗菌药物,以后根据细菌培养和药物敏感试验结果更换敏感药物。有糖尿病时,应根据病情给予胰岛素及控制饮食。中药选用清热解毒方剂,以及其他对症药物。

局部处理:初期有红肿时,可用50%硫酸镁湿敷,鱼石脂软膏、金黄散等敷贴,争取病变范围缩小。已现多个脓点、表面紫褐色或已破溃流脓时,需及时切开引流。在静脉麻醉下作“+”或“++”形切口切开引流,切口线应超出病变边缘皮肤,清除已化脓和尚未成脓、但已失活的组织。然后在脓腔内填塞生理盐水或凡士林纱条,外加干纱布绷带包扎(图 11-3-3)。术后注意创面渗血,渗出液过多时应及时更换敷料。一般在术后 24 小时更换敷料,改呋喃西林纱条贴于创面抗炎。以后每日更换敷料,等炎症控制后伤口内可使用生肌散,促使肉芽组织生长促进创面收缩愈合。较大的创面皮肤难于覆盖者,可在肉芽组织长好后行植皮术以加快修复。

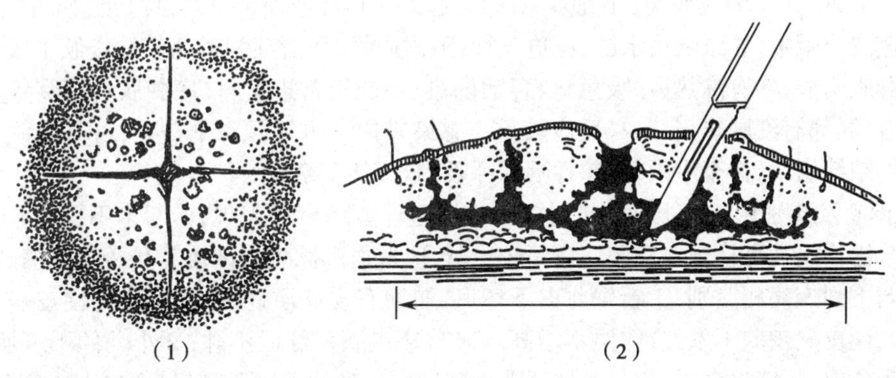

图 11-3-3 痈的十字切口

5. 预防 注意个人卫生,保持皮肤清洁。及时治疗疖,以防感染扩散。有糖尿病者控制血糖。

(三) 急性蜂窝织炎

急性蜂窝织炎是指皮下、筋膜下、肌隙间或深部蜂窝组织的一种急性感染。本病是皮下疏松结缔组织的急性细菌感染,其特点是病变不易局限,扩散迅速,与正常组织无明显界限。

1. 病因及病理 致病菌多为溶血性链球菌,其次是金黄色葡萄球菌以及大肠埃希菌或其他型链球菌。炎症可由皮肤或软组织损伤后感染引起,及局部化脓性感染直接扩散或经血液、淋巴传播产生。由于溶血性链球菌感染后可释放溶血素、链激酶、透明质酸酶等,使病变扩展较快，可在短期内引起广泛的皮下组织炎症、渗出、水肿，可导致全身炎症反应综合征和内毒素血症，但血培养常为阴性。若是金黄色葡萄球菌引起的蜂窝织炎，则因细菌产生的凝固酶作用而病变较为局限。

2. 临床表现 急性蜂窝织炎的临床表现分表浅和深部。表浅者初起时患处红肿热痛，继之炎症迅速沿皮下向四周扩散，肿胀更明显，并出现大小不等的水疱、疼痛更加剧烈，此时局部皮肤发红，指压后可稍褪色，红肿边缘界限不清楚。邻近病变部位的淋巴结常有肿痛。病变加重时，皮肤水疱溃破出水样液，部分肤色变成褐色。深部的急性蜂窝织炎则表皮的病状不明显，但因病变较深，全身症状明显，常有寒战、高热、头痛、乏力等；严重时体温极高或过低，甚至出现意识改变等严重中毒表现。

由于致病菌的种类与毒性、患者的状况和感染部位的不同，可有以下几种特殊类型。

（1）产气性皮下蜂窝织炎：致病菌以厌氧菌为主，如肠球菌、大肠埃希菌、变形杆菌、拟杆菌或产气荚膜梭菌。下腹与会阴部比较多见，常在皮肤受损伤且污染较重的情况下发生。产气性皮下蜂窝织炎病变主要局限于皮下结缔组织，不侵及肌层。初期表现类似一般性蜂窝织炎，但病变进展快且可触感皮下捻发音，破溃后可有臭味，全身状态较快恶化。

（2）新生儿皮下坏疽：亦称新生儿蜂窝织炎，其特点是起病急、发展快，病变不易局限，极易引起皮下组织广泛的坏死。致病菌多为金黄色葡萄球菌，病变多发生在背、臀部等经常受压处，偶可发生于枕部、肩、腿和会阴部，冬季易发，与皮肤不洁、擦伤、受压、受潮和粪便浸渍清理不及时引起感染有关。初起时皮肤发红，触之稍硬。病变范围扩大时，中心部分变暗变软，皮肤与皮下组织分离，触诊时皮肤有浮动感，脓液多时也可出现波动。皮肤坏死时肤色呈灰褐色或黑色并可破溃。严重时可有高热、拒乳、哭闹不安、昏睡、昏迷等全身感染症状。

（3）口底、颌下蜂窝织炎：小儿多见，感染起源于口腔或面部。来自口腔感染时，炎症肿胀可迅速波及咽喉，导致喉头水肿，压迫气管，阻碍通气，病情甚为危急。检查颌下表皮轻度红热但肿胀明显，伴有高热、呼吸急迫、吞咽困难、不能正常进食，口底肿胀。蜂窝织炎起源于面部者，局部有红肿热痛，全身反应较重。感染常向下方或颈深部蔓延，可累及颌下或颈阔肌后的结缔组织，甚至纵隔，引起吞咽和呼吸困难，甚至窒息。

3. 诊断及鉴别诊断 根据病史、体征，白细胞计数增多等表现，诊断多不困难。浆液性或脓性分泌物涂片可检出致病菌。病情较重时，应取血和脓做细菌培养和药物敏感试验。

可与下列疾病相鉴别：①新生儿皮下坏疽：初期有皮肤质地变硬时，应与硬皮病和尿布疹区别。硬皮病皮肤不发红，体温不增高。尿布疹皮肤发红但不肿；②小儿颌下蜂窝织炎：引起呼吸急促、不能进食时，应与急性咽峡炎区别。后者颌下肿胀稍轻，而口咽内红肿明显；③产气性皮下蜂窝织炎应与气性坏疽区别。后者发病前创伤常累及肌肉，病变以产气荚膜梭菌引起的坏死性肌炎为主，伤口常有某种腥味，X 线摄片肌肉间可见气体影；脓液涂片检查可大致区分病菌形态，细菌培养有助确认致病菌。

4. 治疗 休息，适当加强营养，必要时给予止痛退热药物，应用抗菌药物。抗菌药物一般先用新青霉素或头孢类抗生素，疑有厌氧菌感染时加用甲硝唑。根据临床治疗效果或细菌培养与药敏报告调整用药。注意改善患者全身状态，高热时可行物理降温或药物降温；进食困难者输液维持营养和体液平衡；呼吸急促时给予吸氧或辅助通气等。

局部采用热敷、中药外敷或理疗。早期急性蜂窝织炎，可以 50% 硫酸镁湿敷，或敷贴金黄散、鱼石脂膏等，若形成脓肿应及时切开引流；口底及颌下急性蜂窝织炎则应争取及早切

开减压，以防喉头水肿、压迫气管。其他各型皮下蜂窝织炎，为缓解皮下炎症扩展和减少皮肤坏死，也可在病变处作多个小的切口减压。产气性皮下蜂窝织炎必须及时隔离，伤口应以3%过氧化氢液冲洗、湿敷处理。

5. 预防　重视皮肤日常清洁卫生，防止损伤，受伤后要及早医治。婴儿和老年人的抵抗力较弱，要重视生活护理。

二、急性淋巴管炎和淋巴结炎

致病菌从皮肤、黏膜破损处或其他感染病灶侵入，经组织的淋巴间隙进入淋巴管内，引起淋巴管及其周围的急性炎症，称为急性淋巴管炎。淋巴管炎往往累及所属淋巴结，引起急性淋巴结炎。

（一）病因和病理

致病菌主要有乙型溶血性链球菌、金黄色葡萄球菌等，来源于口咽炎症、足癣、皮肤损伤以及各种皮肤、皮下化脓性感染等。如上肢、乳腺、胸壁、背部和脐以上腹壁的感染引起腋部淋巴结炎；下肢、脐以下腹壁、会阴和臀部的感染，可以发生腹股沟部淋巴结炎；头、面、口腔、颈部和肩部感染，引起颌下及颈部的淋巴结炎。

（二）临床表现

急性淋巴管炎分为网状淋巴管炎（丹毒）与管状淋巴管炎。管状淋巴管炎多见于四肢，下肢更常见。皮下浅层急性淋巴管炎在表皮下可见红色线条，有触痛，扩展时红线向近心端延伸。皮下深层的淋巴管炎不出现红线，可有条形触痛带。两种淋巴管炎都可以引起全身性反应，如发热、畏寒、头痛、食欲减退和全身不适等症状，病情取决于病菌的毒性和感染程度，常与原发感染有密切关系。

急性淋巴结炎轻者局部淋巴结肿大，有疼痛和触痛，但表面皮肤正常，可触及肿痛的淋巴结，大多能自行消肿痊愈；炎症加重时肿大淋巴结可粘连成团形成肿块，表面皮肤可发红发热，疼痛加重；严重者淋巴结炎可因坏死形成局部脓肿而有波动感，或溃破流脓，并有发热、白细胞增加等全身炎症反应。

（三）诊断

本病诊断一般不难。深部淋巴管炎需与急性静脉炎相鉴别，后者也有皮肤下索条状触痛，沿静脉走行分布，常与血管内长期留置导管或输注刺激性药物有关。

（四）治疗

主要是对原发病灶的处理。注意休息，抬高患肢及抗菌药物的应用，均有利于感染的控制。

急性淋巴管炎应着重治疗原发病灶。发现皮肤有红线条时，可用呋喃西林等湿温敷。如果红线条向近侧延长较快，可在皮肤消毒后用较粗的针头，在红线的几个点垂直刺入皮下，再以抗菌药液湿敷，以利抗炎。

急性淋巴结炎未形成脓肿时，如有原发感染如疖、痈、急性蜂窝织炎、丹毒等，应治疗原发感染灶，淋巴结炎多可随着原发感染控制后得以消退。若已形成脓肿，除应用抗菌药物外，还需切开引流。先试行穿刺吸脓，然后在局部麻醉下切开引流，注意防止损伤邻近的血管。少数急性淋巴结炎没有得到及时有效的治疗常可转变为慢性炎症而迁延难愈。

（五）预防

及时处理损伤，治疗原发病灶如龋齿、扁桃体炎、手足感染及足癣感染等。

三、脓肿

急性感染后,组织或器官内病变组织坏死、液化,形成局限性脓液积聚,并有一完整脓壁者,叫做脓肿。

（一）病因及病理

致病菌多为金黄色葡萄球菌。脓肿常继发于各种化脓性感染,如急性蜂窝织炎、急性淋巴结炎、疖等;也可以发生在局部损伤的血肿或异物存留处。此外,还可以远处感染经血流转移而形成脓肿。

（二）临床表现

浅部脓肿局部常隆起,有红、肿、热、痛和波动感,小的脓肿多无全身反应,大或多发的脓肿可有全身症状,如头痛、发热、食欲不振。深部脓肿局部红肿多不明显,一般无波动感,但局部有疼痛和压痛,并在疼痛区某一部位出现凹陷性水肿。患处常有运动障碍。结核引起的脓肿,病程长,发展慢,局部无红、肿、热、痛等急性表现,故称为寒性脓肿。常继发于脊柱结核及骨关节结核等。

位于腘窝、腹股沟区的脓肿,应与此处的动脉瘤相鉴别。动脉瘤无上述表现,且肿块有搏动,听诊有血管杂音,阻断近侧动脉,搏动和杂音消失。

（三）诊断

于脓肿处检查有无波动感方法(波动试验):左手食指轻压隆起一侧,右手食指在其对侧加压力或轻轻叩击,左手食指感到有液体波动的传导,然后两手食指再在相互垂直方向同样检查一次。如均有波动感即为波动试验阳性。于波动感或压痛明显处穿刺抽得脓液,即可确诊。血常规检查提示白细胞总数及嗜中性粒细胞增高。

（四）治疗

伴有全身症状时可予以全身支持、抗菌药物及对症处理。脓肿尚未形成时治疗同疖。如脓肿已有波动感或穿刺抽到脓液,应及时切开引流。选用局部麻醉,注射药物时应自脓腔周围向中心注射,不要注入脓腔。切口应作在波动最明显处或脓肿低位,以利引流,必要时可作对口引流。关节脓肿,应横行切开,以防愈后瘢痕影响关节功能。较大脓肿,术者应将手指伸入脓腔,分开间隔、变多房脓腔成单房,清除坏死组织后,以3%过氧化氢液和生理盐水冲洗,用凡士林纱布填塞脓腔,尾端置于切口外,如脓腔较大,尚可置外端固定的橡皮管引流,外加敷料、绷带包扎。术后敷料被脓性分泌物浸透应随时更换。

四、甲沟炎和脓性指头炎

指甲根部与皮肤连接紧密,皮肤沿指甲两侧形成甲沟,甲沟炎是甲沟及其周围组织的感染,常因微小创伤引起。脓性指头炎是手指末节掌面的皮下化脓性感染,致病菌多为金黄色葡萄球菌。

（一）临床表现

甲沟炎常先发生在一侧甲沟皮下,出现红、肿、热、痛。若病变进展,则疼痛加剧,红肿区内有波动感,出现白色脓点,但不易破溃出脓。炎症可蔓延至甲根或扩展到另一侧甲沟。因指甲阻碍排脓形成甲下脓肿,感染可向深层蔓延而形成指头炎。感染加重时常有疼痛加剧和发热等全身症状。

甲沟炎加重或是指尖、手指末节皮肤受伤后均可引起末节手指的皮下化脓感染,即指头

炎。初起阶段,指头有针刺样痛,轻度肿胀。继而指头肿胀加重、有剧烈的跳痛,可有发热、全身不适、白细胞计数增高。感染加重时,神经末梢因受压和营养障碍而麻痹,指头疼痛反而减轻。皮色由红转白,反映局部组织趋于坏死。因末节指骨常发生骨髓炎,手指皮肤破溃溢脓后,因指骨坏死或骨髓炎创口常经久不愈。

(二) 治疗

甲沟炎初起未成脓肿时,局部可选用鱼石脂软膏、金黄散糊等敷贴或超短波、红外线等理疗,并口服头孢拉定等抗菌药物。已成脓时应行手术,沿甲沟旁纵行切开引流。甲根处的脓肿,需要分离拔除一部分指甲甚至全片指甲,手术时需注意避免甲床损伤,以利指甲再生。手术时采用指神经阻滞麻醉,不可在病变邻近处行浸润麻醉,以免感染扩散。

指头炎初发时,应悬吊前臂平置患手,避免下垂以减轻疼痛。给予青霉素等抗菌药物,以金黄散糊剂敷贴患指。若患指剧烈疼痛、肿胀明显、伴有全身症状,应当及时切开引流,以免指骨受压坏死和发生骨髓炎。通常采用指神经阻滞麻醉,选用末节指侧面作纵切口,切口远侧不超过甲沟的1/2,近侧不超过指节横纹,将皮下纤维索分离切断,剪去突出的脂肪使脓液引流通畅。脓腔较大则宜作对口引流,切口内放置橡皮片引流,有死骨片应当除去。切口不应做成鱼口形,以免术后瘢痕形成影响手指感觉。

五、急性乳腺炎

急性乳腺炎是乳腺的急性化脓性感染,患者多是产后哺乳的妇女,尤以初产妇更为多见,往往发生在产后3～4周。

(一) 病因

急性乳腺炎的发病,有以下两方面原因:

(1) 乳汁淤积:乳汁是理想的培养基,乳汁淤积将有利于入侵细菌的生长繁殖。

(2) 细菌入侵:乳头破损或皲裂,使细菌沿淋巴管入侵是感染的主要途径。细菌也可直接侵入乳管,上行至腺小叶而致感染。多数发生于初产妇,缺乏哺乳的经验。也可发生于断奶时,因6个月以后的婴儿已长牙,易致乳头损伤。致病菌主要为金黄色葡萄球菌。

(二) 临床表现

患者感觉乳房疼痛、局部红肿、发热。随着炎症发展,患者可有寒战、高热、脉搏加快,常有患侧淋巴结肿大、压痛、白细胞计数明显增高。

局部表现可有个体差异。一般起初呈蜂窝织炎样表现,数天后可形成脓肿,脓肿可以是单房或多房性。脓肿可向外溃破,深部脓肿还可穿至乳房与胸肌间的疏松组织中,形成乳房后脓肿。感染严重者,可并发脓毒症。当局部有波动感或超声证明有脓形成时,应进行穿刺,抽到脓液表示脓肿已形成,脓液应作细菌培养及药物敏感试验。

(三) 治疗

原则是消除感染、排空乳汁。

呈蜂窝织炎表现而未形成脓肿之前,应用抗菌药可获得良好的结果。因主要病原菌为金黄色葡萄球菌,可不必等待细菌培养的结果,应用青霉素治疗,或用耐青霉素酶的苯唑西林钠(新青霉素Ⅱ)。若患者对青霉素过敏,则应用红霉素。抗菌药物可被分泌至乳汁,因此如四环素、氨基糖苷类、磺胺类和甲硝唑等药物应避免使用。

脓肿形成后,主要治疗措施是及时作脓肿切开引流。手术时要有良好的麻醉,为避免损伤乳管而形成乳瘘,应作放射状切开,乳晕下脓肿应沿乳晕边缘作弧形切口,深部脓肿或乳房后脓肿可沿乳房下缘作弧形切口，经乳房后间隙引流之。切开后以手指轻轻分离脓肿的多房间隔，以利引流。脓腔较大时，可在脓腔的最低部位另加切口作对口引流，必要时放置引流条。

一般不停止哺乳，因停止哺乳不仅影响婴儿的喂养，且提供了乳汁淤积的机会。但患侧乳房应停止哺乳，并以吸乳器吸尽乳汁，促使乳汁通畅排出。若感染严重或脓肿引流后并发乳瘘，应停止哺乳。可口服溴隐亭 1.25mg，每日 2 次，服用 7～14 天，或己烯雌酚 1～2mg，每日 3 次，共 2～3 天，或肌内注射苯甲酸雌二醇，每次 2mg，每日 1 次，至乳汁停止分泌为止。

（四）预防

关键在于避免乳汁淤积，防止乳头损伤，并保持其清洁。应加强孕期卫生宣教，指导产妇经常用温水、肥皂水洗净两侧乳头。如有乳头内陷，可经常挤捏、提拉矫正之。要养成定时哺乳、婴儿不含乳头而睡等良好习惯。每次哺乳应将乳汁吸空，如有淤积，可按摩或用吸乳器排尽乳汁。哺乳后应清洗乳头。乳头有破损或皲裂要及时治疗。注意婴儿口腔卫生。

第二节　烧　　伤

烧伤是有超过机体承受能力的高温作用于人体所导致的组织损伤，可分为直接热力烧伤、电烧伤和化学烧伤等情况，本节重点讨论直接热力烧伤。直接热力烧伤的热源包括火焰、热液、热蒸气、热金属等。直接热力烧伤对人体组织的损伤程度与热源温度高低及作用于人体的时间有关。

（一）伤情判断

伤情判断最基本的要求是烧伤面积和深度，还应兼顾呼吸道损伤的程度。

1. 烧伤面积的估算

为便于记忆，按体表面积划分为 11 个 9% 的等份，另加 1% 构成 100% 的体表面积，即头颈部＝1×9%；躯干＝3×9%；两上肢＝2×9%；双下肢＝5×9%＋1%，共为 11×9%＋1%（表 11-3-1）（图 11-3-4）。

表 11-3-1　中国新九分法

部位		占成人体表面积%		占儿童体表面积%
	发　部	3		
头　颈	面　部	3	9×1（9%）	9+（12－年龄）
	颈　部	3		
	双上臂	7		
双上肢	双前臂	6	9×2（18%）	9×2
	双　手	5		
	躯干前	13		
躯　干	躯干后	13	9×3　（27%）	9×3
	会　阴	1		
	双　臀	5[#]		
双下肢	双大腿	21	9×5+1（46%）	9×5+1－（12－年龄）
	双小腿	13		
	双　足	7[#]		

[#]成年女性的臀部和双足各占 6%

儿童头大,下肢小,可按下法计算:头颈部面积=[9+(12-年龄)]%,双下肢面积=[46-(12-年龄)]%(表11-3-1)。此外,不论性别、年龄,患者并指的掌面约占体表面积1%,如医者的手掌大小与患者相近,可用医者手掌估算,此法可辅助九分法,测算小面积烧伤也较便捷(图11-3-5)。

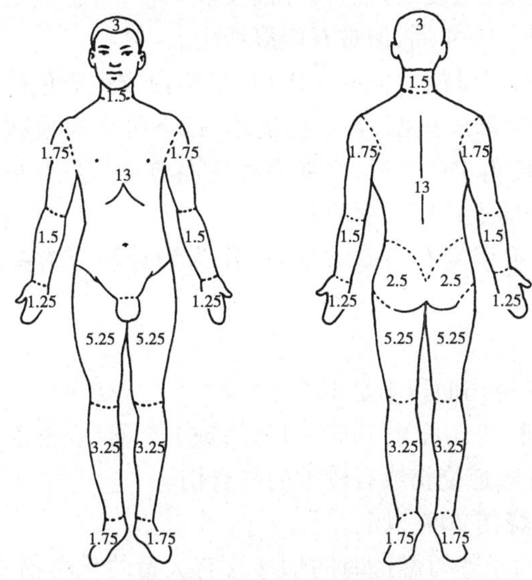

图11-3-4 成人体表各部所占百分比示意图

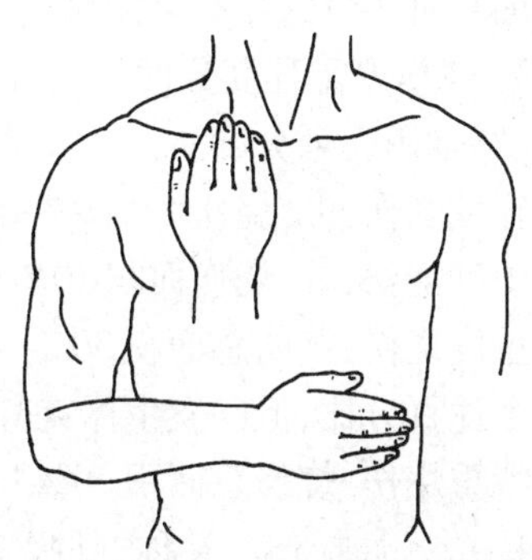

图11-3-5 手掌法(手掌并拢单掌面积为体表面积的1%)

2. 烧伤深度 烧伤深度的识别采用三度四分法,即分为Ⅰ°、浅Ⅱ°、深Ⅱ°、Ⅲ°。Ⅰ°、浅Ⅱ°烧伤一般称浅度烧伤;深Ⅱ°、Ⅲ°烧伤则属深度烧伤(图11-3-6)。

Ⅰ°烧伤:仅伤及表皮浅层,生发层健在,再生能力强。表面红斑状、干燥,烧灼感,3~7天脱屑痊愈,短期内有色素沉着。

浅Ⅱ°烧伤:伤及表皮的生发层、真皮乳头层。局部红肿明显,大小不一的水疱形成,内

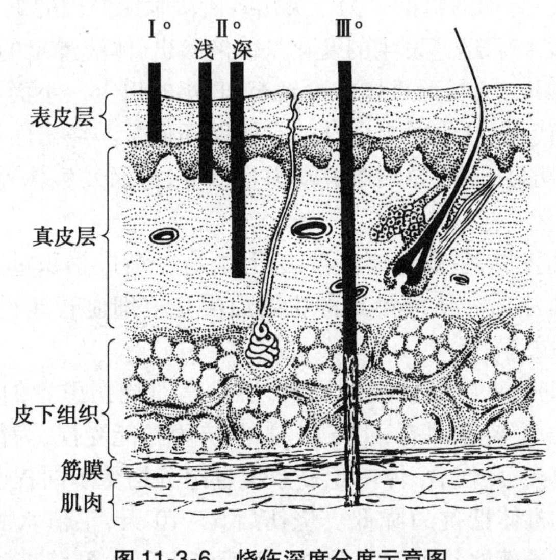

图11-3-6 烧伤深度分度示意图

含淡黄色澄清液体，水疱皮如剥脱，创面红润、潮湿、疼痛明显。上皮再生靠残存的表皮生发层和皮肤附件（汗腺、毛囊）的上皮增生，如不感染，1～2周内愈合，一般不留瘢痕，多数有色素沉着。

深Ⅱ°烧伤：伤及皮肤的真皮层，介于浅Ⅱ°和Ⅲ°之间，深浅不尽一致，也可有水疱，但去疱皮后，创面微湿，红白相间，痛觉较迟钝。由于真皮层内有残存的皮肤附件，可赖其上皮增殖形成上皮小岛，如不感染，可融合修复，需时3～4周，但常有瘢痕增生。

Ⅲ°烧伤：是全皮层烧伤甚至达到皮下、肌或骨骼。创面无水疱，呈蜡白或焦黄色甚至炭化，痛觉消失，局部温度低，皮层凝固性坏死后形成焦痂，触之如皮革，痂下可显树枝状栓塞的血管。因皮肤及其附件已全部烧毁，无上皮再生的来源，必须靠植皮而愈合。只有很局限的小面积Ⅲ°烧伤，才有可能靠周围健康皮肤的上皮爬行而收缩愈合。

3. 烧伤严重程度分度　为了对烧伤严重程度有一基本估计，作为设计治疗方案的参考，我国常用下列分度法：

轻度烧伤：Ⅱ°烧伤面积9%以下。

中度烧伤：Ⅱ°烧伤面积10%～29%，Ⅲ°烧伤面积不足10%。

重度烧伤：烧伤总面积30%～49%；或Ⅲ°烧伤面积10%～19%；或Ⅱ°、Ⅲ°烧伤面积虽不到上述百分比，但已发生休克等并发症、呼吸道烧伤或有较重的复合伤。

特重烧伤：烧伤总面积50%以上；或Ⅲ°烧伤20%以上。

4. 吸入性损伤　又称“呼吸道烧伤”。由于热力燃烧时的烟雾含有大量的化学物质，可被吸入至下呼吸道，这些化学物质有局部腐蚀和全身中毒的作用，如CO中毒、氰化物等，所以在相对封闭的火灾现场，死于吸入性窒息者多于体表烧伤，合并严重吸入性损伤者仍为烧伤救治中的突出难题。据统计，重度吸入伤可使烧伤死亡率增加20%～40%。

吸入性损伤的诊断依据：①燃烧现场相对密闭；②呼吸道刺激，咳出炭末痰，呼吸困难，肺部可能有哮鸣音；③面、颈、口鼻周常有深度烧伤，鼻毛烧伤，声音嘶哑；④纤维支气管镜检查发现气道黏膜充血、水肿，黏膜苍白、坏死、剥脱等，是诊断吸入性损伤最直接准确的方法。

（二）病理生理和临床分期

根据烧伤病理生理的特点，一般将烧伤临床发展过程分为四期，各期之间互相重叠，烧伤越重，其关系越密切。分期的目的是为了突出各阶段临床处理的重点。

1. 体液渗出期　烧伤后迅速发生的变化是体液渗出，体液渗出的速度，一般以伤后6～12小时最快，持续24～36小时，严重烧伤可延至48小时以上。小面积浅度烧伤，体液的渗出量有限，通过人体的代偿，不致影响全身的有效循环血量。烧伤面积大而深者，由于体液的大量渗出，循环血量明显下降，导致血液动力学改变，进而发生休克。因此在较大面积烧伤，此期又称为休克期。

烧伤休克的发生和发展，主要是体液渗出所致，有一渐进累积过程，一般需6～12小时达到高峰，持续36～48小时。体液渗出的主要原因是毛细血管通透性增加。在大面积烧伤，防治休克是此期的关键。

2. 急性感染期　继休克后或休克的同时，感染是对烧伤患者的另一严重威胁。严重烧伤易发生全身感染的主要原因有：①皮肤、黏膜屏障功能受损，为细菌入侵打开了门户；②机体免疫功能受抑制。烧伤后，体内免疫系统各组分均受不同程度损害，免疫球蛋白和补体丢失或被消耗；③机体抵抗力降低。烧伤后3～10天，正值水肿回收期，患者内脏及各系统功能尚未恢复，局部肉芽屏障未形成，伤后渗出使大量营养物质丢失，以及回收过程中带入的毒素等,使人体抵抗力处于低潮;④易感性增加。早期缺血缺氧损害是机体发生全身感染的因素。烧伤感染可来自创面、肠道、呼吸道,或静脉导管等。防治感染是此期的关键。

3. 创面修复期　组织烧伤后,炎症反应的同时,组织修复也已开始。创面修复所需时间与烧伤深度等多种因素有关,无严重感染的浅Ⅱ°和部分深Ⅱ°烧伤,可自愈。但Ⅲ°和发生严重感染的深Ⅱ°烧伤,创面只能由创缘的上皮扩展覆盖。如果创面较大(一般大于3cm×3cm),不经植皮多难自愈或需时较长,或愈合后瘢痕较多,易发生挛缩,影响功能和外观。Ⅲ°烧伤和发生严重感染的深Ⅱ°烧伤溶痂时,大量坏死组织液化,适于细菌繁殖。且脱痂后大片创面裸露,成为开放门户,不仅利于细菌生长,而且体液和营养物质大量丧失,成为发生全身感染的又一高峰时期。此期的关键是加强营养,扶持机体修复功能和抵抗力,积极消灭创面和防治感染。

4. 康复期　深度创面愈合后形成的瘢痕,严重影响外观和功能,需要锻炼、工疗、体疗和整形以期恢复;深Ⅱ°和Ⅲ°创面愈合后,常有瘙痒或疼痛、反复出现水疱,甚至破溃,并发感染,形成"残余创面",这种现象的终止往往需要较长时间;严重大面积深度烧伤愈合后,由于大部分汗腺被毁,机体散热调节体温能力下降,在盛暑季节,常感全身不适,常需2~3年调整适应。

(三)并发症

1. 休克　早期多为低血容量性休克。继而并发感染时,可发生脓毒性休克。特重的烧伤因强烈的损伤刺激,可立即并发休克。

2. 脓毒症　烧伤使皮肤对细菌的屏障作用发生缺陷,较重的患者还有白细胞功能和免疫功能的减弱,故容易发生感染。致病菌为皮肤的常存菌(如金黄色葡萄球菌等)或外源性污染的细菌(如铜绿假单胞菌等),化脓性感染可出现在创面上和焦痂下。感染还可能发展成为脓毒血症、脓毒性休克。此外,在使用广谱抗生素后,尤其在全身衰弱的患者,可继发真菌感染。

3. 肺部感染和急性呼吸衰竭　肺部感染可能有多种原因,如呼吸道黏膜烧伤、肺水肿、肺不张、脓毒症等。还可能发生成人呼吸窘迫综合征或肺梗死,导致急性呼吸衰竭。

4. 急性肾衰竭　并发休克前后有肾缺血,严重时肾小囊和肾小管发生变质,加以血红蛋白、肌红蛋白、感染毒素等均可损害肾,故可导致急性肾衰竭。

5. 应激性溃疡和胃扩张　烧伤后胃十二指肠黏膜易发生糜烂、溃疡、出血等,可能与胃肠道缺血、再灌注损害黏膜有关。胃扩张常为早期胃蠕动减弱时患者口渴饮多量水所致。

6. 其他　心肌功能降低,搏出量可减少,与烧伤后产生心肌抑制因子、感染毒素或心肌缺氧等相关。脑水肿或肝坏死也与缺氧、感染毒素相关。

(四)治疗原则

小面积浅度烧伤,及时给予清创、保护创面,大多能自行愈合。大面积深度烧伤的全身反应重、并发症多、死亡率和伤残率高,治疗原则是:

1. 早期及时补液,迅速纠正低血容量性休克,保持呼吸道通畅。
2. 使用有效抗生素,及时有效地防治全身性感染。
3. 尽早切除深度烧伤组织,用自、异体皮移植覆盖,促进创面修复,减少感染来源。
4. 积极治疗严重吸入性损伤,采取有效措施防治脏器功能障碍。
5. 实施早期救治与功能恢复重建一体化理念,早期重视心理、外观和功能的恢复。

(五)现场急救、转送与初期处理

现场抢救的目标是尽快消除致伤原因,脱离现场和进行危及生命的救治措施。

1. 迅速脱离热源　如火焰烧伤应尽快脱离火场,脱去燃烧衣物,就地翻滚或跳入水池,熄灭火焰。互救者可就近用非易燃物品(如棉被、毛毯)覆盖,隔绝灭火,忌奔跑呼叫,以免风助火势,烧伤头面部和呼吸道,也要避免双手扑打火焰,造成重要功能的双手烧伤。热液浸渍的衣裤,可以冷水冲淋后剪开取下,强力剥脱易撕脱水疱皮。小面积烧伤立即用清水连续冲洗或浸泡,既可减痛,又可带走余热。

2. 保护受伤部位　在现场附近,创面只求不再污染、不再损伤,可用干净敷料或布,行简单包扎后送医院处理。避免用有色药物涂抹,增加对烧伤深度判定的困难。

3. 保持呼吸道通畅　火焰烧伤常伴呼吸道受烟雾、热力等损伤,特别应注意保持呼吸道通畅。合并 CO 中毒者应移至通风处,必要时应吸入氧气。

4. 其他救治措施　①大面积严重烧伤早期应避免长途转送,休克期最好就近输液抗休克或加作气管切开,必须转送者应建立静脉输液通道,途中继续输液,保证呼吸道通畅。高度口渴、烦躁不安者常示休克严重,应加快输液,只可少量口服盐水。转送路程较远者,应留置导尿管,观察尿量;②安慰和鼓励受伤者,使其情绪稳定。疼痛剧烈可酌情使用地西泮、哌替啶(杜冷丁)等。重伤已有休克者,需经静脉用药,但应注意避免抑制呼吸中枢。

此外,注意有无复合伤,对大出血、开放性气胸、骨折等应先施行相应的急救处理。

5. 初期处理　入院后的初步处理:轻重有别。

(1) 轻度烧伤主要为创面处理:包括清洁创周健康皮肤,创面可用 1∶1000 苯扎溴铵或 1∶2000 氯己定清洗、移除异物,浅Ⅱ度水疱皮应予保留,水疱大者,可用消毒空针抽去水疱液。深度烧伤的水疱皮应予清除。如果用包扎疗法,内层用油质纱布,外层用吸水敷料均匀包扎,包扎范围应超过创周 5cm。面、颈与会阴部烧伤不适合包扎处,则予暴露。疼痛较明显者,给予镇静止痛剂。使用抗生素和破伤风抗毒素。

(2) 中、重度烧伤应按下列程序处理:①简要了解受伤史后,记录血压、脉搏、呼吸,注意有无呼吸道烧伤及其他合并伤,严重呼吸道烧伤需及早行气管切开;②立即建立静脉输液通道,开始输液;③留置导尿管,观察每小时尿量、比重、pH,并注意有无血红蛋白尿;④清创,估算烧伤面积、深度(应绘图示意)。特别应注意有无Ⅲ度环状焦痂的压迫,其在肢体部位可影响血液循环,躯干部可影响呼吸,应切开焦痂减压;⑤按烧伤面积、深度制定第一个 24 小时的输液计划;⑥广泛大面积烧伤一般采用暴露疗法。

(3) 创面污染重或有深度烧伤者,均应注射破伤风抗毒素血清,并用抗生素治疗。

(六)创面处理

Ⅰ°烧伤不需要特殊处理,能自行消退。但应注意保护创面,如烧灼感重,可涂薄层油脂。

小面积浅Ⅱ°烧伤清创后,如水疱皮完整,应予保存,只需抽去水疱液,消毒包扎,水疱皮可充当生物敷料,保护创面、减痛,且可加速创面愈合。如水疱皮已撕脱,可以无菌油性敷料包扎。除非敷料浸湿、有异味或有其他感染迹象,不必经常换药,以免损伤新生上皮。如创面已感染,应勤换敷料,清除脓性分泌物,保持创面清洁,多能自行愈合。

深度烧伤由于坏死组织多,组织液化,细菌定植极难避免,应正确选择外用抗菌药物。常用的有效外用药有1%磺胺嘧啶银霜剂、碘伏等。外用抗菌药物只能一定程度抑制细菌生长。烧伤组织由开始的凝固性坏死经液化到与健康组织分离,需要 2~3 周,在这一过程中,随时都有侵入性感染的威胁,因此多主张采用积极的手术治疗,包括早期切痂(切除深度烧伤组织达深筋膜平面)或削痂(削除坏死组织至健康平面),并立即皮肤移植。早期外科手术能减少全身性感染发病率,提高大面积烧伤的治愈率,并缩短住院日。

大面积深度烧伤患者健康皮肤所剩无几,需要皮肤移植的创面大,手术治疗中最大的难题是自体皮"供"与"求"的矛盾。我国学者创用大张异体皮开洞嵌植小块自体皮;异体皮下移植自体微粒皮,以及充分利用头皮为自体皮来源(头皮厚,血运好,取薄断层皮片5~7天可愈合,可反复切取,不形成瘢痕也不影响头发的生长)。如仍遇自体皮供应不足的困难,则大面积Ⅲ°烧伤的创面可分期分批进行手术。

第三节 休 克

休克是机体有效循环血量减少、组织灌注不足,细胞代谢紊乱和功能受损的病理过程,它是一个由多种病因引起的综合征。休克的本质是氧供给不足和需求增加,因此恢复对组织细胞的供氧、促进其有效的利用,保持正常的细胞功能是治疗休克的关键环节。休克的病理生理变化,是一个从亚临床阶段的组织灌注不足向多器官功能障碍综合征或多器官衰竭发展的持续过程。因此,应根据休克不同阶段的特点采取相应的防治措施。

(一)病因与分类

休克根据病因可分为低血容量性休克、感染性休克、心源性休克、神经源性休克和过敏性休克五大类。低血容量性休克包括创伤性和失血性休克。外科最常见的是低血容量性休克和感染性休克。其病因是由外科严重疾病包括损伤、大出血和感染所致。

(二)病理生理

1. 微循环的变化

(1)微循环收缩期:强烈的致病因素侵袭,导致有效循环血量锐减,引起组织灌注不足和细胞缺氧,肾上腺髓质释放大量儿茶酚胺,使外周和内脏小血管收缩,微循环动静脉短路和直捷通路开放,毛细血管血流减少,静脉回心血量增加。这种代偿使循环血量重新分布,保证心、脑等重要器官的有效灌注。若在此期去除病因,及时救治,休克较容易得到纠正。

(2)微循环扩张期:若休克继续发展,组织长时间缺氧,导致体内大量酸性代谢产物蓄积,酸性环境使微循环的毛细血管前括约肌松弛开放,大量血液淤积于微循环。毛细血管内静水压增加、毛细血管通透性增强,使血浆大量外渗。血液的淤积和外渗,使回心血量明显减少,血压明显下降,重要器官灌注不足。休克加重而进入抑制期。

(3)微循环衰竭期:若病情继续发展,便进入不可逆性休克。淤滞在微循环中的黏稠血液,在酸性环境中处于高凝状态,细胞和血小板在毛细血管内易发生凝集,形成微血栓,甚至引起弥散性血管内凝血。组织细胞溶酶体破裂,水解酶溢出,引起细胞自溶并损害周围其他细胞。最终引起大片组织、整个器官甚至多个器官功能受损。

2. 代谢改变 组织缺氧,无氧代谢造成代谢性酸中毒。无氧糖酵解使三磷酸腺苷生成减少,细胞膜钠钾泵功能失常,钾离子出细胞外形成高钾血症,钠离子入细胞内致细胞水肿、自溶。体内蛋白质分解加速,引起血尿素氮、肌酐增高。

3. 内脏器官的继发性损害 微循环障碍的持续存在和发展,使各器官的部分组织严重缺血缺氧而发生细胞变性、坏死和出血,进而引起器官功能障碍或功能衰竭。易受累器官依次为肺、肾、脑、心、胃肠道、肝等。

（三）临床表现

1. 休克代偿期　表现为精神紧张、兴奋或烦躁不安，皮肤苍白，四肢厥冷，心率加快、脉压小，呼吸加快，尿量减少。此时，若处理及时、得当，休克可较快得到纠正。否则，病情继续发展，进入休克抑制期。

2. 休克抑制期　表现为神情淡漠，反应迟钝或昏迷，面色苍白、紫绀、出冷汗，脉搏细速，血压进行性下降。严重时，全身皮肤、黏膜发绀，四肢厥冷，脉搏摸不清、血压测不出，尿少甚至无尿。当皮肤黏膜出现淤斑或消化道出血，提示病情已发展至弥散性血管内凝血阶段。若出现进行性呼吸困难、发绀，一般给氧不能改善时，应考虑并发急性呼吸窘迫综合征。休克的临床表现要点（表 11-3-2）。

表 11-3-2　休克的临床表现要点

分期	程度	神志	口渴	皮肤黏膜		脉搏	血压	体表血管	尿量	估计失血量
				色泽	温度					
休克代偿期	轻度	神志清楚，伴有痛苦表情，精神紧张	口渴	开始苍白	正常，发凉	100 次/分以下，尚有力	收缩压正常或稍升高，舒张压增高，脉压缩小	正常	正常	20% 以下（800ml 以下）
休克失代偿期	中度	神志尚清楚，表情淡漠	很口渴	苍白	发冷	100～200 次/分钟	收缩压为 90～70mmHg，脉压小	表浅静脉塌陷，毛细血管充盈迟缓	尿少	20%～40%（800～1600ml）
	重度	意识模糊，甚至昏迷	非常口渴，可能无主诉	显著苍白，肢端青紫	厥冷（肢端更明显）	速而细弱或摸不清	收缩压在 70mmHg 以下或测不到	表浅静脉塌陷，毛细血管充盈非常迟缓	尿少或无尿	40% 以上（1600ml 以上）

（四）诊断

诊断休克的关键是及时、早期发现。凡是有严重损伤、大量出血、严重感染以及过敏患者和有心脏病病史者，应想到并发休克的可能。临床观察中，对于有出汗、兴奋、心率加快、脉压小或尿少等症状者，应疑有休克；若患者出现神志淡漠、反应迟钝、皮肤苍白、呼吸浅快、收缩压降至 90mmHg 以下及尿少者，则标志患者已经进入休克抑制期。

（五）监测

1. 一般监测

（1）精神状态：主要反映脑组织的血液灌流情况。患者安静、神志清楚，对外界的刺激能正常反应，说明患者循环血量基本充足；若患者烦躁不安、表情淡漠，谵妄或嗜睡、昏迷，说明循环血量不足。

（2）皮肤温度、色泽：反映体表组织灌注情况。患者四肢温暖，皮肤干燥，轻压指甲或口唇时，局部暂时苍白，松压后色泽迅速转为正常，表明末梢循环已经恢复、休克好转；反之，则说明休克状况仍然存在。

（3）血压：通常认为收缩压<90mmHg、脉压<20mmHg 是休克存在的表现。但血压并不是反映休克程度最敏感的指标，在判断病情时，还应兼顾其他的参数进行综合分析。在观察血压情况时，还应强调定时测量、比较。

（4）脉率：脉率变化常出现在血压变化之前。当血压仍较低，但脉率已恢复、清楚，且肢

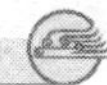

体温暖者,常表示休克趋于好转。常用脉率/收缩压(mmHg)计算休克指数,帮助判定休克的有无及轻重。指数为0.5多表示无休克;>1.0~1.5有休克;>2.0为严重休克。

(5)尿量:能反映肾脏灌注情况,同时能间接反映其他内脏灌注情况。尿量减少较血压降低更早出现。对疑有休克或已确认者,应观察每小时尿量。血压正常但尿量仍少且比重偏低者,提示有急性肾衰竭的可能。尿量维持在30ml/h以上、血压虽仍偏低时,提示休克趋于好转。

2. 特殊监测

(1)中心静脉压(central venous pressure,CVP):主要反映右心房和胸腔段静脉内压力变化,在反映全身血容量及心功能状态方面比动脉压改变早。正常值为5~10cmH_2O。当CVP<5cmH_2O时,表示血容量不足;CVP>15cmH_2O时,提示右心功能不全、静脉血管床过度收缩或肺循环阻力增高;CVP>20cmH_2O时,提示有充血性心力衰竭。连续监测CVP的动态变化,能准确反映心脏前负荷的情况,可用于指导临床治疗及估计预后。

(2)肺毛细血管楔压(pulmonary capillary wedge pressure,PCWP):将Swam-Ganz漂浮导管随血流漂过右心房、右心室,进入肺小动脉,可测得肺动脉压(pulmonary artery pressure,PAP)和肺毛细血管楔压(PCWP),有助于了解肺静脉、左心房压力和肺循环阻力情况。通过漂浮导管进行混合静脉血气分析,可了解肺内动静脉分流或肺内通气/血流比例的变化情况。PAP正常值为10~22mmHg,PCWP的正常值为6~15mmHg。PCWP<6mmHg提示血容量不足,>15mmHg提示肺微循环阻力增高,>20mmHg提示有右心功能不全,>30mmHg提示存在肺水肿。PCWP增高时,即使CVP正常,也应限制输液量,以免发生或加重肺水肿。

(3)动脉血气分析:动脉血氧分压(PaO_2)正常值为80~100mmHg,动脉血二氧化碳分压($PaCO_2$)正常值为36~44mmHg。$PaCO_2$>45mmHg时,提示肺泡通气功能障碍;PaO_2<60mmHg、吸入纯氧仍无改善者则可能是急性呼吸窘迫综合征的先兆。

(六)治疗

治疗原则:消除病因,改善循环,纠正缺氧,维持重要器官功能。

1. 一般紧急治疗　积极处理原发病。保持呼吸通畅。避免过度搬动。采用头和躯干抬高20°~30°,下肢抬高15°~20°,以增加回心血量。及早建立静脉通道,给予药物维持血压。早期予以鼻导管或面罩吸氧。注意保暖。

2. 补充血容量　恢复有效循环血量是抗休克的基本措施。应全面综合分析各项监测指标,特别是根据血压和中心静脉压这两者的联合分析,来判断扩容的效果。应根据原发病的种类和休克的程度来选用不同的液体,可分别选用平衡液、晶体液、胶体液、成分输血、输全血等。休克患者因常有体液丢失在体腔内和组织间,故而扩容的液体量常需大于显性丢失量。

3. 积极处理原发病　原发病的治疗是抗休克的前提。外科休克,常需要手术来处理原发病。原发病易控制者,可先抗休克,待休克基本控制后再手术处理原发病;对原发病不去除难以纠正休克时,如外伤性脾破裂伴失血性休克等,应边手术边抗休克。

4. 纠正酸碱平衡失调　经给氧、扩容等治疗后,酸碱平衡失调常能自行纠正。对给氧扩容后仍不能自行纠正的严重的酸碱平衡失调,可适当应用碱性或酸性药物进行纠正。

5. 血管活性药物的应用　血管活性药物,一般在有效扩容的前提下使用。

(1)血管收缩剂

多巴胺为外科抗休克时的常用药物。兼有兴奋α受体、β受体和多巴胺受体的作用,其药理作用与剂量有关,抗休克时常用小剂量,取其兴奋β受体强心、扩血管、疏通循环的作用,能增强心肌收缩力和扩张内脏血管,尤其是能扩张肾脏血管。当积极扩容后血压仍不能有效回升时或暂无有效扩容措施时,可加快多巴胺滴注速度,起到大剂量兴奋α受体的缩血管作用,血压回升后再减缓滴速。

多巴酚丁胺能增强心脏收缩力,能明显扩张肺小动脉,而对其余血管作用较弱,故可用于肺换气功能不佳、肺动脉高压的休克患者。静脉滴注用量为2.5~10μg/(kg·分钟)。

去甲肾上腺素以兴奋α受体为主,轻度兴奋β受体。能兴奋心肌,收缩血管,升高血压及增加冠脉血流量。作用时间短。常用量为0.5~2mg,加入5%葡萄糖溶液100ml内静脉滴注。

间羟胺(阿拉明)间接兴奋α、β受体,对心脏和血管的作用同去甲肾上腺素,但作用弱,维持时间约30分钟。常用量为2~10mg肌注或2~5mg静脉注射;或10~20mg加入5%葡萄糖溶液100ml内静脉滴注。

(2)血管扩张剂

1)α受体阻滞剂:①酚妥拉明(苄胺唑啉):能扩张阻力血管、增加组织灌流量。作用短暂,易于控制。常用0.1~0.5mg/kg加于100ml静脉输液中;②酚苄明:能阻滞α受体、间接反射性兴奋β受体,作用缓慢而持久,可维持3~4天。用量0.5~1mg/kg,加入到5%葡萄糖液或生理盐水200~400ml中,1~2小时内滴完。

2)抗胆碱能药:包括阿托品、山莨菪碱、东莨菪碱。大剂量直接扩张血管,增加冠脉血流量,减轻心脏前、后负荷,且可疏通微循环、防止血栓形成和DIC。临床上多用于休克治疗的是山莨菪碱,每次10mg,每15分钟1次,静脉注射,或者40~80mg/h持续泵入,直到临床症状改善。

(3)强心药:包括兴奋α受体和兴奋β受体兼具强心功能的药物,如多巴胺和多巴酚丁胺等,其他还有强心苷如毛花苷丙,可增强心肌收缩力,减慢心率。充分扩容后血压(BP)低而中心静脉压(CVP)高时,可静脉注射毛花苷丙行快速洋地黄化,首次剂量0.4mg缓慢静脉注射,有效时可再给维持量。

6. 改善微循环　休克合并DIC时,应用肝素抗凝治疗,1.0mg/kg,6小时一次,也可用丹参或双嘧达莫(潘生丁)、低分子右旋糖酐。

7. 肾上腺皮质激素　用于感染性休克和其他较严重的休克。可在血容量基本补足、代谢性酸中毒已初步纠正,而患者情况仍不见显著好转,或感染性休克血压急剧下降时,早期、足量、短程使用。一般主张应用大剂量,静脉滴注,一次滴完。为了防止多用激素可能产生的副作用,一般只用1~2次。

第四节　周围血管疾病

一、深静脉血栓形成

深静脉血栓形成是指血液在深静脉腔内不正常凝结,阻塞静脉腔,导致静脉回流障碍。如未予及时治疗,急性期可并发肺栓塞(致死性或非致死性),后期则因血栓形成后综合征,影响生活和工作能力。全身主干静脉均可发病,尤其多见于下肢。

(一)病因及病理

1946年,Virchow提出:静脉壁损伤、血流缓慢和血液高凝状态是造成深静脉血栓形成的三大因素。

1. 静脉壁损伤 ①静脉局部挫伤、撕裂伤或骨折碎片创伤；②静脉内注射各种刺激性溶液和高渗溶液；静脉壁损伤可造成内皮脱落及内膜下层胶原裸露，或静脉内皮及其功能损害，引起多种具生物活性物质的释放，启动内源性凝血系统，同时静脉壁电荷改变，导致血小板聚集、黏附，形成血栓。

2. 血流缓慢 造成血流缓慢的外因有：久病卧床，术中、术后以及肢体固定等制动状态及久坐不动等。此时，静脉血流缓慢，在瓣窦内形成涡流，使瓣膜局部缺氧，引起白细胞黏附分子表达，白细胞黏附及迁移，促成血栓形成。

3. 血液高凝状态 常见于妊娠、产后或术后、创伤、长期服用避孕药、肿瘤组织裂解产物等，使血小板数增高，凝血因子含量增加而抗凝血因子活性降低，导致血管内异常凝结形成血栓。

典型的血栓包括：头部为白血栓，颈部为混合血栓，尾部为红血栓。血栓形成后可向主干静脉的近端和远端滋长蔓延。其后，在纤维蛋白溶解酶的作用下，血栓可溶解消散，血栓脱落或裂解的碎片成为栓子，随血流进入肺动脉引起肺栓塞。但血栓形成后常激发静脉壁和静脉周围组织的炎症反应，使血栓与静脉壁粘连，并逐渐纤维机化，最终形成边缘毛糙管径粗细不一的再通静脉。同时，静脉瓣膜被破坏，以至造成继发性下肢深静脉瓣膜功能不全，即深静脉血栓形成后综合征。

（二）临床表现及分型

深静脉是血液回流的主要通路，一旦因血栓形成阻塞管腔，必然引起远端静脉回流障碍的症状。最常见的临床表现是一侧肢体的突然肿胀，70%是左下肢，患肢胀痛感。轻者局部感沉重，站立时症状加重。极少数患者患肢深浅静脉广泛性血栓形成，伴动脉痉挛缺血形成“股青肿”，皮肤紫绀，可导致肢体静脉型坏疽。

按照血栓形成的发病部位，临床表现可分述如下：

1. 上肢深静脉血栓形成 局限于腋静脉，前臂和手部肿胀、胀痛。发生在腋-锁骨下静脉，整个上肢肿胀，患侧肩部、锁骨上和前胸壁浅静脉扩张。上肢下垂时，肿胀和胀痛加重，抬高后减轻。

2. 上、下腔静脉血栓形成 上腔静脉血栓形成大多数起因于纵隔器官或肺的恶性肿瘤。除了有上肢静脉回流障碍的临床表现外，并有面颈部肿胀，球结膜充血水肿，眼睑肿胀；颈部、前胸壁、肩部浅静脉扩张，往往呈广泛性并向对侧延伸，胸壁的扩张静脉血流方向向下。常伴有头痛、头胀及其他神经系统症状和原发疾病的症状。下腔静脉血栓形成，多系下肢深静脉血栓向上蔓延所致。其临床特征为双下肢深静脉回流障碍，躯干的浅静脉扩张，血流方向向头端。当血栓累及下腔静脉肝段，影响肝静脉回流时，则有巴德-吉亚利综合征的临床表现。

3. 下肢深静脉血栓形成 最为常见，根据发病部位及病程，可作如下分型：

（1）根据急性期血栓形成的解剖部位分型：①中央型，即髂-股静脉血栓形成。起病急骤，全下肢明显肿胀，患侧髂窝、股三角区有疼痛和压痛，浅静脉扩张，患肢皮温及体温均升高。左侧发病多于右侧；②周围型，包括股静脉或小腿深静脉血栓形成。局限于股静脉的血栓形成，主要特征为大腿肿痛，由于髂-股静脉通畅，故下肢肿胀往往并不严重。局限在小腿部的深静脉血栓形成，临床特点为：突然出现小腿剧痛，患足不能着地踏平，行走时症状加重；小腿肿胀且有深压痛，作踝关节过度背屈试验可致小腿剧痛；③混合型，即全下肢深静脉血栓形成。主要临床表现为：全下肢明显肿胀、剧痛，股三角区、腘窝、小腿肌层都可有压痛，常伴有体温升高和脉率加速（股白肿）。如病程继续进展，肢体极度肿胀，对下肢动脉造成压迫以及动脉痉挛，导致下肢动脉血供障碍，出现足背动脉和胫后动脉搏动消失，进而小腿和足背往往出现水泡，皮肤温度明显降低并呈青紫色（股青肿），如不及时处理，可发生静脉性坏疽（图 11-3-7）。

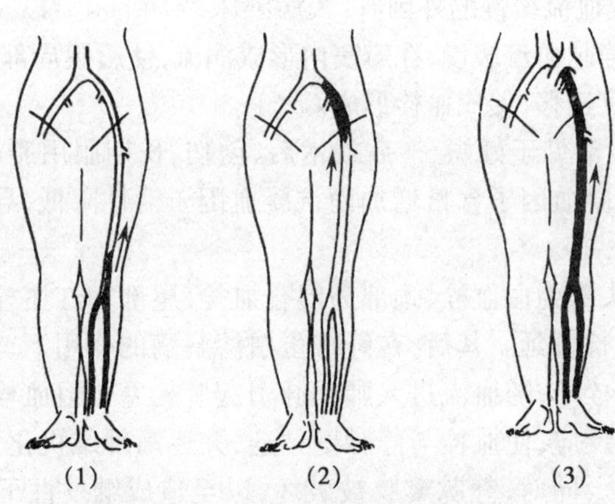

图 11-3-7 静脉血栓形成的解剖部位

（1）周围型；（2）中央型；（3）混合型

（2）根据临床病程演变分型：下肢深静脉血栓形成后，随着病程的延长，从急性期逐渐进入慢性期。根据病程可以分成以下四型：①闭塞型：疾病早期，深静脉腔内阻塞，以下肢明显肿胀和胀痛为特点，伴有广泛的浅静脉扩张，一般无小腿营养障碍性改变；②部分再通型：病程中期，深静脉部分再通。此时，肢体肿胀与胀痛减轻，但浅静脉扩张更明显，或呈曲张，可有小腿远端色素沉着出现；③再通型：病程后期，深静脉大部分或完全再通，下肢肿胀减轻，但在活动后加重，明显的浅静脉曲张、小腿出现广泛色素沉着和慢性溃疡；④再发型：在已再通的深静脉腔内，再次急性深静脉血栓形成。

（三）检查和诊断

一侧肢体突然发生的肿胀，伴有胀痛、浅静脉扩张，都应疑及下肢深静脉血栓形成。根据不同部位深静脉血栓形成的临床表现，一般不难作出临床诊断。下列检查有助于确诊和了解病变的范围。

1. 体格检查　患肢肿胀，组织张力增高。每天用卷尺精确测量患肢大腿和小腿的周径，并与健侧对照；相关区域有无压痛或浅静脉怒张、曲张；有无呼吸困难、胸痛、紫绀、休克、昏厥等，此时应怀疑并发肺栓塞。

2. 超声多普勒检查　采用超声多普勒检测仪，利用压力袖阻断肢体静脉，放开后记录静脉最大流出率，可以判断下肢主干静脉是否有阻塞。双功彩色超声多普勒可显示静脉腔内强回声、静脉不能压缩，或无血流等血栓形成的征象。如重复检查，可观察病程变化及治疗效果。

3. 下肢静脉顺行造影　能显示静脉形态，作出确定诊断。主要的 X 线征象为：①闭塞或中断：深静脉主干被血栓完全堵塞而不显影，或出现造影剂在静脉某一平面突然受阻的征象。常见于血栓形成的急性期；②充盈缺损：主干静脉腔内持久的、长短不一的圆柱状或类圆柱状造影剂密度降低区域，边缘可有线状造影剂显示形成“轨道征”，是静脉血栓的直接征象，为急性深静脉血栓形成的诊断依据；③再通：静脉管腔呈不规则狭窄或细小多枝状，部分可显示扩张，甚至扩张扭曲状。上述征象见于血栓形成的中、后期；④侧支循环形成：邻近阻塞静脉的周围，有排列不规则的侧支静脉显影。大、小隐静脉是重要的侧支，呈明显扩张。

（四）治疗

手术、制动、血液高凝状态是发病的高危因素，给予抗凝、抗血小板药物，鼓励患者作四肢的主动运动和早期离床活动，是主要的预防措施。治疗方法可分为非手术治疗和手术取栓两类，应根据病变类型和实际病期而定。

1\. 非手术治疗　包括：①一般处理：卧床休息、抬高患肢、适当使用利尿剂，以减轻肢体肿胀。病情允许时，着医用弹力袜或弹力绷带后起床活动；②祛聚疗法：如阿司匹林、右旋糖酐、双嘧达莫（潘生丁）、丹参等，能扩充血容量、降低血黏度，防治血小板聚集，常作为辅助治疗；③抗凝疗法。抗凝药物具有降低或消除血液的凝固性，以利血栓形成的静脉再通。通常先用普通肝素或低分子肝素（分子量<6000）静脉或皮下注射，达到低凝状态后改用维生素K拮抗剂（如华法林）口服，对于初次、继发于一过性危险因素者，至少服用3个月；对于初次原发者，服药6～12个月或更长时间；④溶栓治疗。静脉点滴链激酶、尿激酶、组织型纤溶酶原激活剂等，能激活血浆中的纤溶酶原成为纤溶酶，溶解血栓。

出血是抗凝、溶栓治疗的严重并发症，且剂量的个体差异很大，应严密监测凝血功能的变化：凝血时间（CT）不超过正常（8～12分钟）的2～3倍，活化部分凝血活酶时间（APTT）延长1.5～2.5倍，凝血酶时间（TT）不超过60秒（正常16～18秒），凝血酶原时间（PT）不超过对照值1.3～1.5倍。纤溶治疗时，尚需测定纤维蛋白原，不应低于0.6～1.0g/L（正常2～4g/L）。一旦出现出血并发症，除了停药外，应采用硫酸鱼精蛋白对抗肝素、维生素K_1对抗华法林。使用6-氨基乙酸、纤维蛋白原制剂或输新鲜血，对抗纤溶治疗引起的出血。

2\. 手术疗法　①取栓术最常用于下肢深静脉血栓形成，尤其是髂-股静脉血栓形成的早期病例。研究发现：发病后3天内，血栓与静脉内腔面尚无明显粘连，超过5天则粘连明显，因此取栓术的时机应在发病后3～5天内。对于病情继续加重，或已出现股青肿，即使病期较长，也可施以手术取栓力求挽救肢体。手术方法主要是采用Fogarty导管取栓术，术后辅用抗凝、祛聚疗法2个月，防止再发；②经导管直接溶栓术是近年来开展的血管腔内治疗技术，适用于中央型和混合型血栓形成。在超声或静脉造影监视引导下穿刺腘静脉，将专用的溶栓导管置入血栓内，通过导管的侧孔，持续脉冲式注入溶栓药物与血栓充分接触，使溶栓效果更好，同时降低出血等并发症发生率。

（五）并发症和后遗症

深静脉血栓如脱落进入肺动脉，可引起肺栓塞，大块肺栓塞可以致死，小的局限性肺栓塞的临床表现常缺乏特异性。典型表现有呼吸困难、胸痛、咯血、低血压和低氧血症等，严重者发病急骤，可迅速进入晕厥状态，出现寒战、出汗、苍白或发绀，血压明显下降等。对已有肺栓塞发生史、血栓头端延伸至下腔静脉或置管操作可能造成血栓脱落者，应考虑放置下腔静脉滤器，防止肺栓塞的发生。

深静脉血栓形成后，随着血栓机化及再通过程的进展，静脉回流障碍的症状逐渐减轻，而因深静脉瓣膜破坏造成的静脉逆流症状逐渐加重，后遗深静脉血栓形成后综合征，处理方法根据病变类型而异。闭塞为主者，以前述非手术疗法为主。髂股静脉闭塞而股静脉通畅者，在病情稳定后可作耻骨上大隐静脉交叉转流术，使患肢远侧的高压静脉血，通过转流的大隐静脉向健侧股静脉回流。局限于股静脉阻塞者,可作同侧大隐静脉股-腘(胫)静脉旁路术。已完全再通者,因深静脉瓣膜破坏,静脉逆流已成为主要病变,可采用原发性深静脉瓣膜关闭不全所介绍的手术方法治疗。凡有浅静脉曲张及足靴区溃疡者,应作曲张静脉剥脱和交通静脉结扎术。

知识链接

血栓性浅静脉炎

血栓性浅静脉炎是位于人体体表的浅表静脉的急性非化脓性炎症,常伴有血栓形成。是一种血管血栓性疾病,病变主要累及四肢浅静脉。血栓与炎症互为因果。本病与感染、外伤、静脉内长期置管、注射高渗溶液和硬化剂、长期卧床者、术后恢复期患者、血液凝固性增高等因素有关。血栓性浅静脉炎多见于下肢,位于小腿的浅静脉离心脏较远,壁较薄,静脉曲张严重。

二、血栓闭塞性脉管炎

血栓闭塞性脉管炎又称 Buerger 病,是血管的炎性、节段性和反复发作的慢性闭塞性疾病。多侵袭四肢中、小动静脉,以下肢多见,好发于男性青壮年。

(一) 病因

确切病因尚未明确,相关因素可归纳为两方面:①外来因素。主要有吸烟、寒冷与潮湿的生活环境、慢性损伤和感染。其中,主动或被动吸烟是参与本病发生和发展的重要环节。烟碱能使血管收缩,烟草浸出液可致实验动物动脉发生炎症;②内在因素。自身免疫功能紊乱、性激素和前列腺素失调以及遗传因素。在患者的血清中有抗核抗体存在,在患者动脉中发现免疫球蛋白(IgM、IgG、IgA)及 C_3 复合物,提示免疫功能紊乱与本病的发生发展相关。

(二) 病理

有如下特征:①通常始于动脉,然后累及静脉,由远端向近端进展,呈节段性分布,两段之间血管比较正常;②活动期为受累动静脉管壁全层非化脓性炎症,有内皮细胞和成纤维细胞增生;淋巴细胞浸润,中性粒细胞浸润较少,偶见巨细胞;管腔被血栓堵塞;③后期,炎症消退,血栓机化,新生毛细血管形成。动脉周围广泛纤维组织形成,常包埋静脉和神经;④虽有侧支循环逐渐建立,但不足以代偿,因而神经、肌和骨骼等均可出现缺血性改变。

(三) 临床表现

本病起病隐匿,进展缓慢,多次发作后症状逐渐明显和加重。主要临床表现:①患肢怕冷,皮肤温度降低、苍白或发绀;②患肢感觉异常及疼痛,早期起因于血管壁炎症刺激末梢神经,后因动脉阻塞造成缺血性疼痛,即间歇性跛行或静息痛;③长期慢性缺血导致组织营养障碍改变。严重缺血者,患肢末端出现缺血性溃疡或坏疽;④患肢的远侧动脉搏动减弱或消失;⑤发病前或发病过程中出现复发性游走性浅静脉炎。

(四) 临床诊断和辅助检查

临床诊断要点:①大多数患者为青壮年男性,多数有吸烟嗜好;②患肢有不同程度的缺血性症状;③有游走性浅静脉炎病史;④患肢足背动脉或胫后动脉搏动减弱或消失;⑤一般无高血压、高脂血症、糖尿病等易致动脉硬化的因素。

动脉硬化闭塞症的一般检查和特殊检查均适用于本病。彩色多普勒超声可以检查动静脉是否狭窄或闭塞,还能测定血流方向、流速和阻力。动脉造影可以明确患肢动脉阻塞的部位、程度、范围及侧支循环建立情况。患肢中小动脉多节段狭窄或闭塞是血栓闭塞性脉管炎的典型X线征象。最常累及小腿的3支主干动脉(胫前、胫后及腓动脉),或其中1~2支,后期可以波及腘动脉和股动脉。动脉滋养血管显影,形如细弹簧状,沿闭塞动脉延伸,是重要的侧支动脉,也是本病的特殊征象。

(五)鉴别诊断

本病可与下列疾病相鉴别:

1. 动脉硬化闭塞症　大多在50岁以上发病。患者常同时有高血压、高血脂及其他动脉硬化性心脑血管病史,病变主要累及大中型动脉。

2. 急性动脉栓塞　起病突然,有房颤史,在短期内出现远端肢体5P征(疼痛、麻木、无脉、苍白和运动障碍)。

3. 雷诺综合征　多见于各年龄段的女性,患肢远端动脉搏动正常,鲜有坏疽发生。

4. 糖尿病性坏疽　有糖尿病病史,血糖、尿糖升高,坏疽多为湿性。

(六)治疗

处理原则应该着重于防止病变进展,改善和增进下肢血液循环。

1. 一般疗法　严格戒烟,防止受冷、受潮和外伤,但不应使用热疗,以免组织需氧量增加而加重症状。疼痛严重者,可用止痛剂及镇静剂,慎用易成瘾的药物。患肢应进行适度锻炼,以促使侧支循环建立。

2. 非手术治疗　除了选用抗血小板聚集与扩张血管药物、高压氧舱治疗外,可根据中医辨证论治原则予以治疗。

3. 手术治疗　目的是重建动脉血流通道,增加肢体血供,改善缺血引起的后果。在闭塞动脉的近侧和远侧仍有通畅的动脉时,可施行旁路转流术。例如仅腘动脉阻塞,可作股-胫动脉旁路转流。鉴于血栓闭塞性脉管炎主要累及中、小动脉,不能施行上述手术时,尚可试行腰交感神经节切除术或大网膜移植术、动静脉转流术。已有肢体远端缺血性溃疡或坏疽时,应积极处理创面,选用有效抗生素治疗。组织已发生不可逆坏死时,应考虑不同平面的截肢术。

第五节　皮　肤　病

一、带状疱疹

带状疱疹是由水痘-带状疱疹病毒引起的急性炎症性皮肤病。其主要特点为簇集水疱,沿一侧周围神经作群集带状分布,伴有明显神经痛。由于病毒具有亲神经性,感染后可长期潜伏于脊髓神经后根神经节的神经元内,当机体抵抗力下降后,病毒活动繁殖而激发带状疱疹。带状疱疹患者一般可获得对该病毒的终生免疫。

(一)临床表现

发病前常先感局部疼痛,或轻度发热、乏力,亦可无前驱症状,患部先出现红斑,继而成簇性丘疹、丘疱疹、迅即成水疱,疱壁紧张、疱周红晕,7~8天后水疱干涸结痂,愈合后留有暂时性色素沉着,各群水疱之间皮肤正常,附近淋巴结肿大。

皮疹往往沿一侧周围神经分布排列成带状,一般不超过体表中线,多见于肋间神经或三叉神经、腰骶神经支配区,病程2~4周,愈后获终身免疫,一般不易复发(免疫力低下者例外)。

神经痛为本病特征之一,疼痛可出现在发疹前或伴随皮疹存在,年龄愈大,疼痛愈剧烈。老年患者于皮损消退后遗留顽固神经痛可达数月之久。

(二) 诊断标准

1. 发疹前数日往往有发热、乏力、食欲不振、局部淋巴结肿大、患处感觉过敏或神经痛,但亦可无前驱症状。皮损表现为局部皮肤潮红,继而出现簇集性粟粒大小丘疹,迅速变为水疱,疱液澄清,疱壁紧张发亮,周围有红晕。

2. 皮损沿一侧皮神经分布,排列成带状,各簇水疱群之间皮肤正常,皮损一般不超过正中线。

3. 神经痛为本病特征之一,可在发疹前或伴随皮疹出现。儿童患者往往较轻或无痛,老年患者则疼痛剧烈,且常于损害消退后遗留长时间的神经痛。

4. 发病迅速,病情急剧,全程约2周。愈后可留有暂时性色素沉着,若无继发感染一般不留疤痕。

(三) 治疗

西医学对带状疱疹的治疗原则为抗病毒、消炎止痛和防止继发感染。抗病毒药有阿糖腺苷、无环鸟苷及干扰素等。消炎止痛药如阿司匹林、维生素 B_1、维生素 B_{12}等。局部患处可用2%龙胆紫溶液或复方地榆氧化锌油外涂。若有继发感染,可用新霉素软膏外搽。

中医学认为本病因情志内伤,肝经气郁生火以致肝胆火盛;或因脾湿郁久,湿热内蕴,外感毒邪而发病。

(1) 热盛证:证见皮肤潮红,疱壁紧张,疼痛剧烈,伴有口苦咽干,烦躁易怒,小便黄,大便干,舌质红,苔黄,脉弦滑。治宜清泻肝胆实火法,方选龙胆泻肝汤化裁。亦可服用成药龙胆泻肝丸。

(2) 湿盛证:证见皮肤淡红,疱壁松弛,疼痛较轻,纳差或腹胀,大便溏,舌质淡,苔白厚或白腻,脉沉缓。治宜健脾除湿法。方选除湿胃苓汤化裁。

若皮疹消退后局部疼痛不止者,属气滞血瘀,治宜疏肝理气,活血止痛法,方选柴胡疏肝饮。

外用中药可根据病情选用清热解毒消肿或祛湿收干之药水煎外敷,另外水疱未破者可用金黄散,水疱已破者可用四黄膏外涂。

此外,中医针刺疗法有明显的消炎止痛作用,对后遗神经痛亦有疗效。

不论何种方法,带状疱疹的治疗应掌握时机,越早治疗效果越好。

二、单纯疱疹

单纯疱疹是一种由单纯疱疹病毒所致的病毒性皮肤病。中医称为热疮。

(一) 病因及发病机制

单纯疱疹是由单纯疱疹病毒感染所致的病毒性皮肤病,皮疹以群集性小水疱为特征,能引起多种部位感染,但以口周、鼻腔、生殖器等处好发。本病有自限性,但可复发。

病原体为DNA病毒中的单纯疱疹病毒(herpes simplex virus,HSV),可分为HSV-Ⅰ型和HSV-Ⅱ型。人是单纯疱疹病毒唯一的自然宿主,HSV经皮肤黏膜破损处进入机体,可潜伏于局部感觉神经节。原发感染中90%为隐性,约10%出现临床表现。正常人中有半数以上为HSV的携带者,可由口、鼻分泌物及粪便排出病毒而成为传染源。HSV不产生永久性免

疫,故当各种原因引起机体抵抗力减低时,体内潜伏的 HSV 即活跃致病。反复发作的单纯疱疹患者可能存在细胞免疫缺陷。

HSV-Ⅰ型主要是引起生殖器以外的皮肤黏膜和器官(如脑)的感染,HSV-Ⅱ型主要引起生殖器部位的皮肤黏膜及新生儿的感染。两者之间存在交叉免疫。

(二) 分类及临床表现

1. 皮肤单纯疱疹 任何部位均可发生,但好发于皮肤黏膜交界处,如唇缘、口角、鼻孔周围等。初起局部皮肤发痒、灼热或刺痛,继而在红斑基础上出现群集性米粒大小水疱,一般为 1 至 2 簇,疱液清,疱壁易破,约 1 ~2 周干燥结痂而愈,愈后不留瘢痕。原发感染者可伴发热、周身不适、局部淋巴结肿大。合并细菌感染者症状加重,出现脓疱,病程延长,愈后可有浅瘢痕。

2. 口腔单纯疱疹 可发于任何年龄,但儿童和青少年多见。好发于口腔、牙龈、舌、硬腭、软腭、咽等部位。表现为群集性小水疱,很快破溃形成浅表溃疡,也可一开始便是红斑、浅溃疡,疼痛明显,可伴发热、头痛、局部淋巴结肿痛。

3. 生殖器疱疹 90% 生殖器疱疹是由 HSV-Ⅱ型引起,约 10% 是由 HSV-Ⅰ型引起。

4. 新生儿单纯疱疹 HSV-Ⅱ型感染较 HSV-Ⅰ型感染多见。患有阴部疱疹的孕妇所生的新生儿被感染的机会较多,感染的类型包括皮肤、眼、口腔、脑甚至播散性感染。多数在出生后 4 ~7 天出现发热、咳嗽,口腔、皮肤出现疱疹。重者伴发呼吸困难、黄疸、肝脾肿大、出血倾向、惊厥、意识障碍等。本病凶险,预后差,常在出生后 9 ~12 天死亡。

(三) 诊断与鉴别诊断

根据群集性小水疱、好发于皮肤黏膜交界处、易于复发等临床特点,一般不难诊断。刮取疱底物染色行细胞学检查若见多核巨细胞和核内包涵体可初步判定为疱疹病毒感染。患者血清、脑脊液 HSV 抗体检测有助于诊断。

本病应与带状疱疹、水痘、脓疱疮等鉴别。

(四) 治疗

1. 中药治疗 ①内服中药治疗单纯疱疹时选用中药外擦进行辅助治疗,如用 2% 地榆紫草油膏或黄连膏外搽;②内用中药治疗单纯疱疹:由于单纯疱疹属于肺胃蕴热,局部红斑基础上簇集水疱,灼热刺痒,便干尿赤,伴有口渴,舌红苔白,脉弦滑。因此治疗时以清解肺胃毒热为主要目的。

治疗单纯疱疹可以考虑选用口服牛黄解毒丸、黄连上清丸、龙胆泻肝丸等中成药。

2. 西药治疗

(1) 如果出现反复发作或者症状比较严重,可选用丙种球蛋白,每次 6ml,每周 2 次,肌内注射。转移因子每次 2mg,每周 2 次,皮下注射。更昔洛韦每次 200mg,每日 5 次,连服 7 日,或伐昔洛韦每次 300mg,每日 2 次,连服 7 日。

(2) 西药治疗单纯疱疹一定要保持局部干燥、避免继发深度感染,多在患处外用 2% 龙胆紫溶液和 0. 5% 新霉素软膏等。

三、银屑病

银屑病俗称“牛皮癣”,是一种常见的易于复发的慢性炎症性皮肤病,特征性损害为红色丘疹或斑块上覆有多层银白色鳞屑。青壮年发病最多,男性发病多于女性,北方多于南方,春冬季易发或加重,夏秋季多缓解。病因和发病机理未完全明确,研究发现,本病的发病与遗传因素、感染链球菌、免疫功能异常、代谢障碍及内分泌变化等有关。临床上有四种类型：寻常型、脓疱型、红皮病型和关节病型。本病呈慢性，治愈后容易复发。

（一）病因

本病的病因尚不完全明确，发病与遗传、感染、代谢的障碍、免疫功能障碍、内分泌障碍等有关。

1. 遗传因素　多认为本病受多基因控制，同时也受外界其他因素的影响。

2. 感染因素　有人认为是病毒感染所致，虽发现过在表皮棘细胞核内有嗜酸性包涵体，但至今病毒培养未能成功。链球菌感染可能是本病的重要诱发因素，因急性点滴状银屑病发疹前常有急性扁桃体炎或上呼吸道感染。

3. 代谢障碍　患者血清内脂质、胆固醇、球蛋白、糖、尿酸、钾等增高，叶酸含量可能降低。

4. 免疫功能紊乱　有的患者细胞免疫功能低下，有的患者血清 IgG、IgA、IgE 增高，部分患者血清中存在有抗 IgG 抗体。

5. 精神因素　精神创伤和情绪紧张及过度劳累可诱发本病或使病情加重。

6. 其他　多数患者冬季复发、加重，夏季缓解或自然消退，但久病者季节规律性消失。也有的妇女患者经期前后加重，妊娠期皮疹消退，分娩后复发。氯喹、碳酸锂及 β 肾上腺能阻滞药等可使本病加重。

（二）临床表现

根据银屑病的临床表现和病理特征，一般分为四种类型：

1. 寻常型银屑病　皮疹一般发生在头皮、躯干、四肢伸侧，于皮肤上出现红色的丘疹，渐扩大融合成斑片或斑块，表面有较厚的银白色鳞屑，形状不规则，有的有地图或岛屿样外观，有的皮损较小，较多，呈满天星外观，鳞屑层层脱落，轻轻刮掉皮屑可看到薄薄的一层红膜，刮除红膜即可看到小小的出血点，有人称为血露，医学上又叫筛状出血，这就是寻常型牛皮癣临床特征。

2. 红皮病型银屑病　是较严重，较少见的一种，此型是指在约全身皮肤的 70% 以上呈弥漫性红色，暗红色浸润性皮损，表面有大量糠皮样皮屑，有时在腋下、大腿根部和脐部因肿胀而使表皮剥脱和渗出，口咽鼻及眼结膜可充血发红，患者常有发热畏寒、头疼及全身不适等症状。

3. 脓疱性银屑病　分泛发性及局限性。泛发性脓疱型牛皮癣多为急性发病，可在数日至数周内脓疱泛发全身，先有密集的针尖大小潜在的小脓疱，很快融合成脓湖，常伴有高热、关节肿痛及全身不适，血常规化验可见白细胞增多，脓疮干涸后，随即脱屑，皮屑脱落后，又有新的脓疮出现。局限性脓疱型牛皮癣以掌趾脓疱型牛皮癣多见，在双手掌和足趾部有对称性红斑，红斑上出现针头大到粟粒大小的小脓疱：大约 1 ~ 2 周后自行干涸，脱屑后又有新的脓疱出现，反复绵延，病程顽固。

4. 关节病性银屑病　很少见，任何年龄均可发生，可同时发生于大小关节，但常见是手腕、手指及足趾小关节，脊柱关节也可发生。病变的关节有红肿、疼痛，严重的关节腔有积液，关节附近皮肤肿胀活动受限，久之关节僵直，严重时 X 线下可见关节被破坏的情况，血沉快，常伴发热等全身症状，但类风湿凝集因子为阴性，关节炎型牛皮癣，皮肤损害多伴有厚厚的像蛎壳状的皮损，也可仅有寻常型牛皮癣的红斑和银屑的皮肤损害。

（三）诊断与鉴别诊断

根据本病的临床表现，特别是皮疹的特征及组织病理的特点，一般不难诊断。但应与下

列疾病鉴别:

1. 脂溢性皮炎 损害的边缘不明显,基底浸润较轻,皮疹上的鳞屑呈糠秕状,头皮部位脂溢性皮炎常伴有脱发,毛发不呈束状。

2. 玫瑰糠疹 损害主要发生在躯干及四肢近端,皮疹的长轴与皮纹一致,鳞屑细小而薄,病程短暂,愈后不易复发。

3. 扁平苔藓 损害多发生在四肢,为紫红色多角形扁平的丘疹,表面有蜡样光泽,可见Wickham纹,口腔常有损害,常有不同程度瘙痒,组织病理具有特异性。

4. 毛发红糠疹 损害多发生在四肢伸侧,早期为毛囊角化性丘疹,在晚期斑片的皮损周围仍可见到毛囊角化性丘疹,特别是第一指骨毛囊角化性的丘疹为本病的特征,损害上覆盖细小的鳞屑,不易剥脱,常伴有掌跖角化过度.

5. 副银屑病 损害上覆盖细小鳞屑,无多层性鳞屑,无薄膜现象,多无自觉症状。

(四)治疗

本病目前尚无满意的治疗方法,多数只能达到近期疗效,但不能制止复发。

1. 一般疗法 首先树立患者的信心,稳定情绪,消除诱发本病发作的因素,积极控制感染,禁忌辛辣饮食和饮酒,进行期患者禁用刺激性较强的外用药。

2. 全身治疗 对任何型泛发性银屑病均应该以全身治疗为主,全身治疗的原则要选用副作用小,复发周期长的药物。在用药期间定期观察肝、肾功能及血常规的变化。

(1)免疫抑制剂

1)甲氨蝶呤:为抗叶酸类抗肿瘤药,是比较早用于治疗银屑病的细胞毒药物。对各型银屑病均有效。适用于关节炎型、红皮病型、脓疱型银屑病及泛发性寻常型银屑病,用其他疗法治疗无效者可选用甲氨蝶呤。主要作用于细胞DNA合成,阻止DNA产生而抑制细胞核有丝分裂。用药方法,意见不一,目前一般为15mg/周,最大剂量为50mg/周。可采用口服,肌注或静脉给药的方法。此药对肝脏的毒性反应较重,可引起肝脏的广泛纤维化和肝硬化。对造血系统有抑制作用,主要表现白细胞下降,对血小板亦有影响,严重时可有全血下降。故在用药期间定期复查肝功能和血常规,此外要严格选择适应证。对肝肾功能障碍、白细胞降低及妊娠妇女禁用此药。

2)乙亚胺:主要是抑制细胞内脱氧核糖核酸的合成,从而产生抑制细胞生长的作用。用法:成人一般每日300~400mg,分2~3次口服,一般在用药3~4周后有显效,显效率58%~88%。其主要副作用是骨髓抑制,造成白细胞下降和血小板下降,可以辅助给鲨肝醇,利血生等升白细胞的药物。该药缺点是停药后容易复发,为避免复发,可采用皮疹消退后小剂量较长时间的维持方法。

3)羟基脲:用于顽固性银屑病和脓疱性银屑病均有肯定疗效,能减轻全身性脓疱性银屑病的脓疱,发热和中毒症状,其主要作用抑制DNA的合成,用量为成人每次0.5g,每日2~3次,4~8周为一个疗程。毒性反应主要是白细胞和血小板的减少,对肝脏的毒性较小。

4)环孢素A:作为新一代免疫抑制剂,自1979年Mueller首次报告治疗严重的银屑病有明显疗效以后,环孢素A越来越广泛用于治疗各型银屑病。该药治疗银屑病的机制尚不完全清楚。用法环孢素A开始剂量为每天5mg/kg分两次口服,显效后逐渐减量,不良反应常有胃肠道反应、乏力、尿路刺激及血压升高等。由于环孢素A免疫作用是可逆的,故停药后容易复发。

(2)皮质类固醇激素:尽管皮质类固醇激素治疗各型银屑病有较好的疗效,目前一般不主张应用此药。因为应用剂量较大，时间较长，足以引起严重激素副作用，而且在减量或停药后造成严重的银屑病复发或变为脓疱型银屑病。当红皮病型银屑病旷日持久而无法控制病情时，当泛发性脓疱型银屑病引起高烧造成患者痛苦症状不能用其他药物解除时，当急性关节型银屑病严重损害关节时，可以考虑应用皮质类固醇制剂。一般应用强的松每日 60mg 或相当剂量其他激素制剂。注意观察激素的副作用。

（3）维生素类

1）维生素 C：可每日静脉注射或静脉点滴维生素 C 3g，一个月为一个疗程。

2）维甲酸：是一系列维生素 A 的衍生物，常用的有芳香维甲酸，如依曲替酯对脓疱型银屑病有很好的效果，常用剂量为 0.5 ~ 1mg/kg，主要副作用为致畸和肝脏的损害，因此育龄妇女和肝功能不全者禁用。

（4）抗菌素类：临床上许多银屑病患者应用抗菌素治疗收到满意疗效。如双效青霉素 80 万 U 肌内注射，每日 1 次，15 天为一个疗程；红霉素成人每次 0.75 ~ 0.9g 加入 5% 葡萄糖溶液中静脉点滴，每日 1 次，15 ~ 30 天为一个疗程；甲砜霉素治疗脓疱型银屑病可试用，口服每次 0.25 ~ 0.5g，每日 3 次，或肌内注射 0.4g，每日 2 次。

（5）免疫调节剂：对免疫功能低下的银屑病患者可试用免疫调节剂如胸腺因子 D 注射液，每日 10mg 肌注，隔日一次，其副作用轻微。也可用左旋咪唑，每天 150mg，每周服药 3 天，停药 4 天，一般可用药 1 ~ 3 个月。也可用转移因子。均有一定治疗效果。

（6）中医药治疗：祖国医学称本病为“白疕”。中医认为银屑病的主要病机为血热毒盛、气血虚风燥引起，中医治疗本病的方法和有效方剂甚多。

3. 外用药方法　对局限性的皮疹可以选用外用药治疗，其原则为角质剥脱剂及细胞抑制剂为主。在进行期不宜用刺激性强的外用药物，以免诱发红皮症。

（1）地蒽酚（蒽林）：可抑制表皮细胞的增生，外用治疗银屑病有一定疗效，临床常用 0.1% ~ 1% 蒽林软膏，糊剂或乳剂。主要副作用是对皮肤有刺激性，不宜应用外阴部位的皮疹，蒽林制剂可以使皮肤变黑，污染衣服。

（2）皮质类固醇激素：可抗细胞有丝分裂作用。临床常用的有肤轻松、氯氟舒松软膏或霜剂对银屑病有较好的近期疗效。主要副作用如长期局部外用可引起皮肤萎缩，多毛，毛细血管扩张等。

（3）钙泊三醇：是维生素 D_2 活性代谢产物，骨化三醇的类似物，该药对角朊细胞分化和增生有强的调节作用。钙泊三醇软膏治疗轻度或中度银屑病是有效和安全的。

（4）甲氨蝶呤霜：甲氨蝶呤治疗银屑病疗效肯定，但毒副作用大。

4. 其他疗法　可根据病情适当选用矿泉浴、中药浴、焦油洗浴紫外线三联疗法，光化疗法等均可选用。

（丁爱民）

复习思考题

1. 休克的病情监测包括哪些内容？
2. 根据程度的不同烧伤如何分类？

第四章 儿科常见疾病 

学习要点

注意缺陷-多动障碍、孤独症、精神发育迟滞、进行性肌营养不良、大脑性瘫痪、支气管肺炎、小儿腹泻、维生素D缺乏性佝偻病临床表现、诊断和治疗;注意缺陷-多动障碍、孤独症、精神发育迟滞、进行性肌营养不良、大脑性瘫痪、支气管肺炎、小儿腹泻、维生素D缺乏性佝偻病的病因、鉴别诊断、预后及预防;儿科常见疾病的发病机制、辅助检查及其提示的临床意义;学会儿科临床诊疗的基本方法和步骤,培养临床思维能力和实践能力。

第一节 儿童发育、精神与行为障碍

一、注意缺陷-多动障碍

注意缺陷-多动障碍(attention deficit hyperactive disorder,ADHD)又称儿童多动综合征,简称多动症,是发生于儿童时期的精神行为障碍性疾病,其核心症状为注意力不集中、多动和冲动行为。通常在6岁前发病,学龄期症状明显,伴有学习困难、人际关系和自我评价低下等问题,随年龄增大可逐渐好转,部分病例可延续至成年期。国内患病率为3%～10%,男女发病比例为4～9∶1。

(一)病因及发病机制

本病的病因和发病机制不清,目前认为是遗传和环境多因素相互作用所致。发病相关因素如下:

1. 遗传 多项研究提示本病有家庭聚集现象,单卵双胎比双卵双胎发病率高,遗传因素在ADHD的发病中起重要作用,遗传度约为60%～90%。遗传方式尚不清楚,多数学者认为可能是一种多基因遗传病。

2. 神经生化 研究发现患者中枢神经系统多巴胺和去甲肾上腺素功能低下,5-羟色胺(5-HT)功能亢进,表明该病可能与中枢神经递质代谢障碍和功能异常有关。有学者提出了ADHD的多巴胺、去甲肾上腺素及5-HT假说,但均不能完全解释ADHD病因和发生机制。

3. 神经解剖和神经生理 磁共振成像发现患者额叶发育异常,胼胝体和尾状核体积缩小。功能磁共振研究报道本病患者尾状核、额区、前扣带回代谢减少。正电子发射断层成像研究发现,患者中枢与注意和运动控制有关的运动前区及前额叶皮质的灌流量减少,推测其代谢率降低。脑电图显示慢波增多,快波减少,在额叶导联最为明显。提示患者中枢神经系统成熟延迟和大脑皮质觉醒不足。

4. 脑发育异常 母孕期疾病或围生期异常者,幼年期有动作不协调,语言发育延迟等问题,发生多动症的机会较多。

5. 社会环境因素 不良的社会环境和家庭环境(家庭破裂、经济贫困、父母有性格或其他心理障碍、酗酒、吸毒等),教育方法不当以及社会风气不良等均可能作为多动症的发病诱因并影响病程的发展与预后。

6. 其他 临床检测多动症孩子血中维生素、铁、锌等微量元素缺乏。铅中毒可能影响神经生理功能,导致学习效率下降、注意力不集中和多动。

(二)临床表现

1. 症状 ADHD 主要有三大核心症状:注意力缺陷、多动和冲动。

(1)注意力缺陷:注意障碍为本症最主要的表现之一,被动注意占优势、主动注意力不足;注意强度弱、维持时间短暂、稳定性差;注意范围狭窄、不善于分配注意。表现为注意力不集中,上课不能专心听讲,易受环境的干扰而分心。做作业时不能全神贯注,拖拖拉拉,粗心草率。做事有始无终,常半途而废或频繁地转换。

(2)多动(活动过多):是本病最显著的特点。活动水平常与年龄发育不相称,活动无明确的目的性,动作杂乱无章,并不停地变换花样。在婴儿期就有过度活动,手脚不停的乱动,好哭闹。幼儿时在家到处乱翻乱动,而且常常以跑代步。上学后更是坐立不安,摇晃桌椅,招惹别人,小动作不断,课间在教室中乱跑,喜欢玩危险的游戏,喜欢恶作剧。

(3)冲动:情绪不稳,任性冲动,自我控制能力差。易受外界刺激而过度兴奋,行为常不分场合,不考虑后果,出现危险或破坏性行为,不听劝说教导,事后不会吸取教训。

2. 伴随问题

(1)学习困难:大多数多动症患者智力正常或接近正常,可能因为注意力缺陷或者多动,严重影响了学习效果,对老师讲授的知识一知半解,成绩波动性大;部分患儿智力偏低,理解力、表达能力较差。

(2)神经系统异常:部分患儿存在感知觉功能以及中枢神经生理功能的异常。共济活动不协调,眼球震颤或斜视。手指精细运动不灵活,动作笨拙等。部分患儿存在认知功能缺陷,如视觉-空间位置障碍,左右分辨困难等。

(3)品行问题:由于患儿行为控制能力差,难以接受约束和控制,容易违反社会常规,所以部分多动症儿童出现违抗性、攻击性和反杜会性行为。如违抗父母的命令,在学校不听老师的话,经常违反学校纪律,说谎、打架、逃学等。

(4)情绪问题:多动症患儿常常自我评价降低,自信心不足。部分患儿出现情绪问题,表现为烦躁、郁闷,甚至出现自伤、攻击他人的行为。

(三)诊断及鉴别诊断

1. 诊断 诊断要点如下:

(1)起病于 7 岁前[国际疾病分类(International Classification of Diseases,ICD)ICD-10 为 5 岁],症状持续 6 个月以上。

(2)在居家、教室、公共场所等一个以上场合出现明显的注意障碍、活动过多和冲动的临床表现。

(3)症状对学业或人际关系等社会功能产生不良影响。

(4)排除精神发育迟滞、广泛发育障碍、情绪障碍等其他精神障碍。

智力测验发现部分患者的智商低于平均值或在边缘智力范围,多数患者言语智商高于操作智商,注意集中分量表得分较低。

临床评定量表既有助于诊断,也能评估病情严重程度以及治疗效果。常用 Conners 儿童

行为问卷，包括父母问卷、教师用问卷和简明症状问卷三种形式。

2. 鉴别诊断

（1）正常儿童的多动：正常儿童在3～5岁时，尤其是男童，也可以表现出好动和注意力集中时间的短暂，但是，缺乏上述诊断标准中的多项症状。而且，多动常常是有一定原因的，如外界无关的刺激过多、疲劳、学习的目的不明确、平时未养成规律的生活习惯等。除去这些原因后，儿童表现正常。

（2）不伴有注意缺陷多动障碍特定的学习困难：智力基本正常的儿童学习成绩明显落后于其他儿童，可能由于感知觉障碍、语言发育不良、学习技能障碍、家庭环境或教育方式不当所致。儿童无明显的注意缺陷和多动障碍的症状，只是表现坐立不安、学习时注意力涣散。

（3）不伴有注意缺陷多动障碍的品行障碍：这类患儿表现出与年龄不相符的明显违反社会规范或道德准则的行为，如打架、偷盗、破坏和攻击行为等。但是，无注意缺陷多动障碍的临床表现，神经发育并不迟缓，智力正常，用兴奋剂治疗无效。

（4）适应障碍：是一种常发生在男童，6岁以后出现的现象，严格地说并不是疾病，由于环境改变等原因而产生的类似注意缺陷多动障碍的表现，这种表现的持续时间少于6个月。

（5）精神发育迟滞：这类患儿也有注意力涣散、过度的无目的活动和冲动等类似ADHD的临床表现，但这类患儿常常有生长发育迟滞，语言、运动发育迟滞，智力水平低于正常（IQ多在70以下），一般常识、理解和判断能力较差，社会适应能力普遍低下。

（四）治疗

1. 非药物治疗

（1）感觉统合训练：如果给予适当的刺激以及进行协调运动的训练可以促进大脑边缘系统和间脑功能的成熟，可以不同程度地改善行为的控制能力。

目前应用的方法之一是感觉统合训练，使用合并有前庭、本体感觉和触觉刺激的适当的运动反应来训练儿童的平衡运动、协调运动、眼和手的协调等。一般经过1～3个月的训练，就可以取得明显的效果，儿童的智力水平也可以得到不同程度的提高。儿童感觉统合训练一个疗程是20次，1次1个小时，一星期应不少于2次，重度失调的儿童训练次数应更多一些。

（2）家长培训及学校干预：给父母提供良好的支持性环境，让他们学习和掌握解决家庭问题、制定奖惩协定、避免与孩子产生矛盾和冲突的技巧，掌握使用阳性强化方式鼓励孩子的良好行为，使用惩罚方式消除不良行为的正确方法。教师要针对患者的特点进行教育，避免歧视、体罚或其他粗暴的教育方法，恰当的运用表扬和鼓励的方式提高患者的自信心与自觉性，通过语言或中断活动等方式否定患者的不良行为。即使是患儿的行为达到不能容忍的程度，仍然要以说服教育为主，必要时用撤去所给予的奖励的方法教育之。

（3）心理治疗：主要采用行为治疗和认知行为治疗。患者通常缺乏恰当的社会交往技能，不知怎样进行人与人之间的交流，同伴关系不良，对别人常有攻击性语言和行为，自我控制力差。行为治疗利用操作性条件反射的原理，及时对患者的行为予以正性或负性的强化，使患者学会适当的社交技能，用新的有效的行为来代替不适当的行为模式。认知行为治疗主要解决患者的冲动性问题，主要内容有：让患者学习如何解决问题，预先估计自己的行为可能会带来的后果，克制自己的冲动行为，选择恰当的行为方式。心理治疗有个别治疗或小组治疗，小组治疗的环境对患者学会适当的社交技能更有效。

2. 药物治疗　如果患有多动症的儿童，对上述非药物治疗没有反应的话，就应考虑用药物治疗来帮助孩子控制其行为。研究证实药物治疗对 ADHD 是有效的，结合行为和其他治疗可以产生更好的疗效，在中国儿童 ADHD 防治指南中提出药物治疗是整个治疗程序的基础。

（1）中枢兴奋剂：主要有哌醋甲酯（利他林）、右旋苯丙胺和匹莫林等。临床以哌醋甲酯最常用，能有效改善 ADHD 的核心症状，有效率为 75% ~80%，为治疗本病的首选药物。仅限于 6 岁以上儿童使用。短效制剂初始剂量每日 5mg，每周逐渐增加 5 ~10mg，剂量范围 5 ~40mg，每日早晨上学前口服，剂量增加后分 2 次于早晨和中午口服，下午 4 时后禁止使用。长效控释剂初始剂量每日 18mg，剂量范围 18 ~54mg，每日早晨一次吞服，疗效持续 8 ~12 小时。疗效满意需维持 3 个月以上逐渐减量。常见不良反应有厌食、恶心、呕吐、眩晕、头痛、失眠、心动过速等，多为一过性或可逆性，停药后即可消失。目前研究认为长期治疗对儿童的生长发育没有显著影响，仅仅是早期体重下降。也可考虑药物假期的使用方法，即每周六、日及节假日停用，以减少药物的副作用，但可能会降低疗效。用药早期应每周随访，根据治疗效果和不良反应调整药物剂量。

（2）选择性去甲肾上腺素摄取抑制剂：托莫西汀（择思达）可用于治疗 7 岁以上儿童 ADHD，疗效与哌醋甲酯相当，适用于 ADHD 伴抽动、焦虑，或对中枢兴奋剂治疗无效者。最佳剂量约为 1.2mg/（kg·天），早晨一次服用或分 2 次服用。托莫西汀不良反应较少，最常见的是胃肠道反应。

（3）三环类抗抑郁药物：抗抑郁剂是治疗 ADHD 最常用的二线药物，作用较好的是米帕明（丙咪嗪）、去甲米帕明或阿米替林等。但一般不作为首选药物，只有当中枢兴奋剂无效，或合并抑郁症、品行障碍或抽动障碍时选用。第二代抗抑郁药，如瑞波西汀、文拉法辛、安非他酮等，毒副作用较小。

（4）α_2 肾上腺素能受体激动剂：苯氨咪唑啉（可乐定）对 ADHD 的核心症状，尤其是多动和冲动有良好的治疗作用，可作为中枢兴奋剂的替代药，用于冲动、违抗、攻击行为及中枢兴奋剂疗效不佳或伴有抽动症的患儿。

（五）预后

约 30% 的患者青春期以后症状减轻或消失，40% ~50% 到成人期仍有部分临床症状。提示预后不良的因素有低智商、家庭缺乏良好的支持系统、人际关系差、缺乏关心和鼓励、合并有其他精神障碍等。

（六）预防

主要是避免各种可能的致病因素，对于在婴幼儿和学龄前期就有好哭、少睡、注意力分散、活动过多、冲动任性、倔强等症状的孩子，在进行心理行为矫正的同时，应进行提高主动注意能力的早期训练，这有助减少或减轻 ADHD 的发生。

二、儿童孤独症

儿童孤独症又称自闭症，是广泛性发育障碍的一种类型，起病于婴幼儿期，主要表现为不同程度的语言发育障碍、社会交往障碍、兴趣狭隘和行为方式刻板。约 3/4 患者伴有明显的精神发育迟滞，部分患者在智力普遍低下的背景下，智力的某一方面相对较好或非常好。该病以男性多见，男女患者比例为 3 ~6∶1。

（一）病因及发病机制

尚不清楚，可能与以下因素有关：

1. 遗传因素 大量研究证实孤独症有遗传易感性，目前已发现常染色体上10个以上与孤独症相关基因。患者的父母亲和其他亲属也有社会交往障碍和重复刻板行为。遗传因素对孤独症的作用已趋于明确，但具体的遗传方式尚不明了。

2. 脑器质性因素 近年来影像学研究发现，孤独症患儿脑灰白质局限性异常肥厚、双侧杏仁核增大、左颞叶语言区体积较正常人为小，额叶、颞叶等部位血流灌注减低等改变。本病患儿常有围生期损害史，智能发育迟缓、脑电图异常、癫痫发作和神经系统体征多见。目前认为孤独症可能是调控脑发育和神经细胞之间连接的基因异常导致胎儿早期脑的正常发育受损所致。

3. 神经内分泌和神经递质 与多种神经内分泌和神经递质功能失调有关。研究发现孤独症患者的单胺类神经递质，如5-羟色胺（5-HT）和儿茶酚胺发育不成熟，松果体-丘脑下部-垂体-肾上腺轴异常，导致5-HT、内啡肽增加，促肾上腺皮质激素（ACTH）分泌减少。

4. 免疫系统异常 T淋巴细胞数量减少，辅助T细胞和B细胞数量减少、抑制-诱导T细胞缺乏、自然杀伤细胞活性减低等。

（二）临床表现

社会交往障碍、语言交流障碍和刻板行为是孤独症的3个主要症状，又称Kanner三联征，同时在智力、感知觉和情绪等方面也有相应的特征。一般从1岁半左右，家长逐渐发现儿童与其他儿童存在不同。

1. 社会交往障碍 患者不能与他人建立正常的人际关系。缺乏与人交往的兴趣，也缺乏正常的交往方式和技巧。具体表现随年龄和疾病严重程度的不同而有所不同。

（1）婴儿期：患儿回避目光接触，对他人的呼唤及逗弄缺少兴趣和反应，没有期待被抱起的姿势或抱起时身体僵硬、不愿与人贴近，缺少社交性微笑，不观察和模仿他人的简单动作。

（2）幼儿期：患儿仍然缺乏与他人的视线交流，不会用手势、姿势等身体语言来表达自己的意愿和进行情感交流；分不清亲疏关系，不能与父母建立正常的依恋关系，对陌生人缺少应有的恐惧；缺乏与同龄儿童交往和玩耍的兴趣，常常不会玩想象性和角色扮演性游戏；对别人的兴趣和情绪缺乏反应，并因此而妨碍他与他人建立友谊，不会与他人分享快乐，不会寻求安慰，显得极其孤僻。

（3）学龄期：随着年龄增长和病情的改善，患儿对父母、同胞可能变得友好而有感情，但仍然缺乏与他人主动交往的兴趣和行为。虽然部分患儿愿意与人交往，但交往方式和技巧依然存在问题。他们常常自娱自乐，独来独往，我行我素，不理解也很难学会和遵循一般的社会规则。

（4）成年期：患者仍然缺乏社会交往的兴趣和技能，虽然部分患者渴望结交朋友，但是因为对社交情景缺乏应有的理解，对他人的兴趣、情感等缺乏适当的反应，难以理解幽默和隐喻等，较难建立友谊、恋爱和婚姻关系。

2. 语言交流障碍 语言交流障碍是孤独症的重要症状，通常是患儿就诊的最主要原因。语言发育迟缓或障碍。突出表现为不开口说话，默默无语，不能正确使用语言进行交流。患儿在婴儿期就少有咿呀学语和喃喃自语的声音。说话常常较晚，会说话后言语进步也很慢。部分患儿终生无言语。即使有些患儿尽管有语言,但主动言语少,词汇贫乏,不会主动提出话题、维持话题,语言的内容、形式、语音、语调、语速等方面可出现异常,常常表现为答非所问、语句缺乏联系、语法结构错误、人称代词"你""我""他"分辨不清等。患儿同时还缺乏其他用于沟通和交流的表情、动作及姿势。他们多不会用点头、摇头以及手势、动作表达想法,与人交往时表情常缺少变化。

3. 兴趣范围狭窄、动作行为刻板 患儿对一般儿童所喜爱的玩具和游戏缺乏兴趣,而对玩具的某一部分或一些物品有过分的依恋行为,如对玩具汽车的轮子或圆的瓶盖等兴趣颇深,有些患儿还对手机、毛巾等其他物品产生依恋行为。患儿不会进行具有想象力和创造力的游戏。患儿常表现过多的习惯行为,极度讨厌改变。要求日常生活环境要一成不变,一旦物品的摆放位置或自己的玩具等发生变化,就会表现出焦虑不安,或者只吃某种固定的食物、只坐固定的位置等。患儿可有强迫性或仪式性的动作,反复地重复一种动作,如摆弄自己的双手、弹手指、扭曲手臂等动作,或者反复地问同一个问题。部分患儿可专注于文字、数字、日期、时间表的推算、绘画、乐器演奏等,并可表现出独特的能力。

4. 智能与认知障碍

(1) 孤独症患儿中只有25%智商(IQ)能够达到70左右,有25% IQ为50~70,其余的50% IQ低于49。根据孤独症患儿的智商值将其分为伴有精神发育迟滞和不伴有精神发育迟滞的两类,伴有精神发育迟滞者刻板行为出现率高,社会交往障碍、自伤和癫痫的发生率也高。

(2) 认知障碍主要表现在不理解语言和身体语言,如手势等,缺乏象征性的活动、缺乏推理性和逻辑性以及对游戏的规则和行为规范等缺乏认识。

5. 精神神经症状 患儿可出现感觉和运动异常,表现为对外界刺激反应迟钝或者过于敏感,也可能感觉迟钝和过敏发生在同一个患儿的身上。对强烈的光线和突如其来的声音无反应,或者对站在面前的某个人视若不见,而只注意到这个人身体的一部分,如手、眼睛等。对某一些刺激相当的敏感,如汽笛的声音、犬吠的声音等,并因此声音而表现出惊恐不安。可有异常的活动与行为,喜欢玩旋转的游戏,明显的多动,常因此而被误认为多动症。孤独症患儿表现情感平淡或者与之相反,对事物反应过度或不相称,常不明原因地长时间哭泣或大笑,难以制止。对其他小儿感到恐惧的事物,如高楼、虫子等则表现为无所畏惧。

(三) 诊断及鉴别诊断

1. 诊断 典型孤独症诊断并不困难。3岁前起病,患儿有社会交往障碍、语言发育障碍、兴趣范围狭窄和刻板重复的行为模式等典型症状,排除儿童精神分裂症、精神发育迟滞和其他广泛性发育障碍疾病,即可作出诊断。少数患儿只有部分典型症状,或者3岁以后起病,则诊断为非典型孤独症,对这些儿童应当随访,最后作出确切诊断。若患儿智能障碍明确,诊断为孤独症合并精神发育迟滞。

临床评定量表有助于诊断、评估症状的严重程度和治疗效果。常用评定量表有孤独症行为量表(ABC)和儿童孤独症评定量表(CARS),ABC量表为家长评定量表,共57个项目4级评分,53分疑诊,67分确诊;CARS量表为医生评定量表,共15个项目4级评分,总分大于

30分可以诊断为孤独症。近年来国外多采用孤独症诊断访谈修订量表(ADI-R)和孤独症诊断观察量表(ADDS),可以诊断并分型。根据上述资料,参照1994年美国精神障碍诊断统计手册第4版可以获得诊断(表11-4-1)。

表11-4-1　1994年美国精神障碍诊断统计手册第四版(DSM-IV)孤独症诊断标准

纳入标准	诊断标准
(1) 在社会交往方面存在质的缺损,表现为下列中至少2项: ①在诸如目光对视、面部表情、身体姿势和社交姿势等多种非语言交流行为方面存在显著缺损 ②不能建立适合其年龄水平的伙伴关系 ③缺乏自发性地寻求与他人共享快乐、兴趣和成就的表现,例如不会向他人显示、携带或指向感兴趣的物品 ④与人的社会或感情交往缺乏,例如不会主动参与游戏活动,喜欢独自嬉玩 (2) 在交往方面存在质的缺陷,表现为以下至少1条: ①口头语言发育延迟或完全缺乏,且并没有用其他交流形式例如身体姿势和哑语来代替的企图; ②在拥有充分语言能力的患者表现为缺乏主动发起或维持与他人对话的能力 ③语言刻板和重复或古怪语言 ④缺乏适合其年龄水平的装扮性游戏或模仿性游戏 (3) 行为方式、兴趣和活动内容狭隘、重复和刻板,表现为以下至少1条: ①沉湎于一种或多种狭隘和刻板的兴趣中,在兴趣的强度或注意集中程度上是异常的 ②固执地执行某些特别的无意义的常规行为或仪式行为 ③刻板重复的装相行为,例如手的挥动、手指扑动或复杂的全身动作 ④持久地沉湎于物体的部件 ①社会交往 ②社交语言的运用 ③象征性或想象性游戏	1. 在(1)、(2)、(3)三个项目中符合6条,其中在(1)项符合至少2条,在(2)和(3)项中至少符合1条 2. 在三个方面至少有一方面的功能发育迟滞或异常,而且起病在3岁以前 3. 无法用Rett障碍或儿童瓦解性精神病解释

孤独症的早期诊断较为困难,尤其在两岁以前,因此对于婴幼儿行为异常和语言落后者,家长和儿童保健人员可以使用简易婴幼儿孤独症筛查量表(CHAT)进行筛查(表11-4-2),对可疑患儿应该到有关专业机构进一步确诊。

2. 鉴别诊断

(1) 听力障碍:听力障碍的患儿与孤独症患儿同样对声音的反应能力低下,但是非语言性的交流能力正常,另外听力障碍的患儿听力检查可证明听力的损伤,而孤独症患儿的听力是正常的。

(2) 特殊性语言发育延迟:孤独症早期被关注的主要问题往往是语言障碍,比较容易与特殊性语言发育延迟相混淆,鉴别要点在于孤独症儿童同时合并有非语言交流的障碍和刻板行为,而后者除语言障碍外,其他基本正常。

表 11-4-2 简易幼儿(18 月以上)孤独症筛查量表

给父母的几个问题	医生的观察
1. 孩子曾经玩过“假装”游戏吗? 例如用玩具茶杯假装喝茶。	1. 在诊室里,孩子与您有过目光接触吗?
2. 您的孩子曾经用过食指去指他需要、喜欢或感兴趣的东西吗?	2. 吸引孩子的注意,然后指向房间对侧的一个有趣的玩具,说:“嘿,看,那里有一个小汽车(玩具名)”,观察孩子的面目表情,孩子有没有看你所指的玩具?
3. 您的孩子对别的小朋友感兴趣吗?	3. 吸引孩子的注意,然后给孩子一个玩具小茶杯和茶壶,对孩子说:“喝一杯茶吧”,观察孩子,看他有无假装倒茶喝茶等动作。
4. 您的孩子喜欢玩“躲猫猫”游戏吗?	4. 问孩子:“灯在那里?”或问:“把灯指给我看看”,孩子会用他的食指指灯吗?
5. 您的孩子曾经拿过东西给您或向您显示什么东西吗?	
如果以上问题的答案有两个或更多是“不”,怀疑孤独症	如果对以上四个问题的回答有两个或以上是“没有”或否认,怀疑孤独症

(3) 精神发育迟滞:精神发育迟滞患儿表现整体的认知和精神发育迟滞,智商低于同龄小儿,也伴有社会适应能力的低下和语言发育迟滞。但是多无刻板动作,人际交往能力的障碍不似孤独症小儿那样明显,与他人的视线对视常无障碍。

(4) 注意缺陷多动障碍:大多数孤独症儿童多动明显,甚至成为家长关注的核心问题,因而常常被误诊为多动症,但是多动症儿童不存在明显的交流障碍和刻板行为,可以鉴别。

(5) 强迫症:强迫症患儿具有刻板行为,不能控制的反复进行某种动作,如反复洗手等。但是,患者可以向他人叙述病痛之苦,有自己克制强迫性动作的意愿,孤独症患儿则无此表现。

(四) 治疗

孤独症目前没有特效药物治疗,采用以教育和训练为主、药物为辅的办法。

1. 康复训练和教育　目前国内外公认康复训练是改善孤独症儿童核心症状、提高患儿生活质量的最有效方法。目标是促进患儿的语言发育,提高社会交往能力,掌握基本生活技能和学习技能。

学龄前多数患儿需要在康复机构或特殊教育学校进行康复训练和特殊教育,如果语言交流和社会交往能力提高以后,部分患儿可以在普通学校接受教育。在教育或训练过程中有 3 个原则:①对孩子行为宽容和理解;②异常行为的矫正;③特别能力的发现、培养和转化。在对患儿训练的同时,也向家长传播有关知识,父母亲需要接受事实,克服心理不平衡状况,积极投入到孩子的教育、训练和治疗活动中,并和医生建立长期的咨询合作关系。目前主要的康复训练和教育方法有:

(1) 结构化教育:该方法主要针对孤独症儿童在语言、交流以及感知觉运动等方面所存在的缺陷,有针对性地对孤独症儿童进行教育,核心是增进孤独症儿童对环境、对教育和训练内容的理解和服从。该课程根据孤独症儿童能力和行为的特点设计个体化的训练内容;训练内容包含儿童模仿、粗细运动、知觉能力、认知、手眼协调、语言理解和表达、生活自理、社交以及情绪情感等各个方面。

（2）应用行为分析疗法（ABA）：采用行为塑造原理，以正性强化为主促进孤独症儿童各项能力发展。其核心部分是任务分解技术，包括以下步骤：①任务分析与分解；②分解任务强化训练，在一定的时间内只进行某分解任务的训练；③奖励任务的完成，每完成一个分解任务都必须给予强化，强化物主要是食品、玩具和口头或身体姿势表扬，强化随着进步逐渐隐退；④提示和提示渐隐，根据儿童的发展情况给予不同程度的提示或帮助，随着所学内容的熟练又逐渐减少提示和帮助；⑤间歇，在两个分解任务训练之间需要短暂的休息。训练要求个体化、系统化、严格性、一致性、科学性。要保证治疗应该具有一定的强度，每周 40 小时。

（3）感觉统合训练：该疗法主要运用滑板、秋千、平衡木等游戏设施对儿童进行训练。此外类似于感觉统合的疗法还包括音乐疗法、捏脊治疗、挤压疗法、拥抱治疗、触摸治疗。听觉统合训练是通过让患儿听经过一个特殊的仪器调配和过滤过的音乐的方法，来矫正听觉系统对声音处理失调的现象，同时刺激脑的功能活动，从而改善患儿的情绪、行为和促进语言的发育。

2. 心理治疗　多采用行为治疗。主要目的是强化已经形成的良好行为，对影响到接受教育和训练、社会交往或危害自身的行为，如刻板行为、攻击性行为、自伤或自残行为等予以矫正。认知治疗适用于智力损害不严重、年长的患者，目的是帮助患者认识自己与同龄人的差异，自身存在的问题，激发自身的潜力，发展有效的社会技能。

3. 药物治疗　药物治疗无法改变孤独症的病程，也缺乏治疗孤独症的核心症状的特异性药物。但药物可以消除患者的精神病性症状、情绪不稳、注意缺陷和多动、冲动行为、攻击行为、自伤和自杀行为、抽动、强迫症状等问题，有利于保护患者，自身或他人安全，顺利实施教育训练。常用药物如下：

（1）治疗注意缺陷多动障碍药物：适用于合并注意缺陷和多动症状者。常用药物是哌醋甲酯和托莫西汀。

（2）抗精神病药物：小剂量、短期使用，在使用过程中要注意药物副作用，特别是锥体外系副作用。

1）氟哌啶醇：对冲动、多动、刻板等行为症状，情绪不稳、容易发脾气等情感症状以及精神病性症状有效，据报道还可改善社会交往和语言发育障碍。用法：初始剂量 1～2mg/天，分 2 次口服，最大剂量 16mg/天。对拒绝口服者可用 2～5mg 肌内注射。

2）利培酮（维思通）：可改善多动、攻击行为和刻板动作，且副作用较其他抗精神病药物轻，4～10 岁儿童的剂量为 0.5～4mg/天或 0.1mg/（kg·天）。副作用有镇静、体重增加、便秘等。

3）氯氮平：能减轻多动、自伤、攻击行为、依恋非生命物体、社交障碍等症状。用法：初始剂量 12.5～25mg/天，分 2 次口服，以后酌情逐渐增大剂量，最大剂量 200～300mg/天。

（3）抗抑郁药物：能减轻重复刻板行为、强迫症状，改善情绪问题，提高社会交往技能，对于使用多巴胺受体阻滞剂后出现的运动障碍，如退缩、迟发性运动障碍、抽动等也有一定效果。氯米帕明：初始剂量 25mg/天，分 2 次口服。以后每 3～6 天增加剂量一次，每次每公斤体重增加 1mg。每日最大剂量 150mg，疗程 4 周以上。治疗初期有抗胆碱能样副作用，大剂量用药可能发生心脏传导阻滞或心律失常。

（4）其他：苯巴比妥、硝西泮（硝基安定）、卡马西平等抗癫痫药物用于合并癫痫发作者,对惊恐发作、情绪激动者可短期选用抗焦虑药物。

4. 中医治疗

(1) 针灸:百会、大椎、风池、肾俞、内关、外关。

(2) 中药:小儿智力糖浆、静灵等药物,用于注意力不集中、反应迟钝的患儿。

(五) 预后

儿童孤独症的预后取决于患者病情的严重程度、儿童的智力水平、教育和治疗干预的时机和干预程度。儿童的智力水平高、干预的年龄越小、训练强度越高,效果越好。早期诊断并在发育可塑性最强的时期(一般为6岁以前)对患儿进行长期系统的干预,可最大程度改善患儿预后。不予治疗大多数的孤独症儿童预后较差。小部分患儿随着年龄的增长会有不同程度的自我改善。

(六) 预防

预防儿童孤独症要从妊娠期开始,因为妊娠和围产期诸多因素造成的大脑损伤与儿童孤独症的发病密切相关。预防重点是加强围产期卫生保健,积极进行优生优育工作。妊娠期病毒感染、先兆流产、出生时窒息和剖宫产都会对幼儿产生影响,母亲妊娠期病毒感染尤其是孕期前3个月病毒感染可导致胎儿大脑发育异常而致儿童孤独症。在分娩时如遇难产时,应尽量避免婴幼儿窒息,以免造成脑损害。在婴儿早期也要注意避免高热惊厥,多次的高热惊厥也会造成脑损害。

三、精神发育迟滞

精神发育迟滞(mental retardation,MR)又称智力低下,智力缺陷,也有的学者称其为"弱智"。是一组在中枢神经系统发育成熟(18岁)以前起病,以智能低下和社会适应困难为临床表现的精神障碍。

(一) 病因及发病机制

MR的发病原因极其复杂,从胎儿到18岁以前影响中枢神经系统发育的因素都可能导致MR。主要的原因简单介绍如下:

1. 遗传因素

(1) 染色体畸变:染色体数目和结构的异常均可导致本病的发生。染色体畸变是中度及以上严重程度精神发育迟滞的主要病因。如21-三体综合征、先天性卵巢发育不全等。

(2) 先天性代谢缺陷:为单基因遗传病,如苯丙酮尿症、半乳糖血症、糖原贮积症及肝豆状核变性等。

2. 出生前 母孕期受到有害因素的影响,在胎儿期母体接触放射线、药物及化学毒素等有害因素;母孕期发生感染(病毒、螺旋体、弓形体等),或者患严重躯体疾病,如高血压、心脏病、糖尿病、严重贫血、营养不良等均可能影响胎儿发育,导致精神发育迟滞。

3. 出生时 因胎位异常、产程过长、产伤、脐带绕颈等原因,均可导致新生儿窒息、缺氧缺血性脑病或颅内出血,使中枢神经系统受损。

4. 出生后 因中枢神经系统感染(脑炎、脑膜炎等)、核黄疸、颅脑损伤、脱髓鞘疾病、严重的躯体疾病(如先天性心脏病等)、营养不良、中毒等均可使小儿大脑功能受到损害,导致智力低下和社会适应不良。

5. 不良环境因素 家庭贫困、缺乏学习机会、与社会隔离、听觉或视觉障碍等因素均可造成患儿精神发育迟滞。

（二）临床表现

主要表现为不同程度的智力低下和社会适应困难。WHO 根据智商(IQ)将精神发育迟滞分为四个等级：

1. 轻度精神发育迟滞　IQ 为 50 ~ 69。在 MR 的患儿中占 85%，其临床表现如下：

（1）语言能力方面：一般语言能力的反应尚可，通过学校学习抽象记忆的知识如阅读、背诵文章等方面无太大困难。可以应付日常生活中的一般交谈，所以此型患儿在学龄前期或短期接触时不易被发现。

（2）学习方面：上学后患儿学习困难明显，记忆力、理解力、抽象概括能力等均较差，作文感到吃力，难以将自己的思想和认识形成书面的文字，尤其数学学习困难，因此，只能进行简单的阅读、书写及计算，辅导下勉强能达到小学高年级水平，大多数可以完成小学阶段的基本学习。

（3）社会性及生活能力方面：有一定的交往能力，日常生活可以自理，但常常显得笨手笨脚，缺乏主见，依赖性强，对环境变化的适应能力差。往往表现为温顺、安静、循规蹈矩。经过若干次训练后可利用交通工具。

（4）生活和工作能力方面：经过特殊训练至成人后可以在保护下或他人的照顾下从事具有一定技能的工作。

2. 中度精神发育迟滞　IQ 为 35 ~ 49。约占 MR 患儿的 10%。

（1）语言、运动发育方面：从幼儿时即可发现语言与运动发育缓慢，运动发育迟滞可随着小儿生长发育逐渐地向接近正常方向发育。在语言方面词汇贫乏，其中一部分患儿发音不清，不能确切地表达自己的意思和思想。

（2）学习能力方面：阅读和理解能力有限，数学概念模糊，甚至不能学会简单的计算和数数。只能达到小学 1 ~ 2 年级的读、写水平。

（3）社会性及生活能力方面：有一定的模仿能力，可以学会简单的生活和工作技能，经过耐心训练可以从事简单、重复的劳动，可以在社区生活。与亲人或常接触的人有感情，可建立比较稳定的关系。除特殊情况外，不能应用交通工具。不能真正意义上的就业，在特殊设施中，经过训练后可做有限的工作。

3. 重度精神发育迟滞　IQ 为 20 ~ 34。约占 MR 患儿的 3% ~ 4%。

（1）精神与运动发育明显落后：精神与运动发育落后在早期出现，多数在出生后不久即被发现。几乎不能接受教育。

（2）语言能力方面：语言发育水平很低，仅能学会简单的语句，自我表现能力差或者几乎不说话，理解他人的语言很困难。

（3）社会性及生活能力方面：此型患儿缺乏社会行为能力，长期训练可养成简单生活卫生习惯，成年后可在监护下做固定的最简单的体力劳动。利用交通工具非常有限或几乎不能利用。

（4）特异症状：反复地重复单调、无目的的动作和行为，如点头、奔跑、自残等。

4. 极重度精神发育迟滞　IQ 在 20 以下。占 MR 患儿的 1% ~ 2% 左右。

（1）语言能力方面：无语言能力，自己不会说话，也不能理解他人说话的意思，仅有以哭闹等原始的情绪方式的表现能力。

（2）社会性及生活能力方面：不能认识周围环境和亲人，完全无安全意识，不会躲避危险。可能不能步行，需要特殊的交通工具。不可能就业，生活能力极低，生活几乎完全需要他人照料。此型患儿常因生活能力低下而夭折。

（3）特异症状：常有攻击行为和破坏行为。

中度以上的 MR 患者可能伴有或伴发躯体异常或疾病。其躯体特征通常能见到：因产前损伤等造成的先天异常体征，如小头、面部畸形、唇裂、腭裂、四肢畸形等。伴发的躯体疾病：感觉障碍、运动障碍、癫痫、先天性心脏损害。

知识链接

边缘智力

智商在 70～85，为精神发育迟滞与正常智力的过渡状态，可伴有轻度的社会适应不良。严格而言，边缘智力并非精神发育迟滞。

（三）辅助检查

应选择必要的辅助检查：如听力、视力测定、染色体检查、头颅 CT 或 MRI 检查、脑电图、遗传代谢病筛查（染色体、尿液检查）等，以尽可能做出病因学诊断。

（四）诊断及鉴别诊断

1. 诊断　需要全面采集病史、精神检查和体格检查，其中详细的生长发育史尤为重要。

（1）诊断标准：MR 的诊断标准有 3 条，缺一不可：①智力水平比同龄正常儿童明显低下，IQ 低于 70；②适应行为存在缺陷，低于社会所要求的标准；③起病在发育年龄阶段，即 18 岁以前。单有智力功能损害或单有适应行为缺陷都不能诊断精神发育迟滞。在 18 岁以后出现的智力损害不称 MR，而称痴呆。

（2）严重程度：WHO 将精神发育迟滞分为四个等级（表 11-4-3）。

表 11-4-3　精神发育迟滞的严重程度

程度	智商	接受教育和康复训练能力	生活能力
轻度	50～69	初级教育或特殊教育	可独立生活
中度	35～49	特殊教育和训练	掌握简单的生活技能，半独立生活
重度	20～34	简单训练	生活自理能力差，需要监护
极重度	<20	无能力	无生活自理能力，需要监护

（3）病因学诊断：对所有确诊为 MR 的患者，应通过遗传学、代谢、内分泌等实验室检查以及颅脑的特殊检查，尽可能寻找病因，病因诊断有利于治疗和康复，也为家庭的优生优育提供有用的资料和指导。

2. 鉴别诊断

（1）精神发育暂时延迟：未成熟儿、低体重儿、营养不良等可能出现运动、言语、视觉和听觉发育等暂时落后，但在一定时间内能赶上同龄儿童的智力水平。

（2）大脑性瘫痪：由于脑瘫表现有运动发育落后，通常易误诊为 MR，但大脑性瘫痪同时还伴有肌张力异常、反射异常和主动运动减少，且智力发育可以正常。但约 25%～80% 的大脑性瘫痪患儿合并有 MR。

（3）儿童孤独症：2 岁半以前发病，75% 以上有 MR，孤独症表现即社会交往障碍和语言障碍，有刻板动作，对非生命的物体有特殊依恋。

(4) 儿童精神分裂症:儿童精神分裂症患者病前智力相对正常,有起病、症状持续及演变等疾病的发展过程,存在确切的精神病性症状。

(5) 注意缺陷多动障碍:患儿有学习困难易误诊为 MR,但这些患儿病史中发育迟缓不明显,存在明显的注意缺陷与多动症状,智力检查结果为正常或边缘智力水平,经治疗后学习困难常常会有不同程度的改善。

(五) 治疗

MR 的治疗极为困难,应从教育干预和医学干预两方面进行。治疗的原则是早期发现,早期诊断,查明原因,早期干预。其中 MR 早期发现与干预的重要性在于 6 岁以前是儿童大脑形态、结构和功能发育的关键时期,有较大的可塑性和代偿性,若能在这个时期发现并积极治疗,可能取得较理想的康复治疗效果。

1. 教育干预和康复训练

(1) 原则:教育干预是 MR 的主要治疗方法,遵循原则是根据 MR 儿童的严重程度分级,进行有计划的、循序渐进的训练与教育。对 MR 患儿的教育是一种特殊教育,根据实施对象年龄与表现的不同,大体上分为早期干预和补偿性教育两种。早期干预用于婴幼儿和学龄前期患儿,其目的是最大限度地提高或开发 MR 患儿的潜能,在 6 岁之前这段时间是智力发育的关键时期,其中尤为重要的是对婴幼儿 MR 的早期干预。而补偿性教育即培智教育,用于学龄期患儿,属于特殊教育部门的任务。

通常从简单到复杂,从易到难进行训练和教育。对轻度和中度 MR 儿童,着重训练其劳动技能,可望通过训练及教育达到自食其力。大多数轻度 MR 儿童在成年后可过接近正常人的生活。对重度和极重度 MR 儿童,着重训练生活自理能力,可望通过长期训练,教会其简单卫生习惯及基本生活能力。

(2) 内容与方法:教育干预方法可采用个别训练、集体训练和集体活动三种训练方法。个别训练是根据每个患儿的具体情况和接受能力定出个性化训练计划,由 1 位教师对 1 名 MR 患儿进行教学。集体训练是由 1 位教师同时对 10~15 个 MR 患儿进行训练,训练内容和难易程度依据绝大多数患儿的水平来定。集体活动是由教师或其他专业人员组织活动,如去公园、动物园、郊外等地方,内容较为活跃而丰富。

教育干预和康复训练的内容主要包括发展感知觉(如视觉、听觉和触觉)能力、动作及语言能力、社会交往能力等。

1) 视觉训练:购买一些色彩鲜艳的玩具,如红色或黄色彩球等,家长需将这些玩具挂在婴儿房间里或者拿着在婴儿眼前晃动,以训练婴儿眼睛的灵活性及追视物体的能力。

2) 听觉训练:可以通过摇鼓、摇铃、哗啦棒等玩具制造声音,训练婴儿寻找声源。另外,还可以通过和婴儿说话,让其听音乐等形式,训练听觉能力。

3) 触觉训练:家长用手抚摸婴儿皮肤,并给婴儿做按摩操,按摩婴儿手脚及四肢,顺脊椎骨方向从头部往臀部按摩背部,以及按摩胸腹部。

4) 动作训练:训练婴儿抬头、坐、翻身、爬、站、走等动作,以促进粗大运动的发育;让婴儿用手抓握玩具,以训练手的精细动作及手眼协调能力。

5) 语言训练:与婴儿逗笑、说话、应答发声,为其储存语言信息。另外,还可以给婴儿唱儿歌、读诗、指认物品和画片等方式,以训练发音与说话。注意要用标准的普通话,语音要清晰,节奏要缓慢。

6) 社会交往能力训练:逗引、搂抱婴儿,多和婴儿交谈,培养其良好的情绪。让婴儿与邻居、亲戚、朋友或陌生人接近,培养社交行为。

2. 医学干预

(1) 病因治疗:适合于病因明确者。如苯丙酮尿症、半乳糖血症、先天性甲状腺功能减低症等,可以早期诊断和早期治疗。苯丙酮尿症应尽早采用低苯丙氨酸饮食治疗;半乳糖血症应及早停止乳类食物,而以米粉、面粉等淀粉类食物替代治疗;先天性甲状腺功能减低症,应从生后不久开始甲状腺素终生治疗。对先天性脑积水、神经管闭合不全等颅脑畸形可考虑外科治疗。对于一些单基因遗传代谢病,国外已开展基因治疗。

(2) 对症治疗:针对部分 MR 儿童的伴随病症,应给予相应的对症治疗。如伴随的注意缺陷多动障碍、抽动障碍及癫痫者可采用相应的药物治疗等;伴有肢体畸形和运动功能障碍者需整形和骨科手术治疗;伴弱视者需配戴眼镜;伴听力障碍者需及早佩戴助听器。

(3) 促进脑功能发育治疗:主要有益智药和脑代谢改善药,如谷氨酸、吡乙酰胺和脑活素等。脑活素对促进语言和运动功能发育有一定作用,在发生脑损伤或出现 MR 以后尽早使用。用法:5~10ml 加入5%葡萄糖溶液中静脉滴注,每日 1 次,10 次一个疗程。可重复 2~3 个疗程,每个疗程间隔 10 天。

(4) 心理治疗:行为治疗能够使患者建立和巩固正常的行为模式,减少攻击性行为和自伤行为。心理教育和家庭治疗使患者的父母了解疾病的相关知识,减轻焦虑情绪,有助于对患者实施教育和康复训练。

(六) 预防

因该病是导致人类残疾的重要原因,因此重在预防。具体措施包括:

1. 加强健康宣教,开展遗传咨询,禁止近亲结婚,适当晚婚晚育,避免高龄妊娠;

2. 加强孕期保健,避免母孕期不利因素,防止感染、中毒、外伤、营养不良及致畸药物的服用,做好产前检查,避免妊娠合并症,避免病理分娩;

3. 对新生儿进行遗传代谢性疾病筛查,对婴幼儿进行出生缺陷监测,定期智力随访,做好儿童保健,避免导致该病的各种因素;

4. 对于高危儿应密切观察;对可疑患儿,应早期发现、早期诊断、早期干预。

第二节 儿童运动功能障碍

一、进行性肌营养不良

进行性肌营养不良(progressive muscular dystrophy,PMD)是一组以缓慢进行性加重的对称性肌无力和肌萎缩为特点的遗传性肌肉病变。大多数病例有明确的家族史,约 1/3 的患儿为散发病例。病变累及肢体肌、躯干肌和头面肌,少数累及心肌。根据遗传方式、发病年龄、肌无力分布、病程及预后等可分为假肥大型、Emery-Dreifuss、面肩肱型、肢带型、眼咽型、远端型、强直型及先天性肌营养不良。

假肥大型肌营养不良是最常见、最严重的一型,可分为 Duchenne(Duchenne muscular dystrophy,DMD)肌营养不良和 Becker 肌营养不良(Becker muscular dystrophy,BMD)两种不同类型,其临床表现相似。DMD 发病率为 1/3600 活产男婴,BMD 仅为其 1/10。本节主要介绍假肥大型肌营养不良。

（一）病因及发病机制

本组疾病遗传方式不同，发病机制复杂。假肥大型肌营养不良是由于染色体 Xp21 上编码抗肌萎缩蛋白（dystrophin，Dys）的基因突变所致，病理基因引起肌纤维膜结构与功能改变，属 X-连锁隐性遗传病。

抗肌萎缩蛋白位于肌纤维膜的内层，是一种细胞骨架蛋白，对稳定肌细胞膜，防止细胞坏死、自溶起重要作用。定量分析表明，DMD 患者肌细胞内 Dys 几乎完全缺失，肌膜结构的完整性受到破坏，大量富含钙离子的细胞外成分流入肌细胞内，最终导致肌纤维变性、坏死而发病，故临床症状严重；而 BMD 患者只是 Dys 数量减少或有质的改变，因此预后相对良好，病程进展相对缓慢。由于 Dys 也部分地存在于心肌、脑细胞和周围神经结构中，故部分患者可合并心肌病变、智力低下或周围神经传导功能障碍。

（二）病理

PMD 患者肌肉基本病理改变是肌纤维坏死和再生，肌膜核内移，出现肌细胞萎缩与代偿性增大相嵌分布的典型表现，随病情进展这种肌细胞大小差异不断增加。晚期肌纤维消失殆尽，由脂肪及结缔组织所代替。冰冻蚀刻电镜扫描发现肌纤维膜蛋白颗粒数目明显减少。肌肉活检免疫组化染色检查可见 Dys 缺失或异常。

（三）临床表现

1. Duchenne 型（DMD）：为最常见的类型，起病隐袭，4 岁前发病，病情重，进展快，常早年致残并导致死亡，故称为“严重型”。

（1）进行性肌无力和运动功能倒退：患儿在婴儿早期运动发育基本正常，一般 3 岁后症状开始明显，在 10 岁左右丧失独立行走能力。肌无力自躯干和四肢近端开始缓慢进展，下肢重于上肢。突出症状为骨盆带肌肉无力，肌张力减低，表现为走路慢，脚尖着地，易跌跤，上楼及蹲位站立困难，进而腰椎前凸，行走时骨盆向两侧摇摆，呈典型的鸭步。

（2）Gowers 征：由于腹肌和髂腰肌的无力，仰卧起立时，必须先翻身与俯卧，然后以双手撑地再扶撑于双膝上，然后慢慢起立，称 Gowers 征，此为本病特征性表现。

（3）假性肌肥大和广泛肌萎缩：90% 患儿双侧腓肠肌假性肥大，肌腱反射减弱或消失。随病情发展累及肩胛带肌及上臂肌时，则双臂上举无力，呈“翼状肩胛”，当双臂前推时尤为明显。疾病后期可出现肌腱挛缩及关节强硬畸形。

（4）其他：不少患儿伴心肌病变，几乎所有患儿均有不同程度的智力损害。

2. Becker 型（BMD）：本型较 DMD 少见，一般在 5～25 岁发病。症状最轻时仅表现运动后肌肉疼痛、痛性肌痉挛、运动不耐受、肌红蛋白尿，以及无症状性 CK 升高，亦可表现为轻的肢带肌力弱及股四头肌力弱。症状较重时表现与 DMD 患者相似，但进展慢，病程长，心肌受损及关节挛缩畸形较少见，智力一般正常，故称之为“良性型”。

（四）辅助检查

1. 血清酶学检查　血清磷酸肌酸激酶（CK）增高是重要而敏感的指标，可高出正常数十甚至数百倍，在假性肥大型的早期 CK 增高最为显著，晚期活性下降。此外，血清肌红蛋白（Mb）、丙酮酸激酶（PK）及乳酸脱氢酶（LDH）也是较敏感的指标。

2. 肌电图　各型肌营养不良肌病均具有典型的肌源性受损的表现。松弛时可出现自发电位，轻收缩时运动单位电位的平均时限缩短、平均波幅降低、出现短棘波多相电位，强收缩时呈病理干扰相、峰值电压一般小于 1000μV。假肥大肌肉可出现肌强直或肌强直样电活动。

3. 肌肉活组织检查 共性表现为肌肉的坏死和再生,间质脂肪和结缔组织增生。应用免疫组化技术和免疫印迹技术检测骨骼肌中相应蛋白质的分布及变化,可见DMD型的骨骼肌膜抗肌萎缩蛋白几乎缺如。

4. 基因检测 采用PCR、印迹杂交、DNA测序等方法,可以发现各型肌营养不良症的抗肌萎缩蛋白基因突变和缺失。

5. 其他检查 DMD尿中肌酸增加,肌酐减少。心电图、超声心动图可早期发现进行性肌营养不良症患者的心脏受累的程度,骨骼肌CT或MRI检查可发现骨骼肌受损的范围和严重程度,MRI可见变性肌肉呈不同程度的"虫蚀现象"。DMD和BMD患者应做智力检测。

(五)诊断及鉴别诊断

1. 诊断 血清CK显著增高是诊断本病的重要依据,结合男性患病、腓肠肌假性肥大等典型的临床表现可建立临床诊断。肌肉活体组织检查和基因检测可确定诊断。

2. 鉴别诊断

(1)其他类型肌营养不良肌病:其他肌营养不良肌病也具有进行性肌萎缩和肌力减退这一基本临床特征,需注意与本病鉴别:①面肩肱型肌营养不良:常染色体显性遗传,基因定位于4q35。起病较晚,多在青少年期。多数以面部表情肌无力为首发症状,表现为闭眼、示齿力弱,吹哨困难,呈特殊的肌病面容"斧头脸",逐渐侵犯上肢带肌,肩胛带肌受累出现翼状肩胛,下肢胫前肌、腓骨肌受累,呈足下垂步态。一般不伴心肌损害。病程进展极缓慢。由于DMD、BMD几乎都从下肢起病,并有假性肥大,因而容易区别;②肢带型肌营养不良:常染色体隐性或显性遗传。多在青少年或成年期起病,男女均可罹患。主要影响骨盆带和肩带肌群,表现鸭步和翼状肩胛,也可有远端肌萎缩和假性肥大。但起病晚,病情进展较缓慢。很少有心肌、面部肌肉和智力受损者;③Emery-Dreifuss肌营养不良:X-连锁隐性遗传,病变基因位于Xq28,可在儿童期发病。但该病罕见,进展缓慢,肩胛肌和心肌受累明显,但面肌运动正常,智能正常,无假性肥大,血清CK仅轻度增加;④眼咽型肌营养不良:为常染色体显性遗传,青年和成年发病,多在45岁以后;首发症状为上睑下垂和眼球运动障碍,双侧对称;逐步出现轻度面肌力弱,咬肌无力和萎缩,吞咽困难,构音不清;CK正常或轻度升高。

(2)少年型脊肌萎缩症:男女均可患,多伴有肌束震颤,根据血清酶测定、肌电图及肌肉病理检查等特点。

(3)多发性肌炎:无家族遗传史,一般进展较快,肌无力的程度比肌萎缩明显,常有肌痛,血清CK水平正常或轻度升高,肌肉活检可以明确鉴别;应用皮质类固醇治疗效果较好,也可鉴别。

(六)治疗

1. 对症和支持治疗 PMD迄今无特效治疗,但积极的对症和支持治疗措施有助于提高患儿生活质量与延长生命。包括适当的功能锻炼,进行各关节的主动和被动运动,以及针灸、推拿等,可延缓肌无力、肌肉挛缩和关节挛缩的发生。对逐渐丧失站立或行走能力者,使用支具以帮助运动和锻炼,并防止脊柱弯曲和肌肉挛缩。保证钙和蛋白质等营养摄入,积极防治致命性呼吸道感染。

2. 药物治疗 尚无确定的方案。①泼尼松:是目前最有效的药物,作用机制尚未完全阐明。很多证据认为诊断一明确就应开始应用。剂量为0.75mg/(kg·d)口服,可以改善肌力约达3年。副作用包括体重增加、类Cushing综合征表现和多毛症等;泼尼松对本病的远期疗效尚不确定;一种泼尼松类似物Deflazcort 0.9mg/(kg·d)与泼尼松效果类似而副作用较少;②肌酸一水化物:5～10g/天可能有效;③别嘌呤醇:治疗DMD可不同程度地改善临床症状,CK水平有所下降;年龄小的患者疗效较好,治疗中应定期检查白细胞,如低于3000×10^6/L应停用;④三磷酸腺苷、肌苷、甘氨酸、核苷酸、苯丙酸诺龙及中药等可试用;⑤人胚肌细胞注入治疗仅有短期效果,针对抗肌萎缩蛋白基因突变的基因修复治疗正在研究之中。

(七) 预后

DMD是肌营养不良中发病率最高、病情最为严重的一型,一般至9～12岁时患儿就不能行走,约20岁时出现呼吸困难,多在25～30岁前死于呼吸道感染、心力衰竭或消耗性疾病。BMD发展相对缓慢,大约在出现症状后20余年才不能行走,大多可存活至40岁后。

(八) 预防

对PMD采取预防措施很重要,主要包括检出携带者和产前诊断。做好遗传咨询,可通过家系分析或应用基因诊断检出DMD病变基因携带者,DMD患者女性亲属可能是携带者。对已怀孕的基因携带者进行产前基因检查,如发现胎儿为DMD或BMD,应行人工流产防止患儿出生。

二、大脑性瘫痪

大脑性瘫痪简称脑瘫,是指各种原因造成发育期胎儿或婴儿期非进行性脑损伤,主要表现为运动障碍及姿势异常。常伴有智力低下、癫痫、感觉异常、行为异常等。

(一) 病因及发病机制

脑瘫的病因和发病机制尚不清楚,许多围生期因素可能与脑瘫的发生有关:

1. 出生前　包括宫内感染、宫内发育迟缓、宫内慢性缺血、缺氧、孕母外伤、接触放射线、妊娠高血压、脐带绕颈等致胎儿脑发育异常或者脑损伤。

2. 出生时　主要是早产、难产、严重窒息、HIE、颅内出血等所致胎儿脑缺氧或脑损伤。

3. 出生后　包括各种感染、颅脑损伤、颅内出血、低血糖症及重症窒息等。以及胎儿的心、肺发育异常所致的新生儿期呼吸障碍等均与小儿脑瘫明显相关。新生儿高胆红素血症发生胆红素脑病时也可导致大脑性瘫痪。

据统计,国内脑瘫多发生于早产、低出生体重、产时缺氧窒息及重度黄疸的婴儿。其中早产、低出生体重是目前公认的主要的脑瘫致病因素,且孕龄越小、出生体重越低,脑瘫患病率越高。近年对脑瘫的病因作了更深入的探讨,目前认为胚胎早期阶段的发育异常,很可能就是导致婴儿早产、低出生体重和易有围生期缺氧缺血等事件的重要原因。胚胎早期的这种发育异常主要来自受孕前后孕妇体内、外环境影响、遗传因素以及孕期疾病引起妊娠早期胎盘羊膜炎症等。

(二) 临床表现

1. 基本表现　脑瘫以出生后非进行性运动发育异常为特征,一般都有以下4种表现:

(1) 运动发育落后和瘫痪肢体主动运动减少:患儿不能完成相同年龄正常小儿应有的运动发育进程,包括竖颈、坐、站立、独走等粗大运动,以及手指的精细动作。

(2) 肌张力异常:因不同临床类型而异,痉挛型表现为肌张力增高;肌张力低下型则表现为瘫痪肢体松软,但仍可引出腱反射;而手足徐动型表现为变异性肌张力不全。

(3) 姿势异常:受异常肌张力和原始反射消失不同情况影响,患儿可出现多种肢体异常姿势,并因此影响其正常运动功能的发挥。体检中将患儿分别置于俯卧位、仰卧位、直立位、以及由仰卧牵拉成坐位时,即可发现瘫痪肢体的异常姿势和非正常体位。

(4) 反射异常:多种原始反射消失延迟。痉挛型脑瘫患儿腱反射活跃,可引出踝阵挛和阳性 Babinski 征。

2. 临床分型

(1) 根据运动障碍性质分类:

1) 痉挛型:最常见,约占全部病例的 50% ~60%。主要是锥体束受累,表现为肌张力增高、肢体活动受限、被动运动阻力增高,有折刀样痉挛,腱反射亢进,病理反射阳性。

2) 不随意运动型:以锥体外系受损为主,不随意运动增多。表现为手足徐动、舞蹈样动作、肌张力失调、震颤等。

3) 强直型:以锥体外系受损为主,全身肌张力持续增高,呈齿轮、铅管样强直。

4) 肌张力低下型:可能因锥体系和锥体外系同时受累,导致瘫痪肢体松软,但腱反射存在。

5) 共济失调型:以小脑损伤为主。

6) 混合型:在同一患儿身上具有上述任何两种类型脑瘫特点。

(2) 根据运动障碍涉及的部位分型:

1) 单肢瘫:单个肢体受累,此型较少见。

2) 双瘫:四肢受累,上肢轻,下肢重,此型最多见。

3) 偏瘫:半侧肢体受累,通常上肢重于下肢。

4) 三肢瘫:三个肢体受累,临床较少见。

5) 四肢瘫:四肢受累,上、下肢受累程度相似。

3. 常见脑瘫的临床特点

(1) 痉挛性偏瘫:最常见,为一侧肢体受累,多数上肢较下肢严重,远端较近端重,而面部常无受累。患儿多在 3 月后才出现明显症状,表现为患侧肢体少动、持续性握拳、握持反射不消失、前臂呈屈曲旋前状姿势、画圈步态等。部分患者受累肢体最初可能表现为肌张力低下,以后才转为痉挛状态。此型常伴有智力低下、斜视和癫痫。

(2) 痉挛性双瘫:此型多见于早产儿。以双下肢肌张力增高为突出表现。患儿常在 1 ~3 月内表现为双下肢肌张力低下。继之为所谓肌张力不全期,患儿在立位并且足底触及检查床面时将诱发双下肢强直性伸直并交叉呈剪刀状。最后进入痉挛期,髋与膝关节屈曲、下肢内旋、剪刀步态,严重者不能独立行走。上肢受累较轻,常表现为行走时上肢姿势异常,但手的功能受累不明显。此型合并癫痫较少,大部分患者智力正常或临界状态。常有斜视。

(3) 痉挛性四肢瘫:多见于严重窒息的患儿。四肢肌张力均增高,常呈角弓反张状。可伴有核上性球麻痹,表现为吞咽和构音障碍。约半数患儿伴有癫痫和智力低下。

(4) 不随意运动型:约占 10%,缺氧性脑损伤和新生儿核黄疸为主要病因。婴儿早期多有肌张力低下,以后逐渐出现锥体外系症状,不自主运动增多,如手足徐动等表现。患儿可有流涎、吞咽困难、语言障碍等。下肢腱反射正常或增强。可有持续性原始反射。智力大多正常或临界状态。约 1/4 患者伴有癫痫。由核黄疸引起者多表现为手足徐动、感觉性耳聋、牙釉质发育不良等。

(5) 共济失调型:约占 10%。婴儿期表现为肌张力低下、平衡障碍、运动发育落后等。幼儿期可发现醉酒步态,辨距不良、意向性震颤等体征。多无锥体束征。可伴有智力低下,多不严重。

（6）肌张力低下型:主要表现为肌张力低下,肌力降低。四肢呈软瘫状,自主运动少,仰卧位时四肢呈外展外旋位,状似仰翻的青蛙,俯卧位时头不能抬起。本型常为脑瘫婴儿的早期症状,幼儿期以后可能转为其他型,多为不随意运动型。

4. 伴随症状和疾病 作为脑损伤引起的共同表现,一半以上脑瘫患儿可能合并智力低下、听力和语言发育障碍,其他如视力障碍、过度激惹、小头畸形、癫痫等。有的伴随症状如流涎、关节脱位则与脑瘫自身的运动功能障碍相关。

（三）辅助检查

1. 头部CT或MRI 影像学检查能提供脑病理改变的证据,也有助于脑瘫病因的诊断和预后判断。脑性瘫痪患儿的头部CT或MRI的异常率是44%～92%,可以见到不同类型有不同的改变。

（1）痉挛型:此型患儿的头部CT或MRI的改变在大脑性瘫痪的各型中表现最为明显,常在顶叶、额叶有低密度区,瘫痪的患儿多表现为脑室扩大、皮质轻度萎缩,脑正中裂增宽,脑室周围白质软化等。偏瘫则表现为一侧半球的局限性的脑梗死或陈旧性的出血灶而致的低密度影。四肢瘫的患儿较双瘫患儿的上述表现更为明显,常有弥漫性的脑萎缩改变或脑积水等,病灶更为广泛。

（2）共济失调型:主要表现为小脑的病变,如小脑萎缩、低密度区、第四脑室扩大等。

（3）肌张力低下型:可见有侧脑室的扩大、脑积水等改变。

2. 脑电图(EEG) 大脑性瘫痪患儿的脑电图改变无特异的诊断意义,但是70%以上患儿的EEG有改变,主要表现为广泛性慢波及快波异常,或表现为广泛性的低电压,左右不对称及睡眠纺锤波等。若合并癫痫则EEG的异常率较高,表现出与癫痫类型相应的EEG改变。

3. 脑干听觉诱发电位(BAEP) 大脑性瘫痪患儿的60.4%有脑干听觉诱发电位的改变,其异常的表现主要是外周性听路损害,其次为混合性及中枢性听路损害,以双侧的损害多见。

4. 肌电图(EMG) 主要用于鉴别肌源性和神经源性疾病的参考性检查。

5. 血液生物化学检查 当需要与先天代谢疾病、肌源性疾病等鉴别时应做必要的血液生物化学检查,如肌酸磷酸激酶、乳酸脱氢酶、乳酸、丙酮酸、血糖、肝功能检查等。

6. 尿液检查 需要排除氨基酸代谢异常疾病时应做尿与血的氨基酸检查。

7. 脑脊液检查 需要排除异染性脑白质营养不良、球型细胞脑白质营养不良时可以进行脑脊液的检查,这些疾病时可以见到脑脊液中的蛋白质增高。

（四）诊断及鉴别诊断

1. 诊断 脑瘫的诊断主要依靠病史及神经系统检查。典型的大脑性瘫痪多具有运动发育落后、姿势异常、肌张力异常等临床表现。影像学检查可能发现脑损伤的证据。实验室检查有助于和其他运动障碍性疾病鉴别。

2006年8月我国第二届全国儿童康复会议暨第九届全国小儿大脑性瘫痪康复学术会议的诊断标准是:①引起大脑性瘫痪的脑损伤为非进行性;②引起运动障碍的病变部位在脑部;③症状在婴儿期出现;④可合并智力障碍、癫痫、感知觉障碍、交流障碍、行为异常及其他异常;⑤除外进行性疾病所致的中枢性运动障碍及正常小儿暂时性运动发育迟缓。

脑瘫的早期诊断

0～6个月或者0～9个月为早期;0～3个月为超早期;最迟不超过12个月。

2. 鉴别诊断

(1) 脊髓进行性肌萎缩症:为常染色体隐性遗传病。鉴别要点是智力正常,临床呈进行性、对称性、以近端为主的迟缓性瘫及肌肉萎缩,腱反射减弱或消失。肌活检可确诊。

(2) 良性先天性肌张力低下症:出生时即有肌张力低下,随年龄增长肌张力低下得到改善,无家族史,无中枢神经系统及末梢神经病变,反射正常。无异常姿势,独走后发育正常。肌电图、肌活检均正常,多在2～2.5岁后能行走。

(五) 治疗

1. 治疗原则

(1) 早期发现、早期干预治疗。注意高危儿的随访,婴儿大脑和运动系正处于发育阶段,治疗越早疗效越好。

(2) 采取综合治疗手段,对患儿所有运动障碍及伴随障碍进行干预治疗。

(3) 按小儿运动发育规律,进行功能训练,循序渐进促使小儿产生正确运动。

(4) 定期评价,定期拟定康复目标和个体化的康复治疗方案和训练方法。

(5) 医师、治疗师、家庭训练相结合,保证患儿得到持之以恒的正确治疗。

2. 主要治疗措施

(1) 康复治疗:根据脑瘫患儿的现有能力进行功能障碍评定,制定适合患儿特点的训练方案,帮助患儿进行功能训练。①体能运动训练(PT):针对运动障碍和姿势异常进行物理治疗。常用的技术包括:体位性治疗、软组织牵伸、调整肌张力技术、功能性主动活动强化训练、肌力和耐力训练、平衡和协调控制、物理因子辅助治疗(理疗)等;②技能训练即作业疗法(OT):重点训练上肢和手的精细动作,提高患儿独立生活能力;③语言训练(ST):包括听力、语言、发音器官和咀嚼吞咽功能的协同矫正;④引导式教育:是将治疗和教育相结合的综合方法,通过教育的方式使功能障碍者的异常功能得以改善或恢复正常。

(2) 药物治疗:①促进脑发育和代谢的药物:改善脑血液循环、能量和营养代谢,恢复脑功能的药物,如神经生长因子、脑蛋白水解物等;合并有癫痫时应用抗惊厥药物;②肉毒杆菌毒素A:肌内注射,可以缓解肌肉痉挛,使大脑性瘫痪患儿的畸形得到改善,为康复训练创造有利条件。

(3) 传统医学治疗:中药、针灸、按摩、穴位封闭等。

(4) 矫形器的应用:在功能训练中,配合使用一些支具或辅助器械,有助于矫正异常姿势、抑制异常反射、辅助改善运动功能等目的。

(5) 手术治疗:主要用于痉挛型,目的是矫正畸形、恢复和改善肌力与肌张力的平衡。对于下肢肌肉广泛痉挛且肌力基本正常的患儿,可采用选择性脊神经后根切断术。当肌肉严重挛缩和关节畸形时,可选择矫形手术。一般5岁以下的儿童,不宜进行手术治疗。

(6) 其他:如高压氧舱、水疗和电疗等,对功能训练起辅助作用。

(六) 预防

1. 实行婚前保健,避免近亲结婚、遗传性疾病、先天性缺陷,阻断遗传病延续,提高生育

质量。

2. 孕期定期产前检查，对患严重疾病或接触致畸物质（毒物、化学、放射线等）的育龄妇女应尽量避免怀孕。孕期不可吵架、打架、摔跤、饮酒、吸烟、接受放射线照射等。防止感染性疾病（风疹病毒，弓形虫，肝炎等）的发生，孕期28周至婴儿出生后一周，要避免早产、低体重和巨大儿的出生，预防窒息、颅出血、高胆红素血症（核黄疸）。

3. 出生后防止感染性疾病的发生（吸入性肺炎、败血病等），预防高热惊厥，正确对待腰椎穿刺。

第三节　其他儿科疾病

一、支气管肺炎

支气管肺炎又称小叶性肺炎，是累及支气管壁和肺泡的炎症，是小儿时期最常见的肺炎，2岁以内儿童多发。一年四季均可发病，以冬春寒冷季节及气候骤变时多见。营养不良、维生素D缺乏性佝偻病、先天性心脏病、免疫缺陷者均易发生本病。

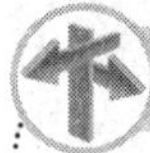
知识链接

肺炎的病理分类

①小叶性肺炎（支气管肺炎）；②大叶性肺炎；③间质性肺炎；④毛细支气管炎。而小儿时期以支气管肺炎最为多见。

（一）病因及发病机制

1. 病因　最常见的病原体是细菌和病毒，也可由病毒、细菌“混合感染”。发达国家以病毒为主，主要有呼吸道合胞病毒、腺病毒、流感及副流感病毒等。发展中国家则以细菌为主，仍以肺炎链球菌多见，近年来肺炎支原体、衣原体和流感嗜血杆菌感染有增加的趋势。病原体常由呼吸道入侵，少数经血行入肺。

2. 发病机制　主要是由于支气管、肺泡炎症引起通气和换气障碍，导致缺氧和二氧化碳潴留，从而引起一系列病理生理改变。

（1）呼吸功能不全：由于通气和换气障碍，首先出现的是低氧血症，当$SaO_2<85\%$，还原血红蛋白>50g/L时，则出现发绀。肺炎的早期，仅有缺氧，无明显CO_2潴留，为代偿缺氧，呼吸和心率加快以增加每分钟通气量和改善通气血流比。随着病情的进展，通气和换气功能严重障碍，在缺氧的基础上出现CO_2潴留，此时PaO_2和SaO_2下降，$PaCO_2$升高，当$PaO_2<$ 50mmHg(6.67kPa)和（或）$PaCO_2>$50mmHg(6.67kPa)时即为呼吸衰竭。为增加呼吸深度，呼吸辅助肌也参加活动，因而出现鼻翼扇动和三凹征。

（2）循环系统功能障碍：常见心肌炎、心力衰竭及微循环障碍。病原体和毒素侵袭心肌，引起心肌炎；缺氧使肺小动脉反射性收缩，肺循环压力增高，使右心负荷增加。肺动脉高压和中毒性心肌炎是诱发心衰的主要原因。重症患儿常出现微循环障碍、休克甚至弥散性血管内凝血。

（3）神经系统损害：严重肺炎缺氧和CO_2潴留使血与脑脊液pH值降低，高碳酸血症使脑血管扩张、血流减慢、血管通透性增加，致使颅内压增加，形成脑水肿。病原体毒素作用亦可引起脑水肿,产生中毒性脑病。

(4) 胃肠道功能紊乱:低氧血症和病原体毒素可使胃肠黏膜糜烂、出血、上皮细胞坏死脱落,导致黏膜屏障功能破坏,使胃肠功能紊乱,出现腹泻、呕吐,甚至发生中毒性肠麻痹和消化道出血。

(5) 酸碱平衡失调:严重缺氧时,体内需氧代谢发生障碍,无氧酵解增加,酸性代谢产物增加,加上高热、进食少及吐泻等因素,使脂肪分解代谢增加,酮体产生增多,故常引起代谢性酸中毒。同时由于二氧化碳排出受阻,可产生呼吸性酸中毒,因此,严重肺炎患儿可存在不同程度的混合性酸中毒。

(二) 临床表现

起病多数较急,发病前数日多先有上呼吸道感染,主要临床表现为发热、咳嗽、气促、肺部固定性的中、细湿啰音。

1. 主要症状　轻症肺炎以呼吸道症状为主。①发热:热型不定,多为不规则发热,亦可为弛张热或稽留热;②咳嗽:较频繁,在早期为刺激性干咳,极期咳嗽反而减轻,恢复期咳嗽有痰;③气促:多在发热、咳嗽后出现;④全身症状:精神不振、食欲减退、烦躁不安,轻度腹泻或呕吐。

2. 体征　①呼吸增快:40~80次/分钟,并可见鼻翼扇动和三凹征;②发绀:口周、鼻唇沟和指趾端发绀,轻症患儿可无发绀;③肺部啰音:早期不明显,可有呼吸音粗糙、减低,以后可闻及较固定的中、细湿啰音,以背部两侧下方及脊柱两旁较多,于深吸气末更为明显。肺部叩诊多正常,病灶融合时,可出现实变体征。

3. 重症肺炎的表现　重症肺炎由于严重的缺氧及毒血症,除呼吸系统改变外,可发生循环、神经和消化系统功能障碍。①循环系统:常见为心肌炎、心包炎及心力衰竭;②神经系统:可发生中毒性脑病;③消化系统:严重者发生中毒性肠麻痹,表现为频繁呕吐、严重腹胀、呼吸困难加重,肠鸣音消失;④休克及DIC时,可表现为血压下降,四肢凉,脉细速而弱,皮肤、黏膜及胃肠道出血。

(三) 并发症

如果诊治不及时或病原体致病力强者可引起并发症,如脓胸、脓气胸、肺大疱等。多见于金黄色葡萄球菌和某些革兰氏阴性杆菌肺炎。

(四) 辅助检查

1. 外周血检查

(1) 白细胞检查:细菌性肺炎白细胞常常升高,中性粒细胞增多,并有核左移现象,胞浆可有中毒颗粒。病毒性肺炎的白细胞大多正常或偏低,淋巴细胞增高或出现异型淋巴细胞。

(2) C反应蛋白(CRP):在细菌感染时浓度上升,而非细菌感染时则上升不明显。

(3) 前降钙素(PCT):细菌感染时可升高,抗菌药物治疗有效时,可迅速下降。

2. 病原学检查

(1) 细菌学检查:采取气管吸取物、肺泡灌洗液、胸腔积液、脓液和血标本做细菌培养和鉴定,同时进行药物敏感试验对明确细菌性病原和指导治疗有意义。亦可作涂片染色镜检,进行细菌的初筛试验。鲎珠溶解物试验有助于革兰氏阴性杆菌肺炎的诊断。

(2) 病毒学检查:病毒分离是诊断病毒性肺炎的可靠方法,但需时间较长,不能做早期诊断。目前临床上常用血清学方法检测病毒特异性抗原或者抗体,进行快速诊断。其他快速诊断方法有核酸分子杂交技术或聚合酶链反应(PCR)技术,检测呼吸道分泌物中的病毒基因片段，灵敏性较高，但是容易出现假阳性。

（3）其他病原学检查：冷凝集试验可作为肺炎支原体（MP）的过筛试验；特异性诊断包括 MP 分离培养或特异性 IgM 和 IgG 抗体测定。补体结合抗体检测是诊断 MP 的常用方法；基因探针及 PCR 技术常用于检测支原体和衣原体抗原，具有较强的特异性和敏感性。

3. X 线检查　早期肺纹理增强，透光度减低，以后双肺下野、中内带出现大小不等的点状或小斑片状影，或融合成大片状阴影。常伴有肺气肿或肺不张。并发脓胸、脓气胸或肺大泡者则有相应的 X 线改变。

（五）诊断及鉴别诊断

1. 诊断　一般根据典型的临床表现，如发热、咳嗽、气促、肺部固定的中、细湿啰音，结合 X 线检查有肺炎的改变即可诊断为支气管肺炎。

确诊支气管肺炎后应进一步了解引起肺炎的可能病原体。若为反复发作者，还应尽可能明确导致反复感染的原因，如免疫缺陷病、支气管异物、先天性心脏病、营养性障碍和环境因素等。此外，还要注意有否并发症。

2. 鉴别诊断

（1）急性支气管炎：一般不发热或低热，全身状况好，以咳嗽为主要症状，肺部可闻及干湿啰音，多不固定，随咳嗽而改变。X 线示肺纹理增多、排列紊乱。如临床症状较重不易与肺炎区分者，则按肺炎处理。

（2）支气管异物：有异物吸入史，突然出现呛咳，可有肺不张和肺气肿，必要时可行支气管镜检查。

（3）支气管哮喘：儿童哮喘可无明显喘息发作，主要表现为持续性咳嗽，X 线示肺纹理增多、排列紊乱和肺气肿，易与本病混淆。患儿具有过敏体质，肺功能激发和舒张试验有助于鉴别。

（4）肺结核：活动性肺结核的临床表现与支气管肺炎相似，特别是粟粒性肺结核，可有高热不退、呼吸急促等，但肺部啰音常不明显。鉴别时要根据患儿结核密切接触史，结核菌素试验阳性，X 线示肺部有结核病灶可资鉴别。

（六）治疗

采用综合治疗，原则为改善通气、控制炎症、对症治疗、防止和治疗并发症。

1. 一般治疗　保持室内空气新鲜流通，室温保持在 18～20℃，湿度 60% 为宜。给予营养丰富的饮食，重症患儿进食困难者，可静脉补充营养。注意隔离，以防交叉感染。注意维持水、电解质和酸碱平衡。

2. 抗感染治疗

（1）抗菌药物治疗：明确为细菌感染或病毒感染继发细菌感染者应使用抗菌药物。

1）原则：①有效和安全是选择抗菌药物的首要原则；②在使用抗菌药物前应采集合适的呼吸道分泌物进行细菌培养和药物敏感试验，以指导治疗；在未获培养结果前，可根据经验选择敏感的药物；③选用的药物在肺组织中应有较高的浓度；④轻症者口服，对重症或不能口服者，可考虑胃肠道外给药；⑤适宜剂量、合适疗程；⑥重者患儿宜静脉联合用药。

2）根据不同病原选择抗生素：①肺炎链球菌：青霉素敏感者首选青霉素或阿莫西林；青霉素中介者，首选大剂量青霉素或阿莫西林；耐药者首选头孢曲松、头孢噻肟、万古霉素；青霉素过敏者选用大环内酯类；②金黄色葡萄球菌：首选苯唑西林钠或氯唑西林，耐药者选用万古霉素或联用利福平；③流感嗜血杆菌：首选阿莫西林/克拉维酸、氨苄西林/舒巴坦；④大肠埃希菌和肺炎杆菌:首选头孢他啶、头孢哌酮或亚胺培南等和头孢噻肟钠;⑤铜绿假单胞菌:首选替卡西林/克拉维酸;⑥卡他莫拉菌:首选阿莫西林/克拉维酸;⑦肺炎支原体和衣原体:首选大环内酯类抗生素如红霉素、罗红霉素或阿奇霉素。

3)用药时间:一般应持续至体温正常后5~7天,临床症状、体征消失后3天停药。支原体肺炎至少使用抗菌药物2~3周。金黄色葡萄球菌肺炎在体温正常后2~3周可停药,一般总疗程≥6周。

(2)抗病毒治疗:①利巴韦林(病毒唑):可口服、滴鼻、雾化吸入、肌注和静点,肌注和静点的剂量为10~15mg/(kg·d),可抑制多种RNA和DNA病毒;②a-干扰素(IFN-α):肌注,5~7天为一个疗程,亦可雾化吸入。若为流感病毒,可用磷酸奥司他韦口服。部分中药制剂也有一定的抗病毒作用。

3. 对症治疗

(1)氧疗:有烦躁、发绀等缺氧表现时需吸氧,轻者多用鼻前庭导管给氧,氧流量为0.5~1L/分钟,氧浓度不超过40%。重者可用面罩、氧帐、鼻塞给氧,氧流量为2~4L/分钟,氧浓度为50%~60%。

(2)气道管理:保持呼吸道通畅,及时清除上呼吸道分泌物,定时变换体位,以利痰液排出,改善通气功能。注意气道的湿化,有利于痰液的排出。雾化吸入有助于解除支气管痉挛和水肿。必要时行气管插管以清除痰液。严重者应短期使用机械通气(人工呼吸机)。

(3)祛痰止咳平喘:祛痰剂氯化铵、溴己新等,喘憋严重者可雾化吸入湿化气道,必要时选用氨茶碱、$β_2$受体激动剂等药。

(4)腹胀的治疗:低钾血症者,应补充钾盐。中毒性肠麻痹时,应禁食和胃肠减压,亦可使用酚妥拉明每次0.3~0.5mg/kg,加5%葡萄糖20ml静脉滴注,最大量≤10mg/次。

(5)其他:高热时用物理降温或药物降温。如35%酒精擦浴,冷敷,冰袋放在腋窝、腹股沟及头部,口服扑热息痛或布洛芬,每次10mg/kg。对烦躁不安或有惊厥的患儿,可给镇静剂,如氯丙嗪、异丙嗪每次各0.5~1.0mg/kg肌注,或苯巴比妥每次5mg/kg肌注。

4. 糖皮质激素　糖皮质激素可减少炎症渗出,解除支气管痉挛,改善血管通透性和微循环,减轻颅内压。使用指征为:①严重憋喘或呼吸衰竭;②全身中毒症状明显;③合并感染中毒性休克;④出现脑水肿;⑤胸腔短期有较大量渗出。上述情况可短期应用激素。可用甲泼尼龙1~2mg/(kg·d)、琥珀酸氢化可的松5~10mg/(kg·d)或用地塞米松0.1~0.3mg/(kg·d),静脉点滴,疗程3~5天。

5. 并发症和并存症的治疗

(1)肺炎合并心力衰竭的治疗:原则是吸氧、镇静、强心、利尿剂和血管活性药物。①利尿剂:呋塞米每次1~2mg/kg肌注或静注;②强心剂:常用毛花甙丙静脉注射,饱和量为2岁以内0.03~0.04mg/kg,2岁以上的0.02~0.03mg/kg;首次用饱和量的1/2,加入10%葡萄糖10~20ml缓慢静注,余量分2次,根据病情每隔4~6小时给药1次,一般经洋地黄制剂治疗1~2日后心力衰竭即可改善,故不需要维持量;③血管活性药物:常用酚妥拉明每次0.5~1.0mg/kg,最大剂量不超过10mg,肌注或静注,根据病情可1~4小时给药1次。亦可用卡托普利和硝普钠。

(2)肺炎合并中毒性脑病的治疗:脱水疗法、改善通气、扩血管、止痉、糖皮质激素、促进脑细胞恢复。①脱水疗法:主要使用甘露醇,根据病情轻重每次0.25~1.0g/kg,每6小时1次;②改善通气:必要时应予人工辅助通气、间歇正压通气,疗效明显且稳定后应及时改为正

常通气；③扩血管药物：可缓解脑血管痉挛、改善脑微循环，从而减轻脑水肿，常用酚妥拉明、山莨菪碱。酚妥拉明每次0.5～1.0mg/kg，新生儿每次≤3mg，婴幼儿每次≤10mg，静脉快速滴注，每2～6小时一次，也可静脉滴注维持；④止痉：一般选用地西泮，每次0.2～0.3mg/kg，静脉注射，1～2小时可重复一次。也可采用人工冬眠疗法；⑤糖皮质激素的使用：常用地塞米松0.25mg/kg，静脉滴注，每6小时一次，2～3天后逐渐减量或停药；⑥促进脑细胞恢复的药物：常用的有三磷酸腺苷(ATP)、胞磷胆碱、维生素 B_1 和维生素 B_6 等。

(3) 脓胸和脓气胸的治疗：应及时进行穿刺引流，若脓液黏稠，经反复穿刺抽脓不畅或发生张力性气胸时，宜考虑胸腔闭式引流。

(4) 对并存佝偻病、贫血、营养不良者，应给予相应治疗。

6. 生物制剂　转移因子或胸腺肽的疗效并不肯定。血浆和静脉注射用丙种球蛋白(IVIG)含有特异性抗体，可用于重症患儿，3～5天为一个疗程。

(七) 预防

1. 增强体质，减少被动吸烟，室内通风，积极防治营养不良、贫血及佝偻病等，注意手卫生，避免交叉感染。

2. 针对某些常见细菌和病毒病原，疫苗预防接种可有效降低儿童肺炎患病率。目前已有肺炎链球菌疫苗、B型流感嗜血杆菌结合疫苗、流感病毒疫苗等。

二、小儿腹泻

小儿腹泻或称腹泻病，是一组由多病原、多因素引起的以大便次数增多和大便性状改变为特点的消化道综合征，是我国婴幼儿最常见的疾病之一。6个月～2岁婴幼儿发病率高，1岁以内约占半数，是造成小儿营养不良、生长发育障碍的主要原因之一。

(一) 病因

1. 易感因素

(1) 婴幼儿消化系统的特点：①消化系统发育不成熟，胃酸和消化酶分泌少，消化酶活性低，神经系统对胃肠道调节功能较差，不易适应食物质和量的变化；②婴幼儿生长发育快，所需营养物质相对较多，胃肠道负担重，容易发生消化功能紊乱。

(2) 机体防御功能差：①婴儿胃酸偏低，胃排空较快，对进入胃内的细菌杀灭能力较弱；②血液中免疫球蛋白和胃肠道SIgA均较低；③正常肠道菌群对入侵的致病微生物有拮抗作用，新生儿生后正常肠道菌群尚未建立或由于使用抗生素等引起肠道菌群失调时，均易患肠道感染。

(3) 人工喂养：母乳中含有较多免疫物质，有很强的抗肠道感染作用。家畜乳中的免疫成分在加热过程中被破坏，而且人工喂养的食物和食具极易受污染，故人工喂养儿肠道感染发生率明显高于母乳喂养。

2. 感染因素

(1) 肠道内感染：可由病毒、细菌、真菌、寄生虫引起，以前两者多见，尤其是病毒。

1) 病毒感染：寒冷季节的婴幼儿腹泻80%由病毒感染引起。最常见的病毒为轮状病毒，其次有星状和杯状病毒、肠道病毒(包括柯萨奇病毒、埃可病毒、肠道腺病毒)、诺沃克病毒、冠状病毒等。

2) 细菌感染(不包括法定传染病)：①大肠埃希菌：根据引起腹泻的不同致病毒性和发病机制，已知菌株可分为5大组，包括致病性大肠埃希菌、产毒性大肠埃希菌、侵袭性大肠埃希菌、出血性大肠埃希菌、粘附-集聚性大肠埃希菌等;②空肠弯曲菌:致病菌直接侵入空肠、回肠和结肠黏膜,引起侵袭性腹泻,某些菌株亦能产生肠毒素;③耶尔森菌:除侵袭小肠、结肠黏膜外,还可产生肠毒素,引起侵袭性和分泌性腹泻;④其他:鼠伤寒沙门菌、嗜水气单胞菌、难辨梭状芽胞杆菌、金黄色葡萄球菌、铜绿假单胞菌、变形杆菌等均可引起腹泻。

3)真菌:白色念珠菌、曲菌、毛霉菌等真菌均可导致小儿腹泻,以白色念珠菌多见。

4)寄生虫:常见为蓝氏贾第鞭毛虫、阿米巴原虫和隐孢子虫等均可致肠道感染。

(2)肠道外感染:小儿患上呼吸道感染、肺炎、中耳炎、泌尿道感染、皮肤感染及其他急性感染性疾病时可伴有腹泻,这是由于发热及病原体毒素的影响,使消化功能紊乱,酶分泌减少,肠蠕动增加所致。有时病原体(主要是病毒)可同时感染肠道。

(3)抗生素相关性腹泻:长期、大量地使用广谱抗生素可引起肠道菌群紊乱,肠道正常菌群减少,金黄色葡萄球菌、变形杆菌、铜绿假单胞菌或白色念珠菌等可大量繁殖,引起药物较难控制的肠炎,称为抗生素相关性腹泻(AAD)。

3. 非感染因素

(1)饮食因素:①喂养不当是引起腹泻的主要原因之一。多为人工喂养儿,过多过早喂哺大量淀粉类、脂肪类食物,突然改变食物品种或骤然断奶等均可导致腹泻;②过敏性腹泻,如对牛奶或大豆(豆浆)过敏而引起腹泻;③双糖酶(主要为乳糖酶)缺乏或活性降低,肠道对糖的消化吸收不良而引起腹泻。

(2)气候因素:气候突然变化、腹部受凉使肠蠕动增加;天气过热消化液分泌减少或由于口渴饮奶过多,增加消化道负担而致腹泻。

(二)发病机制

1. 感染性腹泻　病原微生物能否引起肠道感染,取决于宿主防御功能的强弱、感染菌量的大小及微生物的毒力。

(1)病毒性肠炎:主要引起渗透性腹泻。各种病毒侵入肠道后,在小肠绒毛顶端的柱状上皮细胞上复制,使细胞发生变性和坏死,其微绒毛肿胀,排列紊乱和变短,受累的肠黏膜上皮细胞脱落,致使小肠黏膜回吸收水分和电解质的能力受损,肠液在肠腔内大量积聚而引起腹泻。同时,发生病变的肠黏膜细胞分泌双糖酶不足且活性降低,造成食物中双糖(乳糖)消化不全而积滞在肠腔内,并被细菌分解成小分子的短链有机酸,使肠液的渗透压增高,使腹泻加重。

(2)细菌性肠炎:肠道感染的病原菌不同,发病机制亦不同。①肠毒素性肠炎:各种产生肠毒素的细菌可引起分泌性腹泻,如霍乱弧菌、产肠毒素性大肠埃希菌等。病原体侵入肠道后,一般仅在肠腔内繁殖,粘附在肠上皮细胞刷状缘,不侵入肠黏膜。细菌在肠腔释放 2 种肠毒素,即不耐热肠毒素(LT)和耐热肠毒素(ST),该 2 种肠毒素能抑制小肠绒毛上皮细胞吸收 Na^+、Cl^- 和水,并促进肠腺分泌 Cl^-。使小肠液总量增多,超过结肠的吸收限度而发生腹泻,排出大量水样便,导致患儿脱水和电解质紊乱;②侵袭性肠炎:各种侵袭性细菌感染可引起渗出性腹泻,如侵袭性大肠埃希菌、空肠弯曲菌、耶尔森菌、志贺菌属、沙门菌属和金黄色葡萄球菌等均可直接侵袭小肠或结肠肠壁,使黏膜充血、水肿,炎症细胞浸润引起渗出和溃疡等病变。患儿排出含有大量白细胞和红细胞的菌痢样粪便。结肠由于炎症病变而不能充分吸收来自小肠的液体,并且某些致病菌还会产生肠毒素,故亦可发生水样腹泻。

2. 非感染性腹泻 主要是由饮食不当引起。当进食过量或食物成分不恰当时,消化过程发生障碍,食物不能被充分消化和吸收而积滞在小肠上部,使肠腔内酸度降低,有利于肠道下部的细菌上移和繁殖;食物发酵和腐败,分解产生的短链有机酸使肠腔内渗透压增高,腐败性毒性产物刺激肠壁使肠蠕动增加导致腹泻,进而发生脱水和电解质紊乱。

(三)临床表现

临床上按腹泻病程分为急性腹泻(病程在2周以内)、迁延性腹泻(病程2周~2月)和慢性腹泻(病程为2个月以上)。按病情可分为:①轻型腹泻;②重型腹泻。

1. 急性腹泻

(1)腹泻的共同临床表现

1)轻型:常由饮食因素及肠道外感染引起。起病可急可缓,以胃肠道症状为主,食欲不振,偶有溢乳或呕吐,大便次数增多(大多<10次/天),每次大便量不多,稀薄或带水,呈黄色或黄绿色,有酸味,常见白色或黄白色奶瓣和泡沫。无脱水及全身中毒症状,多在数日内痊愈。

2)重型:多由肠道内感染引起。常急性起病,除有较重的胃肠道症状外,还有较明显的全身感染中毒症状和水电解质紊乱。①胃肠道症状:食欲低下,常有呕吐,严重者可吐咖啡色液体。腹泻频繁,大便每日十余次至数十次,多为黄色水样或蛋花样便,含有少量黏液,少数患儿也可有少量血便;②全身感染中毒症状:发热、精神烦躁或萎靡、嗜睡,甚至昏迷、休克;③脱水、电解质及酸碱平衡紊乱。

(2)几种常见类型肠炎的临床特点

1)轮状病毒肠炎:多发生在秋冬季节,又称秋季腹泻。6个月~2岁婴幼儿多见。起病急,常伴发热和上呼吸道感染症状,呕吐常先于腹泻,大便每日数次甚至数十次,量多,水样或蛋花汤样,黄色或黄绿色,无腥臭味,常出现水及电解质紊乱。本病为自限性疾病,病程多为3~8天。大便镜检偶见少量白细胞,由于感染后1~3天即有大量病毒自大便中排出,最长可达6天。血清抗体一般在感染后3周上升。临床常用ELISA法或胶体金法检测粪便中病毒抗原。

2)诺如病毒肠炎:是集体机构急性暴发性胃肠炎的首要致病原,因为常呈暴发性,从而造成突发公共卫生问题。发病高峰多见于寒冷季节(11月至第二年2月)。潜伏期多为12~36小时,急性起病。首发症状多为阵发性腹痛、恶心、呕吐和腹泻,全身症状有畏寒、发热、头痛、乏力和肌痛等,可有呼吸道症状。吐泻频繁者可发生脱水及酸中毒、低钾。本病为自限性疾病,症状持续12~72小时。粪便及周围血象一般无特殊改变。

3)产毒性大肠埃希菌肠炎:多发生于夏季,起病较急。轻症仅大便次数增多,性状略有改变。重者腹泻频繁,大便量多,呈蛋花汤样或水样,有黏液,镜检无白细胞。伴呕吐,可发生脱水、电解质紊乱、酸中毒。本病为自限性疾病,病程约3~7天或更长。

4)侵袭性细菌(包括侵袭性大肠埃希菌、空肠弯曲菌、耶尔森菌、鼠伤寒杆菌等)引起的肠炎:临床表现与细菌性痢疾类似,起病急,高热,腹泻频繁,大便黏液状,含脓血。常有恶心、呕吐、腹痛,可伴有里急后重。全身中毒症状严重,甚至发生休克。大便显微镜检查有大量白细胞及数量不等的红细胞,常规检查不易与菌痢鉴别,需进一步做大便细菌培养才能明确致病菌。

5)真菌性肠炎:为白色念珠菌感染所致。常有应用广谱抗生素或激素病史,多见2岁以下体弱的患儿。多伴有鹅口疮,大便稀黄,有发酵气味,泡沫较多,含黏液,有时可见豆腐渣样细块，偶见血便。大便镜检可见真菌孢子和假菌丝，真菌培养阳性。

6）金黄色葡萄球菌肠炎：多继发于长期使用广谱抗生素之后，起病急，常有发热、呕吐等全身中毒症状，大便腥臭，呈暗绿色似海水样，黏液较多，少数有血便。大便镜检可见多量脓细胞和革兰氏阳性球菌。大便培养有金黄色葡萄球菌生长，凝固酶试验阳性。

2. 迁延性、慢性腹泻　病因复杂，目前认为包括感染、过敏、先天性消化酶缺陷、免疫缺陷、药物因素、先天畸形等，其中以急性腹泻未彻底治疗或治疗不当引起为多见。慢性腹泻患儿常伴有营养不良或其他并发症，应仔细查找原因。

（四）诊断及鉴别诊断

1. 诊断　根据发病季节、病史、临床表现和大便性状可以作出临床诊断。作病情诊断时必须判定有无脱水（程度和性质）、电解质紊乱和酸碱失衡；注意寻找病因，可先根据大便常规有无白细胞将腹泻分为两组：大便无或偶见少量白细胞者，多为侵袭性细菌以外的病因（如病毒、非侵袭性细菌或者非感染因素等）引起的腹泻；大便有较多的白细胞者，表明结肠和回肠末端有侵袭性炎症病变，常由各种侵袭性细菌（包括侵袭性大肠杆菌、空肠弯曲菌、耶尔森菌、鼠伤寒杆菌等）感染所致，仅凭临床表现和镜检难以区别，必要时应进行大便细菌培养。

2. 鉴别诊断

（1）生理性腹泻：多见于6个月以内婴儿，外观虚胖，常有湿疹，生后不久即出现腹泻，除大便次数增多外，无其他症状，食欲好，不影响生长发育。近年来发现此类腹泻可能为乳糖不耐受的一种特殊类型，添加辅食后，大便即逐渐转为正常。

（2）细菌性痢疾：常有流行病学病史，起病急，全身症状重。便次多，量少，排脓血便伴里急后重，大便镜检有较多脓细胞、红细胞和吞噬细胞，大便细菌培养有志贺痢疾杆菌生长可确诊。

（3）坏死性肠炎：中毒症状较严重，腹痛、腹胀、频繁呕吐、高热，大便暗红色糊状，渐出现典型的赤豆汤样血便，常伴休克。腹部立、卧位X线摄片呈小肠局限性充气扩张，肠间隙增宽，肠壁积气等。

（五）治疗

原则为：调整饮食，预防和纠正脱水，合理用药，加强护理，预防并发症。

1. 饮食疗法　应强调继续饮食，根据疾病情况做合理调整。呕吐严重者可暂禁食4～6小时（不禁水），待好转后继续喂食，由少到多，由稀到稠。母乳喂养者继续哺乳，暂停辅食。人工喂养者可先给米汤、稀释牛奶或其他代乳品，由米汤、粥、面条等逐渐过渡到正常饮食。病毒性肠炎多有双糖酶（主要是乳糖酶）缺乏，对疑似病例可用去乳糖配方奶粉或暂停乳类喂养，改为豆浆或发酵奶，以减轻腹泻，缩短病程。轻型腹泻多由喂养不当等因素所致，停止喂不易消化的食物或去除诱因即可。腹泻停止后逐渐恢复营养丰富的饮食，并每日加餐1次，共2周。

2. 护理　感染性腹泻注意消毒隔离。勤换尿布，大便后清洗臀部，预防上行性泌尿道感染和尿布皮炎；勤翻身，预防继发肺炎；加强口腔和眼部的护理。

3. 纠正水、电解质紊乱及酸碱失衡

（1）口服补液：口服补液盐（ORS）可用于腹泻时预防脱水及纠正轻、中度脱水。轻度脱水口服液量约50～80ml/kg，中度脱水约80～100ml/kg，于8～12小时内将累积损失量补足。

 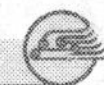

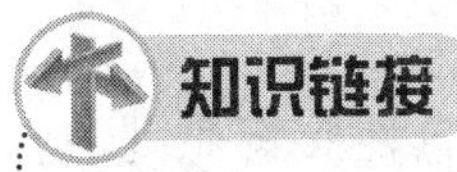

口服补液盐溶液(ORS)

口服补液盐溶液(ORS)是世界卫生组织推荐使用的一种口服溶液,用于治疗急性腹泻合并脱水的补液。有多种配方,建议使用低渗 ORS 配方:氯化钠 2.6g,枸橼酸钠 2.9g,氯化钾 1.5g,葡萄糖 13.5g,使用时用温开水 1000ml 溶解。

(2) 静脉补液:适用于中度以上脱水、吐泻严重患儿。输用溶液的成分、量和滴注持续时间必须根据不同的脱水程度和性质决定。

1) 第 1 天补液:①定量(24 小时补液总量):包括补充累积损失量、继续损失量和生理需要量,一般轻度脱水约为 90 ~ 120ml/kg,中度脱水约为 120 ~ 150ml/kg;重度脱水约为 150 ~ 180ml/kg;②定性(补液种类):应根据脱水性质(等渗性、低渗性、高渗性)分别选用,一般等渗性脱水用 1/2 张含钠液、低渗性脱水用 2/3 张含钠液、高渗性脱水用 1/3 张含钠液。若临床判断脱水性质有困难时,可先按等渗性脱水处理;③定速(补液速度):主要取决于脱水程度和继续损失的量和速度,对重度脱水有周围循环障碍者应先快速扩容,20ml/kg 等渗含钠液,30 ~ 60 分钟内快速输入。累积损失量一般在 8 ~ 12 小时内补完,约每小时 8 ~ 10ml/kg。脱水纠正后,补充继续损失量和生理需要量时速度宜减慢,于 12 ~ 16 小时内补完,约每小时 5ml/kg;④纠正酸中毒:因输入的混合溶液中已含有一部分碱性溶液,输液后循环和肾功能改善,酸中毒即可纠正。也可根据临床症状结合血气测定结果,另加碱性液纠正。对重度酸中毒可用 1.4% 碳酸氢钠扩容,兼有扩充血容量及纠正酸中毒的作用;⑤纠正低钾:有尿或来院前 6 小时内有尿应及时补钾,浓度不应超过 0.3%;每日静脉补钾时间,不应少于 8 小时;切忌将钾盐静脉推入,否则导致高钾血症,危及生命;⑥纠正低血钙、低血镁:出现低钙症状时可用 10% 葡萄糖酸钙(每次 1 ~ 2ml/kg,最大量 ≤10ml)加葡萄糖稀释后静注。低血镁者用 25% 硫酸镁按每次 0.1mg/kg 深部肌内注射,每 6 小时一次,每日 3 ~ 4 次,症状缓解后停用。

2) 第二天及以后的补液:经第一天补液后,脱水和电解质紊乱已基本纠正,第二天及以后主要是补充继续损失量和生理需要量,继续补钾,供给热量。一般可改为口服补液。若腹泻仍频繁或口服量不足者,仍需静脉补液。

4. 药物治疗

1) 控制感染:①水样便腹泻患者(约占 70%)多为病毒及非侵袭性细菌所致,一般不用抗生素,应合理使用液体疗法,选用微生态制剂和黏膜保护剂。但对重症患儿、新生儿、小婴儿或中毒症状明显者可酌情选用抗生素治疗;②黏液、脓血便患者(约占 30%)多为侵袭性细菌感染,应根据临床特点,针对病原经验性选用抗菌药物,再根据大便细菌培养和药敏试验结果进行调整。大肠埃希菌、空肠弯曲菌、耶尔森菌、鼠伤寒沙门菌所致感染常选用抗革兰氏阴性杆菌的以及大环内酯类抗生素。金黄色葡萄球菌肠炎、伪膜性肠炎、真菌性肠炎应立即停用原使用的抗生素,根据症状可选用苯唑西林钠、万古霉素、利福平、甲硝唑或抗真菌药物治疗。

2) 肠道微生态疗法:微生态制剂有助于恢复肠道正常菌群的生态平衡,抑制病原菌定植和侵袭,控制腹泻。常用双歧杆菌、嗜乳酸杆菌、粪链球菌等制剂。

3) 肠黏膜保护剂:能吸附病原体和毒素,维持肠细胞的吸收和分泌功能,可增强肠道屏障功能，阻止病原微生物的攻击。常用蒙脱石粉。

4）补锌治疗：世界卫生组织/联合国儿童基金会最近建议，对于急性腹泻患儿，应每日给予元素锌 20mg（>6 个月），疗程 10～14 天，6 个月以下婴儿每日 10mg，可缩短病程。

5）抗分泌治疗：脑啡肽酶抑制剂消旋卡多曲可抑制肠道水、电解质的分泌，可用于治疗分泌性腹泻。

6）避免用止泻剂：如洛哌丁醇，因为它有抑制胃肠动力的作用，增加细菌繁殖和毒素的吸收，故一般不用。

5. 迁延性、慢性腹泻的治疗

（1）积极查找病因，针对病因治疗。

（2）调整饮食：应继续母乳喂养，人工喂养儿要保证足够热能。乳糖不耐受儿童可用豆浆或去乳糖配方奶粉。过敏性腹泻应回避过敏食物，改用水解蛋白配方或游离氨基酸配方奶粉喂养。肠黏膜受损伤患儿应采用要素饮食（由氨基酸、葡萄糖、中链甘油三酯、多种维生素和微量元素组合而成）。

（3）静脉营养：少数患儿不能耐受口服营养物质者，可采用静脉高营养（葡萄糖、复方氨基酸、脂肪乳剂、电解质及多种微量元素）。

（4）药物治疗：切忌滥用抗生素，避免顽固的肠道菌群失调。抗生素仅用于分离出特异病原的感染患儿，并根据药敏试验选用。应用微生态调节剂和肠黏膜保护剂。补充微量元素和维生素（锌、铁、烟酸、维生素和叶酸等），有助于恢复正常的肠道功能。

（5）中医辨证论治有良好疗效，并可配合中药、推拿、捏脊等。

（六）预防

1. 合理喂养，提倡母乳喂养，及时添加辅助食品，每次限一种，逐步增加，适时断奶。人工喂养者应根据具体情况选择合适的代乳品。

2. 对于生理性腹泻的婴儿应避免不适当的药物治疗、或者由于小儿便次多而怀疑其消化能力，而不按时添加辅食。

3. 养成良好的卫生习惯，注意乳品的保存和奶具、食具、便器、玩具和设备的定期消毒。

4. 气候变化时，避免过热或受凉，居室要通风。

5. 感染性腹泻患儿，尤其是大肠埃希菌、鼠伤寒沙门菌、轮状病毒肠炎的传染性强，集体机构如有流行，应积极治疗患者，做好消毒隔离工作，防止交叉感染。

6. 避免长期滥用广谱抗生素，对于因败血症、肺炎等肠道外感染必须使用抗生素，特别是广谱抗生素的婴幼儿，即使无消化道症状时亦应加用微生态制剂，以防止难治性肠道菌群失调所致的腹泻。

7. 轮状病毒肠炎流行甚广，接种疫苗为理想的预防方法，口服疫苗已见诸报道，保护率在 80% 以上，但持久性尚待研究。

三、维生素 D 缺乏性佝偻病

维生素 D 缺乏性佝偻病是由于儿童体内维生素 D 不足使钙、磷代谢紊乱，产生的一种以骨骼病变为特征的全身慢性营养性疾病。典型的表现是生长着的长骨干骺端和骨组织矿化不全，严重者致骨骼畸形。婴幼儿特别是小婴儿是高危人群，北方患病率高于南方。随着儿保工作的大力开展，我国佝偻病发病率逐年降低，病情也趋于轻度。

（一）病因

1. 围生期维生素D不足　孕母妊娠后期维生素D营养不足，如母亲严重营养不良、肝肾疾病、慢性腹泻，以及早产、双胎均可使婴儿的体内贮存不足。

2. 日照不足　体内维生素D的主要来源是皮肤中7-脱氢胆固醇经紫外线照射合成。一般每日接受日光照射2小时以上，佝偻病的发病率则明显减少。寒冷季节长，日照时间短，户外活动少的地区，小儿佝偻病发病率明显增高。

3. 维生素D摄入不足　人体日常大约每日需400～800国际单位的维生素D。因天然食物中含维生素D少，远不能满足正常需要，即使纯母乳喂养，婴儿若户外活动少亦易患佝偻病。

4. 生长速度快，需要增加　如早产及双胎婴儿生后生长发育快，需要维生素D多，且体内贮存的维生素D不足。婴儿早期生长速度较快，也易发生佝偻病。

5. 疾病影响　胃肠道或肝胆疾病影响维生素D吸收，如婴儿肝炎综合征、慢性腹泻等；严重肝、肾功能损害可致维生素D羟化障碍而引起佝偻病；长期服用抗惊厥药物可使体内维生素D不足；糖皮质激素有对抗维生素D对钙的转运作用。

（二）发病机制

维生素D已被证明是体内钙内稳态最重要的生物调节因子之一，维生素D缺乏性佝偻病可以看成是机体为维持血钙水平而对骨骼造成的损害。维生素D缺乏时，肠道钙、磷吸收减少，血中钙、磷下降。血钙降低刺激甲状旁腺激素（PTH）分泌增加，加速旧骨吸收，骨盐溶解，释放出钙、磷，使血钙得到补偿，维持在正常或接近正常水平；同时大量的磷经肾排出，使血磷降低，钙磷乘积下降，钙磷沉积于骨受阻，成骨作用发生障碍。长骨干骺端骺软骨中，成熟肥大的软骨细胞和成骨细胞不能正常钙化，成骨细胞代偿增生，形成骨样组织堆积于干骺端，向两侧膨出形成“串珠”“手足镯”等体征。长骨骨干由于骨膜下骨矿化不全，骨皮质变薄，易弯曲变形；骨质脱钙，骨质疏松，甚至发生病理性骨折。颅骨则由于钙化障碍而发生软化，并由于骨样组织在骨膜下堆积而致方颅畸形。

（三）临床表现

本病好发于3月～2岁的小儿。主要表现为生长最快部位的骨骼改变，并可影响肌肉发育及神经兴奋性的改变。临床上可分期如下：

1. 初期（早期）　多为3个月左右发病，主要表现为非特异性神经精神症状，烦躁易激惹、睡眠不安、夜惊、多汗（与季节无关）。由于汗液刺激，婴儿常摇头擦枕，形成枕秃或环形脱发。此期常无明显骨骼改变，骨骼X线可正常，或仅见临时钙化带稍模糊。血生化检查改变轻微：血清25-（OH）D_3下降，PTH升高，血钙浓度正常或稍低，血磷降低，碱性磷酸酶（AKP）正常或稍高。

2. 活动期（激期）　主要是骨骼改变，其次是肌肉韧带松弛。

（1）骨骼改变：

1）头部：①颅骨软化：多见于3～6个月婴儿，常发生在枕骨或顶骨中央，可有压乒乓球的感觉；②方颅：多见于8～9月以上小儿，由于骨样组织增生致额骨及顶骨双侧呈对称性隆起，形成方颅，重者可呈鞍状、十字状颅形；③前囟增大及闭合延迟（迟于1.5岁）；④出牙晚，可延至1岁出牙，或3岁才出齐。严重者牙齿排列不齐，釉质发育不良。

2）胸廓：胸廓畸形多发生于1岁左右小儿，其表现有：①肋骨串珠：肋骨与肋软骨交界区呈钝圆形隆起，如串珠状，以第7～10肋最明显；②肋膈沟：膈肌附着处的肋骨软化，呼吸时被膈肌牵拉而内陷，形成一条浅的横沟，又称赫氏沟（Harrison 氏沟）；③鸡胸：胸骨和邻近的软骨向前突起，形成鸡胸；④漏斗胸：胸骨剑突软化内陷形成漏斗胸。

3）四肢：①腕踝畸形：多见于6月以上小儿，由于骨样组织增生而致腕、踝部也呈钝圆形隆起，形成佝偻病"手镯"与"足镯"；②下肢畸形：见于1岁以后小儿，可出现膝内翻（"O"形腿）或膝外翻（"X"形腿）。

4）其他：脊柱后突或侧弯，重症者可引起骨盆畸形（扁平骨盆）。

（2）全身肌肉松弛：患儿肌张力低下，头项软弱无力，坐、立、行等运动功能发育落后，腹肌张力低下致腹部膨隆如蛙腹。

（3）其他表现：大脑皮层功能异常，条件反射形成缓慢，表情淡漠，语言发育迟缓，免疫力低下，常伴发感染。

（4）血生化及骨骼X线改变：血清钙稍降低，血磷明显降低，钙磷乘积常低于30，碱性磷酸酶明显增高。X线检查干骺端临时钙化带模糊或消失，呈毛刷样、杯口状改变；骺软骨明显增宽（>2mm），骨骺与干骺端距离加大；骨质普遍稀疏，密度减低，可有骨干弯曲或青枝骨折。

3. 恢复期　经治疗或日光照射后，临床症状和体征逐渐减轻或消失。血钙、磷逐渐恢复正常，碱性磷酸酶约需1～2个月降至正常水平。治疗2～3周后骨骼X线改变有所改善，钙化线重新出现，骨骺软骨盘<2mm，逐渐恢复正常。

4. 后遗症期　多见于2岁以后的儿童。症状消失、留下不同程度的骨畸形。血生化正常，X线检查骨骼干骺端病变消失。

（四）诊断与鉴别诊断

1. 诊断　根据维生素D缺乏的病史，佝偻病的症状及体征，并结合血生化改变及骨骼X线改变可做出正确诊断。应注意早期骨骼改变不明显，多汗、夜惊、睡眠不安的神经精神症状无特异性，需结合小儿的年龄、季节、病史及相关检查做出综合判断，血清25-(OH)D_3水平为可靠的诊断指标。血生化与骨骼X线的检查为本病诊断的"金标准"。

2. 鉴别诊断

（1）先天性甲状腺功能减低症：智力明显低下，具特殊面容和体态，可有黏液性水肿。X线可见骨龄明显落后，但血钙、磷、碱性磷酸酶正常，T_4降低，TSH升高可鉴别。

（2）软骨营养不良：是一遗传性软骨发育障碍，出生时即可见四肢短、头大、前额突出、腰椎前突、臀部后凸。根据特殊的体态（短肢型矮小）及骨骼X线作出诊断。

（3）低血磷抗维生素D佝偻病：本病多为遗传所致肾小管重吸收磷及肠道吸收磷的原发性缺陷。佝偻病的症状多发生于1岁以后，且2～3岁后仍有活动性佝偻病表现；血钙多正常，血磷明显降低，尿磷增加。对用一般治疗剂量维生素D治疗佝偻病无效时应与本病鉴别。

（4）远端肾小管性酸中毒：为远曲小管泌氢障碍，从尿中丢失大量钠、钾、钙，继发甲状旁腺功能亢进，骨质脱钙，出现佝偻病体征。患儿骨骼畸形显著，身材矮小，有代谢性酸中毒，多尿，碱性尿，除低血钙、低血磷之外，血钾亦低，血氨增高，并常有低血钾症状。

(5) 维生素D依赖性佝偻病：为常染色体隐性遗传，可分二型：Ⅰ型为肾脏1-羟化酶缺陷，使25-(OH)D_3转变为1,25-(OH)D_3发生障碍，血中25-(OH)D_3浓度正常；Ⅱ型为靶器官1,25-(OH)D_3受体缺陷，血中1,25-(OH)D_3浓度增高。两型临床均有严重的佝偻病体征，低钙血症、低磷血症，碱性磷酸酶明显升高及继发性甲状旁腺功能亢进，Ⅰ型患儿可有高氨基酸尿症；Ⅱ型患儿的一个重要特征为脱发。

(6) 肾性佝偻病：由于各种原因所致的慢性肾功能障碍，导致钙磷代谢紊乱，血钙低，血磷高，甲状旁腺继发性功能亢进，骨质普遍脱钙，骨骼呈佝偻病改变。多于幼儿后期症状逐渐明显，形成侏儒状态。

(7) 肝性佝偻病：肝功能不良可能使25-(OH)D_3生成障碍。伴有胆道阻塞时肠道吸收维生素D及钙也降低，出现低血钙、抽搐和佝偻病征。

(五) 治疗

治疗的目的在于控制活动期，防止骨骼畸形。

1. 一般治疗　坚持母乳喂养，及时添加转乳期食品；坚持每日户外活动；活动期避免患儿多坐、多站，防止发生骨骼畸形。

2. 补充维生素D　治疗的原则应以口服为主，不主张采用大剂量治疗。一般剂量为每日50～125μg(2000～5000IU)，持续4～6周，之后1岁以内婴儿改为400IU/天，1岁以上改为600IU/天，同时给予多种维生素。治疗1个月后应复查效果，如临床表现、血生化与骨骼X线改变无恢复征象，应与抗维生素D佝偻病鉴别。

3. 补充钙剂　主张从膳食中补充钙和磷，只要足够牛奶(每天500ml)，一般不需要补钙，只有出现低钙血症、严重佝偻病和营养不足时需要补充钙剂。

(六) 预防

维生素D缺乏性佝偻病是自限性疾病，现认为确保儿童每日获得维生素D 400IU是治疗和预防本病的关键。预防时间应从围生期开始，1岁以内婴儿为重点，持续到2岁。

1. 围生期　孕母应多进行户外活动，妊娠28周开始适量补充维生素D(800IU/天)有益于胎儿贮存充足维生素D。同时应食用富含钙、磷、维生素D以及其他营养素的食物。

2. 婴幼儿期　预防的关键在日光浴与适量维生素D的补充。

(1) 坚持户外活动：满月后即可让婴儿逐渐坚持户外活动，要保证每日1～2小时户外活动时间。

(2) 补充维生素D：早产儿、低出生体重儿、双胎儿生后1周开始补充维生素D 800IU/天，3个月后改预防量；足月儿生后2周开始补充维生素D 400IU/天，均补充至2岁。夏季阳光充足，可在上午和傍晚户外活动，暂停或减量服用维生素D。

(3) 一般不需补钙，如果乳类摄入不足和营养欠佳时可适当补充微量营养素和钙剂，但不宜过多，以免影响铁、锌等矿物质的吸收。

（杨　珊）

复习思考题

1. 典型支气管肺炎的X线改变特点是什么？
2. 急性小儿腹泻的治疗原则是什么？

3. 假肥大型肌营养不良的临床表现有什么?

4. 如何鉴别儿童孤独症与精神发育迟滞?

5. 脑瘫的临床分型和诊断标准是什么?

案例分析题

5岁,女,持续高热咳嗽,气急2周,用青霉素治疗一周未见效。精神差,气促,口周微绀,X线示两肺散在圆形浓密阴影,右肋膈角消失可见气液面。

(1) 诊断及诊断依据是什么?

(2) 治疗原则是什么?

第五章　耳鼻喉科疾病

学习要点

急性化脓性中耳炎、耳郭化脓性软骨膜炎、鼻炎、鼻窦炎、咽炎和扁桃体炎、喉炎的病因、临床表现及诊疗方法；急性化脓性中耳炎、耳郭化脓性软骨膜炎、鼻炎、鼻窦炎、咽炎和扁桃体炎、喉炎的并发症、辅助检查和鉴别诊断；急性化脓性中耳炎、耳郭化脓性软骨膜炎、鼻炎、鼻窦炎、咽炎和扁桃体炎、喉炎的病理改变和预防措施；学会观察和思考，培养独立的临床工作能力。

第一节　急性化脓性中耳炎

急性化脓性中耳炎是中耳黏膜的急性化脓性炎症，病变主要位于鼓室。常继发于上呼吸道感染，好发于儿童，冬春季多见。

一、病因及病理

（一）病因

本病主要致病菌为肺炎球菌、流感嗜血杆菌、乙型溶血性链球菌、葡萄球菌等。少数为真菌感染。临床常见的有如下3条感染途径：

1. 咽鼓管途径　是最常见感染途径。急性上呼吸道感染、急性传染病如猩红热、麻疹、百日咳等期间，病原体循咽鼓管途径引起中耳的感染；错误的捏鼻鼓气、咽鼓管吹张或鼻腔治疗，以及在污水中游泳或跳水，均可导致细菌循咽鼓管侵入中耳。婴幼儿咽鼓管管腔宽、短、直，呈水平位，更易发生本病。

2. 外耳道-鼓膜途径　不恰当的操作或外伤等导致鼓膜穿孔，以及不符合无菌操作的鼓膜穿刺、鼓室置管、鼓膜切开术等，都容易导致致病菌经外耳道进入中耳。

3. 血行感染　非常少见。

（二）病理

感染早期，中耳黏膜充血水肿，鼓室黏膜增厚，纤毛脱落，杯状细胞增多，由于呈现负压，血浆、纤维蛋白、红细胞及多形核白细胞从毛细血管渗出，逐渐转为脓性，随着脓液增多鼓室内压力不断增大，继而出现鼓膜贫血，局部有隆起，加之血栓性小静脉炎，致局部坏死溃破，鼓膜穿孔，脓液外流。若治疗及时，局部引流通畅，炎症可逐渐吸收，黏膜恢复正常，同时小的鼓膜穿孔亦可自行修复。

二、临床表现

（一）症状

1. 耳痛　鼓膜穿孔前，多数患者呈现耳深部搏动性跳痛或刺痛，同时向同侧头部或牙齿放射，鼓膜穿孔后，脓液流出，耳痛减轻甚至消失。

2. 听力减退及耳鸣　病程初期患者常有明显耳闭和听力下降。鼓膜穿孔排脓后耳聋减轻。耳痛剧烈者，听觉障碍常被耳痛症状掩盖。有的患者可伴眩晕。

3. 流脓　鼓膜穿孔后，耳内有分泌物流出，初为脓血样，以后变为黏液脓性。

4. 全身症状　由于病情和个体差异，轻重不一。可出现畏寒、发热、倦怠、纳差。一般患儿全身症状较重，常伴呕吐、腹泻等症状。鼓膜穿孔后，相关症状会明显减轻或消失。

（二）体征

1. 耳镜检查　病变初期，鼓膜松弛部充血，紧张部周边及锤骨柄上可见扩张的、放射状血管分布。随着病变的继续发生，鼓膜呈弥漫性充血、肿胀、向外膨出，正常标志难以辨识，局部可窥见小黄点。如炎症不能及时控制，就会发展为鼓膜穿孔。一般穿孔开始微小，不易识别，需彻底清洁外耳道后，方可见。坏死型中耳炎鼓膜迅速融溃，形成大穿孔。

2. 耳部触诊　乳突尖和鼓窦区可有轻微压痛。

三、辅助检查

1. 听力检查　多呈现传导性聋的特征，少数患者亦可见到混合性聋或感音神经性聋。

2. 血象　白细胞总数增高，中性粒细胞增高，鼓膜穿孔排脓后血象渐趋正常。

四、诊断及鉴别诊断

（一）诊断

根据病史及临床表现，结合耳镜检查、听力检查、血常规检查等，诊断即可确立。

（二）鉴别诊断

1. 急性外耳道炎、疖肿　主要表现为耳内疼痛、耳郭牵拉痛明显。外耳道口及耳道内肿胀，晚期局限成疖肿，分泌物少而成脓性，无黏液，拭净外耳道分泌物后，见鼓膜完整，表面炎症轻微或正常，一般听力正常。

2. 急性鼓膜炎　大多并发于流感及耳带状疱疹，耳痛剧烈，鼓膜或外耳道深部皮肤有血疱，破溃后疼痛减轻，流出少量血浆或血性分泌物，无耳漏，听力下降不明显，检查见鼓膜充血形成大疱。鼓膜无穿孔，愈合后无疤痕。

五、治疗

控制感染，通畅引流，祛除病因为本病治疗原则。

（一）全身治疗

及早应用足量抗生素或其他抗菌药物控制感染，直至症状消退后 5 ~ 7 日停药，务求彻底治愈。一般可选用青霉素类或头孢菌素类。若鼓膜穿孔，可取脓液作细菌培养及药敏试验，并根据结果调整使用抗生素。

（二）局部治疗

1. 鼓膜穿孔前　①可用 2% 酚甘油滴耳，可消炎止痛。若穿孔后，应立即停药，否则会腐蚀鼓膜及鼓室黏膜。1% 麻黄素和氯霉素眼药水与地塞米松混合液滴鼻（仰卧悬头位），可改善咽鼓管通畅度，减轻局部炎症；②如全身及局部症状较重，鼓膜明显膨出，经一般治疗后无明显减轻：或穿孔太小，引流不畅，应在无菌操作下行鼓膜切开术，以利通畅引流；怀疑并发急性乳突炎者，行 X 线拍片或 CT 扫描证实后立即行乳突切开引流手术。

2. 鼓膜穿孔后 ①先以3% H_2O_2溶液或硼酸水彻底清洗外耳道脓液，并拭净；②局部用无耳毒性的抗生素滴耳剂消炎，如0.3%氧氟沙星（泰利必妥）滴耳液等，但禁止使用粉剂，以免与脓液结块，影响引流；③脓液减少、炎症完全消退后，部分患者的鼓膜穿孔可自行愈合。穿孔长期不愈者，排除中耳乳突腔的潜在病变后，可行鼓膜修补术。

（三）病因治疗

积极治疗鼻部及咽部慢性疾病，如肥厚性鼻炎、慢性鼻窦炎、慢性扁桃体炎、腺样体肥大、慢性咽炎等，有助于防止中耳炎复发。

六、预防

1. 锻炼身体，增强体质，积极防治上呼吸道感染和呼吸道传染病。
2. 有鼓膜穿孔或鼓室置管者避免参加游泳等可能导致耳内进水的活动。
3. 普及有关正确擤鼻及哺乳的卫生知识。

第二节 耳郭化脓性软骨膜炎

耳郭化脓性软骨膜炎是外伤后耳郭软骨和软骨膜的急性化脓性炎症，并伴有脓液形成，常引起较严重的疼痛，由于本病发展迅速，容易造成耳郭软骨坏死及畸形，应及时诊治，慎重对待。

一、病因

多因耳外伤，手术伤或邻近组织感染扩散所致，铜绿假单胞杆菌为最多见的致病菌，其次为金黄色葡萄球菌、链球菌等。感染化脓后，脓液积聚于软骨膜与软骨之间，软骨因血供障碍而逐渐缺血坏死，造成耳郭畸形并影响其正常生理功能。

二、临床表现

临床早期可见耳郭局部灼热、红肿、疼痛，随着程度加重，范围扩大，患者通常难以忍受，检查可见耳郭弥漫性红肿、明显触痛，若脓肿形成后有波动感，破溃后出脓。后期软骨坏死，疤痕挛缩，致耳郭皱缩变形呈“菜花耳”状。

三、治疗

早期尚未形成脓肿时，全身应用大量广谱、敏感抗生素控制感染，同时可配合局部理疗，促进局部炎症吸收消退。

脓肿形成后应早期切开引流，彻底刮除坏死软骨及肉芽。在全身麻醉下，沿耳轮内侧的舟状窝作半圆形切开，充分暴露脓腔，清除脓液，刮除肉芽组织，切除坏死软骨。用庆大霉素或多粘菌素B冲洗脓腔，置硅胶管，术后每天冲洗至无脓时除管。如能保存耳郭部位的软骨，可避免术后耳郭畸形，术中用敏感的抗生素溶液彻底冲洗术腔，术毕创面涂布敏感抗生素，将皮肤粘回创面，对好切口，不予缝合，以防术后出血形成血肿或日后机化收缩。然后置放多层纱布及适当加压包扎。若坏死软骨已剔净，术后换药至无脓液流出，逐渐愈合。若术后仍继续红肿，多需再次手术。遗留严重畸形者可做整形修复术。

四、预防

本病重在预防。进行耳郭处的操作，如耳部手术、打耳孔、针灸或耳针治疗时，应严格局部消毒、避免伤及软骨。耳郭外伤后须及时清创，严防感染。

第三节　鼻炎和鼻窦炎

一、急性鼻炎

急性鼻炎是由病毒感染引起的鼻腔黏膜急性炎症性疾病，常可延及鼻窦或鼻咽部，有传染性，俗称“伤风”“感冒”，四季均可发病，多见于秋季和冬季。

（一）病因及病理

1. 病因

（1）病毒感染：是本病首要病因，最常见是鼻病毒，其次是流感和副流感病毒、腺病毒、冠状病毒等。在病毒感染的基础上，还可继发细菌感染，如溶血性链球菌、肺炎球菌、流感嗜血杆菌等。

（2）诱因：本病在某些诱因影响下，机体抵抗力下降，鼻黏膜的预防功能被破坏，病毒通过侵犯鼻腔黏膜而发病。①全身因素：受凉、过度劳累、营养不良或其他全身性慢性疾病等，均可导致机体免疫力下降而诱发本病；②局部因素：鼻腔慢性疾病，如鼻中隔偏曲、慢性鼻炎、鼻息肉等；邻近组织感染病灶，如慢性化脓性鼻窦炎、慢性扁桃体炎等，均可影响鼻腔的通气引流功能，诱发本病。

2. 病理　早期鼻黏膜血管痉挛，腺体分泌减少；继之，黏膜中的血管和淋巴管迅速扩张，黏膜充血、水肿，腺体及杯状细胞分泌增加，有单核白细胞和吞噬细胞浸润，鼻涕初为水样，逐渐变为黏液性。以后黏膜中中性粒细胞渐增多，渗出于黏膜表面，加之上皮细胞和纤毛脱落，鼻涕变为黏液脓性。恢复期上皮及纤毛细胞新生，黏膜逐渐恢复正常。

（二）临床表现

本病潜伏期1～3天。初期表现为鼻内干燥、灼热感，继而出现鼻塞，同时有痒感和喷嚏，可有嗅觉减退和说话时的闭塞性鼻音，还可能出现鼻出血；初为水样涕，恢复期逐渐变为黏液脓性，合并细菌感染时，鼻涕变为脓性。多数患者会出现全身不适、食欲不振、倦怠、头痛和发热等。小儿全身症状多较重，甚至发生惊厥。鼻腔检查：初期鼻黏膜广泛充血、干燥，以后肿胀，下鼻甲充血、肿大，总鼻道或鼻腔底有较多分泌物，初期为水样，以后逐渐变为黏液性或脓性分泌物。若无并发症，病程一般7～10天。

（三）诊断及鉴别诊断

本病依据病史和鼻部相关检查，容易诊断，但应注意与其他疾病相鉴别：

1. 流感　一般全身症状较重，如高热、寒战、头痛、全身关节及肌肉酸痛等。上呼吸道症状反而不明显。可有流感相关的流行病学史。

2. 变应性鼻炎　又称过敏性鼻炎，鼻部症状的发作与接触一定的过敏原有关。可有鼻、眼部发痒，无发热等全身症状。检查可见鼻黏膜苍白，水肿，鼻涕如清水样。鼻腔分泌物细胞学检查、皮肤试验、鼻激发试验及特异性IgE抗体测定等有助于鉴别。

3. 血管运动性鼻炎　症状与变应性鼻炎相似，发作突然，消退迅速。有明显的诱发因

素，如精神紧张、焦虑，环境温度突然变化，内分泌功能紊乱等。但变应原皮肤试验和特异性IgE抗体测定为阴性，鼻分泌物涂片无典型改变。

4. 急性传染病　麻疹、猩红热、百日咳等急性传染病早期可出现急性鼻炎症状。但这类疾病除有急性鼻炎表现外，尚有其本身疾病的表现，且全身症状较重，如高热、寒战、头痛、全身肌肉酸痛等。通过详细的体格检查和对病程的严密观察可鉴别之。

（四）治疗

以对症和支持治疗为主，同时预防并发症。

1. 全身治疗　治疗期间应多饮开水，清淡饮食，充足休息。

（1）发汗：早期可服用生姜红糖饮，以及解热镇痛药如阿司匹林等，可减轻症状，缩短病程。

（2）中成药：疏风解表祛邪为主，如抗病毒颗粒、维C银翘片等。

（3）全身应用抗生素：若合并细菌感染或可疑并发症时加用。

2. 局部治疗　改善鼻腔通气状况，便于引流。

（1）减充血剂：减充血剂喷鼻可以减轻黏膜充血、肿胀而减轻鼻塞，改善引流，常用1%麻黄碱（小儿用0.5%）滴鼻液或0.05%羟甲唑啉滴鼻，小儿用药浓度适当降低。减充血剂不宜长期使用，一般不超过7天。

（2）穴位治疗：取迎香、鼻通穴作穴位按摩或针刺，可减轻鼻塞。

知识链接

漱鼻疗法

取37℃左右的温开水500ml，加食盐5g，先用右手拇指摁紧右鼻孔，让左鼻孔吸水至鼻腔内，稍停让水流出，可重复3～5次。然后同法进行另一鼻孔冲洗，勿将水吸进口腔中，每日2～3次，疗效好，副作用小。

（五）并发症

1. 急性鼻窦炎　炎症经鼻窦开口向窦内蔓延，引起急性化脓性鼻窦炎，其中以上颌窦炎及筛窦炎多见。

2. 急性中耳炎　感染经咽鼓管向中耳扩散所致。

3. 急性咽炎、喉炎、气管炎及支气管炎　感染经鼻咽部向下扩散引起。小儿、老人及抵抗力低下者，还可并发肺炎。

4. 鼻前庭炎　感染向前直接蔓延。

5. 其他感染　经鼻泪管扩散，引起结膜炎、泪囊炎等，但临床少见。

（六）预防

1. 增强机体抵抗力　加强锻炼，倡导冷水洗脸或冷水浴，在冬季可适当增加户外活动，增强对寒冷的适应能力。此外，注意劳逸结合和合理饮食。

2. 避免传染　避免与本病患者密切接触，减少进出公共场所，保持居室通风以及服用抗病毒中药等均可起到预防作用。

二、慢性鼻炎

慢性鼻炎是鼻腔黏膜和黏膜下层的慢性炎症。其主要特点是炎症持续三个月以上或反复发作，迁延不愈，间歇期亦不能恢复正常，临床可见鼻腔黏膜肿胀和分泌物增多，且无明确的致病微生物。表现为鼻黏膜的慢性充血肿胀，称慢性单纯性鼻炎。若发展为鼻黏膜和鼻甲骨的增生肥厚，称慢性肥厚性鼻炎。

(一) 病因及病理

1. 病因　本病病因尚未明确。致病因素包括局部、全身、职业和环境等。

(1) 局部因素：①急性鼻炎反复发作或治疗不彻底，迁延成慢性炎症；②鼻腔及鼻窦的慢性炎症，如慢性扁桃体炎、慢性鼻窦炎等，鼻黏膜长期受到分泌物的刺激，促使发生慢性鼻炎；③鼻中隔偏曲、鼻腔狭窄、异物及肿瘤妨碍鼻腔通气引流，使病原体容易局部存留，以致反复发生炎症；④鼻腔用药不当或过久，如长期滴用鼻减充血剂，如滴鼻净、麻黄素等引起药物性鼻炎。

(2) 全身因素：①全身性慢性疾病：如贫血、糖尿病、结核、心脏病等，可引起鼻黏膜血管长期淤血或反射性充血；②维生素缺乏：如维生素 A、C 缺乏；③内分泌疾病或失调：如甲状腺功能低下可引起鼻黏膜水肿。妊娠期和青春期，鼻黏膜可出现生理性充血、肿胀，少数可诱发本病。

(3) 职业和环境因素：工作和生活环境中长期或反复吸入粉尘（如石灰、煤灰等）或有害化学气体（如甲醛等）。另外生活或生产环境中温度和湿度的急剧变化亦可导致本病。

(4) 其他因素：如烟酒嗜好，长期过劳，免疫功能障碍等。

2. 病理　分为 2 种类型：慢性单纯性鼻炎和慢性肥厚性鼻炎。

(1) 慢性单纯性鼻炎：鼻黏膜深层血管慢性扩张，通透性增加，以下鼻甲的海绵状血窦最为明显；血管和腺体周围有以淋巴细胞和浆细胞为主的细胞浸润，黏液腺分泌增加。鼻甲黏膜肿胀，但黏膜下组织无明显增生性改变。

(2) 慢性肥厚性鼻炎：以鼻黏膜、黏膜下层、甚至骨膜和骨的局限性或弥漫性增生肥厚为特点。黏膜上皮纤毛脱落，变为复层立方上皮，黏膜下层由水肿继而发生纤维组织增生而使黏膜肥厚，骨膜及骨组织增生，鼻甲骨骨质也可呈肥大改变。以下鼻甲最明显，还可累及中鼻甲及鼻中隔。可由慢性单纯性鼻炎发展转化而来。

(二) 临床表现

1. 慢性单纯性鼻炎

(1) 临床表现：①间歇性交替性鼻塞：间歇性指鼻塞在白天劳动或运动时减轻，夜间静坐或寒冷时特别加重；交替性指侧卧位时，居于上侧的鼻腔通气好，下侧差；②多涕：一般为黏液性或黏液脓性，脓性者多于继发性感染后出现。由于鼻涕可经后鼻孔流到咽喉，引起多“痰”及咳嗽。闭塞性鼻音、嗅觉减退、耳鸣等不明显。

(2) 鼻镜检查：鼻黏膜充血，表面光滑，湿润，下鼻甲肿胀，呈现暗红色，柔软而富有弹性，探针轻压可现凹陷，探针移开后立即复位，黏膜对减充血剂敏感，若用1%麻黄素液滴鼻后可见鼻甲迅速缩小。总鼻道或下鼻道有黏液性或脓性分泌物。

(3) 治疗：治疗原则是祛除病因，增强机体抵抗力，恢复鼻腔通气功能。

1) 病因治疗：找出全身和局部病因，及时治疗全身性慢性疾病。改善生活和工作环境，锻炼身体，提高机体抵抗力；

2) 局部治疗：包括鼻腔清洗、糖皮质激素鼻喷剂（辅舒良）、减充血剂（麻黄素或盐酸羟甲唑啉）、封闭疗法、针刺疗法等。

知识链接

吹 鼻 疗 法

选取具有行气通窍的单味中药或复方中药打粉研磨后进行吹鼻。亦可用丝绢包裹药末少许填塞入鼻内，可1小时/次，2～3次/天。

2. 慢性肥厚性鼻炎

（1）临床表现：①持续性鼻塞，渐进性加重，无交替性，常张口呼吸；②鼻涕稠厚，多呈黏液性或黏脓性，不易擤出。由于鼻涕后流，刺激咽喉致咳嗽、多"痰"；③常有闭塞性鼻音、嗅觉减退、耳鸣和耳闭塞感以及有头痛、头昏、咽干、咽痛等不适。

（2）鼻镜检查：鼻黏膜增生、肥厚，成暗红色或淡紫色。下鼻甲黏膜肥厚，表面不平呈结节状或桑葚状，尤以下鼻甲前端及其游离缘为明显。下鼻甲骨亦可肥大，常致鼻腔堵塞。探针轻压下鼻甲硬实无弹性，轻压凹陷不明显。对减充血剂不敏感。鼻腔底部或下鼻道有黏液性或黏脓性分泌物。

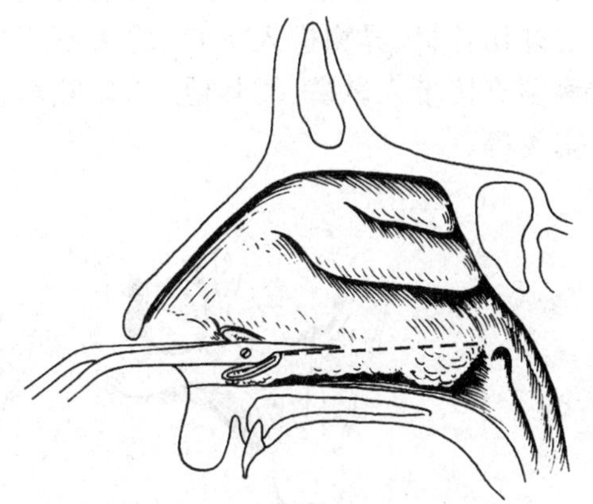
图11-5-1　下鼻甲黏膜下切除术

（3）治疗：①药物治疗原则同单纯性鼻炎；②药物治疗疗效差者用下鼻甲硬化剂、激光、微波、射频或冷冻等治疗，使局部黏膜下产生疤痕组织，缩小下鼻甲；③手术治疗：对于药物及其他治疗无效者，可行手术治疗。一般采用下鼻甲切除术，包括下鼻甲黏膜部分切除术或下鼻甲黏膜下骨切除术（图11-5-1），通过手术使鼻甲组织缩小，从而降低鼻腔阻力，改善鼻腔通气的状态。下鼻甲切除不宜过多，原则上不超过下鼻甲的1/3，以免影响鼻黏膜功能或继发萎缩性鼻炎。

慢性单纯性鼻炎和慢性慢性肥厚性鼻炎的鉴别（表11-5-1）。

表11-5-1　慢性单纯性鼻炎和慢性肥厚性鼻炎的鉴别

分型	慢性单纯性鼻炎	慢性肥厚性鼻炎
病理特点	血管舒缩失调	组织增生
鼻塞	间歇性、交替性	持续性
鼻涕	黏液性	黏脓性
下鼻甲形态	表面光滑	表面结节状、凹凸不平
下鼻甲弹性	好、软	差、硬实
对减充血剂的反应	敏感	不敏感
治疗	保守治疗	注射硬化剂、激光、冷冻或手术

三、急性鼻窦炎

急性鼻窦炎多继发于急性鼻炎。其病理改变主要是鼻窦黏膜的急性化脓性炎症，严重者可累及骨质，并引起周围组织和邻近器官严重并发症。表现为持续性鼻塞，流大量黏脓涕,嗅觉障碍及定位定时性头痛。

(一) 病因及病理

1. 病因

(1) 致病菌:多见化脓性球菌,如肺炎双球菌、溶血型链球菌、葡萄球菌和卡他球菌。其次为杆菌,如流感杆菌、变形杆菌和大肠杆菌等。此外,厌氧菌、真菌性感染也逐渐增多。临床上常表现为混合感染。

(2) 全身因素:过度疲劳、受寒受湿、营养不良、维生素缺乏等引起全身抵抗力降低。生活与工作环境不洁等也是诱发本病的常见原因。此外,特应性体质、全身性疾病(贫血及糖尿病)、内分泌疾病、上呼吸道感染和急性传染病等均可诱发本病。

(3) 局部因素:①鼻腔疾病:如急性或慢性鼻炎、鼻中隔偏曲、中鼻甲肥大、变应性鼻炎、鼻息肉、鼻腔异物和肿瘤等;②邻近器官的感染病灶:如扁桃体炎、腺样体炎等、上列第2双尖牙和第1、2磨牙的根尖感染(图11-5-2)、拔牙损伤上颌窦等;③创伤性:鼻窦外伤骨折、异物进入窦腔、跳水不当或游泳后用力擤鼻导致污水进入窦腔等,可将致病菌直接带入鼻窦;④其他:如鼻腔填塞物留置过久、气压骤变引起非阻塞性航空性鼻窦炎等。

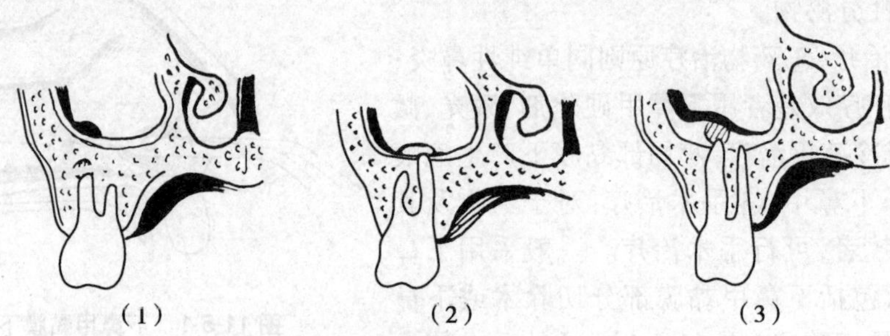

图11-5-2 牙根感染引起上颌窦炎

(1)经上颌窦传入 (2)由伸入窦腔的牙根直接感染 (3)黏膜下牙根脓肿

2. 病理:与急性鼻炎相似,为鼻窦黏膜的急性卡他性炎症或化脓性炎症。

(1) 卡他期:病初鼻窦黏膜短暂贫血,继而血管扩张和充血,上皮肿胀,固有层水肿,多形核白细胞和淋巴细胞浸润,纤毛运动缓慢,浆液性或黏液性分泌亢进。

(2) 化脓期:卡他期病理改变加重,上皮坏死,纤毛脱落,小血管出血,分泌物转为脓性。

(3) 并发症期:炎症侵及骨质或经血道扩散,引起骨髓炎或眶内、颅内感染等并发症。上述病理过程并非是必然过程,及时的诊断和治疗可以使绝大多数患者在卡他期获得治愈。

(二) 临床表现

1. 全身症状 由于继发于上感或急性鼻炎,故原有症状会加重,出现畏寒、发热、食欲减退、便秘、周身不适等。患儿可并发呕吐、腹泻、咳嗽等消化道和呼吸道症状。

2. 局部症状

(1) 鼻塞:由于鼻黏膜充血肿胀和分泌物积蓄,出现单侧或双侧持续性鼻塞。患侧嗅觉可暂时性减退或消失。

(2) 多脓涕:鼻腔内大量脓性或黏脓性鼻涕,难以擤尽,可带有少许血液。厌氧菌或大肠杆菌感染者脓涕有恶臭(多是牙源性上颌窦炎)。脓涕可后流至咽喉部,刺激局部黏膜引起发痒、恶心、咳嗽和咳痰。

（3）头痛或局部疼痛：为本病最常见症状。其发生机制是脓性分泌物、细菌毒素、黏膜肿胀刺激和压迫神经末梢所致。头痛多有特定的部位和时间规律，前组鼻窦炎引起的头痛多在额部和颌面部，后组鼻窦炎的头痛则多位于颅底或枕部（图 11-5-3）。各鼻窦引起的头痛和疼痛各有特点：①急性上颌窦炎：眶上额部痛，可能伴有同侧颌面部痛或上颌磨牙痛。晨起轻，午后重；②急性筛窦炎：一般头痛较轻，局限于内眦或鼻根部，也可放射至头顶部。前组筛窦炎的头痛有时与急性额窦炎相似，后组筛窦炎则与急性蝶窦炎相似；③急性额窦炎：前额部周期性疼痛。晨起即感头痛，逐渐加重，至午后开始减轻，晚间则完全消失。如炎症未得到控制，次日又重复发作；④急性蝶窦炎：颅底或眼球深处钝痛，可放射至头顶和耳后，亦可引起枕部痛。早晨轻，午后重。

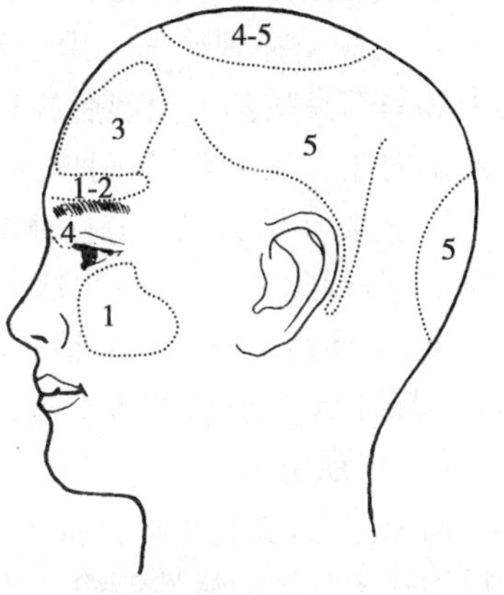

图 11-5-3　鼻窦炎引起的头痛部位
1. 急性上颌窦炎　2. 急性额窦炎　3. 慢性额窦炎　4. 慢性筛窦炎　5. 慢性蝶窦炎

（三）检查

1. 局部红肿和压痛　急性上颌窦炎表现为颌面、下睑红肿和压痛；急性额窦炎则表现额部红肿以及眶内上角（相当于额窦底）压痛和额窦前壁叩痛；急性筛窦炎在鼻根和内眦处偶有红肿和压痛。

2. 前鼻镜检查　鼻腔黏膜充血肿胀，尤以中鼻甲、中鼻道及嗅沟等处为明显。前组鼻窦炎可见中鼻道积脓，后组鼻窦炎可见嗅裂积脓。未见脓液者，应做体位引流后再检查。

3. 鼻内窥镜检查　可观察各窦口的形态、脓液的来源、黏膜红肿及息肉样变。

4. 鼻窦影像学检查　X 线平片显示窦黏膜增厚，若有脓性物积聚，则可见窦腔密度增高，发生在上颌窦者可见液平面。鼻窦 CT 扫描可更清楚显示鼻窦内的炎症性改变。

5. 上颌窦穿刺冲洗　即为诊断性穿刺。须在患者无发热和在抗生素控制下施行。观察有无脓性分泌物冲出，若有，应作细菌培养和药物敏感试验，以利进一步治疗。

（四）诊断

详细询问和分析病史，如上述症状出现在急性鼻炎（可能已在缓解中）之后，应首先考虑本病。可借助鼻窦影像学检查或上颌窦穿刺进行诊断。

（五）治疗

原则为：控制感染；改善鼻腔和鼻窦的通气引流；根治病因，预防并发症。

1. 全身治疗

（1）一般治疗同急性鼻炎，适当注意休息和饮水。

（2）足量抗生素，及时控制感染，防止发生并发症或转为慢性。明确致病菌者应选择敏感的抗生素，未能明确致病菌者可选择广谱抗生素。因多为球菌感染，以青霉素为首选药物。明确厌氧菌感染者应同时应用替硝唑或甲硝唑。

（3）对特应性体质者（如变应性鼻炎，哮喘），必要时给以抗组胺药，有协同作用，可消除鼻黏膜肿胀，有利于通气和引流。

（4）对邻近感染病变如牙源性上颌窦炎或全身慢性疾病等应针对性治疗。

2. 局部治疗　必要时可用鼻内减充血剂和鼻喷激素。

3. 体位引流　引流鼻窦内潴留的分泌物。

4. 物理治疗　局部热敷、短波透热或红外线照射等,可促进炎症消退和改善症状。

5. 鼻腔冲洗　借助注射器或专用鼻腔冲洗器进行鼻腔冲洗。冲洗液可选择:生理盐水,或生理盐水+庆大霉素+地塞米松,或生理盐水+甲硝唑+地塞米松。每日1~2次。此方法有助于清除鼻腔内分泌物。

6. 上颌窦穿刺冲洗　用于治疗上颌窦炎。此方法同时有助于诊断。但应在全身症状消退和局部炎症基本控制后施行。每周冲洗1次,直至再无脓液冲洗出为止。每次冲洗后可向窦内注入抗生素、替硝唑或甲硝唑溶液。部分患者一次冲洗即获治愈。

7. 额窦环钻引流　急性额窦炎保守治疗无效且病情加重时,为避免额骨骨髓炎和颅内并发症,需行此术。方法:患侧剃眉,局麻下于眉根处作1cm横切口达骨膜下,骨膜下分离显露骨壁,用环钻于额窦前壁钻一小洞,穿透黏膜,经此孔吸出脓液并作冲洗,然后插入内径为5mm塑料管或硅胶管留置引流,待症状完全消退,即可拔管。

(六)预防

增强体质,提高机体抵抗力,改善生活和工作环境。预防感冒和避免其他急性传染病。积极治疗全身性的慢性疾病。及时合理地治疗急性鼻炎以及鼻腔、鼻窦、咽部和牙的各种慢性炎性疾病,保持鼻窦的通气和引流。

四、慢性鼻窦炎

多因急性炎症反复发作或治疗不当所致,症状未完全缓解甚至加重。可单侧发病或单窦发病,双侧或多窦发病极常见。

(一)病因及病理

1. 病因　病因和致病菌与急性化脓性鼻窦炎者相似。此外,特应性体质与本病关系甚为密切。本病亦可慢性起病(如牙源性上颌窦炎)。

2. 病理　黏膜病理改变表现为水肿、增厚、血管增生、淋巴细胞和浆细胞浸润、上皮纤毛脱落或鳞状化生以及息肉样变,若分泌腺管阻塞,则可发生囊性改变。亦可出现骨膜增厚或骨质被吸收,后者可致窦壁骨质疏松或变薄。此外,黏膜亦可发生纤维组织增生而致血管阻塞和腺体萎缩,进而黏膜萎缩。根据不同的病理改变,可分为水肿浸润型、浸润型和浸润纤维型。

(二)临床表现

1. 全身症状　轻重不等,可有精神萎靡,疲倦、头痛、头晕、记忆力减退、纳差、失眠等。

2. 局部症状

(1) 多脓涕:为主要症状之一。涕多,呈黏脓性或脓性。前组鼻窦炎者,鼻涕易从前鼻孔擤出;后组鼻窦炎者,鼻涕多经后鼻孔流人咽部,表现为多脓痰。牙源性上颌窦炎的鼻涕常有腐臭味。

(2) 鼻塞:是慢性鼻窦炎的另一主要症状。由于鼻黏膜肿胀、鼻甲黏膜息肉样变、息肉形成、鼻内分泌物较多或稠厚所致。

(3) 头痛:不定,无急性炎症明显。常具有鼻源性头痛的特点:①伴有鼻病症状:鼻塞、流脓涕和嗅觉减退等;②多有时间性或固定部位,多为白天重、夜间轻,且常为一侧,若为双侧者必有一侧较重。前组鼻窦炎者多在前额部痛,后组鼻窦炎者多在枕部痛;③改善鼻腔通气及引流后头痛缓解;④头部静脉压增高时头痛加重,如咳嗽、低头位或用力时;⑤引起鼻腔血管扩张(吸烟、饮酒),头痛加重。

(4) 嗅觉减退或消失：多数属暂时性，少数为永久性。乃因鼻黏膜肿胀、肥厚或嗅器变性所致。

(5) 视功能障碍：主要表现为视力减退或失明(球后视神经炎所致)，也有其他视功能障碍表现。多与后组筛窦炎和蝶窦炎有关，是炎症累及管段视神经和眶内所致。

(三) 辅助检查

1. 前鼻镜检查　鼻黏膜慢性充血、肿胀或肥厚，中鼻甲肥大或息肉样变，中鼻道变窄、黏膜水肿或有息肉。前组鼻窦炎者脓液位于中鼻道，后组鼻窦炎者脓液位于嗅裂，或下流积蓄于鼻腔后段或流入鼻咽部。如未见脓液者，可用1%麻黄碱收缩鼻黏膜并作体位引流后再检查，无脓者不能排除本病(干性鼻窦炎，或者检查前将脓鼻涕擤出等)。

2. 鼻内镜检查　可清楚准确判断上述各种病变及其部位，并可发现前鼻镜不能窥视到的其他病变，如窦口及其附近区域的微小病变和上鼻道、蝶窦口的病变。

3. 口腔和咽部检查　牙源性上颌窦炎者同侧上列第2前磨牙或第1、2磨牙可能存在病变，后组鼻窦炎者咽后壁可见到脓液或干痂附着。

4. 影像学检查　鼻窦CT扫描可显示窦口鼻道复合体或鼻窦黏膜病变等。尤其是鼻窦CT冠状位对于精确判断各鼻窦病变范围，鉴别鼻窦占位性或破坏性病变有重要价值。鼻窦X线片和断层片亦是本病诊断之重要手段。

5. 上颌窦穿刺冲洗　既是诊断方法也是治疗措施之一。冲出脓液作细菌培养和药敏试验，据此了解病变性质并选择有效抗生素。

6. 鼻窦A型超声波检查　此检查具有无创伤、简便、迅速和可重复检查等优点。适用于上颌窦和额窦。可发现窦内积液、息肉或肿瘤等。

(四) 诊断及分型

1. 诊断　详细了解患者病史，如既往有急性鼻窦炎发作史、鼻源性头痛、鼻塞、流脓涕等。其中尤以病史和鼻内镜检查以及鼻窦CT扫描最为客观和直观，是诊断的主要依据。

2. 分型　根据病史和检查，应对慢性鼻窦炎的诊断作出临床分型分期：(海口标准，1997)

Ⅰ型：单纯型慢性鼻窦炎

1期：单发鼻窦炎；2期：多发鼻窦炎；3期：全组鼻窦炎。

Ⅱ型：慢性鼻窦炎伴鼻息肉

1期：单发鼻窦炎伴单发性鼻息肉；2期：多发鼻窦炎伴多发性鼻息肉；3期：全组鼻窦炎伴多发性鼻息肉。

Ⅲ型：多发性鼻窦炎或全组鼻窦炎伴多发性鼻息肉和(或)筛窦骨质增生。

知识链接

窦口鼻道复合体(Ostiomeatalex，OMC)

是近十余年来鼻科学的一个新的解剖概念，是指以筛漏斗为中心的附近区域，包括筛漏斗、半月裂、钩突、筛泡、中鼻甲、前组副鼻窦开口等一系列结构。OMC解剖变异在慢性鼻-鼻窦炎的发病过程中起到重要作用。

(五) 治疗

治疗的关键：开放窦口鼻道复合体，改善鼻窦的通气引流，阻断病理变化中的恶性循环。

1. 药物治疗 全身应用抗炎药(首选大环内酯类)、抗组胺药、中药(鼻渊舒)等;鼻腔内局部应用糖皮质激素、黏液促排剂等,改善鼻腔通气和引流。尽量不用减充血剂。

2. 鼻腔冲洗 每天1~2次,可用生理盐水或高渗盐水冲洗,目的是清除鼻腔内分泌物,以利鼻腔的通气和引流。

3. 上颌窦穿刺冲洗 目的是穿刺冲洗出脓液,注入抗菌素,有利于炎症消退。每周1次。必要者可经穿刺针导入硅胶管置于窦内,以便每日冲洗和灌入抗生素。

4. 负压置换法 最宜用于慢性全鼻窦炎者。用负压吸引法使药液进入鼻窦。

5. 鼻腔手术 鼻中隔偏曲、中鼻甲甲泡、息肉或息肉样变、肥厚性鼻炎、鼻腔异物和肿瘤等,是窦口鼻道复合体区域阻塞的原因,必须手术矫正或切除。手术以解除窦口鼻道复合体阻塞和改善鼻窦引流和通气为目的。

6. 鼻窦手术 应在规范的保守治疗无效后选择鼻窦手术。目的是解除引流和通气障碍、保持和恢复鼻腔鼻窦的生理功能。手术方式可分为传统手术和鼻内镜手术。目前多选择鼻内镜手术。

(1) 传统的鼻窦手术方式:如上颌窦鼻内开窗术、上颌窦根治术、鼻内筛窦切除术、鼻外筛窦切除术、额窦钻孔引流术、鼻外额窦根治术和鼻内蝶窦口扩大术等。传统的鼻窦手术方式普遍存在视野狭窄、照明不清、一定程度的盲目操作以及病变切除不彻底、创伤较大和面部留有瘢痕等缺点。

(2) 功能性内镜鼻窦手术:功能性内镜鼻窦手术以剔除中鼻道为中心的附近区域(OMC)病变,特别是前组筛窦的病变、恢复窦口的引流和通气功能。即通过小范围或局限性手术解除广泛的鼻窦阻塞性病变。如钩突切除术、前组筛窦开放术、额窦口开放术以及上颌窦自然口、蝶窦口扩大术等。功能性内镜鼻窦手术具有照明清晰、全方位视野、操作精细、创伤小、面部无瘢痕以及能彻底切除病变又能保留正常组织和结构等优点,克服了传统鼻窦手术方式的缺点,使临床治愈率提高到80%~90%,已经成为慢性鼻窦炎外科治疗的主要手术方式。

知识链接

慢性鼻窦炎保守治疗

低剂量大环酯类抗生素(红霉素类)、鼻部激素结合黏液促排剂联合应用三个月,鼻窦炎仍迁延不愈者,可行手术治疗。

第四节 咽炎和扁桃体炎

一、急性咽炎

急性咽炎是咽黏膜、黏膜下组织的急性炎症,常累及咽淋巴组织,常为上呼吸道感染的一部分。可单独发生,也可继发于急性鼻炎或急性扁桃体炎。本病常见于秋、冬季以及冬春季之交。

(一) 病因及病理

1. 病因

(1) 病毒感染:以柯萨奇病毒、腺病毒、副流感病毒多见,鼻病毒及流感病毒次之,多通过飞沫和密切接触而传染。

（2）细菌感染：以链球菌、葡萄球菌及肺炎双球菌多见，其中以A组乙型链球菌感染者症状比较严重。

（3）诱因：气候因素如寒冷干燥季节可造成局部抵抗力下降和致病微生物入侵；邻近器官急、慢性感染产生的炎性分泌物反复刺激咽部；过度疲劳，精神紧张，睡眠不足等也是诱发咽炎的常见因素。

2. 病理　咽黏膜充血，血管扩张及浆液渗出，使黏膜上皮及黏膜下肿胀，黏液腺分泌增加，黏膜下血管及腺体周围可见中性粒细胞及淋巴细胞浸润，因淋巴细胞的聚集，淋巴滤泡肿大，突出咽壁并有黄白色点状渗出物。

（二）临床表现

1. 局部症状　起病较急，初起时觉咽部干燥、灼热，继而咽痛，或空咽时咽痛往往比进食时更加明显，并放射至耳部。

2. 全身症状　一般较轻，但因年龄、免疫力以及病毒、细菌毒力不同而程度不一，可有发热、头痛、食欲不振和四肢酸痛等。如为脓毒性咽炎，则全身及局部症状都较严重。炎症侵及喉部，可出现咳嗽和声嘶。若无其他并发症者，一般病程在1周左右。

（三）辅助检查

口咽及鼻咽部黏膜呈急性弥漫性充血、肿胀，软腭、悬雍垂可见水肿。咽后壁淋巴滤泡增生，咽侧索充血红肿，表面可见黄白色点状渗出物。颌下淋巴结肿大压痛。

（四）诊断及鉴别诊断

依据病史、症状及局部检查，容易诊断。必要时可行咽拭子培养和抗体测定，可明确致病菌。但应注意与某些急性传染病（如麻疹、猩红热和流感等）相鉴别，尤其是儿童。另外，若出现口咽部假膜坏死，应行血液检查，以排除血液病。

（五）治疗

1. 一般治疗　全身症状较重伴有高热者应卧床休息，多饮水及进食流质，忌辛辣、油腻食物和烟酒，保持大便通畅。

2. 局部治疗　可用1∶5000呋喃西林液或复方硼砂液含漱，也可含服各种含片（华素片、西瓜霜等）；重者可局部雾化吸入药物。

3. 抗感染治疗　病毒感染者，可选用抗病毒药，如病毒唑、吗啉双胍、金刚胺、干扰素等；细菌感染者，可口服或注射抗生素。

4. 中医中药治疗　可用银翘散、双黄连等。局部可用冰硼散或锡类散吹入咽中治疗。

（六）并发症

可引起中耳炎、鼻窦炎及呼吸道的急性炎症。若发生急性脓毒性咽炎，由于致病菌及其毒素入侵血循环，可能导致急性肾炎、风湿热及败血症等的发生。

二、慢性咽炎

慢性咽炎为咽部黏膜、黏膜下及淋巴组织的弥漫性炎症，常为上呼吸道慢性炎症的一部分，多见于成年人。病程长，症状顽固，较难治愈。

（一）病因及病理

1. 病因

（1）局部因素：①急性咽炎反复发作所致；②各种鼻病及呼吸道慢性炎症，长期张口呼吸及炎性分泌物反复刺激咽部，或受慢性扁桃体炎、牙周炎的影响；③烟酒过度、粉尘、有害气体的刺激及辛辣食物等都可引起本病。

（2）全身因素：各种慢性病，如贫血、消化不良、下呼吸道慢性炎症、心血管疾病、内分泌功能紊乱、维生素缺乏及免疫功能低下等均可引发本病。

2. 病理

（1）慢性单纯性咽炎：咽黏膜充血，黏膜下结缔组织及淋巴组织增生，鳞状上皮层增厚，上皮下层小血管增多，周围有淋巴细胞浸润，黏液腺肥大，分泌亢进。

（2）慢性肥厚性咽炎：黏膜充血增厚，黏膜下有广泛的结缔组织及淋巴组织增生，黏液腺周围淋巴组织增生，形成咽后壁多个颗粒状隆起。常见咽侧索淋巴组织增生肥厚，呈条索状。

（3）萎缩性咽炎与干燥性咽炎：临床少见，病因不明。患者常伴有萎缩性鼻炎。主要病理变化为腺体分泌减少，黏膜干燥、萎缩变薄。

（二）临床表现

一般无明显全身症状。咽部异物感、痒感、灼热感、干燥感或微痛感。常有黏稠分泌物附着于咽后壁，使患者晨起时出现频繁的刺激性咳嗽，伴恶心。无痰或仅有颗粒状藕粉样分泌物咳出，萎缩性咽炎患者有时可咳出带臭味的痂皮。

（三）检查

1. 慢性单纯性咽炎　黏膜弥漫性充血，血管扩张，咽后壁有散在的淋巴滤泡，常有少量黏稠分泌物附着在黏膜表面。悬雍垂可变粗下垂，呈蚯蚓状，有时与舌根相接触。

2. 慢性肥厚性咽炎　黏膜肥厚，弥漫充血，咽后壁淋巴滤泡显著增生，呈颗粒状隆起或融合成块。咽侧索亦可见充血肥厚。

3. 萎缩性咽炎与干燥性咽炎　黏膜干燥，萎缩变薄，色苍白发亮，常附有黏稠分泌物或带臭味的黄褐色痂皮。

（四）诊断

依据病史和检查，本病容易诊断。但应注意，诊断本病前，须详细询问病史，全面仔细检查鼻、咽、喉、气管、食管、颈部乃至全身的隐匿病变，特别要警惕早期恶性肿瘤，应予排除。否则不应盲目诊断为慢性咽炎。

（五）治疗

1. 病因治疗　坚持户外活动，戒断烟酒等不良嗜好，保持室内空气清新，积极治疗鼻炎、气管支气管炎等呼吸道慢性炎症及其他全身性疾病。

2. 中医中药　中医认为慢性咽炎系脏腑阴虚，虚火上扰，治宜滋阴清热，可用增液汤加减。中成药含片也常在临床应用。

3. 局部治疗

（1）单纯性咽炎：常用复方硼砂溶液、呋喃西林溶液含漱。含漱时头后仰、张口发“啊”声，使含漱液能清洁咽后壁。亦可含服碘喉片、薄荷喉片及中成药含片。

（2）肥厚性咽炎：除上述治疗外，可用激光治疗，若淋巴滤泡增生广泛，治疗宜分次进行。亦可用药物（硝酸银）、冷冻或电凝固法治疗，但治疗范围不宜过广。

（3）萎缩性咽炎与干燥性咽炎：用2%碘甘油涂抹咽部，可改善局部血液循环，促进腺体分泌。服用维生素A、B_2、C、E，以促进黏膜上皮生长。

三、急性扁桃体炎

急性扁桃体炎为腭扁桃体(习称扁桃体)的急性非特异性炎症,多伴有不同程度的咽黏膜和淋巴组织炎症。本病是常见的咽部多发病之一,多发生于青少年,在春秋两季气温骤变时最易发病。中医称为"急乳蛾""喉蛾风"。急性扁桃体炎有时为某些传染病的前驱症状,如白喉、麻疹及猩红热等,应注意及早发现。

(一)病因及病理

1. 病因　乙型溶血性链球菌为本病的主要致病菌,葡萄球菌、肺炎链球菌、流感杆菌以及腺病毒或鼻病毒等也可引起本病。细菌和病毒混合感染者不少见,亦有厌氧菌感染。细菌可能是外界侵入的,也可能系隐藏于扁桃体隐窝内的细菌,在机体免疫力下降时繁殖加强所致。受凉、潮湿、过度劳累、烟酒过度、有害气体刺激、上呼吸道有慢性病灶存在等均可诱发本病。有时则为急性传染病的前驱症状,如麻疹及猩红热等。

2. 病理　本病一般分为3类。

(1)急性卡他性扁桃体炎:多为病毒引起,一般病变较轻。炎症仅局限于扁桃体黏膜表面,无明显渗出物。隐窝内及扁桃体实质无明显炎症改变。

(2)急性滤泡性扁桃体炎:炎症侵及扁桃体实质内的淋巴滤泡,引起充血、肿胀甚至化脓。黏膜下出现较多大小一致的圆形黄白色点状化脓滤泡。

(3)急性隐窝性扁桃体炎:扁桃体充血、肿胀。隐窝内充塞由脱落上皮、纤维蛋白、脓细胞、细菌等组成的渗出物,并自窝口排出。有时互相连成一片形似假膜,易于拭去。

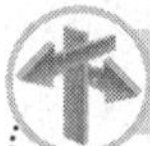
知识链接

急性腭扁桃体炎的分类

临床常将急性腭扁桃体炎分为两类:急性卡他性扁桃体炎和急性化脓性扁桃体炎,后者包括急性滤泡性扁桃体炎和急性隐窝性扁桃体炎。

(二)临床表现

三种类型扁桃体炎的症状相似,但急性卡他性扁桃体炎的全身、局部症状均较轻。

1. 全身症状　多见于急性化脓性扁桃体炎。起病急,可伴有畏寒、高热、头痛、食欲下降、乏力、周身不适、便秘等。患儿可因高热而导致出现抽搐、呕吐及昏睡。

2. 局部症状　咽痛明显,吞咽时尤甚,剧烈者可放射至耳部。幼儿常因疼痛不能吞咽而哭闹不安。

3. 体格检查　患者呈急性病容。咽部黏膜呈弥漫性充血,以扁桃体及两腭弓最为严重。不同类型扁桃体炎有不同表现:急性卡他性扁桃体炎表现为扁桃体充血肿胀、表面无脓性渗出物;而急性化脓性扁桃体炎则表现为扁桃体充血肿大,其表面或者隐窝口处有黄白色小脓点,可连成一片形似假膜,易于拭去,不留出血创面。下颌角淋巴结常肿大并伴有触痛。

(三)诊断及鉴别诊断

根据其典型的临床表现,不难诊断。但应注意与咽白喉、樊尚咽峡炎及某些血液病所引起的咽峡炎等疾病相鉴别。

(四)治疗

1. 一般疗法　卧床休息,进流质饮食及多饮水,加强营养及疏通大便,咽痛较剧或高热时，可口服解热镇痛药。

2. 抗生素应用　本病主要治疗是控制感染，扁桃体炎多为细菌感染，特别是化脓性扁桃体炎更是化脓菌所致，应及时使用抗生素，一般首选青霉素。根据病情轻重，调整给药途径。若治疗2~3天后病情无好转，则应考虑是否病毒或其他细菌感染，改用抗病毒药、敏感抗生素或磺胺类药物，也可酌情配合使用糖皮质激素。

3. 局部治疗　常用复方硼砂溶液、复方氯已定含漱液或1∶5000呋喃西林液漱口。

4. 中医中药　传统中医认为本病系内有痰热，外感风热（火）之毒，应疏散风热，清热解毒，消肿止痛。常用银翘柑桔汤或用清咽防腐汤。

5. 手术治疗　若本病反复发作，且已有并发症者，应在急性炎症消退后行扁桃体切除术。

（五）并发症

1. 局部并发症　因炎症直接波及邻近组织，常导致扁桃体周围脓肿；也可引起急性中耳炎、急性鼻炎及鼻窦炎、急性喉炎、急性淋巴结炎、咽旁脓肿等。

2. 全身并发症　急性扁桃体炎可引起全身各系统许多疾病，常见者有急性风湿热、急性关节炎、急性骨髓炎、心肌炎及急性肾炎等，其发病机制尚在探讨。一般认为这些并发症的发生与各个靶器官对链球菌所产生的Ⅲ型变态反应有关。

（六）预防

积极锻炼身体，增加机体抵抗力。

四、慢性扁桃体炎

慢性扁桃体炎多由急性扁桃体炎反复发作或由于隐窝引流不畅，窝内细菌、病毒滋生感染而迁延而来。

（一）病因及病理

1. 病因　链球菌和葡萄球菌为本病的主要致病菌。反复发作的急性扁桃体炎使隐窝内上皮坏死，细菌与炎性渗出物聚集其中，隐窝引流不畅，导致本病的发生和发展，也可继发于猩红热、流感、麻疹、鼻腔及鼻窦感染。本病的发生机制尚不清楚，目前认为可能与自身变态反应有关。

2. 病理　本病可分为3型。

（1）增生型：多见于儿童。因炎症反复刺激，淋巴组织与结缔组织增生，腺体慢性充血、肥大，突出于腭弓之外，质软。

（2）纤维型：多见于成人。淋巴组织和滤泡变性萎缩，间质内纤维瘢痕组织增生，因瘢痕收缩，腺体小而硬，常与腭弓及扁桃体周围组织粘连。病灶感染多为此型。

（3）隐窝型：主要病变深居扁桃体隐窝内，淋巴滤泡呈慢性炎症改变，淋巴组织瘢痕化。由于隐窝口被瘢痕组织阻塞引流不畅，以致隐窝明显扩大，或有大量脱落上皮、细菌、淋巴细胞和中性粒细胞聚集形成脓栓。因病情重易产生并发症，又称慢性脓毒性扁桃体炎。

（二）临床表现

患者常有咽痛、易感冒及急性扁桃体炎发作史，平时自觉症状少，可有咽干、发痒、异物感、刺激性咳嗽等轻微症状。若扁桃体隐窝内潴留干酪样腐败物或有大量厌氧菌感染，则出现口臭。小儿扁桃体过度肥大，可能出现呼吸不畅、睡时打鼾、吞咽或言语共鸣的障碍。由于隐窝脓栓被咽下，刺激胃肠，或隐窝内细菌、毒素等被吸收引起全身反应，导致消化不良、头痛、乏力、低热等。

（三）检查

扁桃体和舌腭弓呈慢性充血，黏膜呈暗红色。扁桃体大小不定，表面可见瘢痕，凹凸不平或呈分叶状。多与周围组织粘连。用压舌板于舌腭弓外侧挤压扁桃体，有时可见黄、白色干酪样物从隐窝口溢出。患者常有下颌下淋巴结肿大。

（四）诊断及鉴别诊断

1. 诊断　应根据病史，结合局部检查进行诊断。患者常有反复急性发作的病史，为本病诊断的主要依据。扁桃体的大小并不表明其炎症程度，因为儿童可有生理性肥大，成人扁桃体多萎缩，故不能以此做出诊断。

2. 鉴别诊断　本病应与下列疾病相鉴别：

（1）扁桃体生理性肥大：多见于小儿和青少年，无自觉症状，扁桃体光滑、色淡，隐窝口干净，无分泌物潴留，与周围组织无粘连，触之柔软，无反复炎症发作病史。

（2）扁桃体角化症：常易误诊为慢性扁桃体炎。角化症为扁桃体隐窝口上皮过度角化所致，而出现白色尖形砂粒样物，触之坚硬，附着牢固，不易擦拭掉，如用力擦之，则容易出血。类似角化物也可见于咽后壁和舌根等处。

（3）扁桃体肿瘤：一侧扁桃体迅速增大或扁桃体肿大合并有溃疡，常伴有同侧颈淋巴结肿大，应考虑肿瘤的可能，需做活检确诊。

（五）治疗

慢性扁桃体炎的治疗是长期的，坚持治疗很关键。保持口腔清洁，坚持每天睡前刷牙，饭后漱口，尽量避免口腔内细菌感染的机会。具体包括手术疗法和非手术疗法。

1. 手术疗法　原则上应施行扁桃体摘除术，目前主要采用剥离术和挤切术。但应注意，儿童时期过早摘除扁桃体可能会影响其免疫功能，故对儿童的手术指征应从严掌握。

知识链接

慢性扁桃体炎的手术适应证

①慢性扁桃体炎反复急性发作；②有扁桃体周围炎或周围脓肿病史；③扁桃体过度肥大，妨碍呼吸及吞咽；④慢性扁桃体炎已成为引起其他器官病变的“病灶型扁桃体炎”；⑤白喉带菌保守治疗无效；⑥各种良性扁桃体肿瘤，可连同扁桃体一并切除。对恶性肿瘤手术切除应慎重。

2. 非手术疗法　对不能施行手术者，可试用保守疗法：保守扁桃体隐窝，使用链球菌制剂或疫苗进行脱敏疗法；应用增强免疫力的药物；加强体育锻炼，增强体质和抗病能力等。非急性发作时，不要滥用抗生素。若为链球菌感染，可用长效青霉素治疗。

（六）并发症

慢性扁桃体炎除了作为病灶，引起邻近器官的感染，如中耳炎，鼻窦炎，喉、气管、支气管炎等，还可能诱发机体产生免疫反应，引起各种并发症，如风湿性关节炎、风湿热、心肌炎、肾炎等。

第五节 急性喉炎和慢性喉炎

一、急性喉炎

急性喉炎是以声门区为主的喉黏膜的急性卡他性炎症,好发于冬、春季节,是一种常见的急性呼吸道感染性疾病。

(一)病因及病理

1. 病因

(1)感染:可因病毒或细菌感染引起,常继发于上呼吸道感染,也可继发于某些急性传染病。先为病毒感染,后继发细菌感染。

(2)用声过度:用声过度也可引起急性喉炎,如说话过多,大声喊叫,剧烈久咳等。

(3)其他:喉外伤、吸入有害气体(如氯气、氨气等)、粉尘或烟酒过度等。

2. 病理　早期表现为喉黏膜急性充血,中性粒细胞浸润,组织内渗出液积聚造成水肿。若炎症继续发展,渗出液可变成脓性分泌物或结成假膜。

(二)临床表现

1. 全身症状　急性喉炎常发生于感冒之后,故有鼻塞、流涕、咽痛等症状,并可有畏寒、发热、乏力等全身症状。

2. 局部症状

(1)声嘶:声音嘶哑是急性喉炎的主要症状,严重者完全失声。

(2)咳嗽、咳痰:因喉黏膜发生卡他性炎症,有气管、支气管炎症时,咳嗽咳痰会加重。开始时声音粗糙低沉,以后变为沙哑,故可有咳嗽、咳痰,但一般不严重。

(3)喉痛:患者可有喉部不适感、异物感或疼痛,一般不严重,也不影响吞咽。

知识链接

小儿急性喉炎

小儿急性喉炎多见于6个月~3岁的婴幼儿。主要表现为声嘶、犬吠样咳嗽("空空"样咳嗽)、吸气性喉喘鸣等。发病率较成人低,但病情比成人危重,容易引起喉阻塞,出现呼吸困难,重者可导致窒息。若不及时诊治,可危及生命。

(三)辅助检查

喉镜检查可见喉黏膜弥漫性充血,声带由白色变为粉红色或红色。有时可见声带黏膜下出血或附有黏稠性分泌物,声带因肿胀而变厚,但两侧声带运动正常。

(四)诊断

根据病史有感冒或过度用声等诱因出现声嘶、咳嗽等症状,喉镜检查见喉黏膜充血,尤其是声带充血即可作出急性喉炎的诊断。

(五)治疗

1. 一般治疗　急性喉炎最重要的治疗措施是声带休息。不发声或少发声,防止以耳语代替发音,以免加重声带水肿。应注意休息,多喝水,清淡饮食,避免辛辣刺激性食物,禁烟禁酒等。

2. 抗感染治疗　病毒感染者用抗病毒药物治疗，而继发细菌感染的急性喉炎应予以抗生素口服或注射，及时控制炎症。小儿应及早用足量抗生素控制感染。

3. 雾化吸入　可用含有类固醇激素的抗生素溶液经口雾化吸入治疗，常用庆大霉素和地塞米松。也可在热水内加入薄荷、复方安息香酊等药物，慢慢吸入。

4. 糖皮质激素　声带明显充血肿胀者可口服或静脉应用糖皮质激素，迅速消除喉部黏膜水肿，减轻声音嘶哑的程度。

5. 对症治疗　对于咳嗽严重者加用止咳药物。痰液较多者应用黏液促排剂。咽喉疼痛选用咽喉含片和中药。小儿出现重度喉阻塞或经药物治疗后喉阻塞症状未缓解者，应及时作气管切开术。

二、慢性喉炎

慢性喉炎是指喉部慢性非特异性炎症，临床上将其分为慢性单纯性喉炎、肥厚性喉炎和萎缩性喉炎。

（一）病因及病理

1. 病因　慢性喉炎确切病因还不十分明了，可能和下列因素有关：

（1）急性喉炎长期反复发作或迁延不愈。

（2）用声过度：本病多见于长期用嗓的人员，如教师、商店营业员、纺织厂的工人。

（3）邻近器官的慢性炎症：鼻腔、鼻窦、咽部、气管、支气管、肺等器官的感染是产生慢性喉炎的重要原因之一。炎症直接向喉部蔓延或者炎性分泌物长期刺激喉部黏膜引起慢性炎症。

（4）长期吸入有害气体或粉尘：如长期吸烟，长期在粉尘环境中工作。

2. 病理　主要是喉黏膜毛细血管扩张充血、淋巴细胞浸润、间质水肿、黏液腺分泌增加。部分患者有纤维组织增生，黏膜肥厚。少数患者喉黏膜萎缩，柱状纤毛上皮变为鳞状上皮，腺体也发生萎缩。

（二）临床表现

1. 声嘶　声嘶是慢性喉炎的主要症状，声音变低沉，粗糙，晨起症状较重，以后随活动增加或咳出喉部分泌物而逐渐好转，次晨又变差；禁声后声嘶减轻，多讲话又使症状加重，一般用嗓越多则声嘶越重，但如果累及环杓关节，则晨起或声带休息较久后声嘶反而显著。声嘶呈间歇性，日久逐渐演变为持续性。

2. 喉感不适　包括异物感、烧灼感、干燥感和隐痛感，在多讲多唱后尤为明显，经休息后症状可以减轻或消失。

3. 咳嗽清喉　喉部分泌物增加，常觉得有痰粘附，讲话时感费力，须咳嗽以清除黏稠痰液。患者常借咳嗽以求暂时减轻喉部不适感觉，这种咳嗽常为无分泌物的干咳。

（三）辅助检查

喉镜检查所见：

1. 慢性单纯性喉炎　喉黏膜弥漫充血，有时有轻度肿胀，声带充血肿胀，呈粉红色，边缘变钝。声带表面有时可见黏痰，并在两侧声带缘之间形成黏液丝。

2. 肥厚性喉炎　喉黏膜呈暗红色，声带增厚，边缘变钝，声带明显增厚，甚至在发音时可以遮盖声带，严重者两侧声带前部互相靠在一起，声门不能完全打开。喉腔内可见有分泌物附着。

3. 萎缩性喉炎 喉黏膜干燥、变薄而发亮,严重者喉黏膜表面有痂皮形成,声门闭合不全。

（四）诊断及鉴别诊断

1. 诊断 根据有长期声嘶的病史,结合喉镜检查所见,通常不难作出诊断。

2. 鉴别诊断 由于引起声嘶的喉部疾病较多,应注意与急性喉炎、喉异物、喉白喉、声带小结、喉返神经麻痹、喉结核、喉乳头状瘤、喉癌等相鉴别。

（五）治疗

1. 病因治疗 祛除病因为治疗本病的关键。适当禁声,避免过度用嗓,纠正不正确的发声习惯,戒除烟酒嗜好,清除职业性致病因子,加强劳动防护,积极治疗邻近器官病变。

2. 局部治疗 局部含片或雾化吸入可以缓解喉部不适症状。可将抗生素及糖皮质激素放在雾化器中行雾化吸入,如用庆大霉素注射剂4万~8万单位和地塞米松注射剂5mg,进行氧气雾化或者超声雾化吸入,每日1次,4~6次为一个疗程。

3. 中药 可选用黄氏响声丸,清音丸等。

4. 理疗 采用直流电药物离子(碘离子)导入或音频电疗、超短波、直流电或特定电磁波等进行治疗。

（周建军）

复习思考题

1. 急性化脓性中耳炎常见的致病菌以及感染途径是什么?
2. 慢性单纯性鼻炎和慢性肥厚性鼻炎的特点是什么?
3. 慢性鼻窦炎常见的全身和局部症状分别有哪些?
4. 急性咽炎和急性喉炎的临床表现有哪些不同?

案例分析题

患者,赵某,男,15岁,患者于5年前感冒后出现右耳流脓,量不多,有臭味,之后迁延不愈,长期流脓,未予重视。近两年来,听力明显下降,5天前出现右耳后肿痛,并伴高热,来院就诊。查:体温38.8℃,右耳牵拉痛,外耳道有少量脓性物,味奇臭,鼓膜松弛部有边缘性穿孔,鼓室内可见豆渣样物,奇臭。颞骨CT扫描示上鼓室、鼓窦、乳突有骨质破坏区,乳突尖部皮质缺损。听力检查示混合性耳聋。请写出诊断及诊断依据。

第六章　眼科疾病

学习要点

眼睑炎症、泪腺炎、结膜炎、视神经炎的临床表现、诊断及治疗；眼睑炎症、泪腺炎、结膜炎、视神经炎的病因、临床鉴别要点和并发症；眼科常用的检查和诊疗技术；培养良好的医德医风，树立全心全意为患者服务的观念。

第一节　眼睑炎症

眼睑位于体表，易受微生物、风尘和化学物质的侵袭，发生炎症反应。眼睑各种腺体的开口多位于睑缘和睫毛的毛囊根部，易发生细菌感染。睑缘是皮肤和黏膜的交汇处，眼睑皮肤和睑结膜的病变常可引起睑缘的病变。由于眼睑皮肤菲薄，皮下组织疏松，炎症时眼睑充血、水肿等反应显著。

一、睑腺炎

睑腺炎是一种由于细菌侵入眼睑腺体而引起的急性化脓性炎症。如果是睫毛毛囊或其附属的皮脂腺或变态汗腺感染，称为外睑腺炎，以往称为麦粒肿。如果是睑板腺感染，称为内睑腺炎。

（一）病因

本病多因葡萄球菌感染所致，特别是金黄色葡萄球菌。

（二）临床表现

患处可有红、肿、热、痛等急性炎症的典型表现，通常随着水肿的加重，疼痛加重。

1. 外睑腺炎　亦称外麦粒肿或睑缘疖。炎症反应主要位于睫毛根部的睑缘处，开始时红肿范围较弥散，指触有硬结和压痛，疼痛剧烈，同侧耳前或颌下淋巴结肿大伴压痛。如果发生在邻近外眦角时，疼痛特别明显，常伴有反应性球结膜水肿。

2. 内睑腺炎　亦称内麦粒肿。因睑板腺位于致密的睑板纤维组织内，红肿一般较外睑腺炎轻，但疼痛较剧。病变处有硬结，触之压痛，且相应的睑结膜面局限性充血、肿胀（彩图11-6-1，见书末）。

睑腺炎发生2～3天后，可形成黄色脓点。外睑腺炎向皮肤方向发展，局部皮肤出现脓点，硬结软化，可自行破溃；内睑腺炎常于睑结膜面形成黄色脓点，并从该处自行穿破，向结膜囊内排脓，少数向皮肤面破溃。睑腺炎破溃排脓后，炎症明显减轻，1～2天逐渐消退，多数患者在1周左右痊愈。也可不经穿刺排脓或排脓不畅而自行吸收消退。

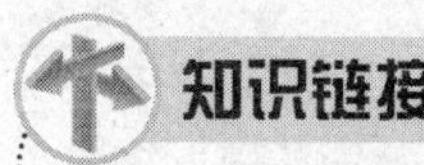

知识链接

眼睑蜂窝织炎

体质差、机体抵抗力低下的儿童、老年人或患有糖尿病、营养不良慢性消耗性疾病的患者，当感染的致病菌毒性强烈时，炎症可向眼睑皮下结缔组织扩散，发展为眼睑蜂窝织炎。如不及时处理，尚可引起败血症或海绵窦血栓形成等严重并发症，可能危及生命。

（三）诊断

根据患者的症状和眼睑的改变，不难诊断，很少需要进行细菌培养来确定致病细菌。

（四）治疗

1. 早期睑腺炎应给予局部热敷、超短波或磁疗治疗，每次10～15分钟，每日3～4次，以便促进眼睑血液循环，促进炎症消散。每日局部滴用抗生素滴眼剂或涂眼药膏，若有感染先兆或已扩散者，可口服抗生素类药物，以便控制感染。

2. 当脓肿形成后，应手术切开排脓。外睑腺炎在皮肤面切开，切口与睑缘平行，以免眼轮匝肌受损，以尽量减少瘢痕。如脓肿较大，应放置引流条。内睑腺炎应在结膜面切开，切口与睑缘垂直，以免伤及过多睑板腺管。切开排脓后一般1～2天即可痊愈。

3. 在脓肿尚未充分形成时，不宜过早切开，更不能挤压排脓，以免感染扩散，引起眼睑蜂窝织炎，甚至海绵窦脓毒血栓或败血症而危及生命。一旦发生这种情况，应尽早全身使用足量的以抑制金黄色葡萄球菌为主的广谱抗生素，并对脓液或血液进行细菌培养或药敏实验，以选择更敏感的抗生素。

4. 若迁延不愈者，可使用直流电药物透入治疗，用抗生素（如青霉素）或中药清热解毒药煎液（如穿心莲、蒲公英药液）等药物导入局部进行治疗。

知识链接

穴位激光照射治疗睑腺炎

可选取睛明、承泣、瞳子髎、攒竹等穴。以氦-氖激光治疗仪进行照射，调节输出功率至2mW档和波长632.8nm处，与穴位距离保持10～15cm，每次每穴照射5～10分钟，每日1～2次，效果好。

二、睑缘炎

睑缘炎是指睑缘表面、睫毛毛囊及其腺组织的亚急性或慢性炎症，为眼科常见病之一。通常分为3种：鳞屑性睑缘炎、溃疡性睑缘炎和眦部睑缘炎。

（一）鳞屑性睑缘炎

1. 病因　是由于眼睑皮脂腺及睑板腺分泌旺盛，以致皮脂溢出而造成的慢性炎症，多为酵母样霉菌或糠疹癣菌感染。此外，理化因素、屈光不正、视疲劳、营养不良和不注意眼部卫生也可能促使其发生。

2. 临床表现

（1）症状：患者自觉症状轻微，可有轻度眼痒、刺痛和干燥感。

（2）体征：睑缘充血、潮红，睫毛和睑缘表面附着细碎的灰色或白色上皮鳞屑，睑缘表面有点状皮脂溢出。皮脂集于睫毛根部，形成浅黄色蜡样分泌物，干燥后结痂（彩图11-6-2，见

书末）。去除鳞屑和痂皮后，暴露出充血的睑缘，但无溃疡或脓点。睫毛容易脱落，但可再生。病变迁延者，可使睑缘肥厚，后唇钝圆，使睑缘不能与眼球紧密接触，致泪点反露，引起泪溢。泪溢导致下睑湿疹，迫使患者经常擦泪而使下睑外翻，泪溢加剧。

3. 诊断　根据典型的临床表现及睑缘无溃疡的特点，可以明确诊断。

4. 治疗　①去除病因，避免各种刺激因素，矫正屈光不正，加强营养，锻炼身体，积极治疗全身性慢性疾病，增强身体抵抗力；②用3% ~4%碳酸氢钠溶液或3%硼酸溶液清洁睑缘，拭去鳞屑后涂抗生素眼膏，每日2~3次。痊愈后，亦需继续用药2周，每日1次，以防复发。

（二）溃疡性睑缘炎

1. 病因　由金黄色葡萄球菌感染引起的睫毛毛囊及其附属腺体的慢性或亚急性化脓性炎症，也可由鳞屑性睑缘炎感染后转变而来。屈光不正、视疲劳、营养不良和不良卫生习惯也可诱发本病发生。

2. 临床表现　多见于营养不良、贫血或全身慢性病的儿童。与鳞屑性睑缘炎症状相似，也有眼痒、刺痛和烧灼感等，但更为严重。睑缘皮脂更多，睫毛根部散布小脓疱，有痂皮覆盖，睫毛常被干痂黏结成束。去除痂皮后露出睫毛根端和出血性溃疡。睫毛毛囊因感染而被破坏，睫毛容易脱落，不易再生，形成秃睫。溃疡愈合后，附近疤痕收缩，形成倒睫或睫毛乱生，如倒向角膜，可引起角膜损伤。如患病较久，可引起慢性结膜炎和睑缘肥厚变形，睑缘外翻，泪小点肿胀或阻塞，导致泪溢。

3. 诊断　根据典型的临床表现及睑缘有溃疡的特点可以诊断。

4. 治疗　溃疡性睑缘炎比较顽固难治，对屡发和长期不愈的患者，最好能进行细菌培养和药敏试验，以选择敏感有效的药物治疗。①应去除各种诱因，注意个人卫生；②每日以生理盐水清洁睑缘，除去脓痂和已经松脱的睫毛，清除毛囊中的脓液，然后用涂有抗生素眼膏的棉签在睑缘按摩，每日4次；③炎症完全消退后，应持续治疗至少2~3周，以防复发。

（三）眦部睑缘炎

1. 病因　多由莫-阿氏双杆菌感染引起，也可能与维生素B_2缺乏、贫血或结核等有关。

2. 临床表现　本病多为双侧，主要发生于外眦部，外眦部睑缘及皮肤充血、肿胀，并有皲裂、糜烂、黏性分泌物。患者自觉眼部刺痒、异物感和烧灼感，以夜间为甚。邻近结膜常伴有慢性炎症，表现为充血、肥厚、有黏性分泌物。严重者内眦部也可受累。

3. 诊断　根据典型的临床表现可以诊断。

4. 治疗　①滴用0.25% ~0.5%硫酸锌滴眼剂，每日3~4次，此药可抑制莫—阿氏双杆菌所产生的酶；②适当服用维生素B_2或复合维生素B，可缩短病程；③如伴有慢性结膜炎，应同时进行治疗。

知识链接

药浴疗法治疗睑缘炎

取皮硝、红枣各500g，黄连末适量。将皮硝用滚水泡化、澄清、去渣。将红枣去核，入硝汁内浸1日，取出晒干，再浸，如此数次，以汁尽为度。于红枣内装入黄连末，将枣合之，勿令泄气。临用时取枣1个，入滚开水内泡之，不时洗眼患处（本方选自《审视瑶函》）。功效：清心泻火、燥湿解毒。适用于睑缘炎。

三、睑板腺囊肿

睑板腺囊肿也称霰粒肿，是由于睑板腺排出受阻和分泌物潴留而形成的特发性无菌性慢性炎性肉芽肿。该病进展缓慢,可反复发生。它有纤维结缔组织包囊,囊内含有睑板腺分泌物及包括巨细胞在内的慢性炎症细胞浸润。在病理形态上类似结核结节,但不形成干酪样坏死。

(一) 病因

可能由于慢性结膜炎或睑缘炎而致睑板腺出口受阻,腺体的分泌物潴留在睑板内,对周围组织产生慢性刺激而引起。

(二) 临床表现

多见于青少年或中年人,可能与其睑板腺分泌功能旺盛有关。

1. 病程进展缓慢,一般无明显症状,有时仅有沉重感,可因肿块压迫眼球产生异物感或暂时性散光而使视力下降。

2. 眼睑皮下可触及一至数个大小不等的圆形肿块,表面光滑,不与皮肤粘连,边缘清楚,无触痛。一般上睑较多见,也可以上、下眼睑或双眼同时发生单个或多个,亦常见有反复发作者。

3. 翻转眼睑在肿块对应的睑结膜面,可见紫红色或灰红色局限隆起。

4. 小型肿块可自行吸收,也可自行破溃穿破结膜面,排出胶样内容物,在睑结膜面形成肉芽肿或在皮下形成暗紫红色的肉芽组织。如有继发感染,可演变成内睑腺炎。

(三) 诊断

根据患者无明显疼痛、眼睑硬结,可以诊断。对于复发性或老年人的睑板腺囊肿．应将切除物进行病理检查,以除外睑板腺癌。

当睑板腺囊肿继发感染时临床表现与内睑腺炎完全一样。鉴别要点是:在发生内睑腺炎以前存在无痛性包块为睑板腺囊肿继发感染。

(四) 治疗

1. 小而无症状的睑板腺囊肿无须治疗,待其自行吸收。

2. 大者可通过热敷、按摩或向囊肿内注射糖皮质激素促其吸收。有继发感染时,应先按内睑腺炎治疗。

3. 如不能消退,应在局麻下手术切除。从睑结膜面与睑缘垂直切开,将囊膜完整或者至少 2/3 以上切除,以防复发。

第二节　泪　囊　炎

泪囊炎是泪囊黏膜的卡他性或化脓性炎症。可分为急性泪囊炎、慢性泪囊炎和新生儿泪囊炎。临床上以慢性泪囊炎最常见,占 70% ~80% ,急性泪囊炎常在慢性泪囊炎的基础上发生。新生儿急性泪囊炎并不多见。

一、急性泪囊炎

(一) 病因

大多在慢性泪囊炎的基础上发生,与侵入细菌毒力强大或机体抵抗力降低有关,最常见的致病菌为金黄色葡萄球菌或溶血性链球菌,儿童常为流感嗜血杆菌感染。

(二) 临床表现

患眼充血、流泪,有脓性分秘物。泪囊区皮肤红肿,触之坚实、疼痛,炎症可扩展到眼睑、鼻根及面颊部,甚至可引起眶蜂窝织炎。严重时可伴畏寒、发热等全身症状。数日后脓肿形成,可溃破皮肤,脓液排出,炎症减轻;但有时可形成泪囊瘘管,经久不愈,泪液长期经瘘管溢出。

（三）治疗

根据病因和症状治疗。早期可行局部热敷,全身和局部使用足量抗生素控制炎症。如已形成脓肿,则应切开排脓,放置橡皮引流条,待伤口愈合、炎症完全消退后按慢性泪囊炎处理。炎症期切忌泪道探通或泪道冲洗,以免导致感染扩散,引起眶蜂窝织炎。

二、慢性泪囊炎

慢性泪囊炎是泪囊病变中最常见的类型。好发于中老年女性。

（一）病因

多继发于鼻泪管狭窄或阻塞后,泪液滞留于泪囊之内,伴发细菌感染引起,多为单侧发病。常见致病菌为肺炎链球菌和白色念珠菌,一般不发生混合感染。本病的发生与结核、沙眼、泪道外伤、鼻炎、鼻中隔偏曲、下鼻甲肥大等因素有关。

（二）临床表现

主要症状为泪溢。检查可见结膜充血,下睑皮肤出现湿疹,用手指挤压泪囊区,有黏液或黏液脓性分泌物自泪小点流出。泪道冲洗时,冲洗液自上、下泪小点反流,同时有黏液脓性分泌物。由于分泌物大量潴留,泪囊扩张,可形成泪囊黏液囊肿。

知识链接

慢性泪囊炎对眼球存在潜在危险性

由于常有黏液或脓液反流入结膜囊,使结膜囊长期处于带菌状态。如果发生眼外伤或施行内眼手术,则极易引起化脓性感染,导致细菌性角膜溃疡或化脓性眼内炎。因此内眼手术前必须先治疗泪囊炎。

（三）治疗

1. 药物治疗　可用抗生素眼液点眼,每日4~6次。点药前应先充分挤压泪囊,排出脓液。也可在泪道冲洗后向泪囊注入抗生素药液。药物治疗仅能暂时减轻症状。

2. 泪道探通　经过上述治疗,冲洗无脓性分泌物后,可试行泪道探通术,探通时注意勿用力过猛,以免形成假道,造成细菌感染。探通2~3次无效者,应考虑手术治疗。

3. 手术治疗　一般保守治疗6个月无效时,应尽早行泪囊鼻腔吻合术。术中将泪囊通过一个骨孔与鼻腔黏膜相吻合,使泪液从吻合口直接流入中鼻道。鼻内窥镜下鼻腔泪囊造口术或鼻泪管支架植入术,也可达到消除泪溢、根治慢性泪囊炎的目的。对泪囊破坏严重,泪囊过于狭小或高龄患者,可考虑行泪囊摘除术以去除病灶,但术后泪溢症状依然存在。近年来,应用激光泪道成形术治疗慢性泪囊炎引起的鼻泪管阻塞,也取得了较好疗效。

第三节　结　膜　炎

由于大部分结膜与外界直接接触,因此容易受到周围环境中感染性(如细菌、病毒、及衣原体等)和非感染性因素(外伤、化学物质及物理因素等)的刺激,而且结膜的血管和淋巴组织丰富，自身及外界的抗原容易使其致敏。因此，结膜炎是眼科最常见的疾病之一。

根据病因可分为感染性、免疫性、化学性或刺激性、全身疾病相关性、继发性和不明原因性结膜炎；根据结膜炎的发病快慢可分为超急性、急性或亚急性、慢性结膜炎；按结膜对病变反应的主要形态可分为乳头性、滤泡性、膜性/假膜性、瘢痕性和肉芽肿性结膜炎。

本节主要介绍常见的细菌性和病毒性结膜炎。

一、细菌性结膜炎

按发病快慢可分为超急性（24 小时内）、急性或亚急性（几小时至几天）、慢性（数天至数周）。按病情的严重情况可分为轻、中、重度。急性结膜炎患者均有不同程度的结膜充血和结膜脓性、黏液性或黏脓性分泌物。急性结膜炎通常有自限性，病程在 2 周左右。慢性结膜炎无自限性，治疗较棘手。

（一）病因

常见的致病菌为肺炎双球菌、Koch-Weeks 杆菌、葡萄球菌、流感杆菌和链球菌等。其他较少见的细菌有结核分枝杆菌、白喉杆菌等。

慢性结膜炎可由急性结膜炎治疗不当演变而来，也可能为 Morax-Axenfeld 双杆菌、链球菌或其他毒力不强的菌类感染所致，发病无季节性。还可由不良环境因素刺激（粉尘、化学烟雾等）、眼部长期应用有刺激性的药物、屈光不正、烟酒过度、睡眠不足等引起。

（二）临床表现

急性乳头状结膜炎伴有卡他性或黏脓性渗出物是多数细菌性结膜炎的特征性表现。起先单眼发病，而后波及双眼。患者眼部刺激感和充血，偶有眼睑水肿，视力一般不受影响，如角膜受累可引起视力下降。晨间醒来睑缘有分泌物，起初分泌物为浆液性，随病情进展变成黏液性及脓性。白喉杆菌和溶血性链球菌可引起睑结膜面膜或伪膜形成。

1. 超急性细菌性结膜炎　由奈瑟氏菌属细菌（淋球菌或脑膜炎球菌）引起。其特征为：潜伏期短（10 小时至 2～3 天不等），病情进展迅速，结膜充血水肿伴有大量脓性分泌物。约有 15%～40% 患者可迅速引起角膜溃疡，治疗不及时，几天后可发生角膜穿孔，严重威胁视力。

淋球菌性结膜炎成人主要是通过生殖器-眼接触传播而感染，新生儿主要是分娩时经母体产道感染。双眼常同时受累。眼睑高度水肿，有大量脓性分泌物，故又有“脓漏眼”之称。可有假膜形成，常有耳前淋巴结肿大和压痛。严重病例可并发角膜溃疡甚至眼内炎。脑膜炎球菌性结膜炎多见于儿童，最常见患病途径是血源性播散感染，也可通过呼吸道分泌物传播。表现类似淋球菌性结膜炎，严重者可发展成化脓性脑膜炎。两者在临床上往往难以鉴别，特异性诊断方法需要培养和糖发酵试验。

2. 急性或亚急性细菌性结膜炎　又称“急性卡他性结膜炎”，俗称“红眼病”，传染性强，多见于春秋季节，可散发或流行于学校、工厂等集体生活场所。最常见的致病菌是肺炎双球菌、金黄色葡萄球菌和流感嗜血杆菌。发病急，潜伏期 1～3 天，两眼同时或相隔 1～2 天发病。病程常少于 3 周。

（1）金黄色葡萄球菌结膜炎：为急性化脓性结膜炎。任何年龄均可发病，晨起由于黏液脓性分泌物糊住眼睑而睁眼困难，可有睑缘炎，较少累及角膜。

（2）肺炎双球菌性结膜炎：儿童发病率高于成人，有自限性。潜伏期大约 2 天，结膜充血、黏脓性分泌物等症状在 2～3 天后达到顶点。可有结膜下出血和球结膜水肿，但很少引起严重化脓性结膜炎和肺炎。

（3）流感嗜血杆菌结膜炎：是儿童细菌性结膜炎的最常见病原体。潜伏期约24小时，临床表现为结膜充血、水肿、球结膜下出血，脓性或黏液脓性分泌物，症状3～4天达到高峰，在开始抗生素治疗后7～10天症状消失，不治疗可复发。流感嗜血杆菌Ⅲ型感染还可并发卡他性边缘性角膜浸润或溃疡。儿童可引起眶周蜂窝织炎，部分患者伴有发热、身体不适等全身症状。

（4）其他：白喉杆菌可引起急性膜性或假膜性结膜炎，如今已很少见。其他少见的急性化脓性结膜炎有：摩拉克氏菌结膜炎在免疫力低下和酗酒人群中可见，假单胞菌属、埃希氏菌属、志贺氏菌和梭菌属等偶可引起单眼感染，极少累及角膜。

3. 慢性细菌性结膜炎　可由急性结膜炎演变而来，或毒力较弱的病原菌感染所致。多见于鼻泪管阻塞或慢性泪囊炎患者，或慢性睑缘炎或睑板腺功能异常者。金黄色葡萄球菌和摩拉克菌是慢性细菌性结膜炎最常见的两种病原体。

慢性结膜炎进展缓慢，持续时间长，可单侧或双侧发病。症状多种多样，主要表现为眼痒，烧灼感，干涩感，眼刺痛及视力疲劳。结膜轻度充血，可有睑结膜增厚、乳头增生，分泌物为黏液性或白色泡沫样。摩拉克菌可引起眦部结膜炎，伴外眦角皮肤结痂、溃疡形成及睑结膜乳头和滤泡增生。金黄色葡萄球菌引起者常伴有溃疡性睑缘炎或角膜周边点状浸润。

（三）诊断

根据临床表现、分泌物涂片或结膜刮片等检查，可以诊断。结膜刮片和分泌物涂片可在显微镜下发现大量多形核白细胞和细菌。为明确病因和指导治疗，必要时应进行细菌培养和药物敏感试验，有全身症状的还应进行血培养。

（四）治疗

去除病因，抗感染治疗。根据病情的轻重可选择结膜囊冲洗、局部用药、全身用药或联合用药。切勿包扎患眼，但可配戴太阳镜以减少光线的刺激。超急性细菌性结膜炎治疗应在诊断性标本收集后立即进行，局部治疗和全身用药并重。成人急性或亚急性细菌性结膜炎一般选择滴眼液，儿童则选择眼膏。慢性细菌性结膜炎治疗基本原则与急性结膜炎相似，需长期治疗。

1. 局部治疗

（1）当分泌物多时，可用3%硼酸水或生理盐水冲洗结膜囊。冲洗时要避免损伤角膜上皮，冲洗液勿流入健眼，以免造成交叉传染。

（2）局部充分滴用有效的抗生素眼药水和眼药膏。急性阶段每1～2小时1次。目前常使用广谱氨基糖苷类或喹诺酮类药物，如0.3%庆大霉素、0.3%妥布霉素、0.3%环丙沙星、0.3%氧氟沙星眼药水或眼药膏。甲氧苯青霉素耐药性葡萄球菌性结膜炎可使用万古霉素滴眼液。慢性葡萄球菌性结膜炎选用杆菌肽或红霉素。

2. 全身治疗

（1）奈瑟氏菌性结膜炎应全身及时使用足量的抗生素，肌注或静脉给药。淋球菌性结膜炎可肌注大剂量青霉素或头孢曲松钠（菌必治）1g，如果角膜也被感染，加大剂量，1～2g/天，连续5天。青霉素过敏者可用壮观霉素（淋必治）（2g/天，肌注）。除此之外，还可联合口服1g阿奇霉素或100mg强力霉素，每日2次，持续7天；或喹诺酮类药物（环丙沙星0.5g或氧氟沙星0.4g，每日2次，连续5天）。新生儿用青霉素G或用头孢曲松钠、头孢噻肟钠静注或肌注，连续7天。

（2）流感嗜血杆菌感染而致的急性细菌性结膜炎，或伴有咽炎、急性化脓性中耳炎的患者局部用药的同时应口服头孢类抗生素或利福平。

（3）慢性结膜炎的难治性病例和伴有酒糟鼻患者需口服强力霉素100mg，1～2次/日，持续数月。

（五）预防

1. 积极开展卫生宣教，普及“红眼病”防治知识。严格注意个人卫生和集体卫生。提倡勤洗手、洗脸和不用手或衣袖拭眼。

2. 急性期患者需隔离，以避免传染，防止流行。一眼患病时应防止另眼感染。

3. 严格消毒患者用过的洗脸用具、手帕及接触的医疗器皿。

4. 医护人员在接触患者之后必须洗手消毒以防交叉感染。必要时应戴防护眼镜。

5. 新生儿出生后应常规立即用1%硝酸银眼药水滴眼1次或涂0.5%四环素眼药膏，以预防新生儿淋菌性结膜炎和衣原体性结膜炎。

二、腺病毒性角结膜炎

腺病毒性角结膜炎症是一种重要的病毒性结膜炎，传染性强，可散在或流行性发病。常合并有角膜病变。腺病毒是一种脱氧核糖核酸（DNA）病毒，可分为37个血清型。主要表现为两大类型，即流行性角结膜炎和咽结膜热。

（一）流行性角结膜炎

是一种强传染性的接触性传染病，由腺病毒8、19、29和37型腺病毒引起。潜伏期为5～7天。

1. 临床表现　起病急、症状重、双眼发病。

（1）结膜病变：充血、疼痛、畏光、伴有水样分泌物。急性期眼睑水肿，结膜充血水肿，48小时内出现滤泡和结膜下出血，伪膜（有时真膜）形成后能导致扁平瘢痕、睑球粘连。

（2）角膜病变：发病数天后，角膜可出现弥散的斑点状上皮损害，并于发病7～10天后融合成较大的、粗糙的上皮浸润。2周后发展为局部的上皮下浸润，并主要散布于中央角膜。发病3～4周后，上皮下浸润加剧，形态大小基本一致，数个至数十个不等。这种上皮下浸润可持续数月甚至数年之久，逐渐吸收，极个别浸润形成瘢痕，造成永久性视力损害。结膜炎症最长持续3～4周，角膜混浊数月后可消失。

（3）全身表现：患者常出现耳前淋巴结肿大和压痛，这是和其他类型结膜炎的重要鉴别点。儿童可有全身症状，如发热、咽痛、中耳炎、腹泻等。

2. 诊断　急性滤泡性结膜炎和炎症晚期出现的角膜上皮下浸润是本病的典型特征，结膜刮片见大量单核细胞，有伪膜形成时，中性粒细胞数量增加。病毒培养、PCR检测、血清学检查可协助病原学诊断。

3. 治疗　必须采取措施减少感染传播。所有接触感染者的器械必须仔细清洗消毒，告知患者避免接触眼睑和泪液，经常洗手。当出现感染时尽可能避免人群之间的接触。治疗无特殊方法，局部冷敷和使用血管收缩剂可减轻症状，急性期可使用抗病毒药物如干扰素滴眼剂、0.1%无环鸟苷、0.15%更昔洛韦、0.1%三氮唑核苷、4%吗啉双胍等，每小时1次。合并细菌感染时加用抗生素治疗。出现严重的膜或伪膜、上皮或上皮下角膜炎引起视力下降时可考虑使用糖皮质激素眼药水，病情控制后应减少糖皮质激素眼药水的点眼频度至每天1次或隔天1次。应用中要注意逐渐减药，不要突然停药，以免复发；另外还要注意激素的副作用。

（二）咽结膜热

是由腺病毒3、4和7型引起的一种表现为急性滤泡性结膜炎伴有上呼吸道感染和发热的病毒性结膜炎,传播途径主要是呼吸道分泌物。多见于4~9岁儿童和青少年。常于夏、冬季节在幼儿园、学校中流行。散发病例可见于成人。

1. 临床表现 前驱症状为全身乏力,体温上升至38℃以上,自觉流泪、眼红和咽痛。患者体征为眼部滤泡性结膜炎、一过性浅层点状角膜炎及上皮下混浊,耳前淋巴结肿大。咽结膜热有时可只表现出1~3个主要体征。病程10天左右,有自限性。

2. 诊断 根据临床表现可以诊断。结膜刮片中见大量单核细胞,培养无细菌生长。

3. 治疗和预防 无特殊治疗。可参考流行性角结膜炎的治疗和预防措施。发病期间勿去公共场所、泳池等,减少传播机会。

第四节 视神经炎

视神经炎泛指视神经的炎性脱髓鞘、感染、非特异性炎症等疾病。因病变损害的部位不同而分为球内段的视乳头炎及球后段的视神经炎。视神经炎大多为单侧性,视乳头炎多见于儿童,视神经炎多见于青壮年。

(一) 病因

较为复杂。除局部炎症感染外,尚包括脱髓鞘疾病、内生毒素、中毒、遗传性、营养缺乏、代谢障碍等,仍有一部分无法确定病因。

1. 炎性脱髓鞘 是较常见的原因。炎性脱髓鞘性视神经炎确切的病因不明(故又称特发性脱髓鞘性视神经炎),很可能是由于某种前驱因素如上呼吸道或消化道病毒感染、精神打击、预防接种等引起机体的自身免疫,产生自身抗体攻击视神经的髓鞘,导致髓鞘脱失而致病。由于完整的髓鞘是保证视神经电信号快速跳跃式传导的基础,髓鞘脱失使得视神经的视觉电信号传导明显减慢,从而导致明显的视觉障碍。随着病程的推移,髓鞘逐渐修复,视功能也逐渐恢复正常。该过程与神经系统脱髓鞘疾病多发性硬化(MS)的病理生理过程相似;视神经炎常为MS的首发症状,经常伴有脑白质的临床或亚临床病灶,并有部分患者最终转化为多发性硬化。

2. 感染 局部和全身的感染均可累及视神经而导致感染性视神经炎。①局部感染:眼内、眶内炎症,口腔炎症,中耳和乳突炎以及颅内感染等,均可通过局部蔓延直接导致视神经炎;②全身感染:某些感染性疾病也可导致视神经炎,如白喉、猩红热、肺炎、痢疾、伤寒、结核、化脓性脑膜炎、脓毒血症等全身细菌感染性疾病的病原体均可进入血流,在血液中生长繁殖、释放毒素,引起视神经炎症。病毒性疾病如流感、麻疹、腮腺炎、带状疱疹、水痘等,以及Lyme螺旋体、钩端螺旋体、梅毒螺旋体、弓形虫病、蛔虫病等寄生虫感染都有引起视神经炎的报道。

3. 自身免疫性疾病 如系统性红斑狼疮、Wegener肉芽肿、Behcet病、干燥综合征、结节病等均可引起视神经的非特异性炎症。

除以上原因外,临床上约1/3至半数的病例查不出病因;研究发现其中部分患者可能为Leber遗传性视神经病变。

(二) 临床表现

常为单侧眼发病,但也可能为双侧。炎性脱髓鞘性视神经炎患者表现为视力急剧下降,可在1~2天内视力严重障碍,甚至无光感。通常在发病1~2周时视力损害最严重,其后视力逐渐恢复,多数患者1~3个月视力恢复正常。除视力下降外,还表现有色觉异常和视野损害,可伴有闪光感、眼眶痛,特别是眼球转动时疼痛。部分患者病史中可有一过性麻木、无力、膀胱和直肠括约肌功能障碍以及平衡障碍等,提示存在多发性硬化的可能。有的患者感觉在运动或热水浴后视力下降，此称为 Uhthoff 征，可能是体温升高会影响轴浆流运输。

感染性视神经炎和自身免疫性视神经病变的临床表现与脱髓鞘性视神经炎类似，但无明显的自然缓解和复发的病程，通常可随着原发病的治疗而好转。

儿童与成人的视神经炎有所不同，儿童视神经炎约半数为双眼患病，而成人双眼累及率明显低于儿童。儿童视神经炎发病急但预后好，约 70% 的患者视力可恢复至 1.0，50% ~ 70% 的 VEP 检测恢复正常。

（三）诊断

1. 眼部检查　患眼瞳孔常散大，直接光反应迟钝或消失，间接光反应存在。单眼受累的患者通常出现相对性传入性瞳孔功能障碍（RAPD）。该体征表现为：患眼相对于健眼对光反应缓慢，尤其在检查者将光线在两眼之间交替照射时，患眼的瞳孔直径比健眼大。眼底检查，视乳头炎者视盘充血（彩图 11-6-3，见书末）、轻度水肿，视盘表面或其周围有小的出血点，但渗出物很少。视网膜静脉增粗，动脉一般无改变。球后视神经炎者眼底无异常改变。

2. 视野检查　可出现各种类型的视野损害，但较为典型的是视野中心暗点或视野向心性缩小。

3. 视觉诱发电位（VEP）　可表现为 P_{100} 波潜伏期延长、振幅降低；球后视神经炎时，眼底无改变。为了鉴别伪盲，采用客观的 VEP 检查可辅助诊断。据研究，视神经炎发病时 90% 患者的 VEP 有改变，而视力恢复后仅 10% 的 VEP 转为正常。

4. 磁共振成像（MRI）　头部 MRl 通过了解脑白质有无脱髓鞘斑，对早期诊断多发性硬化、选择治疗方案以及患者的预后判断有参考意义。视神经炎治疗研究组（ONTT）研究显示：头颅 MRl 正常、发现 1 ~ 2 个脱髓鞘病灶和两个以上脱髓鞘病灶的 3 组孤立性视神经炎患者，5 年内转化为多发性硬化的累积率分别为 16%、37% 和 51%，提示伴有脑白质脱髓鞘斑的视神经炎患者更容易转化为多发性硬化。头部 MRI 还可帮助鉴别鞍区肿瘤等颅内疾病导致的压迫性视神经病，了解蝶窦和筛窦情况，帮助进行病因的鉴别诊断。

另外，对于眼眶的脂肪抑制序列 MRI 可显示受累视神经增粗、信号增强，对部分特发性脱髓鞘性视神经炎有辅助诊断意义。但该变化并不具有特异性，如缺血性、感染性和其他炎性视神经病变也可出现类似异常；况且，并非所有特发性脱髓鞘性视神经炎患者均出现该改变，因此鉴别诊断价值有限。但是眼眶 MRI 对于鉴别视神经的其他病变如视神经肿瘤、眼眶的炎性假瘤、视神经结节病等有重要意义。

5. 脑脊液检查　有助于为视神经脱髓鞘提供依据。脑脊液蛋白-细胞分离、IgG 合成率增高、寡克隆区带（OB）阳性以及髓鞘碱性蛋白增高，均可提示视神经或中枢神经系统或神经根脱髓鞘。但是 ONTY 研究结果显示，以上检查对于预测视神经炎患者转化为多发性硬化的几率帮助不大。由于脑脊液检查为有创性检查，临床应注意选择应用。

6. 其他检查　对于病史和其他临床表现不典型的急性视神经炎患者，进行临床常规的血液学、影像学检查和某些针对感染病因的血液和脑脊液的细菌学（如梅毒）、病毒学（如 AIDS）、免疫学甚至遗传学等检查，对于正确的临床诊断和治疗急性特发性脱髓鞘性视神经炎非常重要。

对典型的炎性脱髓鞘性视神经炎，临床诊断不需作系统的检查，但应注意查找其他致病原因如局部或全身感染以及自身免疫病等。为了与其他视神经病变相鉴别，以下指征需要作系统检查：发病年龄在 20 ~ 50 岁的范围之外，双眼同时发病，发病超过 14 天视力仍下降。

（四）鉴别诊断

1. 前部缺血性视神经病变（AION）　AION 为视盘局部血管病变致使视盘发生局部梗

死。视力骤然丧失，眼球运动时无疼痛，视盘肿胀趋于灰白色，视野缺损为与生理盲点相连的弓形或扇形暗点。在巨细胞动脉炎所致的缺血性视神经病变中，患者年龄>50岁，多见于70岁，血沉和C反应蛋白(CRP)检查有助鉴别诊断。非动脉炎性AION多见于40～60岁，病史中多数有可导致动脉粥样硬化性血管病的危险因素，如高血压、高血脂、糖尿病、长期吸烟史等。

2. Leber遗传性视神经病变　属线粒体遗传性疾病，常发生于十几岁或二十几岁的男性，女性为遗传基因携带和传递者而本身发病较少。一眼视力迅速丧失，然后另侧眼在数天至数月内视力也丧失。视盘旁浅层毛细血管明显扩张，但无荧光素渗漏，视盘水肿，随后为视神经萎缩。线粒体DNA点突变检查可帮助鉴别诊断，90%～95%的患者由DNA11778、14484或3460位点突变所致，近年来有一些其他少见原发位点的研究报告。

3. 中毒性或代谢性视神经病变　进行性、无痛性双侧视力丧失，可能继发于酒精，营养不良，各种毒素如乙胺丁醇、氯喹、异烟肼、氯磺丙脲，重金属、贫血等。

其他视神经病变，如前颅窝肿瘤导致的压迫性视神经病变、特发性颅内高压导致的视力下降以及心源性视力下降等均可误诊为视神经炎，应注意鉴别。

（五）治疗

部分炎性脱髓鞘性视神经炎患者不治疗可自行恢复。使用糖皮质激素的目的是减少复发、缩短病程，据研究，单纯口服泼尼松龙的复发率是联合静脉注射组的两倍。其使用原则如下：

1. 对于首次发病，以前并无多发性硬化或视神经炎病史的患者：①若MRI发现至少一处有脱髓鞘，可使用糖皮质激素冲击疗法，加速视力恢复、降低复发几率；②MRI正常者，发生多发性硬化的可能很低，仍可用糖皮质激素冲击治疗，加速视力的恢复。

2. 对既往已诊断为多发性硬化或视神经炎的患者，复发期可应用糖皮质激素冲击疗法，或酌情选择免疫抑制剂、丙种球蛋白等，恢复期可使用维生素B族药物及血管扩张剂。

感染性视神经炎应与相关科室合作针对病因进行治疗，同时保护视神经。自身免疫性视神经病变也应针对全身性自身免疫性疾病进行正规、全程的皮质激素治疗。

3. 其他疗法　可选用针刺疗法、穴位注射、中药煎液局部电离子导入等进行治疗。

（周建军）

复习思考题

1. 如何鉴别鳞屑性睑缘炎、溃疡性睑缘炎和眦部睑缘炎？
2. 睑板腺囊肿的临床表现有哪些？
3. 慢性泪囊炎有什么严重危害？
4. 视神经炎的临床表现和治疗原则分别是什么？

案例分析题

1. 患者郭某，女，43岁。主诉：双眼睑痒痛，畏光流泪，睑弦赤烂，睫毛已脱落年余，病情反复，经多方医治未愈。检查：双眼上下睑弦溃烂，潮红，睫毛成束成毛笔状，根部有痂块附着，部分睫毛已脱落不生。请写出诊断。

2. 患者王某，女，62岁。主诉：右眼流泪伴有内眦角溢黏脓性分泌物近20年。眼部检查：视力OD 0.3，OS 0.4；双眼内眦部下睑皮肤因拭泪致色素沉着，泪小点位置正常。按压泪囊部，可见灰色白色黏脓性分泌物自上下泪小点溢出，内眦部球结膜呈慢性充血，余无异常。请写出诊断及诊断依据。

第七章 口腔科疾病

学习要点

复发性阿弗他溃疡、下颌第三磨牙冠周炎的定义、病因、临床表现、治疗要点；唾液腺炎症、颞下颌关节功能紊乱的病因、临床表现、治疗要点；复发性阿弗他溃疡、下颌第三磨牙冠周炎、唾液腺炎症、颞下颌关节功能紊乱的发病机制；学会口腔科常见病的检查方法、诊断、鉴别诊断要点和防治技能。

第一节 复发性阿弗他溃疡

复发性阿弗他溃疡(recurrent aphthous ulcer, RAU)又称复发性口腔溃疡、复发性口疮、复发性阿弗他口炎等，是最常见的口腔黏膜病。好发于青壮年，女性较多见，因具有明显的灼痛感，故冠以希腊文“阿弗他”(灼痛)。病损主要表现为口腔黏膜孤立的、圆形或椭圆形的浅表性溃疡，呈白色或淡黄色，具有周期性、复发性及自限性的特点。

一、病因

病因复杂，目前尚未清楚，但存在明显的个体差异。发病可能因素包括：

(一) 免疫因素

1. 细胞免疫异常　大量研究显示，患者存在细胞免疫功能下降和T细胞亚群比例失调，在溃疡前期、溃疡发作期和间歇期，CD3(总T淋巴细胞)、CD4、CDR以及CD4∶CD8均有不同程度的异常变化。在患者病灶血管周围有大量淋巴细胞及单核细胞浸润。活动期及恢复期血液和唾液中肿瘤坏死因子α(TNF-α)、IL-6均高于健康人。因此，目前认为全身持续性细胞免疫功能紊乱是RAU发病过程中的一个重要环节。

2. 体液免疫异常和自身免疫异常　半数RAU患者血循环免疫复合物高于健康人，切片免疫荧光发现存在自身杭体，有学者用家兔自身抗原免疫家兔产生RAU的动物模型。这些都提示体液免疫和自身免疫反应是发病的可能因素之一。

(二) 遗传因素

对RAU的单基因遗传、多基因遗传、遗传标记物和遗传物质的研究发现，该病有明显遗传倾向。早期研究发现，RAU有明显的家族遗传倾向，调查显示至少40%的RAU患者有相关的家族史，这些患者的初始发病年龄比一般患者要早得多，严重程度也高于一般患者。后期研究中，RAU被证实和特异性人白细胞抗原(HLA)亚型有关，表明发生于特定人群的RAU可能具有一定的遗传基础。

(三) 系统性疾病因素

临床观察及流行病学调查表明RAU与消化系统疾病：如胃溃疡、十二指肠溃疡、溃疡性结肠炎、局限性肠炎、肝胆疾病等有密切关系。研究表明：30%～48%的RAU患者有消化道疾病,其中9%以上有消化道溃疡。内分泌系统疾病如糖尿病、月经紊乱等也与 RAU 有关。女性经前期血清孕酮含量偏低可致 RAU 复发。

(四) 环境因素

生活工作环境、社会环境、心理环境等与 RAU 有很大关系。此外,食物中缺乏锌、铁、硒等元素,或维生素 B_1、B_2、B_6和叶酸等摄入不足,均与 RAU 发病有一定关系。

(五) 其他因素

体内氧自由基的产生和清除失调、微循环障碍等与 RAU 发病有关。超氧自由基能与脂质发生过氧化反应。产生具有细胞毒性的过氧化脂质而引发疾病。

二、临床表现

临床一般分为轻型、重型和疱疹样阿弗他溃疡。

(一) 轻型阿弗他溃疡

该型最常见,约占 RAU 的80%。

1. 溃疡特点　溃疡好发于唇、舌、颊、软腭等无角化或角化较差的黏膜,直径为2~4mm,每次1~5个,散在分布,圆形或椭圆形,边界清晰。发作时溃疡有“红、黄、凹、痛”特点,即溃疡中央凹陷,基底不硬,外周有约1mm的充血红晕带,表面覆有浅黄色纤维素假膜,灼痛感明显。

2. 发病规律　每次复发一般分为发作期、愈合期和间歇期。发作期又分为前驱期和溃疡期。前驱期黏膜局部不适,触痛或灼痛不适;约24小时后出现白色或红色丘疹状小点;2~3天后上皮破损,进入溃疡期;约4~5天左右溃疡开始愈合,肉芽组织形成、红肿消退、疼痛减轻,约7至10天溃疡愈合,不留瘢痕。发作期一般持续1~2周,具有不治而愈的自限性。间歇期长短不一,因人而异。一般初发间歇期较长,此后逐渐缩短,直至此起彼伏、连绵不断。因刺激痛影响患者言语、进食和心情。

(二) 重型阿弗他溃疡

该型占8%~10%左右,好发于青春期。又称复发性坏死性黏膜腺周围炎或腺周口疮。溃疡常散在单个发生,较大且深,似“弹坑”状,直径达10~30mm,可深达黏膜下层的腺体及腺周组织。周围组织红肿稍隆起,基底较硬,但边缘整齐清晰,表面有灰黄色假膜或灰白色坏死组织。溃疡数目通常是1个或2个,但在愈合过程中又可出现1个或数个小溃疡。初始好发于口角,其后有向口腔后部移行的趋势,如咽旁、软腭、腭垂等。发作期可长达1~2月甚至1年以上,也有自限性。溃疡疼痛剧烈,愈后可形成瘢痕,甚至造成舌尖、腭垂等组织缺损或畸形,影响言语及吞咽。

(三) 疱疹样阿弗他溃疡

亦称口炎型口疮,约占RAU 患者的10%左右。本型特点是溃疡小,直径小于2mm,而数目多,可达十几个或几十个,散在分布于黏膜任何部位。邻近溃疡可融合成片,黏膜充血发红,疼痛较重。唾液分泌增加,可伴淋巴结肿大及头痛、低热、全身不适等症状。愈后不留瘢痕。

三、诊断及鉴别诊断

(一) 诊断

本病主要依据病史特点(自限性、复发性、周期性)及临床特征(黄、红、凹、痛)即可诊断。依据溃疡的大小、数目、部位、深度等差异可以进行临床分型。一般不必做实验室检查及活检。对大而深且长期不愈的溃疡，应警惕癌肿的可能，需作活检明确诊断。

（二）鉴别诊断

1. 癌性溃疡　老年人多见，溃疡多不规则，可呈菜花状，边缘外翻，基底出现浸润性硬结，早期和中期无明显疼痛，病程长，经久不愈或逐渐扩大，无自限性和周期性复发的特点。病检可见癌变细胞及组织。

2. 结核性溃疡　溃疡形态不规则，口小底大，基底有较多粟粒状小结节，经久不愈，无自限性。病理检查见特征性结核结节或结核性肉芽肿。

3. 创伤性溃疡　往往有明显的局部刺激因素且溃疡发生部位及形态与刺激因素吻合，去除刺激后溃疡很快愈合，但如果任其发展，则有癌变可能。

4. 坏死性涎腺化生　坏死性涎腺化生是发生在小涎腺的良性、自限性病变，主要发生在硬腭或软、硬腭交界处，其他只要有黏液腺或浆液腺的部位均可发生。该病原因不明，好发于男性。初起时为一隆起的肿块，以后形成溃疡。诊断必须靠活检，以免误诊。

5. 口腔黏膜单纯疱疹　由单纯疱疹病毒（HSV）引起，好发于婴幼儿及年老体弱者，早期以成簇的小水疱为主要表现，小如针尖，水疱破后会融合成较大的糜烂面或不规则的溃疡。复发与诱因有明确关系，复发前常伴有咽喉痛、乏力等前驱症状，发病期间多伴有明显全身不适。

四、治疗

由于RAU病因尚不明确，目前仍无特效的治疗方法。治疗原则是消除病因，增强体质，减少复发次数，减轻局部症状，促进溃疡愈合。

（一）局部治疗

主要的目的是保持口腔卫生，防止继发感染，消炎、止痛及促进愈合。

1. 局部药物治疗

（1）止痛药物：0.5%盐酸达克罗宁液、1%普鲁卡因或2%利多卡因等局部麻醉剂，在疼痛难忍和进食前涂于溃疡处或含漱，有止痛作用。也可用利多卡因凝胶或喷剂、复方苯佐卡因凝胶、苄达明含漱液等。

（2）消毒防腐剂：0.1%高锰酸钾液、0.02%呋喃西林液、3%复方硼酸液、0.02%氯己定、聚维酮碘等含漱液，每日4～5次，每次10ml，含于口中5～10分钟。用金霉素、氯己定制成的药膜有保护溃疡面、减轻疼痛、延长药物作用的效果。也可用西地碘片（华素片）或溶菌酶片含化。

（3）局部皮质类固醇激素：是目前治疗RAU的一线药物，可以用含漱液、药膏、霜剂或药膜给药，有减轻症状，促进愈合的作用。常用的有地塞米松软膏、氢化可的松粘附片、曲安奈德口腔糊剂、醋酸氟轻松乳膏、倍他米松含漱液及丙酸倍氯米松喷雾剂等。

（4）促进愈合的药物：重组人表皮生长因子凝胶或喷剂、重组牛碱性成纤维细胞生长因子凝胶等生物制剂，具有促进组织修复和再生的作用。

（5）其他局部抗炎药：氨来占诺（糊剂、贴片），色甘酸钠、甘珀酸钠、环孢素A含漱液，前列腺素E_2凝胶，5-氨基水杨酸乳膏等，都有局部抗炎作用。

2. 局部封闭　对持久不愈或疼痛明显的溃疡部位作黏膜下封闭注射。用曲安奈德或醋酸泼尼松龙混悬液加等量2%利多卡因液，溃疡下局部浸润。有止痛促进愈合作用。

3. 理疗　利用激光、微波治疗、低频超声、硝酸银腐蚀疗法或口内紫外灯照射，有减少渗出、促进愈合的作用。

4. 中医特色疗法　中药锡类散、冰硼散及西瓜霜等，局部涂布，每日3～4次。还可以配合中医针灸、穴位注射、穴位贴敷、耳针、推拿以及点刺放血等进行治疗。

（二）全身治疗

原则为对因治疗、控制症状、促进愈合、减少复发。

1. 肾上腺皮质激素及其他免疫抑制剂

（1）肾上腺皮质激素类：具有抗炎、抗过敏、降低毛细血管通透性，减少炎性渗出，抑制组胺释放等多种作用。对于症状较重及复发频繁的患者，应该全身用药，但长期大量使用可出现类似肾上腺皮质功能亢进症（向心性肥胖，血压升高，糖尿病、骨质疏松等）的不良反应。常用药物为泼尼松，每片5mg，每日10～30mg，分3次口服，病情控制后逐渐减量，维持量每日5～10mg。

（2）细胞毒类药物：该类药物能抑制细胞增殖，具有抗炎作用。但长期大量使用有骨髓抑制、肾功能损害、粒细胞减少乃至全血降低等不良反应，故使用前必须了解肝肾功能和血象。常用环磷酰胺片口服，50mg/片，2次/天每次1～2片，连续服用一般不超过4～6周。也可用甲氨蝶呤或硫唑嘌呤口服。

2. 免疫增强剂

（1）主动免疫制剂：常用转移因子（TF）皮下注射，每周1～2次，每次1支。左旋咪唑每天150～250mg，分3次口服，连服2天后停药5天，4～8周为一个疗程。其他如胸腺素、卡介苗等，有增强机体细胞免疫功能的作用。

（2）被动免疫制剂：胎盘球蛋白、丙种球蛋白等，肌内注射，每隔1～2周注射1次，每次3～6ml。对免疫功能降低者有效。

3. 中医中药　①昆明山海棠片：有良好的抗炎和抑制增生作用。毒副作用较小，但长期使用应注意血象改变和类似肾上腺皮质激素的副作用。每片0.25mg，每日3次，每次2片口服。②辨证施治。

4. 其他　用H_2受体阻滞剂治疗胃溃疡；用谷维素、安神补心丸等稳定情绪，减少失眠；补充维生素和微量元素等。

第二节　下颌第三磨牙冠周炎

下颌第三磨牙冠周炎，又称智牙冠周炎，是指第三磨牙萌出过程中，牙齿萌出不全或阻生时，牙冠周围软组织发生的炎症。常见于18～25岁的青年，是口腔科的常见病和多发病。

一、病因

冠周炎发病的主要原因为局部因素，如盲袋、牙的位置、对牙咬伤等。亦与全身因素有关。下颌第三磨牙阻生是根本原因。

1. 阻生　人类在进化过程中，下颌骨体逐渐缩短，造成牙列与颌骨的长度不协调，致使第三磨牙萌出时缺少足够的空间而不能正常萌出，表现为牙冠仅部分萌出或牙的位置偏斜，少数牙则完全埋伏在骨内，即第三磨牙阻生。

2. 盲袋　阻生的或正在萌出的第三磨牙牙冠被牙龈部分或全部覆盖，构成较深的盲袋

(图 11-7-1)。盲袋的存在与冠周炎的形成关系极大。食物残渣进入盲袋滞留后不易被清除,如进一步腐化、发酵,则易引起细菌的繁殖。当冠周软组织受到牙萌出时的压力,及咀嚼时遭到对殆牙的咬伤,造成局部血运障碍,细菌即可侵入。

知识链接

盲袋的潜在危险性与牙位的关系

盲袋的潜在危险性与牙位的关系密切。一般冠周炎多发生于垂直位与前倾位的第三磨牙,尤以垂直位者多见,垂直位阻生时,位于面部分的龈瓣易受创伤,或被对殆牙咬伤,或在咀嚼时受到创伤,也是冠周炎发作的因素之一。

3. 全身因素　在机体抵抗力强时,局部症状不明显。当各种因素使全身抵抗力下降时,可能导致冠周炎发生,如精神紧张、疲劳、月经期、怀孕期等。最常见为继发于上呼吸道感染之后的冠周炎。

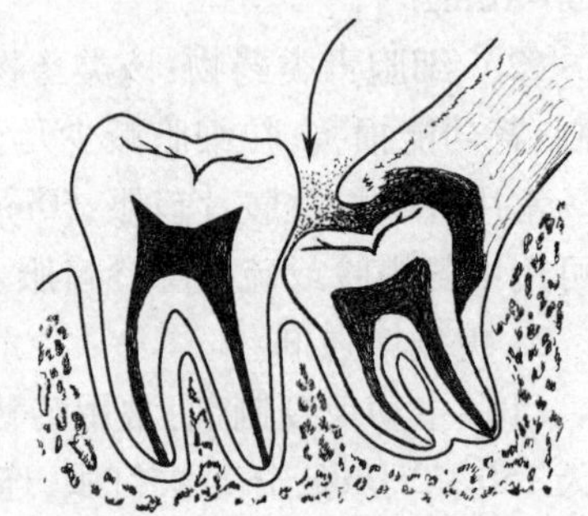

图 11-7-1　下颌第三磨牙牙冠被龈瓣覆盖,形成盲袋

二、临床表现

1. 症状　急性炎症初期,仅表现为磨牙后区局部不适,偶有轻微疼痛,全身症状不明显。当炎症累及到咀嚼肌时,会有不同程度的张口受限,咀嚼和吞咽时疼痛加剧,多伴有口臭。炎症加重时,局部有自发性跳痛,呈放射状至耳颞区。或有发热、畏寒、头痛、食欲减退及便秘等全身不适症状。

2. 体征　口腔检查见下颌第三磨牙萌出不全或阻生,有龈瓣覆盖、盲袋形成。牙冠周围软组织红肿,龈瓣糜烂、溃疡,触痛。用探针在肿胀的龈瓣下方可触及牙冠,挤压龈瓣时,常有食物残渣或脓性物溢出,有时形成冠周脓肿。严重者可见舌腭弓及咽侧壁红肿,患侧下颌下淋巴结肿大、触痛。

三、辅助检查

1. 血常规　急性化脓性冠周炎常有不同程度的白细胞总数增高、中性粒细胞增高。

2. X 线片检查　能发现阻生智齿的存在及其阴生的形态、位置。经常反复发作的急性冠周炎或症状不明显的慢性冠周炎,常可出现冠周骨组织炎症性吸收,X 线片显示牙囊间隙增宽,周围骨质不规则破坏等。

四、诊断

根据病史、临床表现、口腔检查及 X 线片等可得出正确诊断。应注意与第一磨牙的感染、磨牙后区癌肿和扁桃体周围脓肿引起的疼痛和张口受限相鉴别。此外,还需与三叉神经痛、偏头痛等鉴别。

五、治疗

急性期以消炎、止痛、建立引流等对症支持治疗为主。对于慢性冠周炎,应及时拔除阻生牙,不可姑息迁延。

（一）全身治疗

应注意休息，进流质饮食，多漱口，保持口腔清洁，同时用抗生素控制感染。

（二）局部治疗

1. 盲袋冲洗　用钝头冲洗针吸入3%过氧化氢溶液和生理盐水依次反复行冠周盲袋冲洗；然后在隔湿条件下，用探针蘸碘酚或10%碘合剂烧灼盲袋，撒以冰硼散或冠周炎膜，同时加用理疗，可起到镇痛、消炎和改善张口的作用；

2. 切开引流　若有冠周脓肿形成，应在局麻下手术切开脓肿，置入橡皮条或碘仿纱条引流；若感染波及邻近间隙，还应作该间隙的切开引流术。

（三）病源牙处理

急性炎症消退后，根据下颌第三磨牙具体情况，进行龈瓣盲袋切除或拔牙术。

1. 龈瓣切除术　如牙位正常，且有对殆牙行使咀嚼功能，可作冠周龈瓣楔形切除术（图11-7-2），以助其正常萌出。龈瓣切除后，应暴露牙的远中面。但阻生牙因萌出间隙不足，很难露出冠部的远中面，故龈瓣切除术的适应证很少。

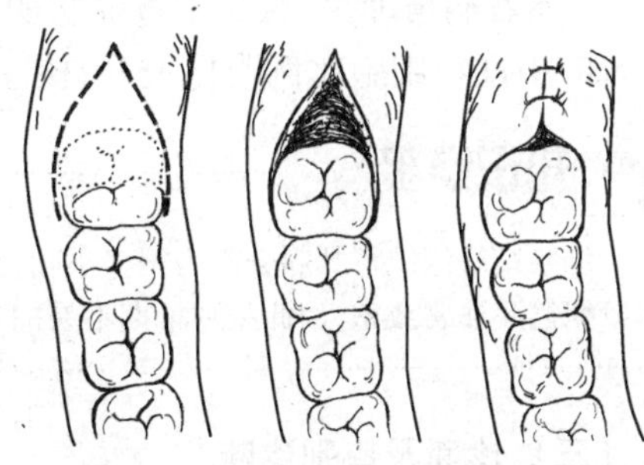

图11-7-2　冠周龈瓣楔形切除术

1. 切口　2. 切除后　3. 缝合

2. 拔牙术　若施行龈瓣切除术不能消除盲袋，或检查发现为下颌第三磨牙阻生，不能正常萌出，应及早拔除病灶牙。并发有面颊瘘者，拔牙后多能自行愈合，如不愈合则要搔刮瘘管或作瘘管切除术。若张口度改善缓慢，多因上颌第三磨牙伸长，咀嚼时经常刺激下颌冠周软组织，故可在局麻下拔除上颌第三磨牙，消除刺激因素，则张口度可迅速改善。

第三节　唾液腺炎症

根据感染性质，唾液腺炎症分为化脓性、病毒性及特异性感染三类。腮腺最常见，其次为下颌下腺，而舌下腺及小唾液腺极少见。

一、急性化脓性腮腺炎

急性化脓性腮腺炎由化脓性细菌引起，以前多见于腹部大手术后，称之为手术后腮腺炎。由于抗生素应用的发展并注意加强体液平衡和口腔清洁，目前已很少见。多系慢性腮腺炎基础上的急性发作或邻近组织急性炎症的扩散。

（一）病因及发病机制

1. 病原体　主要是葡萄球菌，以金黄色葡萄球菌多见，其次为链球菌，而肺炎双球菌、文森螺旋体少见。

2. 发病机制　正常时，腮腺分泌大量唾液经腮腺导管排入口腔，有帮助消化及冲洗自洁作用。当患严重的全身性疾病，如脓毒血症、急性传染病或胸、腹部大手术后，机体抵抗力下降，全身及口腔的免疫能力减弱，唾液分泌功能障碍，致病菌经腮腺导管逆行进入腺体而发生急性化脓性腮腺炎。此外，腮腺区损伤及邻近组织急性炎症的扩散，如腮腺淋巴结的急性化脓性炎症，破溃扩散后波及腺实质，引起继发性急性腮腺炎，但其病情较上述原发性急性腮腺炎轻。涎石、瘢痕挛缩等影响唾液排出,亦可引起本病。

（二）临床表现

1. 常为单侧受累,亦可双侧同时发生,但较为少见。

2. 初期主要症状为腮腺区轻微疼痛、肿胀、压痛。导管口轻度红肿、疼痛。若处理及时,可使炎症消散。

3. 若未能及时控制,炎症进一步发展,则可使腺组织化脓、坏死。此时疼痛加剧,呈持续性胀痛或跳痛,逐渐出现以耳垂为中心的腮腺区肿胀,皮肤红肿,呈硬性浸润,触痛明显,可有程度不同的张口受限。下颌后凹消失,耳垂上翘。腮腺导管口呈现明显红肿,挤压肿大的腮腺,导管口可见脓性分泌物流出。如不及时治疗,感染可扩散到整个腮腺组织并向周围组织扩散,引发蜂窝织炎。

4. 随着病情加重,全身中毒症状明显,体温可高达40℃以上,脉搏、呼吸加快,白细胞总数增加,中性粒细胞比例明显上升,核左移,可出现中毒颗粒。

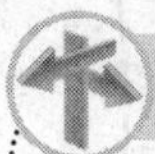

知识链接

纤维结缔组织将腮腺分割为很多小叶,腮腺炎形成的脓肿多为散在多发性脓肿,分散在小叶内。腮腺咬肌筋膜非常致密,因此脓肿早期不易扪及波动感而呈硬性浸润块。

（三）诊断及鉴别诊断

1. 诊断　本病依靠病史及临床检查,诊断并不困难。急性化脓性腮腺炎不宜行腮腺造影。

2. 鉴别诊断

（1）流行性腮腺炎:多发生于儿童,有传染接触史,多为双侧腮腺受累,一般一次感染后可终身免疫。腮腺肿大,但疼痛较轻,腮腺导管口无红肿,唾液分泌清亮无脓液。外周血检测白细胞总数不高,淋巴细胞比例增多,急性期血液及小便中淀粉酶可能升高。腮腺不形成脓肿,常经7~10天而痊愈。

（2）咬肌间隙感染:主要系牙源性感染,如下颌阻生智牙冠周炎,有牙病史。肿胀中心及压痛点位于下颌角部,张口受限明显,腮腺导管口无红肿,分泌清亮。

（3）腮腺区淋巴结炎:又称假性腮腺炎,多见于儿童及青少年,发展缓慢,表现为区域性腮腺肿痛,病变与腮腺解剖形态不一致,腮腺导管口无红肿,唾液分泌清亮。

（四）治疗

诊断一经确定,应立即采取积极的治疗措施。

1. 针对发病原因　纠正机体脱水及电解质紊乱,维持体液平衡。必要时静脉输入复方氨基酸等药物以提高机体抵抗力。

2. 选用有效抗生素　应用大剂量青霉素或适量头孢霉素等抗革兰氏阳性球菌的抗生素。若致病菌为耐甲氧苯青霉素菌株,则选用耐青霉素酶青霉素或万古霉素。最好从腮腺导管口取脓性分泌物作细菌培养及药敏试验,选用敏感的抗生素。

3. 其他保守治疗　炎症早期可用热敷、理疗、外敷如意金黄散,饮用酸性饮料或口含维生素C片或口服1%毛果芸香碱3~5滴(2~3mg),每日2~3次,可增加唾液分泌。温热的硼酸、碳酸氢钠溶液等消毒漱口剂也有助于炎症的控制。

4. 切开引流　如脓肿形成,需作切开引流。其指征是:①局部有明显的凹陷性水肿;

②局部有跳痛并有局限性压痛点，穿刺抽出脓液；③腮腺导管口有脓液排出，全身感染中毒症状明显。一般在耳屏前方或下颌角后缘作切口，切开皮肤、皮下组织、暴露腮腺，用大号血管钳插入腮腺，从不同方向分离各个腺小叶的脓腔作多处引流。切开时要避免损伤面神经。

（五）预防

本病主要系脱水及逆行感染所致，故对大手术及患严重全身性疾病的患者，应加强护理，保持体液平衡，加强营养及抗感染，同时应加强口腔卫生，食后漱口、刷牙，并可用过氧化氢或氯己定溶液清洗口腔。

二、慢性复发性腮腺炎

慢性复发性腮腺炎以前统称为慢性化脓性腮腺炎（其中包括慢性阻塞性腮腺炎），儿童和成人均可发生，但其转归很不相同。

（一）病因

成人复发性腮腺炎常由儿童复发性腮腺炎迁延未愈而来。儿童复发性腮腺炎的病因较复杂，发病机制尚不十分清楚，可能是多方面因素综合作用的结果，一般认为与以下因素有关：

1. 腮腺先天性发育异常　该病有遗传倾向，有的患者有典型家族史。腺体的先天性发育异常成为潜在的发病因素。

2. 自身免疫功能异常　儿童免疫功能低下，容易发生逆行性感染。免疫增强后，疾病可痊愈。有的患者伴有其他免疫学指标的异常，因而认为本病为自身免疫性疾病，在此基础上继发感染。

3. 细菌逆行感染　许多患儿腮腺肿胀发作与上呼吸道感染及口腔内炎性病灶相关，细菌容易通过腮腺导管逆行感染。

（二）临床表现

1. 儿童复发性腮腺炎可发生于任何儿童期，但以5岁左右最为常见，男性多于女性。发病可突然发作，也可逐渐发病。

2. 腮腺反复肿胀，伴疼痛不适，但不如流行性腮腺炎明显，仅有轻度水肿，皮肤可潮红。病史长者腮腺有炎性浸润块。挤压腺体可见导管口有脓液或胶冻状液体溢出，少数有脓肿形成。一般无明显全身症状。大多持续一周左右。

3. 间隙期多无不适，检查腮腺分泌液偶有浑浊。

4. 间隔时间不等，可数周或数月发作一次。年龄越小，间隔时间越短，越易复发。随着年龄增长，间隙期延长，持续时间缩短。

（三）辅助检查

1. 腮腺造影　腮腺造影显示末梢导管呈斑点状、球状扩张，排空迟缓，主导管及腺内导管大多正常，偶见轻度扩张。造影之前摄普通X平片可以排除结石的存在。

2. 腮腺影像学　B超、CT及核磁共振有助于和其他疾病鉴别。B超可显示呈小结节状的不均匀增强回声，有时可见多发性低回声区。

（四）诊断及鉴别诊断

1. 诊断　诊断主要根据临床表现及腮腺造影。临床表现为单侧腮腺肿胀者，约占半数患者可见双侧腮腺末梢导管点状扩张，故应常规作双侧腮腺造影。

2. 鉴别诊断

(1) 儿童复发性腮腺炎必须与流行性腮腺炎鉴别。流行性腮腺炎常双侧同时发生,伴发热,肿胀更明显,腮腺导管口无异常分泌物,患病后多终身免疫,无反复肿胀史。

(2) 成人复发性腮腺炎需与舍格伦综合征相鉴别。后者多发生于中年女性,无自幼发病史,常有口干、眼干及结缔组织疾病。腮腺造影显示主导管扩张不整,边缘毛糙,呈葱皮样或花边样改变。

(五) 治疗

慢性复发性腮腺炎儿童和成人的治疗有所不同。

1. 儿童复发性腮腺炎具有自愈倾向,大多在青春期后痊愈。因此,以增强机体抵抗力、防止继发感染,减少发作为原则。嘱患儿多饮水,每天按摩腺体帮助排空唾液,用淡盐水漱口,保持口腔清洁。亦可咀嚼无糖口香糖,刺激唾液分泌。若有急性炎症表现,可用抗生素。

2. 成年人慢性复发性腮腺炎的治疗基本原则同上,但治疗效果并不理想。常采用综合疗法,一般先药物后考虑手术。首先去除病因,如有涎石应先去除涎石,导管狭窄应先扩大导管。也可向导管注入药物,如碘化油、各类抗生素等。另外也可采用超短波、红外线、氦氖激光等物理疗法。经上述治疗仍无效,可考虑手术治疗,方式有导管结扎术和腮腺腺叶切除术。

三、慢性阻塞性腮腺炎

慢性阻塞性腮腺炎又称腮腺管炎,以前与复发性腮腺炎一起,统称为慢性化脓性腮腺炎。

(一) 病因

1. 导管外因素　大多数患者由局部原因引起。如智牙萌出时,导管口黏膜被咬伤,愈合后局部瘢痕挛缩引起导管口狭窄。局部肿瘤压迫也可致导管狭窄。

2. 导管内因素　少数由导管结石或异物引起。由于导管狭窄或异物阻塞,导致腮腺排唾不畅,唾液淤滞而引起逆行性感染,并致远端导管扩张。

3. 腮腺导管系统较长、较窄　唾液易于淤滞,也是造成慢性阻塞性腮腺炎的原因之一。

(二) 临床表现

1. 大多发生于中年。多为单侧受累,也可为双侧。

2. 患者常不明确起病时间,多因腮腺反复肿胀而就诊。约半数患者肿胀与进食有关,发作次数变异较大,多数患者每次进食都肿胀,少数患者1年内很少发作。大多平均每月发作1次以上。发作时伴有轻微疼痛。

3. 有的患者腮腺肿胀与进食无明确关系,晨起感腮腺区发胀,自己稍加按摩后即有"咸味"液体自导管口流出,随之局部感到轻快。

4. 检查时腮腺稍肿大,中等硬度,轻微压痛。导管口轻微红肿,挤压腮腺可从导管口流出混浊的"雪花样"或黏稠的蛋清样唾液,有时可见黏液栓子。

5. 病程久者,可在颊黏膜下扪及粗硬、呈索条状的腮腺导管。

(三) 诊断

主要根据临床表现及腮腺造影。腮腺造影显示主导管、叶间、小叶间导管部分狭窄和部分扩张,呈腊肠样改变。

(四) 治疗

1. 去除病因　多由局部阻塞引起,故以去除病因为主。有涎石者,先去除涎石。导管

口狭窄者，可用钝头探针扩张导管口。

2. 导管灌注治疗　可向导管内注入碘化油、抗生素等，具有一定的抑菌和抗菌作用。近年来，采用唾液腺镜冲洗导管并灌注药物，效果佳。

3. 其他保守治疗　包括自后向前按摩腮腺，促使分泌物排出。咀嚼无糖口香糖、维生素C片或饮用酸性饮料，可促进唾液分泌。用温热盐水漱口，有抑菌作用，可减少腺体逆行性感染。

4. 手术治疗　经上述治疗效果差者，可考虑手术治疗，主要有两种方法，一是通过导管结扎术促使腺体萎缩，二是行保留面神经的腮腺腺叶切除术。

知识链接

涎腺内镜

临床研究显示：涎腺内镜是评价涎腺导管疾病的可行性技术，并且诊断与治疗可同时进行，并发症少。对非结石性病因进行导管扩张、药物灌注；对结石性病因进行钳夹或套石篮取石术、液电震波碎石术等。

第四节　颞下颌关节紊乱病

颞下颌关节紊乱病（temporomandibular disorders，TMD）是口腔颌面部常见病之一。在颞下颌关节疾病中，此病最为多见。好发于20～30岁的青壮年，女性多见，发病率在20%～50%之间。颞下颌关节紊乱病是由创伤因素（如外力撞击、突然张口过大）、咬合因素（如牙齿过度磨损、芽尖过高、不良假牙）、精神心理因素（如情绪急躁、过度紧张、容易激动）以及免疫等因素导致的颞下颌关节及咀嚼肌群出现功能、结构与器质性改变的一组疾病总称。颞下颌关节紊乱病分为咀嚼肌紊乱疾病、结构紊乱疾病、炎性疾病和骨关节病。

一、咀嚼肌紊乱疾病

咀嚼肌紊乱疾病包括肌筋膜疼痛、肌炎、肌痉挛、不能分类的局部肌痛以及肌纤维变性挛缩等，以肌筋膜疼痛为多见。肌筋膜疼痛又称肌筋膜疼痛功能紊乱综合征，是指原发性咀嚼肌疼痛，以面部肌筋膜扳机点疼痛为主要特征，并有肌肉压痛，颞下颌关节运动受限等症状。

（一）病因

外伤、微小创伤、精神紧张、寒冷刺激、紧咬牙、夜磨牙等可导致咀嚼肌的直接受损。开口过大或因牙科治疗等需长时间大张口，可导致咀嚼肌过度活动。不良修复体或殆垫过高使殆间距离增大，可导致咀嚼肌过度伸展或拉长。无牙殆患者牙槽骨明显吸收或双侧后牙缺失则可使咀嚼肌过度收缩，最后出现肌疲劳。

（二）临床表现

1. 一处或多处咀嚼肌出现局部持续性疼痛，在耳部或耳前区钝痛，疼痛常放射到颞部、前额、眼部、下颌角、颈外侧或枕部。有扳机点（触诊时疼痛敏感点）疼痛，沿受累肌肉的长轴触压时肌肉发硬。

2. 晨起时疼痛轻微，在一天中逐渐加重，咀嚼与大张口时疼痛加剧。

3. 下颌运动受限，单侧肌筋膜疼痛，开口型偏向患侧。关节区无压痛，单纯的肌筋膜疼痛无关节弹响。如为双侧肌筋膜疼痛,开口型不发生偏斜,开口度明显减小至1cm左右,被动开口时疼痛明显,但开口度可增大。

4. 可伴有耳鸣、眩晕、牙痛、头痛等症状。

(三) 诊断

1. 患者有面部外伤、精神紧张、咬硬物、紧咬牙、夜磨牙、突发性牙𬌗关系紊乱等病史。

2. 临床检查主要是肌肉扪诊。沿咀嚼肌长轴可扪及肌肉发硬的条索、压痛或扳机点及放射性疼痛。开口受限,被动张口出现肌筋膜疼痛,但开口度可增大。

3. 诊断性地封闭神经和肌肉,可使疼痛消失。

4. 临床、关节X线检查以及生化检查无颞下颌关节内的病理改变。

(四) 治疗原则

主要采取保守治疗。肌筋膜疼痛的早期或急性阶段,嘱患者进软食,下颌休息或减少活动。采用氯乙烷对受累咀嚼肌进行喷雾,局部热敷,理疗,服用非激素抗感染药。后期或慢性期要进行开口训练,并辅以封闭治疗、针灸、超短波、离子导入、电兴奋及磁疗、服用镇静药物、应用𬌗垫以及调𬌗治疗等。

二、结构紊乱疾病

结构紊乱疾病又称关节内紊乱,主要是指颞下颌关节盘移位。颞下颌关节盘移位是关节盘与关节窝、关节结节以及髁突的相对位置发生改变,并影响下颌运动功能。颞下颌关节盘移位包括,前移位、前内移位、前外移位、外侧移位、内侧移位以及后移位。结构紊乱疾病还包括关节盘附着松弛或撕脱,关节囊扩张以及颞下颌关节半脱位等。临床多见可复性盘前移位和不可复性盘前移位。

(一) 病因

颞下颌关节盘前移位的病因不明,许多学者认为与损伤有关。关节外伤如车祸、下颌受到外力的打击以及下颌过度牵拉等,可使髁突移位,关节盘附着及韧带被拉长或撕裂,导致关节盘移位。口腔科治疗操作或全麻插管令患者长时间大张口,髁突过度前移也可使关节盘附着及韧带拉长。关节长期承受异常压力,如磨牙症、紧咬牙、偏侧咀嚼、经常进食硬物等,造成关节负荷过重,从而产生关节盘移位或关节表面损伤。关节结构表面不平使关节盘的运动受阻或产生摩擦,当开口运动时,关节盘不能自如地向后旋转,而始终位于髁突的前上方,使关节盘后韧带拉长,出现关节盘前移位以及关节弹响。精神紧张可导致翼外肌痉挛,开口运动时关节盘被拉向前方,出现关节盘前移位。𬌗关系紊乱、后牙缺失、髁突发育异常以及骨关节病等也与关节盘前移位有关。

打呵欠、唱歌、大笑、呕吐、张大口进食等可使髁突过度前移,出现关节半脱位。当大张口时,下颌颏部或下颌受外伤也引起下颌关节半脱位。𬌗因素如咬合干扰、深覆𬌗以及𬌗间垂直距离变短,张口时可使关节韧带拉长、关节囊松弛导致半脱位;关节结节平坦或关节窝浅可出现习惯性大张口或复发性关节半脱位;家族遗传性关节囊松弛,心理因素以及服用某些药物等也可导致关节半脱位。

(二) 临床表现

1. 可复性盘前移位　以关节弹响为主要症状。病变早期关节弹响发生在开口初,闭口末。关节无疼痛也无张口受限,开口型异常。开口型异常表现为开口初期下颌偏向患侧,当髁突越过前移位的关节盘后带时,关节盘回到髁突后方出现关节弹响,下颌回到中线甚至超越中线,偏向对侧,此时开口度可略大于正常。病变后期关节弹响次数增多,弹响加重,弹响可发生在开口中期或末期。部分病例可出现暂时性的关节绞锁,这是由于关节盘移位时间过长,关节盘本体由双凹形变成双凸形,髁突在开口运动时更难越过变形的关节盘。患者必须做一个特殊的动作,即将下颌偏向健侧使双板区弹力纤维活动,才能使关节盘回位。关节软组织出现炎症和水肿时,关节可出现轻微疼痛,发生关节绞锁时疼痛加剧。

2. 不可复性盘前移位 不可复性盘前移位根据病程可分为急性和慢性两种,6 个月以内为急性,6 个月以上为慢性。大多数患者有关节弹响的病史。由于持续使关节盘韧带拉长,后附着弹性丧失,关节盘变形、前移并且不能自动回位,使髁突的滑动运动受到障碍,出现开口受限以及明显的关节疼痛,部分患者伴有头痛。

急性的特征是开口受限 20～25mm,开口末下颌中线偏向患侧,无关节弹响,关节疼痛明显。当急性转为慢性时,双板区以及关节韧带被拉长,撕裂更为明显,关节盘变形,开口度可逐渐增大。关节表面发生退行性改变,在临床上可闻及摩擦音,关节区有压痛。

3. 关节半脱位 主要表现为开口度过大,超过 40mm 以上。在大张口过程中有一个越过关节结节的跳跃同时产生重击声的弹响或称为钝响,并出现短暂的下颌运动停顿。这种弹响是关节盘-髁突复合体越过关节结节,髁突横嵴越过关节盘前带所产生的。快速运动下颌时弹响明显,弹响多发生在开口末、闭口初。侧向与前伸运动时一般无弹响,当向上推下颌,令患者大张口时弹响可减弱,不作大张口运动时可不出现弹响。开口型可出现偏斜。患者一般无关节疼痛,但有不适感。如伴关节盘附着、关节囊及韧带撕脱、双板区受损时可出现关节区疼痛以及压痛,如为关节炎所致的关节半脱位可有相应的关节疼痛、胀痛以及咀嚼肌区疼痛。当髁突越过关节结节后,可在髁突后方扪及明显凹陷。如为𬌗因素所致可见明显的咬合紊乱、后牙缺失等。

(三)诊断

大多数患者无明显诱因,部分患者与外伤、紧咬牙、磨牙症、进食硬物、长时间大张口、𬌗畸形以及精神紧张等因素有关。

可复性盘前移位是以关节弹响为主,下颌运动加剧时伴有关节疼痛,开口度正常。关节 X 线片检查有关节间隙改变,但无骨质破坏。关节造影以及磁共振可见闭口位关节盘后带位于髁突横嵴的前方,开口位时关节盘与髁突关系恢复正常。

不可复性盘前移位大多有关节弹响病史,关节疼痛,下颌行使功能时疼痛明显,开口受限,被动开口时,开口度不能增大,开口型偏向患侧。不可复性盘前移位无关节弹响或仅有摩擦音,关节盘穿孔有摩擦音和破碎音。影像学检查可见不可复性盘前移位病例大多无明显关节骨质破坏,关节盘在开、闭口位始终位于髁突前方,甚至出现关节盘变形。

关节内镜检查,不可复性盘前移位病例在关节后上间腔可见明显的滑膜炎、纤维粘连、假性关节盘,而无正常的关节盘。

关节半脱位患者有习惯性大张口的病史,或有打呵欠、唱歌、大笑以及大张口时出现关节弹响的病史,另外可有𬌗关系紊乱、家族遗传史、服用某些药物导致关节囊松弛的病史。

临床检查开口度过大,关节弹响为钝响只发生在开口末、闭口初。闭口时髁突可自动回复或患者自己用手回复到关节窝内。关节区可出现不适感。关节 X 线平片可见开口位时,髁突位于关节结节的前下方,关节造影证实为关节囊扩张以及关节盘附着松弛等,但无明显的关节盘移位。

（四）治疗原则

可复性盘前移位以保守治疗为主。殆垫治疗是减轻或消除弹响的一种较好方法，但在症状好转的许多患者中，关节盘并未恢复正常位置。不可复性盘前移位早期可通过患者下颌运动使关节盘复位，如不成功可用手法复位，复位后再行殆垫治疗。关节盘前移位伴关节疼痛患者应给予抗生素、止痛药以及关节腔内冲洗、封闭治疗。出现关节内粘连可行关节腔冲洗以及关节内镜剥离与关节盘复位术。保守治疗无效可行外科手术治疗，如关节切开术、关节盘复位术等。

关节半脱位以保守治疗为主，限制大张口，使张口在正常范围内。可嘱患者自觉避免大张口，或使用张口训练仪器，即在上、下颌 4 个前磨牙上做戴环，然后在 4 个环上穿一条尼龙线，控制在正常张口的范围内把尼龙线拴紧。此方法不影响正常的开口与咀嚼，只限制大张口，用几周习惯于小张口后拆除。也可进行加强升颌肌群的训练。如张口训练失败可进行硬化剂治疗。保守治疗无效可进行关节内窥镜直视下注射硬化剂、关节结节切除术、关节结节增高术以及关节囊及韧带加固术等关节手术。

三、炎性疾病

炎性疾病是指颞下颌关节滑膜以及关节囊出现炎症反应，主要包括急、慢性滑膜炎、关节囊炎，通常伴有颞下颌关节盘移位、骨关节病以及关节炎，也可单独出现滑膜炎。关节囊炎及滑膜炎常同时出现，症状相似。

（一）病因

颞下颌关节滑膜炎可分为原发性与继发性两种。原发性滑膜炎病因不明，多出现在类风湿关节炎等疾病中。继发性滑膜炎多由外伤、微小损伤、关节邻近组织的炎症、感染、关节盘移位、骨关节病以及自身免疫反应等因素所致。

（二）临床表现

急性期关节区疼痛明显，下颌运动时疼痛加剧。由于关节腔内有渗出物，可出现波动性肿胀，患侧后牙不能咬合，开口受限，开口型偏斜。慢性期疼痛没有急性期剧烈，开口受限明显，下颌运动时可出现关节摩擦音。如伴有关节盘移位或骨关节病时，可出现相应症状。

（三）诊断

根据有外伤、微小损伤、感染及骨关节病等病史。急性期关节区肿胀，疼痛明显，开口受限，下颌运动功能障碍，咬合关系紊乱。慢性期开口受限明显，关节后区疼痛，下颌运动时可闻及关节杂音。关节后上方扣诊以及将下颌向后上推挤时，关节区有明显疼痛。

除伴有骨折或骨质破坏病例外，X 线片无骨质破坏，可见关节间隙增宽或狭窄。关节造影可见关节后沟表面不光滑，关节腔内出现粘连。

关节内镜检查可见，急性期滑膜发红，存在大量的血管，血管排列紊乱。慢性期滑膜血管明显减少，无血管区明显，血管排列无方向性，滑膜组织呈黄白色以及纤维化。

（四）治疗

滑膜炎以保守治疗为主。通过服药、休息、封闭以及关节腔冲洗，患者症状可得到缓解。对伴有关节盘移位或骨关节病等疾病可行殆垫治疗，症状严重者可手术治疗。

四、骨关节病

骨关节病是指颞下颌关节组织发生磨损与变形，并在关节表面形成新骨的非炎症性病变。有原发性骨关节病和继发性骨关节病2种类型。

（一）病因

1. 原发性骨关节病的病因不明，有学者认为机械性损伤、生物化学与酶互相作用可导致骨关节病的发生。

2. 继发性骨关节病局部因素是主要病因，如关节持续承受异常压力、咬硬物、偏侧咀嚼、紧咬牙、外伤、车祸、下颌受外力打击等使关节表面软骨首先破坏，从而导致骨关节病发生。流行病学调查发现，在老年人中骨关节病的发病率占有很大的比例，这可能是由于衰老使关节组织的生化成分、酶以及形态发生改变，对损伤的抵抗力下降所致。𬌗关系紊乱、错𬌗、𬌗干扰等也可导致骨关节病。颞下颌关节盘移位、关节盘穿孔与骨关节病有关，但骨关节病也可引起关节盘移位以及关节盘穿孔。

（二）临床表现

1. 骨关节病多见于45岁左右的成年人，男女发病比例无明显差距，病程迁延，有急慢性阶段。

2. 急性期可出现关节疼痛，这种疼痛与退行性改变和滑膜炎有关。关节疼痛在开、闭口及咀嚼时加重，部分患者下颌运动停止时也出现关节疼痛。咀嚼肌群出现疼痛，但有许多患者无关节及咀嚼肌疼痛，仅有关节的杂音。存在骨质增生、骨赘以及伴有关节盘穿孔或破裂的患者可闻及关节多声弹响、摩擦音和破碎音。

3. 慢性期可无明显关节疼痛，由于关节骨质破坏明显，可出现下颌运动受限。晨起时开口受限明显，下颌运动后，开口度可增大，向各方向运动时均可听到关节杂音。开口型偏向患侧。少数患者由于骨质的明显破坏可出现面部畸形和下颌中线偏斜。病变多发生于一侧，无全身其他关节疾病。

（三）诊断

患者年龄大多在40岁以上，病程长，关节区疼痛反复发作。下颌运动时可闻及关节杂音，开口受限，开口型偏斜。关节外侧及后区压痛，有自发性疼痛。可出现面部不对称。关节X线片可见关节间隙狭窄、髁突、关节窝以及关节结节出现退行性改变，如骨赘形成、髁突前斜面唇状增生、骨质硬化、囊性变以及髁突及关节窝磨平等。关节造影或磁共振可见关节盘前移位、关节盘穿孔、破裂等改变。

（四）治疗

以保守治疗为主。

1. 药物治疗　包括服用解热镇痛剂、抗感染药物及抗焦虑药等。骨关节病伴有咀嚼肌痉挛患者可服用肌松弛药物。

2. 理疗　如热敷、按摩以及开口训练可减轻肌与关节疼痛。

3. 𬌗垫治疗　应注意掌握时间，𬌗垫不要戴时间过长，一般戴2周后可改为夜间戴。

4. 关节内注射　由于透明质酸钠以及醋酸泼尼松龙对关节组织有一定破坏作用，关节内注射应尽量控制药物的剂量和次数。

5. 手术治疗　保守治疗无效时可行手术治疗，包括髁突高位切除术、关节盘修补术、关节成型术等。

（杨　珊）

复习思考题

1. 复发性阿弗他溃疡的可能致病因素和治疗原则是什么？
2. 第三磨牙冠周炎在不同的发病期治疗原则有何不同？分别是什么？
3. 如何鉴别急性化脓性腮腺炎、流行性腮腺炎和咬肌间隙感染？
4. 慢性阻塞性腮腺炎的保守治疗方法有哪些？
5. 颞下颌关节紊乱病常见的类型有哪些？其临床表现是什么？

案例分析题

徐某,女,26岁。口内溃疡剧痛2天就诊。检查:下唇及舌前部可见小米粒大小的浅表溃疡十余个,溃疡中心微凹,周围红晕,散在分布。双侧颌下淋巴结肿痛。问诊得知,患者以往类似发作每年均有多次,但溃疡数目较本次少,且不治自愈。请写出诊断及诊断依据。

第八章　精神障碍 

学习要点

心境障碍、神经症性障碍、失眠症的诊断及治疗原则；常见心境障碍、神经症性障碍的分类、鉴别诊断及预后；常见心境障碍、神经症性障碍的病因和发病机制；树立以人的健康为中心，尊重患者、关爱生命的职业意识。

第一节　心境障碍

心境障碍又称情感性精神障碍，是指由各种原因引起的、以显著而持久的心境或情感改变为主要特征的一组精神障碍。通常伴有相应的认知、行为、心理生理等方面的改变，可有幻觉、妄想等精神病性症状。具有患病率高、复发率高、致残率高、自杀率高等特点。心境障碍可分为抑郁障碍和双相障碍两个主要亚型。抑郁障碍的患病率女性高于男性1倍以上，而双相情感障碍患病率男女比例为1∶1.2。据统计，各国心境障碍的年患病率为0.8%～9.6%，并且有逐年增加的趋势。

一、病因和发病机制

本病病因和发病机制尚不清楚，大量研究资料提示遗传因素、神经生化因素和心理社会因素等对本病的发生有明显影响。

1. 遗传因素　家系研究、双生子与寄养子研究说明了遗传因素在心境障碍发病中占有重要地位，其影响远甚于环境因素。而关于本病的遗传方式，目前多倾向于多基因遗传模式。分子遗传学研究涉及多条染色体和基因，但目前尚缺乏肯定的研究证据。

2. 神经生化因素　精神药理学研究资料和神经递质代谢研究初步证实了中枢神经递质代谢异常及相应受体功能改变，可能与心境障碍的发生有关。目前有多种假说，5-羟色胺(5-HT)假说、去甲肾上腺素(NE)假说、多巴胺(DA)假说等，有研究显示上述神经递质相应受体功能的改变以及受体后信号转导系统(如第二信使cAMP和PI)的改变也参与心境障碍的发病。

3. 神经内分泌功能异常　许多研究发现，心境障碍患者有下丘脑-垂体-肾上腺轴(HPA)、下丘脑-垂体-甲状腺轴(HPT)、下丘脑-垂体-生长素轴(HPGH)的功能异常，尤其是HPA功能异常。研究发现，部分抑郁发作患者血浆皮质醇分泌过多，重度抑郁发作患者脑脊液中促皮质激素释放激素(CRH)含量增加。提示抑郁发作HPA功能异常的基础是CRH分泌过多。

4. 脑电图生理变化　脑电图研究发现：抑郁发作时多倾向于低α频率，躁狂发作时多为高α频率或出现高幅慢波。睡眠脑电图研究发现：抑郁发作患者总睡眠时间减少，觉醒次数增多，快眼动睡眠（REM）潜伏期缩短（与抑郁严重程度正相关）。

5. 神经影像改变　CT研究发现心境障碍患者脑室较正常对照组为大。MRI发现抑郁发作患者海马、额叶皮质、杏仁核、腹侧纹状体等脑区萎缩。功能影像学研究发现抑郁发作患者左额叶及左前扣带回局部脑血流量（rCBF）降低。

6. 心理社会因素　应激性生活事件与心境障碍，尤其与抑郁发作的关系较为密切。抑郁发作前92%有促发生活事件，常见负性生活事件如丧偶、离婚、失业、严重躯体疾病、家庭成员患重病或突然病故，均可导致抑郁发作。另外经济状况差、社会阶层低下者易患本病。

二、临床表现

心境障碍典型临床表现可有抑郁发作、躁狂发作和混合发作。

（一）抑郁发作

抑郁发作临床以情绪低落、思维迟缓、抑郁性认知、意志活动减退以及躯体症状为主。

1. 情绪低落　患者自觉情绪低沉、苦恼忧伤，情绪的基调是低沉、灰暗的。抑郁障碍患者常自觉兴趣索然、忧心忡忡、郁郁寡欢，有度日如年、生不如死之感，自称“高兴不起来”“活着没意思”等，愁眉苦脸、唉声叹气。典型病例常有晨重夜轻节律改变的特点。

2. 思维迟缓　患者思维联想速度缓慢，反应迟钝，思路闭塞，自觉愚笨，思考问题困难。表现为主动言语减少，语速慢，语音低，严重者应答及交流困难。自觉“脑子好像是生了锈的机器”。

3. 抑郁性认知　常有“三无”症状，即无望、无助和无用。对前途感到悲观失望，认为自己无出路。常产生孤立无援的感觉，对自己的现状缺乏改变的信心和决心。认为自己生活的毫无价值，充满了失败，一无是处。患者还可能出现自责自罪，夸大自己的过失与错误，认为给家庭、社会带来了巨大负担。甚至坚信自己犯了某种罪，应该受到惩罚。认知功能损害导致患者社会功能障碍，而且影响患者的远期预后。严重者可出现消极的自杀观念或行为，认为“自己活在世上是多余的”“结束生命是一种解脱”。这是抑郁症最危险的症状，应提高警惕。

4. 意志活动减退　患者意志活动呈显著持久的抑制。表现为行动缓慢，生活被动、懒散，不想做事，不愿与周围人交往，常独坐一旁或整日卧床，少出门或不出门，回避社交。严重时不修边幅，甚至发展为不语、不动、不食，可达木僵状态，即“抑郁性木僵”。

5. 兴趣缺乏　凡事缺乏兴趣，任何事都提不起劲。患者对以前喜爱的各种活动兴趣显著减退甚至丧失，如患者以前是很爱打球的人，现在却对打球一点儿兴趣都没有。患者无法从日常活动中获得乐趣，感觉毫无快乐而言。

6. 躯体症状　在抑郁发作时常伴有其他躯体不适。如头痛或全身疼痛，部分患者因疼痛而就诊。躯体不适的主诉可涉及各脏器，如恶心、呕吐、心慌、胸闷、出汗、尿频、尿急、便秘、阳痿、闭经等，常被诊断为各种自主神经功能紊乱。

7. 其他　还可伴有生物学症状如睡眠障碍、食欲下降、精力缺失等；以及精神运动性改变或精神病性症状，如焦虑、幻觉和妄想等，甚至出现攻击行为。

儿童和老年患者的抑郁障碍症状常不典型。儿童患者多表现为兴趣减退，不愿参加游戏，退缩，学习成绩下降等。老年患者除抑郁心境外，焦虑、易激惹、敌意、精神运动性迟缓、躯体不适主诉等较为突出，易发展成为慢性。

（二）躁狂发作

躁狂发作的典型临床表现是情感高涨、思维奔逸、活动增多“三高”症状，可伴有夸大观念或妄想、冲动行为等。发作应至少持续1周，并有不同程度的社会功能损害。

1. 情感高涨　情感高涨是躁狂发作的主要原发症状。典型表现为患者自我感觉良好，主观体验特别愉快、幸福；整日兴高采烈，得意洋洋，笑逐颜开。其高涨的情感具有一定的感染力，常博得周围人的共鸣，引起阵阵欢笑。有的患者尽管心境高涨，但情绪不稳，时而欢乐愉悦，时而激动易怒。部分患者可表现为易激惹、愤怒、敌意为特征，甚至可出现破坏及攻击行为，但持续时间较短，易转怒为喜或赔礼道歉。

2. 思维奔逸　患者联想速度明显加快，思维内容丰富多变，自觉脑子聪明，反应敏捷。语量大、语速快，口若悬河，患者讲话时眉飞色舞或手舞足蹈，常因说话过多口干舌燥，甚至声音嘶哑。联想丰富，信口开河，由于患者注意力随境转移，思维活动常受周围环境变化的影响致使话题突然改变，讲话的内容常从一个主题很快转到另一个主题，即意念飘忽，严重时可出现“音联”和“意联”。

3. 活动增多　患者自觉精力旺盛，能力强，兴趣范围广，活动明显增多，整日忙碌不停，但多虎头蛇尾，有始无终。有的表现为喜交往，与人一见如故，爱凑热闹和管闲事，爱与人开玩笑，爱接近异性；注重打扮装饰，但并不得体，行为轻率或鲁莽，自控能力差。患者无疲倦感，声称“全身有使不完的劲”。病情严重时，自我控制能力下降，举止粗鲁，可出现攻击和破坏行为。

4. 夸大观念及夸大妄想　在心境高涨的背景上，常出现夸大观念，自我评价过高，言语内容夸大，说话漫无边际，认为自己才华出众，腰缠万贯、神通广大等，自命不凡，盛气凌人。严重时可达到妄想的程度。有时也可出现关系妄想、被害妄想等，但内容多与现实接近，持续时间也较短。

5. 其他症状　患者少有躯体不适的症状，可有食欲增加、体重减轻、便秘等。睡眠明显减少，患者常诉“不愿把有限的时间浪费在睡眠上”，终日奔波但无困倦感，是躁狂发作特征之一。体格检查可发现瞳孔轻度扩大，心率加快，且有交感神经兴奋症状等。多数患者在疾病的早期即丧失自知力。

躁狂发作可以有不同的严重程度，临床表现较轻的称为轻躁狂，不伴有幻觉妄想等精神病性症状。部分患者有时达不到影响社会功能的程度，一般人常不易觉察。若躁狂发作较重，可伴有精神病性症状，明显影响社会功能者称为伴精神病性症状的躁狂。

儿童、老年患者常不典型。儿童患者情绪和行为症状较单调，多表现为活动和要求增多。老年患者多表现为言语啰嗦、夸大、狂傲、倚老卖老和易激惹，有夸大观念及妄想。而情感高涨、意念飘忽及活动增多不明显，病程较为迁延。

在心境障碍的长期自然病程中，始终仅有躁狂或轻躁狂发作者很少见，故ICD和DSM两大系统把所有的躁狂和轻躁狂，即使无抑郁发作都视为双相障碍。

（三）混合发作

躁狂症状和抑郁症状可在一次发作中同时出现，如抑郁心境伴以连续数日至数周的活动过度、言语迫促、躁狂心境等。抑郁症状和躁狂症状也可快速转换。如果两类症状在大部分时间里都很突出，则应归为混合性发作。

三、诊断与鉴别诊断

心境障碍的诊断主要应根据病史、临床症状、病程及体格检查和实验室检查，典型病例诊断一般不困难。

（一）诊断标准

1. 抑郁发作　在ICD-10中，抑郁发作是指首次发作的抑郁障碍和复发的抑郁障碍，不包括双相抑郁。患者通常具有心境低落、兴趣和愉快感丧失、精力不济或疲劳感等典型症状。其他常见症状有：①集中注意和注意的能力降低；②自我评价降低；③自罪观念和无价值感（即使在轻度发作中也有）；④认为前途暗淡悲观；⑤自伤或自杀的观念或行为；⑥睡眠障碍；⑦食欲下降。病程持续至少2周。

根据抑郁发作的严重程度，将其分为轻度、中度和重度三种类型。

（1）轻度抑郁：是指具有至少2条典型症状，再加上至少2条其他症状，且患者的日常工作和社交活动有一定困难，患者的社会功能受到影响。

（2）中度抑郁：是指具有至少2条典型症状，再加上至少3条（最好4条）其他症状，且患者工作、社交或家务活动有相当困难。

（3）重度抑郁：是指3条典型症状都应存在，并加上至少4条其他症状，其中某些症状应达到严重的程度；症状极为严重或起病非常急骤时，依据不足2周的病程作出诊断也是合理的。除了在极有限的范围内，几乎不可能继续进行社交、工作或家务活动。

排除器质性精神障碍或精神活性物质和非成瘾物质所致的继发性抑郁障碍。

2. 躁狂发作　在ICD-10中，临床亚型为：

（1）轻躁狂：心境高涨或易激惹。对于个体来讲已达到肯定异常程度，且至少持续4天必须具备以下3条，且对个人日常的工作及生活有一定的影响：①活动增加或坐卧不宁；②语量增多；③注意集中困难或随境转移；④睡眠需要减少；⑤性功能增强；⑥轻度挥霍或行为轻率、不负责任；⑦社交活动增多或过分亲昵。

（2）躁狂发作：心境明显高涨，易激惹，与个体所处环境不协调。至少具有以下3条（若仅为易激惹，需4条）：①活动增加，丧失社会约束力以致行为出格；②言语增多；③意念飘忽或思维奔逸（语速增快、言语迫促）的主观体验；④注意力不集中或随境转移；⑤自我评价过高或夸大；⑥睡眠需要减少；⑦鲁莽行为（如挥霍、不负责任或不计后果的行为等）；⑧性欲亢进。严重者可出现幻觉、妄想等精神病性症状。严重损害社会功能，或给别人造成危险或不良后果。病程至少已持续1周。排除器质性精神障碍或精神活性物质和非成瘾物质所致的类躁狂发作。

3. 双相障碍　在ICD-10中，临床上以目前发作类型确定双相障碍的亚型：①目前为轻躁狂；②目前为不伴精神病性症状的躁狂发作；③目前为伴有精神病性症状的躁狂发作；④目前为轻度或中度抑郁；⑤目前为不伴精神病性症状的重度抑郁发作；⑥目前为伴精神病性症状的重度抑郁发作；⑦目前为混合性发作；⑧目前为缓解状态。

4. 环性心境障碍　主要特征是持续性心境不稳定。心境高涨与低落反复交替出现，但程度都较轻，波动幅度较小，每次波动均不符合躁狂或抑郁发作的诊断标准。心境不稳定至少2年，其间有轻度躁狂或轻度抑郁的周期，可伴有或不伴有心境正常间歇期，社会功能受损较轻。心境波动通常与生活事件无明显关系，与患者的人格特征有密切关系。

5. 恶劣心境　恶劣心境原称抑郁性神经症，是一种以持久的心境低落状态为主的轻度抑郁。无论从严重程度还是一次发作的持续时间,目前均不符合轻度或中度复发性抑郁标准,同时无躁狂症状。至少2年内抑郁心境持续存在或反复出现,其间的正常心境很少持续几周。社会功能受损较轻,自知力完整或较完整。

(二) 鉴别诊断

主要与继发性心境障碍(脑器质性疾病、躯体疾病、某些药物和精神活性物质等)和精神分裂症相鉴别。

四、治疗与预防

心境障碍的治疗主要包括药物治疗、心理治疗和物理治疗(包括无抽搐电休克治疗)。

(一) 抑郁障碍的治疗

抑郁障碍的治疗以药物治疗为主,特殊情况下可使用电抽搐或改良电抽搐治疗,并且心理治疗应贯穿治疗的始终。

1. 抗抑郁药物　各种抗抑郁药物的疗效大体相当,又各有特点。目前一般推荐选择性五羟色胺再摄取抑制剂(SSRIs)、5-HT和NE再摄取抑制剂(SNRls)、特异性5-HT能抗抑郁药(NaSSAs)作为一线药物选用。SSRIs常用的有氟西汀、帕罗西汀、舍曲林、西酞普兰等;SNRls有文拉法辛、度洛西汀等;NaSSAs有米安色林、和米氮平等。但由于价格因素,在我国不少地区三环类及四环类抗抑郁药(丙咪嗪、阿米替林、氯米帕明、马普替林等)仍作为治疗抑郁发作的首选药物,此类药物副作用较大。

2. 电抽搐治疗　对于有严重消极自杀言行或抑郁性木僵的患者,应首选电抽搐或改良电抽搐治疗;对使用抗抑郁药治疗无效者也可采用电抽搐治疗。电抽搐治疗见效快,疗效好,6~12次为一个疗程。电抽搐治疗后仍需用药物维持治疗。

3. 重复经颅磁刺激治疗(rTMS)　其基本原理是磁场穿过皮肤、软组织和颅骨,在大脑神经中产生电流和引起神经元的去极化,从而产生生理效应。一些临床研究证实rTMS对抑郁障碍(包括难治性抑郁障碍)有明确疗效,甚至与ECT疗效相当。常见不良反应有头痛、癫痫发作和认知功能损害。

4. 脑深部电刺激(DBS)　DBS是一种神经外科手术疗法,刺激器是如同起搏器样的装置,或者将刺激电极植入基底神经核区、或背侧丘脑、或底丘脑核区,以高频电刺激打断神经、精神疾病的异常神经活动。

5. 心理治疗　在药物治疗的同时常合并心理治疗,尤其是有明显心理社会因素作用的抑郁发作患者及轻度抑郁或恢复期患者。支持性心理治疗,通过倾听、解释、指导、鼓励和安慰等帮助患者正确认识和对待自身疾病,主动配合治疗。认知治疗、行为治疗、人际心理治疗、婚姻及家庭治疗等一系列的治疗技术,能帮助患者识别和改变认知歪曲,矫正患者适应不良行为,改善患者人际交往能力和心理适应功能,提高患者家庭和婚姻生活的满意度,从而减轻或缓解患者的抑郁障碍症状,调动患者的积极性,纠正其不良人格,提高患者解决问题的能力和应对应激的能力,节省患者的医疗费用,促进康复,预防复发。

(二) 双相障碍的治疗

双相障碍的治疗应遵循以下原则:①综合治疗原则:应采取精神药物治疗、物理治疗、心理治疗(包括家庭治疗)和危机干预等措施治疗,其目的在于提高疗效、改善依从性、预防复发和自杀、改善社会功能及更好提高患者生活质量;②个体化治疗原则:个体对精神药物治疗的反应存在很大差异,制订治疗方案时需要考虑患者性别、年龄、主要症状、躯体情况、是否合并使用药物、首发或复发、既往治疗史等多方面因素，选择合适的药物；③长期治疗原则：双相障碍几乎终生以循环方式反复发作，应坚持长期治疗原则。治疗可分为三个阶段，即急性治疗期、巩固治疗期和维持治疗期；④心境稳定剂为基础治疗原则：不论双相障碍为何种临床类型，都必须以心境稳定剂（碳酸锂、卡马西平、丙戊酸盐）为主要治疗药物；⑤联合用药治疗原则：根据病情需要可及时联合用药。药物联用方式有两种或多种心境稳定剂联合使用，心境稳定剂与苯二氮䓬类药物、抗精神病药物（如喹硫平、奥氮平、利培酮与氯氮平等）、抗抑郁药物联合使用。在联合用药时，应密切观察药物不良反应、药物相互作用，并进行血药浓度监测；⑥定期检测血药浓度原则：锂盐的治疗剂量和中毒剂量接近，应定期对血锂浓度进行动态监测。

五、病程和预后

多数心境障碍患者预后较好，经治疗临床症状可基本或完全消失，社会功能恢复。但情感障碍具有明显的复发倾向或趋于慢性化。有15%～20%的患者可慢性化，残留有易激惹、心情不好和躯体不适等症状，社会功能不能恢复至病前水平。其预后与反复发作、慢性化病史、阳性家族史、病前适应不良、合并躯体疾病、缺乏社会支持和治疗不恰当等因素有关。

抑郁障碍常反复发作，发作间期一般缓解完全，多次发作后可慢性化。对每次抑郁发作而言，显著和完全缓解率为60%～80%。抑郁障碍的自杀率为10%～15%，首次发作后的5年间自杀率最高。

知识链接

抑郁障碍的危害

抑郁障碍与心血管疾病、糖尿病、癌症等躯体疾病的发生发展密切相关。

虽然双相障碍有自限性，但如果不加治疗或治疗不当，复发率是相当高的，终身复发率达90%以上，约15%的患者自杀死亡，10%转为慢性状态，而长期的反复发作可导致人格改变和社会功能受损。双相情感障碍的治疗效果和预后不如抑郁发作或躁狂发作。

第二节　神经症性障碍

一、概述

神经症性障碍旧称神经症，是一组精神障碍的总称，包括广泛性焦虑障碍、强迫障碍、恐惧症、惊恐障碍、神经衰弱等。神经症性障碍是一组患病率较高的疾病，据统计，我国的患病率为13‰～22‰，而西方国家患病率更高。这一组心理疾病在病因、发病机制和临床表现上有较大的区别。其共同特点是：

1. 起病常与社会心理因素有关。
2. 病前多有一定的易感素质和个性基础。
3. 主要表现为脑神经功能失调症状、情绪症状、强迫症状、疑病症状、躯体不适感等，常常几种症状混合存在。
4. 没有发现肯定的器质性病变。
5. 保持较好的社会适应能力。

6. 无明显或持续的精神病性症状。

7. 社会功能相对完好，自知力大多良好，行为一般保持在社会规范允许的范围内。

8. 病程大多持续迁延。

本节主要介绍广泛性焦虑障碍。

二、广泛性焦虑障碍

广泛性焦虑障碍（generalized anxiety disorder，GAD）是一种以焦虑为主要临床表现的精神障碍，患者常常有不明原因的提心吊胆、紧张不安，并有表现显著的自主神经功能紊乱症状、肌肉紧张及运动性不安。患者往往能够认识到这些担忧是过度和不恰当的，但不能控制，因难以忍受而感到痛苦。GAD 是最常见的焦虑障碍，终生患病率约为 4.1% ~6.6%，女性患者是男性的 2 倍。

（一）病因与发病机制

1. 遗传　研究表明广泛性焦虑障碍有家族聚集性，遗传度大约为 32%。少数研究发现广泛性焦虑障碍与 D_2受体、5-HT 转运体受体、多巴胺转运体受体基因多态性相关，但这些结论需要进一步研究证实。

2. 神经生物学　研究发现广泛性焦虑障碍的青少年杏仁核体积增大，前额叶背内侧体积也增加；杏仁核、前扣带回和前额叶背内侧活动增加，并与焦虑的严重程度正相关；而前额叶背外侧活动相对下降。γ-氨基丁酸、去甲肾上腺素和 5-HT 神经递质系统和促肾上腺皮质激素释放激素通路与焦虑的发生有关。

3. 心理学理论　行为主义理论认为，焦虑是对某些环境刺激的恐惧而形成的一种条件反射。心理动力学理论认为，焦虑源于内在的心理冲突，是童年或少年期被压抑在潜意识中的冲突在成年后被激活，从而形成焦虑。在临床上，一些焦虑障碍的患者病前有应激性生活事件，特别是威胁性事件更易导致焦虑发作。

（二）临床表现

广泛性焦虑障碍起病缓慢，多表现为反复发作，症状迁延，病程漫长者社会功能下降。

1. 精神性焦虑　精神上的过度担心是焦虑症状的核心。表现为对未来可能发生的、难以预料的某种危险或不幸事件经常担心。有的患者不能明确意识到他担心的对象或内容，而只是一种提心吊胆、惶恐不安的强烈内心体验，称为自由浮动性焦虑。有的患者担心的也许是现实生活中可能将会发生的事情，但其焦虑和烦恼的程度与现实很不相称，称为预期焦虑。警觉性增高可表现为对外界刺激敏感，易于出现惊跳反应；注意力难以集中，易受干扰；难以入睡、睡中易惊醒；情绪易激惹等。

2. 躯体性焦虑　表现为运动性不安与肌肉紧张。运动性不安可表现搓手顿足，不能静坐，不停地来回走动，无目的的小动作增多。肌肉紧张表现为主观上的一组或多组肌肉不舒服的紧张感，严重时有肌肉酸痛，多见于胸部、颈部及肩背部肌肉，紧张性头痛也很常见，有的患者可出现肢体的震颤，甚至语音发颤。

3. 自主神经功能紊乱　表现为心动过速、胸闷气短，头晕头痛、皮肤潮红、出汗或苍白、口干、吞咽梗阻感、恶心、腹痛、腹胀、便秘或腹泻，尿频等症状。

4. 其他症状　广泛性焦虑障碍患者常合并疲劳、抑郁、强迫、恐惧、惊恐发作及人格解体等症状，但这些症状常不是本病的主要临床相。

知识链接

神经症性障碍的其他类型

1. 强迫障碍 患者表现为来源于自我的强迫观念和强迫行为,不能被主观意志所克服,反复出现,使患者感到焦虑和痛苦,但无法摆脱。

2. 惊恐障碍 又称急性焦虑障碍。其主要特点是突然发作的、不可预测的、反复出现的、强烈的惊恐体验,一般历时5~20分钟,伴濒死感或失控感,患者常体验到濒临灾难性结局的害怕和恐惧,并伴有自主神经功能失调的症状。

3. 恐惧症 原称恐怖性神经症,是一种以过分和不合理地惧怕外界某种客观事物或情境为主要表现,患者虽然自知这种恐惧不合理,但难以控制。恐惧发作时常常伴有明显的焦虑和自主神经紊乱的症状。

4. 神经衰弱 是大脑由于长期的精神压力和情绪紧张导致精神活动障碍,以精神易兴奋、脑力易疲劳,并伴睡眠障碍和各种躯体症状为特征的一组生理功能紊乱的症候。这些症状不能归因于脑、躯体疾病及其他精神疾病。

(三) 诊断与鉴别诊断

1. 诊断 一次焦虑发作中,患者必须在至少数周(通常为数月)内的大多数时间存在焦虑的原发症状,这些症状通常应包含以下要素:

(1) 恐慌(为将来的不幸烦恼,感到忐忑不安,注意困难等);

(2) 运动性紧张(坐卧不宁、紧张性头痛、颤抖、无法放松);

(3) 自主神经活动亢进(出汗、心动过速或呼吸急促、上腹不适、头晕、口干等)。

2. 鉴别诊断 本病应与躯体疾病所致焦虑,如代谢综合征、高血压、糖尿病等,甲状腺功能亢进、低血糖、系统性红斑狼疮等均有焦虑症状,进行相关的临床和实验室检查,可以明确诊断。还应与其他精神疾病所致焦虑相鉴别。

(四) 治疗

药物治疗和心理治疗的综合应用是获得最佳效果的方法。

1. 药物治疗

(1) 使用有抗焦虑作用的抗抑郁药:选择性五羟色胺再摄取抑制剂(SSRIs)和5-HT和NE再摄取抑制剂(SNRls)对广泛性焦虑有效,药物不良反应少,如帕罗西汀、文拉法辛、度洛西汀、氢溴酸西酞普兰,目前已在临床上广泛使用。三环类抗抑郁剂如丙米嗪、阿米替林等对广泛性焦虑有较好疗效,但较强的抗胆碱能副作用和心脏毒性作用限制了它们的应用。由于苯二氮䓬类长期使用有成瘾性的特点,临床上多在早期将苯二氮䓬类与SSRls/SNRls或三环类药物合用,维持2~4周,然后逐渐停用苯二氮䓬类药物。很少单独应用苯二氮䓬类药物作为一种长期的治疗手段。

(2) 其他药物:丁螺环酮、坦度螺酮是5-HT_{1A}受体的部分激动剂,因无依赖性常用于广泛性焦虑障碍的治疗,但起效较慢。β-肾上腺素能受体阻滞剂对于减轻焦虑症患者自主神经功能亢进所致的躯体症状如心悸、心动过速等有较好疗效。此外氟哌噻吨、美利曲辛对焦虑也有较好的缓解作用,但不宜长期使用,老年人使用可能诱发帕金森综合征。

GAD是一种易慢性化和复发性疾病,在急性期治疗后,巩固治疗和维持治疗对于预防复发非常重要,巩固期至少2~6个月,维持治疗至少12个月。

2. 心理治疗 焦虑障碍患者对事物的一些歪曲的认知,是造成疾病迁延不愈的原因之一。通过健康教育让患者了解疾病的性质,对焦虑体验有正确的认知。鼓励患者进行适当的体育锻炼,并坚持正常生活工作。对患者进行全面的评估后,治疗者就要帮助患者改变不良认知并进行认知重建。松弛训练、呼吸控制训练能部分缓解焦虑。

 知识链接

森田疗法

森田疗法由日本慈惠医科大学森田正马教授于1920年创立的适用于神经症的特殊疗法,大致包括当今分类中的焦虑症、恐怖症、强迫症、疑病症、神经症性睡眠障碍等。其基本治疗原则就是“顺其自然”。

第三节 失眠症

失眠症是指睡眠启动和睡眠维持障碍,致使睡眠质量不能满足个体需要的一种状况。失眠可能是除疼痛以外最常见的临床症状,在女性和老年人中较为多见。失眠有多种形式,包括入睡困难、睡眠不深、易醒、多梦早醒、再睡困难、醒后不适或疲乏感,或白天困倦。失眠可引起焦虑、抑郁情绪或恐惧心理,并可导致精神活动效率下降以致影响社会功能。患病率为10%~20%。

(一) 失眠的相关因素

1. 急性应激　是失眠的常见原因,主要有一过性兴奋、思虑、精神紧张、近期居丧、躯体不适,及睡眠环境改变、时差反应等。若得不到及时调整,失眠持续1个月以上就转变为慢性失眠。

2. 药物因素　兴奋性药物可引起失眠,如咖啡因、茶碱、甲状腺素、可卡因、皮质激素和抗帕金森病药。某些药物对睡眠有干扰作用,如拟肾上腺素类药物常引起头疼、焦虑、震颤等。镇静作用的药物引起的觉醒-睡眠节律失调。撤药反应引起的反跳性失眠等。

3. 心理性失眠　是由于过度的睡眠防御性思维造成的,常由于过分关注自己的入睡困难,以致思虑过度、兴奋不安或焦虑烦恼。担心和焦虑情绪使他们更清醒以致难于入睡。此类失眠约占失眠总数的30%。

4. 精神疾病　精神疾病引起的失眠,如躁狂症因昼夜兴奋不安而少眠或不眠以及抑郁症导致的早醒。

 知识链接

抑郁症患者的失眠症状

失眠症状是抑郁症、焦虑症发生前的重要症状,并贯穿于抑郁症、焦虑症患者整个病程的始终。2003年的流行病学调查显示,在抑郁症患者中有61.2%的女性、68.6%的男性存在失眠症状。

(二) 临床表现

失眠主要表现为入睡困难、睡眠不深、易醒和早醒、醒后再次入睡困难,还有些患者表现为睡眠感的缺失。以入睡困难为主要表现的常见于以焦虑情绪为主的患者。对失眠的恐惧和对失眠所致后果的过分担心会加重失眠,失眠者常陷入这样的恶性循环。患者白天感觉躯体困乏,精神萎靡,注意力减退,反应迟钝。长期失眠可导致情绪不稳、个性改变。长期以

饮酒或使用镇静催眠药物来改善睡眠者还可引起酒精和(或)药物依赖。

(三) 诊断和鉴别诊断

1. 对非器质性失眠症的诊断需要考虑以下问题:

(1) 主诉是入睡困难、难以维持睡眠或睡眠质量差。

(2) 这种睡眠紊乱每周至少发生三次并持续一个月以上。

(3) 日夜专注于失眠,过分担心失眠的后果。

(4) 睡眠量和(或)质的不满意引起明显的苦恼或影响了社会及职业功能。

2. 鉴别诊断　需排除其他躯体疾病,如周围神经炎、脊髓病、风湿性关节炎或恶性肿瘤;也要排除精神障碍症状导致的继发性失眠,如广泛性焦虑障碍常表现为入睡困难,抑郁症常表现为早醒。

(四) 治疗

治疗失眠,不能单纯依靠镇静催眠药物,而要医患共同努力,密切配合,消除病因,正确理解失眠,坚持执行治疗计划。

1. 认知疗法　该方法主要是提高患者对睡眠的正确认识以及减少睡眠前焦虑而达到治疗的目的。

2. 行为治疗　这是一系列帮助患者建立有规律的睡眠节律,克服睡前焦虑的行为调整方法。采取增强白天的精神和体力活动,即使瞌睡难忍也要振奋精神,从事一切正常的日常活动,这样才能使机体自然而然地在夜间处于休息状态。另外,入睡前后可进行放松训练、自由想象训练等方式放松自己。

3. 药物治疗　临床上主要使用苯二氮䓬类(地西泮、艾司唑仑等)药物。近年来,一些非苯二氮䓬类药物也迅速发展。对伴有明显焦虑或抑郁者可使用抗焦虑或抗抑郁的药物。常选用有助于催眠镇静作用的抗抑郁药。但无论选择哪种药物,都要注意短期使用,以免形成药物依赖。

(周建军)

复习思考题

1. 抑郁发作和躁狂发作的主要临床表现是什么?
2. 如何治疗广泛性焦虑障碍?
3. 失眠症的诊断和治疗是什么?

第九章　肿瘤疾病 

学习要点

肿瘤的分类、命名原则、生物学特点；癌症的病理分级、临床分期和治疗方法；肿瘤的病理学、细胞学特点、诊断方法和预防；肿瘤的病因、流行病学特点；学会临床诊疗的思路和方法，不断提高临床工作能力和自学能力。

第一节　概　　述

肿瘤是一种常见病、多发病，其中恶性肿瘤严重危害着人类的生命和健康，我国卫生部最近公布的资料显示，肿瘤占居民死亡原因的第一、二位。我国最为常见和危害性严重的肿瘤为肺癌、鼻咽癌、食管癌、胃癌、大肠癌、肝癌、乳腺癌、宫颈癌、白血病及淋巴瘤等，特别是肺癌发生率近年来有明显的增加。肿瘤类疾病在医学领域内的地位愈来愈重要，癌症的防治和研究工作应该引起医学界的广泛关注。

一、肿瘤学的发展历史

人类发现肿瘤已有三千年的历史。但是直到显微镜使用以后，才为肿瘤学的建立和发展奠定了基础。特别是20世纪60年代以后，纤维内镜和影像医学的发展，使肿瘤的临床诊断水平有了实质性的提高，许多直径小于1cm的肿瘤能在“亚临床期”就被发现。“三早”（早期发现、早期诊断和早期治疗）成为了从事临床肿瘤学工作的医务人员所奋斗的目标，并逐步落实在行动上。

我国肿瘤事业的发展开始于20世纪50年代，目前已建立起比较完整的肿瘤防治研究系统，各省市都有肿瘤医院和肿瘤防治研究所，设有相应的基础研究基地。我国肿瘤防治研究的特色是防治结合，中西医结合，基础和临床结合。特别是20世纪70年代以后，开展了许多有组织的针对肿瘤病因进行的现场调查与流行病学研究，在食管癌、肝癌、鼻咽癌等肿瘤的防治研究方面，形成了我国自己的特色。

二、肿瘤的定义、分类及命名

（一）肿瘤的定义

肿瘤是机体在各种致瘤因素作用下，局部组织的细胞在基因水平上失掉了对其生长的正常调控，导致异常增生和分化而形成的新生物。这种新生物常形成局部肿块，因而得名。

（二）肿瘤的分类

1. 按组织起源分类　主要分为以下几类：

（1）上皮组织肿瘤：来自被覆上皮（鳞状上皮、移行上皮和柱状上皮等）及腺上皮的肿瘤。

（2）间叶组织肿瘤：来自胚胎时中胚叶所分化发育的各种组织，又可分为以下主要几类：①结缔组织肿瘤：来自纤维组织、脂肪组织、软骨和骨组织等肿瘤；②肌肉组织肿瘤：来自平滑肌和横纹肌的肿瘤；③脉管组织肿瘤：来自血管和淋巴管的肿瘤；④造血组织肿瘤：来自淋巴组织和骨髓组织的肿瘤。

（3）神经组织肿瘤：来自神经细胞、神经胶质细胞等的肿瘤。

（4）其他类型肿瘤：有些来自上述两种以上的组织，还有些来自胎盘等特殊组织的肿瘤。

2. 按生长特性分类　主要是根据肿瘤生长的方式、速度、有无转移、组织结构，以及对机体的危害程度等多方面的情况来分类，分为良性肿瘤与恶性肿瘤两大类。

临床上常把两种分类方法结合起来，既说明肿瘤的起源组织，又说明肿瘤的性质，如分为良性上皮组织肿瘤、恶性上皮组织肿瘤、良性结缔组织肿瘤等。

（三）肿瘤的命名

肿瘤的命名的原则是依据生长部位、组织起源和生长特性，主要是区分良性肿瘤和恶性肿瘤的名称。

1. 良性肿瘤　命名方式为“生长部位+起源组织+瘤”。如面部血管瘤、背部脂肪瘤、子宫平滑肌瘤等。良性瘤中来自被覆上皮（皮肤、膀胱等处），瘤组织常向表面呈乳头状突起，称为乳头状瘤，如膀胱头状瘤、阴茎乳头状瘤等。来自黏膜柱状上皮的良性肿瘤统称为腺瘤，如甲状腺瘤、乳腺腺瘤等；有的腺瘤因分泌物潴留而开成囊肿，特称为囊腺瘤，习惯上亦称囊肿，如卵巢囊腺瘤。

2. 恶性肿瘤　主要有以下两类不同名称：

（1）癌：来自上皮组织的恶性肿瘤称为癌。起源不同上皮组织的癌，命名方式为“生长部位+起源组织+癌”，如膀胱移行上皮细胞癌、皮肤鳞状上皮细胞癌等。有时癌细胞和起源组织间差别很大，分辨不出究竟来源于那一种上皮，则称为“未分化癌”。

（2）肉瘤：来自间叶组织的恶性肿瘤称为肉瘤。起源于不同间叶组织的肉瘤，命名方式为“生长部位+起源组织+肉瘤”，如背部脂肪肉瘤、胃平滑肌肉瘤、颈淋巴结淋巴肉瘤等。

3. 其他命名　另外还有一些特殊的命名，如起源于胚胎组织、未成熟组织或神经组织的某些恶性肿瘤，称为母细胞瘤，如肾母细胞瘤、神经母细胞瘤等；起源于造血细胞组织的一类恶性肿瘤习惯称为白血病；起源于胎盘组织的良性瘤称为葡萄胎；恶性瘤称为绒毛膜上皮癌。

第二节　肿瘤病理学和细胞学

一、肿瘤的异型性

肿瘤组织无论在细胞形态和组织结构上，都与其发源的正常组织有不同程度的差异，这种差异称为异型性。

异型性是肿瘤异常分化在形态上的表现。异型性小，说明分化程度高，异型性大，说明分化程度低。区别这种异型性的大小是诊断肿瘤,确定其良、恶性的主要组织学依据。良性肿瘤细胞的异型性不明显,一般与其来源组织相似。恶性肿瘤常具有明显的异型性。

(一) 肿瘤的细胞异型性

良性肿瘤瘤细胞的异型性小,一般与其来源的正常细胞相似。恶性肿瘤瘤细胞常具有高度的异型性,表现为以下特点:

1. 肿瘤细胞的多形性 即肿瘤细胞形态和大小不一致。恶性肿瘤细胞一般比正常细胞较大,有时可见瘤巨细胞。但少数分化很差的肿瘤其肿瘤细胞较小,圆形,大小也比较一致。

2. 瘤细胞核的多形性 瘤细胞核比正常细胞核增大,核大小、形状和染色不一。并可出现双核、多核、巨核、奇异型核、核着色深。染色质呈粗颗粒状,核分裂相增多,特别是出现病理性核分裂时,对恶性肿瘤具有诊断意义。

3. 瘤细胞胞浆的改变 由于胞浆内核蛋白体增多而多呈嗜碱性。

4. 肿瘤细胞超微结构的改变 一般来说,良性肿瘤的超微结构与其起源的组织基本相似。恶性肿瘤细胞根据其分化的程度表现出不同的异型性。

(二) 肿瘤组织结构的异型性

肿瘤的组织结构的异型性是指肿瘤组织在空间排列方式上与其来源的正常组织的差异。

良性肿瘤瘤细胞的异型性不明显,但排列与正常组织不同,如子宫平滑肌瘤。恶性肿瘤的组织结构异型性明显,瘤细胞排列更为紊乱,失去正常的排列结构、层次或极向,如纤维肉瘤、腺癌。

二、肿瘤的生物学特性

(一) 肿瘤的分化

1. 分化 指原始幼稚细胞在个体发育过程中,逐渐进化为成熟组织的过程,包括组织的结构、细胞的功能、代谢等。

2. 肿瘤的分化 表示肿瘤细胞相对成熟程度。肿瘤细胞分化越好提示其组织学形态结构与其同源的正常组织越近似;分化差表示其分化幼稚,甚至完全丧失了同源组织的正常结构功能和形态特征。对大多数肿瘤而言,分化程度低一般可提示肿瘤的恶性程度高。

(二) 肿瘤的生长

肿瘤可以呈膨胀性生长、外生性生长和浸润性生长。

1. 膨胀性生长 是大多数良性肿瘤所表现的生长方式。形态表现为结节状,包膜完整,界限清楚,生长缓慢,不侵袭周围正常组织,不明显破坏器官的结构和功能,但可对周围的组织器官造成压迫或阻塞。

2. 外生性生长 发生在体表、体腔表面或管道器官(如消化道、泌尿生殖道)表面的肿瘤,常向表面生长,形成突起的乳头状、菜花状、息肉状的肿物,良性、恶性肿瘤都可呈外生性生长。

3. 浸润性生长 为大多数恶性肿瘤的生长方式。肿瘤无包膜或包膜不完整,界限不清,难以确认范围,生长迅速,侵袭性强,浸润并破坏周围组织。临床触诊时,肿瘤常常固定不活动。

知识链接

肿瘤的发生发展阶段

①癌前阶段:细胞已发生一定改变,但仍然不是癌,可以双向发展;②原位癌(0期),细胞刚刚发生恶变(未突破上皮层);③浸润癌(一般用T代表)细胞已由发生的部位向深处(如黏膜下)浸润;④局部或区域性淋巴结转移(一般用N代表)细胞由发生的组织沿淋巴管转移到淋巴结;⑤远处播散(一般用M代表)指肿瘤细胞随血流转移到远处器官。

(三)肿瘤的扩散

具有浸润性生长的恶性肿瘤,不仅可以在原发部位生长、蔓延,而且可以通过各种途径扩散到身体其他部位(转移)。这是恶性肿瘤的基本特征和重要标志。

(1)直接蔓延:瘤细胞沿组织间隙、淋巴管、血管或神经束浸润,破坏邻近正常组织、器官,并继续生长,称为直接蔓延。如晚期子宫颈癌可蔓延至直肠和膀胱。

(2)转移:瘤细胞从原发部位侵入淋巴管、血管、体腔,迁移到他处而继续生长,形成与原发瘤同样类型的肿瘤,这个过程称为转移。目前主要的转移途径有淋巴道、血道和种植性转移。良性肿瘤不转移,只有恶性肿瘤才转移。

(四)良性和恶性肿瘤的区别

良性肿瘤和恶性肿瘤在生物学特点上是明显不同的。区别良性肿瘤与恶性肿瘤,对于正确的诊断和治疗具有重要的实际意义(表11-9-1)。

表11-9-1 良性肿瘤和恶性肿瘤

	良性肿瘤	恶性肿瘤
分化程度	分化好,异型性小	分化差,异型性大
核分裂	无或稀少,不见病理核分裂相	多见,并可见病理核分裂相
生长方式	膨胀性或外生性生长,有包膜,分界清楚,通常可推动	浸润性或外生性生长,一般无包膜,分界不清楚,通常不能推动
生长速度	缓慢	较快
继发改变	很少发生坏死、出血	常发生出血、坏死、溃疡形成等
转移	不转移	常有转移
复发	手术可完整切除,不复发	手术等治疗后较多复发
对机体影响	较小,主要为局部压迫或阻塞作用	较大,除压迫、阻塞外,还可以浸润破坏局部和转移处的组织

(五)恶性肿瘤的分级和分期

1. 分级 恶性肿瘤是根据其分化程度的高低、异型性的大小及核分裂相的多少来确定恶性程度的级别。近年来较多的人倾向于用简明的、较易掌握的三级分级法,即Ⅰ级为分化良好的,属低度恶性;Ⅱ级为分化中等的,属中度恶性;Ⅲ级为分化低的,属高度恶性。这种分级法虽有其优点,对临床治疗和判断预后也有一定意义。但缺乏定量标准,也不能排除主观因素的影响。

2. 分期 根据原发肿瘤的大小、浸润深度、范围以及是否累及邻近器官、有无淋巴结转移、有无血源性或其他远处转移确定肿瘤分期。国际上广泛采用TNM分期系统。T是指肿瘤的原发灶，随着肿瘤的增大依次用 T1～T4 来表示；N 指局部淋巴结受累及，淋巴结未累及是用 N0 表示，随着淋巴结受累及的程度和范围的扩大，依次用 N1～N3 表示；M 指血行转移，无血行转移者用 M0 表示，有血行转移用 M1 或 M2 表示。

第三节 肿瘤的病因、流行病学与预防

一、肿瘤的病因

关于肿瘤的病因和发病机制，虽然至今尚未完全阐明，但人类对肿瘤病因的认识已经深入到了细胞水平和分子水平。根据现代细胞生物学观点，肿瘤是一类细胞疾病，其基本特征是细胞的异常生长。绝大多数肿瘤是环境因素与细胞的遗传物质相互作用引起的。

20 世纪以来，流行病学、高发区和职业癌的研究为寻找肿瘤的病因提供了大量可靠的线索和依据。一般把环境致癌因素分为三大类，即物理（主要是辐射）、化学和生物（主要是病毒）致癌因素。与肿瘤发病的相关因素重要的有：

（一）化学致癌物

目前认为，化学致癌物是环境中主要的致癌因素。包括直接致癌物、间接致癌物和促癌物。其中最重要的化学致癌物是香烟中的许多致癌成分，香烟中含有的苯并芘具有强烈的致癌作用，可以引起皮肤癌和肺癌。黄曲霉污染食品产生的黄曲霉毒素可能引发肝癌。砷可引起皮肤癌、肺癌和肝癌。其他公认的化学致癌物还有石棉、煤焦油、芥子气、矿物油、铬、镍等。

（二）放射线和紫外线

已证实的物理性致癌因素主要是电离辐射、热辐射的促癌作用。暴露于自然界、工业及医学等来源的电离辐射可引起各种癌症，包括白血病、肺癌、乳腺癌、甲状腺癌、多发性骨髓瘤、淋巴瘤等。太阳光是紫外线辐射的主要来源，长期的紫外光照射可以引起皮肤癌。

（三）微生物感染

目前至少有 8 种病毒已被证明与某些肿瘤发生相关。某些 RNA 病毒如人 T 细胞白血病病毒 1（HTLV1）和 HTLV2 病毒可以引起白血病、淋巴瘤等；某些 DNA 病毒如乙型肝炎病毒（HBV）和丙型肝炎病毒（HCV）、EB 病毒、高危险型的人乳头瘤病毒（HPV）分别可导致宫颈癌、肝癌、伯基特淋巴瘤、鼻咽癌和何杰金氏淋巴瘤等。幽门螺杆菌引起的慢性胃炎与胃低度恶性 B 细胞性淋巴瘤发生有关。其他致癌的生物因素还包括一些细菌和寄生虫。

（四）慢性疾病

不少资料说明，在慢性瘢痕的基础上易发癌症。如幽门螺杆菌感染引起的胃黏膜慢性炎症是胃癌发生的基础。皮肤长期不愈的慢性溃疡可能发生癌变。肺结核的瘢痕可发生"瘢痕癌"；血吸虫病高发区大肠癌也多，这可能也是慢性感染的结果。一些肿瘤还与创伤有关，骨肉瘤、睾丸肉瘤、脑瘤患者常有创伤史。

（五）营养因素

营养与癌也有密切关系。据估计癌症中有 1/3 是由于营养因素造成的。维生素 A 和它的类似物（通称维甲类）对控制许多上皮组织的正常分化和生长是必不可少的，对基因表达有调控作用，并对机体免疫系统有作用。食物中如缺少维甲类，实验动物对致癌物质的敏感性增强。如补充天然维甲类，实验动物的上皮组织均有预防化学致癌的能力。维甲类能抑制正常细胞因受辐射、化学致癌物或病毒引起的细胞转化过程。现已证明过多的热量和肥

胖会导致乳腺癌、大肠癌、胰腺癌的发生率增高。

（六）免疫抑制

器官移植长期使用免疫抑制剂的患者癌症发病率明显高于一般人群。艾滋病患者容易发生多发血管肉瘤（Kaposi 氏肉瘤）和淋巴瘤。各种疾病需要长期应用免疫抑制时应当小心衡量可能带来的危害。

（七）遗传因素

遗传因素与环境因素在肿瘤发生中起协同作用，而环境因素更为重要。然而，同样暴露于特定致癌物，有些人发病而其他人则不发病，此外，不少肿瘤有家族史，如乳腺癌、胃肠癌、食管癌、肝癌、鼻咽癌等。这些事实提示，肿瘤的发生还与个人的遗传因素有关。基因研究发现，与癌发生有关的基因异常包括抑癌基因的变异或丢失，或癌基因的激活。引起这些变异的原因很复杂，包括病毒癌基因插入，化学和物理因素引起基因突变和结构损伤。这些改变有的可以遗传，使携带者易患癌症。

因此，目前认为，环境因素是肿瘤发生的始动因素，而个人的遗传特征决定肿瘤的易感性。肿瘤的发生可以说是正常细胞长期在各种外因和内因作用下发生了基因调控的质变，导致过度增殖的后果。

二、癌症的流行病学

肿瘤流行病学是研究人群中恶性肿瘤的分布，阐明分布的原因，并采取相应对策和措施的一门科学。恶性肿瘤在人群中有地理分布的差别，有高、低发地区，以及不同年龄、性别、职业发病率与病死率的区别，亦有时间分布上的变化。肿瘤流行病学研究可以归纳为 5 个主要方面：①阐明地区间差别的影响因素；②研究不同社区间发病率与人们生活习惯和环境间的相互关系；③比较患恶性肿瘤和不患恶性肿瘤人群间的异同；④对可疑致恶性肿瘤的因素进行干预，并评估其效果；⑤对发病的状况和疾病模型进行定性和定量的研究，阐明肿瘤发病的机制。

（一）肿瘤流行的三个环节

1. 宿主　宿主的遗传易感性是发生恶性肿瘤的基础。另外，宿主的免疫、内分泌状态等亦与某些肿瘤的发生有关。

2. 环境　环境可分为生物、理化和社会环境三大部分。生物学环境包括人们所处的生态环境、动植物环境。理化环境包括人们生活在不同的纬度上紫外线照射的不同，皮肤癌的发病率亦不一样；不同职业、不同劳动条件可能发生不同的职业性肿瘤。在不同的社会环境或社会经济环境中，恶性肿瘤的发病率也可不同，如宫颈癌好发于经济地位低下的人群；社会群体的文化素质、风俗习惯、饮食起居、医疗服务和技术水平都对肿瘤有一定影响。

3. 病因　病因分为化学因素、物理因素和生物因素等。作为病因，必须符合以下一些条件：①联系的强度：危险因素与疾病的联系愈强，愈可能是病因性联系。如吸烟与肺癌，无论病例对照调查或队列调查，其相对危险度均在 10 以上，而吸烟与白血病则不到 2；②联系的恒定性：不同人群、不同地区、不同时间危险因素与疾病的关系是恒定的；③联系的特异性。如果研究的危险因素只引起一种疾病，则病因的可能性较大。

（二）影响肿瘤分布的因素

1. 地区　癌发病率的地区差异可能反映不同地区居民具有不同的种族特征，致使患癌的易感性不同；或者反映环境中致癌因素水平的差异。环境因素不仅是外界环境中的生物学、化学或物理因素，还包括人的习惯、行为在内。

2. 时间　一些癌的发病率随时间的推移发生很大变化。胃癌死亡率在世界许多地区有显著下降,而肺癌死亡率则大幅度上升;有些地区宫颈癌减少,子宫内膜癌、乳腺癌增加等。这些事实反映了人群所处的包括生活方式在内的与癌发生有关的环境因素在改变。

3. 年龄 不同年龄组癌的发病率差异很大,因此,在癌流行病学研究中必须考虑年龄对结果的影响。大多数癌的发病率随年龄增长而升高,癌年龄发病率曲线基本上有以下几种类型:①发病率随年龄增长而迅速、不间断、有规则地上升。胃癌、食管癌、直肠癌等同属于这一类型;②在老年以前,与上一类型相似,但70岁以后发病率下降,如肺癌;③中年以前的发病率曲线与上述相仿,40~50岁以后或上升速度减缓或停止上升,减缓者如乳腺癌,停止者如宫颈癌;④在儿童时期、青春发育时期或成年早期有一发病高峰,随即明显下降,尔后有些癌到老年期再出现高峰,如急性淋巴细胞性白血病、骨肉瘤、睾丸癌等。研究不同类型的癌的年龄发病率曲线,对探索癌的病因有重要启示。

4. 性别 大多数癌男性的发病率高于女性;但乳腺癌、胆囊癌和甲状腺癌女性的发病率明显高于男性。

5. 种族 种族间肿瘤分布不同与遗传易感性、环境、宗教、生活习惯有关。

三、肿瘤的预防

研究表明,约85%以上的恶性肿瘤的发生与生活方式、饮食、职业等环境因素等有关,如果针对上述各个环节进行预防,肿瘤发病率就会有所下降。WHO提出的“1/3肿瘤病人可以预防的,1/3肿瘤病人可以治愈的,1/3肿瘤病人可以延长生命提高生存质量”是对肿瘤预防与控制工作的高度概括,也是肿瘤防治工作为之努力的目标。在肿瘤领域,预防医学已经和临床医学、康复医学等融为一体,形成三级预防的概念。

1. 肿瘤的一级预防(即病因学预防) 通过消除致癌病因或避免接触致癌物质来防止癌症的发生。主要研究癌症的病因和危险因素(包括易患癌症的生活方式)及干预癌症的发展。如改变生活方式预防癌症的发生,比如戒烟、合理膳食、职业防护以及保护环境等。

2. 肿瘤的二级预防(即发病学预防) 是通过对高危人群进行筛查,对肿瘤进行早期发现、早期诊断及早期治疗,阻断疾病向更严重的方向发展,提高肿瘤的治愈率及生存率,是现阶段癌症预防的重点。做好肿瘤二级预防可能是提高癌症治愈率最现实的选择。如开展健康教育;进行健康检查;做好癌症的筛查工作;警惕癌症的早期信号;及时治疗癌前期病变。目前开展普遍的有宫颈癌、乳腺癌、结直肠癌筛查及食管癌、胃癌的普查等。

3. 肿瘤的三级预防 三级预防的主要目的是使患晚期肿瘤患者获得较好的生活质量,解除疼痛和促进功能恢复。如三阶梯止痛、临终关怀等。一方面,需要医护人员的努力,借助于手术、药物、放射和生物治疗等多种途径;同时,也需要患者家属乃至全社会的帮助,为肿瘤患者提供健康的物质与精神环境,保证其身心健康,能够重新投入到社会、家庭生活之中,获得战胜癌症的信心。

人们把征服癌症的希望寄托于癌症的预防。医学家们预言,只要人类充分运用目前已经掌握的医疗、预防知识,认真施行三级预防措施,相信现有的90%的癌症都是能够预防的。

第四节 肿瘤的诊断

肿瘤的诊断常是一个多学科的综合分析过程,准确的诊断是合理治疗的前提和基础。临床医师通过病史、体格检查得出一个初步的印象,然后根据病情的需要进行各种必要的辅助检查。这要求临床医师不但要有扎实的肿瘤基础知识和临床实践经验，还应熟悉各种辅助诊断方法及其应用意义，同时亦应与其他各科医师密切配合，对全部资料进行综合分析，才能获得客观、完整而确切的临床诊断。肿瘤的诊断包括 3 个方面，即定性、定位、定量。

一、肿瘤的临床诊断

（一）高危人群

随着研究的不断深入，人们正逐渐认识到引起肿瘤发生的许多有关因素，这些可能导致肿瘤发生的重要因素常被称之为高危因素。癌症的高危人群是指在流行病学范围内，那些具有发生癌症高度危险性的人群。调查研究表明，在癌症高危人群中，其发生癌症的可能性远远高于一般人群。

（二）病史

肿瘤病史要求全面、准确、客观。在询问病史过程中应注意：

1. 年龄　不同年龄，同一器官发生的肿瘤可能不同，如乳腺纤维瘤常见于 20～30 岁，而乳癌多好发于经绝期前后妇女。

2. 职业和环境因素　有无接触对人有致癌性的化合物和工业生产过程。

3. 生活方式　有无烟酒嗜好、不良饮食习惯和生活方式。

4. 症状　对患者所述症状，应逐一询问发生的时间、性质和变化程度。对某些进行性的症状，如肿块、疼痛、病理性分泌物、出血、消瘦、黄疸等应深入询问，尤其中年以上患者更应警惕。还应询问其治疗经过（包括手术情况和病理报告）。病程长短常可提示肿瘤的性质。

5. 既往史　有些肿瘤有明显的癌前病变或相关疾病史，如乙型肝炎与肝癌，鼻咽癌与 EB 病毒反复感染，肠道腺瘤性息肉与大肠癌等，因此应详细询问与肿瘤可能相关的疾病，如胃溃疡、结肠息肉、肝硬化、便血等。女性患者的妊娠、生产、哺乳等也应详细询问。妊娠流产史可为滋养叶细胞恶性肿瘤提供线索。

6. 家族史　有些肿瘤有家族多发史或遗传史，如胃癌、大肠癌、食管癌、鼻咽癌等。

（三）体格检查

1. 体格检查是肿瘤诊断的重要部分，应在全面、系统检查基础上，再结合病史进行重点器官的局部检查。

2. 局部检查除了注意肿块的大小、形状、质地、活动度、有无触痛、肿瘤表面温度外，还应特别重视了解肿瘤局部浸润的范围，与周围组织、邻近器官的关系，有无区域淋巴结肿大及远处转移。

3. 检查时要注意鉴别是肿瘤或是其他病变（如炎症、寄生虫、器官肥大等）引起的肿块；是良性肿瘤还是恶性肿瘤。

4. 不同部位的肿瘤应当进行相应的专科检查。如对疑诊支气管肺癌的患者除一般的体格检查外，应进行有无 Homer 综合征、上腔静脉压迫征、杵状指（趾）、发绀的视诊，以及触诊有无锁骨上、腋下淋巴结肿大、骨骼有无压痛、叩痛等和听诊有无声音嘶哑、肺部啰音、肺不张等。又如对疑诊肝癌患者应进行肝脏触诊，明确肝脏是否光滑、活动度、质地等，查看有无肝掌、蜘蛛痣、下肢水肿等。

二、辅助检查

（一）病理学检查

1. 细胞学检查　由于肿瘤细胞较正常细胞容易从原位脱落，故可用各种方法取得瘤细胞和组织颗粒,鉴定其性质。常用的有阴道分泌物涂片检查宫颈癌,痰涂片检查肺癌,用食管拉网法检查食管癌及贲门癌等。在临床实践中发现有假阳性或阳性率不高的缺点,尚不能完全代替病理组织切片检查。

2. 活体组织检查　根据不同情况采取内窥镜钳取、手术切取、穿刺吸取等方法,从患者病变部位取出小块组织制成病理切片,观察细胞和组织的形态结构变化,以确定病变性质,称为活体组织检查。这是肿瘤诊断及确定病理类型准确性最高的方法。但该检查有一定的损伤作用,甚至可能使恶性肿瘤扩散,因此,需要时宜在术前短期内或手术中施行。

(二)肿瘤的影像学诊断

1. X线检查　可确定肿瘤的位置、形状、大小等,并有助于判断肿瘤性质。使用范围广泛。检查方法包括三种:①普通X线摄片和透视:常用于肺肿瘤、骨肿瘤和其他肿瘤;②造影检查:适用于肿瘤与正常组织的X线对比差的部位,如消化道肿瘤可用钡餐或钡灌肠;③特殊造影:断层摄影和荧光摄影用于胸部肿瘤;钼靶X线摄影用于乳腺肿瘤等。但是在肿瘤体积较小时,其准确率可能降低。

2. 电子计算机断层扫描(CT)　与一般X线影像技术相比,提高了成像速度,检查效率和图像质量。对深部肿瘤特别是颅内肿瘤与腹腔内实质脏器肿瘤的早期发现及定位很有意义。

3. 磁共振显像(MRI)　具有对人体无害、无电离辐射,可多方向断层摄影,图像分辨率高等优点。目前,MRI对中枢神经系统、头颈部肿瘤、脊柱、四肢、骨关节及盆腔病变的诊断是最佳影像学检测手段,对腹部实质性脏器肿瘤的诊断和鉴别诊断优于CT和B超。

4. 超声波检查　利用肿瘤组织与正常组织或其他病变组织对声抗阻和衰减率的不同,以取得不同的超声反射波型来进行诊断。超声检查无创、简单便捷,不同部位的超声诊断价值有显著差异,常作为腹部和盆腔器官的首选影像学检查方法,用于肝、肾、子宫和卵巢等肿瘤的诊断和定位,对鉴别囊性或实性肿块有价值。对靠近胸壁的肺部肿瘤、囊肿或结核球的诊断以及前上纵隔的肿瘤,如胸骨后甲状腺瘤、畸胎瘤以及淋巴瘤的诊断方面也有一定价值。对浅表器官的肿瘤,如眶内、甲状腺、乳腺,超声能发挥其特有作用。多普勒彩色超声还可精确了解肿瘤的血供情况。

(三)肿瘤的内镜诊断

内镜检查主要是通过肉眼直接观察肿块的形态改变,并可取细胞或组织行病理学检查,或是插入导管作某些X线造影。电子内镜视频处理系统具有放大倍率的功能,对微细结构和微小病变能放大观察,有利于微小癌的诊断与鉴别,可大大提高肿瘤诊断的准确性。内窥镜多用于空腔脏器或某些体腔内肿瘤的检查,如呼吸道、消化道、泌尿道、生殖道、腹腔、纵隔等部位。也可同时摘除小的病变或息肉。

(四)肿瘤标志物和相关临床检验

肿瘤标志物是指一类由肿瘤细胞产生的蛋白质或核酸等生物大分子量物质。它与肿瘤性质相关,存在于肿瘤细胞的胞质、胞膜或胞核内,亦可分泌至体液内。因而,肿瘤标志物可用于:①肿瘤的诊断;②提示肿瘤细胞的特征和起源;③判断肿瘤的预后;④协助指导肿瘤的治疗;⑤检测肿瘤的复发;⑥作为肿瘤逆转的标志。

肿瘤标志物的分类和命名十分复杂,尚未统一。目前,常用的肿瘤标志物分为蛋白质类、糖类抗原、酶类、激素类、病毒类及多胺类等。

目前肿瘤标志物的临床检验主要有生化检验、免疫学检验和分子生物学检验技术等。肿瘤标志物的分析在癌症患者的治疗和监测方面具有重要的临床辅助意义,检测过程须进行全面细致的考虑。

第五节 肿瘤的治疗

肿瘤治疗常用的手段有手术切除、放射治疗、化学治疗和中医中药治疗等，以及一小部分免疫治疗和生物治疗，与新发展的治疗技术，如肿瘤微创技术治疗、肿瘤热疗、肿瘤靶向治疗等多种治疗手段，形成了肿瘤综合治疗的基础。当一个癌症患者被确诊后，在任何治疗开始前，就应该制订一整套综合治疗方案，包括将应用哪些治疗方法、使用的先后次序以及一旦失败后的挽救治疗手段等，通过综合治疗，提高肿瘤患者的治愈率，改善肿瘤患者的生活质量。

（一）肿瘤患者疼痛的治疗

疼痛是癌症患者最常见和最难忍受的症状之一。据 WHO 估计，肿瘤患者至少有 1/3 存在着不同程度的疼痛，晚期患者则高达 60% ~90%。

1. 癌性疼痛的治疗原则　是从无创性和低危性方法开始，然后再考虑有创性和高危性方法。对处于早期、正接受积极治疗的患者，治疗目的是使疼痛充分缓解、患者能耐受抗癌治疗所必需的各种诊治措施，从而提高抗癌效果；对于晚期患者，其目的是充分缓解疼痛，改善其生活质量并达到相对无痛苦地死亡。

2. 癌性疼痛的治疗目标　是以增加无痛睡眠时间为目标，其次以解除休息时疼痛为目标，最后以解除站立或活动时疼痛为目标。

3. 癌性疼痛的三阶梯疗法　WHO 大力推广的“癌性疼痛三阶梯疗法”已被广泛接受，并获得良好效果。WHO 的三阶梯治疗原则是：①按阶梯给药：是指按疼痛强度选择相应的药物。轻度疼痛首选非甾体消炎药（NSAIDs）（以阿司匹林为代表、第一阶梯）；中度疼痛首选弱阿片类药物（以可待因为代表、第二阶梯）±NSAIDs±辅助药物；重度疼痛首选强阿片类药物（以吗啡为代表、第三阶梯）±NSAIDs±辅助药物；②口服给药：在尽可能情况下力争口服给药。因为口服给药方便、经济，无创伤性，不良反应小又能增加患者独立性；③按时给药：因为镇痛药物需要达到有效浓度时才具有镇痛效能，为保持止痛的连续性，需要在药物浓度下降时，及时给予药物维持有效血药浓度；④个体化给药：个体化原则是根据不同个体对麻醉药品敏感度的差异，既往使用止痛药的情况，及药物的药理特点确定给予药物剂量；⑤注意具体细节：治疗前应对患者及家属进行癌痛治疗知识的宣教，如有癌痛应及时止痛；阿片类药物不会“成瘾”；对用止痛药患者要注意监护，密切观察其反应，目的是要患者能获得最佳疗效而发生的副作用最小。

（二）肿瘤的外科治疗

肿瘤外科治疗包括处理胃肠道、呼吸道、泌尿生殖系、内分泌系及间质来源的各种实体肿瘤，实体肿瘤中约有 60% 需外科治疗。

1. 肿瘤外科治疗原则　肿瘤外科既需要遵循一般外科学的原则，如无菌技术，手术适应证的选择，正常组织的最小损伤量等，还要遵循肿瘤外科的原则。①与病理学密切结合；②彻底切除病灶；③重视术前检查及术前准备；④无瘤原则；⑤综合治疗的原则；⑥全面考虑患者术后功能与术后的生活质量。

2. 肿瘤外科治疗种类：①诊断性手术；②原发性肿瘤切除与根治性手术；③淋巴结清扫与根治性手术；④保全器官功能的肿瘤根治术；⑤姑息性手术及减轻症状手术；⑥综合治疗中的外科选择；⑦其他外科治疗等。

（三）肿瘤的化学治疗

化学治疗简称化疗，即用化学合成药物治疗疾病的方法。恶性肿瘤的化学治疗始于20世纪40年代，至80年代以后已有70～80种抗癌药物应用于临床，绝大部分我国已能自己生产。常用的有：表阿霉素、阿霉素、柔红霉素、丝裂霉素、氟脲嘧啶脱氧核苷酸等。化学治疗在肿瘤综合治疗中的地位正日益提高，已能治愈一部分对化疗敏感的肿瘤患者，及延长部分肿瘤患者的生存期。

（四）肿瘤的放射治疗

放射线治疗简称放疗，是治疗恶性肿瘤的主要手段之一，约有70%的肿瘤患者需要不同程度地接受放射治疗，以达到治愈肿瘤或缓解症状、改善生活质量的目的。近年来，放射治疗在肿瘤治疗中所起的作用越来越明显，部分早期或Ⅰ期经过单纯放射治疗后，5年治愈率达到80%～90%以上。放疗与手术、化疗等疗法相结合的综合治疗，可使40%的各类癌症争取临床治愈。在手术前放疗使肿瘤体积缩小，为原来不能手术的患者争取到手术的机会。对晚期癌症则可通过姑息性放疗达到缓解压迫、止痛等效果。

（五）肿瘤的生物治疗

肿瘤的生物治疗是指通过肿瘤宿主防御机制或生物制剂的作用以调节机体自身的生物学反应，从而抑制或消除肿瘤生长的治疗方法。

（六）肿瘤的中医药治疗

大量的肿瘤临床和实验研究已证明，中医药在肿瘤的防治和康复中具有重要的作用，肿瘤切除、化疗、放疗等抗癌治疗后长期存活患者，均与不同程度地接受中医药治疗密切相关。中医药除对化疗、放疗具有显著增效减毒作用外，还对肿瘤患者具有良好的免疫调节作用，肿瘤切除后的抗复发、抗转移作用，以及对肿瘤并发症状的良好治疗作用，此外，还有一定的抑制肿瘤细胞生长作用。

（七）肿瘤的多学科综合治疗

肿瘤的多学科综合治疗，就是根据患者的机体状况，肿瘤的病理类型、侵犯范围（病期）和发展趋向，有计划地、合理的应用现有的治疗手段，以期较大幅度地提高治愈率。

然而，就总体而言，恶性肿瘤的疗效还很不尽如人意。第一，肿瘤患者的生存率不够高；第二，患者在治疗中和治疗后的生活质量不高，患者虽然维持了生命，却忍受着一定的生理和心理的痛苦。因此，我们必须对恶性肿瘤的流行病学特征、病因病理、预防和综合治疗等相关知识进行系统全面的了解，便于我们有目的的、有针对性的对恶性肿瘤患者进行康复指导。

（周建军）

复习思考题

1. 什么是肿瘤的异型性？
2. 良、恶性肿瘤的区别是什么？
3. 什么是肿瘤的三级预防？
4. 目前肿瘤的诊断方法主要有哪些？

《临床医学概要》教学大纲

（供康复治疗技术专业用）

一、课程性质与任务

临床医学概要是研究诊断和防治临床疾病的学科群，在现代医学中居重要地位，其内容丰富、领域宽广、涉及诸多学科。它主要介绍临床诊断和防治的思路、原则、方法以及临床各科常见病的诊治原则和要点，是临床医学"概要"。

临床医学概要包括诊断学基础和临床疾病概要两大部分。其中诊断学基础主要论述临床常见症状、问诊与病史、体格检查、实验室检查、医学影像学及器械检查的基础知识和基本技能；临床疾病概要包括呼吸系统、循环系统、消化系统、泌尿系统、血液系统、运动系统、神经系统等各系统常见疾病的病因、发病机制、临床表现、诊断、治疗、预防和预后。

临床医学概要的主要任务是：使学生具备康复治疗技术专科人才所必需的临床医学的基本知识和基本技能，为学生学习相关专业知识和职业技能、提高全面素质、增强适应职业变化的能力和继续学习的能力打下一定的基础。

二、课 程 目 标

本大纲适用于康复治疗技术专业三年制大专层次的学生使用，是依据"为农村基层、城镇社区和各康复中心培养德才兼备的专科层次的康复治疗技术专门人才"的培养目标而制订。具体的知识、能力、素质目标分述如下：

【知识教学目标】

1. 掌握临床各科常见病、多发病的临床表现、诊断要点及药物治疗原则。掌握处理内科常见急重症的基本知识及具体措施。

2. 熟悉内科、外科、妇科、儿科、神经科、精神科、传染病等常见病、多发病的发病情况、病因、发病机制、病理、鉴别诊断。熟悉诊断学基本知识中的问诊、体格检查、化验检查、心电图检查等内容。

3. 了解疾病发生、发展的基本规律及常见疾病的病理与生理改变、并发症、辅助检查及临床意义。

【能力培养目标】

1. 运用临床医学基本知识，对人体的健康状态和疾病提出初步诊断。

2. 具有将临床常见病、多发病的病理变化与临床表现相联系的基本能力。

3. 具有识别和分析常见疾病的基本能力。

4. 具有将临床疾病与药物治疗原则相联系的初步能力。

5. 具有一定的创业就业能力、卫生保健的宣传能力和继续学习的能力。

【素质教育目标】

1. 培养刻苦勤奋、认真细致、严谨求实的学习和工作态度，具有临床思维和理论联系实际的综合分析能力。

2. 具有救死扶伤的人道主义精神，高度的责任心，关心、爱护、体贴患者，树立为患者服务的思想。

3. 具有爱护标本、仪器及与他人协作的优良品质。

三、教学内容和要求

第一篇　绪　　论

【知识教学目标】

1. 掌握临床医学、生物医学模式、生物-心理-社会医学模式的概念；健康和疾病的概念；临床诊断的基本形式与方法，疾病的治疗方法。

2. 熟悉医学模式的转变；学习临床医学的目的、要求和方法。

3. 了解临床医学的主要特征和发展特点。

【能力培养目标】

能运用生物-心理-社会医学模式诊治临床疾病。

【素质教育目标】

培养学习兴趣，不断拓宽医学视野。

【教学内容】

第一章　概述

第二章　临床诊断与治疗

第三章　临床医学概要的学习目的、要求和方法

第二篇　诊断学基础

第一章　常见症状

【知识教学目标】

1. 掌握常见症状的概念、病因、临床表现及临床意义。

2. 熟悉常见症状的伴随症状及鉴别要点。

3. 了解常见症状的问诊要点。

【能力培养目标】

能运用所学知识辨析临床常见症状，学会与患者及家属的沟通技巧，能运用医学知识开展健康教育和疾病预防的宣传。

【素质教育目标】

培养救死扶伤、尊重患者、尽心尽职为患者服务的职业道德素质。

【教学内容】

第一节　发热

第二节　呼吸困难

第三节　水肿

第四节　疼痛（头痛、胸痛、腹痛、关节痛）

第五节　咳嗽、咳痰与咯血

第六节　呕血与便血

第七节　黄疸

第八节　意识障碍

第九节　瘫痪

第十节　不自主运动

第十一节　共济失调

第十二节　失语症、失用症和失认症

第十三节　延髓麻痹

第十四节　视觉障碍

第十五节　听觉障碍

第二章　问诊与病史

【知识教学目标】

1. 掌握问诊的概念和内容。

2. 熟悉问诊的重要性。

3. 了解问诊的技巧和注意事项。

【能力培养目标】

学会系统问诊并将问诊的资料记录成规范的病史。

【素质教育目标】

培养规范化的服务意识、严谨的工作作风、良好的职业道德与职业素质。

【教学内容】

第一节　问诊的重要性

第二节　问诊的内容

第三节　问诊的技巧

第三章　体格检查

【知识教学目标】

1. 掌握视诊、触诊、叩诊、听诊的检查内容及方法；掌握一般状态检查的判断标准及名词术语；掌握头部、颈部、胸部、腹部、脊柱四肢、关节和神经反射检查的主要内容及方法；掌握肛门、直肠检查的内容、方法及临床意义。

2. 熟悉皮肤、淋巴结、血管及生殖器检查的内容、方法及临床意义。

3. 了解男性、女性生殖器、直肠解剖学知识。

【能力培养目标】

1. 能运用视诊、触诊、叩诊、听诊四种基本方法对胸腹部进行检查。通过相互检查，能获得较为准确的检查结果。

2. 能正确测量血压，能比较准确地叩出心界。正确掌握其心脏杂音听诊要点，并能辨别收缩期及舒张期杂音。

3. 对肝、脾能进行正确的触诊。能熟练进行脊柱、四肢及关节的检查，并能说出其病理改变的临床意义。

4. 通过示教及见习后，能写出体格检查记录。

【素质教育目标】

培养救死扶伤、尊重患者、尽心尽职为患者服务的职业道德素质，建立良好的医患关系。

【教学内容】

第一节　基本检查方法

第二节　一般检查

第三节　头颈部检查

第四节　胸部检查

第五节　腹部检查

第六节　生殖器、肛门、直肠检查

第七节　脊柱、四肢及关节检查

第八节　神经系统检查

第四章　实验室及其他检查

【知识教学目标】

1. 掌握常用实验室检查的参考值。

2. 熟悉常用实验室检查异常改变的临床意义。

3. 了解实验室检查标本的收集方法及注意事项。

【能力培养目标】

1. 能说出常用实验室检查项目的正常值及异常改变的临床意义。

2. 具有初步分析解释实验室检查结果的能力。

【素质教育目标】

培养规范化的服务意识、严谨的工作作风、良好的职业道德与职业素质培养良好的医患关系和熟练的操作技能。

【教学内容】

第一节　血液检查

第二节　尿液检查

第三节　粪便检查
第四节　常用肾功能检查
第五节　肝脏病常用检查
第六节　临床常用生物化学检测
第七节　血气分析和酸碱测定
第八节　临床免疫学检查

第五章　医学影像学及器械检查

【知识教学目标】

1. 掌握各系统正常和基本病变的影像学表现;掌握心电图的操作及测量方法、正常心电图的图形及生理意义;掌握脑电图的正常波形。

2. 熟悉疾病诊断合理影像方法的选择;熟悉常见的异常心电图;熟悉肌电图等器械检查的适应证。

3. 了解各种影像检查方法的成像原理、检查技术;了解常见的心律失常心电图的特点;了解各种异常脑波的临床意义。

【能力培养目标】

根据影像学表现能做出正确的诊断,初步具备诊断一些常见疾病的能力,对于疾病的诊断能选择合理的影像学诊断方法;能独立阅读及测量正常或大致正常心电图,并写出报告。

【素质教育目标】

培养良好的职业道德与职业素质,建立良好的医患关系。

【教学内容】

第一节　X线、CT、磁共振检查
第二节　超声检查
第三节　核医学检查
第四节　心电图检查
第五节　脑电图检查
第六节　肌电图检查
第七节　诱发电位

第三篇　呼吸系统疾病

【知识教学目标】

1. 掌握呼吸系统常见疾病的概念及临床表现、诊断要点、鉴别诊断、治疗原则和治疗方案的选择。

2. 熟悉呼吸系统常见疾病的病因、发病机制、病理和病理生理特点;理解肺炎、慢性支气管炎、慢性阻塞性肺疾病、慢性肺源性心脏病、支气管哮喘、呼吸衰竭、支气管肺癌的临床特点,并能制定初步的治疗措施。

3. 了解呼吸系统常见疾病的发病情况、辅助检查及其提示的临床意义。呼吸系统疾病的现状与当前研究的重点。

【能力培养目标】

1. 具有对呼吸系统常见疾病的正确诊断和进行有效治疗的能力。

2. 能正确识别肺炎、慢性支气管炎、慢性阻塞性肺疾病、慢性肺源性心脏病、支气管哮喘、呼吸衰竭、支气管肺癌的临床特点,并能制定初步的治疗措施。

3. 能完成本系统疾病病史的采集和体格检查,病历书写,具有应用本系统疾病常用诊疗技术的操作能力。包括详细了解病史,询问症状、查体,讲解X线、CT、肺功能和血气检查的方法及意义。

【素质教育目标】

培养救死扶伤、尊重患者、尽心尽职为患者服务的职业道德素质。

【教学内容】

第一章　肺炎
第二章　慢性支气管炎、慢性阻塞性肺疾病和肺源性心脏病
第三章　支气管哮喘

第四章　呼吸衰竭

第五章　原发性支气管肺癌

第四篇　循环系统疾病

【知识教学目标】

1. 掌握急、慢性心力衰竭、原发性高血压、冠状动脉粥样硬化性心脏病、心脏骤停与心肺复苏的概念、临床表现、诊断要点、分级及治疗措施。

2. 熟悉急、慢性心力衰竭、原发性高血压、冠状动脉粥样硬化性心脏病、心脏骤停与心肺复苏的病因、分类、分期、辅助检查、并发症、鉴别诊断。

3. 了解急、慢性心力衰竭、原发性高血压、冠状动脉粥样硬化性心脏病、心脏骤停与心肺复苏的流行病学、新进展、发病机制以及预防。

【能力培养目标】

1. 具有对循环系统常见疾病正确诊断和进行简要处理的基本能力。

2. 能使用常用器械、仪器、设备进行基本诊疗操作。

【素质教育目标】

1. 培养救死扶伤、尊重患者、团队协作为患者服务的职业道德素质。

2. 能开展农村社区常见循环系统疾病的教育、健康检查、管理、预防等卫生工作。

【教学内容】

第一章　心力衰竭

第二章　原发性高血压

第三章　冠状动脉粥样硬化性心脏病

第四章　心脏骤停与心肺复苏

第五篇　消化系统疾病

【知识教学目标】

1. 掌握消化性溃疡、肝硬化各病的概念及临床表现、诊断要点、鉴别诊断、治疗原则和治疗方案的选择。

2. 熟悉消化系统常见疾病的病因、发病机制、病位、病理和病理生理特点；

3. 了解消化系统常见疾病的发病情况、辅助检查及其提示的临床意义、预防。

【能力培养目标】

1. 具有对消化系统常见疾病的初步诊断和处理的能力。

2. 能正确识别消化系统急症(胃穿孔、肝性脑病、上消化道大出血、重症胰腺炎),并能制定初步的抢救措施。

3. 能完成本系统疾病病史的采集和体格检查,病历书写。

4. 具有应用本系统疾病常用诊疗技术的操作能力。

【素质教育目标】

能与患者及家属进行良好的沟通,针对各种常见消化系统疾病的防治进行健康教育。

【教学内容】

第一章　胃炎

第二章　消化性溃疡

第三章　肝硬化

第四章　急性胰腺炎

第五章　阑尾炎

第六章　肠梗阻

第七章　胆道感染和胆石症

第八章　消化系统常见肿瘤

第六篇　泌尿系统疾病

【知识教学目标】

1. 掌握急、慢性肾小球肾炎、尿路感染、肾病综合征、急性肾损伤、慢性肾衰竭、急性细菌性前列腺炎、慢

性前列腺炎概念、临床表现、诊断与鉴别及治疗措施。

2. 熟悉急、慢性肾小球肾炎、尿路感染、肾病综合征、急性肾损伤、慢性肾衰竭、急性细菌性前列腺炎、慢性前列腺炎的病因、辅助检查。

3. 了解急、慢性肾小球肾炎、尿路感染、肾病综合征、急性肾损伤、慢性肾衰竭、急性细菌性前列腺炎、慢性前列腺炎的流行病学、新进展、发病机制以及预防。

【能力培养目标】

1. 具有对泌尿系统常见疾病正确诊断和进行简要处理的基本能力。

2. 能使用常用器械、仪器、设备进行基本诊疗操作。

【素质教育目标】

1. 培养救死扶伤、尊重患者、团队协作为患者服务的职业道德素质。

2. 能开展农村社区常见泌尿系统疾病的教育、健康检查、管理、预防等卫生工作。

【教学内容】

第一章　肾小球肾炎

第二章　尿路感染

第三章　肾病综合征

第四章　急性肾损伤

第五章　慢性肾衰竭

第六章　男性生殖系统感染

第七篇　血液系统疾病

【知识教学目标】

1. 掌握缺铁性贫血、再生障碍性贫血、白血病、特发性血小板减少性紫癜的诊断、鉴别诊断和治疗原则。

2. 熟悉缺铁性贫血、再生障碍性贫血、白血病、特发性血小板减少性紫癜的临床特征和治疗措施的异同点。

3. 了解缺铁性贫血、再生障碍性贫血、白血病、特发性血小板减少性紫癜的病因和发病机制。

【能力培养目标】

1. 具有对血液系统常见疾病的初步诊断和进行有效治疗的能力。

2. 能初步评价本系统常见疾病辅助检查的临床意义。

3. 具有对缺铁性贫血、再生障碍性贫血、白血病、特发性血小板减少性紫癜的初步救治能力。

4. 能完成本系统疾病病史的采集和体格检查，病历书写，具有应用本系统疾病常用诊疗技术的操作能力。

【素质教育目标】

树立全心全意为患者服务的观念和实事求是的工作作风。

【教学内容】

第一章　贫血

第二章　白血病

第三章　特发性血小板减少性紫癜

第八篇　内分泌、风湿及代谢性疾病

【知识教学目标】

1. 掌握甲状腺功能亢进症、糖尿病、类风湿关节炎的概念、临床表现、诊断方法、治疗原则和治疗方法。

2. 熟悉甲状腺功能亢进症、糖尿病、类风湿关节炎的病因和发病机制、实验室及辅助检查及鉴别诊断。

3. 了解甲状腺功能亢进症、糖尿病、类风湿关节炎的健康教育和预防。

【能力培养目标】

学会甲状腺功能亢进症、糖尿病、类风湿关节炎的问诊与检查方法、诊治要点和防治技能。

【素质教育目标】

培养规范化的服务意识、严谨的工作作风、良好的职业道德与职业素质。

【教学内容】

第一章　甲状腺功能亢进症

第二章　糖尿病

第三章　类风湿关节炎

第九篇　运动系统疾病

【知识教学目标】

1. 掌握软组织损伤、骨折、关节脱位、关节病变和损伤、脊柱病变、骨质疏松症和手外伤的临床表现、诊断和治疗原则。

2. 熟悉软组织损伤、骨折、关节脱位、关节病变和损伤、脊柱病变、骨质疏松症和手外伤的鉴别诊断。

3. 了解软组织损伤、骨折、关节脱位、关节病变和损伤、脊柱病变、骨质疏松症和手外伤的病因和发病机制。

【能力培养目标】

1. 熟练掌握临床常见运动系统疾病的基本理论知识，能正确诊断、预防、治疗。

2. 能运用所学知识辨析临床常见运动系统疾病。

3. 具有应用所学基本知识、技术和药物处理常见运动系统疾病的初步能力。

【素质教育目标】

培养规范化的服务意识、严谨的工作作风、良好的职业道德与职业素质。

【教学内容】

第一章　软组织损伤

第二章　骨折

第三章　关节脱位

第四章　关节病变和损伤

第五章　脊柱病变

第六章　骨质疏松症

第七章　手外伤

第十篇　神经系统疾病

【知识教学目标】

1. 掌握神经系统疾病中脑血管疾病、癫痫、颅脑损伤、脊髓损伤、周围神经损伤、帕金森病、阿尔茨海默病、多发硬化症的临床特征、诊断和鉴别诊断、治疗原则。

2. 熟悉脑血管疾病的病因、临床特征和治疗措施的异同点。

3. 了解癫痫、颅脑损伤、脊髓损伤、周围神经损伤、帕金森病、阿尔茨海默病、多发硬化症的病因和发病机制。

【能力培养目标】

1. 具有对神经系统常见疾病的初步诊断和进行有效治疗的能力。

2. 能初步评价本系统常见疾病辅助检查的临床意义。

3. 具有对短暂性脑缺血发作、脑血栓形成、脑栓塞、脑出血、癫痫的初步救治能力。

4. 能完成本系统疾病病史的采集和体格检查，病历书写，具有应用本系统疾病常用诊疗技术的操作能力。

【素质教育目标】

培养规范化的服务意识、严谨的工作作风、良好的职业道德与职业素质。

【教学内容】

第一章　概述

第二章　脑血管疾病

第三章　癫痫

第四章　颅脑损伤
第五章　脊髓损伤
第六章　周围神经损伤
第七章　帕金森病
第八章　阿尔茨海默病
第九章　多发性硬化

第十一篇　其他疾病

第一章　妇产科常见疾病

【知识教学目标】

1. 掌握妇产科常见疾病的临床表现、诊断、治疗的基本知识。
2. 熟悉妇产科常见疾病的病原学、病因、发病机制、鉴别诊断。
3. 了解妇产科常见疾病的并发症、辅助检查、预后等相关内容。

【能力培养目标】

具有对妇科常见疾病的正确诊断和进行有效治疗的能力。

【素质教育目标】

培养关心、爱护患者、尊重患者，全心全意为患者服务的职业素质。

【教学内容】

第一节　前庭大腺炎及前庭大腺囊肿
第二节　宫颈炎症
第三节　盆腔炎性疾病
第四节　痛经

第二章　病毒性肝炎

【知识教学目标】

1. 掌握各型病毒性肝炎的病原学种类、流行病学特点及治疗原则。
2. 熟悉病毒性肝炎的临床表现、诊断、预后。
3. 了解病毒性肝炎的病理变化、预防途径。

【能力培养目标】

能够对病毒性肝炎的患者进行问诊；能指导患者的治疗及预防。

【素质教育目标】

能与患者及家属沟通进行良好的沟通，开展病毒性肝炎的健康教育。

【教学内容】

病毒性肝炎的病原学、流行病学、发病机制、病理变化、临床表现、诊断、鉴别诊断、预后、治疗及预防。

第三章　外科疾病

【知识教学目标】

1. 掌握常见外科感染、烧伤、休克的临床表现、诊断、治疗要点。
2. 熟悉常见外科周围血管疾病的临床表现、诊断、治疗要点。
3. 了解常见皮肤病的临床表现、诊断、治疗要点。

【能力培养目标】

1. 能运用所学知识辨析和初步处理常见外科感染、烧伤、休克。
2. 具有应用所学基本知识、技术和药物处理常见外科疾病的初步能力。

【素质教育目标】

培养救死扶伤、尊重患者、尽心尽职为患者服务的职业道德素质。

【教学内容】

第一节　外科感染性疾病
第二节　烧伤

第三节　休克

第四节　周围血管疾病

第五节　皮肤病

第四章　儿科常见疾病

【知识教学目标】

1. 掌握注意缺陷-多动障碍、孤独症、精神发育迟滞、进行性肌营养不良、大脑性瘫痪、支气管肺炎、小儿腹泻、维生素 D 缺乏性佝偻病临床表现、诊断和治疗。

2. 熟悉注意缺陷-多动障碍、孤独症、精神发育迟滞、进行性肌营养不良、大脑性瘫痪、支气管肺炎、小儿腹泻、维生素 D 缺乏性佝偻病的病因、鉴别诊断、预后及预防。

3. 了解儿科常见疾病的发病机制、辅助检查及其提示的临床意义。

【能力培养目标】

学会儿科临床诊疗的基本方法和步骤，培养临床思维能力和实践能力。

【素质教育目标】

培养良好的医德医风，树立高度的责任心，同情和关爱患儿。

【教学内容】

第一节　儿童发育、精神与行为障碍

第二节　儿童运动功能障碍

第三节　其他儿科疾病

第五章　耳鼻喉科疾病

【知识教学目标】

1. 掌握急性化脓性中耳炎、耳郭化脓性软骨膜炎、鼻炎、鼻窦炎、咽炎和扁桃体炎、喉炎的病因、临床表现及诊疗方法。

2. 熟悉急性化脓性中耳炎、耳郭化脓性软骨膜炎、鼻炎、鼻窦炎、咽炎和扁桃体炎、喉炎的并发症、辅助检查和鉴别诊断。

3. 了解急性化脓性中耳炎、耳郭化脓性软骨膜炎、鼻炎、鼻窦炎、咽炎和扁桃体炎、喉炎的病理改变和预防措施。

【能力培养目标】

能够对耳鼻喉科常见疾病进行正确诊断和基本的治疗。

【素质教育目标】

学会观察和思考，培养独立的临床工作能力。

【教学内容】

第一节　急性化脓性中耳炎

第二节　耳郭化脓性软骨膜炎

第三节　鼻炎和鼻窦炎

第四节　咽炎和扁桃体炎

第五节　急性喉炎和慢性喉炎

第六章　眼 科 疾 病

【知识教学目标】

1. 掌握眼睑炎症、泪腺炎、结膜炎、视神经炎的临床表现、诊断及治疗。

2. 熟悉眼睑炎症、泪腺炎、结膜炎、视神经炎的病因、临床鉴别要点和并发症。

3. 了解眼科常用的检查和诊疗技术。

【能力培养目标】

能够初步诊断眼科常见疾病，并且进行简要的处理。

【素质教育目标】

培养良好的医德医风，树立全心全意为患者服务的观念。

【教学内容】

第一节　眼睑炎症

第二节　泪囊炎

第三节　结膜炎

第四节　视神经炎

第七章　口腔科疾病

【知识教学目标】

1. 掌握复发性阿弗他溃疡、下颌第三磨牙冠周炎的定义、病因、临床表现、治疗要点；

2. 熟悉唾液腺炎症、颞下颌关节功能紊乱的病因、临床表现、治疗要点；

3. 了解复发性阿弗他溃疡、下颌第三磨牙冠周炎、唾液腺炎症、颞下颌关节功能紊乱的发病机制；

【能力培养目标】

学会口腔科常见病的检查方法、诊断、鉴别诊断和防治技能。

【素质教育目标】

培养规范化的服务意识、严谨的工作作风、良好的职业道德与职业素质。

【教学内容】

第一节　复发性阿弗他溃疡

第二节　下颌第三磨牙冠周炎

第三节　唾液腺炎症

第四节　颞下颌关节紊乱病

第八章　精 神 障 碍

【知识教学目标】

1. 掌握心境障碍、神经症性障碍、失眠症的概念、临床表现、诊断标准、治疗原则和治疗方案的选择。

2. 熟悉心境障碍、神经症性障碍、失眠症的病因、分类、并发症、鉴别诊断及预后。

3. 了解心境障碍、神经症性障碍、失眠症的发病机制、辅助检查及其提示的临床意义、预后。

【能力培养目标】

具有对常见精神障碍进行初步诊断和治疗的能力。

【素质教育目标】

树立以人的健康为中心，尊重患者、关爱生命的职业意识。

【教学内容】

第一节　心境障碍

第二节　神经症性障碍

第三节　失眠症

第九章　肿 瘤 疾 病

【知识教学目标】

1. 掌握肿瘤的分类、命名原则、生物学特点；癌症的病理分级、临床分期和治疗方法。

2. 熟悉肿瘤的病理学、细胞学特点、诊断方法和预防。

3. 了解肿瘤的病因、流行病学特点。

【能力培养目标】

能够正确认识肿瘤疾病，运用所学知识诊断和防治肿瘤疾病，尽量做到早期发现、早期诊断及早期治疗。

【素质教育目标】

培养良好医德医风，正确处理医患关系，尊重患者的生命，保护患者权益。

【教学内容】

第一节　概述

第二节　肿瘤病理学和细胞学

第三节　肿瘤的病因、流行病学与预防

第四节　肿瘤的诊断

第五节　肿瘤的治疗

四、教学时间分配

本课程总课时 186 学时(理论 146 学时,实验 40 学时)

教学内容	总时数	理论	实验
第一篇　绪论	2	2	
第二篇　诊断学基础			
第一章　常见症状	14	12	2
第二章　问诊与病史	4	2	2
第三章　体格检查	16	12	4
第四章　实验室及其他检查	12	10	2
第五章　医学影像学及器械检查	10	8	2
第三篇　呼吸系统疾病	12	10	2
第四篇　循环系统疾病	12	8	4
第五篇　消化系统疾病	12	10	2
第六篇　泌尿系统疾病	10	8	2
第七篇　血液系统疾病	8	6	2
第八篇　内分泌、风湿及代谢性疾病	4	4	
第九篇　运动系统疾病	18	14	4
第十篇　神经系统疾病	18	14	4
第十一篇　其他疾病	34	26	8
总　计	186	146	40

五、大 纲 说 明

1. 本大纲适用于三年制专科康复治疗技术专业教学使用,亦可供其他专业参考使用。教师授课必须在教学大纲的指导下,围绕目的要求,完成教学内容。

2. 本大纲教学目标分知识教学目标、能力培养目标、素质教育目标。知识教学目标分为掌握、熟悉和了解三级。凡属掌握和熟悉的内容为教学的重点,应努力通过课堂讲授和运用教具、多媒体、影像、考试等多种手段使学生理解并掌握;属了解的内容,可简单介绍或由学生自学。能力目标尤为重要,应通过各种实践教学,如病案分析、实习、见习等手段,力争使学生达到能和会的要求。同时,要在理论与实践教学过程中贯穿医德医风和职业素质的教育,使学生达到本门课程的基本要求。

3. 本大纲规定的疾病种类,与国家助理执业医师资格考试大纲所规定的疾病吻合,主要介绍临床常见病、多发病的概念、病因、发病机制、病理和病理生理特点、临床表现、并发症、诊断要点、鉴别诊断、治疗原则和治疗方案药物的选择、预防等内容。教学时数共为 186 学时,其中包括理论教学 146 学时,临床实践教学 40 学时。教师在本大纲规定的授课学时内,应注重理论密切联系临床实践(实践性教学课时不能少于总课时的 20%),培养学生分析问题、解决问题和运用知识的能力。教学中要尽多引用我国的教学资料,结合我国实际,介绍国外先进医学理论和实践经验。要注意新的"生物—心理—社会医学模式"的转换对临床医学教学带来的相应变化。

4. 本课程的教学应坚持理论讲授与临床病例相结合的原则,通过课堂讲授、电教、临床见习、病例讨论、自学等方式进行。教学方法以课堂讲授为主,同时采用课外辅导、多媒体、集体答疑、电化教学、课间见习等多种方法。此外,亦可根据各个病证的需要适当利用图表示意、病历讨论、课堂测试等方法,以提高教学效果。注意结合临床新技术、新成果、新发展,适当引进新的教学内容。

5. 本课程的考试重点在于考核学生的临床诊断思维能力和临床辨治能力。应通过课堂提问、作业、理论考试和技能考核等综合评价学生成绩。

主要参考书目

1. 陈文彬,潘祥林. 诊断学[M]. 7 版. 北京:人民卫生出版社,2008.
2. 王萍. 临床医学概要[M]. 北京:人民卫生出版社,2010.
3. 葛均波,徐永健. 内科学. [M]. 8 版. 北京:人民卫生出版社,2013.
4. 陈孝平,汪建平. 内科学. [M]. 8 版. 北京:人民卫生出版社,2013.
5. 万学红,卢雪峰. 诊断学[M]. 8 版. 北京:人民卫生出版社,2013.
6. 吴孟超,吴在德,吴肇汉. 外科学. [M]. 8 版. 北京:人民卫生出版社,2013.
7. 马建辉,闻德亮. 医学导论[M]. 4 版. 北京:人民卫生出版社,2013.
8. 郝伟,于欣. 精神病学[M]. 7 版. 北京:人民卫生出版社,2013.
9. 陆再英,钟南山. 内科学[M]. 7 版. 北京:人民卫生出版社,2012.
10. 贾建平. 神经病学[M]. 6 版. 北京:人民卫生出版社,2012.
11. 吴在德,吴肇汉. 外科学[M]. 7 版. 北京:人民卫生出版社,2012.
12. 王萍. 临床医学概要[M]. 北京:人民卫生出版社,2010.
13. 郭奉银. 西医内科学[M]. 2 版. 北京:人民卫生出版社,2010.

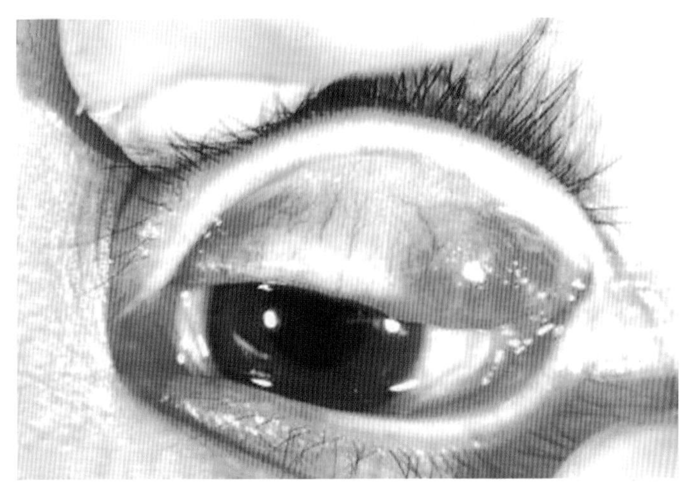

彩图 11-6-1　内睑腺炎

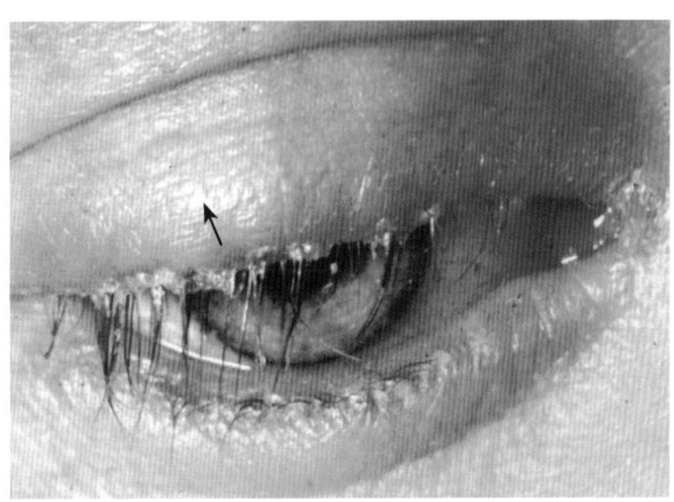

彩图 11-6-2　鳞屑性睑缘炎

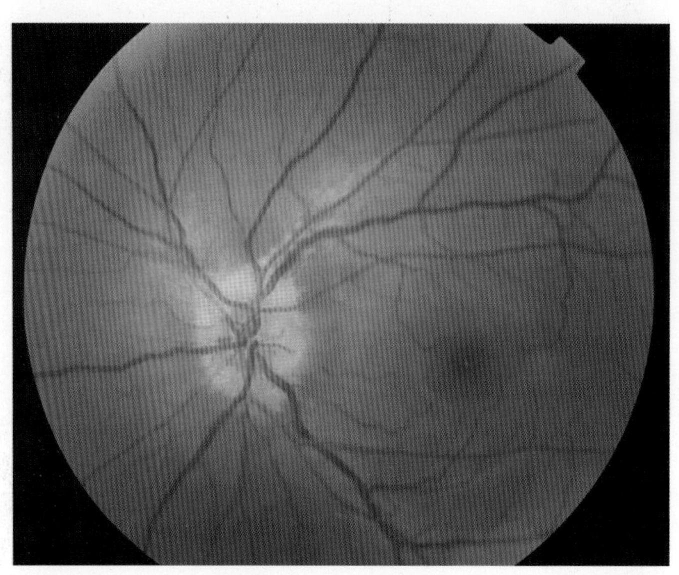

彩图 11-6-3　视乳头炎